Seguridad industrial y administración de la salud

Sexta edición

C. Ray Asfahl
David W. Rieske
University of Arkansas

TRADUCCIÓN

Jaime Espinosa Limón
Universidad Nacional Autónoma de México

REVISIÓN TÉCNICA

Françoise D. Brailovsky Signoret
Katina García Appendini
Instituto Tecnológico Autónomo de México

Prentice Hall

México • Argentina • Brasil • Colombia • Costa Rica • Chile • Ecuador
España • Guatemala • Panamá • Perú • Puerto Rico • Uruguay • Venezuela

Datos de catalogación bibliográfica

ASFAHL, C. RAY; RIESKE, DAVID W.

Seguridad industrial y administración de la salud. 6a. edición

PEARSON EDUCACIÓN, México, 2010

ISBN: 978-607-442-939-8

Formato: 18.5 × 23.5 cm Páginas: 576

ISBN 9780132368711

Edición en español

Editor:	Luis M. Cruz Castillo e-mail: luis.cruz@pearsoned.com
Editora de desarrollo:	Claudia Celia Martínez Amigón
Supervisor de producción:	José D. Hernández Garduño

SEXTA EDICIÓN, 2010

D.R. © 2010 por Pearson Educación de México, S.A. de C.V.
Avenida Antonio Dovalí Jaime No. 70,
Torre B, Piso 6, Colonia Zedec Ed Plaza Santa Fe,
Delegación Álvaro Obregón, México, Distrito Federal, CP 01210
Cámara Nacional de la Industria Editorial Mexicana. Reg. núm. 1031.

ISBN EDICIÓN IMPRESA: 978-607-442-939-8
ISBN E-BOOK: 978-607-442-940-4
ISBN E-CHAPTER: 978-607-442-941-1

Impreso en México. *Printed in Mexico.*

1 2 3 4 5 6 7 8 9 0 - 13 12 11 10

Este libro se terminó de imprimir en mayo de 2015 en Ultradigital Press, S.A. de C.V., Centeno 195, Col. Valle del Sur, 09819 México, D.F.

Prentice Hall
es una marca de

PEARSON

Contenido

Prefacio

La sexta edición de *Seguridad industrial y administración de la salud* continúa la tradición de las ediciones anteriores al proporcionar razonamientos de sentido común en relación con las normas de seguridad y salud y las prácticas de trabajo, junto con nuevos desarrollos en el campo. Esta edición también cuenta con más ejemplos, ejercicios e ilustraciones para agregar realismo al proceso de aprendizaje.

Aun cuando se ha logrado un gran avance en el campo de la administración de la seguridad y la salud industrial, el trabajo aún no concluye. Las grúas continúan cayéndose en accidentes dramáticos en zonas concurridas de áreas metropolitanas, provocando la muerte de trabajadores y de transeúntes. La atención se ha desviado a la preocupación por las minúsculas concentraciones de contaminantes y a las aún menores nanopartículas que tienen el potencial de generar nuevos riesgos surgidos de fibras peligrosas. En el clima económico de la profunda recesión reciente, los administradores de seguridad y salud necesitan herramientas de análisis para respaldar sus objetivos con los ejecutivos. No hay duda de que los administradores de seguridad y salud enfrentan nuevos retos y requieren herramientas efectivas para lidiar con ellos.

Los desarrollos tecnológicos modernos influyen en el campo de la seguridad y la salud industrial, y la presente edición tiene nuevas secciones dedicadas a la robótica, la nanotecnología, los procesos de calor y el control de la calidad del aire interior mediante la supervisión del bióxido de carbono y el uso de sistemas de ventilación de volumen variable de aire (VAV, Variable Air Volume).

El capítulo sobre ergonomía se ha actualizado totalmente y da mayor énfasis a los trastornos musculoesqueléticos en el lugar de trabajo (WMSD, Work-related Musculoskeletal Disorders). Se utilizan más ilustraciones y en un ejemplo se demuestra la ecuación modificada del levantamiento de NIOSH. Se ha resaltado la importancia que tiene la explicación de los factores responsables de los WMSD y de las acciones que se pueden tomar para remediarlos.

Otros temas agregados en esta edición incluyen la seguridad de los sistemas, diagramas de espina de pescado, la teoría del queso suizo, seguridad "desde la raíz", la mecánica del fuego, fluidos para el trabajo de los metales, remoción de virutas, relámpago de arco voltaico, y zonas de piso controlado.

En los recientes desarrollos del siglo veintiuno, la seguridad nacional se ha convertido en una prioridad, y la del aspecto de la seguridad en el lugar de trabajo se ha elevado con ello. El Departamento de Seguridad Nacional (Department of Homeland Security) de Estados Unidos representa una de las mayores reorganizaciones del gobierno federal de ese país en la historia, y se ha convertido en la tercera mayor agencia a nivel gabinete en dicho gobierno. La administración presidencial de Barack Obama y la preponderancia del Partido Demócrata en ambas cámaras del Congreso introduce un nuevo clima político que con seguridad afectará a OSHA y al campo de la seguridad y la salud industrial. Esta edición aborda nuevos acontecimientos políticos, incluyendo el manejo de la crisis nacional, los trabajadores inmigrantes, las normas internacionales y la seguridad en el lugar de trabajo.

La ingeniería verde, el reto del calentamiento global, la reducción de la emisión de carbono y el consumo y administración de la energía, están provocando cambios en los métodos de trabajo y también impactan la seguridad y la salud. En esta edición se reconocen los nuevos retos para las funciones de la administración de la seguridad y la salud industrial.

Las políticas, procedimientos y prioridades de inspección de OSHA han cambiado y en esta edición se explican los criterios de inspección DART, TRC y DAFWII, así como las claves del sistema NAICS que está reemplazando al sistema SIC de clasificación de las industrias. Ahora se agregan los niveles recomendados de exposición (REL, Recommended Exposure Levels) de NIOSH a las referencias de OSHA para las normas para la salud.

El portal de Internet del libro (en inglés), Companion Website, en www.pearsoneducacion.net/asfahl da acceso a la base de datos electrónicos más reciente, disponible sobre las estadísticas detalladas de la inspección nacional en Estados Unidos, incluyendo el número de emplazamientos de las normas, niveles promedio de penas, número de emplazamientos severos y estadísticas sobre los emplazamientos impugnados. Esta base de datos no aparece en el sitio de Internet de OSHA y proporciona información sobre el nivel de detalle de los emplazamientos de OSHA a nivel de párrafo individual. La edición más reciente incluye estadísticas de inspección de construcción, así como datos de la industria en general. Los ejercicios al final de los capítulos ofrecen a los estudiantes la oportunidad de practicar la investigación en la base de datos. En el Companion Website también se encuentran respuestas a los ejercicios seleccionados (en inglés) al final de cada capítulo.

¿CUÁLES SON LAS NOVEDADES EN ESTA EDICIÓN?

Para facilitar la referencia, los autores han resumido las nuevas características de esta edición como se indica a continuación:

- Una nueva sección sobre la seguridad en el lugar de trabajo.
- Inclusión de normas voluntarias para iluminación.
- Un capítulo ampliado sobre ergonomía, incluyendo la ecuación de levantamiento de NIOSH revisada, el análisis de riesgo ergonómico y las fuentes de riesgos ergonómicos.
- Una nueva sección sobre nanotecnología.
- Una nueva sección sobre mecánica del fuego.
- Una nueva sección sobre procesos de calor.
- Una nueva sección sobre robots industriales.
- Una nueva sección sobre relámpago de arco voltaico.
- Cobertura de temas como seguridad de sistemas, diagramas de espina de pescado, teoría del queso suizo, seguridad "desde la raíz", fluidos para el trabajo de los metales, remoción de virutas, zonas de piso controlado y sistemas de ventilación de volumen variable de aire.
- Introducción al calentamiento global y la ingeniería verde, ya que afectan la administración de la seguridad y la salud.
- Cobertura de acontecimientos políticos actuales, tales como los trabajadores inmigrantes, las normas internacionales y el manejo de la crisis nacional.

- Cambios en el sistema de registros estadísticos de OSHA, incluyendo tasas de incidencia de DART y DAFWII y la sustitución del sistema SIC por el sistema NAICS para clasificación de las industrias.
- Una base de datos actualizada con estadísticas detalladas de OSHA sobre acciones para hacer valer la ley a nivel nacional en Estados Unidos, incluyendo una ampliación para incluir las normas de construcción de OSHA, a la que se tiene acceso en el Companion Website del libro (en inglés).
- Un mayor número de ejercicios, ejemplos y vívidas ilustraciones gráficas de conceptos.

Nota: En la página Web del libro www.pearsoneducacion.net/asfahl encontrará la clave para tener acceso al Companion Website (en inglés).

RECONOCIMIENTOS

Ambos autores desean manifestar su agradecimiento a las compañías y personas que contribuyeron con ideas y apoyo para su sexta edición. Agradecen en particular a Richard Wallace, Jimmy Baker y a todo el equipo de Pratt & Whitney por sus ideas, imágenes y mejores prácticas en sus instalaciones de nivel mundial. Andrew Hilliard, Presidente de Safety Maker, Inc. y E. C. Daven, Presidente de Safety Services, Inc. aportaron valiosas reflexiones y ejemplos visuales. Erica Asfahl proporcionó consejos sobre ingeniería mecánica así como ayuda con AutoCad. David Trigo y David Bryan respondieron a preguntas y aportaron datos sobre los desarrollos de OSHA. John Brezinski auxilió con la conversión de archivos de computadora para la base de datos. Jaime Zinder, Tamara Ellenbecker y Ashley Rieske apoyaron con la producción del manuscrito. Ofrecemos un reconocimiento y nuestro agradecimiento a los revisores de esta edición: Donald D. Buskirk, de Purdue University; Clayton Ray Diez, de University of North Dakota; Delbert L. Kimbler, de Clemson University; Matthew Marshall de Rochester Institute of Technology; y Gary Maul, de Ohio State University. Finalmente, dedicamos esta edición a nuestras pacientes familias quienes nos apoyaron en el proceso de sacar adelante esta sexta edición.

C. RAY ASFAHL
DAVID W. RIESKE

CAPÍTULO 1

El administrador de la seguridad y la salud

Todo mundo desea un lugar de trabajo seguro y saludable, pero lo que cada persona está dispuesta a hacer para lograr este útil objetivo puede variar mucho. La consecuencia es que la gerencia de cada firma debe decidir a qué nivel, a lo largo de un amplio espectro, debe dirigir el esfuerzo de la seguridad y la salud. Algunos administradores niegan esta responsabilidad e intentan dejar la decisión a los empleados. Esta estrategia parece cuadrar con los principios consagrados de la libertad personal y la responsabilidad individual; pero dicha negación de responsabilidad de la gerencia genera una decisión por ausencia y por lo general el resultado es un nivel de seguridad y salud relativamente bajo en el lugar de trabajo.

¿Lo anterior es una acusación para el juicio del trabajador individual? En realidad no, porque por lo general, sin un compromiso de parte de la gerencia, el trabajador no puede incorporar la seguridad a su estación de trabajo por sí solo. El comportamiento del trabajador es el determinante más importante de su seguridad, pero dicho comportamiento por sí solo no puede hacer que un trabajo peligroso sea seguro. Además, incluso si un determinado trabajador tiene una fuerte inclinación a ser cuidadoso y salvaguardar su salud, existen muchas motivaciones de producción y otros incentivos muy naturales para erosionar las actitudes que buscan la seguridad cuando la gerencia no se ha comprometido con la seguridad y la salud.

Una persona, por lo general designado como director de seguridad o higienista industrial, establece el tono del programa de seguridad y salud en una compañía. De hecho, desde el inicio, el hecho de que la compañía designe a una persona para un puesto responsable de la seguridad y la salud indica algo acerca del compromiso de la gerencia. Sin embargo, nombrar a alguien director de seguridad o administrador de seguridad y salud es sólo un paso inicial. Muchas personas en estos puestos tienen poca autoridad y la gerencia y los trabajadores los han ignorado por mucho tiempo, en particular en el pasado, cuando era muy común que el trabajo del director de seguridad se tipificara dentro de las actividades de relaciones públicas, como pegar carteles motivacionales y compilar estadísticas. Éstas también son funciones importantes, pero ahora se reconoce una mayor responsabilidad a esta función.

El año 1970 cambió la historia de la seguridad y la salud del trabajador en lo general y el papel del administrador de seguridad en lo particular en Estados Unidos. El cambio notable en ese año fue la aprobación de la Ley de Seguridad y Salud Ocupacional (Occupational Safety and Health Act) que creó la Administración de la Seguridad y Salud Ocupacional (OSHA, Occupational Safety and Health Administration). La agencia federal OSHA recibió la autoridad para establecer normas obligatorias que tendrían un impacto dramático en la función del director de seguridad característico de esos tiempos. En el capítulo 4 se analiza con detalle este impacto, pero en el resto de este capítulo se comenta la función ampliada de la persona dentro de una compañía a la que se asigna la seguridad industrial y la salud.

Probablemente, el campo de la salud ocupacional se ha beneficiado más de OSHA que el campo de la seguridad ocupacional. Antes de OSHA, la responsabilidad de la salud ocupacional descansaba principalmente en la enfermera de la planta, quien tenía poca autoridad para influir en la política o incluso para emprender acciones con el fin de evitar riesgos. Antes de OSHA, la enfermera de la planta se ocupaba principalmente de los primeros auxilios, después del hecho, y de los exámenes físicos, no del abatimiento y prevención de los riesgos.

Para describir las funciones del ejecutivo actual, responsable de la seguridad y la salud, en este texto se utilizará la denominación de *administrador de la seguridad y la salud*, reconociendo la naturaleza dual del trabajo. Además, el término *administrador* denota el alcance ampliado de la responsabilidad, la cual incluye el análisis de riesgos, el cumplimiento de las normas y la planeación de la inversión de capital, además de las funciones convencionales descritas antes. El propósito de este libro es proporcionar herramientas y lineamientos que ayuden a los administradores a ejecutar el amplio alcance de sus deberes.

Tratar con las normas aplicables es uno de los mayores retos que enfrenta el administrador de seguridad y salud en la actualidad. Ya que sólo 10% de las normas genera 90% de la actividad, los administradores de seguridad y salud necesitan guías acerca de las partes importantes de las normas. Las que se citan con más frecuencia son las que deben recibir atención prioritaria, porque indican las áreas en que las industrias están teniendo dificultades para cumplir, o bien las áreas a las que las agencias de inspección están dando una gran atención. En cualquier caso, los administradores de la seguridad y la salud tienen, pues, la necesidad de conocer las normas citadas con mayor frecuencia, para que puedan hacer que sus instalaciones cumplan con ellas. La tecnología de la información ha facilitado esta tarea, y en la actualidad el administrador de seguridad y salud puede aprovechar el texto completo de las normas de OSHA que se encuentra en Internet ingresando al portal de OSHA. Por otra parte, en el portal Companion del libro se pueden descargar las estadísticas de inspección nacional (en inglés). Además de la frecuencia de los emplazamientos, los administradores de seguridad y salud necesitan conocer el porqué de las normas. Así pues, hasta que el encargado de dicho puesto aprenda cuáles riesgos pretende evitar una norma en particular, tendrá dificultades para persuadir a la gerencia o a los empleados de que es necesario corregir una situación dada.

UN OBJETIVO RAZONABLE

Algunas veces, los ejecutivos hacen oídos sordos a las peticiones del administrador de seguridad y salud para realizar mejoras en la planta. Pero otras, el administrador de seguridad y salud mantiene una cruzada con una obsesión. Cualquier administrador de la seguridad y la salud que siente que la eliminación de los riesgos en el lugar de trabajo es una meta indisputable es ingenuo. En el mundo real, debemos elegir entre lo siguiente:

1. Los riesgos cuya corrección física es inviable.
2. Los riesgos cuya corrección física es viable, pero económicamente inviable.
3. Los riesgos cuya corrección son física y económicamente viables.

Es posible corregir físicamente muchos riesgos. Un ejemplo es el avión que despegó del aeropuerto LaGuardia el 15 de enero de 2009. Durante el despegue, los dos motores se desactivaron, por lo que se pensó que habían entrado aves en ellos. Por lo común, es imposible eliminar este riesgo debido a la mecánica actual de las turbinas para aviones. Sin embargo, millones de personas vuelan cada año, asumiendo tal riesgo. Otros incluyen la exposición a la radiación durante los procedimientos de rayos X. Aunque se toman precauciones, es imposible eliminar por completo la exposición a radiación indeseable.

Existen otros riesgos que se pueden corregir física, pero no económicamente. Considere los cruces peatonales en las instalaciones de una universidad. Siempre existe la posibilidad de que un automóvil atropelle a alguien en dicho sitio. El riesgo se puede eliminar mediante la construcción de cruces elevados, compuertas u otros mecanismos. Sin embargo, debido al costo, la inconveniencia y la baja probabilidad de un accidente, por lo general estas medidas se reservan sólo para los cruces más utilizados.

La corrección de otros riesgos es física y económicamente viable, y deben corregirse. La tecnología ha llevado a la innovación en la seguridad en la industria automotriz, como las bolsas de aire y los frenos contra bloqueo, que se consideran indispensables y se incluyen en cada automóvil. En realidad, cualquier riesgo debe caer en una de estas categorías.

Mientras el administrador de seguridad y salud no entienda esta realidad, no puede esperar disfrutar de la aprobación de los ejecutivos. Algunos administradores de seguridad y salud han enfrentado dicha realidad de manera superficial, pero es posible que dentro de sí puedan resentir las actitudes de los ejecutivos que no están dispuestos a apoyar sus esfuerzos para eliminar todos los riesgos en el lugar de trabajo. Sin embargo, este resentimiento es injustificado, porque intentar eliminar todos los riesgos es una estrategia irreal e ingenua.

Puede ser sorprendente para algunos lectores descubrir que este libro, que se supone trata de seguridad y salud, realmente no promueve la eliminación de todos los riesgos en el lugar de trabajo. Tal meta es inalcanzable, y tratar de llegar a ella es una estrategia débil, porque ignora la necesidad de discriminar entre los riesgos que se *pueden* corregir. Considere el estudio de caso 1.1 para ver cómo dicha estrategia ingenua no aborda el interés de la seguridad o la salud.

ESTUDIO DE CASO 1.1

Un administrador de seguridad y salud recibe tres sugerencias de tres personas operativas diferentes de la siguiente manera:

1. Instalar un drenaje para retirar el agua que se junta ocasionalmente alrededor del área de fundición de matrices.
2. Colocar una señal de advertencia que indique a los conductores de los montacargas que reduzcan la velocidad.
3. Mejorar la higiene limpiando los sanitarios con mayor frecuencia.

Existe un razonamiento de seguridad o de salud para la corrección de los tres problemas. ¿Deben corregirse?

Algunos administradores aceptarían que el razonamiento de seguridad y salud es *todo lo que necesitan* para emprender las acciones necesarias para corregir los problemas señalados en el estudio de caso 1.1; pero ésta sería una cándida respuesta. Se necesitan más datos para saber qué hacer. Mientras que se insta al departamento de mantenimiento de la planta para que corrija los tres problemas anteriores (que pueden tener o no consecuencias), es posible que exista un riesgo serio de electrocución o respiratorio que no se haya revisado, o que quizá no se haya notado. Al reaccionar a cada sugerencia de riesgo o buena acción que aparezca, es posible que el administrador de seguridad y salud esté perdiendo oportunidades de tener un impacto realmente significativo en la seguridad y la salud de los trabajadores. Al mismo tiempo, dicha reacción excesiva también puede estar deteriorando la credibilidad del administrador de seguridad y salud con los altos ejecutivos. Ni siquiera la ley demanda que se eliminen todos los riesgos, sólo los "reconocidos". Por lo tanto, dejemos en claro que nuestro objetivo es eliminar los riesgos irracionales, *no todos los riesgos* en el lugar de trabajo. Entonces, la meta de este libro es ayudar al administrador de la seguridad y la salud a (1) detectar riesgos, y (2) decidir cuáles vale la pena corregir. La meta es ambiciosa, y ciertamente con este libro no se pretende resolver definitivamente este difícil problema. Sin embargo, los administradores de seguridad y salud en cualquier lugar necesitan mucho cualquier luz que se pueda dirigir hacia el misterio de cuáles son los riesgos más importantes y cuáles son las normas más críticas, entre las miles existentes.

SEGURIDAD CONTRA SALUD

Este capítulo ya implica que los antiguos "directores de seguridad" no enfatizaron los problemas de salud. Es fundamental que el administrador actual de seguridad y salud preste suficiente atención no sólo a los riesgos de seguridad, sino también a los riesgos de salud, que de manera constante están ganando importancia conforme se descubren nuevos datos acerca de las enfermedades industriales.

¿Cuál es realmente la diferencia entre seguridad y salud? Las palabras son tan comunes que casi todo mundo tiene una firme imagen del concepto de la seguridad contra el concepto de la salud. No existe duda que las guardas de una máquina son una consideración de seguridad y que los asbestos en el aire constituyen un riesgo de salud. Pero no es fácil clasificar otros riesgos, como los asociados con las áreas de pintura por rocío y las operaciones de soldadura. Algunas situaciones pueden ser un riesgo de salud *y* uno de seguridad. En este libro, trazaremos la siguiente línea divisoria entre la seguridad y la salud:

> La seguridad trata de los efectos agudos de los riesgos, mientras que la salud trata de los efectos crónicos de los mismos.

Un efecto agudo es una reacción súbita a una condición severa; un efecto crónico es un deterioro de largo plazo debido a la exposición prolongada a una condición adversa más benigna. Los conceptos comunes de salud y seguridad concuerdan con esta definición, que separa a ambos. Por ejemplo, el ruido industrial por lo general es un riesgo de salud porque comúnmente la exposición de largo plazo a niveles de ruido entre los 90 y los 100 decibeles es lo que lleva al daño permanente. Por otra parte, el ruido también puede constituir un riesgo de seguridad porque una súbita exposición aguda al ruido de un impacto puede *lesionar* el sistema auditivo. Constantes exposiciones a los químicos pueden tener tanto efectos agudos como crónicos, por lo que son riesgos de seguridad y de salud.

A los higienistas industriales, que se concentran en los riesgos de salud, se les conoce por sus sofisticados instrumentos y capacidad científica. El higienista industrial necesita estas herramientas debido a los minúsculos efectos que deben medir para determinar si existe un riesgo crónico. Por el contrario, el especialista en seguridad, en vez de ser un experto con instrumentos científicos precisos, por lo general tiene mayor experiencia y conocimiento práctico en un proceso industrial. Esta diferencia de antecedentes puede generar alguna confrontación entre los profesionales de la seguridad y los profesionales de la salud; aunque debieran ser aliados, algunas veces compiten entre ellos.

Las bases de la competencia entre los profesionales de la seguridad y los de la salud son clásicas: jóvenes contra mayores, nuevo contra viejo, y educación contra experiencia. Por lo general, los profesionales de la seguridad tienen más edad y mayor experiencia industrial; su carrera en el campo es más tradicional y más localizada en las organizaciones industriales. Los profesionales de la salud por lo común son más jóvenes, tienen mayor educación académica y ocupan nuevos puestos de trabajo. Sin embargo, en el siglo veintiuno, las diferencias entre el profesional de seguridad de carrera y el profesional de salud de carrera están desapareciendo.

Es difícil decir si los riesgos de seguridad son más serios que los de salud. Los profesionales de la seguridad pueden puntualizar los decesos en el trabajo y tener un sentido de urgencia en proteger al trabajador del peligro inminente de accidentes. Los higienistas industriales utilizan medidores y bombas sofisticadas para identificar riesgos microscópicos, insidiosos e invisibles que finalmente pueden ser tan letales como una grúa cayendo.

Es probable que existan más decesos por salud ocupacional que por seguridad, pero las estadísticas no reflejan esta diferencia porque las muertes por salud se aplazan y con frecuencia nunca se diagnostican.

Otro problema para identificar los riesgos de salud, es que con frecuencia los síntomas de las enfermedades laborales son idénticos a los síntomas comunes que surgen de las enfermedades que normalmente ocurren ajenas al trabajo. Por ejemplo, un resfriado común provoca congestión respiratoria, dolor de cabeza y quizá fiebre. Sin embargo, los mismos síntomas pueden ser también el resultado de una peligrosa exposición a un químico tóxico u otro riesgo laboral. El higienista industrial tiene la tarea de ordenar dichos síntomas e identificar los riesgos laborales a controlar. Se requiere una capacidad considerable para hacerlo y con frecuencia el problema es más sutil que el de la persona encargada de controlar solamente los riesgos comunes de seguridad.

FUNCIÓN EN LA ESTRUCTURA CORPORATIVA

La mayoría de los administradores de seguridad y salud tienen diferentes funciones, en particular en compañías pequeñas. Por ejemplo, además de ser responsables de la seguridad, algunos también son administradores de personal, y con mayor frecuencia incluso dependen del administrador de personal. Ésta es una situación muy natural, ya que enfatiza la importancia de la capacitación del trabajador, las estadísticas, la colocación en el trabajo y el aspecto de las relaciones industriales de la seguridad y la salud. Sin embargo, la creciente importancia de la ingeniería en la seguridad y la salud en el lugar de trabajo pone a prueba la colocación del administrador de seguridad y salud dentro del departamento de personal, que tradicionalmente tiene poca interacción con la ingeniería.

Virtualmente, el administrador de seguridad y salud nunca se asocia con la función de compra, aunque una de sus primeras metas debe ser obtener alguna información sobre el proceso de compra. Los vendedores de equipo usado, incluso los de equipo nuevo, muchas veces cuentan con máquinas a precio de oferta, compresores, tractores, montacargas y otros equipos que de una u otra forma no cumplen con las normas mínimas de seguridad. Por lo general, el agente de compras no conoce las normas de seguridad o de salud y es presa fácil de estos vendedores, porque el precio es bueno. Lo que se necesita es una persona conocedora que verifique las especificaciones y evite el costoso error de comprar o vender equipo que no cumple con las normas actuales de seguridad y salud. Cuando las normas cambian, a veces otra categoría de equipo se vuelve obsoleto, y el administrador de seguridad y salud debe advertir al departamento de compras cuando ocurren estos cambios.

Una función más del administrador de seguridad y salud es como intermediario con las agencias gubernamentales, condición que surgió con la aparición de OSHA. Algunos administradores de seguridad y salud tienen la doble responsabilidad de estar al tanto de las actividades de protección ambiental. Algunas veces, se considera al administrador de seguridad y salud como un miembro del departamento legal. Este arreglo enfatiza una función de confrontación, y no se recomienda debido a que tiende a restar méritos tanto a la seguridad y la salud en el lugar de trabajo como a las relaciones constructivas con las agencias de inspección.

Un campo relacionado es la seguridad de los productos al consumidor. La Comisión de Seguridad de Productos al Consumidor (CPSC, Consumer Product Safety Commission) en Estados Unidos es una agencia federal cuya legislación correspondiente por supuesto sigue el patrón de OSHA. La Ley de Seguridad y Responsabilidad en los Productos (Product Safety and Liability Act) se aprobó el año pasado después de la aprobación de la ley de OSHA, y la redacción de las dos leyes es notablemente semejante. Aunque ambos campos consideran la seguridad de las máquinas y del equipo, la CPSC se concentra en la responsabilidad de los fabricantes de productos, mientras que OSHA se concentra en la responsabilidad del patrón que coloca productos en uso en el lugar de trabajo.

En 1984, en un desastre estremecedor en Bhopal, India, murieron cuando menos 2500 civiles en una sola liberación accidental industrial del mortal gas metilisocianato. Sin duda, este incidente impactó la política pública en Estados Unidos. Debido a su cercana relación con la seguridad y salud de los trabajadores, con frecuencia, la responsabilidad del cumplimiento de los requisitos de la Agencia de Protección Ambiental (EPA, Environmental Protection Agency) se hace parte de los deberes del administrador de seguridad y salud. En el capítulo 5 se revela más de esta relación entre la seguridad dentro y fuera de la planta.

En la primera década del siglo veintiuno, un creciente conocimiento del calentamiento global despertó la conciencia pública de las amenazas al ambiente en general. Fumar tabaco llegó más lejos por la riesgosa exposición del público, con la ayuda de prohibiciones legisladas por los estados y municipios. La legislación progresista que impuso la "ingeniería verde" tenía la intención de reducir el uso de los combustibles fósiles y su contribución al problema del calentamiento global. Sumándose a la preocupación por el ambiente apareció la amenaza del menguante suministro de petróleo y otras fuentes de energía del carbono. Esta escasez no sólo amenaza al medio ambiente, sino que también afecta la rentabilidad. En el verano de 2008 se observaron enormes alzas en los precios de estos insumos, lo que alentó la reducción de su uso. Muchas compañías están experimentando ahorros en costos en su balance mediante sus esfuerzos de protección ambiental. Los retos de la protección ambiental y el consumo de energía están estrechamente relacionados, y ambos impactan en el campo de la gerencia de seguridad y salud. En este libro se abordan estas relaciones al analizar el calentamiento global, la ingeniería verde y la conservación del petróleo desde la perspectiva del administrador de seguridad y salud. La competencia en estas áreas está demostrando ser un punto de diferenciación y la ventaja competitiva de las compañías que alcanzan la excelencia en la protección ambiental.

RECURSOS DISPONIBLES

Las demandas de materiales para capacitación, la necesidad de ideas para la corrección de riesgos y la importancia de las últimas interpretaciones de las normas, garantizan que el administrador exitoso de seguridad y salud no tratará de trabajar sólo, aislado del campo de su carrera. Por ello ha surgido una variedad de recursos para satisfacer estas necesidades del profesional de la seguridad y la salud.

Certificación profesional

Los administradores de seguridad y salud se pueden establecer por ellos mismos con sus colegas, así como con sus patrones, obteniendo certificación profesional. Esto requiere de una experiencia relevante de trabajo, cartas de recomendación y un examen. También se requiere educación formal, pero existe un equilibrio parcial entre educación y experiencia. En Estados Unidos, los profesionales de la seguridad deben acudir a:

Board of Certified Safety Professionals of America
208 Burwash Avenue
Savoy, IL 61874
(217) 359-9263
www.bcsp.org

Los profesionales de la salud deben acudir a:

American Board of Industrial Hygiene
6015 West St Joseph, Suite 102
Lansing, MI 48917
(517) 321-2638
www.abih.org

Los exámenes son muy difíciles y el proceso de selección de antecedentes es estricto. Pocas personas califican para la certificación en ambos campos. En Estados Unidos, la industria, el gobierno y el público han terminado por reconocer las denominaciones profesionales: Profesional Certificado en Seguridad para CSP (Certified Safety Professional) e Higienista Industrial Certificado para CIH (Certified Industrial Hygienist). De forma creciente, la certificación profesional, como CSP o CIH, es obligatoria para ocupar algunos ciertos puestos. Muchos estados de Estados Unidos están modificando sus leyes de compensación de los trabajadores y algunos están incluyendo requisitos para los planes de prevención de accidentes para lugares de trabajo "de alto riesgo" (Zumar, 1993). Estos planes deben ser formulados por personal o consultores que cuentan con dichas calificaciones, como la credencial CSP o CIH. Uno de los objetivos de este libro es preparar a los estudiantes para aprobar satisfactoriamente los exámenes CSP y CIH.

Sociedades profesionales

Las dos sociedades más destacadas en el campo de la seguridad y salud ocupacional son:

American Society of Safety Engineers (ASSE)
1800 East Oakton Street
Des Plaines, IL 60018
(847) 699-2929
www.asse.org

American Industrial Hygiene Association (AIHA)
2700 Prosperity Avenue, Suite 250
Fairfax, VA 22031
(703) 849-8888
www.aiha.org

Estas dos sociedades profesionales publican los diarios líderes en el campo, *Professional Safety* y *American Industrial Hygiene Association Journal*, respectivamente. Cada una de ellas ofrece conferencias anuales y las divisiones locales con frecuencia llevan a cabo seminarios y talleres de trabajo en temas de interés actual.

Una organización más pequeña, pero influyente, es:

American Conference of Government Industrial Hygienists (ACGIH)
1330 Kemper Meadow Drive
Cincinnati, OH 45240
(513) 742-2020
www.acgih.org

Un comité importante de esta organización es:

Committee on Industrial Ventilation
1330 Kemper Meadow Drive
Cincinnati, OH 45240

La publicación de este comité, *Industrial Ventilation* (Industrial Ventilation, 1978) es probablemente el manual más reconocido de la práctica recomendada en el campo de la ventilación.

Seguridad en los sistemas

Hasta la mitad del siglo veinte, por lo general se consideraba que la seguridad industrial era una meta valiosa en tanto se alcanzaran los objetivos de producción, pero no recibía el énfasis que recibían el diseño, la calidad y la confiabilidad del producto y del proceso. Se consideraba que la seguridad era algo que podía alcanzarse siendo cuidadoso, pero que no requería el tipo de planeación y diseño del ciclo de vida que requerían otros aspectos del proceso productivo. A mitad de la década de 1950, inició un movimiento en la industria aeroespacial en California para considerar la seguridad como un sistema que debía planearse y considerarse en cada paso del proceso. En 1964 se constituyó la Sociedad de Seguridad de los Sistemas (System Safety Society) en California y el concepto se difundió rápidamente en Estados Unidos y en otros países. La seguridad en los sistemas se considera fundamental en campos en los que un accidente puede ser catastrófico, como las líneas aéreas, la industria aeroespacial y los hospitales. La System Safety Society promueve la investigación y el desarrollo de nuevas tecnologías de seguridad en el campo de la gerencia de seguridad industrial, así como en la seguridad de los productos y campos relacionados. La seguridad en los sistemas reconoce que alcanzar la seguridad requiere más que simplemente ser cuidadoso y seguir las reglas de seguridad y observar patrones de comportamiento seguro. De muchas formas, el concepto de seguridad en los sistemas es paralelo a la premisa central de este libro: la seguridad requiere más que sólo seguir reglas, y comprende conceptos de ingeniería y análisis y planeación de riesgos que se tratarán con mayor detalle en el capítulo 3. Se puede encontrar mayor información acerca de Systems Safety Society en:

System Safety Society
P.O. Box 70
Unionville, VA 22567-0070
540-854-8630
www.system-safety.org

Consejo Nacional de Seguridad (National Safety Council)

Más que una sociedad profesional, el National Safety Council (NSC) es una organización internacional de servicio público con fines de caridad. Las oficinas centrales del Consejo son:

National Safety Council
1121 Spring Lake Drive
Itasca, IL 60143
(630) 285-1121
www.nsc.org

El NSC tiene un alcance amplio y comprende todos los tipos de seguridad, no sólo la seguridad ocupacional. La membresía del NSC consiste principalmente en organizaciones y negocios. Se fundó en 1913, ha existido por casi 100 años y fue reconocido por el Congreso de Estados Unidos en 1953.

La membresía corporativa del NSC rinde muchos beneficios para el administrador de la seguridad y la salud. Es el principal punto focal de información acerca de los riesgos de seguridad. La biblioteca de sus oficinas centrales contiene un caudal de información, y aunque está abierta al público, las compañías que son miembros del NSC tienen privilegios especiales de servicios de copiado e investigación. Cada año, el NSC publica resúmenes completos de estadísticas de accidentes en su libro *Injury Facts* (Injury Facts, 2002).

Institutos de normas

La época de establecimiento de OSHA ha generado un creciente reconocimiento de organizaciones nacionales que producen normas. Entre ellas, las siguientes organizaciones son las más prominentes:

American National Standards Institute (ANSI)
25 West 43rd Street
New York, NY 10036
(212) 642-4900
www.ansi.org

National Fire Protection Association (NFPA)
1 Batterymarch Park
P.O. Box 9101
Quincy, MA 02169
(617) 770-3000
www.nfpa.org

American Society of Mechanical Engineers (ASME)
Three Park Avenue
New York, NY 10016–5990
(800) 843-2763
www.asme.org

American Society for Testing and Materials (ASTM)
100 Barr Harbor Drive
P.O. Box C 700
West Conshohocken, PA 19428–2959
(610) 832-9585
www.astm.org

Estas organizaciones cuentan con comités de prestigio que invitan a los comentarios públicos y a la elaboración de normas voluntarias para la seguridad y salud ocupacionales. Desde el inicio, OSHA expidió muchas normas existentes producidas por dichas organizaciones, que se diseñaron como representativas del "consenso nacional". La mayoría de las normas nacionales de consenso de OSHA se derivan de normas ANSI o NFPA.

Asociaciones comerciales

Si existe un problema que corresponda a una industria específica o a un determinado tipo de equipo, se puede invitar a una asociación de fabricantes para que aporte datos sobre seguridad y salud. Algunas personas juzgan como parcial este uso de datos de asociaciones comerciales, pero éstas han realizado muchos estudios cuidadosos de problemas de seguridad y de salud. A continuación se señalan asociaciones útiles al respecto:

1. American Foundrymen's Society (AFS)
2. American Iron and Steel Institute (AISI)
3. American Metal Stamping Association (AMSA)
4. American Petroleum Institute (API)
5. American Welding Society (AWS)
6. Associated General Contractors of America (AGCA)
7. Compressed Gas Association (CGA)
8. Industrial Safety Equipment Association (ISEA)
9. Institute of Makers of Explosives (IME)
10. National Electrical Manufacturers Association (NEMA)
11. National Liquefied Petroleum Gas Association (NLPGA)
12. National Machine Tool Builders Association (NMTBA)
13. Scaffolding, Shoring, and Forming Institute (SSFI)

Las asociaciones comerciales nacionales son particularmente útiles para aportar materiales audiovisuales de capacitación si uno quiere aceptar el hecho que dichos materiales también sirven para promover los productos de la industria.

Agencias gubernamentales

Por lo general, las agencias estatales proporcionan programas de consulta libre y en algunos estados los proporcionan firmas privadas de consultoría. Existe una resistencia comprensible para solicitar ayuda a una agencia gubernamental respecto a un problema de normas de seguridad, pero el propósito de estas agencias de consulta es ayudar a incrementar la seguridad en el lugar de trabajo, no redactar emplazamientos. En la mayoría de los estados (en Estados Unidos) la función de consulta la realiza una agencia completamente independiente de la agencia inspectora. En los estados con planes integrales que cuentan con una agencia responsable de las consultas y de la inspección, se tiene cuidado de mantener la confidencialidad de los registros.

El Instituto Nacional para la Seguridad y Salud Ocupacional (NIOSH, National Institute for Occupational Safety and Health) tiene un cúmulo de datos de investigación sobre los riesgos de materiales y procesos específicos. NIOSH utiliza dichos datos para escribir criterios para nuevas normas recomendadas. Además de su función de investigación, NIOSH actúa como fuente de información técnica para cuestiones relativas a la seguridad y a la salud. Se puede establecer contacto con NIOSH mediante su línea telefónica o en línea:

NIOSH
Línea telefónica: (800) 35-NIOSH
www.niosh.gov

La propia OSHA puede ser valiosa para el administrador de salud y seguridad que busca información. Algunos administradores de seguridad y salud nunca considerarían llamar a OSHA para discutir un problema por miedo a precipitar una inspección. Sin embargo, los problemas se pueden plantear de forma hipotética y el personal de OSHA puede entender la necesidad de mantener dichas cuestiones como hipotéticas. La mayoría del personal de OSHA ofrece con gusto cualquier respuesta con la que cuente con la intención de animar a los patrones a mantener sus instalaciones seguras y saludables. OSHA también ha abierto sus puertas a su instituto nacional de capacitación en Des Plaines, Illinois, para capacitar al público en general en el "cumplimiento voluntario". En el portal de Internet de OSHA, los usuarios pueden buscar cualquier información disponible y herramientas por medio de palabras o frases clave. La respuesta son normas aplicables e interpretaciones, así como herramientas. Mientras que en las propias normas reales, el usuario también puede buscar palabras o frases clave. Si se requiere más ayuda se puede entrar en contacto con OSHA a través de sus oficinas regionales, oficinas locales, o agencias de ayuda estatal correspondientes; también disponibles en su portal. OSHA también tiene una línea telefónica para ayuda inmediata o notificación:

OSHA
Línea telefónica: (800) 321-OSHA
www.osha.gov

La Consumer Product Safety Commission (CPSC) es una agencia gubernamental cuya tarea es garantizar la seguridad de los productos que van a los consumidores finales. Además de su conocida función de proteger al público de juguetes peligrosos y otros productos de consumo, la CPSC tiene jurisdicción sobre la seguridad de los productos que se pueden utilizar en las plantas industriales y en otros lugares de trabajo. La CPSC tiene un portal en Internet y una línea telefónica para información sobre seguridad de los productos y para notificación de asuntos relacionados con dicha seguridad:

CPSC
Línea telefónica: (800) 638-2772
www.cpsc.gov

RESUMEN

La administración de la seguridad y la salud es un campo profesional que ha crecido paulatinamente y se ha vuelto cada vez más demandante por el establecimiento de la agencia federal OSHA. En muchos aspectos, este campo ha superado la aplicación de normas impuestas por dicha agencia. Aunque OSHA tiene su impacto en el campo, la creciente conciencia de los riesgos y el surgimiento de métodos técnicos para reducirlos han logrado el reconocimiento de la profesión de la administración de seguridad industrial y salud. En este capítulo se ha proporcionado una breve introducción sobre este campo profesional y sobre algunas de las organizaciones y agencias que han dado identidad y auxilio para cumplir con su misión. En el capítulo 2 se procederá a describir cómo los administradores de seguridad y salud pueden actuar para cumplir con sus responsabilidades dentro de sus organizaciones. En el capítulo 3 se aborda la meta principal del administrador de seguridad y salud, la reducción de los riesgos en el lugar de trabajo, describiendo cuatro enfoques básicos para resolver este problema. OSHA ha tenido un impacto tal en el campo, que merece un capítulo propio; en el capítulo 4 se describe a OSHA en general, incluyendo tanto los aspectos positivos como los negativos de esta controversial agencia. En los capítulos restantes se abordan categorías específicas de riesgos, aconsejando a los administradores de la seguridad y la salud sobre lo que tienen que hacer para eliminar riesgos al tiempo que cumplen con las normas establecidas. Cualquier dato de hechos o estrategias de enfoque que puedan ayudar al administrador a entender los mecanismos de los riesgos y a vencer primero los problemas más importantes son útiles, incluso si muchas cuestiones se dejan sin respuesta.

EJERCICIOS Y PREGUNTAS

1.1 ¿Por qué algunas normas de seguridad y salud se citan con mayor frecuencia que otras?

1.2 ¿Qué otra cosa, además de la frecuencia de emplazamientos, necesita saber un administrador de seguridad y salud acerca de las normas en esta materia?

1.3 ¿Los administradores de la seguridad y la salud deben intentar eliminar todos los riesgos del lugar de trabajo? ¿Por qué?

1.4 Identifique tres categorías de riesgos con respecto a la viabilidad de corrección.

1.5 Describa cuando menos dos desventajas de reaccionar en demasía a riesgos menores en el lugar de trabajo.

1.6 ¿En qué difiere un riesgo de seguridad de un riesgo de salud?

1.7 Nombre tres riesgos de seguridad y tres riesgos de salud.

1.8 Mencione tres químicos que constituyan riesgos de salud y riesgos de seguridad.

1.9 Nombre tres agentes físicos que constituyan riesgos de salud y riesgos de seguridad.

1.10 ¿Por qué un higienista industrial necesita más instrumentos científicos para evaluar los riesgos que un especialista en seguridad?

1.11 ¿Qué tipo de riesgo parece ser más grave: de seguridad o de salud?

1.12 ¿Qué aspectos del trabajo del administrador de la seguridad y la salud están relacionados con el departamento de personal?

1.13 ¿Qué desventaja se asocia con la colocación del administrador de seguridad y salud dentro del departamento de personal?

1.14 ¿Qué desventaja se puede ver en colocar al administrador de seguridad y salud dentro del departamento legal de una compañía?

1.15 Compare las misiones de las siguientes dos agencias federales en Estados Unidos: OSHA y CPSC.

1.16 ¿Qué es ANSI, y qué relación tiene con el campo de la seguridad y la salud?

1.17 Compare las misiones de OSHA y de EPA. ¿Por qué la misma persona dentro de una planta industrial tendría la responsabilidad de tratar con ambas agencias?

1.18 ¿Qué evento ocurrió en 1970 que resaltó la autoridad del director de seguridad en una compañía industrial característica?

1.19 Compare actitudes antes y después de la aprobación de la ley de OSHA en relación con la salud ocupacional y el trabajo de la enfermera de la planta.

1.20 Describa la tragedia de 1984 que cambió la conciencia del público y la política pública para la seguridad y salud ambiental y pública.

1.21 Comente casos en los que la protección ambiental pueda tener un impacto positivo en el balance de una compañía.

1.22 Identifique cuatro cuestiones ambientales que hayan recibido un mayor énfasis público en la primera década del siglo veintiuno.

1.23 Explique la relación entre la "ingeniería verde" y el calentamiento global.

1.24 Identifique algunas industrias en las que se haya reconocido como fundamental la "seguridad del sistema". Explique por qué.

1.25 En la década de 1960, se inició un movimiento dentro del campo de la seguridad para reconocer los beneficios de la planeación y diseño del ciclo de vida. ¿Qué nombre se ha utilizado para identificar este movimiento? ¿Qué sociedad se ha reconocido como dedicada a este movimiento?

EJERCICIOS DE INVESTIGACIÓN

1.26 Busque los portales de Internet del National Safety Council, la American Society of Safety Engineers, y la American Industrial Hygiene Association. ¿Qué recursos se pueden encontrar en estos portales para ayudar al administrador de la seguridad y la salud?

1.27 Busque en Internet y aprenda acerca de los requisitos para obtener la certificación como CSP. También los requisitos para convertirse en CIH.

1.28 Encuentre las páginas iniciales de varios CIH en Internet. Vea si existen ofertas de empleo.

1.29 Encuentre las páginas iniciales de varios CSP en Internet y vea si existen ofertas de empleo.

1.30 Realice una investigación para determinar el porcentaje de CSP trabajando actualmente en diversas industrias. ¿Qué porcentaje de ellos son consultores? ¿Qué porcentaje son empleados de gobierno? ¿Qué porcentaje son empleados de compañías aseguradoras?

1.31 Entre al portal de OSHA y revise el Programa de Protección Voluntaria (VPP, Voluntary Protection Program).

1.32 Revise las últimas noticias de OSHA publicadas en su portal.

1.33 Explique las tres razones principales por las que es más difícil identificar los riesgos de salud que los riesgos de seguridad.

CAPÍTULO 2

Desarrollo de la función de seguridad y salud

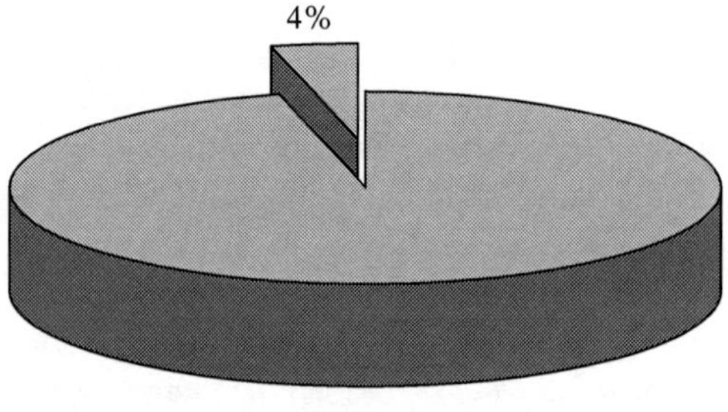

Porcentaje de emplazamientos de OSHA para la industria en general, en los que se aborda este tema

La función de la seguridad y salud tiene características tanto de la línea de producción como administrativas, y el administrador de seguridad y salud necesita reconocer qué elementos de la función pertenecen a cada categoría. El logro físico de la seguridad y la salud en el lugar de trabajo es una función de la línea de producción. Por ejemplo, las prácticas de trabajo de los operadores son responsabilidad de los propios trabajadores, dirigidos por su supervisor de línea. En las industrias en las que los departamentos de mantenimiento se reconocen como otra función de la línea de producción, la corrección de los problemas de las instalaciones es también responsabilidad directa de los operadores de la línea de producción y de sus supervisores. El administrador de seguridad y salud después realiza una función administrativa al actuar como "facilitador" para auxiliar, motivar y aconsejar a la función de la línea para que se alcance la seguridad y salud de los trabajadores.

El interés del personal operativo por recibir este consejo y auxilio del administrador de seguridad y salud depende de qué tan importante sean las metas de seguridad y salud para la gerencia. Un administrador exitoso de seguridad y salud debe estar profundamente consciente de esta necesidad de apoyo de la alta gerencia; así como de que debe ganar el respeto y la aprobación de ésta mediante decisiones y acciones responsables. Un ingrediente necesario de tales decisiones y acciones es el reconocimiento del importante principio establecido en el capítulo 1, es decir, la meta es eliminar riesgos irracionales, *no todos los riesgos*. Quizá sea difícil ganar el respeto y la aprobación de la gerencia debido a que con demasiada frecuencia los administradores de seguridad y salud están tan entregados a su causa, que pierden credibilidad y con ello su elegibilidad para ser considerados "administradores". Por otro lado, los reglamentos federales han agregado una medida de urgencia y credibilidad a aquellos cuyos esfuerzos hacen seguras y saludables a las empresas, lo que ha fortalecido sustancialmente la posición del administrador de seguridad y salud en la jerarquía gerencial.

Se pueden identificar semejanzas entre la función de seguridad y las otras funciones administrativas, como el control de calidad y el control de la producción. De manera similar a la seguridad y la salud, el personal de la línea de producción debe alcanzar las metas de calidad y producción con el auxilio de la función administrativa. Este principio se reconoce en clichés como "No se puede inspeccionar la calidad dentro de un producto" y "La seguridad es asunto de todos".

Una vez que se ha ganado la aprobación de la gerencia, se recomienda al administrador de seguridad y salud respaldar dicha aprobación mediante una declaración de política de seguridad y salud emitida por los ejecutivos. Al presentar la política por escrito, ésta se convierte en la autoridad documentada para demostrar al personal de línea que la gerencia sí tiene metas de seguridad y de salud, y que desea alcanzarlas. Después, las acciones diarias de la gerencia la refuerzan, como se comentó en el capítulo 1. Sin embargo, si posteriormente los ejecutivos no ponen en práctica lo que predican en la declaración de política, la tarea del administrador de seguridad y salud es regresar con la gerencia y determinar nuevamente su nivel de compromiso con la seguridad y la salud.

Al haber establecido de palabra y por escrito el compromiso de la gerencia con la seguridad y la salud, el administrador de esta área está listo para proceder con la función administrativa de facilitar el programa correspondiente a lo largo de toda la planta. Para hacerlo, el personal de operación tendrá necesidades que el administrador de seguridad y salud debe satisfacer. Para concientizar a los trabajadores de los riesgos, los supervisores y los propios trabajadores necesitan capacitación regular en el reconocimiento y corrección de dichos riesgos. Se necesitan estadísticas y registros de accidentes para mantener informados a la gerencia y al personal operativo sobre la forma en la que la compañía y sus departamentos están alcanzando sus metas de seguridad y salud. Algunas veces, el administrador de seguridad y salud puede proporcionar un estímulo en toda la planta para la seguridad y la salud de los trabajadores mediante concursos y premios por el desempeño en ese renglón. Finalmente, el administrador de seguridad y salud tiene una función clave al tratar con las normas de seguridad y salud, y en auxiliar al personal operativo a lograr el cumplimiento de dichas normas. En el resto de este capítulo, se agrupan las funciones administrativas de la oficina del administrador de seguridad y salud, con una guía para el desarrollo de cada una de ellas.

COMPENSACIÓN A LOS TRABAJADORES

Una de las primeras preguntas que surgen cuando uno comienza a estudiar el campo de la seguridad y la salud industrial es "¿Quién debe ser responsable cuando un trabajador se lesiona?" Muchos contestarían: "El patrón, porque el patrón crea el empleo y obtiene ganancias de la producción". Sin embargo, el problema no es así de simple. ¿Y si los empleados deliberadamente cometen actos que producen sus lesiones violando las reglas de la compañía que prohíben tales acciones? Incluso, si el patrón fuera responsable, ¿los empleados deben demandar a sus patrones para obtener una compensación por sus lesiones? De hecho, en los primeros días de la Revolución Industrial en el siglo diecinueve éste era el sistema de compensación para los empleados lesionados. Desafortunadamente, por lo general el empleado estaba mal equipado para llevar a cabo una demanda legal y encontraba que era difícil obtener justicia, si no imposible. Otro impedimento para la justicia en estos casos iniciales era el retraso. Los patrones, que por lo general eran más poderosos que sus oponentes, utilizaban este recurso para posponer cualquier compensación a los empleados lesionados. Muchos trabajadores que se lesionaban perdían su posición competitiva en el mercado de trabajo y no podían mantenerse, ni a sus familias. El problema de la compensación a los empleados lesionados se abordó primero como un problema social en Europa y la idea pronto se adoptó en Estados Unidos y Canadá. Las primeras leyes se introdujeron en las legislaturas estatales en 1909 y se conocían como *leyes de compensación a los trabajadores hombres*. Pronto todos los estados de Estados Unidos contaban con dichas leyes. Aproximadamente 50 años después, el nombre cambió a "leyes de compensación a los trabajadores", para eliminar la designación del género para "trabajadores *hombres*". La premisa del sistema de compensación a los trabajadores es que se les debe compensar por sus lesiones en el trabajo de manera justa y oportuna, y que los patrones deben ser los responsables de proveerla. Aunque por lo general los patrones utilizan el seguro para cubrir las reclamaciones de compensación, invariablemente es tarea del administrador de seguridad y salud instrumentar el sistema de compensación a los trabajadores dentro de la planta.

La legislación de compensación a los trabajadores tiene el ostensible propósito de proteger al trabajador al establecer niveles reglamentarios de compensación que el patrón debe pagar por las diversas lesiones que puedan ocurrir al trabajador. Sin embargo, existe una característica posterior que hace que el trabajador no esté satisfecho con el sistema de compensación. Esta característica es la inmunidad con respecto a la responsabilidad adicional que el sistema de compensación a los trabajadores otorga al patrón, excepto en los casos en que se pueda demostrar una "negligencia dolosa".

En la tabla 2.1 se indican ejemplos de niveles reglamentarios de compensación para diversos tipos de lesiones permanentes. Observe que la tabla es independiente de los índices de precios

TABLA 2.1 Ejemplos de niveles de compensación reglamentaria por lesiones permanentes (compensación a $66\frac{2}{3}$% de la paga promedio semanal)

Tipo de lesión permanente	Nivel de compensación[a] (semanas)
Brazo amputado	
A nivel del codo o arriba de él	210
Debajo del codo	158
Pierna amputada	
A nivel de la rodilla o arriba de ella	184
Debajo de la rodilla	131
Mano amputada	158
Pulgar amputado	63
Dedo(s) amputado(s)	
Primero	37
Segundo	32
Tercero	21
Cuarto	16
Pie amputado	131
Dedo del pie amputado	
Dedo gordo	32
Otros dedos, por dedo	11
Pérdida de la vista en un ojo	105
Pérdida de la audición en un oído	42
Pérdida de la audición en ambos oídos	158
Pérdida de un testículo	53
Pérdida de ambos testículos	158

[a]Estos niveles de compensación son adicionales a cualquier compensación pagada por el periodo de convalecencia. Los ejemplos de niveles de compensación se obtuvieron de los niveles de compensación a los trabajadores para Arkansas y su objetivo es servir de guía aproximada. Existen excepciones y casos especiales, y las tablas varían de estado a estado en Estados Unidos.

Fuente: Arkansas Workers' Compensation Commission (Arkansas Workers').

o de la inflación, porque la medida es "semanas" de compensación, no dinero. Para la mayoría de la gente, los diversos niveles parecen muy bajos para compensar de forma adecuada la lesión permanente del trabajador. La evolución histórica de las tasas es lenta, y se puede ver que la sensibilidad pública a las lesiones de los trabajadores se ha incrementado a lo largo de los años, lo que ha provocado demandas de reformar el sistema de compensación de los trabajadores. Otra faceta de este asunto es la posición de la gerencia relacionada con que la industria nunca podrá compensar de forma absoluta con dinero todas las cosas que le puedan pasar a los trabajadores en el curso de sus deberes. Ya que ninguna línea de trabajo puede escapar a algún riesgo, la posición general de los ejecutivos es que en consideración del salario y de las prestaciones que recibe el trabajador, parte del riesgo normal de las lesiones debe ser asumido por el trabajador.

Es común que la firma no realice los pagos directos de compensación al trabajador; en vez de ello, maneja seguros contra las reclamaciones de compensación. La compañía de seguros está vitalmente interesada en la seguridad y la salud dentro de la planta, y aporta ímpetus importantes para el desarrollo del programa de seguridad y salud. La experiencia en accidentes de la firma se refleja en los niveles de la prima de seguros, que se puede ajustar hacia arriba o hacia abajo dependiendo de la experiencia de seguridad de la planta. La industria de los seguros aplica un "índice de experiencia" expresado como fracción decimal que se multiplica por la tasa normal de la prima. El índice de experiencia se basa en un promedio de 3 años de la experiencia real en reclamaciones de la firma, que puede ser menor o mayor a 1.00. Un índice de experiencia de 1.00 representaría que no existe modificación y se aplicaría a una firma que la compañía de seguros estimara como que tuviera un riesgo normal, característico. Una compañía grande con un índice de experiencia de quizá 0.80 puede ahorrar miles de dólares en primas de seguros de compensación a los trabajadores. Incluso en el primer año de cobertura de un seguro de compensación a los trabajadores, una compañía puede aprovechar un programa efectivo de seguridad y salud porque la aseguradora depende de los datos previos de pérdidas y de una evaluación inicial de los riesgos de la firma antes de establecer la prima anual inicial. Una buena compañía de seguros realizará inspecciones regulares a las instalaciones para asegurarse de la seguridad de éstas y de sus prácticas. Esto constituye un estímulo monetario directo y mensurable para el programa de seguridad.

Algunas compañías eligen autoasegurarse contra las reclamaciones de compensación de los trabajadores. Esto puede tener sentido económicamente cuando se comparan la experiencia en las reclamaciones y los niveles de las primas, pero, para tomar una decisión racional, también deben considerarse los beneficios intangibles provistos por la compañía aseguradora. Además de las inspecciones regulares indicadas anteriormente, las compañías de seguros son fuentes valiosas de consejo técnico para sus clientes. Muchas compañías aseguradoras proporcionan videos de capacitación y otros auxiliares valiosos en relación con la conducción del programa de seguridad y salud. Las compañías de seguros incluso cuentan con centros de investigación con el propósito de reducir las reclamaciones de compensación de los trabajadores mediante el estudio de riesgos como el trauma acumulativo, el dolor de la espalda baja, la biomecánica, acústica y fisiología del trabajo (Lorenzi, 1995). Si los administradores de seguridad y salud no reciben dichos apoyos y servicios de la compañía de seguros, deben solicitarlos y considerar también a proveedores alternativos cuando llegue el tiempo de renovar la póliza.

El número de compañías que han elegido autoasegurarse ha llevado a un nuevo tipo de consultor denominado *representante de control de pérdidas*. El objetivo de este consultor es mantener en un nivel bajo las reclamaciones de compensación de los trabajadores mediante el suministro del tipo de servicios normalmente provistos por una aseguradora. Una parte significativa de estos servicios es mantener estrechas relaciones con los empleados que presentan reclamaciones. Esto sirve para el propósito de demostrar el interés en la buena salud del reclamante honesto y animarlo, y al mismo tiempo descubrir la evidencia de reclamaciones fraudulentas en el caso de los trabajadores deshonestos que fingen una lesión, o que están realmente lesionados, pero cuya lesión ocurrió fuera del lugar de trabajo.

En el siglo veintiuno, los programas del estado para la compensación a los trabajadores han sufrido un cambio significativo. Además de la falta de satisfacción de los trabajadores con el sistema, existe la alarma de los dirigentes sobre los fuertes incrementos de las primas de los seguros de compensación a los trabajadores. Las normas históricas para las primas de compensación a los trabajadores eran de aproximadamente 4% a 5% de la nómina hasta cerca del final del siglo veinte. Las cifras recientes son mucho mayores, con algunas industrias en el área de 20% a 30% de la nómina. Estos elevados costos están concentrando la atención en la importancia de la seguridad y la salud en la ecuación global de la industria en general y de la manufactura en particular. Al mismo tiempo, los estados buscan formas para reducir los costos de las primas de compensación a los trabajadores y mejorar la protección al trabajador contra las lesiones y las enfermedades.

En Estados Unidos, las diversas reformas estatales para la compensación a los trabajadores se pueden dividir aproximadamente en cuatro categorías:

1. Programas de cuidado administrado.
2. Reducción de reclamaciones falsas.
3. Prevención de lesiones y enfermedades.
4. Privatización del sistema estatal.

El concepto detrás de "cuidado administrado" es reducir el costo de las reclamaciones mediante la supervisión estrecha de cada reclamación, con el objetivo de que el trabajador regrese a su puesto tan pronto como sea posible. El objetivo del segundo enfoque es detectar las instancias en las que los trabajadores intentan aprovecharse del sistema, fingiendo o acusando a sus patrones de lesiones o enfermedades que realmente adquirieron fuera del trabajo. La incidencia del fraude en la compensación de trabajadores es significativa. En la actualidad, en Estados Unidos se considera al fraude de seguros como el segundo delito de "cuello blanco" en importancia, detrás de la evasión fiscal (Fraud, 1997). Por lo tanto, es adecuado que el sistema de compensación de los trabajadores atienda este problema.

El tercer enfoque, la prevención, constituye el cambio más dramático en el concepto de los programas de compensación a los trabajadores. Se estima que el propósito original de la compensación a los trabajadores (asegurar la compensación financiera a los empleados lesionados) se ampliará para incluir la reglamentación general y la observancia de la seguridad y la salud en el lugar de trabajo. El factor de ajuste de la experiencia para las primas de compensación a los trabajadores, descrito antes en esta sección, está siendo reemplazado con incentivos más enérgicos para los patrones, incluyendo inspecciones obligatorias y el establecimiento de programas de mejora de la seguridad. Ya que dicho enfoque pertenece más a la inspección y regulación, los nuevos desarrollos de compensación a los trabajadores se analizarán posteriormente en el capítulo 4.

El desarrollo más reciente en la evolución de los sistemas de compensación a los trabajadores es la experimentación con la privatización. El estado de Virginia del Oeste (en Estados Unidos) privatizó su sistema a principios de 2006, cuando se formó una nueva compañía privada mutualista de seguros. El estado prestó a la nueva compañía 200 millones de dólares para establecer un superávit con el fin de iniciar las operaciones de los seguros. El plan es que la compañía de seguros pague de nuevo al estado con los superávits de operación, lo que parece ser posible. Una vez que se pague el crédito, el plan es que la compañía mutualista de seguros pague a los tenedores de las pólizas con base en las ganancias en la forma de dividendos (Privatized Workers' Comp Succeeding in West Virginia, 2008). La privatización es una extensión de la agenda política republicana de principios del siglo veintiuno. Se espera que el cambio político señalado por la elección del presidente Barack Obama y una mayoría demócrata en el Congreso de Estados Unidos revierta la tendencia hacia la privatización de las agencias y funciones gubernamentales.

REGISTROS

Los formatos, informes y registros no son una parte pequeña del trabajo del administrador de seguridad y salud. Según el Consejo Nacional de Seguridad (NSC, National Safety Council) en Estados Unidos, "para llenar una sola hoja de datos de OSHA, los administradores de seguridad en Estados Unidos requieren un acumulado de 54 millones de horas al año. Y sólo es uno de las docenas de formatos de las que (el administrador de seguridad) puede ser responsable" (National Safety Council, 1995). Además, debe mantenerse actualizado con los últimos desarrollos, incluyendo los cambios a reglas y procedimientos. El dispositivo de notificación pública oficial es el *Federal Register*, que imprime diariamente la Oficina de Imprenta del Gobierno Estadounidense (U. S. Government Printing Office). Sólo en este documento, el gobierno imprime aproximadamente 70,000 páginas al año (National Safety Council, 1995).

El NSC estableció el primer sistema nacional de registros de seguridad industrial. El Instituto Estadounidense de Normas Nacionales (ANSI, American National Standards Institute) estandarizó este sistema y lo denominó Z16.1. En la década de 1970, la agencia federal OSHA estableció requisitos obligatorios de registro muy similares al sistema Z16.1, que era voluntario. Sin embargo, existen algunas diferencias que vuelven inviable la comparación año con año de los registros de seguridad y salud cuando un año se basa en los registros tradicionales Z16.1 y otro en el sistema federal. Esto es particularmente infortunado, al confundir los intentos de determinar, a partir de registros estadísticos, si la agencia federal ha tenido un impacto beneficioso en la seguridad y salud del trabajador. Algunas industrias y categorías de riesgos específicos, como los derrumbes en las zanjas y en la excavación en la construcción, han demostrado mejoras visibles desde la intervención de OSHA, pero otras ganancias se han visto oscurecidas por el cambio en el sistema de registros estadísticos. Algunas variaciones en las condiciones, como los ciclos de empleo y recesión, también han actuado para empañar las comparaciones estadísticas. En el capítulo 4 se examinan los estudios estadísticos sobre este tema, en la sección titulada "Demandas públicas".

El registro de los decesos de los trabajadores es más consistente que el de las lesiones y enfermedades. Por ende, las estadísticas de fallecimientos se pueden utilizar para observar tendencias tanto antes como después de los reglamentos federales. En la figura 2.1 se muestra que la tendencia de largo plazo de los decesos industriales es decreciente. Observe que desde la institución de la ley de OSHA a principios de la década de 1970, ha habido un muy pequeño impacto visible en esta tendencia si se consideran todas las industrias en conjunto.

El NSC continúa publicando datos sobre decesos en el lugar de trabajo en su formato modificado *Injury Facts*, el sucesor de la publicación anterior, *Accident Facts*. Aunque ya no se presenta en el mismo formato mostrado en la figura 2.1, la tendencia en los decesos en el lugar de trabajo es aún decreciente (Injury Facts, 2002). Las estadísticas más recientes disponibles al momento de imprimir este libro eran del año 2006, en las que el número total de fallecimientos en el lugar de trabajo era de 4988, para una fuerza laboral de aproximadamente 146 millones de trabajadores. El índice de mortalidad por cada 100,000 trabajadores era de 3.4.

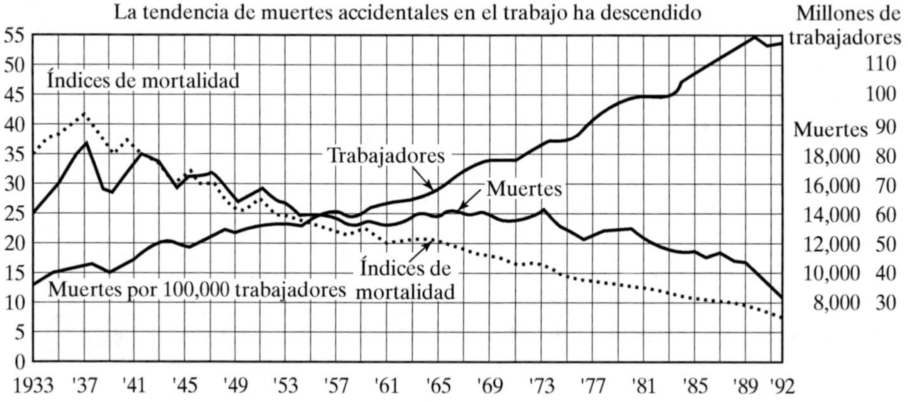

FIGURA 2.1

Tendencias en trabajadores, muertes e índices de mortalidad 1933-1992. (*Fuente*: National Safety Council, *Accident Facts*, edición 1993. Chicago: NSC; utilizado con permiso).

Índices tradicionales

Las medidas estadísticas comunes son la *frecuencia* y la *severidad*, que se definieron en el viejo sistema Z16.1. La frecuencia medía el número de casos por cantidad estándar de horas de trabajo y la severidad medía el impacto total de estos casos en términos de "días de trabajo perdidos" por cantidad estándar de horas de trabajo.

Algunas lesiones, como las amputaciones, eran muy severas, pero podían producir pocos o ningún día de trabajo perdido. Para evitar la distorsión en los índices de severidad de dichos casos, los cargos estándar por días de trabajo perdido se establecían arbitrariamente para las lesiones permanentes, como amputaciones o pérdidas de la vista. La mayor necesidad de cargos arbitrarios por severidad era la de los decesos, ya que si se piensa en ello, un deceso no constituye realmente un caso de día de trabajo perdido en el sentido literal del término, ni se trata de una discapacidad total permanente, debido a que el individuo ya no trabajará más.

Otro término obsoleto es la *gravedad*, que es la relación de severidad a frecuencia. Esto producía una medida de la importancia promedio relativa de las lesiones y las enfermedades, sin considerar el número de horas trabajadas durante el periodo de estudio.

Índices de incidencia

El sistema actual de registro representa una ampliación del viejo sistema Z16.1. El índice total de incidencia de lesiones y enfermedades incluye todas las lesiones o enfermedades que requieren tratamiento médico, más los decesos. Compare este *índice de frecuencia* tradicional, que sólo incluía aquellos casos en los que el trabajador perdía cuando menos un día de trabajo[1]. El *tratamiento médico* no incluye los simples primeros auxilios, medicina preventiva (como vacunas tetánicas), o procedimientos médicos de diagnóstico con resultados negativos. Los *primeros auxilios* se describen como "tratamiento por única vez y observación posterior de rasguños, cor-

[1]El sistema ANSI Z16.1 denominaba tales casos de días de trabajo perdidos como "lesiones incapacitantes", independientemente de si la discapacidad era temporal o permanente.

taduras, quemaduras y astilladuras menores y similares, que comúnmente no requieren de cuidado médico". Los primeros auxilios no se consideran tratamiento médico aun cuando los administre un médico o personal profesional registrado. Independientemente del tratamiento, si una lesión implica pérdida de conciencia, restricción de trabajo o de movimiento, o transferencia a otro trabajo, es necesario registrar la lesión. Ciertamente, las agencias reguladoras en Estados Unidos no desearían desanimar, debido a sus criterios de registro, el tratamiento médico para una lesión que debiera recibir atención, por lo que la Agencia de Estadísticas Laborales de Estados Unidos (BLS — Bureau of Labor Statistics) (Recordkeeping 1978) ha hecho una lista de tipos de ejemplos de tratamiento médico (ver apéndice B). Cualquier lesión que reciba, o deba recibir uno o más de estos tipos de tratamientos, casi siempre se considera registrable. En el apéndice C se dan ejemplos de primeros auxilios dados a lesiones que normalmente no son registrables a menos que requieran registro por otra razón, como la pérdida de conciencia o la transferencia a otro trabajo.

Para computar la razón de incidencia, el número de lesiones se divide entre el número de horas trabajadas durante el periodo cubierto por el estudio. Después se multiplica el valor obtenido por un factor estándar para hacer más comprensible el índice. De modo específico:

$$\begin{array}{c}\text{Índice total incidencia de}\\ \text{lesiones y enfermedades}\end{array} = \frac{\begin{array}{c}\text{número de lesiones y enfermedades}\\ \text{incluyendo decesos}\end{array}}{\begin{array}{c}\text{horas totales trabajadas por todos los}\\ \text{empleados durante el periodo cubierto}\end{array}} \times 200{,}000 \qquad (2.1)$$

Sin el factor de 200,000, el índice de incidencia sería realmente una fracción muy pequeña, como debería ser. Se podría esperar un número muy pequeño de lesiones y enfermedades registrables por cada hora trabajada. La elección del número 200,000 no es totalmente arbitraria. Un trabajador común de tiempo completo trabaja aproximadamente 50 semanas al año, 40 horas a la semana. Por tanto, el número de horas trabajadas al año por trabajador es aproximadamente

$$40 \text{ horas/semana} \times 50 \text{ semanas/año} = 2000 \text{ horas/año}$$

Entonces, 200,000 horas representan el número de horas de trabajo empleadas por 100 trabajadores en un año:

$$100 \text{ trabajadores} \times 2000 \text{ horas/año/trabajador} = 200{,}000 \text{ horas/año}$$

Por tanto, el índice total de incidencia de lesiones y enfermedades representa el número de lesiones esperadas por una firma de 100 empleados en un año completo, si las lesiones y enfermedades durante el año siguen la misma frecuencia observada durante el periodo de estudio. Observe, de la ecuación (2.1), que el periodo real para reunir los datos del índice de incidencia no tiene que ser un año ni algún otro lapso de tiempo específico. Sin embargo, se requiere un periodo bastante largo para obtener un número representativo de casos, en particular cuando la incidencia es baja. Un periodo común de recolección de datos es un año.

Algunas veces, el administrador de seguridad y salud deseará relacionar los índices totales de incidencia actual con el índice de frecuencia tradicional. El viejo índice de frecuencia utilizaba un factor de 1,000,000 horas en lugar de 200,000. Por tanto, los índices estaban normalizados "por millón de horas hombre", como se denominaban en esa época. Observe que dicho factor se relacionaba con un año normal para una firma con 500 empleados, no 100 empleados. Por ende, los viejos índices de frecuencia deberían ser mayores que los índices totales actuales de incidencia de lesiones y enfermedades, pero generalmente no lo son porque se debe recordar que el índice actual incluye todos los casos que comprenden tratamiento médico, no sólo los casos de pérdida de días de trabajo. Ahora también se consideran los días en que el trabajador aún estaba en el trabajo, pero que no podía realizar su trabajo regular debido a una lesión o enfermedad. A estos días se les denomina *actividad de trabajo restringido* y se pueden agrupar con los días de trabajo perdidos o considerados de forma separada, dependiendo de la estadística deseada. A menos que se especifique otra cosa, la interpretación actual de los *días de trabajo perdidos* incluye los días en actividad de trabajo restringido, así como los días fuera del trabajo (incapacidad).

En realidad, el término *índice de incidencia* es un término general que incluye lo siguiente:

1. Casos totales registrables (TRC, Total-Recordable-Cases). Cuenta todos los casos registrables de lesiones y enfermedades, excepto decesos.
2. Razón de incidencia de casos de días de trabajo perdidos (LWDI, Lost-WorkDay-cases Incidence). Cuenta los casos de lesiones (excluye las enfermedades) que comprenden "días de trabajo perdidos", que incluye los días de actividad de trabajo restringido. No incluye los decesos.
3. Índice de días de incapacidad por restricción o transferencia (DART, Days Away, Retricted or Transferred). Cuenta los casos de lesiones y enfermedades que comprenden días de incapacidad, actividad de trabajo restringido y transferencia a otro trabajo. No incluye decesos.
4. Índice de casos de incapacidad por lesiones y enfermedades (DAFWII, Days Away From Work Injury and Illness). Cuenta los casos de lesiones y enfermedades que comprenden días de incapacidad. No incluye decesos.
5. Índice de número de días de trabajo perdidos. Cuenta el número de "días de trabajo perdidos", incluyendo los días de trabajo restringido. No incluye decesos.
6. Índice de incidencia de lesiones. Cuenta el número total de casos de lesiones.
7. Índice de incidencia de enfermedades. Cuenta el número total de casos de enfermedades.
8. Índice de incidencia de mortalidad. Cuenta el número total de decesos.
9. Índice de incidencia de riesgos específicos. Cuenta los casos en los que sólo un riesgo específico produce lesiones o enfermedades.

Todos los índices anteriores utilizan el factor estándar de 200,000. Observe la diferencia entre los índices 2 y 5 en la lista anterior. Aunque las descripciones parecen similares, el índice 2 cuenta los *casos* que comprenden los días de trabajo perdidos, mientras que el índice cuenta los *días totales perdidos*. Es posible que el lector vea una semejanza entre la comparación de los viejos índices de frecuencia (que son análogos al índice 2 anterior) con los viejos índices de severidad (que son análogos al índice 5 anterior).

Al contar el número de días de trabajo perdidos no debe contarse la fecha de la lesión o la fecha del inicio de la enfermedad, aunque el empleado pueda abandonar sus labores la mayor parte de ese día. Por tanto, si el empleado regresa a su trabajo *regular* y es capaz de realizar sus tareas regulares por turno completo el día posterior a la lesión o enfermedad, no se consideran días de trabajo perdidos. Cuentan todos los días calendario perdidos, no sólo los días regulares de trabajo. Es posible que el lector note que contar los días calendario, en lugar de sólo los días de trabajo, representa un cambio de política por parte de OSHA. Dicho cambio se instituyó en la década de 1990, al mismo tiempo que se modificaron los formatos de registro. El índice del número de días de trabajo perdidos compara el viejo índice de severidad, excepto que no se evalúan cargas arbitrarias para las discapacidades parciales permanentes y excepto por el factor de 200,000.

El índice de incidencia de riesgos específicos es útil para observar una pequeña parte del panorama total de los riesgos. En el caso de riesgos específicos, se puede computar el índice de lesiones, el índice de mortalidad y todas las otras razones. Se debe tener cuidado al seleccionar las horas totales trabajadas a utilizar en el denominador para calcular los índices de incidencia de riesgos específicos. Ya que los riesgos específicos son más estrechos y hay menos trabajadores que se exponen a ellos, los datos deben recolectarse a lo largo de varios años para lograr resultados significativos para índices de incidencia de riesgos específicos.

Por muchos años, OSHA se basó en el *índice de incidencia de casos de días de trabajo perdidos*, comúnmente conocido como *LWDI*, como criterio para seleccionar las industrias de alto riesgo para inspección prioritaria. El término *prioritaria* significa mayor prioridad que las inspecciones aleatorias generales, pero de prioridad menor que las inspecciones desatadas por un empleado quejoso o por un informe de accidente serio, como se verá en el capítulo 4.

Una característica de alguna manera sorprendente del LWDI es que sólo considera las lesiones, no las enfermedades. Es más difícil rastrear las enfermedades que las lesiones debido a que con frecuencia existen retrasos en su diagnosis. También, es más difícil demostrar la relación con el trabajo en exposiciones crónicas, que pueden tener una variedad de causas concurrentes. Ya que se basa en evidencias claras, el LWDI se considera una medida más precisa y robusta de la efectividad del programa global de seguridad y salud de la firma. Igualmente, quizá por las mismas razones, el LWDI sólo considera las lesiones de tiempo perdido, no todas las lesiones. Sin embargo, recuerde que los casos de actividad de trabajo restringido se consideran casos de tiempo perdido. Finalmente, el LWDI no incluye decesos, sean éstos por enfermedad o por lesión. Los decesos siempre deben considerarse una rara ocurrencia de importancia grave y como tal no deben promediarse entre las estadísticas de lesiones más comunes en las que se basa el LWDI.

Nuevos puntos de referencia han tomado el lugar del LWDI conforme OSHA ha intentado refinar sus prioridades de inspección. En 2008, el índice de días de incapacidad por restricción o transferencia (DART) reemplazó al LWDI como criterio para prioridad de inspección. Algunos estados también utilizan el índice de casos de incapacidad por lesiones y enfermedades (DAFWII). OSHA ha reconocido la importancia de incluir estadísticas de enfermedades así como estadísticas de lesiones para establecer prioridades de inspección. A diferencia del LWDI, tanto el DART como el DAFWII incluyen estadísticas de enfermedades así como estadísticas de lesiones en la fórmula. De manera semejante al LWDI, los índices DART y DAFWII consideran *casos* que comprenden días de trabajo perdidos, no el *total de número de días perdidos*. También debe hacerse notar que el DAFWII no incluye casos en los que el trabajador se transfiere a otro trabajo, mientras que el índice DART sí incluye dichos casos. Finalmente, los cuatro índices más importantes calculados por las agencias de inspección, el TRC, el LWDI, el DART y el DAFWII, excluyen los decesos de la fórmula, un reflejo de la política utilizada para el LWDI. Para todos estos índices normales de incidencia, OSHA compara diversos índices de la industria con índices nacionales publicados por la Oficina de Estadísticas Laborales (BLS, Bureau of Labor Statistics). La BLS ha rastreado industrias por medio del número de Clasificación Industrial Estándar (SIC, Standard Industrial Classification) por muchos años. El número SIC está siendo reemplazado por el número reconocido internacionalmente del Sistema Estadounidense de Clasificación Industrial (NAICS, North American Industry Classification System), pero muchas políticas y normas de OSHA aun se refieren al número SIC tradicional. Al comparar con los promedios nacionales de las estadísticas más importantes de lesiones y enfermedades, OSHA puede establecer prioridades de inspección a niveles mayores que las inspecciones aleatorias generales. Sin embargo, el hecho de que una compañía individual realmente reciba una inspección está sujeto a varios factores adicionales, como en qué región y área de OSHA se localiza, los recursos de inspección disponibles en esa región o área, qué tan recientemente recibió una inspección, el número de solicitudes de alta prioridad (como las investigaciones de accidentes mayores, o quejas de empleados) que surgen en esa región o área, y el número recursos ya comprometidos para áreas objetivo determinadas (como la construcción). En el capítulo 4 se examinarán con mayor detalle las prioridades de OSHA para inspección.

Cada año, el National Safety Council reúne estadísticas de incidencia de investigaciones de sus compañías miembro y las publica en *Injury Facts* (Injury Facts, 2009). Ya que las investigaciones son voluntarias, no pueden utilizarse como base para representar a todas las compañías miembro del National Safety Council o a la población general de industrias a nivel nacional en Estados Unidos. Sin embargo, los informes del NSC con frecuencia se utilizan como puntos de referencia para comparación. La figura 2.2 es una reimpresión del informe de NSC para 2007 (Injury Facts, 2009).

Formatos de registro

El formato para registrar las lesiones y enfermedades se ha estandarizado. El formato básico es el Registro de lesiones y enfermedades relacionadas con el trabajo *(Log of Work-Related Injuries and Illnesses)* que se muestra en la figura 2.3. En la figura 2.4 se muestra un resumen que se exhibe anualmente para que los empleados puedan ver las lesiones y enfermedades registradas durante el año. Se exige que el resumen se exhiba en un sitio prominente en el lugar de trabajo el 1 de febrero de cada año y que permanezca expuesto hasta el 30 de abril. Es responsabilidad del patrón anotar correctamente los datos en el registro y en el resumen. Se exige que los registros generales se conserven por un periodo de 5 años cuando menos.

La persona responsable de llenar el registro y el resumen puede requerir alguna guía para distinguir entre las lesiones y enfermedades laborales. Los ejemplos de lesiones laborales incluyen laceraciones, fracturas, esguinces y amputaciones que son el resultado de un accidente laboral o de una exposición que comprenda un único incidente en el ambiente de trabajo. Las mordeduras de animales, como de insectos o serpientes, se consideran lesiones. Incluso las exposiciones a químicos se pueden considerar lesiones si son el resultado de una exposición única.

Una enfermedad es cualquier condición anormal o trastorno no clasificado como lesión y provocado por la exposición a factores ambientales asociados con el empleo. Por lo general, las enfermedades se asocian con exposiciones crónicas, pero algunas exposiciones agudas se pueden considerar enfermedades si la exposición es el resultado de más de un solo incidente o accidente. Es importante indicar que a partir del 1 de enero de 2003, es necesario registrar todos los casos de pérdida de audición relacionados con el trabajo. La pérdida de audición se define como un *cambio del umbral normal* que acompaña un nivel total de audición de 25 decibeles o más por arriba del cero audiométrico en el mismo oído. En el capítulo 10 se describe la pérdida de audición con mayor detalle. En el registro y el resumen se requiere una clasificación más detallada para las enfermedades que para las lesiones. En el apéndice D se puede encontrar alguna guía para la clasificación de las enfermedades. Algunas lesiones o enfermedades pueden provocar pena o angustia innecesaria a la gente involucrada, como por ejemplo lesiones en áreas personales o privadas, lesiones a consecuencia de abuso sexual, enfermedades mentales, u otras. Para proteger la privacidad, se pueden omitir los nombres en el Formato 300 de OSHA. De ser necesario, también se pueden omitir los detalles del evento que pudieran identificar a la persona. Esta información debe mantenerse en un expediente confidencial con números de referencia a los eventos. Los empleados también pueden solicitar que se omitan sus nombres del Formato 300. Los patrones también deben asegurar que cualquier cambio en el resultado de una lesión o enfermedad se anotará en el Formato 300 de OSHA. Por ejemplo, una enfermedad laboral registrada que posteriormente provoque un deceso debería cambiarse a fallecimiento en el Formato 300 (Recordkeeping, 2001).

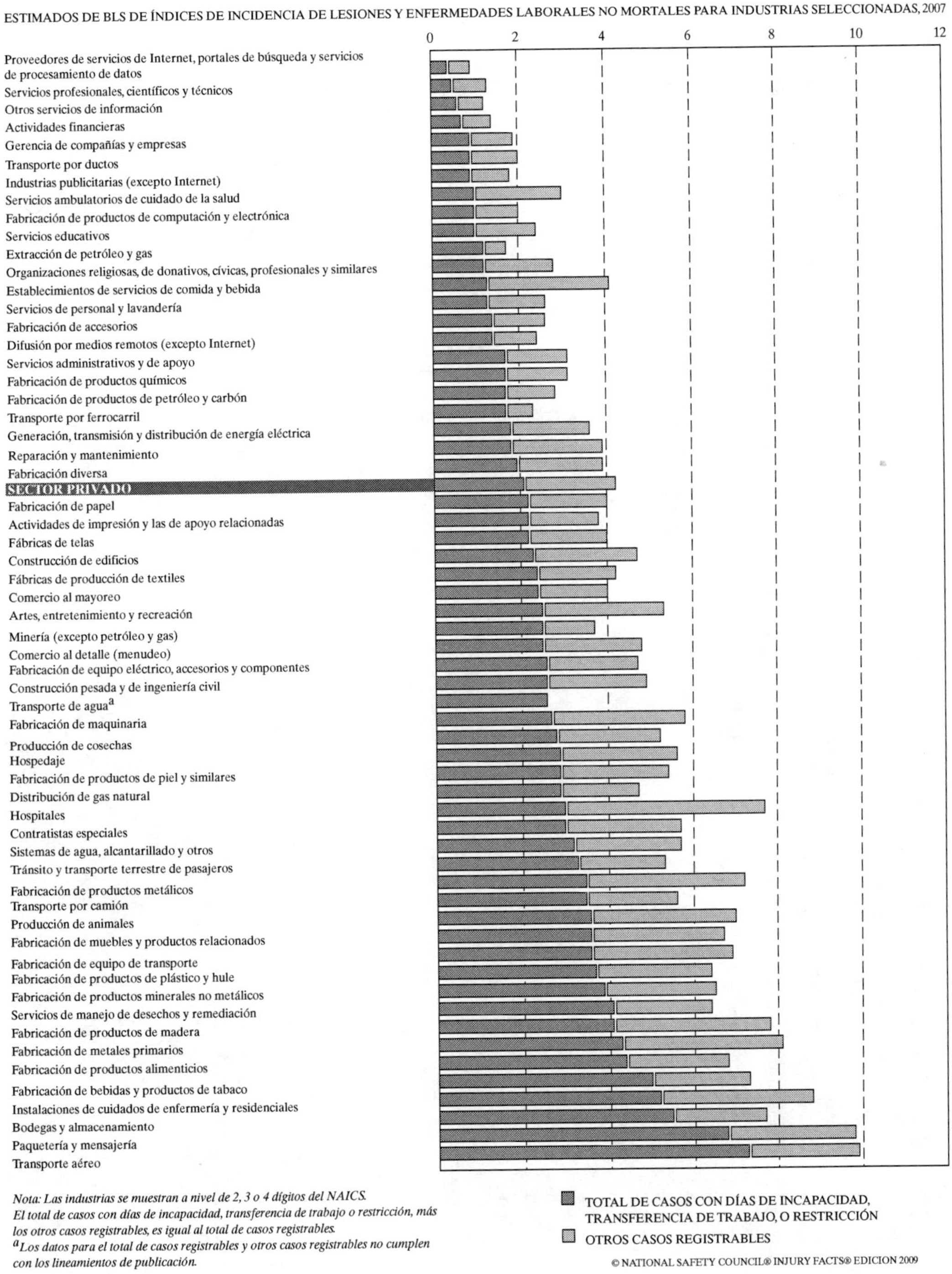

FIGURA 2.2

Comparación de los índices de incidencia para diversas industrias conforme al código del North American Industry Classification System. (*Fuente*: National Safety Council, *Accident Facts*, edición 2009, Itasca, IL).

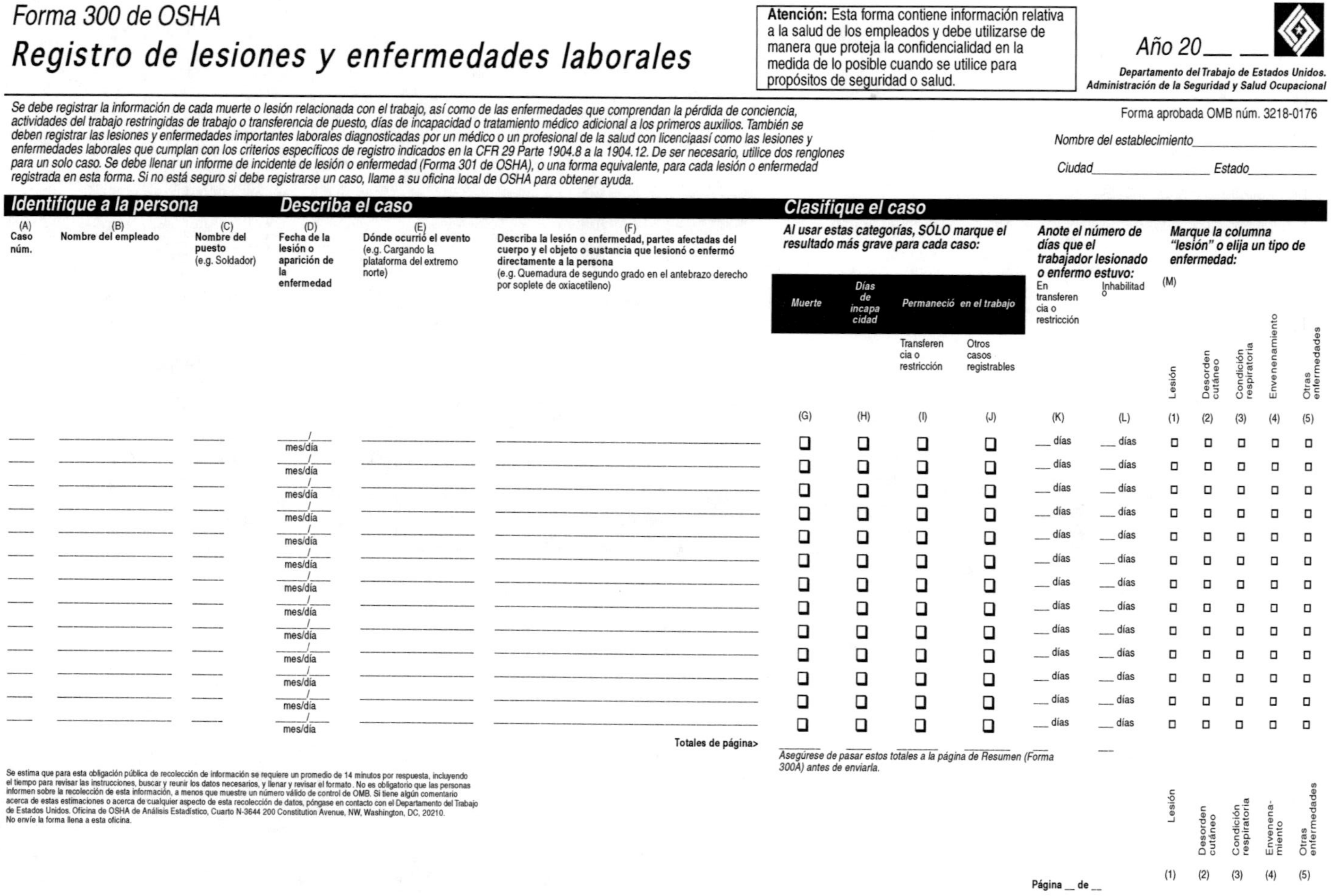

Forma 300 de OSHA

Registro de lesiones y enfermedades laborales

Atención: Esta forma contiene información relativa a la salud de los empleados y debe utilizarse de manera que proteja la confidencialidad en la medida de lo posible cuando se utilice para propósitos de seguridad o salud.

Año 20__ __

Departamento del Trabajo de Estados Unidos. Administración de la Seguridad y Salud Ocupacional

Se debe registrar la información de cada muerte o lesión relacionada con el trabajo, así como de las enfermedades que comprendan la pérdida de conciencia, actividades del trabajo restringidas de trabajo o transferencia de puesto, días de incapacidad o tratamiento médico adicional a los primeros auxilios. También se deben registrar las lesiones y enfermedades importantes laborales diagnosticadas por un médico o un profesional de la salud con licenciaasí como las lesiones y enfermedades laborales que cumplan con los criterios específicos de registro indicados en la CFR 29 Parte 1904.8 a la 1904.12. De ser necesario, utilice dos renglones para un solo caso. Se debe llenar un informe de incidente de lesión o enfermedad (Forma 301 de OSHA), o una forma equivalente, para cada lesión o enfermedad registrada en esta forma. Si no está seguro si debe registrarse un caso, llame a su oficina local de OSHA para obtener ayuda.

Forma aprobada OMB núm. 3218-0176

Nombre del establecimiento________

Ciudad________ Estado________

Identifique a la persona			Describa el caso			Clasifique el caso										
(A) Caso núm.	(B) Nombre del empleado	(C) Nombre del puesto (e.g. Soldador)	(D) Fecha de la lesión o aparición de la enfermedad	(E) Dónde ocurrió el evento (e.g. Cargando la plataforma del extremo norte)	(F) Describa la lesión o enfermedad, partes afectadas del cuerpo y el objeto o sustancia que lesionó o enfermó directamente a la persona (e.g. Quemadura de segundo grado en el antebrazo derecho por soplete de oxiacetileno)	Al usar estas categorías, SÓLO marque el resultado más grave para cada caso: Muerte (G)	Días de incapacidad (H)	Permaneció en el trabajo: Transferencia o restricción (I)	Otros casos registrables (J)	Anote el número de días que el trabajador lesionado o enfermo estuvo: En transferencia o restricción (K)	Inhabilitado (L)	Marque la columna "lesión" o elija un tipo de enfermedad: (M) Lesión (1)	Desorden cutáneo (2)	Condición respiratoria (3)	Envenenamiento (4)	Otras enfermedades (5)
___	___	___	___/___ mes/día	___	___	☐	☐	☐	☐	__ días	__ días	☐	☐	☐	☐	☐
___	___	___	___/___ mes/día	___	___	☐	☐	☐	☐	__ días	__ días	☐	☐	☐	☐	☐
___	___	___	___/___ mes/día	___	___	☐	☐	☐	☐	__ días	__ días	☐	☐	☐	☐	☐
___	___	___	___/___ mes/día	___	___	☐	☐	☐	☐	__ días	__ días	☐	☐	☐	☐	☐
___	___	___	___/___ mes/día	___	___	☐	☐	☐	☐	__ días	__ días	☐	☐	☐	☐	☐
___	___	___	___/___ mes/día	___	___	☐	☐	☐	☐	__ días	__ días	☐	☐	☐	☐	☐
___	___	___	___/___ mes/día	___	___	☐	☐	☐	☐	__ días	__ días	☐	☐	☐	☐	☐
___	___	___	___/___ mes/día	___	___	☐	☐	☐	☐	__ días	__ días	☐	☐	☐	☐	☐
___	___	___	___/___ mes/día	___	___	☐	☐	☐	☐	__ días	__ días	☐	☐	☐	☐	☐
___	___	___	___/___ mes/día	___	___	☐	☐	☐	☐	__ días	__ días	☐	☐	☐	☐	☐
___	___	___	___/___ mes/día	___	___	☐	☐	☐	☐	__ días	__ días	☐	☐	☐	☐	☐
___	___	___	___/___ mes/día	___	___	☐	☐	☐	☐	__ días	__ días	☐	☐	☐	☐	☐
___	___	___	___/___ mes/día	___	___	☐	☐	☐	☐	__ días	__ días	☐	☐	☐	☐	☐
					Totales de página>	___	___	___	___	___	___	Lesión (1)	Desorden cutáneo (2)	Condición respiratoria (3)	Envenena-miento (4)	Otras enfermedades (5)

Asegúrese de pasar estos totales a la página de Resumen (Forma 300A) antes de enviarla.

Se estima que para esta obligación pública de recolección de información se requiere un promedio de 14 minutos por respuesta, incluyendo el tiempo para revisar las instrucciones, buscar y reunir los datos necesarios, y llenar y revisar el formato. No es obligatorio que las personas informen sobre la recolección de esta información, a menos que muestre un número válido de control de OMB. Si tiene algún comentario acerca de estas estimaciones o acerca de cualquier aspecto de esta recolección de datos, póngase en contacto con el Departamento del Trabajo de Estados Unidos. Oficina de OSHA de Análisis Estadístico, Cuarto N-3644 200 Constitution Avenue, NW, Washington, DC, 20210. No envíe la forma llena a esta oficina.

Página __ de __

FIGURA 2.3

Formato 300 de OSHA: Registro de lesiones y enfermedades relacionadas con el trabajo. (En el portal Companion se puede encontrar este formato en un tamaño mayor, en inglés).

Forma 300A de OSHA

Registro de lesiones y enfermedades laborales

Año 20__ __

Departamento del Trabajo de Estados Unidos.
Administración de la Seguridad y Salud Ocupacional

Forma aprobada OMB núm. 1218-0476

Todos los establecimientos contemplados en la Parte 1904 deben llenar esta página Resumen, aunque no hayan ocurrido lesiones o enfermedades durante el año. Antes de llenarlo recuerde revisar el Registro para verificar que la información esté completa y sea exacta.

Utilizando el Registro, cuente las anotaciones individuales que haya realizado para cada categoría. Después escriba el total abajo, asegurándose de haber agregado las anotaciones de cada página del Registro. Si no existen casos, escriba "0".

Los empleados actuales y anteriores, así como sus representantes, tienen el derecho a revisar totalmente la Forma 300 de OSHA. También tienen acceso limitado a la Forma 301 o su equivalente. Para mayores detalles sobre las disposiciones de acceso a estas formas, vea la Parte 1904.35 de la 29 CFR en la regla de regis tro de OSHA.

Número de casos

Número total de muertes	Número total de casos con días de incapacidad	Número total de casos con transferencia o restricción de puesto	Número total de otros casos registrables
______ (G)	______ (H)	______ (I)	______ (J)

Número de días

Número total de días de transferencia o restricción en el puesto	Número total de días de incapacidad en el trabajo
______ (K)	______ (L)

Tipos de lesiones y enfermedades

Número total de ...
(M)
(1) Lesiones ______
(2) Desórdenes cutáneos ______
(3) Condiciones respiratorias ______
(4) Envenenamientos ______
(5) Otras enfermedades ______

Información sobre el establecimiento

Nombre del establecimiento __________

Calle __________

Ciudad __________ Estado ______ C. P. ______

Descripción de la industria (*e.g. Fabricación de camiones cargueros*)

____

Clasificación Industrial Estándar (SIC), si se conoce (*e.g. SIC 3715*)

___ ___ ___ ___

Información sobre el empleo (*Si no cuenta con estas cifras, vea la Hoja de Trabajo que se encuentra en el reverso de esta página para hacer las estimaciones*)

Número promedio anual de empleados ______

Horas totales trabajadas por todos los empleados el último año ______

Firme aquí

La falsificación premeditada de este documento puede ocasionar una multa.

Confirmo que examiné este documento y conforme a mi leal saber y entender los registros son verdaderos, exactos y completos.

____
Ejecutivo de la compañía Puesto

__________ __/__/__
Fecha

Envíe esta página Resumen del 1 de febrero al 30 de abril del año siguiente al registrado en la forma.
Se estima que para esta obligación pública de recolección de información se requiere un promedio de 50 minutos por respuesta, incluyendo el tiempo para revisar las instrucciones, buscar y reunir los datos necesarios, y llenar y revisar el formato. No es obligatorio que las personas informen sobre la recolección de esta información, a menos que muestre un número válido de control de OMB. Si tiene algún comentario acerca de estas esti maciones o de cualquier aspecto, póngase en contacto con el Departamento del Trabajo de Estados Unidos, oficina de OSHA de Análisis, cuarto N-3644, 200 Constitution Avenue, NW, Washington, DC, 20210. No envíe la forma llena a esta oficina

FIGURA 2.4

Formato 300A de OSHA: Resumen de lesiones y enfermedades relacionadas con el trabajo. (En el portal Companion se puede encontrar este formato en un tamaño mayor, en inglés).

Además del registro y del resumen, existe un *Informe de lesiones y enfermedades* (Injury and Illness Report) (ver figura 2.5). Cada página del informe corresponde a una sola línea de entrada en el registro.

Ahora se analizará el estudio de caso 2.1 para ilustrar el cálculo de los diferentes índices de incidencia y demostrar el uso de los formatos estándar.

ESTUDIO DE CASO 2.1

Una planta de fabricación y ensamble de productos metálicos emplea a 250 trabajadores y tiene la siguiente experiencia en el año para lesiones y enfermedades (los trabajadores se contratan regularmente por semanas de 40 horas de trabajo):

Expediente 1, 31 de enero: El operador de la troqueladora se lacera la mano en los desechos de la cinta de inventario de la prensa; recibió primeros auxilios, no tratamiento médico; el trabajador permanece en el trabajo.

Expediente 2, 19 de febrero: Trabajador de mantenimiento que no usa su protección ocular, acciona esmeriladora en el cuarto de herramientas, se lesiona el ojo con una viruta lanzada; requirió tratamiento médico; la lesión ocurrió el martes, el empleado regresa al trabajo regular a la hora normal el jueves.

Expediente 3, 27 de febrero: Un trabajador de ensamble se "enferma" debido a olores nocivos de la operación de remodelado en el área de ensamble; recibe permiso del supervisor para tomar libre el resto del día; no va al médico a una clínica; se presenta a trabajar normalmente al día siguiente.

Expediente 4, 2 de marzo: El dedo índice derecho del operador de la cosedora quedó atrapado en una polea de la banda de transmisión de la cosedora que no tenía guarda; los rayos X revelaron una pequeña fractura; se aplicó una tablilla; el trabajador regresa al trabajo regular a la hora normal el día siguiente.

Expediente 5, 19 de marzo: Un trabajador de carga tuvo un esguince en el tobillo en la plataforma de carga; se pasó a trabajo de oficina por dos semanas.

Expediente 6, 2 de mayo: El dedo de un trabajador de mantenimiento quedó atrapado en una cuerda al liberar el torno; se llevó a la clínica para rayos X; no se encontraron fracturas; no recibió tratamiento; el trabajador regresa al trabajo regular al día siguiente.

Expediente 7, 7 de junio: Un trabajador de patio se expuso a hiedra venenosa al limpiar hierbas en el área de tanques detrás de la planta; se produjo un eczema; se trató con una droga esteroide adrenocortical con prednisona por prescripción; no hubo pérdida de tiempo.

Expediente 8, 6 de julio: Un trabajador de ensamble pierde dos días de trabajo recuperándose de una reacción alérgica severa a picaduras de avispas que recibió al limpiar el ático de su casa; tratamiento médico con drogas de prescripción.

Expediente 9, 4 de agosto: Se electrocutó un trabajador de mantenimiento que utilizaba un taladro eléctrico portátil no aterrizado para reparar equipo en el área de ensamble. Fecha de la muerte: 4 de agosto.

Expediente 10, 7 de agosto: Una tarima cargada en el área de la plataforma de carga cae de un montacargas sobre el pie izquierdo de un trabajador de carga; el trabajador no usaba zapatos con punta de acero; se examinó al trabajador en el cuarto de emergencias del hospital y los rayos X revelaron que no existían fracturas u otras lesiones; el trabajador recibe hidroterapia y se va a casa; el trabajador regresa a su trabajo regular a tiempo el día siguiente y utiliza sus zapatos de seguridad provistos por la compañía.

Expediente 11, 9 de agosto: Un objeto extraño se introdujo en el ojo de un trabajador de mantenimiento en el cuarto de herramientas; se utilizó el método de irrigación para retirar el objeto extraño, que no había penetrado en el ojo; el trabajador regresa al trabajo regular.

Forma 301 de OSHA
Informe de incidente de lesión o enfermedad

Atención: Esta forma contiene información relativa a la salud de los empleados y debe utilizarse de manera que proteja la confidencialidad en la medida de lo posible cuando se utilice para propósitos de seguridad o salud.

Año 20___ ___

Departamento del Trabajo de Estados Unidos.
Administración de la Seguridad y Salud Ocupacional

Este *Informe de incidente de lesión o enfermedad* es una de las primeras formas que se debe llenar cuando ocurre una lesión o enfermedad laboral. Junto con el *Registro de lesiones y enfermedades laborales* y el Resumen correspondiente, estas formas ayudan al patrón y a OSHA a conformar un panorama de la medida y severidad de los incidentes laborales.

Esta forma, o una equivalente, deben llenarse dentro de un plazo de 7 días calendario después de haber recibido información de la ocurrencia de una lesión o enfermedad laboral registrable. Algunos sustitutos aceptables pueden ser los informes sobre compensaciones, seguros, u otros, de los trabajadores. Para que se considere una forma equivalente, cualquier sustituto debe contener toda la información requerida en esta forma.

De acuerdo con la Ley Pública 91-596 y la regla de registro 29 CFR 1904 de OSHA, esta forma se debe guardar en los archivos los 5 años posteriores al año correspondiente.

Si se requieren copias adicionales de esta forma, se puede fotocopiar y utilizar el número de copias que sean necesarias.

Elaborada por: ______

Puesto: ______

Teléfono (   ) / / **Fecha:**

Información acerca del empleado

1) **Nombre completo** ______
2) **Calle** ______
   Ciudad ______ **Estado** ____ **C. P.** ______
3) **Fecha de nacimiento** ___/___/___
4) **Fecha de contratación** ___/___/___
5) ☐ **Masculino**
   ☐ **Femenino**

Información sobre el médico u otro profesional de la salud

6) **Nombre del médico u otro profesional de la salud**
7) **Si el tratamiento se dio fuera del lugar de trabajo, ¿dónde se realizó?**
   Instalación ______
   Calle ______
   Ciudad ______ **Estado** ____ **C. P.** ____
8) **¿Se dio tratamiento al empleado en una sala de emergencia?**
   ☐ **Sí**
   ☐ **No**
9) **¿Se hospitalizó al empleado durante la noche?**
   ☐ **Sí**
   ☐ **No**

Información sobre el caso

10) Número de caso en el *Registro* ______ *(Transfiera el número de caso del Registro)*
11) Fecha de la lesión o enfermedad ___/___/___
12) Hora a la que empezó a trabajar el empleado _____ AM/PM
13) Hora del evento _____ AM/PM ☐Marque si no se puede determinar la hora
14) ***¿Qué hacía el empleado justo antes que ocurriera el incidente?*** Describa la actividad, así como las herramientas, el equipo o el material que estaba utilizando. Sea específico. Ejemplos: "ascendía por una escalera mientras llevaba materiales para techado"; "esparcía cloro con un aspersor manual"; "ingresaba datos diarios en una computadora".
15) ***¿Qué sucedió?*** Diga cómo ocurrió la lesión. Ejemplos: "cuando la escalera se resbaló en el suelo mojado, el trabajador cayó 20 pies"; "el trabajador esparcía cloro cuando se rompió la empaquetadura al reemplazarla"; "al trabajador se le inflamó la muñeca con el tiempo".
16) ***¿Cuál fue la lesión o enfermedad?*** Mencione la parte afectada del cuerpo y la forma en que se afectó; sea más específico que "lastimadura", "dolor", o "inflamación". Ejemplos: "espalda adolorida", "quemadura química, en la mano"; "síndrome del túnel carpiano":
17) **¿Qué objeto o sustancia dañó directamente al empleado?** Ejemplos: "el piso de concreto"; "el cloro"; "sierra de brazo radial". *Si esta pregunta no es relevante, déjela en blanco.*
18) **Si el empleado murió, ¿cuándo ocurrió la muerte?**
    Fecha de la muerte ___/___/___

Se estima que para esta obligación pública de recolección de información se requiere un promedio de 14 minutos por respuesta, incluyendo el tiempo para revisar las instruccion es, buscar y reunir los datos necesarios, y llenar y revisar el formato. No es obligatorio que las personas informen sobre la recolección de esta información, a menos que muestre un número válido de control de OMB. Si tiene algún comentario acerca de estas estimaciones o acerca de cualquier aspecto, póngase en contacto con el Departamento del Trabajo de Estados Unidos, oficina de OSHA de - Análisis Estadísticos, Cuarto N-3644, 200 Constitution Avenue, NW, Washington, DC, 20210. No envíe la forma llena a esta oficina.

FIGURA 2.5
Formato 301 de OSHA: Informe de lesiones y enfermedades. (En el portal Companion se puede encontrar este formato en un tamaño mayor, en inglés).

Expediente 12, 11 de septiembre: Se diagnosticó síndrome del túnel carpiano (CTS) por trabajo repetitivo a un trabajador en el ensamble final; se prescribió cirugía; el trabajador perdió 3 semanas de trabajo antes de regresar a sus labores regulares con mejoras de ingeniería en la estación de trabajo.

ANÁLISIS

El primer paso es llenar el Registro 300 de OSHA para lesiones y enfermedades laborales, escribiendo una línea en el registro por cada expediente de incidente. En la figura 2.6 se despliega el registro completo y el fundamento para cada entrada es el siguiente:

Expediente 1	La palabra clave es "primeros auxilios". Este caso no es registrable.
Expediente 2	Éste es un caso de días perdidos por lesión. No cuente la fecha de la lesión (martes); tampoco cuente el jueves porque el trabajador regresó a trabajar tiempo regular. Sólo se perdió un día. Marque las columnas H, L y M(1).
Expediente 3	Este caso no es registrable. El trabajador se sintió "enfermo", pero no hubo tratamiento médico y aunque dejó el trabajo una tarde, no se cuenta la fecha del evento. El trabajador regresó a trabajar a tiempo el día siguiente, por lo que no se cuenta tiempo perdido.
Expediente 4	Ésta es una lesión registrable, ya que los rayos X fueron positivos y revelaron una fractura, que siempre es registrable. Sin embargo, el trabajador regresó a tiempo al trabajo regular al día siguiente; por lo tanto, no se perdió tiempo. Marque las columnas J y M(1).
Expediente 5	Ésta es una lesión de pérdida de tiempo. Aunque el trabajador regresó al trabajo, estaba asignado a una labor diferente; por lo tanto, la posición de OSHA es que los días en una actividad de trabajo restringido cuentan como días de trabajo perdidos. Regístrelo en las columnas I, K y M(1).
Expediente 6	A diferencia del Expediente 4, en este caso los rayos X fueron negativos. Ya que no hubo fractura ni tratamiento médico y el trabajador regresó oportunamente al mismo trabajo al día siguiente, este caso no es registrable.
Expediente 7	La exposición a la hiedra venenosa en el trabajo se clasifica como enfermedad laboral y se identifica en la columna M(2) como "Trastorno de la piel" (ver apéndice D). No se perdió tiempo, por lo que también se marca la columna J.
Expediente 8	Los incidentes que ocurren fuera del trabajo no son registrables.
Expediente 9	Éste es un deceso provocado por lesión y debe registrarse en las columnas G y M(1).
Expediente 10	Los rayos X negativos y la hidroterapia durante la primera visita al personal médico se consideran como primeros auxilios, no como tratamiento médico (ver apéndice C). Este caso no es registrable.
Expediente 11	Ya que se utilizó el método de irrigación y el objeto no estaba incrustado en el ojo, a esta lesión ocular se le considera como un caso de primeros auxilios y por tanto no es registrable (ver apéndice C).
Expediente 12	Ya que el CTS se debe a "movimiento repetido", se clasifica como una enfermedad de la columna M(5) (ver apéndice D). Ésta es una enfermedad registrable con pérdida de tiempo. El tiempo perdido pertenece a la categoría de incapacidad fuera del trabajo, por lo que se registra en las columnas H y L.

Forma 300 de OSHA

Registro de lesiones y enfermedades laborales

Atención: Esta forma contiene información relativa a la salud de los empleados y debe utilizarse de manera que proteja la confidencialidad en la medida de lo posible cuando se utilice para propósitos de seguridad o salud.

Año 20___ ___

Departamento del Trabajo de Estados Unidos. Administración de la Seguridad y Salud Ocupacional

Forma aprobada OMB Núm. 3218-0176

Se debe registrar la información de cada muerte o lesión relacionada con el trabajo, así como de las enfermedades que comprendan la pérdida de la conciencia, actividades del trabajo restringidas de trabajo o transferencia de puesto, días de incapacidad, o tratamiento médico adicional a los primeros auxilios. También se deben registrar las lesiones y enfermedades importantes laborales diagnosticadas por un médico o un profesional de la salud con licencia, así como las lesiones y enfermedades laborales que cumplan con los criterios específicos de registro indicados en la CFR 29 Parte 1904.8 a la 1904.12. De ser necesario, utilice dos renglones para un solo caso. Se debe llenar un informe de incidente de lesión o enfermedad (Forma 301 de OSHA), o una forma equivalente, para cada lesión o enfermedad registrada en esta forma. Si no está seguro si debe registrarse un caso, llame a su oficina local de OSHA para obtener ayuda.

*Nombre del establecimiento*______________

*Ciudad*______________ *Estado*__________

Identifique a la persona | **Describa el caso** | **Clasifique el caso**

Al usar estas categorías, SOLO marque el resultado más grave para cada caso: (G) Muerte; (H) Días de incapacidad; Permaneció en el trabajo: (I) Transferencia o restricción, (J) Otros casos registrables.

Anote el número de días que el trabajador lesionado o enfermo estuvo: (K) En transferencia o restricción; (L) Inhabilitado.

Marque la columna "lesión" o elija un tipo de enfermedad: (M) (1) Lesión; (2) Desorden cutáneo; (3) Condición respiratoria; (4) Envenenamiento; (5) Otras enfermedades.

(A) Caso núm.	(B) Nombre del empleado	(C) Nombre del puesto (e.g. Soldador)	(D) Fecha de la lesión o aparición de la enfermedad	(E) Dónde ocurrió el evento (e.g. Cargando la plataforma del extremo norte)	(F) Describa la lesión o enfermedad, partes afectadas del cuerpo y el objeto o sustancia que lesionó o enfermó directamente a la persona (e.g. Quemadura de segundo grado en el antebrazo derecho por soplete de oxiacetileno)	(G)	(H)	(I)	(J)	(K)	(L)	(M)(1)	(2)	(3)	(4)	(5)
1	NO REGISTRABLE					☐	☐	☐	☐	__días	__días	☐	☐	☐	☐	☐
2	trabajador # 2	mant.	2/19	cuarto de herramientas	lesión ocular (viruta en el aire)	☐	P	☐	☐	__días	1 días	P	☐	☐	☐	☐
3	NO REGISTRABLE					☐	☐	☐	☐	__días	__días	☐	☐	☐	☐	☐
4	trabajador # 4	costurera	3/2	cuarto de costura	fractura de dedo – polea de banda	☐	☐	☐	P	__días	__días	P	☐	☐	☐	☐
5	trabajador # 5	cargador plataforma	3/19	plataforma de carga	esguince en el tobillo	☐	☐	P	☐	14 días	__días	P	☐	☐	☐	☐
6	NO REGISTRABLE					☐	☐	☐	☐	__días	__días	☐	P	☐	☐	☐
7	trabajador # 7	trab. patio	6/7	patio de tanques	erupción cutánea (brazo) – envenenamiento	☐	☐	☐	P	__días	__días	☐	☐	☐	☐	☐
8	NO REGISTRABLE					☐	☐	☐	☐	__días	__días	☐	☐	☐	☐	☐
9	trabajador # 9	mant.	8/4	ensamble	electrocución – taladro portátil	P	☐	☐	☐	__días	__días	P	☐	☐	☐	☐
10	NO REGISTRABLE					☐	☐	☐	☐	__días	__días	☐	☐	☐	☐	☐
11	NO REGISTRABLE					☐	☐	☐	☐	__días	__días	☐	☐	☐	☐	☐
12	trabajador # 12	ensamble	9/11	ensamble final	CTS – movimiento repetitivo	☐	P	☐	☐	__días	21 días	☐	☐	☐	☐	P
___	___	___	___/___ mes/día	___	___	☐	☐	☐	☐	__días	__días	☐	☐	☐	☐	☐
					Totales de página >	1	2	1	2	14	22	(1) Lesión	(2) Desorden cutáneo	(3) Condición respiratoria	(4) Envenenamiento	(5) Otras enfermedades

Asegúrese de pasar estos totales a la página de Resumen (Forma 300A) antes de enviarla.

Se estima que para esta obligación pública de recolección de información se requiere un promedio de 14 minutos por respuesta, incluyendo el tiempo para revisar las instrucciones, buscar y reunir los datos necesarios, y llenar y revisar el formato. No es obligatorio que las personas informen sobre la recolección de esta información, a menos que muestre un número válido de control de OMB. Si tiene algún comentario acerca de estas estimaciones o acerca de cualquier aspecto, póngase en contacto con el Departamento del Trabajo de Estados Unidos, oficina de OSHA de Análisis Estadísticos, cuarto N-3644, 200 Constitution Avenue, NW, Washington, DC, 20210. No envíe la forma llena a esta oficina.

Página __ de __

FIGURA 2.6

Registro 300 de OSHA para el estudio de caso 2.1. (En el portal Companion se puede encontrar este formato en un tamaño mayor, en inglés).

Cálculo de índices de incidencia

$$\text{TRC} = \frac{5 \times 200{,}000}{250 \times 2000} = 2.0$$

$$\text{DART} = \frac{2 \times 200{,}000}{250 \times 2000} = 1.2$$

$$\text{DAFWII} = \frac{2 \times 200{,}000}{250 \times 2000} = 0.8$$

$$\text{LWDI (sólo lesiones)} = \frac{2 \times 2000{,}000}{250 \times 2000} = 0.8$$

$$\text{Índice de incidencias de lesiones} = \frac{3 \times 200{,}000}{250 \times 2000} = 1.2$$

$$\text{Índice de incidencia de enfermedades} = \frac{2 \times 200{,}000}{250 \times 2000} = 0.8$$

$$\text{Índice de incidencias de decesos} = \frac{1 \times 200{,}000}{250 \times 2000} = 0.4$$

$$\text{Índice de número de días de trabajo perdidos} = \frac{36 \times 200{,}000}{250 \times 2000} = 14.4$$

$$\text{Índice de incidencia de riesgos específicos (lesiones oculares)} = \frac{1 \times 200{,}000}{250 \times 2000} = 0.4$$

Algunas explicaciones son útiles para el cálculo del estudio de caso 2.1. El índice TRC totaliza las columnas H, I y J del registro 300 de OSHA. El índice DART totaliza las columnas H e I del registro 300 de OSHA. El índice DAFWII sólo utiliza la columna H del registro 300 de OSHA. El índice LWDI de 0.8 es numéricamente igual al índice DAFWII, pero los cálculos para llegar a estas respuestas son diferentes. En el índice DAFWII se contaron los casos 2 y 12, mientras que en el índice LWDI se contaron los casos 2 y 5. El índice DAFWII excluye los casos de "transferencia o restricción de trabajo" (columna I) y el LWDI excluye los casos de enfermedad (caso 12). Recuerda también que todos los índices, excepto el índice de mortalidad, excluyen del cálculo los decesos. Recuerde también que sólo el índice de "número de días de trabajo perdidos" cuenta el número total de días de trabajo perdidos, incluyendo los días de transferencia de trabajo y actividad de trabajo restringido. Todos los demás índices cuentan los *casos*, no el *total de días perdidos*.

En el cálculo del índice de riesgos específicos, sólo se incluyó una lesión ocular (Expediente 2) en el cálculo. La lesión ocular del Expediente 11 satisfizo la definición de primeros auxilios del apéndice C y por tanto, como lesión no registrable, se excluyó del cálculo.

La firma de 250 empleados del estudio de caso 2.1 proporciona amplios datos para mostrar cálculos significativos para los diferentes índices de incidencia, pero muchas firmas son bastante más pequeñas. Obviamente, para empresas muy pequeñas, los cálculos son inapropiados. No es raro que los negocios pequeños funcionen por varios años sin una sola lesión o enfermedad. Reconociendo que el sistema general de registro de lesiones y enfermedades estaba diseñado para firmas más grandes, el congreso de Estados Unidos exceptuó a las pequeñas empresas con 10 o menos empleados de los requisitos generales de registro.

Sin embargo, el Congreso sólo concedió una excepción parcial. La Oficina federal de Estadísticas Laborales (BLS, Bureau of Labor Statistics) lleva a cabo investigaciones anuales de lesiones y enfermedades laborales con base en una muestra aleatoria y estratificada de industrias. En caso de que una firma se vaya a incluir en una muestra, la BLS le notifica. Para asegurar que las estadísticas son representativas de todas las industrias, *no* se excluyen las firmas pequeñas. Por lo tanto, si una firma recibe notificación de que ha sido seleccionada para participar en la investigación de un año dado, esta firma debe responder a la BLS. Por ende, las firmas de la muestra seleccionada deben mantener el registro de OSHA y las estadísticas de lesiones y enfermedades aunque normalmente estarían exceptuadas debido a su pequeño tamaño.

El sistema general de registro actual se basa en normas federales y se ha mantenido relativamente estático desde principios de la década de 1970. Como indicamos antes en este capítulo, el periodo de retención requerido para estos registros generales es de 5 años. Sin embargo, a principios de la década de 1980, se establecieron requisitos especiales de registro para los químicos tóxicos durante un movimiento que se conoció como *derecho a saber*. En el capítulo 5 se verá que los requisitos de registro para los químicos tóxicos son mucho más completos y han llevado al desarrollo de sistemas de información computarizada para la seguridad y la salud. El periodo requerido de retención para los registros de exposición a químicos peligrosos y los registros médicos conforme a las normas del "derecho a saber" es de 30 años.

ANÁLISIS DE LAS CAUSAS DE LOS ACCIDENTES

Hasta este punto, en este capítulo se han comentado las funciones más visibles y laboriosas del administrador de seguridad y salud, muchas de las cuales responden a demandas de las agencias estatales o federales. Sin embargo, aún más importantes para la salud y la seguridad de los trabajadores son algunas de las tareas que el administrador de seguridad y salud no está obligado a realizar, pero que debe hacer. Una de estas tareas voluntarias, pero importantes, es un análisis profundo de las causas potenciales de lesiones y enfermedades que ya han ocurrido en la planta. Incluso los accidentes o incidentes que en realidad pudieron no haber causado lesiones o enfermedades, pero que podrían, deben estudiarse para evitar su recurrencia. Cualquier ocurrencia de un evento indeseable, no planeado, es un dato a considerar en la prevención de futuras enfermedades y lesiones. Se considera que el análisis de las causas de los accidentes y la posterior diseminación de esta información al personal que estará expuesto a los riesgos en el futuro, es la forma más efectiva de evitar lesiones y enfermedades. La literatura de los casos históricos de lesiones está llena de registros de casos en los que los trabajadores murieron debido a condiciones que habían causado accidentes o lesiones a otros previamente. El estudio de caso 2.2 se utilizará para ilustrar este punto.

Algunas veces, el análisis de los accidentes lleva a un cambio de diseño en un producto o en un proceso. En otros casos, se cambian los procedimientos de trabajo para evitar futuras ocurrencias, o cuando menos para minimizar los efectos adversos de dichas ocurrencias. Aun cuando no pueda cambiarse algo para evitar una futura ocurrencia, cuando menos se puede informar a los trabajadores sobre lo que pasó, lo que provocó el accidente, en qué condiciones podría ocurrir otra vez y cómo protegerse ellos mismos en un evento como ese. Informar a los trabajadores de los hechos y causas de los accidentes que ya han ocurrido a sus compañeros de trabajo es un método muy efectivo de capacitarlos para evitar más lesiones y enfermedades. Por tanto, el

ESTUDIO DE CASO 2.2

El movimiento súbito de una llave grande utilizada para liberar compuertas en el fondo de los carros góndola de ferrocarril golpeó en la cabeza a un trabajador y lo mató. El trabajador utilizaba una poderosa llave de 3 a 4 pies de largo para liberar un seguro mecánico en la compuerta del fondo del carro. Se suponía que debía ser una llave de tipo trinquete, para que cuando se abriera la compuerta, el tremendo peso del material a granel dentro del carro tolva no regresara súbitamente la llave sobre el trabajador. Sin embargo, por alguna razón, la llave de trinquete no estaba disponible y los trabajadores habían estado usando una llave rígida ordinaria para liberar el seguro. Sólo una semana antes de que ocurriera el fallecimiento, otro trabajador apenas había escapado de la misma lesión cuando perdió el control de la misma llave en la misma operación.

análisis de las causas de los accidentes es el fundamento en el cual se basan la ingeniería de seguridad y salud, la planeación de inversión de capital, la capacitación, la motivación y otras funciones. Existen otros tipos de análisis de accidentes; antes se comentó el análisis de frecuencia estadística y el análisis de costos se comentará posteriormente en este capítulo. No obstante, un primer paso importante es la determinación de las causas de los accidentes que ya han ocurrido y que podrían ocurrir otra vez.

Aun cuando el análisis de las causas de los accidentes es fundamental, tiene algunas desventajas. La principal desventaja es la obvia: se da después de los hechos, es decir, es demasiado tarde para evitar una lesión o una pérdida que ya ocurrió a consecuencia del accidente a analizar. Otra desventaja es que el enfoque del análisis puede degenerar con facilidad en un ejercicio de asignación de culpas o de responsabilidades legales. Reconociendo estas desventajas, el analista debe luchar por mantener la concentración del análisis en el objetivo de identificar procesos, procedimientos o prácticas administrativas que requieren de un cambio para evitar ocurrencias futuras de accidentes iguales o similares.

ORGANIZACIÓN DE COMITÉS

Por largo tiempo se ha reconocido el valor de utilizar comités de seguridad y salud. Los comités se nombran de entre las filas del personal operativo de la línea de producción de la organización. Los nombramientos son temporales, para que todos los trabajadores de la organización se roten dentro y fuera de los comités de manera periódica. Posteriormente los comités realizan inspecciones a las instalaciones, evalúan sugerencias sobre seguridad y salud, analizan las causas de los accidentes y realizan recomendaciones.

Varias ventajas naturales del método de los comités los convierten en una estrategia ganadora. En general, el personal operativo conoce mucho más de sus procesos y máquinas que el administrador de seguridad y salud. Muchas ideas valiosas y prácticas podrían originarse en el personal operativo si el personal ejecutivo los escuchara. De manera similar, el personal operativo puede aceptar con mayor facilidad las nuevas políticas y procedimientos si dichos procedimientos surgen de otro personal operativo como ellos mismos. También existe la ventaja de la exposición. Tarde o temprano, casi todos tienen su turno en el comité de seguridad, lo que significa que la actividad directa del programa de seguridad y salud es un producto de la partici-

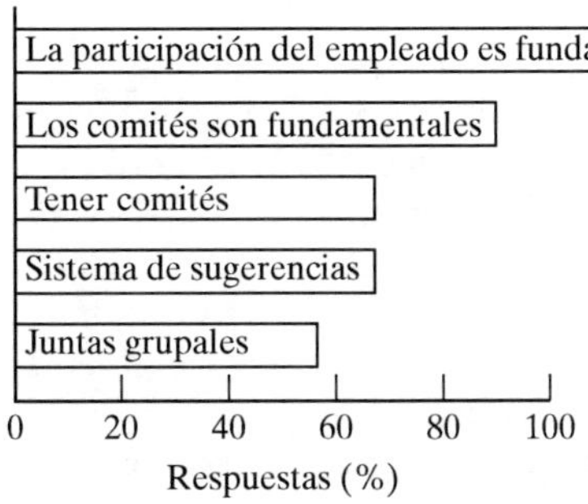

FIGURA 2.7

Participación de los empleados en la seguridad y la salud [*Fuente:* Estudio del National Safety Council de 1993 (OSHA, 1993)].

pación de toda la planta. Algunos trabajadores no aprecian o no tienen sensibilidad para los riesgos de seguridad y salud hasta que les toca su turno en el comité. Entonces, de forma indirecta, el comité se convierte en un vehículo para la capacitación en seguridad y salud.

El inicio de la década de 1990 fue el foro para un debate público general para discutir si sería adecuado que las compañías deberían tener comités patrón-empleado de seguridad y salud. A nivel del Congreso (en Estados Unidos), un elemento clave de la legislación de reforma fue una disposición para programas obligatorios de seguridad y salud con comités patrón-empleado. La idea era particularmente atractiva para los sindicatos laborales. Para probar la popularidad de la idea a nivel nacional, el NSC condujo un estudio a finales de 1993, obteniendo 249 respuestas de una muestra de 2500 compañías no agrícolas. Si se puede asumir que dichas respuestas son representativas, el estudio sugiere que el consenso general favorece la participación del empleado y los comités de seguridad y salud, como parece indicar la figura 2.7 (OSHA, 1993).

A pesar de sus ventajas, existen errores en el método de los comités. El administrador de seguridad y salud debe proporcionar recursos y guía al comité para que tenga las herramientas y el conocimiento necesarios para que funcione con efectividad. De otra manera, el comité puede hacer sugerencias ridículas y molestarse cuando la gerencia no las apruebe o no les dé seguimiento con soporte de capital. Igualmente, debe condicionarse a los comités para que no esperen milagros. Los miembros del comité requieren de alguna orientación o capacitación para que entiendan la meta "atacar riesgos reconocidos, no todos los riesgos". Finalmente, no se debe permitir que los comités degeneren en partes espías con el objeto de desacreditar los procesos o procedimientos de otros departamentos.

ECONOMÍA DE LA SEGURIDAD Y LA SALUD

Algunas veces, los administradores de seguridad y salud se desaniman al descubrir que la gerencia basa las decisiones sobre seguridad y salud en valores monetarios. Sin embargo, la fría realidad es que la existencia de un negocio es para generar ganancias, y todo lo que hace un negocio está directa o indirectamente relacionado con la economía. Los administradores de seguridad y salud que son lo suficientemente cándidos como para pensar que el objetivo humanitario de la seguridad y la salud de los trabajadores trasciende los aspectos más crudos de las pérdidas y las ganancias, deben hacerse la siguiente pregunta: ¿*Cuánta* actividad de seguridad y salud del personal ejecutivo se justifica mediante el objetivo humanitario?

La prevención de las lesiones y enfermedades de los empleados se puede formular como un objetivo económico; tal formulación es mucho más significativa para la gerencia que las vagas aspiraciones humanitarias. Los accidentes, las lesiones y las enfermedades tienen costos innegables que en nada contribuyen al valor de los productos manufacturados o los servicios realizados por la firma. Se ha estimado que sólo las lesiones laborales totalizan más de 164,000 millones de dólares anuales en Estados Unidos (Injury Facts, 2002). El costo anual de las lesiones y enfermedades en muchas industrias minimiza la imagen de las ganancias totales. Ésta es una realidad que cualquier administrador ejecutivo desearía considerar. Aunque es verdad que muchos de estos costos son sutiles y es difícil estimarlos, el hecho no los disminuye.

Una categoría obvia y directa de costos originados por las lesiones y enfermedades es el pago de las primas de seguros de compensación a los trabajadores, que se basan en la experiencia de las compañías en lesiones y enfermedades. Las firmas autoaseguradas tienen datos reales de las reclamaciones con base en los cuales calcular estos costos directos. Además de estas reclamaciones, existen los costos médicos que debe cubrir el seguro. Ya que estos costos se identifican directamente con lesiones y enfermedades en los registros de contabilidad, algunas veces se les llama *costos directos* de lesiones y enfermedades. Recientemente, las primas de compensación a los trabajadores se han venido incrementando abruptamente. Históricamente, las primas han estado en la banda de 1% a 2% de la nómina total. Sin embargo, en los años recientes, las tasas han sido mucho mayores, como se comprueba en la tabla 2.2.

A pesar de las tasas significativamente mayores de las primas de los seguros de compensación a los trabajadores, algunos analistas se han referido a estos "costos directos" de lesiones y enfermedades como la *punta del iceberg* (ver figura 2.8). Los costos intangibles de los accidentes, aunque ocultos, parecen ser mucho mayores que los llamados "costos directos". Una de las tareas del administrador de seguridad y salud es intentar estimar estos costos y mantener a la gerencia al tanto para que se puedan tomar decisiones racionales de inversión.

El National Safety Council, en su *Accident Prevention Manual for Industrial Operations*[2], relaciona las siguientes categorías de costos ocultos de los accidentes:

1. Costo de los salarios pagados por el tiempo perdido a los trabajadores que no se lesionaron. Éstos son los empleados que detuvieron su trabajo para observar o ayudar después del accidente, o para hablar de él, o que perdieron tiempo porque necesitaban el equipo dañado en el accidente, o porque necesitaban el producto o la ayuda del trabajador lesionado.

TABLA 2.2 Ejemplo de tasas de primas de seguros de compensación a los trabajadores

Código SIC	Descripción	Tasa WC (% de nómina)
8039	Tiendas de departamentos	2.91
2003	Pastelerías	4.40
2883	Manufactura de gabinetes	6.92
8829	Enfermeras	4.25
5022	Enladrillador	10.14
5645	Carpintería (residencial ligera)	18.86
5551	Techadores	29.53

WC: compensación a los trabajadores.

Fuente: Tasas de riesgos asignados para 2002 en Arkansas.

[2]*Accident Prevention Manual for Industrial Operations: Administration and Programs Volume*, 8a ed. Chicago: National Safety Council, 1981, páginas 214-215 (utilizado con permiso).

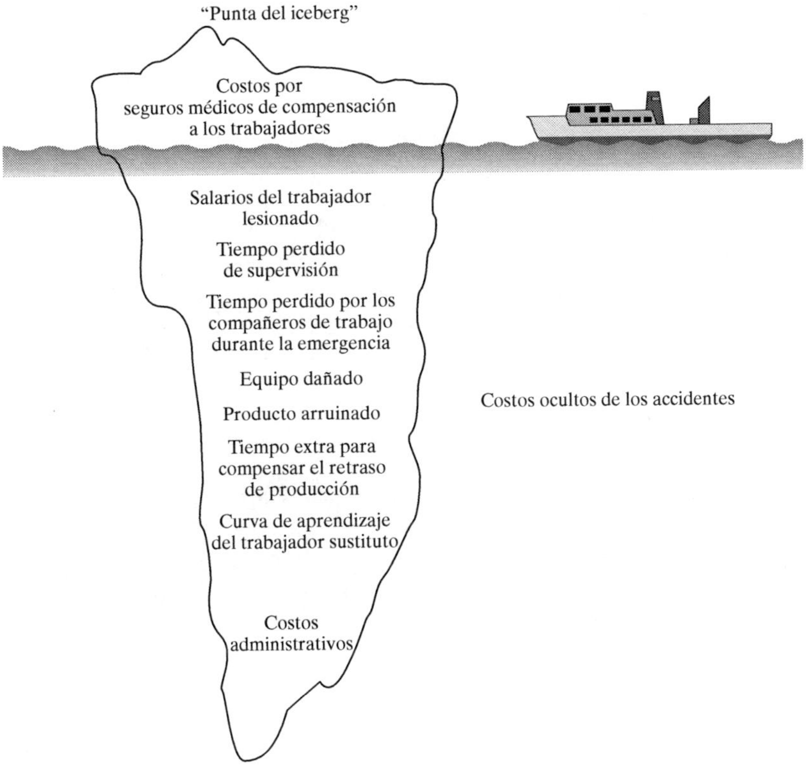

FIGURA 2.8

Los costos directos de los accidentes (primas de compensación a los trabajadores y seguros médicos) sólo representan la "punta del iceberg".

2. Costo del daño al material o equipo. Difícilmente se puede cuestionar la validez del daño a la propiedad como un costo. En ocasiones, no existe daño a la propiedad, pero se incurre en un costo sustancial en volver a poner en orden material o equipo que ha sido desordenado. Sin embargo, el cargo debiera confinarse al costo neto de reparar o poner en orden el material o equipo que fue dañado o desplazado, o al valor actual del equipo menos el valor de rescate, si se dañó a tal grado que no se puede reparar.

La estimación del daño a la propiedad debe tener la aprobación del contador de costos, en particular si el valor actual de la propiedad dañada utilizado en la estimación del costo difiere del valor depreciado establecido por el departamento de contabilidad.

3. Costo de los salarios pagados por el tiempo perdido por el trabajador lesionado, distinto a los pagos de compensación del trabajador. Los pagos realizados conforme a las leyes de compensación a los trabajadores por el tiempo perdido después del periodo de espera no están incluidos en este elemento de costo.

4. Costo adicional del tiempo extra de trabajo requerido por el accidente. El cargo contra un accidente por el trabajo de tiempo extra requerido por el accidente es la diferencia entre los salarios normales y los salarios de tiempo extra por el tiempo necesario para recuperar la producción perdida y el costo adicional de la supervisión, calor, luz, limpieza y otros servicios adicionales.

5. Costo de los salarios pagados a supervisores por el tiempo requerido para las actividades requeridas por el accidente. La forma más satisfactoria de estimar este costo es cargar los salarios pagados al capataz por el tiempo empleado en adición a las actividades normales a consecuencia del accidente.

6. Costo de los salarios causado por la disminución de la producción del trabajador lesionado después de regresar al trabajo. Si se continúa con el pago de los salarios anteriores del trabajador lesionado, a pesar de una reducción de 40% de su producción, al accidente deben cargarse 40% de estos salarios durante el periodo de reducción de dicha producción.

7. Costo del periodo de aprendizaje de un nuevo trabajador. Si un trabajador sustituto en sus primeras dos semanas sólo produce la mitad de lo que el trabajador lesionado hubiera producido por el mismo pago, entonces la mitad de los salarios del trabajador nuevo para el periodo de las dos semanas debe considerarse parte del costo del accidente que hizo necesario contratarlo. También debería atribuirse al accidente el costo del salario por el tiempo empleado por los supervisores u otros para capacitar al nuevo trabajador.

8. Costo médico no asegurado asumido por la compañía. Por lo general, este costo es el de los servicios médicos provistos en el dispensario de la planta. No es muy difícil estimar un costo promedio por visita para esta atención médica. Sin embargo, debe plantearse la pregunta si este gasto puede considerarse apropiadamente como un costo variable. Es decir, ¿una reducción de accidentes produciría gastos menores para hacer funcionar el dispensario?

9. Costo del tiempo empleado por la supervisión superior y los trabajadores administrativos en investigaciones o en el procesamiento de los formatos de solicitud de compensación. El tiempo empleado por la supervisión (distinta al capataz o supervisor cubierto en el Punto 5) y los empleados administrativos en investigar un accidente, o en resolver las reclamaciones que surgen de él, debe cargarse al accidente.

10. Costos diversos comunes. Esta categoría incluye los costos menos característicos, cuya validez debe ser claramente demostrada por el investigador en los informes individuales de accidentes. Entre dichos posibles costos se encuentran las reclamaciones de responsabilidad pública, los costos de renta de equipo, la pérdida de ganancias en contratos cancelados o en órdenes perdidas si el accidente provoca una reducción neta de largo plazo en las ventas totales, pérdida de bonos para la compañía, el costo de contratar a nuevos empleados si el gasto adicional de contratación es significativo, el costo del desperdicio *excesivo* (superior al normal) por los nuevos empleados, y la sobrestadía. Sería necesario sustentar debidamente estos factores de costo y cualquier otro no sugerido aquí.

Cada firma es diferente y si el tiempo y los recursos humanos lo permiten, la mejor manera de estimar los costos ocultos de los accidentes es investigar y analizar los datos recientes sobre los accidentes individuales de la compañía. Al realizar tal análisis, debe recordarse que los accidentes sin lesiones también pueden ser costosos y que generalmente los provocan los mismos tipos de condiciones y prácticas que provocan los accidentes con lesiones. Por lo tanto, también deben incluirse los accidentes sin lesiones cuando uno intenta evaluar el costo total de los accidentes.

La mayoría de las compañías no se puede dar el lujo de un estudio interno completo y estadísticamente confiable de los costos ocultos de los accidentes. Una alternativa es buscar en los estudios nacionales de costos promedio de diversas categorías de accidentes y aplicar estos promedios investigados como estimaciones de los costos internos. Dos estudios bien conocidos de costos no asegurados de accidentes son los presentados por Grimaldi y Simonds (Grimaldi and Simonds, 1975 e Imre (Imre, 1974). Aunque los datos se reunieron a lo largo de varios años, cuando las cifras en dólares se ajustaron por inflación a un año común representativo, los resultados de los dos estudios demostraron corroborarse uno al otro, reconociendo que todas las aproximaciones son las que podían esperarse en tales estudios.

Aunque los estudios de Grimaldi y Simonds e Imre son clásicos en el campo de la estimación de costos de los accidentes, muchos profesionales de la seguridad los consideran demasiado viejos y demasiado conservadores para que sean pertinentes para los costos actuales. Aún ajustados por el Índice de Precios al Consumidor (IPC), con frecuencia las estimaciones clásicas se ven muy bajas para ser realistas. Otra dificultad con los estudios clásicos es que la clasificación de los accidentes no es clara. Las cuatro clasificaciones generales son "tiempo perdido", "primeros auxilios", "casos de médicos" y "casos sin lesiones". Para algunos accidentes, estas cuatro clasificaciones generales parecen traslaparse. Además, la clasificación de decesos no parece abordarse de manera adecuada.

De 2005 a 2006 se realizaron cambios a los procedimientos de estimación de costos (Injury Facts). Conforme a la edición 2009 de Injury facts, la estimación del NSC para el costo total promedio por fallecimiento de un trabajador es de 1,270,000 dólares. Para lesiones de trabajadores, la cifra correspondiente es 43,000 dólares. Estas cifras son mucho mayores que las que se derivarían utilizando los métodos clásicos empleados por Grimaldi, Simonds e Imre. Aun así, las estimaciones del NSC no incluyen estimaciones de costos por daños a la propiedad.

La Fuerza Aérea de Estados Unidos ha compilado estimaciones de categorías de costos de accidentes para utilizarlas en sus investigaciones sobre accidentes de aeronaves y otros accidentes con pérdidas (AFI 91-204, 1995). A pesar de la dificultad asociada con la estimación de pérdidas humanas, la Fuerza Aérea ha incluso intentado poner algún tipo de cifra de costos para la pérdida de vidas. Para un deceso de un oficial nominado[3], el costo estimado para la Fuerza Aérea es de 1,100,000 dólares conforme a la publicación de AFI 91-204 (1995).

En el caso de una discapacidad total permanente, el costo estimado es ligeramente mayor (1,300,000 dólares, incluyendo los costos de días perdidos y de hospitalización). El costo estimado promedio por una discapacidad parcial permanente es de 210,000 dólares. Para discapacidades temporales, la estimación de costo por día perdido es de 425 dólares al día, o 466 dólares al día durante la hospitalización. Para una lesión que no provoca días perdidos, el costo promedio estimado es de 120 dólares. Los costos correspondientes a empleados civiles son, por lo general, menores. Los decesos civiles se estiman en 460,000 dólares cada uno, las discapacidades totales permanentes en 385,000 dólares cada una, las discapacidades parciales permanentes en 250,000 dólares cada una y los días de trabajo perdidos en 350 dólares al día. Los costos por día de hospitalización son de 466 dólares y los casos sin pérdidas de tiempo (a 120 dólares cada uno) se estiman como iguales a los de los oficiales con deberes militares.

En el ambiente no militar, el Departamento de Energía de Estados Unidos (DoE, Department of Energy) asigna un valor similar en dólares a la vida humana (1 millón de dólares por fallecimiento) y en las lesiones que requieren informe (2000 dólares por caso) en los estudios de costos e informes anuales. Además, para los casos que comprenden días de trabajo perdidos, el DoE estima 1000 dólares por día perdido (Briscoe, 1982; Crites, 1995). Otra estimación (Barciela, 1994) coloca los costos ocultos de los accidentes en cualquier valor entre 5 y 50 dólares por cada dólar de reclamaciones de compensación a los trabajadores.

Al inicio de esta sección, se estableció que el costo directo de las lesiones y enfermedades de los trabajadores y los costos de los seguros de compensación a los trabajadores representaban la "punta del iceberg" si se comparaban con los costos totales en los que se incurría. Las estimaciones recientes del National Safety Council y de la Fuerza Aérea de Estados Unidos parecen confirmar esta teoría.

---

[3]El término *nominado* significa que el oficial se encuentra en estado de deber de vuelo, que significa que ha sido entrenado y que recibe compensación adicional por sus deberes de vuelo.

CAPACITACIÓN

La capacitación y el apoyo para capacitación pueden ser la función administrativa más importante a realizar por el administrador de seguridad y salud. A pesar de la tendencia reciente hacia la concentración de condiciones no seguras, los expertos aun atribuyen la mayor parte de las lesiones y enfermedades de los trabajadores a las acciones no seguras. Los hábitos de trabajo no seguros están profundamente arraigados, incluso en los nuevos trabajadores, aunque sean jóvenes. Nuestra sociedad y sus normas de estatus, influidas por los medios (en particular la televisión), le asignan un bono a las actividades de alto riesgo. Desde una edad temprana, los niños aprenden que los héroes son personas atrevidas, con suerte, y arriesgan sus vidas, en particular durante su vida laboral. Ocasionalmente, en algunos trabajos, como la exploración espacial, el ejército, el cumplimiento de las leyes y el combate de incendios, es necesario y racional asumir grandes riesgos, y ciertamente aquellos que asumen estos riesgos merecen ser llamados *héroes*. Sin embargo, por desgracia, el deseo de reconocimiento, estatus y la estima de sus compañeros hace que la gente asuma riesgos innecesarios en actividades que no exigen dicho riesgo. Un buen ejemplo de este fenómeno aparece en los hábitos de conducción de automóviles en personas de todas las edades. Los hábitos no seguros, profundamente arraigados, y la falta de conocimiento acerca de peligros específicos en el trabajo son las mayores barreras para la seguridad y salud de los trabajadores. Es en estos dos problemas en los que debe enfocarse el programa de capacitación, que es quizá la función más desafiante e importante del administrador de seguridad y salud.

Uno de los más grandes errores que los administradores de seguridad y salud pueden cometer, es asumir que ellos son los principales capacitadores en seguridad y salud. Los capacitadores principales, en seguridad y salud, y en cualquier otro aspecto del trabajo, son los primeros supervisores de la línea de producción. Su contacto directo con los trabajadores determina cómo se realiza el trabajo. Un corolario para este principio es que la mayor parte de la capacitación en seguridad y salud es informal y se realiza en el trabajo. De hecho, la capacitación mediante el ejemplo es una forma muy importante de impartición, y lo que el supervisor y los trabajadores más experimentados *hacen*, tiene mayor influencia sobre los trabajadores nuevos que lo que *dicen*.

Reconociendo que la mayor parte de la capacitación tiene lugar entre el supervisor y el trabajador, de cualquier manera existe la necesidad de la capacitación en un salón de clases para los principios de la seguridad y la salud, las normas y el reconocimiento de riesgos, en particular, para los supervisores. El administrador de seguridad y salud puede dar esta capacitación de forma directa, o puede actuar como facilitador llevando a la planta información útil y materiales auxiliares para la capacitación. Los videos comerciales son particularmente útiles para abordar principios básicos aplicables a todos los lugares de trabajo. Un principio ejemplar aborda el riesgo inherente en las tendencias de los trabajadores a ahorrar tiempo tomando atajos por comodidad o conveniencia. En el video titulado “It's about time” (Se trata del tiempo), producido por Envision, Inc., se aborda este principio general de riesgo.

La responsabilidad del uso efectivo del tiempo en las juntas de capacitación en seguridad recae sobre el administrador de seguridad y salud. Una de las altas prioridades de la junta debe ser comenzar a tiempo. Los que llegan tarde demuestran su falta de respeto para la importancia de la junta y desperdician el tiempo de los demás asistentes. De igual manera, interrumpir la agenda para actualizar a los que llegan tarde sobre lo que ha sucedido en la junta antes que llegaran, desperdicia el tiempo de los asistentes que llegaron a tiempo (ref. Liderazgo).

Los administradores de seguridad y salud no deben “tratar de inventar la rueda” al elaborar sus materiales de capacitación. Existen paquetes audiovisuales y guías, y si se considera el tiempo del administrador, incluyendo el indirecto, por lo general es mucho más razonable comprar o rentar materiales de capacitación que intentar crear material original interno. En el capítulo 1 se enumeran algunas fuentes de ayuda para los administradores de seguridad y salud para desarrollar este aspecto de su trabajo. En el capítulo 3 también se aborda el tema de la capacitación y cómo se convierte en parte del objetivo global de evitar riesgos.

Abuso de las drogas y del alcohol

Los administradores de seguridad y salud están asumiendo una posición más asertiva para controlar los efectos del abuso de las drogas y el alcohol en el lugar de trabajo. El abuso de las drogas y el alcohol ha demostrado ser un problema mayor de lo que se había pensado. Considere por ejemplo la experiencia de la planta de la Aluminum Company of America (ALCOA) en Vancouver, Washington (Houston Chronicle, 1984). Siguiendo el ejemplo de una planta hermana de ALCOA en Davenport, Iowa, la compañía decidió intentar una prueba de investigación de antecedentes de uso de drogas, previo a la contratación de los solicitantes de empleo. Para sorpresa de la gerencia, en 3 meses de prueba, la mitad de los 750 solicitantes falló la prueba. La prueba consistió en un análisis de orina diseñado para indicar si habían usado drogas en los 2 o 3 días anteriores y se llevó a cabo mediante el servicio de laboratorio de un hospital. Los resultados de la prueba indicaron que el problema más importante era el uso de la marihuana. ALCOA contrató a 130 solicitantes que pasaron la prueba y, según el administrador de personal, encontró que la gente contratada eran mejores trabajadores que los que había tenido la compañía antes que se agregara el programa de análisis al proceso de contratación.

No es difícil justificar un programa de prevención del abuso de las drogas y el alcohol, cuidadosamente planeado y ejecutado, en cualquier compañía y el administrador de seguridad y salud debe asumir el liderazgo al establecerlo. De hecho, no existe otra opción en algunos sectores de la industria del transporte, sujetos a pruebas obligatorias para marihuana, cocaína, opiados, anfetaminas y fenciclidina (PCP) conforme a las reglas emitidas en Estados Unidos por el Departamento de Transporte (Department of Transportation). El programa ordena pruebas aleatorias, previas a la contratación, periódicas, por causa razonable, y posteriores a los accidentes (Drug Testing Monitor, 1989). Las pruebas para drogas y alcohol tienen incluso más sentido en otras industrias, y cuando un programa de tratamiento se vuelve necesario por abuso de las drogas o por abuso del alcohol, pocas personas tienen tanta influencia sobre la decisión de un empleado para entrar al tratamiento como su patrón.

Una pregunta fundamental que debe hacerse a la gerencia es si se pueden imaginar una situación en la que la firma algún día tuviera la necesidad de liquidar a un empleado debido a que el abuso excesivo de las drogas o el alcohol ha afectado su trabajo. Si la respuesta es sí, la firma está expuesta a riesgos de litigación si no existe una política sobre el abuso de las drogas y el alcohol. Si su compañía tiene una regla contra el abuso de las drogas, debe informarse a los empleados, y debe requerirse a los nuevos empleados que acepten por escrito que están trabajando bajo la política de la compañía sobre abuso de las drogas como condición para el trabajo (Wilkinson, 1987). Al incorporar la prueba sobre las drogas, previa a la contratación, como un requisito para el empleo, se pueden evitar riesgos de seguridad y de salud, pero para ser consistente, la compañía debe aplicar las mismas reglas contra el abuso de las drogas a los empleados existentes. En caso contrario, la firma podría enfrentar un cargo de discriminación por parte de un solicitante al que se hubiera negado el empleo.

Además de los programas de análisis para detectar un problema, tanto en los casos de nuevos solicitantes como en los casos de los empleados existentes, muchos patrones están instituyendo *programas de ayuda al trabajador* para tratar con las dificultades de los trabajadores que han reconocido tener un problema de abuso de las drogas o el alcohol. El fundamento es que algunos trabajadores bien capacitados y competentes son demasiado valiosos para perderlos debido a un problema de drogas o de alcohol. Por lo tanto, en lugar de ver el problema como un asunto de disciplina, la condición se ve como una enfermedad que requiere tratamiento y terapia para restaurar totalmente la utilidad del trabajador. Dichos programas tienen el beneficio intangible de hacer ver a los trabajadores en general que la compañía se preocupa del bienestar de sus empleados y que preferiría verlos curados que liquidados.

Dado que el problema del abuso de las drogas y del alcohol es un problema muy extendido, es indudable que los administradores de seguridad y salud seguirán encontrando mayores responsabilidades para establecer y mantener programas para controlar los riesgos que presentan estos problemas.

PRUEBA DE COLOCACIÓN EN EL TRABAJO

El éxito con las pruebas de laboratorio para el abuso de las drogas y el alcohol sugiere que quizá se puedan utilizar otras pruebas para seleccionar a los solicitantes, de manera que se puedan reclutar empleados más seguros y dependientes. Dichas pruebas se han utilizado con resultados cuantificables que las han validado ampliamente. Una de dichas pruebas, desarrollada por Behavioral Science Technology, Inc., es el Perfil del Candidato al Empleo (JCP – Job Candidate Profile) (Kamp, 1991). Se han demostrado reducciones dramáticas en las reclamaciones de compensación de los trabajadores después de la implantación del sistema de prueba JCP.

En Estados Unidos, no debe uno involucrarse a la ligera en un programa de prueba de colocación, ya que es posible infringir el Título VII de la Ley de Derechos Civiles (Civil Rights Act) de 1964. Las pruebas de selección previas a la contratación no deben ser discriminatorias contra las mujeres o las minorías raciales. Desde luego, es posible que suceda que más personas que representan minorías raciales, o más mujeres, fallen una prueba dada, que los hombres caucásicos. La Comisión de Igualdad de Oportunidades de Empleo (EEOC – Equal Employement Opportunity Commission) ha publicado lineamientos que prescriben los límites para los índices de falla para cualquier prueba o procedimiento de selección. Si el índice de falla de las minorías raciales o de las mujeres es menor al 80% del índice de falla de los hombres blancos, se considera que la prueba tiene un impacto adverso en esas minorías raciales, o en las mujeres.

Otro caso es la Ley para los Estadounidenses con Discapacidades (ADA, Americans with Disabilities Act) de 1990, que protege a los discapacitados de la discriminación en el trabajo. Sin embargo, el objetivo del congreso estadounidense no es que la ADA prohíba la investigación del abuso de las drogas y el alcohol para el trabajo. Por lo tanto, a pesar del hecho que algunas veces el abuso de las drogas y el alcohol se puede considerar como "enfermedad" o "discapacidad", los usuarios del alcohol o las drogas ilegales no pueden utilizarlo como defensa para forzar a un patrón a considerarlos para el empleo sin considerar su problema existente de alcohol o drogas. En el capítulo 4 se analiza con mayor detalle la ADA. Como se puede ver, el problema de la selección previa al empleo puede complicarse legalmente, pero si se pueden superar estos problemas, la política de utilizar pruebas previas a la contratación, de probada confiabilidad y validez, pueden constituir un método sólido y efectivo para reducir las lesiones en el lugar de trabajo.

EL LUGAR DE TRABAJO LIBRE DE HUMO

La opinión pública ha cambiado en la dirección de un sobrio respeto por los serios riesgos de fumar. En el pasado, el interés general por la salud eran los perjudiciales efectos de fumar en los propios fumadores. Más recientemente, el interés ha cambiado hacia los *no fumadores*, que son víctimas de lo que ahora se conoce como *fumador pasivo*. Wells (Wells, 1989) estima que alrededor de 46,000 no fumadores estadounidenses mueren cada año por la exposición al humo del tabaco. Glantz (Glantz, 1991) cita al humo del cigarrillo como una fuente de más de 4000 contaminantes químicos del aire, incluyendo 43 carcinógenos conocidos. OSHA, en su Advanced Notice of Proposed Rulemaking, hace notar la presencia de químicos como acrilonitrilo, arsénico, benceno, plomo, cadmio, formaldehído y cloruro de vinilo en el humo del tabaco. Existe "evidencia suficiente" de carcinogénesis en humanos y animales para todos estos químicos. Es posible que las concentraciones de estas peligrosas sustancias sean minúsculas en el humo del tabaco, pero debe hacerse notar que cada uno de estos químicos es materia de una norma independiente de OSHA para contaminantes del aire. En el capítulo 9 se abordarán estos y otros contaminantes del aire. Es evidente que el administrador de seguridad y salud, el Congreso, o las agencias federales, no pueden ignorar las crecientes preocupaciones de los trabajadores estadounidenses no fumadores acerca de la exposición pasiva al humo del tabaco. OSHA ya ha emprendido acciones para tratar con los fumadores en el lugar de trabajo, como adelanto para cualquier norma que trate con este problema en el lugar de trabajo. Los funcionarios de OSHA han testificado ante subcomités del Congreso que estudian este problema (Douglass, 1992; Scanner, 1991).

En 1994, OSHA publicó una "Propuesta de Regla sobre la Calidad del Aire Interior" ("Proposed Rule on Indoor Air Quality") en el *Federal Register*. Aunque se abordan otros contaminantes del aire interior, es claro que el humo del tabaco es el objetivo fundamental de esta propuesta de norma. En el caso del humo del tabaco, a los patrones se les requeriría que prohibieran fumar en todo el edificio, o que establecieran áreas designadas para fumar. La norma propuesta demanda ventilación directa de salida para las áreas de fumar y el mantenimiento de presión negativa continua en el área para que el humo del tabaco se quede contenido dentro de dicha área. Si el sistema de escape falla, debe prohibirse fumar, incluso en el área designada para fumar, hasta que el sistema se repare. Incluso las actividades de limpieza y mantenimiento en el área de fumar se restringen a las horas en las que el personal no está fumando en el área.

No debe ser difícil entender que OSHA tendría problemas si promulgara una nueva norma radical tan definitiva como la Regla Propuesta para la Calidad del Aire Interior. Por lo tanto, no sorprendió que el 17 de diciembre de 2001, OSHA publicara una nota en el Federal Register mediante la cual retiró su norma propuesta sobre la calidad del aire interior. OSHA citó acciones estatales, de los gobiernos locales y de la industria privada para controlar el humo del tabaco, la cuestión principal de la norma. Por lo que se refiere a los otros contaminantes del aire interior, OSHA declaró que "la parte de la propuesta no relacionada con el Humo Ambiental del Tabaco (ETS – Environmental Tobacco Smoke) tuvo poca atención durante los procedimientos de establecimiento de la regla". OSHA concluyó que no existía evidencia suficiente para respaldar una nueva regla sobre la calidad del aire interior. Sin embargo, aún existe presión política de ambos lados del asunto. Una organización nacional de Estados Unidos contra el humo del tabaco denominada *ASH* (Action on Smoking and Health) ha estado presionando a OSHA durante los últimos 30 años para que promulgue una regla que regule el acto de fumar en el lugar de trabajo (Workplace Smoking Rule Moves Too Slowly for ASH, 1997). ASH ha intentado la acción judicial para forzar a OSHA a actuar sobre conclusiones alcanzadas por varias agencias federales en el sentido que el humo del tabaco es un "carcinógeno del Grupo A". Conforme a sus reglas, OSHA da prioridad a promulgar normas que respondan a los riesgos carcinogénicos. ASH insiste en que OSHA se adhiera a estas prioridades con respecto al humo del tabaco, ahora que se ha encontrado que éste es carcinógeno. A pesar de la falta de acción de OSHA sobre el aspecto de la calidad del aire interior, en la primera década del siglo veintiuno se ha visto una dramática reducción de la tolerancia pública al tabaco, no sólo dentro de los edificios públicos, sino también fuera de ellos, dentro de grandes instalaciones y complejos completos.

El 20 de junio de 1997 ocurrió un hito en el creciente sentimiento contra el acto de fumar en público cuando se presentó en el congreso estadounidense una legislación para delinear un acuerdo global entre la industria del tabaco y las demandas presentadas por los procuradores generales de 40 de los 50 estados. El acuerdo contenía aspectos radicales, incluyendo una confirmación de la autoridad de la Administración de Alimentos y Drogas (FDA – Food and Drug Administration) para regular los productos del tabaco, un acuerdo monetario a pagar por la industria del tabaco con un valor nominal de 358.5 miles de millones de dólares a 25 años y prohibiciones totales para la publicidad en exteriores, que se estima se enfoca sobre los fumadores jóvenes (The Tobacco Settlement, Statements & Information, 1997).

PATÓGENOS SANGUÍNEOS

En palabras de Warner Green en *Scientific American* (Green, 1993). "el SIDA es el problema inmunológico que define nuestro tiempo. El patógeno VIH se mantiene como la amenaza más importante para la salud humana y por lo tanto es el virus más intensamente estudiado en la historia". Según la Global AIDS Policy Coalition, el número estimado de personas infectadas por el virus de inmunodeficiencia humana (VIH) a finales de 1992 era de 19.5 millones (Felsenthal, 1994). Para 2002, es posible que esa cifra se haya duplicado. La alarmante crisis del SIDA ha capturado la atención no sólo de la profesión médica, sino también del ejército, los políticos y el público en general. Aunque las exposiciones en el lugar de trabajo son raras, algunas exposiciones laborales han provocado incidencia de enfermedades sanguíneas y muertes posteriores. Los trabajadores de algunas industrias se han vuelto sensibles a la amenaza y no es sorprendente que OSHA respondiera con la promulgación de una norma para los patógenos sanguíneos, que se puso en efecto el 6 de marzo de 1992.

El virus VIH acapara los reflectores debido al alarmante crecimiento de la epidemia, la falta de cura, la falta de inmunización preventiva y porque eventualmente lleva al SIDA y a algunas muertes. Sin embargo, a pesar de estos aspectos siniestros del SIDA, en la arena laboral el virus de la hepatitis B (VHB) actualmente mata más víctimas que el VIH.

Se sabe que las profesiones relacionadas con la salud son las ocupaciones con riesgo primario a los patógenos sanguíneos, por lo que estos trabajos constituyen el enfoque fundamental de la norma de OSHA. Ciertamente, desde hace mucho tiempo los hospitales saben y han tratado con el riesgo de brotes de hepatitis B entre su personal. Aunque las profesiones médicas son el enfoque fundamental, la norma de OSHA no se limita a estos lugares de trabajo. La pregunta a responder es si el trabajador se verá expuesto a sangre u otros materiales potencialmente infecciosos, que incluyen algunos desperdicios y tejidos de animales infectados. Las precauciones a observar para defenderse contra la infección del VIH son básicamente las mismas que para el VHB, por lo que OSHA las aborda en conjunto.

OSHA espera que los patrones de los lugares de trabajo en los que uno o más empleados puedan encontrar exposiciones laborales, tenga un plan por escrito para el control a la exposición. El plan debe ser del conocimiento de los empleados y está sujeto a actualización anual, cuando menos. El patrón debe identificar y enumerar los trabajos sujetos a la exposición.

Igual que con otros riesgos de salud, OSHA primero busca eliminar los riesgos del VHB y del VIH mediante la ingeniería y medidas de control de las prácticas de trabajo. Un gran porcentaje de la incidencia laboral de la infección del VIH es del contacto accidental con "filos", como agujas y recipientes rotos de vidrio para sangre humana. De hecho, OSHA ordena que los patrones registren en el Formato 300 todas las lesiones causadas con agujas y filos que involucren la contaminación de sangre u otros materiales infecciosos. Un sistema sencillo y razonable de disposición de materiales afilados es un primer paso práctico para el control del riesgo y el cumplimiento de la norma de OSHA.

Un sistema ordenado y efectivo de limpieza, lavandería y disposición de desechos es otro paso significativo para controlar el riesgo y cumplir con la norma. Lavar, limpiar y desinfectar las superficies expuestas es particularmente efectivo para destruir el VIH y el VHB. Las previsiones para el consumo y almacenamiento de alimentos deben considerar la necesidad de la separación de exposiciones potenciales. La aplicación de cosméticos o pomadas labiales y el manejo de los lentes de contacto están prohibidos en las áreas de trabajo con una probabilidad razonable de exposición laboral. Se sospecha que los ojos son, de alguna manera, una ruta vulnerable para la introducción de VIH o VHB.

Además de la ingeniería y los controles de las prácticas de trabajo, es necesario equipo de protección personal. La obligación del patrón es proveer el equipo necesario, y además, exigir a los empleados que lo usen, a menos que, en circunstancias inusuales, el empleado elija, por razones profesionales, rehusar utilizar el equipo. Se puede uno imaginar un escenario de una emergencia médica en la que un profesional médico podría elegir no utilizar el equipo de protección personal para prestar ayuda inmediata para salvar la vida de la víctima de una crisis médica.

Los patógenos sanguíneos, en particular el SIDA, son más una preocupación de la sociedad y de la profesión médica en general que del lugar de trabajo común. Sin embargo, este tema vital es muy importante para ignorarlo y continuará recibiendo atención de OSHA y de los administradores de seguridad y salud cuyos trabajadores estén potencialmente expuestos. OSHA ha publicado guías, hojas de hechos e incluso un folleto: *Sample Bloodborne Pathogens Exposure Control Plan* (Ejemplo de Plan de Control de Exposición a Patógenos Sanguíneos) (Bloodborne Pathogens Final Standard: Summary of Key Provisions, 1992; Most Frequently Asked Questions Concerning the Bloodborne Pathogens Standard, 1993; Sample Bloodborne Pathogens Exposure Control Plan, 1992).

VIOLENCIA EN EL LUGAR DE TRABAJO

Pregunte a una persona promedio cuál es la principal causa de decesos en el lugar de trabajo, y probablemente escuche "caídas", "electrocuciones", o quizá "asfixia"; pero según estadísticas recientes (DeGroff, 1996), la *violencia en el lugar de trabajo* es la principal causa de muerte laboral para las mujeres trabajadoras, y la segunda causa para los hombres trabajadores. Por lo general, la prevención de la violencia en el lugar de trabajo se considera la responsabilidad de alguien más, pero, de forma creciente, el administrador de seguridad y salud está tomando la iniciativa para controlar este significativo riesgo. La agencia federal OSHA también está observando este problema y aunque a la fecha de redacción de este libro no se han establecido normas, OSHA ha emitido lineamientos para comentarios. El primer proyecto de lineamiento se emitió en abril de 1996.

No es de sorprender que la exposición más riesgosa a la violencia en el lugar de trabajo sea la del encargado de un establecimiento de venta nocturna al detalle, es decir, el encargado de la tienda de conveniencia. Los lineamientos de OSHA abordan seis factores de riesgo generalmente presentes en dichos ambientes (DeGroff, 1996):

1. Intercambio de dinero con el público.
2. Trabajar solo o en grupos pequeños.
3. Trabajar tarde en la noche o durante las primeras horas de la mañana.
4. Trabajar en áreas con alta criminalidad.
5. Resguardar propiedades o posesiones valiosas.
6. Trabajar en lugares comunitarios.

Algunos de los factores de riesgo precedentes son inevitables en las operaciones de las tiendas nocturnas al detalle (menudeo). Sin embargo, los lineamientos de OSHA recomiendan medidas que tienen el objetivo de controlar o reducir la severidad de los riesgos. Incluyen los siguientes elementos:

1. Compromiso de la gerencia y participación del empleado.
2. Análisis del lugar de trabajo.
3. Prevención y control de riesgos.
4. Capacitación y educación.

Necesariamente, las recomendaciones de OSHA son generales y obviamente tienen la intención de hacer que los patrones y empleados piensen acerca de esta categoría de riesgo y que se concentren en métodos para reducir su impacto. Al mismo tiempo, la tecnología avanza en medios de detección y aprehensión de delincuentes que intentan delitos violentos en el lugar de trabajo.

Es comprensible por qué los establecimientos de venta nocturna al detalle son susceptibles a actos violentos. Algo más difícil de entender son los actos de violencia en las escuelas y las instalaciones universitarias. El tiroteo escolar más mortal de todos los tiempos en Estados Unidos ocurrió en las instalaciones del Virginia Polytechnic Institute y la Universidad Estatal el 16 de abril de 2007, en el que un solo estudiante mató a otros 27 estudiantes y 5 profesores antes de suicidarse. Ésta y otras tragedias escolares han originado nuevas medidas de seguridad que se analizarán posteriormente en el capítulo 6.

Los establecimientos de venta nocturna al detalle, los colegios y las escuelas también se consideran lugares de trabajo, pero incluso en las industrias de manufactura, proceso y construcción, la violencia en el lugar de trabajo va en aumento. De hecho, según Moore (Moore, 1997), el homicidio en el lugar de trabajo es el delito violento con crecimiento más rápido en Estados Unidos. A diferencia del homicidio fuera del trabajo, no es apropiado culpar al alcohol o a las drogas en los homicidios en el lugar de trabajo. Con frecuencia, el homicidio en el lugar de trabajo se relaciona con la inconformidad por el despido, o la notificación de liquidación por alguna otra causa. Existen evidencias de que el homicidio en el lugar de trabajo se comete de manera metódica y selectiva (Psychological Tests and Workplace Violence, 1994).

El administrador de seguridad y salud necesita estar alerta a este riesgo y emprender las acciones necesarias para mantenerlo bajo control. Los administradores necesitan planes y procedimientos para tratar con los incidentes cuando éstos ocurren y para tratar de evitar la violencia antes que suceda. Un primer paso lógico es capacitar a los supervisores en el manejo de conflictos y en la importancia de su imparcialidad al tratar con sus subordinados. Los administradores también necesitan estar listos con ideas para realizar inversiones para comenzar a establecer una diferencia si se descubre que existe el riesgo de violencia en el trabajo. Algunas posibilidades incluyen teléfonos celulares para trabajadores en zonas peligrosas, un mantenimiento más intensivo y sustitución de vehículos de motor para evitar la exposición por descompostura, asignación de tareas a pares de trabajadores en lugar de trabajadores solos, y una supervisión más estrecha de los programas diarios con informes intermedios a intervalos programados.

RESUMEN

La seguridad y la salud en el trabajo, al igual que la calidad en la producción y cualquier otra característica deseable en la fábrica, se logra mediante la participación de los propios trabajadores. Por tanto, el logro real de la seguridad y la salud es una función de la línea de producción. Entonces, el administrador de seguridad y salud, tiene la función administrativa de facilitar la organización de la línea de producción, en particular los primeros supervisores, para alcanzar la meta de la seguridad y la salud.

No se puede asumir que la seguridad y la salud son realmente una "meta" de la gerencia de la línea de producción. De alguna manera, todos desean tener seguridad y salud en el lugar de trabajo, pero el administrador de seguridad y salud debe evaluar y documentar el grado de compromiso de la gerencia con esta meta.

Una vez que se ha afirmado el compromiso de la gerencia con la meta de la seguridad y la salud, el administrador de seguridad y salud puede darse a las importantes funciones de tratar con la compensación de los trabajadores, recolectar y analizar registros estadísticos, realizar análisis económicos, capacitación en seguridad y salud, y tratar con los riesgos y violaciones de las normas sobre seguridad y salud.

En la década de 1990, a los administradores de seguridad y salud se les asignó la responsabilidad de manejar nuevos programas que lidiaban con los cambios en nuestra sociedad, el gobierno y el medio ambiente. El abuso de las drogas y del alcohol son problemas de la sociedad y del lugar de trabajo. El administrador de seguridad y salud debe administrar programas que protejan a los trabajadores y sus compañías, al mismo tiempo que evitan errores de discriminación. La cuestión de la discriminación también es el foco de la Ley para los Estadounidenses con Discapacidades y toca el aspecto social del lugar de trabajo libre del humo del tabaco. Finalmente, la crisis del SIDA y otras enfermedades atribuibles a los patógenos sanguíneos son preocupaciones titulares de OSHA, así como de los modernos administradores de seguridad y salud.

EJERCICIOS Y PREGUNTAS

2.1 ¿La seguridad del trabajador es una función de la línea de producción o administrativa?

2.2 ¿Cuál es la relación del administrador de seguridad y salud con la organización de la línea de producción?

2.3 ¿Por qué con frecuencia resulta difícil para los administradores de seguridad y salud ganar el respeto y aprobación de la gerencia?

2.4 ¿Cuál principio se encuentra comprendido en la declaración "La seguridad es asunto de todos"?

2.5 ¿Qué debe hacer el administrador de seguridad y salud si la gerencia no "practica lo que predica" en las políticas de seguridad y salud?

2.6 En Estados Unidos ¿el sistema de compensación de los trabajadores es un programa federal o estatal? ¿Desde cuándo ha existido?

2.7 ¿Cuáles son los propósitos ostensibles y ulteriores del sistema de compensación a los trabajadores?

2.8 ¿Los patrones deben asumir todo el riesgo de lesión de sus trabajadores?

2.9 ¿Quién paga las reclamaciones de compensación a los trabajadores lesionados?

2.10 Defina el término "representante de control de pérdidas".

2.11 ¿Qué es el sistema Z16.1?

2.12 ¿Por qué es difícil demostrar mediante estadísticas si OSHA ha producido algún beneficio?

2.13 ¿Cuál es la desventaja de utilizar los días de trabajo perdidos como medida de severidad de una lesión o enfermedad?

2.14 ¿Qué constituye una lesión o enfermedad registrable?

2.15 Una firma que emplea 300 trabajadores tiene 25 lesiones o enfermedades registrables en un año. ¿Cuál es su índice total de incidencias de lesiones y enfermedades?

2.16 ¿Cómo se compara el índice de incidencia de lesiones y enfermedades con el índice tradicional de frecuencia?

2.17 Compare los términos *frecuencia*, *severidad* y *gravedad*.

2.18 ¿Cuál es la importancia del 1 de febrero en la vida de un administrador de seguridad y salud en Estados Unidos?

2.19 ¿Cuánto tiempo es obligatorio mantener los registros en Estados Unidos?

2.20 ¿Existen ventajas y errores en el uso de los comités de seguridad y salud?

2.21 Compare la importancia de los costos directos y ocultos de los accidentes.

2.22 Nombre algunas categorías de costos ocultos de los accidentes.

2.23 ¿Por qué son importantes los registros de los accidentes sin lesiones para el administrador de seguridad y salud?

2.24 ¿Quiénes son los principales capacitadores en la seguridad y salud en la industria?

2.25 Durante un periodo de 6 meses, una firma que tiene 50 empleados tiene 18 lesiones y enfermedades que requieren tratamiento médico; en cuatro de estos casos, el empleado pierde cuando menos un día de trabajo.

a) Calcule el índice de incidencia de lesiones y enfermedades.
b) Calcule el índice tradicional de frecuencia.
c) ¿Es ésta una industria muy peligrosa?

2.26 Para el año 2001, una firma con 25 empleados tiene dos lesiones con tratamiento médico, más una lesión en la que el trabajador perdió 3 días de trabajo. Calcule el índice de incidencia de lesiones y el LWDI.

2.27 Una firma tiene 62 empleados. Durante un año, existen siete casos de primeros auxilios, tres lesiones con tratamiento médico, un accidente en el que se requirió que un empleado lesionado trabajara una semana en una actividad de trabajo restringido, una enfermedad laboral en la que un empleado perdió una semana de trabajo, una enfermedad laboral en la que el empleado perdió 6 semanas de trabajo y un deceso producido por electrocución. Calcule el índice de incidencia total, el índice del número de días de trabajo perdidos y el LWDI.

2.28 La gerencia ha establecido un objetivo de seguridad y salud par el año en una planta que emplea a 135 empleados. El objetivo es reducir el LWDI de la firma a un nivel menor al promedio nacional: 3.6. Para el 1 de mayo, el administrador de seguridad ha registrado 12 casos de primeros auxilios, 3 lesiones de tiempo perdido y 2 enfermedades que ameritaron hospitalización. Con base en estos resultados preliminares, ¿parece que la firma cumplirá con el objetivo de la gerencia este año? Muestre los cálculos para justificar su conclusión.

2.29 Una planta de productos químicos emplea a 900 empleados (que trabajan 40 horas a la semana) y tiene el siguiente registro de seguridad y salud para el año de 2003:

Expediente 1 Un camión montacargas deja caer una tarima de carga de materias primas empacadas; no hubo lesionados; se desperdició algún material; se destruyó la tarima, se requirió limpieza extensa.

Expediente 2 Un trabajador sufre calambres por calor (enfermedad) debido a exposición continua a un proceso caliente; se admitió en el hospital para tratamiento; 2 semanas fuera.

Expediente 3 Un trabajador se quema la mano en un tubo de vapor; recibió primeros auxilios y regresó a su puesto de trabajo.

Expediente 4 Un trabajador sufre dermatitis por contacto repetido con un solvente; 1 semana de trabajo perdida; otras 4 semanas de trabajo restringido a un puesto de ensamble.

Expediente 5 Un trabajador se fractura un dedo en la empacadora; se envió al hospital para tratamiento; regresó al trabajo el día siguiente.

Expediente 6 Un trabajador de mantenimiento se lacera la mano cuando se le resbala un destornillador; se le aplicaron cinco suturas; el trabajador regresó al trabajo el día siguiente.

Expediente 7 Explota un recipiente a presión; daño extenso al área de proceso; milagrosamente no hubo lesionados.

Expediente 8 Un trabajador se expuso a hiedra venenosa una semana antes al arrancar yerbas alrededor del perímetro de la barda de la planta; el trabajador recibe tratamiento del médico, pero no se pierden días de trabajo.

Expediente 9 Un trabajador se enferma por exposición continua a fugas de ácido sulfhídrico del área del horno; pierde 2 semanas de trabajo; las fugas se reparan.

Expediente 10 Un trabajador se envenena con hiedra venenosa al salir un fin de semana con una tropa de niños exploradores; pierde 2 días de trabajo.

Expediente 11 Un trabajador de mantenimiento cae de una torre de fraccionamiento y muere.

Expediente 12 Un trabajador se fractura un brazo en un sistema de transmisión que acciona un molino de pulverización; pierde 3 días de trabajo y se mantiene 6 semanas adicionales trabajando en la oficina de programación de producción antes de regresar a su trabajo normal.

a) Calcule los siguientes índices de incidencia:

1. LWDI.
2. Índice total de incidencia por lesiones.
3. Índice total de incidencia por enfermedades.
4. Índice total de mortalidad.
5. Índice de número de días de trabajo perdidos (lesiones y enfermedades).
6. Índice de incidencia a riesgo específico (fracturas).

b) ¿Cómo se compara el registro de seguridad y salud de esta firma con el de otras compañías de manufactura y con las industrias en general?

2.30 El 1 de febrero, una firma de 50 empleados publica su registro anual de OSHA del año anterior, como se muestra en la figura 2.9. Termine la tabla y calcule lo siguiente:

a) Índice total de incidencia por lesiones.
b) Índice total de incidencia por enfermedades.
c) Índice de número de días de trabajo perdidos.
d) LWDI.

2.31 Una firma grande con 1400 empleados paga en 1998 una prima de seguro de compensación a los trabajadores de 120,000 dólares. El factor por experiencia para esta firma en 1998 fue de 1.05. Para el año 2001, la firma mostró una mejora dramática en la seguridad y salud de los trabajadores y por tanto, la oficina de calificación de seguros modifica el factor de experiencia para esta firma a 0.80. ¿Cuáles son los ahorros reales y porcentuales de la prima de compensación a los trabajadores para esta firma en 2001, en comparación con la prima en 1998?

2.32 El National Safety Council proporciona informes anuales de estadísticas de incidencia de investigaciones reunidas por sus compañías miembro (Accident Facts, 1993). Identifique qué combinaciones de totales de columna del formato 300 de registro de OSHA corresponde a cada una de las categorías de informes de NSC con las siguientes denominaciones:

a) Casos de días de trabajo perdidos.
b) Casos que comprenden días de incapacidad y fallecimientos.
c) Casos no fatales sin días de trabajo perdidos[4].
d) Casos totales.
e) Días de trabajo perdidos.
f) Días de incapacidad (fuera del trabajo).

2.33 Termine los totales de las columnas en el formato 300 de registro de OSHA en la figura 2.9 para una firma que tiene 165 empleados. En la biblioteca de su escuela, verifique los resúmenes anuales actuales del National Safety Council (Injury Facts) para comparar las estadísticas de incidencia de esta firma con los informes correspondientes del National Safety Council para el año más reciente disponible. Si su biblioteca no tiene *Injury Facts*, publicados por el National Safety Council, compare las estadísticas de la figura 2.9 con los índices mostrados en la figura 2.2.

---

[4] Ahora el NSC utiliza la definición de OSHA para "día perdido" para incluir los días fuera del trabajo, más los días de actividad de trabajo restringido.

Forma 300 de OSHA

Registro de lesiones y enfermedades laborales

Atención: Esta forma contiene información relativa a la salud de los empleados y debe utilizarse de manera que proteja la confidencialidad en la medida de lo posible cuando se utilice para propósitos de seguridad o salud.

Año 20__ __

Departamento del Trabajo de Estados Unidos. Administración de la Seguridad y Salud Ocupacional

Se debe registrar la información de cada muerte o lesión relacionada con el trabajo, así como de las enfermedades que comprendan la pérdida de conciencia, actividades del trabajo restringidas o transferencia de puesto, días de incapacidad, o tratamiento médico adicional a los primeros auxilios. También se deben registrar las lesiones y enfermedades importantes laborales diagnosticadas por un médico o un profesional de la salud con licencia, así como las lesiones y enfermedades laborales que cumplan con los criterios específicos de registro indicados en la CFR 29 Parte 1904.8 a la 1904.12. De ser necesario, utilice dos renglones para un solo caso. Se debe llenar un informe de incidente de lesión o enfermedad (Forma 301 de OSHA), o una forma equivalente, para cada lesión o enfermedad registrada en esta forma. Si no está seguro si debe registrarse un caso, llame a su oficina local de OSHA para obtener ayuda.

Forma aprobada OMB Núm. 3218-0176

Nombre del establecimiento B&D Castings

Ciudad Buffalo *Estado* TX

Identifique a la persona			**Describa el caso**			**Clasifique el caso**										
(A) Caso núm.	(B) Nombre del empleado	(C) Nombre del puesto (e.g. Soldador)	(D) Fecha de la lesión o aparición de la enfermedad	(E) Dónde ocurrió el evento (e.g. Cargando la plataforma del extremo norte)	(F) Describa la lesión o enfermedad, partes afectadas del cuerpo y el objeto o sustancia que lesionó o enfermó directamente a la persona (e.g. Quemadura de segundo grado en el antebrazo derecho por soplete de oxiacetileno)	*Al usar estas categorías, SOLO marque el resultado más grave para cada caso:* Muerte	Días de incapacidad	Permaneció en el trabajo: Transferencia o restricción	Permaneció en el trabajo: Otros casos registrables	*Anote el número de días que el trabajador lesionado o enfermo estuvo:* En transferencia o restricción	Inhabilitado	*Marque la columna "lesión" o elija un tipo de enfermedad:* (M) Lesión	Desorden cutáneo	Condición respiratoria	Envenenamiento	Otras enfermedades
						(G)	(H)	(I)	(J)	(K)	(L)	(1)	(2)	(3)	(4)	(5)
1	Empleado A	Mant.	__/__ mes/día	Almacén C	Esguince de tobillo	☐	☐	P	☐	8 días	__ días	P	☐	☐	☐	☐
2	Empleado B	Ensam.	__/__ mes/día	Ensam. final	CTS – molestia en muñeca	☐	☐	P	☐	56 días	__ días	☐	☐	☐	☐	P
3	Empleado C	Chapado	__/__ mes/día	Área de inmersión en tanques	Náuseas por vapores	☐	P	☐	☐	__ días	14 días	☐	☐	P	☐	☐
4	Empleado D	Mant.	__/__ mes/día	Recepción	Deceso – caída de escalera	P	☐	☐	☐	__ días	__ días	P	☐	☐	☐	☐
5	Empleado E	Op. de prensa	__/__ mes/día	Fabricación	Laceración en la mano – cinta de alimentación	☐	☐	☐	P	__ días	__ días	P	☐	☐	☐	☐
6	Empleado F	Trabajador de patio	__/__ mes/día	Patio de tanques	Envenenamiento – brazos y cara	☐	☐	☐	P	__ días	__ días	☐	P	☐	☐	☐
7	Empleado G	Esmerilador	__/__ mes/día	Fabricación	Polvo de esmerilado – pneumoconiosis	☐	P	☐	☐	__ días	2 días	☐	☐	P	☐	☐
8	Empleado H	Chapado	__/__ mes/día	Área de inmersión en tanques	Erupción cutánea en manos – solvente	☐	☐	P	☐	3 días	__ días	☐	P	☐	☐	☐
9	Empleado I	Operador	__/__ mes/día	Fundición	Mano quemada – fundición caliente	☐	☐	☐	P	__ días	__ días	P	☐	☐	☐	☐
__	__	__	__/__ mes/día	__	__	☐	☐	☐	☐	__ días	__ días	☐	☐	☐	☐	☐
__	__	__	__/__ mes/día	__	__	☐	☐	☐	☐	__ días	__ días	☐	☐	☐	☐	☐
__	__	__	__/__ mes/día	__	__	☐	☐	☐	☐	__ días	__ días	☐	☐	☐	☐	☐
__	__	__	__/__ mes/día	__	__	☐	☐	☐	☐	__ días	__ días	☐	☐	☐	☐	☐
					Totales de página>	__	__	__	__			Lesión (1)	Desorden cutáneo (2)	Condición respiratoria (3)	Envenenamiento (4)	Otras enfermedad (5)

Asegúrese de pasar estos totales a la página de Resumen (Forma 300A) antes de enviarla.

Se estima que para esta obligación pública de recolección de información se requiere un promedio de 14 minutos por respuesta, incluyendo el tiempo para revisar las instrucciones, buscar y reunir los datos necesarios, y llenar y revisar el formato. No es obligatorio que las personas informen sobre la recolección de esta informac ión, a menos que muestre un número válido de control de OMB. Si tiene algún comentario acerca de estas estimaciones o acerca de cualquier aspecto, póngase en contacto con el Departamento del Trabajo de Estados Unidos, oficina de OSHA de Análisis Estadísticos, cuarto N-3644, 200 Constitution Avenue, NW, Washington, DC, 20210. No envíe la forma llena a esta oficina.

Página __ de __

FIGURA 2.9

Registro 300 de OSHA para los Ejercicios 2.30 y 2.33. (En el portal Companion se puede encontrar este formato en un tamaño mayor, en inglés).

2.34 En los estudios de análisis de costos, ¿cuál es el costo en dólares que la Fuerza Aérea estadounidense asocia con una pérdida humana? ¿Cómo varía el costo entre los oficiales militares nominados y el personal civil? ¿Por qué existe una diferencia?

2.35 ¿Cuál es la estimación del National Safety Council para el costo de una pérdida humana? ¿Cuál es la estimación correspondiente para una lesión de un trabajador?

2.36 ¿Cuál es la estimación de la Fuerza Aérea de Estados Unidos para el costo de una lesión que no genera uno o más días de trabajo perdidos?

2.37 ¿Cuál es la organización llamada *ASH* (en Estados Unidos) y para la promulgación de qué norma OSHA está intentando aplicar presión política?

2.38 ¿Cuál es la principal causa de decesos laborales entre las mujeres trabajadoras en Estados Unidos?

2.39 Comente los hallazgos de la compañía ALCOA con relación a la prueba para drogas.

2.40 ¿Qué riesgos de litigación debe considerar una firma si liquida a un empleado en Estados Unidos debido al uso de drogas o alcohol? Explique cómo afecta a este riesgo una política de abuso de las drogas y del alcohol dentro de la compañía.

2.41 ¿El abuso de las drogas y el alcohol es un factor significativo en los homicidios en el lugar de trabajo? ¿Por qué sí, o por qué no?

2.42 ¿Por qué las pruebas previas a la contratación se han convertido en una cuestión controversial?

2.43 ¿Qué procedimientos básicos en la planta se consideran particularmente efectivos para controlar los patógenos sanguíneos como el VIH y el VHB?

2.44 ¿Qué parte del cuerpo se considera una ruta particularmente vulnerable de entrada para los escenarios laborales del VIH y el VHB?

2.45 ¿Cómo se independizan las tablas de compensación a los trabajadores de las tasas de inflación?

2.46 Utilice dos bases diferentes para justificar por qué los representantes de control de pérdidas deben mantener una estrecha relación con los empleados lesionados.

2.47 ¿Por qué el índice del número de días de trabajo perdidos siempre es mayor que, o al menos igual que, el LWDI?

EJERCICIOS DE INVESTIGACIÓN

2.48 Examine emplazamientos importantes difundidos en los medios noticiosos para encontrar un ejemplo notable de grandes multas de OSHA por violaciones a los registros.

2.49 En este capítulo se ha establecido que la violencia en el lugar de trabajo es una causa creciente de fallecimientos en el trabajo. Examine investigaciones actuales para determinar si esta tendencia continúa.

2.50 Además del homicidio, ¿qué otros actos de violencia ocurren en el lugar de trabajo? De ser posible, obtenga estimaciones anuales en cada categoría.

2.51 Examine los desarrollos recientes en el acuerdo global entre la industria del tabaco y los estados en Estados Unidos. ¿Qué daños monetarios se le ha exigido pagar a la industria del tabaco?

2.52 Encuentre informes recientes del número de muertes acumuladas por la epidemia de SIDA. De ser posible, determine qué porcentaje de las víctimas se puede atribuir a exposición en el lugar de trabajo.

2.53 Utilice el Internet para examinar el desarrollo de la privatización entre los programas estatales de compensación a los trabajadores. ¿Cuál entidad de Estados Unidos fue la primera en adoptar la privatización para dichos programas? ¿La han seguido otros estados?

CAPÍTULO 3

Conceptos en la prevención de riesgos

Los peligros comprenden riesgos y oportunidades, y estas palabras tienen que ver con lo desconocido. En cuanto se elimina el elemento desconocido, el problema ya no es de seguridad o de salud. Por ejemplo, todos sabemos lo que pasaría si alguien saltara del décimo piso de un edificio. La muerte instantánea sería virtualmente una certeza y dicho acto no se puede describir apropiadamente como inseguro; sería suicida. Sin embargo, trabajar en el techo de un edificio de 10 pisos de alto sin la intención de caer se convierte en un asunto de seguridad. Los trabajadores sin protección contra las caídas en el techo de un edificio sin guardas están expuestos a un claro peligro. Esto no significa que los trabajadores morirán, o siquiera que resultarán lesionados de alguna manera, pero existe la posibilidad, el elemento desconocido.

Tratar con lo desconocido dificulta el trabajo del administrador de seguridad y salud. Si presiona para que se realice una inversión de capital para mejorar la seguridad y la salud, ¿quién puede *demostrar* después que la inversión valió la pena? La mejoría de las estadísticas de lesiones y enfermedades ayuda y puede parecer impresionante, pero en realidad no demuestra que la inversión de capital haya valido la pena, porque nadie sabe lo que habrían demostrado si *no* se hubiera realizado la inversión. Esto pertenece al terreno de lo desconocido.

Ya que la seguridad y la salud tienen que ver con lo desconocido, no existe una receta paso a paso para eliminar los peligros dentro del lugar de trabajo. Así pues, sólo existen conceptos o métodos que adoptar para reducir el problema. Todos los métodos tienen méritos, pero ninguno es una panacea. Aprovechando sus propias fortalezas, los diferentes administradores de seguridad y salud tienden a concentrarse solamente en algunos métodos favoritos que les resultan familiares. El objetivo de este capítulo es presentar diversos métodos para contar con una variedad de herramientas, no sólo una o dos, que permitan lidiar con los elementos desconocidos de la seguridad y la salud de los trabajadores. Para cada método se analizará lo bueno y lo malo. Con frecuencia, lo bueno es obvio, o se da por hecho. Sin embargo, también deben enfrentarse las desventajas de cada método para que los administradores de seguridad y salud puedan apreciar las limitaciones y aprovechen las fortalezas de cada uno para cumplir su misión.

EL MÉTODO LEGAL

Éste es el método adoptado inicialmente por OSHA en Estados Unidos, pero ciertamente OSHA no fue el primero en usarlo. Las reglas de seguridad con penalización por violarlas han existido casi desde que la gente comenzó a tratar con los riesgos. El método legal puro dice que, ya que la gente no evalúa de manera adecuada los peligros ni adopta precauciones prudentes, se les deben dar reglas que seguir y sujetarlos a penalizaciones por violar dichas reglas.

El método legal es simple y directo; es indudable que tiene un impacto. La obligatoriedad debe ser rápida y segura, y las penas lo suficientemente severas. Si se cumplen las condiciones, la gente seguirá las reglas en cierta medida. Mediante el uso del método legal, sin duda OSHA ha forzado a miles de industrias a cumplir con reglamentos que han cambiado los lugares de trabajo y que han hecho más seguros y saludables millones de puestos de trabajo. La declaración antecedente suena como una brillante historia de éxito de OSHA, pero el lector debe saber que el método legal ha fallado y no ha hecho toda la tarea. Es difícil ver cualquier mejora general en las estadísticas de lesiones y enfermedades a consecuencia de la obligatoriedad, aunque se ha demostrado mejoras notables en algunas categorías, como los derrumbes en zanjas y excavaciones. A pesar de sus ventajas, existen algunas debilidades básicas en el método legal, según sugieren las estadísticas. A continuación analizaremos dichas debilidades.

La base de cualquier método legal es un conjunto de normas obligatorias. Dichas normas se deben redactar como absolutas, como "siempre haga esto" o "nunca haga eso". La redacción de excepciones complicadas puede aligerar el problema de algún modo, pero requiere la anticipación a cualquier circunstancia que pudiera encontrarse. Dentro del marco del alcance establecido para la norma y reconociendo todas las situaciones de excepción, cada regla debe ser absolutamente obligatoria para hacerse valer. Sin embargo, el lenguaje obligatorio que utiliza las palabras *siempre* y *nunca* es en realidad inapropiado cuando se trata con las incertidumbres de los riesgos de la seguridad y la salud. Para comprobar la veracidad de lo anterior, considere el estudio de caso 3.1.

ESTUDIO DE CASO 3.1

Suponga que un accesorio eléctrico aterrizado utilizado para la resucitación de empleados lesionados está equipado con conectores de tres cables. Sin embargo, en medio de una emergencia, se descubre que el tomacorriente en la pared es del viejo tipo no aterrizado de dos orificios. Sin un adaptador a la vista y un empleado con la necesidad urgente del accesorio, ¿quién no doblaría o cortaría el conector de aterrizaje para salvar la vida del empleado?

Desde luego, este ejemplo muestra un caso extremo, y nosotros debemos ser "razonables" y utilizar nuestro "juicio profesional", pero en el ámbito de las normas legales y obligatorias, ¿quién dice lo que es "razonable"? Todos sabemos lo que es razonable en un caso extremo como éste, pero a diario ocurren incontables casos en el límite en los cuales no se tiene la certeza de si el curso apropiado de la acción es violar o no la regla. Considere el estudio de caso 3.2.

ESTUDIO DE CASO 3.2

Mientras ocurría un peligroso incendio al quemarse unos líquidos inflamables en unos tanques, para cortar la fuente del combustible, un empleado avispado cerró rápidamente las válvulas de los tanques adyacentes con el fin de evitar un incendio más peligroso que podría haber costado muchas vidas, sin mencionar el daño a la propiedad. ¿Recibió el empleado una medalla por su meritorio acto? La respuesta es no. En vez de eso, ¡la compañía recibió una multa de OSHA porque el empleado no usó guantes! Debido a que las válvulas estaban calientes, la compañía recibió una multa porque el empleado se quemó las manos al cerrarlas.

Si una agencia gubernamental emite una penalización por no usar guantes al cerrar una válvula durante una emergencia, ¿quién tendrá el valor de "ser razonable" para proceder y actuar incluso si la consecuencia es una violación? En el estudio de caso 3.3 se describe un caso sorprendentemente similar.

ESTUDIO DE CASO 3.3

En un accidente del derrumbe de una zanja en Boise, Idaho, un trabajador quedó enterrado y sus compañeros, como "buenos samaritanos", saltaron valientemente dentro de la zanja durante la emergencia para intentar liberarlo. OSHA respondió multando a la compañía con 8000 dólares debido a la respuesta humanitaria de los trabajadores que intentaron rescatar durante la emergencia. Algunos senadores estadounidenses ridiculizaron esta acción y le concedieron a OSHA el infame "Premio Cinta Roja" por emitir la penalización (OSHA, 1993).

Aunque posteriormente OSHA canceló las multas en el caso del rescate de la zanja en Idaho, se puede ver que el método legal crea problemas cuando es la única respuesta para tratar con los riesgos de seguridad y salud. Algunas veces, una multa es una respuesta negativa e inapropiada en un vano intento por culpar después de que ocurre un accidente. Ante un método puramente legal, muchos empleados y patrones industriales gradualmente adoptarían una posición defensiva, sin alcanzar metas de producción y culpando al gobierno por la falta de productividad.

Como se indicó antes, OSHA no inventó el método legal para tratar con los riesgos. Existen otras reglas y leyes de seguridad obligatorias que todos conocen. Algunas veces, las reglas excesivamente estrictas y opresivas se destruyen a sí mismas al alienar a las mismas personas que intentan proteger. Un ejemplo notable es la ley del casco obligatorio para todos los motociclistas. Los fabricantes de cascos pueden presentar estadísticas impresionantes que demuestran que sus productos salvan vidas, al menos en algunos accidentes. Tales estadísticas debieran ser una fuerte motivación para que los motociclistas los usaran. Sin embargo, en ciertas situaciones, el uso de un casco tiene desventajas que pueden hacer que los motociclistas odien la ley que los obliga a utilizar un casco *siempre*. Por tanto, es ilegal dar un paseo a un amigo sin contar con un casco adicional para el pasajero aun en ese único viaje. Si un eczema temporal o un tratamiento capilar no permiten que un motociclista use el caso por un día o dos, él o ella no debe manejar la motocicleta, aunque sea su único medio de transporte. Dónde poner el casco durante una breve parada también puede volverse extremadamente molesto en algunas situaciones. Un motociclista en Houston se sintió muy frustrado cuando cumplió la ley al pie de la letra, al mismo tiempo que desafiaba su esencia al manejar su motocicleta fuera y dentro de la ciudad utilizando su casco en el codo.

A pesar de la fuerte reacción negativa de algunos motociclistas a la ley del casco, el público está comenzando a entender que éstos sí salvan vidas, no sólo en las motocicletas, sino también en las bicicletas. En el siglo veintiuno, el uso de cascos al manejar una bicicleta o una motocicleta se ha vuelto una práctica común. Es posible que las leyes sobre los cascos hayan sido las pioneras, pero el método psicológico de convencer a los usuarios de que el casco es una precaución que vale la pena, ha hecho la diferencia en la aceptación real de la práctica de utilizar cascos al manejar una motocicleta o una bicicleta. Ahora pasaremos al método psicológico y a su contribución a los conceptos de prevención de riesgos.

EL MÉTODO PSICOLÓGICO

En contraste con el método legal, existe un método que trata de recompensar los comportamientos seguros. Éste es el método empleado por muchos administradores de seguridad y salud, y se puede identificar como el método psicológico. Los elementos conocidos de este método son los carteles y señalizaciones que recuerdan a los empleados que deben trabajar con seguridad. Es posible que se coloque un gran cartel en la puerta frontal de la planta que muestre el número de días transcurridos desde que ocurrió una lesión con pérdida de tiempo. Las juntas de seguridad, premios departamentales, regalos, recompensas y días de campo se pueden utilizar para reconocer y recompensar los comportamientos seguros.

Religión contra ciencia

El método psicológico enfatiza la religión contra la ciencia de la seguridad y la salud. Las juntas de seguridad en las que se utiliza el método psicológico se caracterizan por intentos de persuasión, algunas veces denominadas *pláticas motivacionales*. La idea es recompensar a los empleados para que deseen contar con hábitos seguros de trabajo. También se puede generar presión de los compañeros sobre un empleado cuando todo el departamento puede sufrir si una persona tiene una lesión o una enfermedad.

Apoyo de la gerencia

El método psicológico es muy sensible al apoyo de la gerencia. Si no existe dicho apoyo, el método es muy vulnerable. Las insignias de reconocimiento, los certificados e incluso los premios monetarios son recompensas pequeñas si los trabajadores sienten que al ganar estas recompensas no están buscando las metas reales de la gerencia.

Los trabajadores pueden sentir la medida del compromiso que la gerencia tiene con la seguridad mediante las decisiones diarias que toma, no a través de proclamaciones por escrito en el sentido de que todos deben “estar seguros”. Una regla que obligue a utilizar anteojos de seguridad en el área de producción se erosiona cuando la gerencia no los utiliza cuando visita dicha área. Si se ordena hacer a un lado las prácticas seguras cuando debe agilizarse la producción para cumplir oportunamente con una orden, los trabajadores se dan cuenta de lo que la seguridad y la salud de los trabajadores significan para la gerencia. La mayoría de los administradores de seguridad y salud desearían obtener un aval por escrito de la gerencia para el programa de seguridad de la planta; sin embargo, a menos que la gerencia realmente entienda y crea en el programa de seguridad y salud, el aval escrito no es muy valioso. Pronto aparecerá la verdadera orientación de la gerencia. Los administradores de seguridad y salud deben estar conscientes de este error cuando busquen dicho aval por escrito.

Edad de los trabajadores

Los nuevos trabajadores, en particular los jóvenes, se ven particularmente influidos por el método psicológico de la seguridad y la salud. Los empleados que se encuentran en sus últimos años de adolescencia, o al inicio de los veinte, entran al lugar de trabajo habiendo salido recientemente de una estructura social que le da mucha importancia a la osadía y a los riesgos. Estos nuevos trabajadores observan a los supervisores y a los compañeros más experimentados para determinar qué tipo de comportamiento o hábitos de trabajo deben seguir con respecto a la instalación industrial. Si sus colegas más viejos y con mayor experiencia utilizan respiradores o protección auditiva, los trabajadores jóvenes también pueden adoptar estos hábitos de seguridad. Si los compañeros más respetados se ríen de los principios de seguridad o los ignoran, los trabajadores jóvenes pueden tener un muy mal inicio al nunca tomar en serio la seguridad y la salud.

Haciendo justicia a los trabajadores jóvenes, existe un factor de complacencia en los trabajadores más viejos y experimentados que algunas veces lleva a trágicos accidentes al final de su carrera. El estudio de caso 3.4 nos cuenta la triste historia de un trabajador que tomó un turno adicional antes de unas vacaciones previas a su retiro.

ESTUDIO DE CASO 3.4

TRABAJADOR EXPERIMENTADO MUERTO

En un turno adicional el fin de semana, en un molino, un trabajador siderúrgico estaba retirando un equipo de 5 toneladas utilizando una grúa. El equipo estaba sujeto a la grúa elevada, pero no se había elevado de manera apropiada porque aún tenía asido uno de sus "sujetadores". Esto hizo que el equipo se ladeara. El trabajador vio el problema y fue al molino para liberar el sujetador. Ya que el levantamiento estaba bajo tensión de la grúa, la liberación del sujetador hizo que la carga se balanceara inesperadamente. El trabajador fue triturado en un punto entre el soporte del molino y el sujetador. Tenía 62 años y había trabajado en la industria por 33 años. De forma trágica, nunca pudo retirarse.

Los informes de los accidentes confirman que un gran porcentaje de las lesiones son provocadas por actos inseguros de los trabajadores. Este hecho enfatiza la importancia del método psicológico de desarrollar buenas actitudes de los trabajadores con respecto a la seguridad y la salud. Este método se puede reforzar capacitándolos en los riesgos de operaciones específicas. Una vez que se dan a conocer a los trabajadores los peligros implícitos, quienes de otra manera no habrían sabido de dichos riesgos, es más fácil desarrollar actitudes de seguridad.

Seguridad desde el origen

En el siglo veintiuno, se ha dado una atención creciente en conseguir empleados que reconozcan los riesgos por sí mismos y que manejen la seguridad desde el origen. Aunque se reconoce la importancia del apoyo de la gerencia para cualquier método psicológico, existe la necesidad de hacer que los propios empleados reconozcan la gravedad de los peligros a los que se exponen. ¿Qué hacen los empleados cuando no los ve la gerencia, en particular en los turnos nocturnos?

Si los empleados pueden entender y tomar en serio los peligros de una operación insegura, el método psicológico es simple y efectivo. Los propios trabajadores impulsarán el programa de seguridad desde el origen.

En el capítulo 2 se reconoció la importancia de los comités para la función de seguridad y salud. Recientemente muchas firmas están comenzando a crear comités de seguridad y salud integrados y dirigidos exclusivamente por los propios empleados (excluyendo a la gerencia). Más que analizar procesos, estos equipos observan a sus compañeros y su comportamiento, hacen comentarios sobre acciones potencialmente seguras e inseguras y capacitan a sus colegas en prácticas seguras. Ya que esta retroalimentación proviene de iguales, por lo general se recibe de mejor manera.

EL MÉTODO DE INGENIERÍA

Por décadas, los ingenieros de seguridad han atribuido la mayoría de las lesiones en el lugar de trabajo a actos inseguros de los trabajadores, no propiamente a condiciones de inseguridad. Se ha rastreado el origen de esta idea hasta el gran trabajo pionero en el campo por el último H. W. Heinrich (Heinrich, 1959), el primer ingeniero de seguridad reconocido como tal en Estados Unidos. Los estudios de Heinrich produjeron la ampliamente conocida razón 88:10:2.

Actos inseguros	88%
Condiciones inseguras	10%
Causas inseguras	2%
Causas totales de los accidentes en el lugar de trabajo	100%

Recientemente se han cuestionado las relaciones de Heinrich y los esfuerzos por recuperar los datos originales de su investigación han producido resultados vagos. La tendencia actual es dar un énfasis creciente a la maquinaria, el ambiente, las guardas y los sistemas de protección en el lugar de trabajo (es decir, las *condiciones* del lugar de trabajo). Los análisis de los accidentes se están llevando a cabo más profundamente para determinar si los incidentes que al principio parecen ser provocados por el "descuido de los trabajadores" podrían haberse evitado mediante un rediseño del proceso. Este desarrollo ha resaltado mucho la importancia del "método de ingeniería" para lidiar con los peligros en el lugar de trabajo.

Tres líneas de defensa

De la profesión ha surgido una preferencia definida por el método de ingeniería para tratar con los riesgos para la salud. Cuando un proceso es ruidoso o presenta exposiciones a materiales tóxicos en el aire, la firma primero debe tratar de rediseñar o modificar el proceso para "excluir por ingeniería" el peligro. Por tanto, los controles de ingeniería reciben la primera preferencia en lo que podría llamarse las *tres líneas de defensa* contra los riesgos para la salud. Éstos son los siguientes:

1. Controles de ingeniería.
2. Controles administrativos o de prácticas de trabajo.
3. Equipo de protección personal.

Las ventajas del método de ingeniería son obvias. Los controles de ingeniería tratan directamente con el riesgo al retirarlo, ventilarlo, eliminarlo, o de alguna otra manera hacer más seguro y saludable el lugar de trabajo. Esto elimina la necesidad de vivir con el peligro y minimizar sus efectos, en contraste con las estrategias de los controles administrativos y el uso del equipo de protección personal. En los capítulos 10 y 12 se considerará nuevamente esta preferencia de estrategias.

Como ejemplo del concepto de las tres líneas de defensa, considere el problema de la exposición crónica al ruido que puede dañar la audición de los trabajadores. La primera, y preferible línea de defensa sería encontrar alguna manera de eliminar la fuente de la exposición al ruido. Esto podría ser un cambio de proceso que se tradujera en un equipo más silencioso, o podría ser el aislamiento del equipo en un cuarto donde los empleados no se expusieran al peligro del ruido. Un control administrativo o de práctica de trabajo sería programar a los trabajadores para que se rotaran, de manera que la exposición al ruido excesivo se limitara a duraciones cortas. Este método podría combinarse con el método de ingeniería de aislar la fuente del ruido en un cuarto separado al que se tuviera acceso por periodos cortos, sólo cuando fuera necesario y por el personal esencial. El último recurso debiera ser el equipo de protección personal o protectores auditivos, cuya efectividad depende de las acciones del empleado al utilizar realmente el equipo de protección y hacerlo de forma apropiada.

Factores de seguridad

Desde hace mucho tiempo los ingenieros han reconocido el elemento probabilidad en la seguridad y saben que deben proporcionarse márgenes para variación. Este principio básico del diseño de la ingeniería aparece en diversos lugares en las normas de seguridad. Por ejemplo, el factor de seguridad para el diseño de los componentes de un andamio es de 4:1. Para los polipastos de las grúas elevadas el factor es 5:1 y para *los cables* de los andamios, el factor es 6:1 (es decir, los cables de los andamios se diseñan para soportar seis veces la carga objetivo).

La selección de los factores de seguridad es una responsabilidad importante. Sería agradable si todos los factores de seguridad pudieran ser de 10:1, pero en algunas situaciones existen condiciones que hacen que tales grandes factores sean irracionales, incluso inviables. La condición del costo es la obvia, pero no la única. El peso, la estructura de soporte, la velocidad, la potencia y el tamaño son factores que se pueden ver afectados al seleccionar un factor de seguridad demasiado grande. Para llegar a una decisión racional, deben ponderarse las desventajas de los grandes factores de seguridad contra las consecuencias de una falla del sistema. Existen muchos grados de diferencia entre situaciones cuando se evalúan las consecuencias de las fallas de los sistemas. Compare la importancia de los factores de seguridad en el desastre del hotel en la ciudad de Kansas[1] en 1981 con una falla en la que la única pérdida es algún material o equipo dañado. Obviamente, la primera situación debió emplear un factor de seguridad mayor que en la segunda. La selección de los factores de seguridad depende de la evaluación o clasificación del grado de peligro, un tema que se trata con mayor profundidad a continuación en este capítulo.

Principios de falla-seguridad

Además de los principios de ingeniería de los factores de seguridad, existen principios adicionales de diseño de la ingeniería que consideran las consecuencias de la falla de los componentes dentro del sistema. En este libro, estos principios se denominan *principios de falla-seguridad*, y se identifican tres:

1. Principio general de falla-seguridad.
2. Principio de falla-seguridad de redundancia.
3. Principio del peor escenario.

---

[1]Dos pasarelas elevadas colapsaron en el abarrotado *lobby* de varios pisos del Hotel Hyatt Regency en la ciudad de Kansas, Missouri, el 17 de julio de 1981, matando a 113 personas.

En este capítulo se considerará cada uno de estos principios y sus aplicaciones aparecerán una y otra vez en los capítulos siguientes, cuando se trate de riesgos específicos.

Principio general de falla-seguridad

El estado resultante de un sistema, en caso de falla de uno de sus componentes, debe ser un modo seguro.

Por lo general, los sistemas o subsistemas tienen dos modos: el activo y el inerte. En la mayoría de las máquinas, el modo inerte es el más seguro de los dos. Por tanto, la ingeniería de seguridad del producto es por lo general muy sencilla: si "se desconecta" la máquina, ya no puede causar daños. Sin embargo, no siempre el modo inerte es el más seguro. Suponga que el sistema es complicado, con subsistemas integrados para proteger al operador y a otros en el área en caso de falla dentro del sistema. En este caso, tirar del cable para desconectar la máquina podría desactivar los subsistemas de seguridad, fundamentales para proteger al operador y a los demás presentes en el área. En el caso de dicho sistema, desconectar la energía podría volver más inseguro al sistema que si estuviera encendido. Los ingenieros de diseño necesitan considerar el principio de falla-seguridad para asegurar que una falla del sistema producirá un modo seguro. Por tanto, es posible que sea necesario proveer energía de respaldo para el funcionamiento apropiado de los subsistemas de seguridad. Los estudios de casos 3.5 y 3.6 ilustran este concepto.

ESTUDIO DE CASO 3.5

Un taladro eléctrico tiene un interruptor de gatillo que podría oprimirse de forma continua para accionar el taladro. El interruptor de gatillo cuenta con un resorte, de manera que si algo falla (por parte del operador, en este caso) el gatillo se libera, la máquina regresa a un modo seguro (apagada, en este caso). Con frecuencia, a dicho interruptor se le denomina *control de hombre muerto*. Este ejemplo ilustra la situación común en la que el estado inerte del sistema es el más seguro.

ESTUDIO DE CASO 3.6

Este ejemplo ilustra la situación menos común en la que el estado inerte del sistema es el más peligroso. Considere un automóvil con dirección y frenos de potencia. Si el motor se apaga, es muy difícil accionar la dirección y los frenos, por lo que, cuando menos por lo que se refiere a estos subsistemas, el estado inerte es más peligroso que el estado activo.

Como veremos en capítulos posteriores, los sistemas industriales tienen características semejantes a las descritas en los ejemplos anteriores. En algunas ocasiones las normas de seguridad especifican que las fallas de los sistemas deben ordenarse de manera tal que los subsistemas de seguridad continúen en operación.

El principio general de falla-seguridad es el que representa el significado literal del término *falla-seguridad*. Sin embargo, la industria y la tecnología con frecuencia asocian otro concepto con el término *falla-seguridad*; éste es el concepto de la *redundancia*.

Principio de falla-seguridad de redundancia

Una función con importancia crítica de un sistema, subsistema, o componentes, se puede preservar mediante unidades alternas paralelas o de reserva.

El principio de redundancia del diseño se ha utilizado ampliamente en la industria aeroespacial. Cuando los sistemas son tan complicados y de importancia tan crítica como en las aeronaves o en los vehículos espaciales, la función es demasiado importante como para permitir que la falla de un minúsculo componente desactive todo el sistema. Por lo tanto, los ingenieros respaldan los subsistemas primarios con unidades de reserva. Algunas veces, se pueden especificar unidades duales hasta el nivel de componentes. Para funciones extremadamente críticas, se pueden especificar tres o cuatro sistemas de respaldo. En el campo de la seguridad y la salud laboral, algunos sistemas se consideran tan vitales que requieren redundancia en el diseño. Un ejemplo son las prensas mecánicas.

Otro principio de diseño de falla-seguridad es el principio del *peor* ***escenario***.

Principio del peor escenario

El diseño de un sistema debe considerar la peor situación a la que pueda estar sujeto durante el uso.

En realidad, este principio es un reconocimiento de la *ley de Murphy*, que establece que "si algo puede fallar, fallará". La ley de Murphy no es una broma, es una sencilla observación del resultado de la ocurrencia de probabilidades durante un largo periodo. A los eventos aleatorios que tienen un riesgo constante de ocurrencia se les llama *procesos Poisson*. El diseño de un sistema debe considerar la posibilidad de ocurrencia de algún evento posible que pueda tener un efecto adverso en la seguridad y la salud.

Una aplicación del principio del peor escenario se ve en la especificación de los motores a prueba de explosión en los sistemas de ventilación de los cuartos en los que se manejan líquidos inflamables. Los motores a prueba de explosión son mucho más costosos que los motores ordinarios y es posible que las industrias se resistan al requisito de instalarlos, en particular en aquellos procesos en los que los niveles de vapor de las sustancias mezcladas nunca se acercan siquiera al nivel de explosión. Sin embargo, considere el escenario que se presenta un caluroso día de verano en el que ocurre un derrame. El clima caliente eleva el nivel de vapor del líquido inflamable que se está manejando. Un derrame en un momento tan infortunado como éste aumenta dramáticamente la exposición de la superficie del líquido, lo que muchas veces empeora la situación. En ningún otro momento el sistema de ventilación sería tan importante. Sin embargo, si el motor no es a prueba de explosión y se expone a la concentración crítica de los vapores, podría ocurrir una explosión en cuanto se encendiera el sistema de ventilación.

Todos los conductores de automóviles conocen bien el concepto de *conducción a la defensiva*, que sirve para explicar el principio del peor escenario. Los conductores a la defensiva controlan sus vehículos hasta el punto en que están preparados para el peor evento aleatorio que puedan razonablemente imaginar.

Principios de diseño

Actualmente, los ingenieros confían en una variedad de métodos, o "principios de diseño de la ingeniería" para reducir o eliminar riesgos. A continuación, se enumeran algunos riesgos para estimular ideas sobre las diversas rutas que se pueden tomar para tratar con los riesgos.

1. *Eliminar* el proceso o causa del riesgo. Con frecuencia, algún proceso se ha realizado durante tanto tiempo que se considera erróneamente fundamental para la operación de la planta. Después de muchos años de operación, un proceso se vuelve institucional y el personal de la planta tiende a aceptarlo sin cuestionarlo. Sin embargo, los profesionales de la seguridad y la salud tienen la obligación de cuestionar las viejas y aceptadas formas de hacer las cosas si éstas son riesgosas. Es posible que los riesgos que pudieron haberse considerado aceptables en la época en que se diseñó originalmente el proceso, en la actualidad se consideren inaceptables. Pensar de nuevo puede llevar a conclusiones diferentes en relación con la cuestión de qué tan crítica es la necesidad de un proceso particular.

2. *Sustituir* por un proceso o material alternativo. Si un proceso es fundamental y debe mantenerse, quizá se pueda sustituir con otro método o material que no sea peligroso. Un buen ejemplo es la sustitución del benceno por solventes menos riesgosos, ya que se ha encontrado que esta sustancia causa leucemia. Otro ejemplo es cambiar un proceso de maquinado para realizar la operación en seco, es decir, sin el beneficio del fluido de corte. Ciertamente muchas operaciones de este tipo de las máquinas herramienta requieren fluido de corte, pero para algunos materiales y procesos, el fluido de corte puede no ser absolutamente necesario y las desventajas pueden superar los beneficios.

3. Reducir o *hacer más lenta* la exposición a procesos o materiales peligrosos. Probablemente se pueda reducir la cantidad del material peligroso que se utiliza en el proceso. Incluso si no se puede reducir dicha cantidad en el proceso, posiblemente se pueda reducir el inventario del material peligroso mientras se encuentra almacenado. Con los materiales inflamables, explosivos o tóxicos, parte del peligro existe mientras el material se encuentra almacenado en espera de ser procesado. La misma idea se puede aplicar a la energía de un proceso o de una máquina. Por tanto, reducir la velocidad del equipo puede reducir el riesgo de lesión si algo sale mal. Esta estrategia debe utilizarse juiciosamente porque algunas veces reducir la velocidad de una máquina la hace más peligrosa, como se verá en el capítulo 15, en el análisis de las prensas mecánicas.

4. *Colocar guardas* para el personal para evitar la exposición a un peligro. Quizá un proceso es absolutamente fundamental para la operación de la planta y no existe algún sustituto para él o para los materiales peligrosos que se tienen que usar en él. En estos casos, algunas veces es posible controlar la exposición al riesgo colocando guardas para el personal.

5. Instalar *barreras* para mantener al personal fuera del área. En contraste con las guardas (que se sujetan a la máquina o al proceso), son barreras independientes que se instalan alrededor del proceso o de la máquina para mantener al personal alejado del peligro. Dichas barreras pueden parecer más una función administrativa o un procedimiento operativo, pero el ingeniero que diseña el proceso puede especificar en particular qué barreras se necesitan alrededor de un proceso y dónde colocarlas.

6. *Advertir* al personal mediante alarmas visibles o audibles. En ausencia de otras características de diseño de protección del sistema, algunas veces el ingeniero puede diseñar la máquina o el proceso de manera que el sistema advierta al operador o a otro personal cuando la exposición a un peligro significativo es inminente o probable. Para ser efectiva, la alarma debe utilizarse de forma moderada para que el personal no ignore la luz brillante o la alarma sonora y continúe operando el proceso a pesar de la exposición.

7. Usar *etiquetas de advertencia* para informar al personal con el fin de evitar el riesgo. Algunas veces las operaciones fundamentalmente peligrosas no se pueden eliminar, sustituir con un proceso o material menos peligroso, o colocar guardas adecuadas para evitar la exposición del personal. En estas situaciones, cuando menos, con frecuencia es posible colocar una etiqueta de advertencia al proceso o al dispositivo que recuerde al personal los peligros que no controla la máquina o el propio proceso. Este método de diseño no es tan efectivo como los precedentes, porque el personal puede no leer o poner atención a las etiquetas de advertencia. A pesar de la limitada efectividad de las etiquetas de advertencia, son mejor que una total falta de consideración del peligro en el proceso de diseño.

8. Usar *filtros* para retirar la exposición a efluentes peligrosos. Algunos riesgos requieren una perspectiva diferente por parte del ingeniero de diseño. El escape de efluentes peligrosos es un ejemplo. Algunas veces, el ingeniero puede diseñar sistemas de filtros en la máquina o el propio proceso para manejar los gases o polvos que pudieran constituir productos indeseables del proceso.

9. Diseñar sistemas de *ventilación de escape* para manejar efluentes de procesos. Algunas veces los productos indeseables de un proceso son demasiado peligrosos o no es práctico filtrarlos del aire respirable en el ambiente de un proceso. Otras veces, en estos casos, el propio diseño de la máquina o del proceso puede incluir características que desalojan los agentes peligrosos conforme se producen. De nuevo puede parecer que estas características se encuentran dentro del ámbito de alguien más, como un experto en ventilación o un ingeniero de mantenimiento de la planta. No obstante, el diseñador del propio proceso no debe ignorar las oportunidades para incorporar estas características en el diseño original del proceso o de la máquina.

10. Considerar la *interface humana*. Después de incluir en el proceso de diseño los principios más directos de la ingeniería de manejar los riesgos, es buena idea revisar nuevamente e identificar todas las interfaces del proceso o de la máquina con el personal. ¿En qué puntos se vuelve necesario que las personas interactúen con la máquina? En dichos puntos, ¿se expone el personal al riesgo? Las interfaces humanas identificadas de esta manera deben incluir las interfaces con el equipo y con los materiales. Cada interface identificada de esta manera debe verificarse de nuevo para encontrar características de diseño que puedan controlar de forma adicional los riesgos utilizando los otros principios de diseño de la ingeniería enumerados en esta sección.

Errores de ingeniería

Es fácil quedar atrapado en la idea que la tecnología puede resolver nuestros problemas, incluyendo la eliminación de los riesgos en el lugar de trabajo. Ciertamente, el inventor de un nuevo dispositivo que busca evitar las lesiones o las enfermedades se puede enamorar fácilmente de él y presentar un argumento convincente de que la nueva invención debiera instalarse en todos los lugares de trabajo. Cuando estos argumentos persuaden a los redactores de las normas, con frecuencia demandan que todas las industrias similares instalen el nuevo dispositivo. Sin embargo, hay varias cosas que pueden salir mal.

Al recordar el caso contra el método legal, existen algunas circunstancias inusuales que pueden hacer que la solución de ingeniería sea inapropiada e incluso insegura. Un buen ejemplo es el uso de válvulas de cierre accionadas por resorte en las líneas de aire para las herramientas de aire comprimido. El propósito de ese tipo de válvula es evitar la acción de latigueo de la manguera al detener el flujo de aire si la herramienta se separa accidentalmente de la manguera.

El súbito flujo de aire supera a la válvula accionada por resorte y la cierra, deteniendo el flujo. El problema ocurre cuando se accionan varias herramientas desde la misma manguera principal y el flujo de aire alcanza un máximo incluso durante el uso normal. El cierre se convierte entonces en una molestia e impide la producción.

Un segundo problema con el método de ingeniería es el relacionado con el primero: los trabajadores retiran o vencen el propósito de los controles de ingeniería o los dispositivos de seguridad. El ejemplo más obvio es el retiro de las guardas de las máquinas. Antes de culpar a los trabajadores por dicho comportamiento, demos un vistazo cercano al diseño de las guardas. Algunas son tan incómodas que hacen casi imposible trabajar. Algunas guardas de máquinas son tan imprácticas, que generan dudas acerca de los motivos del fabricante del equipo. Existe un motivo legal para instalar una guarda impráctica en una máquina nueva, para que los trabajadores la quiten antes de poner en servicio la máquina. Cuando el usuario modifica una máquina al retirar una guarda, el fabricante queda absuelto de la culpa por cualquier accidente que ocurra después, pero que podría haber sido razonablemente evitada por la guarda.

Una ironía del método de ingeniería es que si el sistema al que se aplicó no hace el trabajo para el que fue diseñado, puede hacer más mal que bien al generar un falso sentido de seguridad.

ESTUDIO DE CASO 3.7

UN FALSO SENTIDO DE SEGURIDAD

El operador de una prensa estaba mostrando orgullosamente una nueva máquina de impresión a su familia durante una exhibición destinada a dar a conocer los dispositivos de seguridad de tecnología de vanguardia integrados en el nuevo equipo. Una de las características de alta tecnología era un dispositivo detector fotoeléctrico integrado para detectar cualquier objeto (como las manos del operador) que violara la zona de peligro en el punto de opresión de los rodillos de impresión. El sistema estaba diseñado para detener inmediatamente los rodillos cada vez que detectaba un objeto. El operador estaba tan orgulloso de la característica de diseño del sistema, que lo demostraba introduciendo la mano repetidamente dentro de la zona de peligro. Finalmente, tuvo éxito en vencer al sistema y la prensa de impresión sí le amputó la punta de uno de los dedos. Por increíble que pueda parecer este caso, éste es un incidente real. Uno podría cuestionar el juicio del operador al arriesgarse con la máquina de dicha forma ingenua, pero existe la tendencia a confiar tácitamente en la ingeniería. Por tanto, los trabajadores se exponen a riesgos debido al falso sentido de seguridad que los sistemas de ingeniería a veces engendran.

Tal falso sentido de seguridad incluso puede llevar a nuevos procedimientos del operador que dependen del dispositivo de seguridad para tratar de controlar la operación y apresurar el trabajo. El mejor ejemplo que viene a la mente es el interruptor de límite en una grúa puente. Si el bloque de carga del polipasto se aproxima demasiado al puente, se acciona el interruptor de límite del polipasto, apagando su motor. La idea suena bien, pero el operador puede aprovechar el dispositivo *dependiendo* del interruptor para detener la carga durante la operación normal. El objetivo del interruptor de límite del polipasto no es servir como control de operación, sin embargo los trabajadores pueden utilizarlo de esa manera. La única defensa contra dicho uso parece ser una capacitación apropiada y actitudes de seguridad por parte del operador, es decir, el método psicológico.

Finalmente, algunas veces el sistema diseñado puede generar algún peligro, como se ilustra en el siguiente ejemplo, en el cual el ariete de una prensa neumática inmovilizó una mano del operador en la *carrera de retorno* (ver figura 3.1). La prensa estaba equipada con un control de dos manos diseñado para fines de seguridad, que sólo permitía accionar la prensa usando las dos manos. Irónicamente, el control de dos manos creó un riesgo. Posteriormente, esta prensa se rediseñó para colocar una cubierta enfrente del ariete para que el operador no tuviera acceso dentro del área que se hallaba arriba del ariete.

Los controles de pie para máquinas constituyen un buen ejemplo de los conflictos que surgen entre los riesgos que los controles de ingeniería están diseñados para evitar y los riesgos que ellos mismos crean. El disparo accidental es un problema de estos controles, por lo que los ingenieros han diseñado cajas en las que el operador debe insertar el pie antes de pisar el propio control. El problema con estas cajas es que complican más el proceso al operador para activar el dispositivo. Se requiere más atención para mover el pie de la forma correcta, para meterlo a la caja y después accionar el pedal. Se supone que esto es bueno, porque entonces un movimiento descuidado no accionaría accidentalmente la máquina. Sin embargo, debido a los movimientos adicionales, a veces inusuales, que requiere la caja, algunos operadores colocan sus pies de manera que puedan mantener uno de ellos sobre el pedal todo el tiempo, a lo que se le llama "montar el pedal". Desafortunadamente, montar el pedal aumenta la posibilidad de que el operador dispare accidentalmente la máquina, justamente el mismo riesgo que pretendía evitar la caja para el pedal de pie. Triodyne, Inc. (Barnett, 1977) ha estudiado este problema ampliamente.

Como otro ejemplo, se están usando robots para trabajar en ambientes calientes y ruidosos, para levantar objetos pesados, y para otros servicios en lugares en los que los humanos podrían lesionarse o sufrir riesgos de salud. La mayoría de los robots industriales son simples brazos mecánicos programados por computadora para alimentar material a máquinas o para soldar. Sin embargo, la oscilación mecánica de estos brazos puede provocar lesiones a los traba-

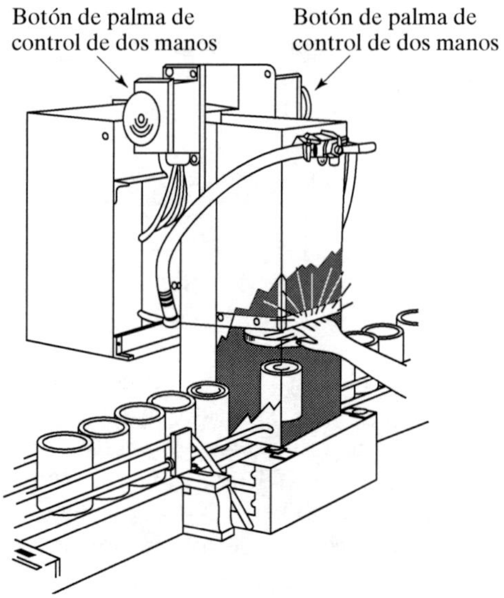

FIGURA 3.1

El ariete de una prensa neumática sujeta la mano en la carrera de retorno; el dispositivo de seguridad de control de dos manos evita que el operador reactive la prensa para liberar su mano.

jadores que invaden la trayectoria de oscilación del robot. La ironía es que el robot crea un riesgo, cuyo único propósito era precisamente reducirlos. Una solución es hacer más sofisticado al robot, proveyéndole sensores que detecten cuando un objeto extraño o persona se encuentre en su trayectoria. Otra solución es simplemente instalar rieles de guarda alrededor del robot o de alguna otra manera mantener al personal fuera de la zona de peligro.

En resumen, el método de ingeniería es bueno y merece el énfasis reciente que está recibiendo. Sin embargo, existen errores, y el administrador de seguridad y salud requiere cierta sofisticación para ver tanto las ventajas como las desventajas de las inversiones propuestas en bienes de capital en sistemas de seguridad y salud. Después de revisar los ejemplos precedentes sobre fallas de ingeniería, se puede ver que se puede abordar casi cualquier problema si se dedica un poco más de tiempo a pensar en el diseño del equipo o en la operación que se pretende realizar con él. La conclusión a la que debemos llegar es que la ingeniería puede resolver problemas de seguridad y de salud, pero el administrador de seguridad y salud no debe asumir ingenuamente que las soluciones serán sencillas.

EL MÉTODO ANALÍTICO

Este método aborda los riesgos estudiando sus mecanismos, analizando historiales estadísticos, calculando probabilidades de accidentes, conduciendo estudios epidemiológicos y toxicológicos y evaluando costos y beneficios de la eliminación de riesgos. Muchos de los métodos analíticos, pero no todos, comprenden cálculos.

Análisis de accidentes

El análisis de los accidentes y de los incidentes (cercanos a la falla) es tan importante que ya se comentó ampliamente en el capítulo 2. Ningún programa de seguridad y salud dentro de una planta se encuentra completo sin alguna forma de revisión de contratiempos que realmente hayan ocurrido. El tema se menciona en este punto para clasificarlo dentro del método analítico y para demostrar su relación con otros métodos de prevención de riesgos. Su única desventaja es que es *a posteriori*, es decir, el análisis se realiza después del hecho, demasiado tarde para evitar las consecuencias de un accidente que ya sucedió. Sin embargo, el valor del análisis para la prevención de futuros accidentes es crítico.

El análisis de los accidentes no se utiliza siquiera lo suficiente para auxiliar a los otros métodos a evitar riesgos. El método legal sería mucho más agradable para el público si la agencia inspectora dedicara más tiempo a analizar la historia de los accidentes. De esa manera, sólo se emitirían emplazamientos para las violaciones más importantes. El método psicológico también podría fortalecerse mucho al respaldar llamamientos persuasivos con resultados reales de los accidentes. El método de ingeniería necesita el análisis de los accidentes para saber dónde se encuentran los problemas y diseñar una solución que aborde todos sus mecanismos.

Análisis de modos de falla y efectos

Algunas veces, un riesgo tiene múltiples orígenes y debe realizarse un análisis de causas potenciales. Los ingenieros de confiabilidad utilizan un método llamado *análisis de modos de falla y efectos* (FMEA, Failure Modes and Effects Analysis) para rastrear los efectos de las fallas de los componentes individuales en la falla global, o "catastrófica", del equipo. Este análisis se encuentra orientado al equipo, no al riesgo. Por intereses propios, algunas veces los fabricantes de equipos realizan un FMEA antes de liberar un nuevo producto. Otras, los usuarios de estos productos se benefician de algún examen del FMEA del fabricante para determinar lo que provocó que fallara un equipo en uso en particular.

El FMEA se vuelve importante para el administrador de seguridad y salud cuando la falla de un equipo puede provocar una lesión o una enfermedad industrial. Si un equipo es crítico para la salud o seguridad de los empleados, el administrador de seguridad y salud puede decidir solicitar un informe de algún FMEA realizado por el fabricante del equipo o por el posible ofertante. Sin embargo, en la práctica es común que los administradores de seguridad y salud se olviden del FMEA y lo recuerden *después* de que ha ocurrido un accidente. Ciertamente, los administradores de seguridad y salud deberían cuando menos saber lo que representan las siglas FMEA para que el término no los confunda en un juicio, en caso que los fabricantes de equipo lo utilicen para defender la seguridad de sus productos.

Una forma beneficiosa de uso del FMEA *antes* de que ocurra un accidente es en el mantenimiento preventivo. Todos los componentes de los equipos tienen eventualmente algún mecanismo viable de falla. Utilizar simplemente el equipo hasta que eventualmente falle algunas veces tiene consecuencias trágicas. Considere por ejemplo el cable de una grúa, o los eslabones de una cadena en una eslinga, o los frenos en un montacargas. El FMEA puede dirigir la atención a los componentes críticos que deben anotarse en un programa de mantenimiento que permita inspeccionar y sustituir partes *antes* que fallen.

Consideremos un ejemplo para reforzar la comprensión del método del FMEA. Un buen candidato para análisis es un respirador. Existen varias formas en las que un respirador puede fallar al realizar su trabajo. Un modo de falla es la saturación del cartucho de filtrado. Resulta necesario examinar las formas en las que se utilizará el respirador para determinar si este modo de falla llevaría a consecuencias catastróficas o si simplemente requiere un cambio de rutina del elemento filtrante. Si la atmósfera representa un peligro agudo para los usuarios del respirador, la saturación del cartucho puede provocar la inconciencia y posteriormente la muerte a las víctimas que no son capaces de realizar las acciones correctivas por sí mismas. Por otro lado, si la atmósfera constituye un peligro serio, pero sólo durante exposiciones prolongadas, como con muchos carcinógenos de bajo nivel, el modo de falla puede llevar a una situación relativamente benigna en la que el usuario nota el olor del cartucho saturado del respirador y lo cambia según el procedimiento. El FMEA se puede utilizar entonces para determinar cuál de los múltiples tipos de respiradores es el apropiado para la aplicación. En el capítulo 12 se entenderá mejor este ejemplo, cuando se examinen con mayor detalle diversos tipos de respiradores.

Análisis del árbol de fallas

Un método de análisis muy semejante al FMEA, pero más general, es el *análisis del árbol de fallas*. Mientras que el FMEA se enfoca sobre la confiabilidad del componente, el análisis del árbol de fallas se concentra en el resultado final, que por lo general es un accidente o alguna otra consecuencia adversa. Los accidentes ocurren, al menos con la misma frecuencia, debido a los errores de procedimiento y a las fallas de los equipos, y el análisis del árbol de fallas considera todas las causas: de procedimiento o de equipo. El método lo desarrolló Bell Laboratories bajo contrato con la Fuerza Aérea de Estados Unidos a principios de la década de 1960. El objetivo era evitar un posible desastre de un sistema de misiles.

El término *análisis del árbol de fallas* surge de la apariencia del diagrama lógico utilizado para analizar las probabilidades asociadas con las diversas causas y sus efectos. Las hojas y las ramas del árbol de fallas son la miríada de circunstancias individuales o eventos que pueden con-

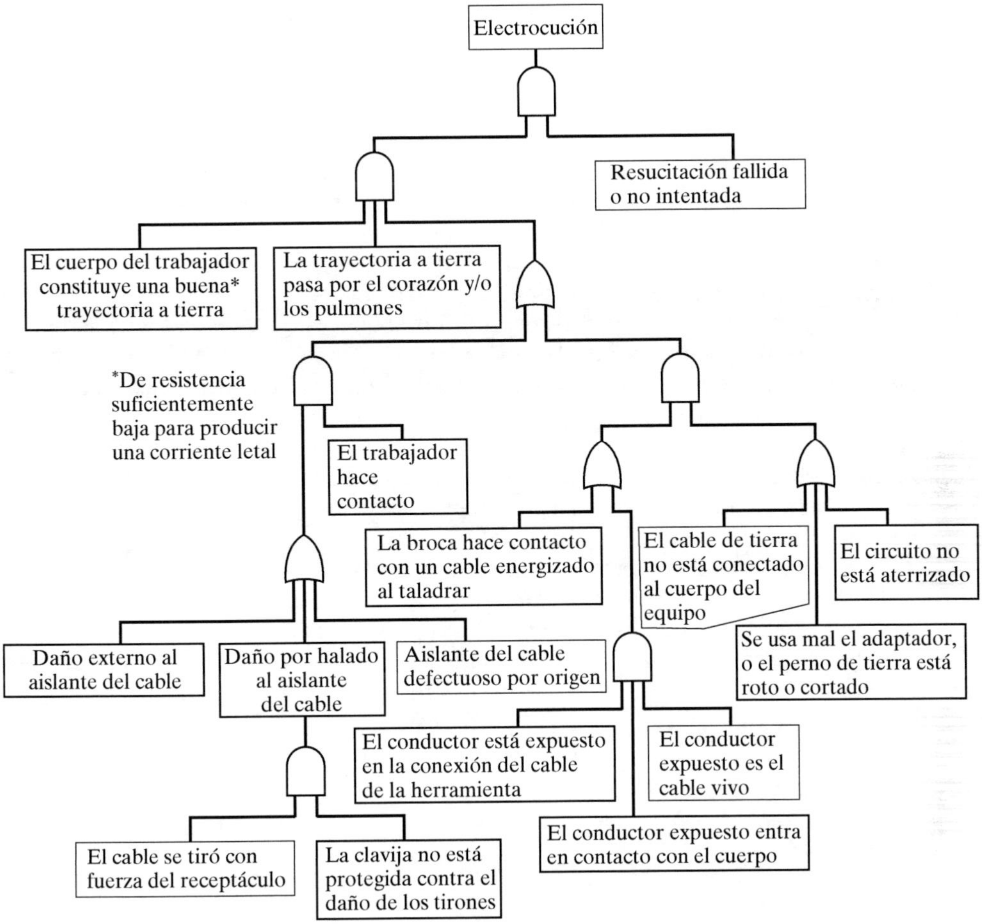

FIGURA 3.2

Análisis del árbol de fallas en la electrocución de trabajadores que utilizan taladros eléctricos portátiles (sin doble aislamiento).

tribuir a un accidente. La base, o tronco del árbol es el accidente catastrófico u otro resultado indeseable bajo estudio. En la figura 3.2 se muestra un diagrama sencillo de árbol de fallas de una red de relaciones causales que pueden contribuir a la electrocución de un trabajador que utiliza un taladro eléctrico portátil.

El diagrama de la figura 3.2 revela el uso de dos símbolos en la codificación de las relaciones causales. En la figura 3.3 se descifra este código. Es fundamental que el analista sea capaz

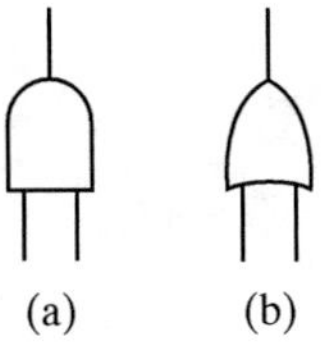

FIGURA 3.3

Los códigos lógicos para los diagramas de árbol de fallas son: (a) símbolo de compuerta AND (Y); (b) símbolo de compuerta OR (O).

de distinguir entre las relaciones AND (Y) y OR (O) para las condiciones del evento. Cuando las condiciones causales del evento están conectadas por una compuerta AND, es necesario que todas ellas estén presentes para hacer que ocurra un resultado. Sin embargo, si las condiciones están conectadas por una compuerta OR, una sola condición es suficiente para provocar que ocurra un resultado. Por ejemplo, se requiere oxígeno, calor y combustible para producir fuego, por lo que están conectadas por una compuerta AND, como se indica en la figura 3.4. Sin embargo, puede ser suficiente una flama *o* una chispa estática para producir el calor de ignición de una sustancia dada, por lo que estas condiciones se conectan mediante una compuerta OR, como se muestra en la figura 3.5. Observe que se podrían combinar las figuras 3.4 y 3.5 para comenzar la construcción de una rama del árbol de fallas.

Un problema con el análisis del árbol de fallas es que requiere que cada condición se defina en un lenguaje absoluto "si/no" o "pasa/no pasa". Si alguna condición se encuentra establecida como que puede o no puede provocar un resultado específico, la condición se desglosa. Si el analista se enfrenta a una situación "probable", por lo general significa que la causa no se ha analizado lo suficiente como para determinar qué condiciones adicionales son también necesarias para obtener el resultado. Por lo tanto, la dificultad de tratar con una situación "probable" fuerza al analista a investigar más profundamente en las relaciones entre fallas, por lo que, después de todo, la "dificultad" puede ser un beneficio.

El análisis del árbol de fallas permite al analista calcular medidas cuantitativas de las probabilidades de ocurrencia de accidentes. Sin embargo, el cálculo es engañoso, y en el mejor de los casos, tan bueno como las estimaciones de las probabilidades de ocurrencia de las condiciones causales. Parece intuitivo que las probabilidades de eventos que llevan a una compuerta OR se deben sumar y que las probabilidades de eventos que llevan a una compuerta AND deben multiplicarse. Esta intuición es errónea en ambos casos y, en el caso de la compuerta OR se demues-

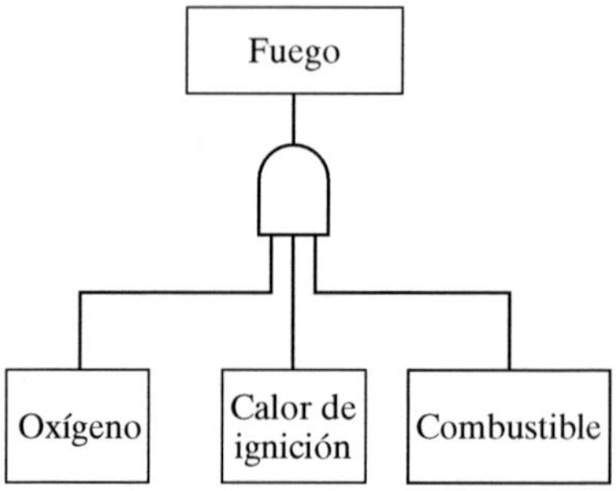

FIGURA 3.4

Ejemplo del uso de la compuerta AND en los diagramas de árbol de fallas.

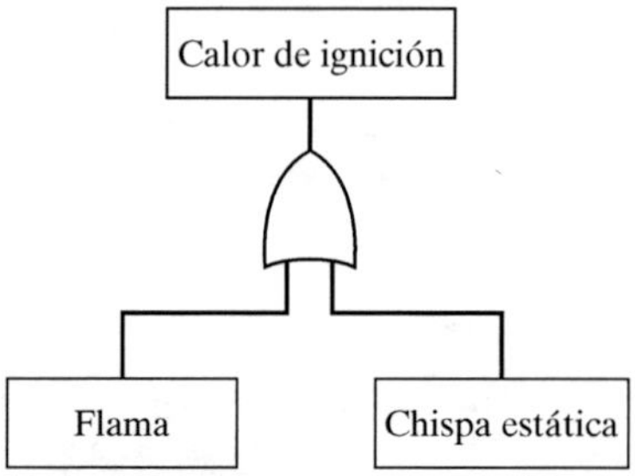

FIGURA 3.5

Ejemplo del uso de la compuerta OR en los diagramas de árbol de fallas.

tra de la siguiente manera: Suponga que en el caso mostrado en la figura 3.5, que las probabilidades de ocurrencia de las dos causas del evento están dadas en la siguiente tabla:

Causa del evento	Probabilidad de ocurrencia (%)
Flama	50
Chispa estática	50

Si sumamos estas dos probabilidades, el resultado sería 100% de probabilidad de alcanzar el "calor de ignición", que obviamente es un resultado erróneo. Una oportunidad de 50-50 de cualquiera de las dos posibles causas es una base insuficiente para encontrar un 100% de certeza para cualquier evento resultante. Para que la lógica sea más convincente, el lector debe volver a trabajar en el ejemplo, utilizando las siguientes probabilidades:

Causa del evento	Probabilidad de ocurrencia (%)
Flama	60
Chispa estática	70

Desde luego, ¡ningún resultado puede tener una probabilidad de 130%! El cálculo correcto de la probabilidad consiste en restar la "intersección" o la probabilidad de que ocurrieran ambas causas independientes:

$$
\begin{aligned}
P[\text{calor de ignición}] &= P[\text{flama}] + P[\text{chispa estática}] \\
&\quad - P[\text{flama}] \times P[\text{chispa estática}] \\
&= 0.6 + 0.7 - 0.6 \times 0.7 \\
&= 1.3 - 0.42 = 0.88 = 88\%
\end{aligned}
$$

Para las compuertas OR en las que existen varias causas del evento, el cálculo se vuelve muy complejo. Además de la complejidad, existe la pregunta de si las causas del evento son *independientes*, es decir, si la ocurrencia de un evento no afecta la probabilidad de ocurrencia de la(s) otra(s) causa(s) del evento. Un caso especial de eventos *dependientes* son los eventos que son *mutuamente excluyentes*, es decir, la ocurrencia de un evento *impide* la ocurrencia del(los) otro(s). La condición mutuamente excluyente simplifica el cálculo, pero lo común es que las causas de los eventos en los diagramas de árbol de fallas no sean mutuamente excluyentes.

Resolver completamente el problema de los cálculos del árbol de fallas requeriría un tratado sobre teoría de la probabilidad, que se encuentra fuera del alcance de este libro. Es suficiente decir que los cálculos de las probabilidades del árbol de fallas son más complejos de lo que la gente piensa y que por lo tanto, generalmente se resuelven de forma errónea.

A pesar de los problemas de cómputo asociados con los cálculos del árbol de fallas, el propio diagrama es una herramienta analítica útil. El mismo proceso de elaboración del diagrama fuerza al analista a pensar en las diversas causas de eventos y sus relaciones con el problema global. El diagrama terminado permite obtener ciertas conclusiones lógicas sin realizar los cálculos. Por ejemplo, en la figura 3.2, el evento "El trabajador hace contacto" es importante, porque a partir del diagrama se puede ver que evitar este evento impediría que cualquiera de los cinco eventos del extremo inferior izquierdo del diagrama provocaran la electrocución. El evento "El cuerpo del trabajador constituye una buena* trayectoria a tierra" es incluso más importante. La prevención de este único evento es suficiente para evitar la electrocución, según el diagrama. Sin duda, el lector podrá obtener otras interesantes conclusiones a partir de la figura 3.2. Dichas conclusiones pueden generar un entendimiento más sofisticado del riesgo y a su vez pueden llevar a cambios para hacer más realista el diagrama. El desarrollo de este proceso lleva a una meta global de prevención de riesgos.

Diagramas espina de pescado

Con un concepto semejante al del diagrama del árbol de fallas, el diagrama de espina de pescado se acredita al pionero en la administración de la calidad Kaoru Ishikawa. En el diagrama de espina de pescado, los diversos factores causales se ven como huesos ramales a lo largo de la espina dorsal de un pescado, mientras que el resultado es la espina dorsal central. Lo mismo que con los diagramas de árbol de fallas, las causas de la rama pueden ser complejas, lo que produce un diagrama que se parece más a un árbol lateral, con ramas conectadas al tronco central. Igual que con el diagrama de árbol de fallas, el beneficio fundamental reside en visualizar las relaciones causales, no en calcular las probabilidades exactas de la ocurrencia del resultado final.

Teoría del queso suizo

El objetivo de comer un sándwich de queso suizo es comer el queso, no los agujeros. Esto funciona muy bien, en particular si se apilan varias rebanadas de queso para evitar la probabilidad de que se alineen los agujeros. Esto puede estar bien para los sándwiches de queso suizo, pero la analogía se puede utilizar para considerar las consecuencias de los agujeros en las medidas de prevención de accidentes. En la figura 3.6 se ilustra el concepto de seguridad de los sistemas del "queso suizo". Si se trata de un accidente serio, la estrategia de depender de que no se alineen los agujeros al mismo tiempo es simplemente inaceptable. La teoría del queso suizo es un concepto popular de la seguridad de los sistemas y se acredita al profesor James Reason, psicólogo de Manchester, Reino Unido (Les Posen's Fear of Flying Weblog, 2004). Por el contrario, la ley de Murphy, indica que, invariablemente, ¡todos los agujeros se alinearán!

Modelos causales de incidentes de pérdida

Otro modelo de análisis relacionado con los anteriores enfatiza las causas de los *incidentes de pérdida*, independientemente de que el incidente produzca una lesión personal o no, según Robert E. McClay (McClay, 1989). El modelo de McClay intenta asumir una perspectiva universal en la que se examina todo el sistema causal, incluyendo las causas primarias, denominadas causas *proximales*, y las causas secundarias, denominadas causas *distales*. Una causa proximal sería un riesgo directo en el sentido convencional de la palabra, por ejemplo, una guarda faltante en una troqueladora. Por el contrario, una causa distal incluiría una actitud o política de la gerencia que es deficiente cuando asigna recursos y atención a la eliminación de riesgos. Las causas

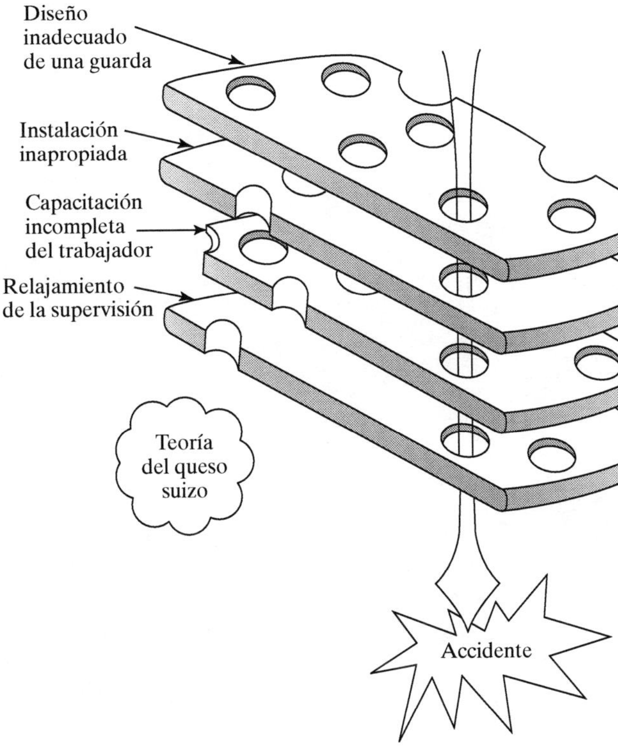

FIGURA 3.6

Teoría del queso suizo. Los accidentes ocurren cuando las medidas de protección se dejan al azar. Los agujeros del queso suizo pueden alinearse.

distales son tan importantes como las proximales, porque aunque el efecto de las causas distales es menos directo e inmediato, crean y dan forma a causas proximales.

Un punto crítico en la evolución del modelo de las causas del incidente de pérdida es el *punto de irreversibilidad*. McClay lo identifica como el punto en el cual las diversas causas proximales interactivas producen un incidente de pérdida. A pesar del número y variedad de las causas proximales, sólo unos casos selectos producirán una secuencia de eventos en la que se alcanza el punto de irreversibilidad. Una vez que se alcanza dicho punto el incidente de pérdida es inevitable. Esto no significa que ocurra una lesión. Puede ocurrir un incidente de pérdida y aun así ninguna persona podría exponerse, o quizá cualquier exposición que sí ocurra no sea lesiva. Los factores como la exposición del personal en el caso de un incidente de pérdida afectan la severidad de los efectos del incidente después de exceder el punto de irreversibilidad. Dichos factores que afectan el resultado pueden ser negativos o positivos, es decir, pueden ser *factores agravantes*, que hacen que el resultado sea más severo, o pueden ser *factores mitigantes*, que lo hacen menos severo.

McClay propuso una convención para la elaboración de diagramas para ayudar al analista a visualizar el modelo universal de causas. En la figura 3.7 se definen los símbolos a utilizar al

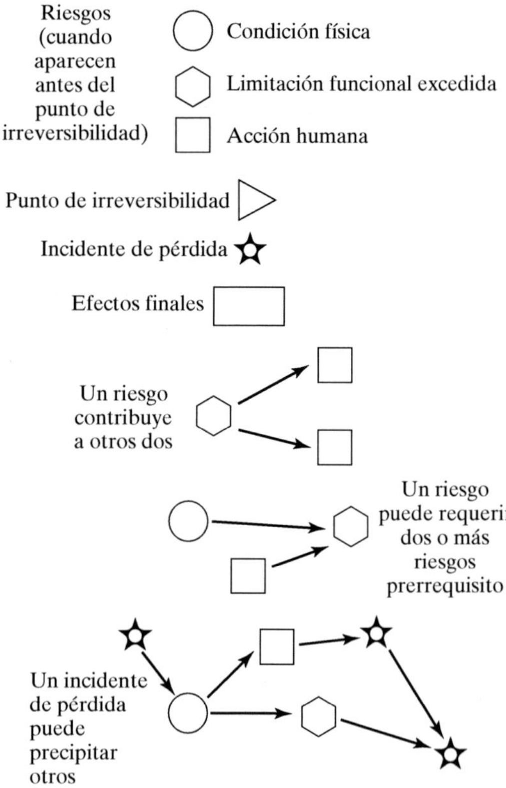

FIGURA 3.7

Símbolos utilizados en los diagramas de los incidentes de pérdida (*fuente*: McClay, reimpreso con permiso de Professional Safety, Des Plaines, IL).

describir el modelo. Observe que en la figura 3.7 las causas proximales se representan mediante tres símbolos diferentes, donde cada uno denota una de tres categorías de riesgos: condición física, limitación funcional excedida, y acción humana. Cada uno de estos tres tipos de riesgos puede tener una relación causal con cualquiera de los otros dos. Además, un incidente de pérdida puede a su vez tener una relación causal con otras causas proximales u otros incidentes de pérdida, como se ilustra en los ejemplos en el diagrama. En la figura 3.8 se resume el modelo universal de causas de incidentes de pérdida, que revela la relación entre las causas distales y proximales y representa la región antes del punto de irreversibilidad como la *esfera de control*. El valor de visualizar un sistema de causas de incidentes de pérdida en un diagrama como el que se muestra en la figura 3.8 es doble: permite al analista o al administrador de seguridad y salud distinguir los factores y condiciones que se pueden controlar, y le permite percibir las consecuencias, buenas y malas, que se derivan de la aplicación de recursos para eliminar riesgos o para mitigar sus efectos. Como tal, el método analítico puede ser útil para ayudar al administrador de seguridad y salud a definir y lograr *objetivos razonables*, como se sugiere en el capítulo 1.

Toxicología

La toxicología es el estudio de la naturaleza y efecto de los venenos. La toxicología industrial se ocupa en particular de la identificación de los materiales industriales o contaminantes que pueden dañar a los trabajadores y qué debe hacerse para controlarlos. En realidad, ésta es una

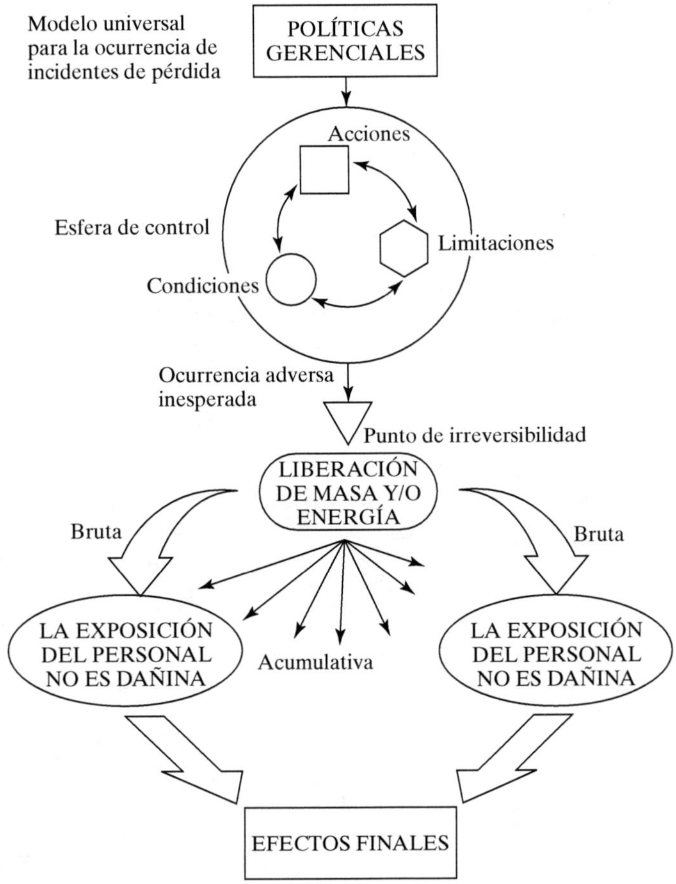

FIGURA 3.8

Modelo universal para la ocurrencia de incidentes de pérdida (*fuente*: McClay, reimpreso con permiso de Professional Safety, Des Plaines, IL).

declaración amplia, porque virtualmente todos los materiales son dañinos para los organismos vivientes si el índice de exposición o cantidad es lo suficientemente grande.

Muchos estudios toxicológicos se realizan en animales para que proporcionen una base para conclusiones acerca de los peligros para los humanos. Estos estudios animales son fundamentales porque la mayoría de los experimentos toxicológicos provocarían la muerte o serios daños a los sujetos humanos. La desventaja es que las defensas animales a las diversas sustancias tóxicas varían entre especies. Sin embargo, cuanto más se avanza en el campo de la toxicología, más diversos materiales tóxicos se pueden clasificar y predecir sus efectos, incluso antes del experimento. Las comparaciones de las defensas de las especies animales conejo-humano, mono-humano, ratón-humano y gallina de guinea-humano a diversos agentes se están volviendo muy conocidas.

Un campo que se relaciona con la farmacología y con la toxicología es la *farmacocinética*. Bischoff y Lutz (Bischoff and Lutz, 1992) la definen como sigue: "La farmacocinética es una descripción de la absorción, disposición, metabolismo y eliminación de los químicos en el cuerpo, y es útil tanto en la farmacología como en la toxicología". Es importante que el farmacólogo entienda cómo se conducen los químicos médicos dentro del cuerpo. De manera semejante, es importante que el toxicólogo industrial entienda cómo se comportan los químicos tóxicos dentro del cuerpo.

Estudios epidemiológicos

La diferencia entre la epidemiología y la toxicología es que los estudios de la epidemiología son estrictamente sobre personas, no sobre animales. Obviamente, la palabra se deriva de la palabra *epidemia*, y en sentido literal, la epidemiología es el estudio de las epidemias. El método epidemiológico examina poblaciones de personas para asociar diversos patrones de posibles causas de enfermedades con la ocurrencia de la enfermedad. Depende en gran medida de las herramientas analíticas de las estadísticas matemáticas.

Un estudio epidemiológico característico fue la asociación de la enfermedad rubéola (sarampión alemán) en las mujeres embarazadas con los defectos de nacimiento en los niños nacidos de esos embarazos. El estudio comenzó con una curiosidad observada por N. McAlister Gregg, un oftalmólogo australiano, en 1941, quien observó cataratas entre los niños nacidos de madres que habían tenido rubéola durante el embarazo en 1939 y 1940. El fenómeno podría haber pasado inadvertido, excepto por la epidemia australiana de rubéola durante el desarrollo de la Segunda Guerra Mundial. Años de estudios estadísticos epidemiológicos confirmaron después una importante relación entre la rubéola durante el embarazo y una amplia variedad de defectos de nacimiento en niños nacidos de tales embarazos.

Es común que se piense que las epidemias atacan a la población en general, en un momento específico, en un área geográfica específica. Los ejemplos son: la peste bubónica en Europa a mediados del siglo catorce y la epidemia de rubéola en Australia de 1939 a 1940. Sin embargo, epidemias más sutiles atacan a un subgrupo específico de gente, que puede difundirse en el tiempo y en el espacio. En otras palabras, las víctimas de una epidemia particular pueden no vivir en un lugar o en un tiempo, sino tener características comunes, como lo que *hacen*. Este aspecto de la epidemiología es lo que le da importancia a la seguridad y salud laborales. Por tanto, la fibrosis pulmonar puede no ser una enfermedad muy común en algún lugar en algún momento. Sin embargo, si sólo se examina la población de las personas que han trabajado con asbesto, se puede ver que después de un largo periodo de latencia la fibrosis pulmonar se puede considerar una epidemia. Los estudios epidemiológicos que vinculan la fibrosis pulmonar con el asbesto, han llevado a la identificación de un tipo de fibrosis pulmonar conocida como *asbestosis*. Otros vínculos epidemiológicos son el *pulmón de los algodoneros* con los trabajadores textiles, la *silicosis* con los mineros del carbón y el angiosarcoma con los trabajadores del cloruro de vinilo. En el estudio de caso 3.8 se examina un reciente estudio epidemiológico.

ESTUDIO DE CASO 3.8

ESTUDIO EPIDEMIOLÓGICO

Este estudio se realizó por investigadores en la Universidad John Hopkins a principio de la década de 1990, en una investigación fondeada por la IBM Corporation (Computer Chips and Miscarriages, 1992). La población estudiada eran mujeres embarazadas que trabajaban con dietilenglicol dimetil éter y acetato de glicol monoetil éter, químicos utilizados en la fabricación de chips para computadoras. Sólo se estudiaron 30 mujeres en la población objetivo, pero se consideraba que los resultados serían significativos debido al alto porcentaje de abortos ocurridos en este grupo. De las 30 mujeres estudiadas, 10 tuvieron aborto, ¡un índice de 30%! Esto se compara con un índice de abortos de 15.6% entre las mujeres no expuestas a los químicos.

Del estudio de caso 3.8, se puede ver que un estudio epidemiológico puede ser una herramienta poderosa para vincular un riesgo potencial con enfermedades laborales observadas. El estudio se convierte en un paso preliminar excelente para estudios detallados que ubiquen la relación causal que subyace en la vinculación observada.

Tanto la epidemiología como la toxicología son elementos importantes en el método analítico para evitar riesgos, pero comúnmente, el administrador de seguridad y salud no realiza dichos estudios. Los estudios proporcionan la base para las normas obligatorias que se utilizan posteriormente en el método legal. Los administradores de seguridad y salud también pueden utilizar los resultados de dichos estudios analíticos para respaldar el método psicológico, como justificación para un método de ingeniería para un problema de salud.

Análisis costo-beneficio

En el capítulo 1 se estableció claramente la importancia de los costos de los riesgos. Les guste o no, la gente sí hace juicios de costos de la seguridad y salud en el trabajo, no sólo la gerencia, sino también los trabajadores. En el mundo real, los fondos sí tienen limitaciones y deben utilizarse los análisis costo-beneficio para comparar las alternativas de inversión de capital. Los administradores de seguridad y salud, que sienten que pueden justificar a cualquier costo las propuestas de inversión de capital que permitan demostrar tener la posibilidad de evitar lesiones y enfermedades, pueden parecer ingenuos fácilmente. Siempre existe más de una oportunidad para mejorar la seguridad y la salud, y los análisis costo-beneficio establecen las bases para decidir cuál se adopta primero.

La mayor dificultad de los análisis costo-beneficio es la estimación del lado del beneficio del caso. Los beneficios en la seguridad y salud consisten en la reducción de riesgos y para hacer el cálculo del análisis costo-beneficio deben hacerse algunas evaluaciones cuantitativas del riesgo. Determinar tales probabilidades de lesión o enfermedad es muy difícil. En Estados Unidos, los datos estadísticos se compilan a nivel estatal, como se comentó en el capítulo 2. Sin embargo, por lo general, incluso estos datos carecen de detalles suficientes para permitir una determinación cuantitativa del riesgo existente. Además de esta determinación, también se debe hacer una estimación del riesgo esperado *después* de la mejora, ya que no se puede asumir en general que cada mejora en la seguridad y la salud eliminará los riesgos por completo. El estudio de caso 3.9 ilustra el método del análisis costo-beneficio.

En el estudio de caso 3.9, el lector percibirá el amplio grado de especulación en las estimaciones de los costos de los riesgos. Dicha especulación genera dudas sobre todo el análisis, pero es mejor especular y calcular que ignorar completamente la negociación costo-beneficio. Este punto es una oportunidad para introducir la siguiente sección de este capítulo: la clasificación de los riesgos. Se puede obtener mucho de un análisis subjetivo del costo de los riesgos sin acudir a análisis cuantitativos excesivamente sofisticados, cuya credibilidad puede no estar respaldada por datos "concluyentes".

ESTUDIO DE CASO 3.9

ANÁLISIS COSTO-BENEFICIO DE INSTALAR GUARDA PARTICULAR DE UNA MÁQUINA

Costo

Amortización de inversión inicial	
Costo inicial	$4000
Vida útil esperada	8 años
Valor de rescate	0
Costo de intereses en capital invertido	20%
Costo anual = $4000 × (factor de interés de 20% por 8 años)	
= $4000 × 0.26061	$1042
Costo esperado de mantenimiento anual (en su caso)	0
Costo anual esperado debido a la reducción del índice de producción (en su caso)	$800
Costo anual esperado total	**$1842**

Beneficio

Costos tangibles estimados por lesión de este tipo	$350
Costos intangibles estimados por lesión de este tipo	$2400
Costos totales por lesión	$2750
Número promedio de lesiones al año en esta máquina debido a este riesgo	1.2
Número esperado de lesiones de este tipo después de colocar la guarda	0.1
Reducción esperada de lesiones por año	1.1
(Beneficio esperado = $2750 × 1.1)	**$3025**

Ya que el beneficio total esperado de $3025 es mayor que el costo total esperado de $1842, la conclusión es que valdría la pena instalar esta guarda para la máquina.

ESCALA DE CLASIFICACIÓN DE RIESGOS

La ausencia de datos concluyentes que respalden los análisis cuantitativos costo-beneficio deja un vacío de herramientas o referencias para uso del administrador de seguridad y salud, el comité de seguridad, o cualquier otra parte ante la que se deba promover la responsabilidad de la decisión sobre la mejora de seguridad y salud. Se necesita algún tipo de clasificación o escala para distinguir entre los riesgos serios y los menores, para que se puedan tomar decisiones racionales con el fin de eliminar los riesgos, empezando por los peores.

OSHA reconoce cuatro categorías de riesgos o violaciones normales, como se indica a continuación:

- Peligro inminente
- Violaciones serias
- Violaciones no serias
- Violaciones mínimas

En el capítulo 4 se explican estas categorías con mayor detalle. Sin embargo, las categorías se definen más bien de forma vaga y se distinguen principalmente por la medida de la multa autorizada para cada tipo. La categoría de peligro inminente habilita a OSHA para solicitar una orden de un tribunal distrital de Estados Unidos para forzar al patrón a eliminar el riesgo o enfrentar un cierre de la operación ordenado por el tribunal. Por el contrario, las violaciones mínimas son simples violaciones técnicas que apenas se relacionan con la seguridad o la salud; por lo general no implican una penalización monetaria. Sin embargo, las reglas sobre qué violaciones deben reconocerse como dentro de esta categoría de riesgo son particularmente vagas.

Quizá sea imposible definir categorías perfectamente claras en todos los casos, pero existe mucho que ganar de algún tipo subjetivo de clasificación de los riesgos en el lugar de trabajo. La tesis de este libro es que debe intentarse una escala del 1 al 10, por simple que ésta pueda ser. Hasta que la gente comience a hablar de grados de riesgo en una escala cuantitativa como ésta, se puede lograr poco avance para establecer una estrategia efectiva y ordenada para la eliminación de los riesgos. En una escala de 10 puntos, el 10 se caracteriza como el peor riesgo imaginable, mientras que el 1 es el menos significativo, o el más ligero de los riesgos.

Se recomienda la escala de 10 puntos porque dicha escala se ha vuelto muy popular en la conversación diaria. Facilitada por los medios, en particular por la televisión, el público entiende una declaración como: "en una escala del 1 al 10, tal elemento (partido de tenis, pendiente para esquiar, beso, etc.), era al menos un 9". La familiaridad de esta jerga popular se puede emplear para caracterizar los riesgos en el lugar de trabajo.

La tabla 3.1 es un primer intento por describir subjetivamente cada uno de los 10 niveles de riesgo. Las definiciones abordan básicamente cuatro tipos de riesgos: decesos, riesgos de salud, riesgos de ruido industrial y riesgos de seguridad (lesiones). Obviamente es difícil una diferenciación clara, e indudablemente algunos lectores no estarán de acuerdo con la redacción de las definiciones. Las críticas sobre la escala reflejarán tanto lo abreviado de las definiciones como la parcialidad de los propios críticos. Por ejemplo, es posible que los expertos acústicos deseen asignar un alto grado de énfasis en los riesgos del ruido excesivo. Otros especialistas desearán enfatizar otras áreas.

La escala propuesta satisface una prueba crítica. Dentro de cada tipo de riesgo, cada nivel sucesivo de la escala describe un riesgo progresivamente más severo. En lo individual, las industrias pueden aportar definiciones más adecuadas, pero la idea es comenzar a hablar y pensar en términos de una escala de 10 puntos.

Un criterio omitido de las definiciones de la escala es el costo del cumplimiento, o el costo de la corrección de un riesgo dado. El costo es un criterio completamente diferente y es casi independiente del nivel de riesgo. Es decir, es muy posible que sea tanto o más costoso corregir un riesgo de la categoría 2 que uno de la categoría 9. El costo es un criterio importante en el algoritmo de la toma de decisiones, pero se omite de las definiciones de la escala para permitir primero una clasificación clara de la prioridad de los riesgos. Una vez que éstos se han ordenado, se pueden estimar los costos de la corrección de los mismos y la asignación de capital para dicha corrección conforme a una política racional de inversión de capital.

Otro criterio faltante, quizá muy notorio, es cualquier mención a las definiciones legales de OSHA de *peligro inminente*, *violación seria*, etc. Colocar estas designaciones legales en posiciones fijas en la escala de riesgos erosionaría la objetividad de la clasificación. Muchas personas tienen una noción preconcebida de qué pena legal debe o no imponerse a una situación dada de riesgo. Esta parcialidad se encuentra en los funcionarios de OSHA, así como en sus contrapartes industriales. Por ejemplo, si un administrador de seguridad y salud considera que una situación dada no es lo suficientemente seria como para requerir el cierre de una planta, tenderá a prohibir la selección de cualquier denominación que pudiera implicar la denominación legal de

TABLA 3.1 Descripción de categorías para una escala de 10 puntos de riesgos en el lugar de trabajo

1. "Violaciones técnicas"; se pueden violar las normas OSHA, pero no existe algún riesgo laboral real de seguridad o salud.
2. No existe riesgo real de muerte.
   Riesgos menores de salud, o no verificados.
   Incluso las lesiones menores son improbables.
3. El riesgo de muerte no es realmente preocupante.
   Los riesgos de salud han excedido los niveles designados de acción.
   o
   Se han excedido los niveles de acción de exposición al sonido (por ejemplo, exposición continua al sonido en la banda de 85-90 dBA).
   o
   Existe riesgo de lesiones menores, pero el riesgo de lesiones mayores es poco probable.
4. El riesgo de muerte es remoto o inexistente.
   Por lo general, los riesgos de salud considerados como enfermedades son temporales; es posible que no se requieran controles o equipo de protección personal.
   o
   Sin controles o protección se producirá daño auditivo temporal, y pocos trabajadores pueden incurrir en daño parcial permanente.
   o
   Existe la probabilidad de lesiones menores, como cortadas y abrasiones, pero el riesgo de lesión mayor es bajo.
5. El riesgo de muerte es remoto o no es aplicable.
   Es posible que a largo plazo la salud esté en riesgo; OSHA *requiere* o *sugiere* controles o equipo de protección personal.
   o
   El daño auditivo puede ser permanente sin controles o protección (por ejemplo, exposición continua por 8 horas en la banda de 95-100 dBA).
   Las lesiones mayores, como amputación, no son muy probables.
6. Riesgo improbable de muerte.
   A largo plazo, la salud se encuentra definitivamente en riesgo, OSHA *requiere* controles o equipo de protección personal.
   o
   Es probable que el daño auditivo sea permanente sin controles o protección (por ejemplo, exposición continua por 8 horas en la banda de 100-105 dBA).
   o
   Las lesiones mayores, como amputación, no son muy probables, pero definitivamente *podrían* ocurrir.
7. La muerte es poco probable, pero debe considerarse.
   o
   Se han demostrado riesgos serios para la salud a largo plazo; los controles o el equipo de protección personal son fundamentales para evitar enfermedades laborales *serias*.
   u
   Obviamente, el daño auditivo sería *severo* y permanente sin protección (por ejemplo, exposición continua por 8 horas a más de 105 dBA).
   o
   Las lesiones mayores, como amputación, podrían ocurrir con facilidad.
8. La muerte es posible, esta operación nunca ha provocado una muerte, pero podría ocurrir con facilidad en cualquier momento.

TABLA 3.1 (*Continúa*)

	o
	Los riesgos severos para la salud a largo plazo son *obvios*; los controles o el equipo de protección personal son fundamentales para evitar enfermedades laborales *fatales*.
	o
	Las lesiones mayores son probables; *ya* han ocurrido amputaciones u otras lesiones mayores en esta operación en el pasado.
9.	La muerte es probable; condiciones similares han provocado muertes en el pasado; condiciones muy riesgosas para la operación normal, se realizan operaciones de rescate para los trabajadores lesionados con rescatadores utilizando equipo de protección personal.
10.	Muerte inminente; los riesgos son graves; algunos empleados han muerto temprano durante el día o continúan muriendo; las condiciones son muy riesgosas, incluso para operaciones atrevidas de rescate, excepto quizá con protección exótica para rescate.

OSHA de "peligro inminente". Esto a pesar del hecho que la razón colocaría la definición de la categoría 10 dentro de la categoría de peligro inminente.

En la figura 3.9 se muestran tres perfiles verosímiles de la clasificación legal de OSHA, sobrepuestos a la escala propuesta de 10 puntos. El perfil A tiene un gusto industrial y representa los puntos de vista de algunos ejecutivos de negocios. El perfil A no puede considerarse como una posición extrema, porque miles de negocios estadounidenses están dirigidos por personas que creen que ningún funcionario del gobierno tiene el derecho de entrar a sus negocios y cerrarlos, con o sin una orden judicial, independientemente de los riesgos. Por lo tanto, algunos ejecutivos de negocios no reconocen la categoría legal de "peligro inminente". El perfil A sí reconoce cuando menos la categoría de peligro inminente, aunque el perfil se encuentra cargado a la derecha. El perfil C muestra una posición contrastante, cargado hacia la izquierda. Algunos funcionarios de OSHA han demostrado que sus posiciones se encuentran muy cercanas al perfil C. El perfil C no es el último del extremo izquierdo, porque algunas personas consideran que cualquier riesgo de muerte o amputación debería clasificarse como serio, independientemente de la poca probabilidad del riesgo. El perfil B representa una posición media.

Una consideración final en la clasificación de los riesgos sería el ambiente de la industria en la que aparece el riesgo. Lo que parece peligroso para un trabajador de acero estructural trabajando a 100 pies sobre el piso sobre una estrecha viga, es una categoría enteramente diferente de lo que parece peligroso para un contador. Podría hacerse una comparación semejante entre un minero de carbón y un analista de cómputo. Lo único que se espera es que, cuando menos, los mineros del carbón deberían saber lo que otros mineros del carbón quieren decir cuando hablan

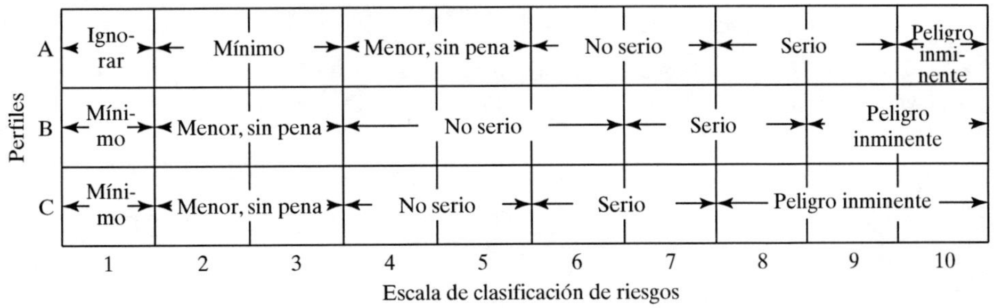

FIGURA 3.9

Tres perfiles de denominaciones legales para riesgos, sobrepuestos en la escala de 10 puntos de clasificación de riesgos de riesgos de la categoría 4. De manera semejante, los contadores deberían tener conceptos uniformes de los riesgos de la categoría 9, por ejemplo.

Excepto por algunas categorías muy amplias, como "serio" y "no serio", las leyes federales estadounidenses no dicen mucho acerca del grado de riesgo. No existen criterios consistentes disponibles para los administradores de seguridad y salud, que deben decidir qué problemas deben atacarse primero. La escala de 10 puntos recomendada en este libro para clasificar los riesgos de seguridad y salud ofrece una oportunidad para dar algún orden a este desconcertante problema. La escala es un vehículo para animar a todas las partes a enfocarse en el grado de cada riesgo, de manera que se puedan tomar decisiones racionales para corregir los problemas que son verdaderamente importantes.

Es más útil clasificar los riesgos si se asigna algún peso a la probabilidad de ocurrencia del accidente o del incidente de pérdida. Desde luego que un riesgo de muerte es severo en términos de resultados, pero si la probabilidad de ocurrencia es extremadamente remota, como en el transporte aéreo, por ejemplo, no se puede decir que el propio riesgo sea severo. El análisis de riesgos es el estudio que aborda este problema y la Fuerza Aérea estadounidense ha producido un Código de Evaluación de Riesgos ("Risk-Assessment Code - RAC") (AFI 91-202, 1991). El sistema RAC considera cuatro niveles de "severidad" y cuatro niveles de "probabilidad de contratiempos", como se muestra en la tabla 3.2.

TABLA 3.2 Códigos de evaluación de riesgos

		probabilidad del contratiempo			
		A	B	C	D
Severidad del contratiempo					
	I	1	1	2	3
	II	1	2	3	4
	III	2	3	4	5
	IV	3	4	5	5

Severidad del contratiempo

I. Muerte o discapacidad total permanente, pérdida de recurso o daño por incendio por más de 1,000,000 de dólares.

II. Discapacidad parcial permanente, discapacidad total temporal por más de tres meses, pérdida de recurso o daño por incendio por 200,000 dólares o más, pero menos de 1,000,000 de dólares.

III. Contratiempo de día de trabajo perdido, pérdida de recurso, o daño por incendio por más de 10,000 dólares pero menos de 200,000 dólares.

IV. Primeros auxilios o tratamiento médico menor, pérdida de recurso o daño por incendio por menos de 10,000 dólares, o violación de un requisito de una regla.

Probabilidad del contratiempo

A Es probable que ocurra inmediatamente o dentro de un breve periodo.
B Es probable que ocurra con el tiempo.
C Es posible que ocurra con el tiempo.
D Es improbable que ocurra.

Denominaciones del RAC

1. "Peligro inminente"
2. "Serio"
3. "Moderado"
4. "Menor"
5. "Despreciable"

En la tabla 3.2, se puede ver que el sistema RAC de la Fuerza Aérea estadounidense tiene una escala de 1 a 5 después de considerar la severidad y la probabilidad del contratiempo. La escala puede ser más bien arbitraria, pero tiene sentido. Del mismo modo, los códigos de RAC dan algún orden a partir de la severidad y el riesgo de ocurrencia en un solo código. En el estudio de caso 3.10 se demostrará la generación de un código de evaluación de riesgos para un caso dado de severidad y probabilidad del contratiempo.

ESTUDIO DE CASO 3.10

CÓDIGO DE EVALUACIÓN DE RIESGOS

Se ha notado una condición defectuosa en el tablero de instrumentos de un avión militar. El tablero indica falsamente una falla en el sistema de oxígeno cuando de hecho no existe la falla. Algunas veces los pilotos han ignorado esta indicación de falla porque consideraron que se trataba de una falla en el propio tablero de instrumentos, no de una falla genuina en el sistema de oxígeno. El resultado, aunque altamente improbable, podría ser que no se detectara un riesgo real de oxígeno, produciendo una posible pérdida del avión en vuelo y pérdida de la vida. La evaluación resultante de la severidad de este riesgo es categoría I y la evaluación de la probabilidad del contratiempo es categoría D. A partir de la tabla 3.2, el RAC apropiado a asignar a este riesgo es el código 3.

Una norma inglesa titulada “Código Estándar de Prácticas para la Seguridad en Maquinaria” (Standard Code of Practise for Safety of Machinery) de 1998 establece un sistema de clasificación que asigna puntos para tres criterios de riesgos: severidad, potencial de lesión y frecuencia de acceso, de la siguiente manera:

Severidad	**Descripción**	**Puntos**
Fatal/LTD	Pérdida de la vida, o discapacidad de largo plazo que requiere hospitalización o tratamiento	6
Mayor	Discapacidad permanente, pérdida de algún miembro o vista, etcétera	4
Seria	Pérdida de la conciencia, quemaduras, laceración, huesos rotos, que requieran tratamiento hospitalario	3
Menor	Raspones, pequeñas cortadas, abrasiones ligeras, que sólo requieran ayuda médica local	1

Potencial de lesiones

Seguro	6
Probable	4
Posible	2
Improbable	1

Frecuencia de acceso	Descripción	Puntos
Frecuente	Muchas veces al día	4
Ocasional	Una o dos veces al día	2
Rara vez	Semanal o menos	1

El procedimiento es sumar el total de puntos de las tres categorías para obtener un nivel global de riesgo, o calificación, para utilizarlo con el fin de tomar decisiones para aliviar el riesgo (Standard Code of Practise for Safety of Machinery, 1988). En el estudio de caso 3.11 se muestra el procedimiento.

ESTUDIO DE CASO 3.11

CLASIFICACIÓN INGLESA ESTÁNDAR DE RIESGOS

Una troqueladora se acciona manualmente en una operación de alta producción, con un régimen de producción normal de 720 ciclos por hora. En esta configuración, el operador alimenta la prensa en cada ciclo. Si se cierra la matriz con la mano del operador en la zona de peligro, es virtualmente seguro que ocurra una amputación. Desde luego el riesgo se presenta cada vez que el operador alimenta la prensa, pero los controles efectivos de ingeniería que utilizan dispositivos de accionamiento para dos manos hacen que la posibilidad de lesión en un ciclo dado sea muy remota. El problema es examinar la severidad, el potencial de lesión y la frecuencia de acceso para obtener una evaluación global del nivel de riesgo. Haciendo referencia a las definiciones de cada categoría, se realiza la siguiente evaluación: la severidad es "mayor" (código 4), porque el riesgo es una amputación; el potencial de lesión es muy bajo debido al control efectivo de ingeniería; "improbable" (código 1); la frecuencia de acceso es miles de ciclos diarios, por lo que se le asigna un código 4, "frecuente". La evaluación global se obtiene sumando los tres códigos para producir una evaluación global de 4 + 1 + 4 = 9.

El concepto de clasificación de riesgos se puede llevar un paso adelante y aplicarlo a decisiones nacionales para invertir miles de millones en el abatimiento de los riesgos. En Estados Unidos existe una preocupación creciente por la necesidad de un sistema de evaluación de riesgos que reconozca algún nivel de riesgo asociado con las diversas prioridades nacionales en el abatimiento de los mismos. John C. Nemeth (Nemeth, 1991) escribe: "Estoy convencido de que una evaluación bien fundamentada y consistente es la única manera de proceder racionalmente. Necesitamos concentrarnos en el asunto y normalizarlo". Jeremy Main (Main, 1991) plantea la pregunta de si Estados Unidos está destinando fondos para gastos para eliminación de riesgos de manera racional. Main compara 8,000 millones de dólares al año, erogados para afrontar los riesgos del asbesto, que se piensa que provocan de cero a ocho muertes de cáncer al año, con 100 millones de dólares anuales para enfrentar los riesgos del radón, que se cree que provoca hasta 20,000 muertes al año por cáncer. Quizá los legisladores de Estados Unidos deban utilizar alguna forma de escala de clasificación de riesgos para determinar dónde debe utilizarse la mayor parte del dinero, en lugar de entregarlos a cualquier promoción políticamente popular en el momento.

RESUMEN

El administrador de seguridad y salud exitoso no se contenta con un método para enfrentar los riesgos del lugar de trabajo. Existe mucha incertidumbre para resolver los enormes problemas perfectamente con un solo método, como "premios cuando no existan accidentes de pérdida de tiempo", o "multas para cualquiera que rompa las reglas". Estos dos métodos, junto con todos los demás, tienen su lugar, pero un programa integral que utilice las fortalezas de todos los métodos tiene el mayor potencial de éxito.

Aunque en este capítulo se ha enfatizado la necesidad de evaluar los riesgos, no se ha especificado algún procedimiento a prueba de tontos para evaluar un nivel cuantitativo exacto del riesgo. Siempre existirá un elemento de juicio al ponderar el riesgo y asignar un código de evaluación, ya sea que el sistema sea el método RAC de la Fuerza Aérea estadounidense, el Código Estándar de Prácticas para la Seguridad en Maquinaria, o algún otro procedimiento cuantitativo. Los niveles de referencia pueden ayudar a comparar riesgos semejantes, como vimos en la escala de 10 puntos de clasificación de riesgos. Otro paso útil en la evaluación del riesgo es buscar el consejo de más de una opinión para intentar determinar niveles cuantitativos. Sin embargo, ya que no existe una fórmula a prueba de tontos para evaluar el riesgo, el administrador de seguridad y salud debe tener presentes las limitaciones del método.

Al volverse más sofisticados, los administradores de seguridad y salud pueden caer en la trampa de enamorarse más de sus análisis con apariencia impresionante, fórmulas científicas y estadísticas, a lo que comúnmente se conoce como *parálisis del análisis*. Algunos de los mejores análisis pueden ser subjetivos, no cuantitativos. La escala de 10 puntos de clasificación de riesgos sugerida en este capítulo representa una oportunidad para que los administradores de seguridad y salud hablen y piensen acerca de los riesgos en el lugar de trabajo en términos de *grados*. La gerencia corporativa ha estado esperando años para que emerja esta generación de administradores de seguridad y salud que puedan discernir entre los problemas realmente significativos, los problemas ordinarios y los triviales.

EJERCICIOS Y PREGUNTAS

3.1 Nombre las cuatro categorías de seriedad de riesgos reconocidas por OSHA.

3.2 ¿Cuál es la denominación de OSHA para violaciones menores de normas que tienen poca o ninguna relación con la seguridad y la salud?

3.3 Considere la siguiente lista de riesgos y clasifique cada uno del 1 al 10 (siendo 10 para el peor). Igualmente, clasifique cada una de las cuatro categorías de OSHA según su opinión.

- **a)** El conector de tierra (la tercera punta) se corta en el cable de potencia de una computadora de oficina.
- **b)** El conector de tierra se corta en un cable de potencia de una aspiradora de vacío húmeda de taller.
- **c)** Un taladro eléctrico con cableado defectuoso hace que un empleado reciba una severa descarga, después de lo cual se rehúsa a usarlo. Otro empleado se burla del riesgo, dice que él es "demasiado rudo para 110 voltios" y toma la herramienta para continuar el trabajo.

3.4 Una conocida regla de seguridad es no tirar de una clavija eléctrica para desconectarla de la toma de la pared por medio del cable. ¿Usted ha roto esta regla? ¿Normalmente lo hace? ¿Cuál es la razón de esta regla? ¿Cree que la regla es efectiva?

3.5 ¿Cree que las reglas de seguridad y salud se "hacen para romperlas"? ¿Por qué sí, o por qué no?

3.6 Nombre cuatro métodos básicos para evitar riesgos.

3.7 Recuerde a su primer(a) supervisor(a) en su primer trabajo de tiempo completo. ¿Alguna vez mencionó la seguridad o la salud en el trabajo? ¿La influencia de su supervisor(a) sobre sus hábitos de seguridad fue positiva, negativa o neutral?

3.8 ¿Cuál es la razón de Heinrich?

3.9 ¿Cuáles son las tres líneas de defensa contra los riesgos de salud?

3.10 ¿Cuál es el factor de seguridad normal para los polipastos de las grúas? ¿Y para los andamios?

3.11 Nombre tres principios generales de falla-seguridad ¿Puede pensar en un ejemplo del mundo real para cualquiera de dichos principios?

3.12 ¿Qué tiene que ver la ley de Murphy con la seguridad y la salud laborales?

3.13 ¿Cuál es el propósito del FMEA?

3.14 Construya un diagrama de árbol de fallas que describa las causas potenciales de incendio en las áreas de pintura por rocío. Compare su análisis con los otros de la clase.

3.15 Construya un diagrama de árbol de fallas que describa las formas en las que se puede lanzar un par de dados para que "salga siete". Calcule el "riesgo" u oportunidades de que salga siete.

3.16 Explique la diferencia entre toxicología y epidemiología.

3.17 Modifique el diagrama de árbol de fallas de la figura 3.2 para considerar la posibilidad de que el taladro eléctrico portátil tuviera doble aislamiento (es decir, enfundado en estuche plástico aprobado para evitar el contacto eléctrico con el estuche metálico de la herramienta).

3.18 En el modelo universal de causas de incidentes de pérdida, ¿cuál es la diferencia entre los factores proximales y los distales? ¿A qué categoría pertenece la política de la gerencia?

3.19 Explique el concepto de punto de irreversibilidad. ¿Este punto garantiza que ocurrirá una lesión? ¿Cuáles son las funciones de los factores agravantes y mitigantes?

3.20 Cada causa de accidente A, B y C tiene una probabilidad de ocurrencia de aproximadamente 1 en 1000, pero las causas son mutuamente excluyentes. Suponga que la causa B de hecho ocurre en una situación dada, ¿cuáles son las posibilidades de que la causa A ocurra en esta situación?

3.21 Utilizando un par de dados como dispositivo de simulación, suponga que un resultado de 11 representa un accidente industrial.

a) Dibuje un diagrama de árbol de fallas para ilustrar las formas en las que podría ocurrir este accidente.
b) Calcule la probabilidad de que este accidente ocurra en un lanzamiento específico de los dados.
c) ¿Las causas de este accidente son mutuamente excluyentes?

3.22 Las siguientes son algunas causas de resbalones y caídas:

a) Fugas de aceite de montacargas.
b) Agua o cera en el piso durante las operaciones de limpieza.
c) Hielo en los pasillos o plataformas de carga durante el invierno.
d) Tacones resbalosos en zapatos.

Desde la perspectiva de un programa de seguridad total de la planta, ¿son estas causas mutuamente excluyentes? ¿Por qué? Para un determinado accidente, ¿son estas causas mutuamente excluyentes? ¿Por qué?

3.23 Las siguientes son tres de muchas causas de lesiones para un operador de troqueladora:

a) Una guarda de barrera de tamaño adecuado, pero colocada muy arriba: el trabajador puede pasar debajo de la guarda.
b) Una guarda de barrera de tamaño adecuado, pero colocada muy abajo: el trabajador puede pasar sobre la guarda.
c) Las aberturas en la guarda de barrera son muy grandes: el trabajador puede pasar a través de la guarda.

¿Cuáles de esas causas son mutuamente excluyentes?

3.24 Un cierto tipo de lesión tiene costos tangibles de 15,000 dólares por ocurrencia y costos intangibles estimados de 250,000 dólares por ocurrencia. La frecuencia de lesión es 0.01 al año, pero se reduciría a la mitad con la instalación de un nuevo sistema de control de ingeniería. ¿Qué beneficio anual proporcionaría el nuevo sistema?

3.25 Un sistema de ventilación le costaría aproximadamente 60,000 dólares a una compañía, que se podrían amortizar a lo largo de su vida útil a un costo de 15,000 dólares al año. Se espera que los costos de mantenimiento sean de 600 dólares al año y los costos de operación (servicios auxiliares) de 150 dólares mensuales. Se pretende que el sistema facilite la producción al reducir el monto de limpieza de la máquina, para un ahorro esperado de 1200 dólares al año. Se espera que el principal beneficio del sistema de ventilación propuesto sea la eliminación de la necesidad de los respiradores, que cuestan a la compañía 4000 dólares al año en equipo, mantenimiento, capacitación de empleados y administración del sistema de respiradores. Se busca que el sistema de ventilación reduzca las quejas de enfermedades de corto plazo en un promedio de 6 al año y las de largo plazo en un promedio de 0.2 al año. Las enfermedades de corto plazo generan un costo total de 600 dólares por evento, incluyendo intangibles. Se espera que las enfermedades de largo plazo generen un costo total de 30,000 dólares por ocurrencia, incluyendo intangibles. Utilice un análisis costo-beneficio para determinar si debe instalarse el sistema de ventilación. ¿Cuál es el principal beneficio de dicho sistema?

3.26 En una escala del 1 al 10 (siendo 10 el peor), ¿cómo clasificaría cada uno de los siguientes riesgos?

a) Un balcón de 10 pies no tiene barandal. Los trabajadores trabajan normalmente cerca de la orilla todos los días sin protección contra caídas.

b) Igual que la parte a), excepto que la superficie de trabajo es exterior y es muy resbalosa en días lluviosos.

c) No existe barandal en un balcón de 10 pies, al que un trabajador de mantenimiento sólo entra dos veces al año para darle servicio a un acondicionador de aire.

d) Un techo plano sin guardas al que sólo sube el personal de mantenimiento del aire acondicionado. La aproximación necesaria más cercana a la orilla del techo es de 25 pies.

e) Un escalón roto en una escalera (escalón medio de una escalera de 12 pies).

f) Botes de basura llenos en exceso en el salón de comedor.

g) Un cable de un polipasto de 2 toneladas con alambres peligrosamente frágiles y rotos en varios hilos.

h) La cabeza abombada de un cincel.

3.27 ¿Qué limita la región de la esfera de control y qué factores pertenecen a esta región?

3.28 ¿En qué circunstancias es incorrecto utilizar la simple suma de probabilidades de eventos causales para calcular la probabilidad de un evento resultante de uno de dos eventos causales suficientes?

3.29 El evento A tiene una probabilidad de ocurrencia p_a, el evento B tiene una probabilidad de ocurrencia p_b, y ambos eventos son independientes. Tanto A como B son causas suficientes para un incidente de pérdida. El evento C ocurre. Escriba una fórmula para calcular la probabilidad de ocurrencia del incidente de pérdida, evento C.

3.30 El evento A tiene una probabilidad de ocurrencia de 0.3, el evento B tiene una probabilidad de ocurrencia de 0.2, y ambos eventos son independientes. Tanto A como B son causas suficientes para un incidente de pérdida. El evento C ocurre. Escriba una fórmula para calcular la probabilidad de ocurrencia del incidente de pérdida, evento C.

3.31 Estudie las normas de OSHA para encontrar ejemplos de la aplicación de cada uno de los tres principios de falla-seguridad.

3.32 ¿Qué concepto de ingeniería parece haberse aplicado erróneamente en el desastre de la pasarela del hotel en la Ciudad de Kansas?

3.33 ¿Qué es un "control de hombre muerto"? Dé un ejemplo diferente a los de este libro.

3.34 Dé un ejemplo del uso de la "redundancia" en el diseño de la ingeniería, distinto a los de este libro.

3.35 La conducción a la defensiva es un ejemplo de la aplicación de ¿cuál de los tres principios de falla-seguridad?

3.36 Diga cómo se puede aprovechar el FMEA en un programa de mantenimiento preventivo.

3.37 Se puede decir que casi cualquier sustancia es venenosa para los humanos. Explique cómo es que esto puede ser cierto citando un ejemplo de una sustancia aparentemente inofensiva.

3.38 Explique el término "farmacocinética" y cómo se aplica en la seguridad y la salud laborales.

3.39 ¿De qué manera es útil el campo de la epidemiología en la seguridad y salud laborales?

3.40 ¿Qué personas o instituciones realizan estudios de toxicología y epidemiología y por qué?

3.41 ¿Qué cree que sea un riesgo más serio, el radón, o el asbesto? ¿Por qué?

3.42 ¿Qué es un proceso Poisson? ¿Cómo se relaciona con la ley de Murphy?

3.43 Cuando un administrador de seguridad y salud cuestiona un proceso que se ha venido practicando en la planta por muchos años, ¿qué principio de diseño de la ingeniería está siendo considerado?

3.44 Explique la diferencia entre guardas y barreras en la aplicación de los principios de diseño de la ingeniería.

3.45 ¿Qué desventaja se debe evitar al aplicar el principio de diseño de la ingeniería de "advertencia"?

3.46 ¿Alguna vez ha ignorado una etiqueta de advertencia en una máquina? ¿Por qué a veces se ignoran las etiquetas de advertencia? ¿Qué soluciones alternas podrían ser mejor que las etiquetas de advertencia para problemas de riesgos?

3.47 Explique cómo se puede utilizar el método analítico para enfrentar riesgos en el lugar de trabajo para facilitar los otros tres métodos.

3.48 De los cuatro métodos principales para evitar riesgos comentados en este capítulo, mencione dos que se han utilizado para motivar a los motociclistas a utilizar cascos. En su opinión, ¿cuál de los dos ha sido más efectivo?

3.49 ¿Por qué cuando sólo se cuenta con el apoyo de la gerencia no es posible lograr que se realice un trabajo utilizando el método psicológico para evitar riesgos? ¿Qué más se necesita?

3.50 Identifique 10 principios de diseño o métodos utilizados para aplicar el método de ingeniería para reducir o eliminar riesgos.

3.51 ¿Qué beneficio fundamental comparte el análisis del árbol de fallas y los diagramas de espina de pescado?

EJERCICIOS DE INVESTIGACIÓN

3.52 A partir de su propia experiencia, de investigación en la biblioteca, o de entrevistas a otros, construya una historia de un caso real sobre un accidente fatal del que se haya culpado al descuido, pero que podría haberse evitado mediante un mejor diseño de ingeniería.

3.53 Elija un riesgo real y reúna información sobre las posibles causas que podrían provocar un accidente con relación a este riesgo. Construya un diagrama de árbol de fallas para relacionar las causas con el evento de pérdida.

3.54 Busque en Internet detalles sobre el desastre de la pasarela elevada del hotel en la ciudad de Kansas.

3.55 Considere la historia del siguiente accidente:

El 4 de julio de 1980, tres trabajadores con edades de 14, 16 y 17 años, estaban instalando un letrero en una tienda de anzuelos al lado de una carretera estatal. Estaban usando una escalera metálica telescópica, montada sobre un camión para descargar y colocar un soporte vertical de acero para el letrero. Dos de los trabajadores sostenían y guiaban el soporte, mientras el tercero estaba sobre la plataforma del camión accionando los controles de la escalera telescópica. La escalera metálica tuvo contacto con una línea eléctrica aérea de 13,200 voltios. Los dos trabajadores que guiaban el soporte de acero estaban parados sobre el piso y se electrocutaron inmediatamente. El tercer trabajador intentó romper el contacto con la línea de energía accionando los controles, pero éstos habían quedado inutilizados, probablemente porque el cableado de control se había quemado al contacto con el alto voltaje. Entonces, el trabajador brincó del camión y le dio la vuelta para ir al frente para tratar de manejarlo y alejarlo para romper el contacto. Al asir la manija de la puerta de la cabina del camión, aún estaba parado sobre el suelo, lo que dio una trayectoria para que la corriente pasara por su cuerpo. La compañía del servicio eléctrico había equipado la línea con un "recerrador", que normalmente habría abierto el circuito en estas condiciones, pero por varias razones no lo hizo en este caso. Por lo tanto, la energía se mantuvo activada por mucho tiempo. El alto voltaje y la corriente quemante finalmente rompieron la resistencia dieléctrica de las llantas de hule y explotaron. Esto hizo que cambiara la posición del camión y que se rompiera el contacto con la línea de energía, pero no antes de que uno de los trabajadores se hubiera quemado a la mitad y de que las piernas de otro de ellos también se hubieran quemado; los tres trabajadores murieron. ¿Cómo se pueden prevenir futuros accidentes de este tipo? Compare los cuatro métodos básicos para evitar accidentes como éstos.

PREGUNTAS DE INVESTIGACIÓN DE NORMAS

3.56 Utilice el portal de OSHA, o la base de datos del portal Companion para buscar normas de la industria en general ("General Industry") que se relacionen con la capacitación. Determine el porcentaje de emplazamientos que se clasifican como "serios".

3.57 Busque en las normas de OSHA cómo se usa la palabra ingeniería en cualquiera de las normas de la industria en general.

3.58 Con base en lo que ha aprendido en este capítulo, haga una lista de cinco palabras que asocie con el método de ingeniería para los riesgos de seguridad y salud. Realice una investigación de las normas de OSHA para determinar si alguna de estas palabras aparece en la normas de la industria en general.

CAPÍTULO 4

Impacto de las regulaciones federales

El campo de la seguridad industrial y la salud dio un gran paso a principios de la década de 1970. Sin embargo, algunos se preguntarán si dicho paso fue hacia delante o hacia atrás. El 29 de diciembre de 1970, el Congreso de Estados Unidos aprobó la Ley Williams-Steiger de Seguridad y Salud en el Trabajo (Williams-Steiger Occupational Safety and Health Act) mediante la cual se creó OSHA, la Administración de la Seguridad y Salud Ocupacional del Departamento del Trabajo de Estados Unidos. OSHA tuvo un mal inicio y de inmediato se convirtió en el blanco de duras críticas por parte del público. Sin embargo, al mismo tiempo la agencia centró la atención de manera instantánea en el campo de la seguridad industrial y la salud. Algunos cambios en los gobiernos federales han modificado los métodos de OSHA, los cuales se examinarán en este capítulo, junto con los criterios básicos de acuerdo con los cuales se fundó OSHA. Independientemente de los cambios que pudiera sufrir OSHA, su impacto en el campo es permanente, y este libro no estaría completo sin analizar ese impacto.

La mayoría de la gente piensa en OSHA cuando se menciona el tema de regulaciones federales de seguridad y salud. Sin embargo, también existen la Administración de Seguridad y Salud en Minas (MSHA, Mine Safety and Health Administration); la Ley de Control de Sustancias Tóxicas (TOSCA, Toxic Substances Control Act); y la Comisión de Seguridad de los Productos al Consumidor (CPSC, Consumer Produc Safety Commision). La mayoría de estas agencias y reglamentos que rigen la seguridad y salud tomaron como modelo a OSHA y sus reglamentos. Por lo tanto, este capítulo analiza el criterio básico de OSHA y el impacto que ha tenido en el campo de la seguridad industrial y la salud.

NORMAS

El cambio más importante que OSHA generó en la industria fue un libro que contiene normas federales. Prácticamente nunca antes todas las industrias generales habían estado regidas por un libro de reglas obligatorias por decreto federal en materia de seguridad y salud para los trabajadores. Esta serie de reglas integraron la base de inspección, emplazamientos, penalizaciones, y prácticamente todas las actividades en las que OSHA estaba involucrada. No obstante, el libro carecía de una regla; es la regla más importante de todas y se analizará en primer lugar.

Cláusula del Deber General

El Congreso decidió establecer una regla general que todos debían cumplir y ésta se incluyó en su totalidad en el texto de la ley que creó OSHA. Esta regla, denominada *Cláusula del Deber General*, podría denominarse el *Primer Mandamiento de OSHA*, y establece lo siguiente:

Ley pública 91–596

Fracción 5(a) Cada patrón...

proveerá a cada uno de sus empleados de un empleo y un lugar para desempeñarlo sin riesgos reconocidos que causen o pudieran causar la muerte o un daño físico grave a sus empleados...

OSHA cita la Cláusula del Deber General en todos aquellos casos en que se argumenta una violación grave en materia de seguridad y salud, a la cual no parece aplicar una regla específica. Esto ha generado algunas críticas por parte de la industria ya que una vez que ha ocurrido un accidente serio, es fácil concluir que existía una situación insegura. No obstante, antes que ocurriera el accidente, podría no haber estado claro que debió haberse hecho, en especial cuando se carece de una regla específica que sirva de guía. En algunas ocasiones también podría aplicarse alguna regla específica y OSHA ha citado tanto la Cláusula del Deber General como la norma específica. Cuando en definitiva una situación viola una norma específica, por lo general OSHA ni siquiera se molesta en señalar la Cláusula del Deber General.

Si la Cláusula del Deber General es el Primer Mandamiento de OSHA, el segundo es muy parecido:

Ley pública 91–596

Fracción 5(b) Cada empleado cumplirá con las normas de seguridad y salud laboral y todos los decretos, reglamentos y reglas promulgados de conformidad con esta Ley aplicables a sus propias acciones y conducta.

Cabe mencionar que la Fracción 5(a)(1) describe una responsabilidad de los patrones, mientras que la Fracción 5(b) describe una que corresponde a los empleados. Las penas se imponen en el caso de violaciones por parte del patrón; sin embargo, no se impone pena alguna en el caso de violaciones por parte de los empleados. Se han realizado emplazamientos con respecto a la fracción 5(a)(1) con bastante frecuencia; no obstante, hasta donde los autores de este libro saben, nunca ha sucedido lo mismo con respecto a la Sección 5(b).

Elaboración de las normas

Además de la Cláusula del Deber General, la ley OSHA también instauró la maquinaria para que OSHA emitiera nuevas normas, demasiado técnicas y detalladas como para incluirse una por una en el texto de la ley. OSHA elabora normas mediante un proceso conocido como *promulgación*, como se expone en la Ley de Seguridad y Salud Ocupacional de 1970. La Secretaría del Trabajo de Estados Unidos puede decidir si se introduce una norma nueva o si se eliminan algunas existentes a consecuencia de ciertas recomendaciones de la Secretaría de Servicios Humanos y de Salud (HHS, Secretary of Health and Human Services), organismos generadores de normas nacionales, gobiernos estatales o locales o individuos afectados. La norma propuesta se publica en el *Federal Register* y los interesados cuentan con un plazo de 30 días para enviar por escrito sus comentarios respectivos. En caso de existir objeciones a la norma propuesta, los interesados pueden solicitar una audiencia pública al respecto. Tras una audiencia, la Secretaría del Trabajo emitirá la Regla Final o la nueva norma dentro de un plazo de 60 días. OSHA está facultada para emitir la Regla Final con base en su análisis de los comentarios públicos; sin embargo, es posible impugnar la Regla "Final" en los tribunales, lo cual sucede con frecuencia, ya sea por intereses laborales que consideran que no es suficientemente útil, o por intereses empresariales que consideran que la ley ha llegado demasiado lejos. La totalidad del proceso, incluyendo las impugnaciones en los tribunales, puede llevar años de negociación. Incluso el Congreso llega a participar en asuntos de gran controversia. En el capítulo 8 se muestra un ejemplo con respecto a una norma de ergonomía.

La ley OSHA también reconoce que en algunos casos es necesario tomar acciones inmediatas para proteger a los empleados cuando se hallan nuevos riesgos y peligros y dichos riesgos exponen a los empleados a un "peligro grave". La ley OSHA autoriza a la Secretaría del Trabajo a emitir Normas Temporales de Emergencia (ETS, Emergency Temporary Standards) en las que se abordan dichos asuntos. No obstante, la norma propuesta debe revisarse y promulgarse de conformidad con el proceso mencionado con anterioridad.

De manera similar al proceso de apelaciones a emplazamientos que se tratará más adelante en este capítulo, es posible hacer una apelación judicial a cualquier norma final o de emergencia. Dicha apelación no impide el cumplimiento de la nueva norma durante la revisión judicial, salvo que exista una orden específica para ello por parte del tribunal. Además de la promulgación de normas derivadas del esfuerzo de OSHA, el Congreso de Estados Unidos puede decretar, y ha decretado, nuevas normas por medio de la legislación. Tal fue el caso con respecto a la norma sobre patógenos sanguíneos, 1910.1030, que se abordó en el capítulo 2.

Consenso nacional

La ley OSHA reconoció la existencia de normas de consenso nacional ya en uso antes de la promulgación de dicha ley. Ésta es una parte muy importante de ésta, puesto que facultaba a OSHA a pasar por alto las salvaguardas procesales antes mencionadas y a emitir normas sin consultar al público. El principio en el que se basaba esta facultad era que el público ya había aceptado las normas antes de su existencia. La facultad de OSHA para emitir normas de consenso nacional expiró a principios de 1973, dos años después de la fecha de que entrara en vigor la Ley. Por lo tanto, después de dos años, OSHA ya no estaba autorizada a "engendrar" normas de seguridad y salud. Los dos organismos líderes a nivel nacional generadores de normas, el Instituto Estadounidense de Normas Nacionales (ANSI, American National Standards Institute) y la Asociación Nacional de Protección contra Incendios (NFPA, National Fire Protection Association), elaboraron el mayor número de normas de consenso nacional.

Además de éstas, también se permitía que OSHA adoptara como norma general cualquier norma federal establecida. Anteriormente, las normas federales establecidas sólo tenían aplicación sobre grupos limitados, como la industria de la construcción o los contratos gubernamentales. Mediante la ley OSHA, el Congreso permitió a esta agencia ampliar la aplicación de dichas normas prácticamente a todas las industrias.

El problema principal con las normas de consenso nacional era determinar si en realidad alguna vez habían representado al consenso nacional. Prácticamente nunca se había exigido el cumplimiento de alguna de dichas normas, y el lenguaje empleado ponía de manifiesto que quienes redactaron en un principio muchas de ellas nunca tuvieron la intención de que fueran reglas obligatorias sujetas a penalizaciones económicas por parte de aquellos patrones que las violaran. Este asunto se abordará más adelante en la sección titulada "Demandas públicas".

Estructura

Al analizar las normas, este libro en ocasiones emplea los términos *norma horizontal* o *norma vertical*. El administrador de seguridad y salud debe entender estos términos. Antes de la creación de OSHA, los estados hacían cumplir los códigos de seguridad y salud por industria mediante la emisión independiente de manuales de reglas que cada una de las industrias debía cumplir. A estas normas se les ha llamado *normas verticales*. En contraste, el criterio básico de OSHA es generalizar y organizar normas por fuente de riesgo, independientemente de la industria. Dichas normas se denominan *normas horizontales*. Existen ciertas normas que OSHA limita en su alcance a una industria en particular; no obstante, éstas son excepciones; la estructura básica de las normas es horizontal.

OSHA tuvo que usar, en su mayor parte, el criterio horizontal. La naturaleza de la propia ley OSHA era autorizar que la nueva agencia generalizara algunas normas específicas. Imagine por un momento la enorme cantidad de libros que se hubieran publicado si OSHA hubiera intentado escribir un libro de normas independiente para cada una de las industrias, escudriñando entre las normas de consenso nacional para determinar cuáles deberían incluirse para cada industria. Sería inevitable que categorías de la industria poco comunes "quedaran en el limbo" bajo un esquema vertical, al no estar dentro del alcance ni de una norma ni de otra.

Mediante el empleo del criterio horizontal, OSHA puso en manos del público el escudriñamiento entre las normas. Por lo tanto, se publicó un libro general de normas titulado *General Industry, Part 1910* (*Industria en general, parte 1910*) con el propósito de abarcar prácticamente todas las industrias. Un fabricante de tazas de té debe consultar el mismo libro que consulta el ejecutivo de una línea aérea, y ambos deben decidir si deben preocuparse por una disposición titulada "andamios de caballete".

La industria de la construcción es una de las industrias por las que OSHA publicó una norma vertical titulada "Construction Standards, Part 1926" ("Normas para la Construcción, Parte 1926"), pero incluso la Parte 10, más general, abarca estas categorías especiales de industrias con respecto a cualquier riesgo para el que no existe alguna norma en la norma vertical más exacta. OSHA sí facilitó la labor de cumplimiento al publicar de manera subsecuente una norma de construcción mayor, que incluyó aquellas partes de la norma de la industria en general que OSHA podría citar en sitios de construcción. Sin embargo, no renunció al derecho de recurrir a las normas de la industria en general, las cuales no se incluyeron siquiera en la versión más extensa de la norma de la construcción.

A finales de 2008, los autores de este libro realizaron un análisis de las estadísticas de cumplimiento durante el año fiscal 2008 sobre las inspecciones federales de OSHA limitadas de manera exclusiva a las operaciones de construcción. Los resultados se muestran en la figura 4.1. A pesar del hecho de que OSHA cuenta con una norma vertical especialmente dedicada a la construcción (norma OSHA 1926), un porcentaje importante de los emplazamientos de cons-

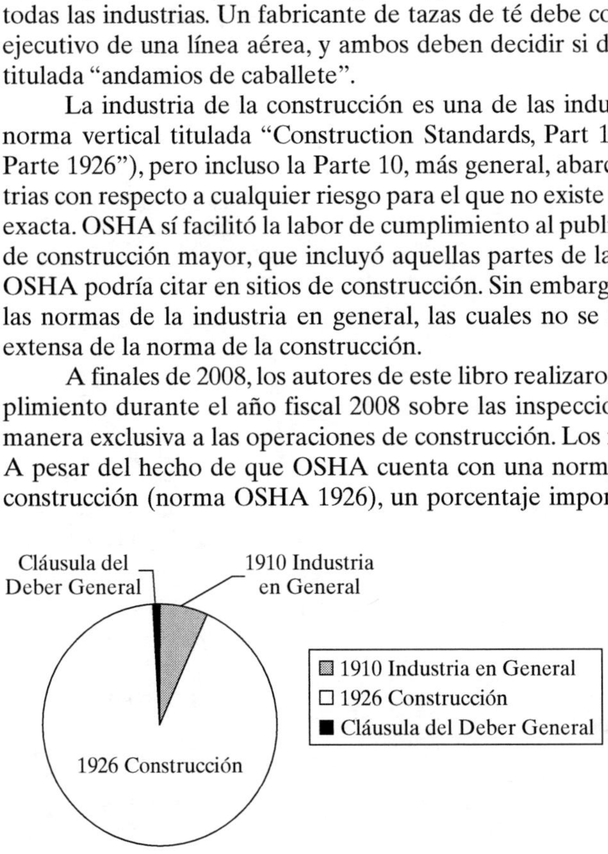

FIGURA 4.1

Comparación de emplazamientos de OSHA para la industria de la construcción con base en las Normas de la Industria en General (Parte 1910), las Normas de la Construcción (Parte 1926) y la Cláusula del Deber General (Fracción 5.a.1) para el año fiscal 2008.

FIGURA 4.2

Diagrama de Venn para representar la relación de dos tipos distintos traslapados de equipos.

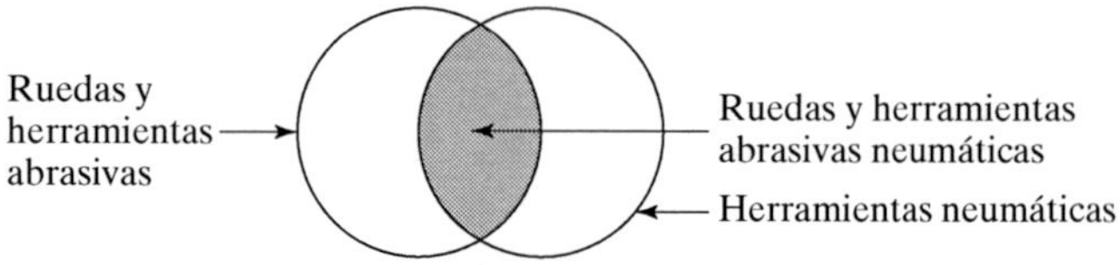

trucción a nivel nacional corresponde a la Cláusula del Deber General y a la norma de la Industria en General (norma OSHA, Parte 1910).

El concepto de normas verticales contra horizontales se despliega dentro de las subdivisiones y párrafos individuales de la norma OSHA. Por ejemplo, la norma OSHA 1910.106 hace referencia a líquidos inflamables y combustibles y es básicamente una norma horizontal que se aplica en la industria en general. Sin embargo, dentro de la norma se encuentra el párrafo 1910.106(i) titulado "Refinerías, plantas químicas y destilerías". Por lo tanto, dicha porción del párrafo 1910.106 debería considerarse una norma vertical que se aplica únicamente a las industrias mencionadas.

Uno de los problemas al determinar el alcance de todas las normas, y de las normas verticales en particular, es la inviabilidad de una clasificación exclusiva de industrias y equipos. Considere el diagrama de la figura 4.2 (llamado *diagrama de Venn*), el cual relaciona dos clases de equipos diferentes. Los círculos representan las dos clases, y el área sombreada es el traslape de ambos grupos. Los círculos también podrían considerarse normas de seguridad y, en consecuencia, el equipo que representa el área sombreada estaría sujeto a ambas normas.

Otra clasificación de las normas las divide en *normas de especificaciones* y *normas de desempeño.* Las normas de especificaciones son más fáciles de cumplir, puesto que indican en detalle exactamente lo que debe hacer el patrón y cómo hacerlo. No obstante, las normas de desempeño tienen sus ventajas, ya que dan libertad al patrón de planear formas innovadoras para eliminar o reducir los riesgos. En resumen, una norma de especificaciones hace hincapié en los métodos, mientras que una norma de desempeño lo hace en los resultados. La comparación se aprecia mejor mediante un ejemplo.

Ejemplo 4.1

a) Ejemplo de una norma de *especificaciones*:

Norma OSHA 1910.110: Almacenamiento y manejo de gases licuados de petróleo

- **c)** Sistemas de cilindros
  - **5)** Contenedores y equipos empleados dentro de edificios o estructuras
    - **vi)** El uso de contenedores está permitido en instalaciones industriales con fines de procesamiento, investigación o experimentales de la siguiente manera:
      - **a)** …
      - **b)** Los contenedores conectados a un colector deberán tener una capacidad total de agua no mayor a 735 libras (capacidad nominal de gas LP de 300 libras) y no más de uno de estos colectores podrá instalarse en el mismo cuarto, a menos que esté separado por una distancia mínima de 20 pies de una unidad similar.

b) Ejemplo de una norma de *desempeño*:

Norma OSHA 1910.36: Requisitos generales (en el inciso E – Medios de Egreso)

- **b)** Requisitos fundamentales

(2) Cada edificio o estructura deberá ser construida, distribuida y equipada, y debe dársele mantenimiento y operarse de modo que se evite poner en peligro la vida y la seguridad de sus ocupantes a consecuencia de incendios, humo o situaciones de pánico, durante el tiempo necesario para salir del edificio o la estructura en caso de incendio u otra emergencia.

La norma en la parte (a) no deja duda al lector sobre lo que debe hacerse y especifica con exactitud los límites de los contenedores y colectores dentro del cuarto. No existe un margen para que el patrón planee una manera mejor, quizá más segura y barata, de reducir al mínimo los riesgos. Sin embargo, una vez que se han cumplido las normas exactas, el patrón puede estar seguro de que no enfrentará algún emplazamiento.

En la norma de desempeño que se indica en la parte (b), puede observarse que los patrones tienen todo tipo de libertades para construir sus edificios a fin de evitar un "peligro" indebido. Si se desarrolla un nuevo tipo de alarma eficaz de detección de humo y ésta se encuentra disponible en el mercado, el patrón tiene la opción de instalar la alarma nueva o de poner en práctica una estrategia distinta para mejorar la seguridad en caso de "incendio u otra emergencia". No obstante, con la norma de desempeño se puede generar un desacuerdo entre un inspector encargado de hacer cumplir las normas y el patrón con respecto a la efectividad de los métodos que eligió éste como medio de protección contra riesgos indebidos.

Casi ninguna norma encaja de manera exacta en uno de los dos tipos; más bien encaja con dificultad en una u otra categoría. Los patrones tienden a preferir las normas de desempeño, mientras que los funcionarios encargados de hacer cumplir las normas por lo general prefieren las de especificaciones. Sin embargo, este asunto no divide claramente a ambos grupos. Algunas veces los patrones prefieren las normas de especificaciones ya que es más fácil determinar si una instalación o un equipo determinado cumplen con una norma de especificaciones. Además, unos cuantos funcionarios encargados de hacer cumplir las normas prefieren la norma de desempeño, puesto que en caso de accidente, ésta tiende a reforzar el caso para un emplazamiento, independientemente de las medidas específicas que el patrón haya tomado para evitar el riesgo.

NIOSH

El Instituto Nacional para la Seguridad y Salud Ocupacional (NIOSH, National Institute for Occupational Safety and Health) se fundó mediante la ley OSHA para llevar a cabo labores de investigación y capacitación. En este libro se menciona a NIOSH debido a su importante participación en la recomendación a OSHA de nuevas normas. OSHA posee la facultad exclusiva de promulgar nuevas leyes; sin embargo, NIOSH desarrolla los criterios para las nuevas normas y realiza la investigación pertinente para justificar la necesidad de contar con nuevas normas. Con frecuencia se piensa que NIOSH está relacionado principalmente con la salud y materiales tóxicos; no obstante, cabe recordar que NIOSH también es responsable de la investigación y el desarrollo de normas de seguridad.

A pesar de que la ley OSHA dio un nuevo significado a la agencia, en realidad la creación de NIOSH es previa a la de OSHA. Ya en 1914, NIOSH formaba parte del departamento de Higiene Industrial e Higienización de Pensilvania. En 1937, se convirtió en la División de Higiene Industrial como parte de los Institutos Nacionales de Salud en Estados Unidos. Cabe señalar la exclusión de la palabra seguridad en el título del organismo durante este periodo. Esta orientación continuó durante varias décadas cuando la agencia formó parte de la Oficina de Servicios del Estado en 1944 y la Oficina de Salud Ocupacional en 1968. Dos años más tarde, la ley OSHA elevó la categoría de la agencia para incluir la seguridad y la integró al Departamento de Salud, Educación y Bienestar (HEW, Health and Education, and Welfare), el cual posteriormente tomó el nombre de Departamento de Servicios Humanos y de Salud (HHS, Department of Health and Human Services).

CUMPLIMIENTO

La seguridad y la salud laboral deberían ser temas de vital interés e importancia independientemente de OSHA; sin embargo, la mayoría de nosotros no nos hubiéramos percatado de ello si en la década de 1970 no se hubiera otorgado a OSHA la facultad de inspeccionar industrias y emitir emplazamientos con penalizaciones económicas.

Inspecciones

La ley OSHA original otorgó al funcionario de esta agencia el derecho de ingresar a una fábrica u otro lugar de trabajo sin retraso (en momentos razonables) tras la presentación de credenciales, que consistían en una identificación básica del funcionario, pero no una orden de cateo emitida por un tribunal. Posteriormente, un empresario de Idaho impugnó el derecho de un funcionario de gobierno a realizar dicha inspección, y la Suprema Corte de Estados Unidos dictaminó a su favor en la famosa Resolución Barlow en 1978. Ahora los patrones pueden invocar a la Cuarta Enmienda de la Constitución de Estados Unidos y solicitar a OSHA que obtenga una orden de cateo para realizar inspecciones.

Algunos gerentes de distintas compañías asumen la postura de que no existe el "momento razonable" para recibir la visita de un inspector de OSHA. Argumentan que su planta cuenta con procesos de propiedad exclusiva tales, que la visita de un inspector pondría en riesgo sus secretos comerciales. El Congreso anticipó esta excusa y estableció que cualquier información que pudiera revelar un secreto comercial debía mantenerse de forma confidencial. En realidad, esta disposición resultó fundamental para evitar conflictos entre OSHA y las leyes existentes de protección a los secretos comerciales.

Las inspecciones de OSHA se generan de conformidad con las siguientes prioridades:

1. Peligro inminente.
2. Decesos y accidentes mayores.
3. Queja de los empleados.
4. Industrias de alto riesgo.

El peligro inminente sería una situación en la que podría esperarse que ocurriera la muerte súbita o un daño físico serio. El tiempo es un elemento fundamental en estas situaciones y los procedimientos de cumplimiento comunes podrían resultar demasiado tardíos para proteger a los trabajadores. OSHA podría acudir a un tribunal de distrito de Estados Unidos y obtener una orden judicial temporal para retirar a los empleados de su área de trabajo en caso de peligro inminente. Una acción de ese tipo sería poco común y debe ser razonable y permitir a algunos empleados permanecer en el lugar de trabajo para corregir la condición y aprobar un paro seguro y ordenado. Si el proceso es continuo, un paro repentino podría afectar al equipo e incluso resultar inseguro. OSHA está consciente de ello y, en el caso de operaciones de proceso continuo no es necesario que éste se interrumpa por completo; se permite que un equipo piloto permanezca y mantenga la capacidad del proceso para reanudar las operaciones normales.

OSHA establece el requisito de hacer una llamada telefónica u otro tipo de notificación dentro de un periodo de 8 horas a partir de la ocurrencia de accidentes fatales o accidentes que provoquen la hospitalización de tres o más personas. Esta notificación invariablemente generará una inspección por parte de OSHA, puesto que esta categoría de inspecciones es la segunda prioridad sólo para las inspecciones de peligro inminente. De hecho, en un principio, las muertes provocadas por accidente se consideraban como la más alta prioridad; posteriormente, se decidió que sería mejor que OSHA otorgara una mayor prioridad a los riesgos serios, quizá fatales, antes de la ocurrencia del accidente y no después de éste. Sin embargo, OSHA cuenta con una política de investigación de ambas categorías dentro de un plazo de 24 horas después de la notificación.

Otro tipo de lesión que requiere de notificación inmediata a OSHA se encuentra en la norma para las prensas mecánicas. Debido al alto potencial de lesiones serias, OSHA requiere de la notificación de todas las lesiones en los puntos de operación derivadas del manejo de prensas mecánicas en un plazo de 30 días a partir de la lesión de conformidad con la norma 1910.217(g). La protección a los empleados con respecto a estos riesgos se analizará con mayor detalle en el capítulo 15.

Un empleado puede solicitar que OSHA investigue un riesgo mediante la presentación de una queja ante dicho organismo, en la que describa el peligro que cree que existe en el lugar de trabajo. Para que sea válida, la queja debe contar con la firma del empleado. Muchos trabajadores temen que se les recrimine o se tomen represalias en el caso de presentar quejas de manera constante. Sin embargo, OSHA está obligada por ley a mantener en la confidencialidad los orígenes de la queja de un empleado, si así lo solicita. Además, el empleado cuenta con salvaguardas adicionales en contra de actos de discriminación, como se explicará más adelante en este capítulo.

La siguiente prioridad en la categoría de quejas son las inspecciones de industrias que de acuerdo con las estadísticas, son particularmente riesgosas. A principios de la puesta en marcha del programa de cumplimiento de OSHA, se catalogó a una serie de industrias como industrias meta. Posteriormente se designó a un grupo encargado de las normas de salud meta. Después, la atención centrada en el Programa de Industrias Meta (TIP, Target Industries Program) cambió a un programa de énfasis especial, el cual determinó los hundimientos en zanjas y excavaciones como la preocupación principal. Más tarde se creó el Programa de Énfasis Nacional (NEP, National Emphasis Program), cuyo énfasis se centraba en fundiciones y estampado de metal.

Un énfasis persistente desde la creación de OSHA ha sido la industria de la construcción, reconocida generalmente como riesgosa, en especial desde el punto de vista de la seguridad. Otras industrias también se consideran riesgosas con base en la evidencia estadística de que los índices de incidencia, como TRC (casos totales registrables), DART (días de incapacidad por restricción o transferencia) o DAFWII (casos de incapacidad por lesiones y enfermedades), como se definió en el capítulo 2, son mayores que los promedios nacionales para la clasificación de industrias correspondiente (número SIC o NAICS) de conformidad con los informes anuales de la Oficina de Estadísticas del Trabajo (BLS, Bureau of Labor Statistics). Los índices de incidencia a nivel nacional son variables, ya que sufren un ligero ajuste cada año, por lo general a la baja.

Emplazamientos

Después de la inspección, OSHA puede emitir un emplazamiento por supuestas violaciones a normas específicas o a la Cláusula del Deber General. El límite previsto por la ley es 6 meses. Por lo tanto, si no se recibe emplazamiento dentro de dicho plazo, el patrón puede estar seguro de que no se presentará ningún otro. Existe un número cada vez mayor de empresas que no recibe un emplazamiento tras la inspección. De vez en cuando, OSHA ha indicado este porcentaje y designado a estas empresas como “en cumplimiento”. Sin embargo, la denominación puede constituir un error, puesto que la profundidad de las inspecciones varía de manera considerable. Es muy probable que una inspección verdaderamente exhaustiva a una fábrica de cualquier tamaño, salvo el más pequeño, revele algunas violaciones a OSHA. El funcionario de OSHA encargado de supervisar el cumplimiento de las normas puede mostrarse renuente a emitir un emplazamiento y pasar por alto algunos asuntos menores si considera que el patrón ha mostrado buena voluntad en el cumplimiento de ellas.

OSHA reconoce que algunas condiciones, a pesar de representar una violación a la ley, no tienen relación directa o inmediata con la seguridad o la salud. En estos casos puede emitir una notificación mínima en vez de un emplazamiento. Las notificaciones mínimas no conllevan una penalización económica.

Si se emite un emplazamiento, no se trata de un asunto muy privado. Para disgusto del administrador de seguridad y salud, el emplazamiento debe colocarse de forma notoria cerca de donde ocurrió la violación. Los empleados y la gerencia por igual tienen la posibilidad de leerlo y enterarse de la supuesta violación. Esto incrementa la conciencia general de las facultades de OSHA para hacer cumplir la ley y puede generar quejas por parte de los empleados sobre otras posibles violaciones. En lo que respecta a la gerencia, el administrador de seguridad y salud puede preparar a la alta gerencia al explicarle que muchas compañías reciben emplazamientos tras una inspección por parte de OSHA. El hecho de no cumplir con unas cuantas disposiciones de las normas no es un asunto grave.

La tabla 4.1 muestra la estructura de la pena máxima prevista por la ley para las violaciones de OSHA. Cabe señalar que muchas de dichas penalizaciones curiosamente comienzan con el número "7". Esta estructura algo peculiar tiene su historia. En un principio, el Congreso estableció penas máximas en números redondos como 1000 dólares (en el caso de una violación de poca importancia) y 10,000 dólares (en el caso de violaciones intencionales o recurrentes). No obstante, la Ley Miscelánea de Ajuste al Presupuesto de 1990 autorizó septuplicar el monto de las penas de OSHA (Foulke, 1992). La disposición que establece penas por "violaciones intencionales que traen como consecuencia la muerte" se omitió de la revisión que septuplicaba los niveles de las penalizaciones. Esta omisión creó una situación extraña en la que las penas máximas previstas por la ley en el caso de violaciones intencionales que traen como consecuencia la muerte en realidad son menores (10,000 y 20,000 dólares en el caso de infracciones que se cometen por primera o por segunda vez, respectivamente) que las penas máximas previstas por la ley en el caso de violaciones intencionales que *no* traen como consecuencia la muerte (70,000 dólares).

Las penas que impone OSHA pueden ser muy graves, como se indica en la tabla 4.1; sin embargo, las multas reales por lo general son insignificantes. Las penas por violaciones de poca importancia con frecuencia son inferiores a 100 dólares. OSHA posee una fórmula para calcular una

TABLA 4.1 Penas impuestas por OSHA (Máximas previstas por la ley)

Infracción (en dólares)	Pena máxima	Infractor
Violaciones de poca importancia	$7000	Patrón
Violaciones graves	$7000	Patrón
Violaciones intencionales ($5000 mínimo)	$70,000	Patrón
Violaciones recurrentes	$70,000	Patrón
Violaciones no eliminadas	$7000 *por día*	Patrón
Violación intencional que trae como consecuencia la muerte del empleado ($5000 mínimo)	$10,000 y/o 6 meses en prisión	Patrón
Segunda infracción: violación intencional que trae como consecuencia la muerte	$20,000 y/o 1 año en prisión	Patrón
Imposibilidad de enviar notificaciones, emplazamientos, etcétera	$7000	Patrón
Entrega de notificación anticipada con respecto a una inspección	$7000 y/o 6 meses en prisión	Cualquiera
Falsificación de registros o informes	$10,000 y/o 6 meses en prisión	Cualquiera
Asesinato de un inspector de OSHA	Cadena perpetua	Cualquiera

pena reducida, tomando en cuenta el tamaño de la empresa (las empresas pequeñas tienden a recibir multas menores), el historial de violaciones previas y la "buena voluntad" que muestre el patrón.

La tabla 4.2 muestra ejemplos de estos factores de ajuste de penalizaciones.

Para el momento en que se emite un emplazamiento determinado, la fórmula para calcular una posible reducción de la pena ya debe haberse aplicado.

A pesar de que la mayoría de las penas de OSHA son pequeñas, es posible que las multas se vuelvan muy severas. Cabe señalar que la pena por violaciones no eliminadas se evalúa por cada día que una violación permanece sin corregirse. Como ejemplo real, en 2008 un fabricante de metal en Buffalo, Nueva York recibió una multa por 75,000 dólares adicionales por no corregir una violación por la que la pena original propuesta era de 6,000 dólares. La compañía pagó la multa; sin embargo, supuestamente no corrigió la violación dentro del periodo de eliminación previsto por la ley. Algunas violaciones intencionales y recurrentes han generado multas por cientos de miles de dólares para una sola empresa, a pesar de que estos casos son raros.

Un asunto a considerar es cuántas veces se viola una norma dentro de una planta o lugar de trabajo. OSHA puede emitir un solo emplazamiento cuando el inspector observa que hay varios empleados expuestos a un riesgo determinado. Sin embargo, es posible que OSHA emita varios emplazamientos de la misma norma en la misma inspección, en respuesta a cada caso de violación de la norma por parte de un empleado. Por ejemplo, el equipo de protección personal aplica a un empleado a la vez, y OSHA ha tomado con seriedad la exposición de todos y cada uno de los empleados que carecen de protección de conformidad con la norma. En 2008, OSHA anunció su intento de hacer cumplir las normas de equipo de protección personal, con una base individual mediante la emisión formal de una notificación de creación de reglas propuesta en el Federal Register (Federal Register, número de expediente OSHA-2008-0031, 2008).

Además de las categorías de penas previstas por la ley que se incluyen en la tabla 4.1, en la década de 1980 OSHA estableció de manera administrativa una categoría adicional, la violación flagrante. De mayor gravedad que una violación intencional, una violación flagrante es una violación evidente que puede generar penalizaciones incluso mayores. El emplazamiento de violaciones flagrantes requiere de la autorización de las oficinas centrales nacionales de OSHA en Washington, D.C.

En los seminarios acerca de OSHA se formulan con mucha frecuencia las siguientes preguntas:

1. ¿Qué miembro de la organización va a prisión cuando se declara culpable al "patrón" de una violación intencional que trae como consecuencia la muerte?
2. ¿A dónde va a parar el dinero que obtiene OSHA por concepto de multas? ¿Al presupuesto de OSHA para el pago de inspectores?

En respuesta a la primera pregunta, puede interpretarse que "el patrón de una organización compleja" representa a toda la cadena de supervisión, desde el supervisor del empleado

TABLA 4.2 Factores de ajuste de las penalizaciones

Motivo del ajuste	Reducción de la pena (%)
1-25 empleados	60
26–100 empleados	40
101–250 empleados	20
250 o más empleados	0
Esfuerzo de buena voluntad	25
Historial (3 últimos años)	10

Fuente: Adaptación de *Everything You Wanted to Know about OSHA*, 2009.

víctima hasta el director general de la empresa. Sin embargo, lo que algunos casos indican es que por lo general OSHA intentará que sólo una persona culpable vaya a prisión. La razón fundamental es que OSHA intenta enjuiciar al gerente con la mayor autoridad, que tenía conocimiento de la violación y contaba con la facultad para corregirla, pero que no lo hizo, provocando la muerte del empleado. En el capítulo 7 se analizará una excepción particular en un caso en el que tres altos funcionarios administrativos de una sola compañía, incluyendo al dueño, fueron procesados por violaciones penales.

La segunda pregunta, ¿a dónde va a parar el dinero?, al parecer tiene sus orígenes en algunos esquemas de cumplimiento estatales o locales. Difícilmente parecería razonable depositar el dinero de las multas en los cofres de aquellos funcionarios que calculan las multas. No obstante, parece ser que el concepto erróneo de que OSHA permite quedarse con el dinero procedente de las multas aún permanece en la mente del público. Los orígenes de esta idea parecen ser la tradición de los reglamentos de las agencias estatales de inspección de calderas, las cuales se encargan de que el dinero recaudado se deposite en las cuentas de la división de inspección de calderas. Sin embargo, OSHA no utiliza esta estrategia y todas las multas se depositan directamente en el Tesoro de Estados Unidos y no se destinan para uso de OSHA. De cualquier manera, las multas serían insuficientes para que OSHA realizara sus operaciones, ya que el monto total recaudado al año por lo general es muy bajo en comparación con su presupuesto anual. Debe admitirse que la acción presupuestaria que realizó el congreso de Estados Unidos en 1990 con respecto a septuplicar la estructura de penas de OSHA, seguramente trajo como consecuencia alimentar la creencia pública de que el presupuesto de esta agencia se obtenía de las multas que imponía.

Un gran error que cometen muchos gerentes es pagar las multas que impone OSHA y después considerar que el asunto quedó cerrado. Dicha estrategia ignora un aspecto mucho más importante del emplazamiento: el periodo prescrito de eliminación. La propia multa de OSHA puede ser insignificante; el gran impacto del emplazamiento, en caso de aceptarse, es que debe corregirse cada elemento incluido en él, independientemente del costo. Por lo general, el costo de corregir violaciones es mucho mayor que el monto de la penalización que impone OSHA.

De hecho, un cálculo realizado en 1996 en relación con el costo que representa OSHA para las empresas supera los 33 mil millones de dólares al año (Mukherjee, 1996). Sin embargo debe reconocerse que esta cantidad no toma en cuenta el beneficio que obtiene la compañía de la reducción en los costos directos e indirectos por evitar lesiones y enfermedades.

Antes de aceptar un emplazamiento, el administrador de seguridad y salud debe tomarse unos minutos para considerar si es verdaderamente factible corregir la violación. Se cuenta con un plazo de tan sólo 15 días (hábiles) después de la recepción del emplazamiento para decidir apelarlo o no. Las apelaciones incluso pueden llegar, mediante procesos judiciales, hasta la Suprema Corte.

Es importante no confundir las apelaciones a emplazamientos con las discrepancias. Las primeras se aplican en el caso de patrones que ya han recibido un emplazamiento, mientras que las segundas lo hacen en el caso de patrones que necesitan tiempo para cumplir una norma o tienen una alternativa de cumplimiento que es más práctica y que también protege a los empleados.

Los periodos prescritos de eliminación pueden ser considerados muy importantes. Es fácil examinar los periodos de eliminación y concentrarse en la naturaleza de las violaciones y las penas propuestas. Puede parecer que el periodo de eliminación transcurre con rapidez, y después la empresa está sujeta a una posible nueva inspección y a penalizaciones más graves. Se sabe que OSHA es muy razonable en lo que a la prórroga de periodos de eliminación se refiere, si el patrón se pone en contacto con ellos y explica los motivos para solicitarla. No obstante, si el patrón no toma alguna medida y el funcionario de OSHA regresa, es muy probable que se haga acreedor a una pena grave. Es fácil que OSHA se muestre demasiado optimista acerca de los calendarios para la realización de cambios en las instalaciones, concediendo tiempo insuficiente para las aprobaciones administrativas, retrasos en la entrega de los equipos, los programas de instalación, y, desde luego, considerando la ley de Murphy. Es función del administrador de seguridad y salud tratar el tema de la eliminación y asegurarse de que OSHA establezca periodos razonables.

Discriminación del empleado

La tabla 4.1 no incluye una pena que en algunas ocasiones resulta cuantiosa: es la pena que paga el patrón por haber discriminado a un empleado que presentó una queja ante OSHA, respondió las preguntas de un funcionario de OSHA encargado del cumplimiento de las normas durante una inspección, o ejerció cualquier otro derecho que le otorga la ley OSHA. El gerente de una compañía debe ser muy cuidadoso en registrar los motivos para despedir a un empleado, en particular si éste cuenta con un historial de quejas por riesgos de seguridad y salud. Este tipo de quejas no es motivo de despido, y la compañía que lo hace por ello puede verse obligada en un futuro a reinstalar al empleado con un pago retroactivo. No se debe pagar al gobierno una multa por dicha infracción; sin embargo, si el caso no se resuelve en algunos meses, el costo de la reinstalación con pago retroactivo puede ser elevado.

Además del despido del empleado, OSHA reconoce otros medios de discriminación más sutiles. Esta agencia considera cualquiera de las siguientes acciones por parte de un patrón como discriminación ilegal, si se utiliza como castigo para el ejercicio de los derechos del empleado de acuerdo con OSHA:

- Liquidación.
- Disminución de jerarquía.
- Asignación a un puesto o turno no deseado.
- Negativa de ascenso.
- Amenazas o acoso.
- Poner al empleado en la "lista negra" frente a otros empleados.

OSHA incluso ha dicho a los empleados que los patrones pueden violar la ley por aplicar repentinamente un castigo a un empleado por "hacer algo mal" después de haber protestado por una condición riesgosa. Castigar a un empleado que haya presentado una queja por realizar una acción no relacionada con dicha queja, por la que no se sanciona a los demás empleados, incrimina de manera particular al patrón. Como puede observarse, el asunto puede ser muy delicado, y el administrador de seguridad y salud debe asegurarse de que todos los miembros de la gerencia, desde los supervisores de primer nivel, tengan cuidado de no discriminar a algún empleado de manera directa o indirecta por quejarse de violaciones en materia de seguridad y salud, ya sea durante el tiempo que trabaja en la empresa, o en el futuro, si busca empleo en otro lugar.

Un "derecho" cuestionable del trabajador es si un empleado puede dejar un empleo por condiciones inseguras o insalubres y aun así esperar el pago de su salario. Los tribunales han emitido fallos en contra de empleados que demandan el pago de su salario por parte del patrón por haber dejado su empleo, argumentando condiciones inseguras o insalubres.

DEMANDAS PÚBLICAS

OSHA superó una primera década tormentosa. A pesar de la validez de sus propósitos, se convirtió rápidamente en una de las agencias más odiadas que el gobierno federal alguna vez hubiera creado. En ocasiones, su desaparición parecía inminente; sin embargo, sobrevivió.

La raíz de las críticas del público hacia OSHA son sus normas. Mucho se ha dicho acerca de "inspectores quisquillosos", "multas injustificadas" y "técnicas al estilo Gestapo"; sin embargo, es probable que dichas críticas nunca hubieran surgido si las propias normas se hubieran establecido de manera diferente.

Las normas originales contenían unas cuantas disposiciones obsoletas que se eliminaron posteriormente. Otro problema fue que las disposiciones con carácter de asesoría con vocablos como "debería" se incorporaron como reglas obligatorias, las cuales empleaban términos como "debe". Los tribunales lo desaprobaron, al igual que el público. Desde entonces, el gobierno se ha esforzado en eliminar disposiciones con carácter de asesoría de las normas. Las normas federales también han recibido críticas por su nivel de detalle, ambigüedad, redundancia e irrelevancia.

Algunas de ellas han dado la impresión de estar más a favor de industrias a cargo de la fabricación de equipo de seguridad que de proteger a los trabajadores. Un buen ejemplo son las normas originales para los extintores de incendios. Ahora OSHA permite alternativas de este tipo de productos para muchas aplicaciones.

Una de las armas favoritas de los críticos de OSHA es la antigua pregunta: "¿Sirvió de algo?" Por lo general se sienten cómodos con la pregunta sin haber realizado un análisis a fondo, ya que creen que OSHA no podría tener algún efecto beneficioso medible. Es difícil evaluar el impacto de los reglamentos federales en la seguridad y salud de los empleados, puesto que incluso la manera de registrar las estadísticas ha cambiado desde la creación de OSHA. Ni siquiera se ha estado de acuerdo en el punto de afirmar si los cambios en la forma de registro han hecho que mejore o empeore la perspectiva de los índices de lesiones y enfermedades. Algunos consideran que la presencia de OSHA junto con los funcionarios encargados del cumplimiento de las leyes que analizan los registros de lesiones y enfermedades ha tentado a la gerencia a esconder estas últimas, haciendo que el registro general correspondiente —de acuerdo con OSHA— se vea mejor de lo que realmente es. Otros creen que en virtud de que la ley obliga a mantener un registro de las lesiones y los accidentes que requieren tratamiento médico, los resúmenes estadísticos mostrarán más este tipo de datos, lo que afectará la percepción que se tiene de OSHA. Sin embargo, es indudable que en algunas áreas esta agencia ha tenido un impacto positivo en la seguridad y la salud de los trabajadores. Aunque se han registrado resultados dramáticos en la reducción de muertes provocadas por hundimientos en zanjas y excavaciones, el panorama general con respecto al efecto de OSHA en las muertes provocadas por accidentes no es impresionante, como muestra la figura 4.3. Aun cuando las muertes provocadas por accidentes en el lugar de trabajo mostraron una impresionante tendencia a la baja durante el siglo pasado, dicha tendencia no parece haber mejorado gracias a la labor de OSHA. Griffin (Griffin, 1993) estudió la importancia estadística del efecto de OSHA en las muertes provocadas por accidentes y no descubrió algún efecto estadísticamente importante. De hecho, descubrió la tendencia a seguir una línea recta muy cercana a un coeficiente de correlación estadística (r^2) de 0.99, al analizar los datos obtenidos durante 38 años (de 1954 a 1991). La figura 4.3 muestra esta relación lineal tan fuerte, sin cambios aparentes en la tendencia cerca de la fecha de creación de OSHA en 1971 o en algún año posterior.

El concepto de la efectividad de costos continúa ganando importancia. Así, la antigua pregunta "¿resulta útil alguna regulación federal?" está cambiando por la pregunta: "¿La regulación hace lo suficiente para garantizar el costo del cumplimiento?". El costo del cumplimiento es una

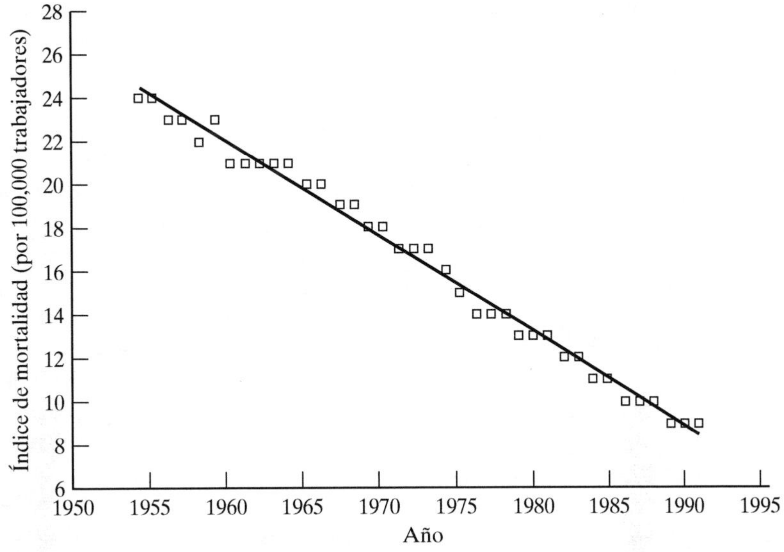

FIGURA 4.3

El índice de muertes provocadas por accidentes en el lugar de trabajo sigue una marcada tendencia lineal a la baja, sin cambio aparente en dicha tendencia que se relacione con la aparición de OSHA (*fuente*: Griffin, 1993).

consideración mayor que el costo de las penalizaciones monetarias evaluadas por las agencias reguladoras.

FUNCIÓN DE LOS ESTADOS

Antes de la creación de OSHA, la seguridad y la salud laboral por lo general se consideraban un asunto de los estados, no del gobierno federal. El sentimiento general entre quienes apoyaban a OSHA era que, históricamente, los estados no habían realizado un buen trabajo al establecer y hacer cumplir normas adecuadas de seguridad y salud laboral. No obstante, al reconocer que algunos estados podrían desarrollar normas de seguridad y salud laboral, así como programas de cumplimiento eficaces, la ley OSHA establece que los planes estatales deben someterse a la aprobación de OSHA.

Cumplimiento

En lo que al cumplimiento de normas se refiere, en primer lugar debe señalarse que la propia OSHA no está facultada para regular a las agencias estatales, condados o municipios. Incluso las agencias federales están exentas de la aplicación regular de la ley por parte de OSHA, un punto sensible con algunos patrones de la empresa privada, sin embargo, la ley OSHA sí cubre a las agencias federales como parte de las responsabilidades de sus titulares. Obviamente, resultaría poco práctico para el gobierno federal autoemplazarse o autopenalizarse, por lo que OSHA realiza inspecciones pero no emite emplazamientos a sus agencias hermanas. En lo que respecta a los estados, si el gobierno federal emitiera emplazamientos e impusiera penas a los gobiernos estatales y locales habría problemas de soberanía por lo que tal acción está prohibida.

Sin embargo, si un estado somete un plan de normas de seguridad y salud laboral, así como su cumplimiento a la aprobación de OSHA, el plan debe contener un programa aplicable a los empleados de agencias estatales y subdivisiones políticas del estado. Además, las normas estatales y su cumplimiento deben tener, por lo menos, la misma eficacia que las normas federales y su cumplimiento. Cerca de la mitad de los estados han logrado condiciones "con la misma eficacia" y la aprobación de sus planes (ver apéndice G). Tres de estos estados (Connecticut, Nueva Jersey y Nueva York) contaban anteriormente con planes estatales integrales; sin embargo, se apartaron del cumplimiento del sector privado al conservar su facultad para hacer cumplir normas por parte de agencias estatales. Ahora dichos estados cuentan con el cumplimiento federal del sector privado dentro de sus fronteras. Los administradores de seguridad y salud que trabajan en alguno de los estados con planes estatales deben consultar a los funcionarios locales adecuados para obtener copias de las normas y los procedimientos de cumplimiento correspondientes. En la mayoría de los planes estatales, las normas son prácticamente idénticas a las normas federales de OSHA.

Las condiciones de los programas estatales se pusieron de inmediato en tela de juicio cuando ocurrió uno de los peores incendios a nivel nacional en Estados Unidos en Hamlet, Carolina del Norte, la mañana del 3 de septiembre de 1991 (LaBar, 1992). Las causas y pormenores de esta tragedia se analizan de manera detallada en el capítulo 7; en resumen 25 personas fallecieron y otras 56 resultaron heridas. De forma irónica, la catástrofe ocurrió en Carolina del Norte, el primer estado en el que OSHA autorizó reemplazar a los funcionarios federales de esta agencia por inspectores estatales encargados del cumplimiento de normas que tenían "la misma eficacia" que las normas federales de OSHA. Como era de esperarse, la tragedia generó una revisión exhaustiva del plan estatal de Carolina del Norte en materia de normas y su cumplimiento. El resultado final fue que se permitió que ese estado continuara con la aplicación de su plan estatal; sin embargo, se ordenó hacerle varios cambios para garantizar su eficacia. La evaluación del plan de Carolina del Norte se convirtió en el primer paso dentro de un programa de gran magnitud para evaluar todos los planes estatales. Aproximadamente un año después del accidente, OSHA anunció que se habían evaluado todos los planes estatales, se había logrado un gran avance y se permitiría que continuaran aplicándose todos los planes estatales aprobados (OSHA, 1992).

Consultoría

Además de las normas y los programas para su cumplimiento, OSHA delega a los estados la facultad y responsabilidad de brindar apoyo consultivo relacionado con la seguridad y salud laboral a los patrones que así lo soliciten. OSHA posee la facultad de hacer concesiones federales a los estados para apoyar el cumplimiento, la consultoría y otros propósitos de la ley OSHA. Algunas tendencias políticas recientes se han encaminado a transferir la autoridad y actividad de agencias federales a la jurisdicción de los estados. OSHA ha seguido este camino mediante programas estatales de consultoría. La cooperación con una agencia estatal en algunos casos incluso puede generar inmunidad temporal a emplazamientos de OSHA. Vale la pena analizar esta posibilidad y los administradores de seguridad y salud deberían considerar la consultoría estatal como parte de sus estrategias generales. La consultoría estatal es gratuita y, al menos hasta el periodo de redacción de este libro, estaba disponible de alguna manera en todos los estados.

Resistencia del patrón

El problema principal con el programa de consultoría de OSHA es la resistencia por parte del patrón a llamar a un funcionario de gobierno, ya sea federal o estatal, para "solicitar una inspección". Los gerentes de muchas compañías, al darse cuenta que las normas son tan complejas que puede encontrarse alguna falla si se escarba profundamente, sencillamente no quieren tener nada que ver con los inspectores del gobierno si pueden evitarlo. Este modo de pensar es evocativo de la broma conocida como "las tres mentiras más grandes" acerca de las inspecciones de OSHA:

1. La gerencia de la compañía le da la bienvenida al inspector de OSHA con la frase "¡Qué gusto verlo!" (mentira 1)
2. El inspector de OSHA responde: "Bueno, sólo estamos aquí para ayudarlo". (mentira 2)
3. El representante sindical dice: "Bueno, tenga la seguridad que yo no lo llamé". (mentira 3)

A pesar de la broma, es cierto que OSHA ha hecho un gran esfuerzo por ayudar a los patrones a cumplir las normas por voluntad propia. No obstante, la agencia debe irse con cuidado para evitar transferir intereses laborales al otorgar inmunidad a patrones que cooperan.

Inmunidad por inspección

Como se había mencionado con anterioridad, la cooperación con una agencia estatal puede ocasionar "en algunos casos inmunidad temporal a emplazamientos de OSHA". No debe sorprendernos que éste sea un asunto muy delicado, y como tal, la política de OSHA ha evolucionado a través de los años. En un principio, la inmunidad temporal a inspecciones se otorgó a patrones que solicitaban consultorías, con una excepción importante: si se encontraban violaciones graves, el inspector de consultoría debía notificarlo a OSHA. Esta excepción desalentaba a los patrones que estaban considerando la idea de solicitar cualquier tipo de inspección. Imagine la embarazosa posición del administrador de seguridad y salud que convence a la gerencia de solicitar una inspección de consultoría y después la compañía se ve inmersa en una inspección de la que resultan duras penalizaciones que deben pagarse. Posteriormente la política sufrió una ligera modificación y estableció que el patrón que cooperara contaría con inmunidad temporal a una inspección, siempre y cuando corrigiera las violaciones graves encontradas en un periodo determinado. Así, si el patrón coopera, la visita de un consultor no provocará inspecciones inmediatas, incluso en el caso de encontrar violaciones graves. Los funcionarios de la agencia OSHA, desde luego, entienden la resistencia del patrón a solicitar una inspección, y al mismo tiempo comprenden las presiones laborales de no eximir al patrón que no cumpla con las normas. Éste y otros dilemas se abordan en la siguiente sección.

TENDENCIAS POLÍTICAS

A partir de este capítulo es fácil apreciar que OSHA es un asunto que posee una carga política tal, que con frecuencia se ha pensado que la agencia se encontraba al borde de la disolución. No obstante, a pesar de sus problemas, parece que la permanencia de OSHA aún será larga y ha sobrevivido a varios intentos por disolverla o modificarla.

La resolución Barlow tuvo gran importancia; sin embargo, en realidad no afectó las operaciones de cumplimiento de OSHA como el público pensó en un principio que lo haría. Por lo general, las empresas que insisten en obtener órdenes de inspección se someten posteriormente a una; el procedimiento sólo retrasa el proceso de alguna manera.

Un intento por eximir a las empresas pequeñas y a las familiares simplemente cambió el énfasis en el cumplimiento. Lo mismo puede decirse de una estrategia para inspeccionar sólo aquellas empresas con una tasa de días de trabajo perdidos superior al promedio nacional. La exención de una categoría significa énfasis en otra, siempre y cuando el personal y la organización de la agencia permanezcan intactos.

Un indicador del futuro de OSHA son los decretos parlamentarios que se han tomado como modelo tras la ley de este organismo y que se han aprobado a pesar de las críticas. Las leyes que rigen la seguridad y responsabilidad de productos y la seguridad en materia de minería se aprobaron a principios de la década de 1970 y se elaboraron y redactaron de manera semejante a la ley OSHA. Esto muestra que el Congreso ha continuado apoyando el concepto de esta agencia.

La evolución de las normas de OSHA es muy lenta. Una vez que se adopta la norma como consenso nacional, es muy difícil revocarla posteriormente bajo el argumento de que, después de todo, no representaba el "consenso nacional". Un paso así repudia los miles de emplazamientos que hacen cumplir la norma en inspecciones previas a la revocación o al menos se refleja de manera adversa en ellos. Cualquier revisión de las normas que pueda considerarse subjetiva o controvertida puede ser impugnada en los tribunales. Todo esto tiende a preservar el *statu quo* a pesar de una amplia controversia. OSHA ha logrado superar la inercia de las normas existentes al hacer ciertos cambios generales a algunas de ellas, siendo el ejemplo más destacado la ley de protección contra incendios.

Volviendo al asunto de la consultoría, OSHA puede dar la impresión de mostrarse vacilante al intentar satisfacer a los trabajadores y mantener las paces con la gerencia. En diciembre de 2000, OSHA revisó sus leyes sobre el programa de consultoría para endurecerlo de algún modo. Siempre consciente de su circunscripción laboral, OSHA autorizó a los empleados a tener una mayor participación en la inspección de consultoría, ante la presencia de un dirigente sindical u otro tipo de representación de los empleados durante ella. Además, OSHA solicitó que el patrón colocara una lista de las violaciones serias que se hubieran encontrado, de manera que los empleados pudieran ver los resultados de la consultoría. A los patrones se les obligó a dejar la lista en exhibición durante 3 días o hasta que los riesgos se hubieran corregido, lo que sucediera *después*. Posteriormente, antes de transcurrido un año, en 2001, OSHA por fin comenzó a reconocer que no estaba surtiendo efecto entre los patrones que se sentían avergonzados de llamar a OSHA o a alguna agencia estatal que contara con el aval de OSHA para realizar una inspección de consultoría. Por lo tanto, OSHA inició un nuevo programa en el cual algunos especialistas brindaban capacitación y asistencia en el cumplimiento de las normas sin la amenaza de la inspección. Los especialistas en el cumplimiento de las normas actuaban de manera independiente y distinta del programa de cumplimiento de OSHA. Es posible percatarse de que, políticamente, OSHA tiene gran dificultad para equilibrar los intereses industriales y laborales cuando se trata de definir su postura sobre la consultoría.

Una última pregunta que debe abordarse en esta sección es: "¿Qué partido político —demócrata o republicano— defiende o condena a OSHA?" Muchos describirían esta pregunta como "tonta", ya que se cree que los demócratas son más liberales y están a favor de los trabajadores y, por lo tanto, a favor de OSHA. Por otro lado, se cree que los republicanos protegen los intereses empresariales y la libertad personal y empresarial y, por lo tanto, se oponen a OSHA. No obstante, es políticamente ingenuo dejarse llevar por la simplificación excesiva de la dinámica política. Las verdaderas diferencias son más sutiles. Si analizamos la historia política de OSHA y los asuntos controvertidos relacionados con la agencia, las diferencias entre los dos principales partidos políticos comienzan a desaparecer. Considere, por ejemplo, que fue durante la presidencia republicana (aunque con un Congreso demócrata) que se concibió OSHA. Richard Nixon aprobó su existencia. A pesar de ello, se pensó que el hecho de que los republicanos arrasaran con la Casa Blanca *y* el Congreso en 1980 traería mala suerte a OSHA. No fue así. De hecho, para finales de la década, la labor de OSHA de hacer cumplir la ley pareció intensificarse, con la evaluación de algunas penas excepcionalmente grandes. Este periodo también fue testigo de la creación de la política de violaciones flagrantes. Los demócratas regresaron con la elección de Bill Clinton en 1992; sin embargo, OSHA mantenía un perfil moderado, al parecer con la intención de no despertar la ira de los intereses empresariales. Para el año 2000, con el regreso de los republicanos al poder, tanto en el Congreso como en la Casa Blanca, los detractores de OSHA ya habían perdido toda esperanza de lograr la desaparición total de la ley. En 2008, en los días menguantes del gobierno de Bush, el Subsecretario del Trabajo de OSHA, Edwin G. Foulke, Jr. Destacó que OSHA tenía un "criterio equilibrado sobre la seguridad en el lugar de trabajo que abarca la educación, la capacitación, la divulgación de información, la inspección, los reglamentos y el cumplimiento agresivo". De manera análoga al temor de los demócratas de hacer a un lado a las empresas, los republicanos no querían hacer a un lado a los trabajadores, así que la diferencia entre ambos continúa siendo confusa. Sin embargo, es posible ver sus diferencias en lo que respecta a asuntos específicos, como la ergonomía, que se aborda con detalle en el capítulo 8.

Mientras la publicación de esta edición está en proceso, el recién electo presidente Barack Obama promete realizar cambios importantes en el gobierno. Algunos de estos cambios afectarán a OSHA. El presidente Obama ha dejado en claro que apoya los intereses de los trabajadores, y el público observará de cerca cómo afectará a esta agencia la orientación de Obama. Sin embargo, el principal reto de este presidente es sin duda la crisis histórica que a finales de 2008 azotó la economía no sólo de Estados Unidos sino de todo el mundo. Muchos críticos han observado un debilitamiento gradual de OSHA en la primera década del siglo XXI. ¿Persistirá esta percepción de debilitamiento mientras tiene prioridad la urgencia de la crisis económica? O ¿el presidente Obama creará una nueva y más poderosa OSHA? Los administradores de seguridad y salud necesitan estar conscientes de los nuevos desarrollos políticos al ayudar a sus empresas a cumplir las directrices actuales y ampliar la cooperación entre la gerencia de la compañía y los trabajadores. En la siguiente sección se abordarán algunas mejoras en las que han cooperado tanto la gerencia como los trabajadores para promover los objetivos de la agencia.

Mejoras

Gilbert J. Saulter (Saulter, 1988) resumió su evaluación del sentimiento público en 1988 al señalar que OSHA estaba llegando a la "madurez". Citó que se han tenido algunos logros al acrecentar la conciencia del público cuando observó que el número de programas académicos universitarios de seguridad y salud se ha triplicado desde 1970. Saulter hizo énfasis en el éxito del programa de exención mediante la consultoría, por medio de la cual los patrones buscan que se les otorgue de manera gratuita, por lo general a cargo de los estados, logrando así inmunidad limitada a emplazamientos.

En 2008, más de 20 años después de las declaraciones de Saulter, el término "madurez" verdaderamente parece describir la condición actual de OSHA. A pesar de la controversia que rodea su existencia, OSHA ha demostrado su permanencia y ha tomado su lugar entre otras agencias perdurables del gobierno federal. Tanto la agencia como la nación sobrevivieron a los horrendos ataques terroristas de 2001 y a la crisis económica de 2008. El reconocimiento que ha surgido en el siglo veintiuno de la realidad de la crisis energética y del calentamiento global ha generado que la sociedad tenga que adaptarse y ajustarse a nuevos paradigmas de conducta. OSHA ha mostrado tener voluntad de adaptarse a estas nuevas necesidades, como se mostrará en la siguiente sección.

Manejo de las crisis nacionales

OSHA ha surgido también como una oficina central responsable de coordinar muchas acciones de la agencia durante una crisis nacional. La respuesta de OSHA a los ataques terroristas de 2001 se analizará con detalle en el capítulo 6. En el ambiente de una crisis nacional, OSHA ha demostrado su voluntad de cambiar su énfasis a uno de asesoría, ayuda y soporte en contraste con su participación tradicional para hacer cumplir las normas. La devastación de la ciudad de Nueva Orleans a causa del huracán Katrina sirvió de escenario para que OSHA presentara su nueva imagen como administrador de crisis. La presidencia de George W. Bush ya estaba bajo fuego debido a la guerra en Irak. El huracán Katrina se convirtió en otro foco de crítica del gobierno de Bush, en esta ocasión por su incapacidad para responder con la suficiente rapidez a una crisis nacional. Cuando el gobierno respondió a la crisis en Nueva Orleans, OSHA jugó un papel clave al brindar consejo y asistencia en asuntos de seguridad y salud, lo que contrastó grandemente con su papel tradicional como encargado de hacer cumplir las normas.

Programa SHARP

El "Programa de Reconocimiento de Logros en Seguridad y Salud" (SHARP, Safety and Health Achievement Recognition Program) de OSHA está diseñado para brindar reconocimiento a pequeñas empresas que cooperan y participan en su programa de consultoría. Para obtener este reconocimiento el patrón debe ser proactivo e ir más allá de simplemente solicitar una visita de consultoría. De manera específica, el patrón debe: (1) recibir una visita exhaustiva de consultoría de seguridad y salud; (2) corregir todos los riesgos de seguridad y salud en el lugar de trabajo; (3) adoptar y poner en práctica sistemas eficaces de manejo de seguridad y salud; y (4) estar de acuerdo en solicitar vistas consultivas posteriores en caso que se susciten cambios importantes en las condiciones o procesos de trabajo que pudieran introducir nuevos riesgos (OSHA Consultation Service, 1997). La recompensa a los patrones por aceptar cooperar en este aspecto es la exención de las inspecciones de OSHA programadas durante un año. Cabe hacer hincapié en el uso de la palabra "programadas". Esto significa que OSHA eximirá al patrón de la selección aleatoria de la instalación para someterla a inspecciones generales. Sin embargo, en caso de un accidente grave o de una queja por parte de un empleado durante el año de "excepción", OSHA se hará presente.

Programa VPP

Otro programa positivo es el Programa de Protección Voluntaria (VPP, Voluntary Protection Program). Éste es un programa integral que comprende una serie de compromisos por parte del patrón para mantener un programa de seguridad y salud ejemplar para sus empleados. Dicho programa puede compararse con el premio Malcolm Baldridge correspondiente a la calidad de fabricación. Este primer paso se denomina "*Demostración*", e identifica a la compañía como una empresa en busca de reconocimiento del programa VPP. Después de una dilatada serie de pasos, la empresa califica al siguiente nivel, titulado "Mérito". La denominación más elevada, reservada para los programas sobresalientes de seguridad y salud, lleva el título de "Estrella".

El énfasis reciente de OSHA es la administración de seguridad y salud, un criterio que se divulga mediante este libro. OSHA ha puesto cada vez más interés tanto en la capacitación como en la eficacia de los comités de empleados para la seguridad y la salud. Se hace hincapié en el análisis de riesgos y la retroalimentación para corregir los problemas de seguridad y salud, de modo que no se repitan las mismas lesiones y enfermedades.

Así como hace énfasis en la administración, OSHA trata de aplicar el método sistémico para lidiar con los riesgos; esta perspectiva de la seguridad y la salud como un problema complejo de sistemas que tiene efecto en muchas otras facetas del sistema de producción, es una señal más de que la agencia está madurando. En la actualidad, personal muy especializado de OSHA ve más allá de los emplazamientos y la eliminación de violaciones individuales y busca soluciones más básicas al problema o problemas en cuestión.

Ergonomía

En ningún campo el criterio de los sistemas es más evidente que en el de la ergonomía. La ergonomía es el estudio de la capacidad humana en relación con el ambiente laboral, y las soluciones a los problemas de ergonomía requieren de un análisis sofisticado que implica quizá un rediseño de la estación de trabajo para adaptarse al proceso. Uno de los asuntos más críticos de la década de 1990 fue una norma que propuso OSHA en materia de ergonomía. El tema de la ergonomía se menciona aquí ya que es uno de los asuntos políticos más controvertidos en el tema de la seguridad y salud laboral. Debido a su importancia, el capítulo 8 está dedicado en su totalidad a él.

El énfasis de OSHA en la ergonomía ha tenido un gran seguimiento por parte del público en la forma de penalizaciones graves, en especial en la industria del empacado de carne. Un ejemplo es la inspección y el emplazamiento de OSHA a un fabricante de bocadillos en el que se propuso un total de 1,384,000 dólares por concepto de penas por supuestas violaciones, incluyendo 875,000 dólares por repetidas enfermedades motrices a 5,000 dólares cada una (OSHA Proposes Fines for Ergonomics-Related Injuries, 1989). Se espera que la tendencia continúe, lo que tendrá un efecto en la producción que va más allá del tema de la seguridad y la salud.

Condición de "Patrón de alto riesgo"

En este capítulo se ha hecho énfasis en OSHA como la agencia reguladora primaria y encargada de hacer cumplir las normas de seguridad y salud; sin embargo, existen otras agencias y leyes que deben tomarse en cuenta. En el capítulo 2 se analizó el sistema de compensación a los trabajadores, y se señaló que el sistema está ampliando su participación tradicional de compensación a los lesionados, a una participación más general que incluye los reglamentos y su cumplimiento. Uno de los aspectos más importantes de este nuevo desarrollo es la creación de la denominación "Patrón de alto riesgo" (Hazardous Employer Program, 1997). Lamentablemente la gerencia de una compañía descubre que ha recibido esta denominación cuando la Comisión de Compensación a los Trabajadores le notifica dicha condición. Esta denominación se determina mediante un cálculo de la incidencia de lesiones por tiempo perdido en la compañía y una comparación con la "incidencia esperada" para la industria de dicha compañía. Cuando la incidencia de la compañía excede el nivel "razonablemente esperado" para dicha industria, la compañía recibe la denominación de "Patrón de alto riesgo".

Recibir dicha denominación conlleva una serie de responsabilidades para la gerencia. La primera de ellas es contar con una consultoría de seguridad en un periodo breve, por lo general de 30 días. Las opciones para esta consultoría pueden incluir al departamento del trabajo del estado, a la compañía aseguradora o a un consultor profesional que cuente con la aprobación de la Comisión de Compensación a los Trabajadores del estado de residencia.

Después, la compañía emplea el informe escrito del consultor de seguridad como base para el desarrollo de un "Plan de prevención de accidentes" obligatorio. El plan debe ser más que un documento general: debe abordar cada uno de los riesgos o prácticas inseguras que se identifiquen en el informe de consultoría de seguridad. El plan también debe incluir disposiciones con respecto a lo siguiente:

1. Declaración de la política de seguridad de la compañía.
2. Análisis de riesgos.
3. Registro.
4. Educación y capacitación.
5. Auditorías o inspecciones internas.
6. Investigaciones sobre accidentes.
7. Revisión periódica de la eficiencia de la eliminación.
8. Plan de puesta en marcha.

El plan debe ser más que un "plan en papel". Seis meses después de la presentación de éste por parte de la compañía, la Comisión de Compensación a los Trabajadores puede regresar al lugar de trabajo y realizar una inspección de seguimiento para determinar si el plan se aplicó verdaderamente. Si la compañía no lo hizo, podrán imponerse penalizaciones.

La descripción anterior del programa Patrón de alto riesgo se basó en programas específicos de los estados, en particular, los de Texas y Arkansas. Otras entidades pueden emplear procedimientos distintos. Como señalamos en el capítulo 2, el propósito principal de las medidas de la reforma de compensación a los trabajadores es reducir los grandes incrementos en las quejas relacionadas con la compensación a éstos, con beneficios también para los patrones. El programa Patrón de alto riesgo se considera un procedimiento preventivo o proactivo que intenta reducir el número de lesiones o enfermedades provocadas en el trabajo antes de que se conviertan en una queja en el sistema de compensación a los trabajadores.

El programa Patrón de alto riesgo de las agencias estatales de compensación a los trabajadores también puede considerarse un medio para solicitar a los patrones que desarrollen programas y planes de seguridad y salud, a pesar de que los intentos de la propia OSHA de solicitar dichos programas no han logrado la aprobación política. Asimismo, los programas más agresivos de compensación a los trabajadores pueden considerarse una amenaza a la facultad de OSHA para hacer cumplir las normas de seguridad y salud. Esto genera controversia política con respecto a quién posee la facultad de hacer cumplir las normas de seguridad y salud en el lugar de trabajo y finalmente puede llevar a una confrontación constitucional sobre el asunto de los derechos de los estados contra los derechos federales para hacer cumplir las normas de seguridad y salud.

Ley para Estadounidenses con Discapacidades

El 26 de julio de 1990 se aprobó la Ley para Estadounidenses con Discapacidades (ADA, Americans with Disabilities Act) de 1990 y de inmediato se convirtió en el centro de atención de los patrones e instituciones que lidiaban con el público. La ley se emitió en respuesta a los hallazgos sobre un cálculo de 43 millones de estadounidenses con una o más discapacidades físicas o mentales (Ley Pública 101-336, 1990). Se espera que esta cifra aumente conforme la población envejezca.

Tanto el público como las empresas estadounidenses ya estaban familiarizados con el término *discriminación* ya que estaba contenido en la ley de derechos civiles que prohibía la discriminación por raza, color, religión, género y nacionalidad. La ADA amplió este concepto a los discapacitados con respecto al empleo y el acceso a instalaciones y servicios públicos. De manera específica, la ADA prohíbe la discriminación en contra de los discapacitados con respecto a los procedimientos de solicitud de empleo; la contratación, la promoción o el despido de empleados; la compensación a los empleados; la capacitación laboral; y otros términos, condiciones y privilegios del empleo.

La ADA ha tenido un impacto importante en el campo de la seguridad y salud laboral en virtud de que ha sido una práctica común discriminar a candidatos a empleos cuya seguridad o la seguridad de sus compañeros de trabajo pudiera estar en riesgo en el caso de contar con limitaciones físicas o mentales que pudieran afectar el desempeño de la labor particular para la que se les contrató. La ADA no prohíbe la realización de exámenes médicos ni pruebas de selección para obtener un empleo; sin embargo, ha regulado dichas prácticas para garantizar que dichas pruebas se apliquen de manera imparcial a todos los candidatos, no sólo a los discapacitados, y que todas las características seleccionadas sean verdaderamente importantes para la salud y seguridad del trabajador o sus compañeros de trabajo. Además, la ADA establece que los resultados de los exámenes médicos practicados para la obtención de un empleo deben mantenerse de manera confidencial.

Un asunto controvertido con respecto a los exámenes médicos y las pruebas de selección es el de los exámenes de consumo de drogas y abuso del alcohol. La pregunta importante es ésta: ¿Se considera como discapacidad el consumo de drogas o alcohol y, por lo tanto, la ADA debe proteger a los consumidores de la discriminación que de éste se deriva? El Congreso anticipó esta pregunta y no prohibió los exámenes de consumo de drogas cuando aprobó la ADA. El patrón puede no aceptar a los consumidores actuales de drogas ilegales o alcohol en el lugar de trabajo; sin embargo, se les permite trabajar a aquellos consumidores que han concluido un programa supervisado de rehabilitación. De hecho, los antiguos consumidores de drogas reciben protección contra la discriminación general en el proceso de contratación. Las compañías deberían evitar una política colectiva que excluya a los antiguos consumidores de drogas. Cada antiguo consumidor de drogas debería someterse a una evaluación a fin de determinar si representa una "amenaza directa" para sí mismo o para la salud o seguridad de los demás, la cual no puede eliminarse o reducirse mediante una colocación razonable, como se demuestra en el estudio de caso 4.1.

ESTUDIO DE CASO 4.1

DEMANDA DE EEOC CONTRA EXXON

En 1995, la Comisión de Igualdad de Oportunidades de Empleo (EEOC, Equal Employement Opportunity Commission) demandó a la compañía Exxon por emitir una política colectiva que excluía de ciertos empleos a los empleados con un historial de abuso previo de sustancias (Gonzales, 1995). La descripción del empleo correspondiente al caso era "mecánico de aeronaves", un puesto de seguridad "seleccionado". A pesar de que se reconoció que el empleo de "mecánico de aeronaves" tenía una relación directa con la seguridad, la cuestión era determinar si un antiguo consumidor de drogas aún representaba un riesgo en este empleo en particular. Aun cuando el empleo estaba relacionado con la seguridad, se entabló una demanda en contra de Exxon puesto que, supuestamente, no estaba claro que el previo consumo de drogas contribuiría al riesgo en este empleo.

Como puede observarse en el estudio de caso 4.1, los patrones deben ser muy cuidadosos para evitar políticas colectivas que prohíban la contratación de antiguos consumidores de drogas. La ADA establece que los patrones deben determinar, para cada caso en particular, si el antiguo consumidor de drogas representa una amenaza directa mediante una evaluación individualizada basada en análisis médico u otras pruebas objetivas de hechos antes de excluir al antiguo consumidor de drogas de un empleo determinado.

Existe una controversia relacionada con respecto a la definición de un impedimento. Si la ADA califica a una condición mental o física como un "impedimento", la persona que lo padece está protegida contra la discriminación en el empleo, es decir, el patrón debe realizar acomodos razonables para aceptarlo. La ley excluye de la protección a características del comportamiento como travestismo y transexualismo; sin embargo, no excluye enfermedades como el sida o positividad ante el VIH. La ley también excluye de la protección que otorga la ADA como impedimento a la participación en juegos de azar de manera compulsiva, a la cleptomanía y a la piromanía.

Otro impacto que ha sufrido la ADA en el campo de la seguridad industrial y la salud se encuentra en la construcción y remodelación de edificios e instalaciones. La ley establece que el patrón debe proporcionar una colocación razonable para permitir que los empleados discapacitados desempeñen labores lo más parecidas posible a aquellas que desempeñarían empleados sin discapacidad. Se hace un reconocimiento especial a las situaciones que generarían una penuria indebida al patrón al momento de brindar una colocación razonable, al permitir que se determine de manera individual, considerando el nivel de dificultad o gastos que ésta representaría. Los factores que deben tomarse en cuenta para ello son la naturaleza y los costos de la colocación y los recursos financieros generales, así como el tamaño de la compañía.

TRABAJADORES INMIGRANTES

La primera década del siglo veintiuno ha sido testigo de un interés cada vez mayor en el bienestar y los derechos de los trabajadores inmigrantes. El asunto se vuelve controvertido cuando el trabajador inmigrante es "ilegal", es decir, que trabaja en Estados Unidos sin contar con una visa adecuada o con documentos que lo acrediten como ciudadano naturalizado. No obstante las objeciones laborales, el empleo de trabajadores inmigrantes, sean o no legales, es un hecho innegable en los centros de trabajo en Estados Unidos. OSHA y la Secretaría del Trabajo han apoyado grandemente la misión de la primera de proteger a la salud y seguridad de todos los trabajadores en Estados Unidos sin importar su condición en materia de inmigración. De hecho, la propia Secretaria del Trabajo durante el gobierno de George W. Bush, Elaine Chao, era inmigrante.

El registro de seguridad de los trabajadores inmigrantes no es bueno. A pesar de que el índice de muertes provocadas por accidentes en el lugar de trabajo se redujo hacia finales del siglo veinte, en realidad este índice aumentó entre hispanos y latinos. Uno de los motivos de ello es obvio: una cantidad muy grande de este segmento trabaja en el sector de la construcción, una de las industrias con mayores riesgos. Incluso los trabajadores inmigrantes ilegales tienen el derecho a presentar una queja ante OSHA por la existencia de condiciones de trabajo inseguras; sin embargo, ¿dudarán en presentarla ante el temor de que se descubra su condición de inmigrantes ilegales? La condición de trabajador inmigrante es un asunto controvertido que seguramente sufrirá un cambio importante, en particular si se toma en cuenta las crisis económicas de 2008 y 2009.

RESUMEN

En este capítulo se ofreció un panorama general del efecto de los reglamentos gubernamentales en el campo de la seguridad industrial y la salud y la controversia que éstos han generado. La principal agencia relacionada con este campo es OSHA; sin embargo, también tienen cierto efecto otras agencias y leyes, como la ADA. A pesar de la controversia existente sobre los reglamentos gubernamentales, es muy difícil abolir un reglamento federal una vez que se ha aprobado. Es incuestionable que OSHA y los reglamentos gubernamentales correspondientes han dejado una profunda huella en el campo la seguridad industrial y la administración de la salud.

EJERCICIOS Y PREGUNTAS

4.1 ¿Qué es NIOSH? ¿Cuál es su función?

4.2 ¿Mediante qué procedimiento puede un patrón solicitar tiempo para cumplir con una norma OSHA antes de una inspección de cumplimiento?

4.3 Describa el procedimiento establecido para los patrones que consideran que OSHA emitió un emplazamiento injusto.

4.4 Identifique por lo menos tres derechos legales que OSHA otorga a los trabajadores.

4.5 ¿Qué es la Cláusula del Deber General?

4.6 ¿Qué es una norma de consenso nacional en Estados Unidos de acuerdo con la descripción de la ley OSHA? ¿Se adoptó alguna de estas normas durante la década de 1990? ¿Por qué cree que fue así?

4.7 Compare las normas de desempeño con las normas de especificaciones.

4.8 Compare las normas horizontales con las verticales.

4.9 Explique la importancia de la resolución Barlow.

4.10 Explique la diferencia entre apelación y discrepancia en lo que respecta a OSHA.

4.11 Suponga que está a cargo de la redacción de nuevas normas. Elija un riesgo conocido y escriba un párrafo de dos o tres oraciones para una posible norma de protección contra este riesgo. Primero escriba la norma de acuerdo con el estilo de una norma de especificaciones y después utilizando el lenguaje de una norma de desempeño.

4.12 Compare las ventajas de las normas de especificaciones en comparación con las normas de desempeño desde el punto de vista del patrón y después desde el punto de vista de una agencia encargada de hacerlas cumplir.

4.13 Enumere en orden de prioridad cuatro categorías de inspección de OSHA.

4.14 ¿Cuál es la diferencia entre una violación recurrente y la imposibilidad de corregirla? ¿En qué difieren las penas?

4.15 Nombre algunas críticas públicas a las normas OSHA.

4.16 Describa algunos impedimentos de los empleados por los que la Ley para Estadounidenses con Discapacidades prohíbe explícitamente la discriminación.

4.17 Nombre varias características de comportamiento de los empleados que estén clasificadas como impedimentos de acuerdo con la Ley para Estadounidenses con Discapacidades.

4.18 ¿Está prohibida la discriminación contra los cleptómanos al negarles un empleo? ¿Por qué?

4.19 En este capítulo se ha señalado que la más alta prioridad de OSHA en materia de inspección es la categoría de "peligro inminente". Sin embargo, en realidad se realizan muy pocas inspecciones de peligro inminente. Explique esta anomalía.

4.20 ¿Cuánto gasta la industria al año en el cumplimiento de las leyes OSHA?

4.21 ¿Cuándo se creó la agencia original que finalmente se convirtió en NIOSH? ¿Cuándo se agregó la seguridad a la misión de NIOSH?

4.22 ¿En qué circunstancias está permitido que una compañía deje al mando a un equipo piloto cuando OSHA ha obtenido una orden judicial que prohíbe a los trabajadores entrar a un área de "peligro inminente"?

4.23 Cuando ocurre una muerte provocada por un accidente grave, el patrón tiene la obligación de informar de inmediato el incidente a OSHA. ¿Qué plazo tiene el patrón para hacerlo?

4.24 ¿En qué industria ha puesto OSHA mayor énfasis desde la creación de la ley?

4.25 ¿Cómo es que la "soberanía" del estado se ha vuelto un asunto espinoso con respecto al cumplimiento de la ley OSHA?

4.26 ¿De qué manera cubren las normas de seguridad y salud, y su cumplimiento, a las agencias estatales y subdivisiones políticas?

4.27 ¿Qué trágico accidente en 1991 precipitó una revisión general de la eficacia de los planes estatales con respecto a las normas de seguridad y salud y su cumplimiento?

4.28 ¿Por qué es particularmente difícil revocar una norma existente una vez que ha entrado en vigor?

4.29 La ley ADA se aprobó en respuesta a un hallazgo que señala que millones de estadounidenses poseen una o más discapacidades físicas o mentales. De acuerdo con este hallazgo, ¿qué cantidad de personas se calculó que se encontraban dentro de esta categoría?

4.30 ¿Otorga OSHA a los empleados el derecho a abandonar su empleo por motivos de seguridad y salud y después recibir un pago por parte de su patrón mientras esperan la resolución de las controversias correspondientes? Explique su postura.

4.31 ¿Posee OSHA una norma vertical para la industria de la construcción? ¿En qué circunstancias está facultada OSHA para emplazar a una compañía constructora por violación a una norma de la industria en general? ¿Lo hace con frecuencia? Explique.

4.32 Suponga que más de un empleado en una planta viola una ley de seguridad. ¿Está OSHA autorizada a emitir un emplazamiento por una violación independiente para cada caso de violación? Explique.

EJERCICIOS DE INVESTIGACIÓN

4.33 Investigue y proporcione un cálculo de la cantidad actual de estadounidenses que poseen una o más discapacidades mentales o físicas.

4.34 Utilice la página electrónica de OSHA (www.osha.gov) para estudiar el impacto de la Cláusula del Deber General de OSHA al analizar el número de emplazamientos de esta cláusula en empresas con más de 250 empleados. ¿Qué grupo de industrias recibe más emplazamientos? ¿Qué porcentaje de los que están relacionados con la Cláusula del Deber General corresponde a las empresas con 250 empleados o más?

4.35 Utilice la página electrónica de OSHA (www.osha.gov) para revisar las estadísticas de esta agencia y ver si se ha realizado algún emplazamiento en el año fiscal actual en relación con la Cláusula del Deber General para los empleados.

4.36 Identifique los nombres de cinco empresas de consultoría que puedan ayudar a los administradores con el cumplimiento de la Ley para Estadounidenses con Discapacidades (ADA).

4.37 Revise las estadísticas gubernamentales para calcular el número total de trabajadores discapacitados contratados por el gobierno federal. ¿Qué porcentaje de la fuerza laboral total posee alguna discapacidad?

4.38 Consulte la sección "What's new at NIOSH" ("Novedades de NIOSH") en la página electrónica http://www.cdc.gov/niosh/. ¿Qué cree que signifiquen las letras "cdc" en esta dirección?

4.39 En este capítulo se analizó qué es la ADA y sus requerimientos para hacer colocaciones razonables a fin de contratar a personas discapacitadas. Consulte Internet y otras fuentes posibles y busque casos reales en los que se haya demandado o impuesto una multa al patrón por no hacer colocaciones razonables para dar empleo a los discapacitados. ¿Cuál es la multa más cuantiosa que pudo encontrar para este tipo de violación?

4.40 Busque programas de compensación a los trabajadores del Estado para encontrar políticas con respecto a patrones designados como de "alto riesgo". ¿Qué estados cuentan con dicho programa?

4.41 En el ejercicio 4.40 su respuesta pudo haber incluido al estado de Texas. ¿Cuál es la multa económica en Texas por el incumplimiento de un "plan de prevención de accidentes"?

4.42 ¿Es posible que OSHA emita un emplazamiento a una compañía por una violación flagrante si la infracción sólo se encuentra en los registros? Busque un ejemplo de violación de registro flagrante en los medios de comunicación.

4.43 Analice la cuenta del emplazamiento de Samsung Guam, Inc. (SGI), una de las mayores multas de OSHA de las que se tiene registro. ¿Qué pena en dólares propuso OSHA? En el arreglo final, ¿cuánto acordó pagar SGI?

PREGUNTAS DE INVESTIGACIÓN DE NORMAS

4.44 Utilice la herramienta de búsqueda en la base de datos del portal Companion para calcular el porcentaje de emplazamientos calificados como violaciones "recurrentes" que emite OSHA al año. Haga lo mismo para las violaciones "intencionales".

4.45 Utilice la herramienta de búsqueda en la base de datos del portal Companion para calcular la pena promedio propuesta por OSHA por una violación a la "Cláusula del Deber General".

4.46 Tome una muestra de normas de la industria en general y determine el porcentaje de emplazamientos en dicha muestra derivados de quejas interpuestas por empleados.

4.47 En este capítulo se menciona que OSHA había anunciado su intento de hacer cumplir las normas de equipo de protección personal con una base individual mediante la emisión formal de una notificación de creación de reglas propuesta en el Federal Register. Utilice Internet para verificar en qué condiciones se encuentra la creación de estas reglas a fin de determinar si OSHA tuvo éxito en concretarlas.

CAPÍTULO 5

Sistemas de información

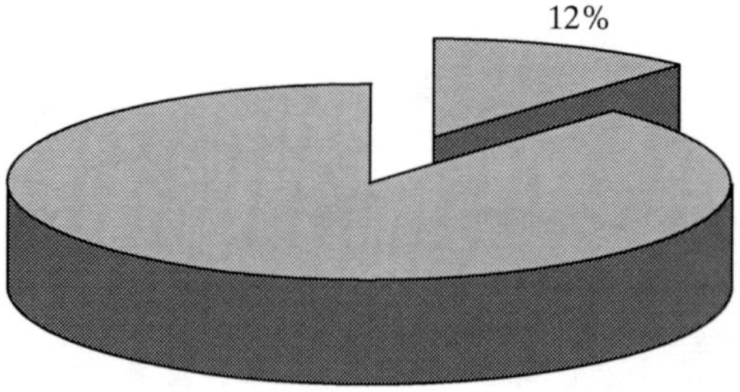

Porcentaje de emplazamientos de OSHA para la industria en general que abordan este tema

Existen dos escuelas del pensamiento en relación con la responsabilidad sobre los riesgos en el lugar de trabajo. La más ambiciosa de estas dos facciones deposita la responsabilidad total en el patrón, no sólo de identificar riesgos, sino también de eliminarlos, de manera que se asegure al empleado un lugar de trabajo seguro y saludable, sin importar la naturaleza del riesgo. Para la mayor parte, éste es el enfoque utilizado por los redactores de la ley de OSHA. Es cierto que la ley contiene una cláusula de deber general tanto para empleados como para patrones, pero no hay duda que las disposiciones para hacer cumplir la ley tiene el fin de confirmar el cumplimiento por parte del patrón, no del empleado.

La segunda de estas escuelas del pensamiento es más conservadora, en cuanto a que reconoce la incapacidad del patrón de eliminar por completo algunos riesgos y por consiguiente traslada parte de la responsabilidad al empleado, demandando la presencia de sistemas de información que proporcionen datos que especifiquen la naturaleza y grado de riesgo asociado con el trabajo. La teoría de esta escuela del pensamiento es que por ello se le da al empleado la información necesaria con la cual evaluar los riesgos y emprender acciones de manera adecuada.

Cuando OSHA inició su segunda década de existencia, cambió progresivamente hacia un enfoque más conservador, reflejando un entorno político similar que se introdujo mediante el cambio en las administraciones gubernamentales en Estados Unidos en 1980. Incluso los críticos de OSHA reconocieron la equidad de un sistema de divulgación de conocimientos a los empleados sobre los riesgos a los que se les exponía y de los cuales el patrón estaba consciente. Así fue que inició el movimiento por el *derecho a saber*, junto con normas que exigen Hojas de Datos de Seguridad de Materiales (MSDS, Material Safety Data Sheets) y etiquetado de materiales peligrosos a los que se pueden exponer los empleados o el público.

Aunque más conservador en concepto, el movimiento por el *derecho a saber* no se debe interpretar como un debilitamiento en la protección de los derechos del trabajador para un ambiente laboral seguro y saludable. Por el contrario, el conocimiento de los riesgos puede ser un arma potente en la lucha del empleado por mejorar la seguridad y la salud; con frecuencia, el patrón está consciente de este poder en manos del empleado. El espectro de un futuro litigio por los riesgos actuales es un poderoso motivador de la cuidadosa atención por parte del patrón, en particular si la compañía es de gran tamaño y los abogados pueden demostrar que tiene un "bolsillo grande". A pesar de las inmunidades que establecen las leyes de compensación a los trabajadores, los patrones están cada vez más expuestos al peligro del litigio a consecuencia de la exposición de los empleados y otras personas al riesgo. Además, los sistemas de información que difunden el conocimiento de dicho riesgo lo elevan por sí mismos.

INFORMACIÓN SOBRE RIESGOS

A finales de 1983, OSHA precipitó la acción en el movimiento por el *derecho a saber*, con la promulgación de la norma de información sobre riesgos (29 CFR 1910.1200, 1983). Una importante disposición de dicha norma es el requisito por el que fabricantes e importadores deben etiquetar los recipientes que envíen y proporcionar una MSDS por cada químico peligroso que produzcan o importen. Los patrones en industrias que hacen uso de sustancias peligrosas también tienen responsabilidad de mantener programas de información sobre riesgos para proteger a sus empleados.

Dichos programas se deben considerar como muy importantes, ya que una gran cantidad de la actividad de inspección de OSHA en todas las industrias continúa centrándose en esta faceta de la seguridad y la salud del trabajador.

Etiquetado de recipientes

La norma de información sobre riesgos asignó la responsabilidad de etiquetado al fabricante o importador de la sustancia. Se incluye casi todo recipiente que uno pueda imaginar, excepto los tubos; el etiquetado de tubos es un tema de interés de otras normas de OSHA. El etiquetado de algunas sustancias se rige por reglamentos administrados por otra agencia normativa. Por esta y otras razones, algunas sustancias se excluyen del requisito de OSHA, como son:

- Pesticidas.
- Alimentos, drogas o cosméticos.
- Bebidas alcohólicas.
- Sustancias comprendidas en los requisitos de etiquetado de la Comisión de Seguridad de los Productos al Consumidor (CPSC, Consumer Product Safety Commission).
- Desechos peligrosos.
- Tabaco o productos del tabaco.
- Madera o productos de madera.
- "Artículos".

El término *artículos* se debe interpretar como productos fabricados para una forma o diseño específico durante la manufactura, cuyo uso final depende de dicha forma o diseño, y que no representen exposiciones químicas peligrosas durante el uso normal. En realidad, la distinción es sobre si el producto es un material o un objeto manufacturado. En algunos casos, puede ser difícil distinguir entre artículos y materiales. Un ejemplo es el de un escritorio, que es un artículo, contra un pedazo de madera, que se considera un material, a pesar de que ambos están constituidos del mismo material.

Hojas de datos de seguridad de materiales

Además del etiquetado, los fabricantes o importadores de químicos deben proporcionar MSDS de las sustancias peligrosas. La norma de información sobre riesgos enumera categorías específicas de información que se deben incluir en las MSDS. La figura 5.1 es un ejemplo de un formato que se ha utilizado en forma genérica para cumplir la norma.

Un problema serio de las MSDS es el problema de lidiar con los secretos comerciales. Es probable que no exista una industria más sensible a los secretos comerciales que la industria química y la norma de OSHA se enfoca de forma precisa en este aspecto. Básicamente, el fabricante o el importador, y a su vez el patrón, pueden no revelar identidades en la MSDS, pero sólo si justifican esta postura con base en criterios específicos contenidos en la norma. Aun así, deben dar a conocer las identidades de los químicos a profesionales de la salud cuando lo soliciten, de acuerdo con los criterios especificados en la norma. En situaciones que no sean de emergencia, el fabricante, el importador, o el patrón pueden requerir un contrato de confidencialidad. Se prevén controversias como consecuencia inevitable de conflictos de intereses entre los fabricantes y las personas que reclaman la necesidad de conocer las identidades de los químicos. Por consiguiente, las normas establecen referencias a OSHA para evaluar las pruebas de ambas partes y en caso necesario, sujetar al fabricante, importador, o patrón, a emplazamiento por parte de OSHA.

Otro problema es cómo tratar con mezclas en las que uno solo de los ingredientes es una sustancia peligrosa. Lo que se deba hacer depende de las circunstancias que se ilustran mejor por medio de un diagrama de decisiones (ver figura 5.2).

Observe en la parte inferior derecha del diagrama de decisiones que si el ingrediente es un carcinógeno, se requiere identificar concentraciones pequeñísimas (una décima de 1%) que se deberá dar a conocer como contenido de la mezcla.

Programa de información sobre riesgos a los empleados

Después que el químico fabricado o importado se distribuye a otros, la responsabilidad de protección de los empleados contra exposiciones potenciales se vuelve responsabilidad del patrón en aquellas firmas que "usan" (es decir, "empacan, manejan, hacen reaccionar o transfieren") las sustancias peligrosas. Un requisito principal para dichos patrones es que tengan un programa de información por escrito sobre riesgos. El administrador de seguridad y salud debe garantizar que los empleados conozcan dicho programa, ya que los inspectores del orden federal podrían preguntar a los trabajadores sobre él. Un componente requerido en dicho programa es una lista de químicos peligrosos que se sabe que estarán presentes en el lugar de trabajo. Para cada uno de los químicos peligrosos descritos, se debe tener a la mano una MSDS que deberá estar disponible para los empleados. Si la sustancia se compró antes de la era del *derecho a saber* y no se tiene a la mano una MSDS de determinada sustancia, se le exige al patrón que obtenga o genere una. Los administradores de seguridad y salud pueden recurrir a fabricantes o distribuidores vigentes, o quizá hasta redactar sus propias MSDS. En ocasiones puede ser útil el

Hoja de datos de seguridad de materiales
Puede utilizarse para cumplir la norma sobre comunicación de riesgos de OSHA 29 CFR 1910.1200. Para requisitos específicos consultar la norma.

U. S. Department of Labor (Departamento del Trabajo de Estados Unidos)
Administración de la Salud y Seguridad Ocupacional
(Forma voluntaria)
Forma aprobada
OMB No. 1218-0072

ENTIDAD *(Como se escribe en la etiqueta y en la lista)*	*Nota: No se permite dejar categorías en blanco. Si algún elemento no es aplicable, o no existe información, debe marcarse el espacio para indicarlo.*

Sección I

Nombre del fabricante	Número telefónico de emergencia
Domicilio (calle y número, ciudad, estado y código postal)	Número telefónico para información
	Fecha de elaboración
	Firma de quien la elaboró *(opcional)*

Sección II. Ingredientes peligrosos/Información de la entidad

Componentes peligrosos (Identidad química específica; nombre(s) comercial(es)	PEL de OSHA	ACGIH TLV	Otros límites recomendados	% opcional

Sección III. Características físico-químicas

Punto de ebullición		Gravedad específica (H_2O – 1)	
Presión de vapor (mm Hg)		Punto de fusión	
Densidad de vapor (AIRE = 1)		Razón de evaporación (Acetato de butilo = 1)	
Solubilidad en agua			
Olor y apariencia			

Sección IV. Datos sobre riesgos de incendio y explosión

Punto de ignición (método utilizado)	Límites de inflamación	LEL	UEL
Medio de extinción			
Procedimientos especiales de combate de incendios			
Riesgos inusuales de incendio y explosión			

(Reproducir localmente) OSHA 174, sept. de 1985

FIGURA 5.1

Hojas de datos de seguridad de materiales (MSDS, Material Safety Data Sheet). (Este formato se puede encontrar en el portal Companion, en inglés).

Sección V. Datos sobre reactividad

Estabilidad	Inestable		Condiciones que se deben evitar
	Estable		

Incompatibilidad *(materiales que se deben evitar)*

Descomposición peligrosa o residuos

Polimerización peligrosa	Puede ocurrir		Condiciones que se deben evitar
	No ocurre		

Sección VI. Datos sobre riesgos a la salud

Vía(s) de entrada: ¿Inhalación? ¿Piel? ¿Ingestión?

Riesgos para la salud *(agudos y crónicos)*

Carcinogenicidad: ¿NTP? ¿Monografías del IARC? ¿Reglamentado por OSHA?

Señales y síntomas de exposición

Condiciones médicas generalmente agravadas por la exposición

Procedimientos de emergencia y primeros auxilios

Sección VII. Precauciones para manejo y uso seguros

Acciones a realizar en caso de liberación o derrame del material

Método para la disposición de los desechos

Precauciones necesarias para el manejo y almacenamiento

Otras precauciones

Sección VIII. Medidas de control

Protección respiratoria *(especificar tipo)*

Ventilación	Escape local	Especial
	Mecánica *(general)*	Otra

Guantes de protección	Protección ocular

Otra ropa o equipo de protección

Prácticas de trabajo e higiene

Página 2 USGPO-1968-491-529/45775

FIGURA 5.1 (*Continúa*)

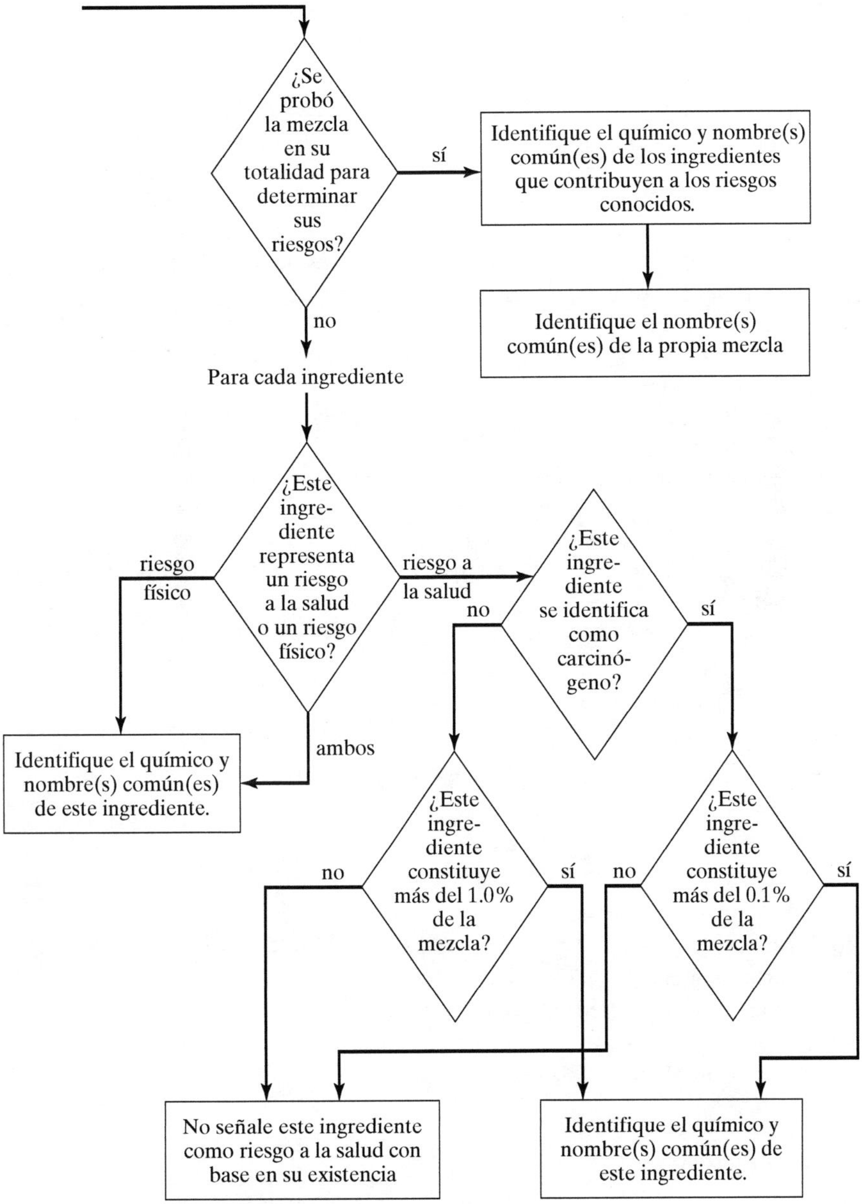

FIGURA 5.2

Diagrama de decisiones para informar el contenido de mezclas en una Hoja de Datos de Seguridad de Materiales (MSDS, Material Safety Data Sheet).

auxilio de una agencia de consultoría estatal, como se describe en el capítulo 4, en la identificación de sustancias peligrosas y en la preparación de la MSDS.

Las normas federales permiten conservar las MSDS de cualquier manera, incluso dentro de los procedimientos operativos. En ocasiones, es más práctico manejar múltiples riesgos como un proceso, no como químicos peligrosos independientes. Sin embargo, al diseñar el sistema por el *derecho a saber*, el administrador de seguridad y salud debe garantizar que se cuenta con la información requerida por cada químico peligroso presente en un grupo de materiales en un solo proceso y que los empleados de cada turno de trabajo tengan fácil acceso a la misma.

Además de retener y mantener las MSDS, el patrón debe mantener las etiquetas proporcionadas por el fabricante o importador de la sustancia. Sin embargo, debe hacerse notar que no se requieren etiquetas para recipientes portátiles, de uso interno con fines inmediatos.

Aunque los fabricantes proporcionan las etiquetas, en muchos casos los materiales se subdividen en recipientes más pequeños para usarlos en estaciones individuales de trabajo. En caso que los materiales no se usen de inmediato, dichos recipientes se deben etiquetar de manera adecuada. OSHA no especifica una convención a seguir para el etiquetado. El patrón sólo necesita especificar una y asegurar que se aplique y se comprenda de manera consistente. Algunos patrones utilizan los requisitos de la norma diamante NFPA 704, del Sistema Global Armonizado (Globally Harmonized System) y/o del Equipo de protección personal (PPE, Personal Protection Equipment).

El elemento final de cualquier programa de información es la capacitación de los empleados. No existe un medio obligatorio de capacitación, excepto que se haga entender de manera efectiva la del procedimiento interno. Los empleados deben conocer los riesgos a los que se exponen, la manera de interpretar y comprender las etiquetas y las MSDM y seguir las medidas de protección adecuadas.

En general, OSHA acepta un programa de información sobre riesgos que cumpla con lo siguiente:

- Cuente con una copia de la regla.
- Interprete y comprenda los requisitos.
- Asigne responsabilidad de las tareas.
- Elabore un inventario de químicos.
- Asegure que los recipientes estén etiquetados.
- Obtenga una MSDS de cada químico.
- Elabore un programa por escrito.
- Haga que los trabajadores tengan acceso a las MSDS.
- Imparta capacitación a los trabajadores.
- Establezca procedimientos que mantengan el programa vigente.
- Establezca procedimientos que evalúen la efectividad (Hazard Communication Guidelines for Compliance, 1987).

NORMAS INTERNACIONALES

Cuando se importan productos de otros países o se producen para exportación, puede haber problemas en el etiquetado de químicos peligrosos. Diversos países de todo el mundo pueden tener diferentes normas de etiquetado de este tipo de materiales. Incluso algunas veces se pone en entredicho la cuestión de si existe un riesgo o el nivel de riesgo existente. Para solucionar estos problemas se ha creado una iniciativa internacional denominada GHS [Globally Harmonized System of Classification and Labeling of Chemicals (Sistema Global Armonizado de Clasificación y Etiquetado de Productos Químicos)]. El GHS establece que "A consecuencia de variaciones en las definiciones de riesgos, en un país un químico puede considerarse inflamable, pero no en otro. O quizá en un país se pueda considerar que causa cáncer, pero en otro no.

Es así que las decisiones sobre cuándo o cómo informar sobre los riesgos en una etiqueta o MSDS varían alrededor del mundo…" (GHS, 2008).

Retención de los registros

Los registros son cada vez de mayor importancia y el administrador de seguridad y salud debe establecer sistemas de información que den seguimiento a las identidades, lugar y tiempo de uso en el caso de sustancias peligrosas, junto con cada exposición al empleado, por un periodo de retención *no menor a 30 años*. Los registros médicos de los empleados (excepto los registros de reclamaciones de seguros de gastos médicos, que se manejan por separado) se deben conservar y mantener durante el tiempo de contratación *más* 30 años. La razón de un periodo tan extenso de retención es permitir el seguimiento al origen de las enfermedades que puedan tener periodos de latencia extremadamente largos después de la exposición a sustancias peligrosas. Necesariamente, dicha responsabilidad presupone un sofisticado sistema de información, con frecuencia computarizado.

La venta o cierre del negocio no libera al patrón de la responsabilidad de retención de los registros; a la venta del mismo, se requiere que el patrón sucesor los reciba y los conserve. Si el negocio se cierra de manera permanente, se puede solicitar al patrón que transfiera los registros a NIOSH, dependiendo de los requisitos de normas específicas que pertenezcan a las sustancias peligrosas en cuestión.

AGENCIA DE PROTECCIÓN AMBIENTAL

En el capítulo 1 se indicó que es frecuente que la responsabilidad del cumplimiento de los reglamentos de la Agencia de Protección Ambiental (EPA, Environmental Protection Agency) sea parte de los deberes del administrador de seguridad y salud. En esta sección, revisamos esta importante responsabilidad adicional que con frecuencia se hace parte de los deberes del administrador de seguridad y salud. Las décadas de 1970 y 1980 consideraron más de 850 mil millones de dólares de gastos aportados por la población estadounidense para limpiar el ambiente (Cleaning up the environment, 1991). Se trata de una importante inversión que la industria ha pagado en gran medida y que a su vez ha tenido su costo en la sociedad mediante incrementos en los servicios y, en particular, en los bienes producidos por dichas industrias. En gran medida, el nivel de efectividad y eficiencia con el que la compañía administre dicha inversión determina su competitividad general y su vitalidad como firma. Por lo tanto, un administrador de seguridad y salud emprendedor verá la protección ambiental como una oportunidad de tener un impacto significativo en la administración de la compañía.

Las funciones dobles de OSHA y EPA se reconocieron en la expedición de la Ley de Reautorización y Enmiendas de Superfund (SARA, Superfund Amendments and Reauthorization Act) de 1986, el 17 de octubre de 1986. OSHA respondió con su norma 29 CFR 1910.120: operaciones de desechos peligrosos y respuesta ante emergencias, en ocasiones conocida como HAZWOPER ("Hazardous Waste Operations and Emergency Response"). Esta norma de OSHA comprende operaciones de respuesta ante sustancias peligrosas conforme a la Ley de Responsabilidad, Compensación y Respuesta Ambiental Integral (CERCLA, Comprehensive Environmental Response, Compensation, and Liability Act) de 1980 y acciones correctivas principales emprendidas en operaciones de limpieza conforme a la Ley de Conservación y Recuperación de Recursos (RCRA, Resource Conservation and Recovery Act) de 1976.

En 2005, Jonathan Snare planteó, con respecto al liderazgo de OSHA, la creencia de que "con frecuencia existe un nexo entre compañías que no cumplen con el deber de proteger a sus trabajadores y las que no cumplen con el deber de proteger el ambiente". De hecho, en muchas compañías la misma persona supervisa la seguridad y salud de los trabajadores y la seguridad ambiental.

Una parte de las disposiciones de SARA, Título III, es la Ley de Planeación de Emergencias y por el Derecho a Saber de la Comunidad (EPCRA, Emergency Planning and Community Right-to-Know Act) de 1986. El Título III establece los requisitos para los gobiernos federal, estatal y local, así como para la industria, con respecto a la planeación de emergencias e información sobre materiales peligrosos y tóxicos.

Al inicio de la vigencia de la ley SARA, EPA publicó la lista inicial de 402 sustancias extremadamente peligrosas. OSHA incorporó dicha lista como un apéndice a su norma HAZWOPER y se puede encontrar en el apéndice E de este libro. A pesar de que la lista está sujeta a modificaciones por parte de EPA en cualquier momento, no se ha alterado en más de 20 años y permanece sin cambios al 1 de enero de 2009. Es fundamental que el administrador de seguridad y salud mantenga esta importante lista a la mano y esté actualizada para efectos de referencia, de modo que la firma pueda cumplir los requisitos en caso que utilice cualquiera de los materiales que se mencionan en ella. Existen requisitos que obligan a informar de estas sustancias y normas federales para proteger a los trabajadores a su exposición.

Supervisión médica

Los requisitos de supervisión médica constituyen uno de los elementos de las normas de OSHA en el manejo de las sustancias peligrosas que enumera EPA, y como en cualquier lugar donde existe un programa de supervisión médica, existen registros médicos. Para el concepto del *derecho a saber* es fundamental el derecho de acceso de los empleados a los registros médicos personales propios que lleve la compañía que los tenga contratados. Se requiere un programa de supervisión médica del siguiente personal:

1. Todos los empleados que pudieran estar expuestos a riesgos de salud al nivel de los límites de exposición permisibles, o por arriba de ellos, durante 30 o más días al año, ya sea que el empleado use o no un respirador para protección contra los riesgos.
2. Todos los empleados que usen un respirador durante 30 o más días al año.
3. Los empleados designados por el patrón para tapar, parchar, o de alguna manera, controlar o detener fugas en forma temporal de los recipientes que contengan sustancias peligrosas o riesgos de salud (es decir, miembros de los equipos de materiales peligrosos (HAZMAT, Hazardous Materials).

El programa de supervisión médica sirve para determinar si la persona es apta para el trabajo con los materiales peligrosos presentes y reconocer cualquier efecto adverso en el trabajador que surja por la exposición. En el capítulo 12, se verá que diversas condiciones, como problemas cardiacos, el uso de barba, o incluso una perforación en la membrana del tímpano, pueden descalificar al empleado para trabajar en tareas que requieren el uso de un respirador.

La supervisión de los efectos adversos de la exposición es el otro, y quizá el más importante, propósito del programa de supervisión médica y el propósito que más se relaciona con el principio del *derecho a saber*. El trabajador quiere saber todo lo que el patrón sabe relacionado con su salud y su posible deterioro debido a exposiciones peligrosas en su trabajo.

En Estados Unidos, las normas federales prescriben intervalos en los que se deben realizar exámenes y consultas médicas. Los momentos normales son los siguientes:

1. Antes de la asignación de deberes que pueden requerir de exposición a material peligroso.
2. Por lo menos, cada 12 meses durante la asignación de dicho deber.

3. Al concluir dicho deber, a menos que el empleado se haya sometido a un examen en los últimos 6 meses.

Además de dichos intervalos normales, se requiere un examen lo antes posible, en caso de que un empleado desarrolle señales o síntomas que indiquen la posible sobreexposición, o si un empleado desprotegido queda expuesto en una situación de emergencia. Además, el médico supervisor podría aconsejar que sea necesario aumentar la frecuencia de los exámenes por razones médicas y en dichos casos, el patrón tiene la obligación de cumplirlo. Se exige que todos los exámenes y procedimientos los lleve a cabo un médico certificado, o bajo la supervisión de uno, en el momento y lugar razonables, sin costo para el empleado y sin cargo a su salario por el tiempo utilizado.

El administrador de seguridad y salud tiene el deber de estar enterado de las circunstancias que requieren de un programa de supervisión médica y de asegurar que la administración de la compañía implemente dicho programa, en caso necesario. Al presentar una recomendación de este tipo a la gerencia, el administrador de seguridad y salud puede señalar algunos beneficios legales para la compañía, más allá de los beneficios inherentes para los empleados y la prevención de multas de OSHA. Se puede demostrar que un registro del examen médico inicial es una parte valiosa de las evidencias en las condiciones o síntomas preexistentes, en caso de que éstas afloren durante la exposición del trabajador. Es posible que la administración ya esté al tanto de ello, pero lo que muchas veces no se tiene en cuenta es que también es importante realizar un examen médico al final de la contratación. Éste tiene como propósito documentar las condiciones, síntomas, o ausencia de ellos al final del periodo de riesgo. En esta era del *derecho a saber*, es común que los empleados estén conscientes de poder iniciar un proceso legal en una fecha posterior, si los síntomas relacionados con la exposición al material peligroso se manifiestan después del hecho. En ese momento, el contenido del examen médico al concluir la relación laboral del empleado tendrá un valor evidente, tanto para el patrón como para el empleado.

La apertura total de la información conforme al *derecho a saber* de una persona también involucra al médico. El patrón está obligado a proporcionar una copia de la norma federal que cubre los exámenes médicos a la persona encargada, y debe proveer datos relativos a las labores del empleado, los niveles previstos de exposición, el equipo de protección personal que utilizará y la información de los exámenes anteriores.

El patrón también tiene la responsabilidad de obtener y proporcionar al empleado una copia de la opinión escrita del médico supervisor que contenga los resultados del examen, incluyendo cualquier opinión o recomendación con respecto al riesgo creciente o limitaciones para el trabajo asignado. Sin embargo, en beneficio de la privacidad, se prohíbe que en la opinión escrita obtenida por el patrón se divulguen hallazgos o diagnósticos no relacionados con la exposición laboral.

Informes

El Título III de la ley SARA requiere que EPA establezca un inventario de emisiones químicas tóxicas de algunas instalaciones. En efecto, se trata de un requisito de informes de instalaciones manufactureras (Códigos SIC 20xx al 39xx[1]) que tienen 10 o más empleados y que han fabricado, procesado, o de alguna otra manera utilizado uno de los químicos tóxicos listados, excediendo las cantidades de umbral especificadas. El término *listados* hace referencia a una de las

[1]SIC se refiere a la Clasificación Industrial Estándar (Standard Industrial Classification) y los códigos 20 al 29 se identifican con industrias manufactureras. En el apéndice F se identifican las categorías principales de fabricación del Código SIC.

sustancias extremadamente peligrosas que enumera EPA (ver apéndice E). Las cantidades de umbral varían y son diferentes dependiendo de si la instalación utiliza *o* fabrica la sustancia peligrosa. A las instalaciones de las industrias manufactureras (Códigos SIC 20xx al 39xx) que *utilizan* las sustancias tóxicas listadas en cantidades mayores a 10,000 libras en un año calendario se les exige que presenten formatos de liberación de químicos tóxicos (Formato R de EPA) al 1 de julio del siguiente año. En el caso de firmas que *fabrican* o *procesan* estos materiales, la cantidad de umbral es de 25,000 libras al año, cantidad por encima de la cual se exige a la firma que presente el formato de liberación de químicos tóxicos.

En el caso de firmas que fabrican *y* usan la misma sustancia, si la cantidad de umbral se excede en cada caso, entonces la firma debe informar sobre un punto que se ilustra mediante el estudio de caso 5.1. En el estudio de caso 5.2, no se excede ningún umbral.

ESTUDIO DE CASO 5.1

Una planta fertilizadora (Código SIC 2873) produce 22,000 libras de amoniaco, 16,000 libras de las cuales usa dentro de la planta. ¿Se requiere que la firma informe a EPA y si es así, de qué manera?

Solución

Sí, la firma tiene un SIC de manufactura (28xx al 39xx) y excede el umbral de “uso”; por lo tanto, debe informar a EPA usando el Formato R de Informes de Inventario de Liberación de Químicos Tóxicos de acuerdo con el Título III de la Ley SARA de 1986. Dado que se excedió uno de los umbrales (el umbral de “uso”), la empresa debe completar un informe total con base en todas las actividades y liberaciones de amoniaco de sus instalaciones, no sólo las de la actividad de uso. (Este estudio asume que la firma tenía 10 o más empleados.)

ESTUDIO DE CASO 5.2

Durante un año de operaciones, un fabricante de recubrimientos químicos (Código SIC 2821) procesa 20,000 libras de cresol y usa 6000 libras de éste dentro de la planta. ¿Se requiere que esta firma informe a EPA y si es así, de qué manera?

Solución

No, no se requiere que informe acerca del proceso ni del uso de cresol, debido a que no se excedieron ni los umbrales de “uso” ni los de “proceso”.

Debe comentarse otro punto sobre las cantidades de los umbrales. Almacenar un material que ni se procesa ni se usa dentro de la planta no cuenta para calcular si se excede la cantidad de umbral. EPA puede preguntar acerca de las cantidades totales almacenadas durante la operación de recolección de información sobre un químico cuyo umbral se ha excedido, pero el almacenamiento no constituye proceso o uso.

A las firmas que fabrican o procesan materiales en exceso de la cantidad de umbral en un año, se les exige que presenten un formato de liberación de químicos tóxicos. El formato consta de cuatro partes y es demasiado extenso para incluirlo aquí, pero se puede obtener solicitando el Formato R de EPA en la oficina regional o nacional de la agencia, o comunicándose a la oficina estatal designada (contacto designado de la Sección 313). El formato está diseñado para recabar información correspondiente para un sistema computarizado de información nacional e incluye registros que divulgan la información básica sobre el proceso dentro de la planta, incluyendo las cantidades máximas en el sitio de trabajo; las corrientes o cuerpos de agua que los reciben, en su caso; cantidades de liberación a la atmósfera, ubicaciones de desechos fuera de las instalaciones y métodos y eficacia de los tratamientos de los desechos.

Además del requisito de presentación del formato de liberación de químicos tóxicos, se requiere una notificación de emergencia por teléfono, radio, o en persona, en caso que exista una liberación de una sustancia peligrosa de la lista que exceda la cantidad a informar de dicha sustancia. Esto incluye las sustancias que EPA lista como extremadamente peligrosas (ver apéndice E) y las sustancias sujetas a los requisitos de notificación de emergencia conforme a CERCLA. Cada una de estas notificaciones debe continuarse mediante una confirmación por escrito, incluyendo información adicional sobre las acciones reales de respuesta tomadas, cualquier información conocida o prevista sobre los riesgos crónicos para la salud asociados con la liberación y consejos con respecto a la atención médica necesaria para los individuos expuestos. Los requisitos para el flujo de información entre compañías privadas y las diversas agencias gubernamentales que tienen una función en el control de riesgos que surgen de las sustancias tóxicas generan una compleja red de información que se visualiza mejor mediante el uso de un diagrama (ver figura 5.3).

Observe en la figura 5.3 que una de las partes a la que se debe notificar es el "Cuerpo de bomberos", un cuerpo de respuesta a emergencias. Es necesario que este personal tenga información fundamental para referencia en caso que se les pida manejar una situación de emergen-

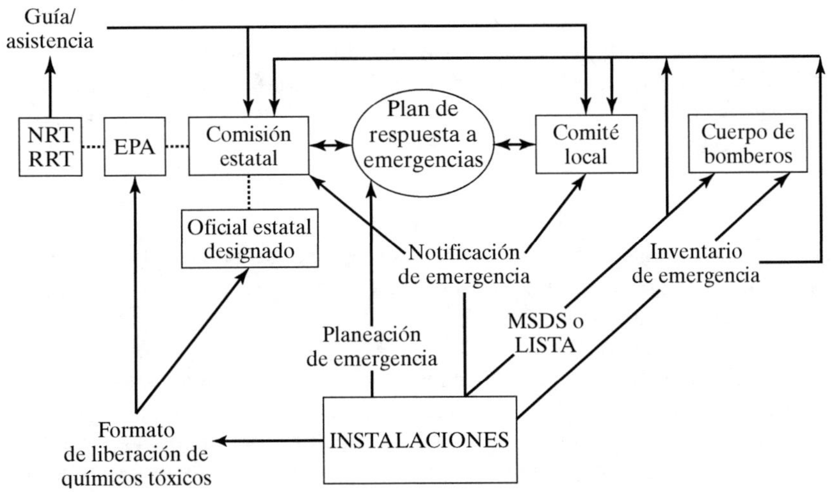

FIGURA 5.3

Requisitos del flujo de información principal conforme al Título III de la ley SARA.

cia en presencia de la liberación de químicos tóxicos. Esto es necesario incluso para emergencias no relacionadas con la liberación, debido a que los socorristas pueden necesitar asumir una acción de protección para entrar a áreas expuestas a químicos tóxicos.

DEPARTAMENTO DE SEGURIDAD NACIONAL

En Estados Unidos los atentados terroristas del 11 de septiembre de 2001 cambiaron de manera significativa la perspectiva de la nación en su conjunto y de los socorristas en particular. El Departamento de Seguridad Nacional (DHS, Department of Homeland Security) se estableció el 25 de noviembre de 2002 como una entidad a nivel de gabinete, poco más de un año después de los atentados. A la Agencia de Protección Ambiental y su sistema de informes —que ya se describió en este capítulo— se les requirió por mandato presidencial que dieran apoyo al DHS siempre que ocurriera un acto terrorista significativo a nivel nacional en cualquier parte de Estados Unidos.

Aunque se trata de una entidad nueva, el Departamento de Seguridad Nacional es el tercer departamento a nivel gabinete más grande en el gobierno de Estados Unidos, después del Departamento de Defensa y del de Asuntos de los Veteranos. Con más de 200,000 empleados y la incorporación de 22 entidades gubernamentales en una sola organización, la creación del DHS se considera la reorganización más grande del gobierno federal estadounidense en la historia (Perl, 2004). Los administradores de seguridad y salud deben ver al DHS como una oportunidad para realizar una contribución vital a la administración de sus firmas. La planeación de desastres debe incluir la posibilidad de actos de terrorismo. Se debe verificar las vulnerabilidades en los procesos industriales para incrementar los procedimientos de seguridad y emergencia. En el capítulo 6 de este libro se aborda la planeación de emergencias de procesos.

SISTEMAS COMPUTARIZADOS DE INFORMACIÓN

En la sección anterior, se hacía referencia a un sistema computarizado de información relativa a datos de químicos tóxicos. Es cada vez más frecuente que los administradores de seguridad y salud, dentro y fuera del gobierno, recurran a bases de datos computarizadas para tener rápido acceso a hechos detallados en relación con las miles de sustancias tóxicas y otros riesgos en el lugar de trabajo. Este desarrollo continúa y en algunas ocasiones se coordina con sistemas computarizados anteriores de manejo de información, para administrar e informar conforme a los requisitos de mantenimiento de registros de OSHA, como se describe en el capítulo 2.

Inteligencia artificial y sistemas expertos

Una de las tecnologías que constituye una promesa en particular en la administración de los sistemas de información de seguridad y salud se encuentra en el campo general de la inteligencia artificial, o de manera más específica, en los sistemas expertos. La inteligencia artificial es el campo general de desarrollo que está intentando hacer que las computadoras "piensen" o respondan a situaciones que requieran la resolución de problemas de manera más parecida a la que lo hacen los humanos. Los sistemas expertos constituyen la rama de la inteligencia artificial que comprende sistemas computarizados que proporcionan consejo a partir de una base de conocimientos mediante reglas lógicas establecidas por un experto humano. Por lo tanto, la computadora puede responder a preguntas relacionadas con una amplia variedad de situaciones problemáticas y proporcionar asesoría o asistencia de manera muy semejante a la que lo haría un experto humano. Un punto clave que debe entenderse en relación con estos sistemas es que dentro de la computadora no se ha preprogramado una exhaustiva lista de respuestas a preguntas específicas. Por el contrario, el experto humano ha establecido la lógica básica o reglas generales y la computadora tiene la capacidad de recabar lo que necesita saber de su base de conocimientos para responder preguntas concretas en el futuro. El poder que tiene la computadora para señalar con rapidez hechos a los que tiene acceso en tablas contenidas en los sistemas de datos en línea aumenta la lógica del experto humano. Un elemento destacado en el avance de los sistemas expertos es la evolución de las interfaces de *lenguaje natural* que hacen que la computadora comprenda las solicitudes expresadas en el idioma ordinario, en vez de hacerlo en los rígidos formatos de la jerga computacional. Con frecuencia, a dichas interfaces se les conoce como *procesadores inteligentes*, haciendo referencia a su ventaja como interfaces de los sistemas computarizados de administración de bases de datos ya existentes, para hacer más amigables dichos sistemas con el usuario y con mayor capacidad de comprensión de las peticiones humanas para responder a preguntas.

Bases de datos de riesgos de químicos industriales

La necesidad de detalles minúsculos acerca de las características de miles de sustancias desconocidas ha hecho que los riesgos de químicos industriales y el *derecho a saber* sobre ellos constituyan una aplicación ideal para sofisticadas bases de datos computarizadas. El componente clave de dichos sistemas es una base de datos relacionales con una tabla primaria y tablas secundarias de referencia cruzada.

Por lo general, cada químico en la base de datos se codifica con su número CAS[2]. Este identificador se usa para codificar el nombre del químico con una variedad de sinónimos que pueden utilizar diversos trabajadores o usuarios, quienes podrían consultar la base de datos por medio de una terminal de computadora. El usuario no necesita conocer el número CAS, ya que éste es una herramienta de referencia cruzada, interna de la base de datos. Por tanto, mediante el uso del lenguaje natural, un usuario puede preguntar acerca de "nafta alquitrán de hulla" y la base de datos relacional reconocerá que se trata de un sinónimo del benceno y responderá a las preguntas del usuario como si éstas fueran sobre benceno. El usuario puede realizar búsquedas sobre diversos detalles particulares, como anteojos de protección requeridos o recomendados, o, en su caso, instrucciones sobre primeros auxilios o quizá instrucciones de lavado. Si el usuario no sabe qué químico está manejando, pero tiene síntomas de exposición, o puede identificar órganos objetivo afectados, la base de datos relacionales puede utilizar su capacidad para cruzar referencias para proporcionar respuestas a las preguntas, además de identificar el químico, o los

ESTUDIO DE CASO 5.3

Suponga que un examen médico revela que un trabajador desarrolló síntomas de lesión al riñón. El administrador de seguridad y salud de la planta se pregunta si se podría asociar alguno de los químicos peligrosos empleados en la planta con lesiones al riñón y plantea lo siguiente: "Dame una lista de todos los químicos que lesionen el riñón." El sistema rastrea todas las tablas correspondientes en la base de datos relacional para encontrar la información deseada, mezclando la información mediante el uso de la clave de referencia cruzada del número CAS para obtener la respuesta solicitada.

[2]Número del Chemical Abstracts Service (CAS) (Servicio de compendio de productos químicos), una lista bien conocida de referencia de sustancias.

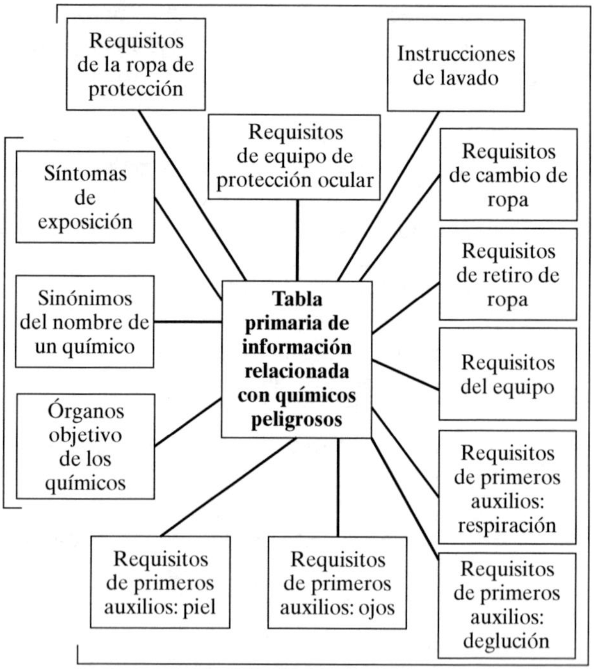

FIGURA 5.4

Base de datos de los riesgos de químicos industriales.

grupos de químicos, que coincide con los síntomas. La figura 5.4 muestra las relaciones características entre los diversos archivos de una base de datos, que se encuentran disponibles para proporcionar información en respuesta a la búsqueda del usuario. El estudio de caso 5.3 muestra una aplicación de una base de datos relacional que utiliza búsquedas redactadas en un formato de lenguaje natural aceptable para el sistema.

En Internet, existe un acervo de información para el manejo de los riesgos de exposiciones a químicos. Patrones y empleados por igual pueden tener acceso a esta información y estar "bien informados" de los riesgos de químicos específicos, la manera de reconocer los síntomas de exposición, qué esperar en términos de riesgos sanitarios a largo plazo y los ejemplos de historias de otros que se han expuesto a dichos químicos. Este poderoso conocimiento ha cambiado las maneras en que la gente desea (o no) trabajar en algunas labores y ha cambiado la manera de hacer negocios de los patrones.

RESUMEN

En este capítulo se han revisado de forma sucinta los desarrollos actuales para el manejo y accesibilidad a los grandes volúmenes de información detallada, necesaria para proteger a los trabajadores de los riesgos en el lugar de trabajo. La evolución es el resultado de dos desarrollos: los avances en la tecnología de la información y el interés cada vez mayor por parte de los trabajadores y del público que están ejerciendo su derecho a saber sobre sustancias peligrosas a las que están, o pueden llegar a estar, expuestos. Con la regulación de EPA y OSHA, los riesgos de los químicos fueron los primeros en recibir atención en el movimiento por el *derecho a saber*. Sin embargo, se ha proyectado que las siguientes serán las necesidades de sistemas de información relativos a riesgos de seguridad y mecánicos.

EJERCICIOS Y PREGUNTAS

5.1 Con respecto a la responsabilidad por riesgos en el lugar de trabajo, describa el cambio de énfasis que ocurrió a principios de la década de 1980.

5.2 ¿El *derecho a saber* representa un fortalecimiento o un debilitamiento de las facultades de los trabajadores en la lucha por mayor seguridad y salud? Explíquelo.

5.3 ¿Qué tipo de recipiente se encuentra exento de manera expresa de las normas de información sobre riesgos en cuanto a etiquetado?

5.4 Para efectos de información sobre riesgos, ¿cuál es diferencia entre un artículo y un material?

5.5 ¿Cuántas compañías de químicos protegen sus secretos comerciales a pesar de los requisitos de proporcionar las MSDS?

5.6 ¿Se requieren MSDS para mezclas en las que algunos ingredientes son peligrosos y otros no? Explíquelo.

5.7 ¿Se requiere una MSDS para un químico que una planta haya comprado antes de la existencia de la norma de información sobre riesgos?

5.8 ¿Cuánto tiempo se deben guardar los registros para dar seguimiento al uso de sustancias peligrosas? ¿Por qué?

5.9 ¿Cuánto tiempo se deben conservar los registros médicos?

5.10 ¿Qué debe hacer el administrador de seguridad y salud en relación con los registros si una firma decide dejar el negocio?

5.11 ¿Qué representan los acrónimos SARA, CERCLA y RCRA, y cómo se relacionan con OSHA?

5.12 ¿Cuál es la función de un equipo HAZMAT?

5.13 ¿En qué circunstancias se requiere un programa de supervisión médica para un empleado determinado? ¿Con qué frecuencia se requieren exámenes médicos para dicho empleado?

5.14 Si se requiere una notificación de emergencia por una liberación accidental de una sustancia tóxica ¿a quién se debe notificar (en Estados Unidos)?

5.15 ¿Qué son los sistemas expertos?

5.16 ¿Qué identificador utilizan generalmente las bases de datos de químicos para actuar como herramienta de referencia cruzada para codificar las propiedades del químico?

5.17 ¿Qué representa el término *HAZWOPER*?

5.18 ¿Cuántos miles de millones de dólares se estima que gastaron los estadounidenses para limpiar el ambiente en las décadas de 1970 y 1980?

5.19 ¿Cómo cambia el *derecho a saber* la responsabilidad sobre la seguridad y salud?

5.20 ¿Cómo anula el *derecho a saber* la inmunidad del patrón a litigio por riesgos en el lugar de trabajo?

5.21 ¿Qué beneficios legales de un programa de supervisión médica van más allá de los beneficios de mayor seguridad y salud de los empleados?

5.22 ¿Qué responsabilidad respecto del médico supervisor depositan las normas federales de Estados Unidos en el patrón?

5.23 ¿Qué información de los exámenes médicos se requiere dar por escrito a los empleados? ¿Qué información está protegida y no se debe revelar al patrón en la opinión por escrito del médico?

5.24 ¿Cuáles son las tres principales agencias federales más importantes a nivel gabinete en Estados Unidos? ¿Cuál de las tres es una recién llegada al gobierno en el siglo veintiuno?

EJERCICIOS DE INVESTIGACIÓN

5.25 Use su procesador de búsqueda favorito en Internet para encontrar cuántos sitios de Internet se relacionan con el término "*HAZWOPER*".

5.26 Determine los criterios sobre cuánta capacitación relativa a HAZWOPER requieren los diversos empleados. (*Sugerencia:* ¿Qué determina si un empleado necesita 8, 24, o 40 horas de capacitación?)

5.27 Encuentre los nombres de cinco firmas o instituciones que ofrezcan cursos de 40 horas de capacitación sobre HAZWOPER para compañías clientes.

5.28 Busque en Internet una MSDS para el sulfato de hidracina.

PREGUNTAS DE INVESTIGACIÓN DE NORMAS

5.29 Investigue las normas industriales generales de OSHA en términos de *información sobre riesgos*. Utilice la base de datos en el portal Companion para examinar el número anual de emplazamientos relacionados con "información sobre riesgos". ¿Qué porcentaje de estos emplazamientos es "serio"?

5.30 Determine qué normas de OSHA de la industria general se relacionan con el término *MSDS*. ¿Cuántos emplazamientos se encuentran en la base de datos del portal Companion que correspondan a "MSDS"?

5.31 Determine si alguna de las normas de la industria general de OSHA se citan por violaciones a la "supervisión médica".

CAPÍTULO 6

Seguridad de los procesos y preparación para siniestros

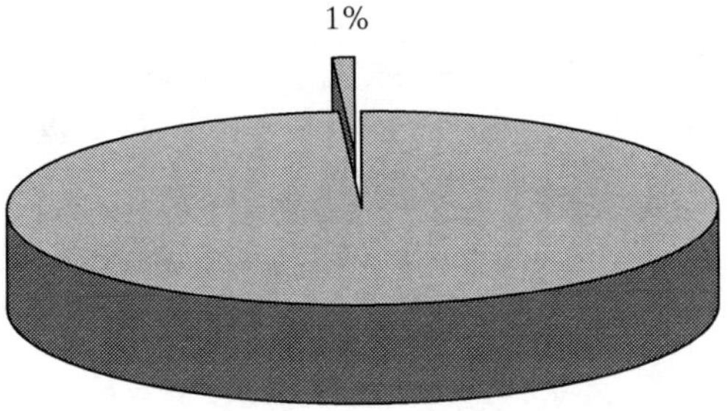

Porcentaje de emplazamientos de OSHA para la industria en general que abordan este tema

A principios de la década de 1990, la promulgación que llevó a cabo OSHA de la norma para la administración de la seguridad en los procesos de químicos altamente peligrosos (Process Safety Management of Highly Hazardous Chemicals) tuvo un gran impacto en el campo de la administración de la seguridad y la salud. La década de 1980 fue testigo de tragedias importantes que comprendieron explosiones y liberación catastrófica de químicos peligrosos, que produjeron numerosas muertes tanto de empleados como de público en general. Dichas tragedias fueron de tal magnitud que atrajeron la atención a nivel mundial.

La más destacada fue el desastre de Bhopal, India, en el que murieron 2500 civiles en un accidente en la misma compañía de químicos, como se mencionó en el capítulo 1. No existe ninguna duda de que esta catástrofe afectó la política nacional en Estados Unidos e influyó en el desarrollo de la norma de seguridad de los procesos. Otra tragedia importante fue la explosión de la planta petroquímica de Phillips en octubre de 1989, en la que al explotar e incendiarse una planta cerca de Houston, Texas, murieron 24 personas y 128 trabajadores resultaron heridos. Como se podría esperar, después de dicho incidente OSHA realizó una exhaustiva inspección en Phillips e impuso una cuantiosa multa. Sin embargo, este siniestro hizo que OSHA se apresurara a buscar algo más que un enfoque *a posteriori* con inspecciones y multas. La norma resultante para la seguridad de los procesos de OSHA pretendía prever dichas catástrofes en el futuro.

Hasta este punto, algunos lectores podrían sentirse inclinados a omitir el capítulo por no tener aplicación en sus operaciones. La "seguridad de los procesos" sólo parece ser válida para las plantas químicas y refinerías de petróleo, pero cabe advertir que en los primeros años en que se hizo cumplir la norma de seguridad de los procesos, OSHA adoptó una definición agresiva de la palabra "proceso". Por tanto, se puede ver que la norma de seguridad de los procesos es aplicable a una planta procesadora avícola, por ejemplo, porque para la refrigeración su proceso puede emplear cloro, un químico riesgoso. Incluso una planta manufacturera de productos específicos puede utilizar ácidos peligrosos en sus operaciones de chapado y por lo tanto, estar dentro del alcance de la norma de seguridad de los procesos debido a que procesa o almacena un químico dañino que excede una cantidad de umbral.

INFORMACIÓN SOBRE LOS PROCESOS

En el capítulo 5 se enfatizó la creciente influencia de los sistemas de información en el campo de la seguridad y la salud industriales. Dicha influencia fue evidente en el contenido de la norma de seguridad de los procesos de OSHA. Antes de iniciar cualquier análisis del proceso, OSHA requiere que el patrón recopile información sobre los químicos peligrosos que se utilizan o producen por medio del proceso, el equipo a emplear en él y la tecnología del mismo. Queda claro que el objetivo de OSHA es que el sindicato u otro representante de los empleados tengan acceso a esta información en la planta.

El administrador de seguridad y salud (o quien haya sido nombrado para manejar los riesgos y normas de seguridad del proceso) primero debe hallar información sobre los químicos utilizados en el proceso. En el capítulo 5, estudiamos el documento de información principal con respecto a químicos utilizados dentro de una planta industrial, la MSDS. La MSDS debe proveer toda la información necesaria para cumplir los requisitos de seguridad de los procesos, pero si no lo hace, el administrador de seguridad y salud se puede acudir a volúmenes de referencia a normas sobre las propiedades de químicos peligrosos. El administrador de seguridad y salud se puede ganar la confianza de los comités o equipos de ingenieros, de los empleados y sus representantes asignados a analizar un proceso peligroso, si conoce los volúmenes de referencia a normas y se basa en ellos al asesorar al equipo de análisis. A continuación se ofrecen algunas referencias a normas comunes con respecto a químicos peligrosos:

- Irving Sax, *Dangerous Properties of Industrial Materials* (Propiedades peligrosas de materiales industriales] (Sax, 1975)
- Robert E. Lenga, *Sigma-Aldrich Library of Chemical Safety Data* (Biblioteca Sigma-Aldrich de información sobre seguridad de los químicos]
- Gessner G. Hawley, *The Condensed Chemical Dictionary* (El diccionario condensado de químicos) (Hawley, 1975)
- *NIOSH Registry of Toxic Effects of Chemical Substances* (Registro de NIOSH de los efectos tóxicos de las sustancias químicas)

Estas referencias se utilizaron en el desarrollo del estudio de caso 6.1.

ESTUDIO DE CASO 6.1

INFORMACIÓN SOBRE QUÍMICOS PELIGROSOS PARA EL ANÁLISIS DE SEGURIDAD DE PROCESOS

Nombre del químico	Cloruro de fósforo (PCl_3), en ocasiones conocido como TRICLORURO DE FÓSFORO
Información sobre toxicidad	Veneno por inhalación. Moderadamente tóxico por ingestión. Irritante corrosivo para la piel, ojos [en 2 partes por millón (ppm)] y membranas mucosas.

	Dosis mortal (para 50% de la población):
	Ratas (oral): 550 mg/kg
	Concentraciones letales por inhalación (para 50% de la población):
	Ratas (oral): 104 ppm por 4 horas
	Conejillo de indias: 50 ppm por 4 horas
Límites de exposición permisibles	PEL OSHA: Promedio ponderado por tiempo de 8 horas (TWA, Time-Weighted Average): 0.5 ppm
Datos físicos:	Claro, incoloro, líquido con emanaciones tóxicas
	Punto de fusión: −111.8°C
	Punto de ebullición: 76°C
	Densidad: 1.574 a 21°C
	Presión de vapor: 100 mm de mercurio a 21°C
	Densidad de vapor: 4.75
Datos de reactividad:	Altamente reactivo con una variedad de ácidos, oxidantes e incluso agua o vapor. Riesgo de incendio y explosión
Datos de corrosión:	Departamento de Clasificación de Transporte: material corrosivo
Estabilidad térmica y química:	Peligroso al calentarse hasta descomposición, emite emanaciones altamente tóxicas de cloruros y PO_x. Puede reaccionar con materiales oxidantes.
Mezclas peligrosas	Potencialmente explosivo con ácido nítrico, peróxido de sodio, oxígeno (arriba de 100°C). La reacción violenta con agua los convierte en cloruro de hidrógeno y gas difosfano, que después se incendia. Reacciona con agua, vapor, o ácidos y produce calor y emisiones tóxicas corrosivas

El estudio de caso 6.1 muestra cómo se puede utilizar información publicada en los volúmenes de referencia de químicos para proporcionar los datos necesarios para el análisis de procesos peligrosos. No toda la información contenida en dichos volúmenes es necesaria. Por ejemplo, en el estudio de caso 6.1, en la categoría de "mezclas peligrosas", sólo se incluyen los materiales que podrían previsiblemente mezclarse de manera inadvertida con el químico peligroso en el proceso en estudio.

Más allá de las propiedades de los químicos utilizados en el proceso, OSHA quiere que los patrones documenten la tecnología del mismo, incluyendo por lo menos un diagrama de flujo de bloques (figura 6.1) o un diagrama de flujo de proceso simplificado (figura 6.2). Además, se debe proporcionar la información química del proceso, el inventario máximo pretendido y los límites

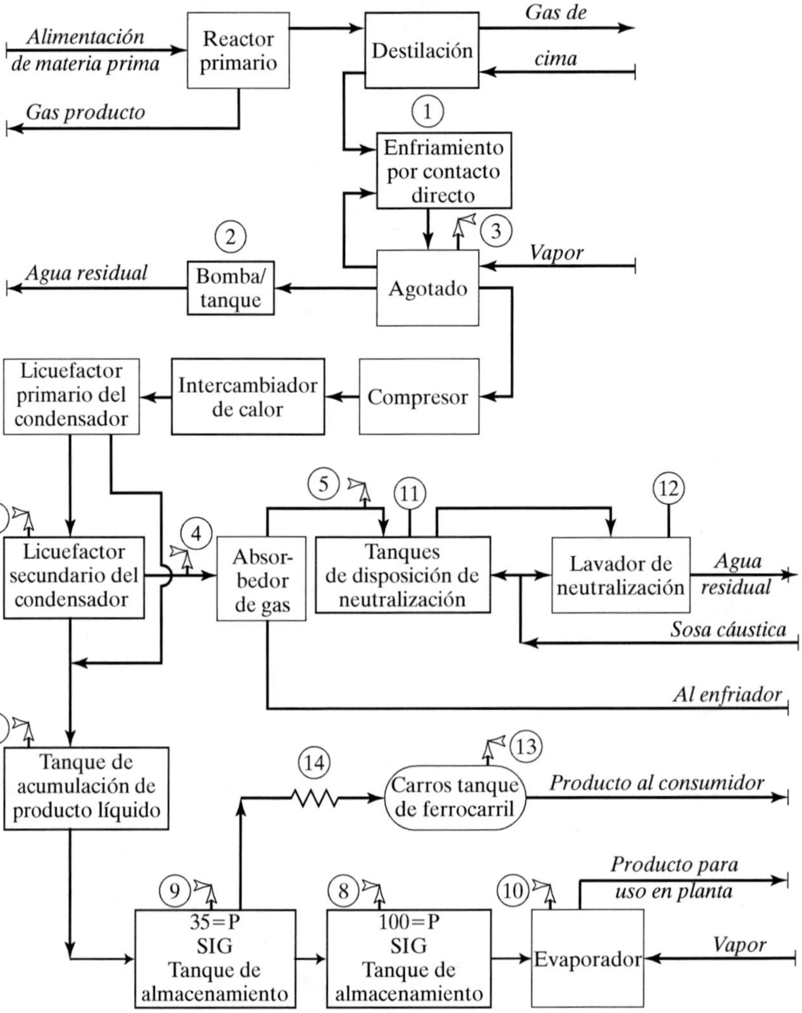

FIGURA 6.1

Ejemplo de diagrama de flujo de bloques (*fuente*: Norma de OSHA 1910.119).

máximo y mínimo de seguridad para temperaturas, presiones, flujos o composiciones. Cualquier desviación de las normas del proceso que puedan afectar la seguridad y salud de los empleados se puede evaluar para considerar consecuencias. Quizá ya se tiene acceso a esta información, pero si no es así, se puede desarrollar en el análisis de riesgos del proceso que se explica en la siguiente sección.

También se debe documentar y describir el equipo de proceso, con detalles como materiales de construcción y diagramas de tubería e instrumentos. Existe particular interés en las características de seguridad, como el diseño de sistemas de alivio, ventilación, códigos y normas de diseño, balances de material y energía, y sistemas de seguridad, como sistemas de enclavamiento, detección y supresión. Las normas federales requieren que el equipo de proceso cumpla con las

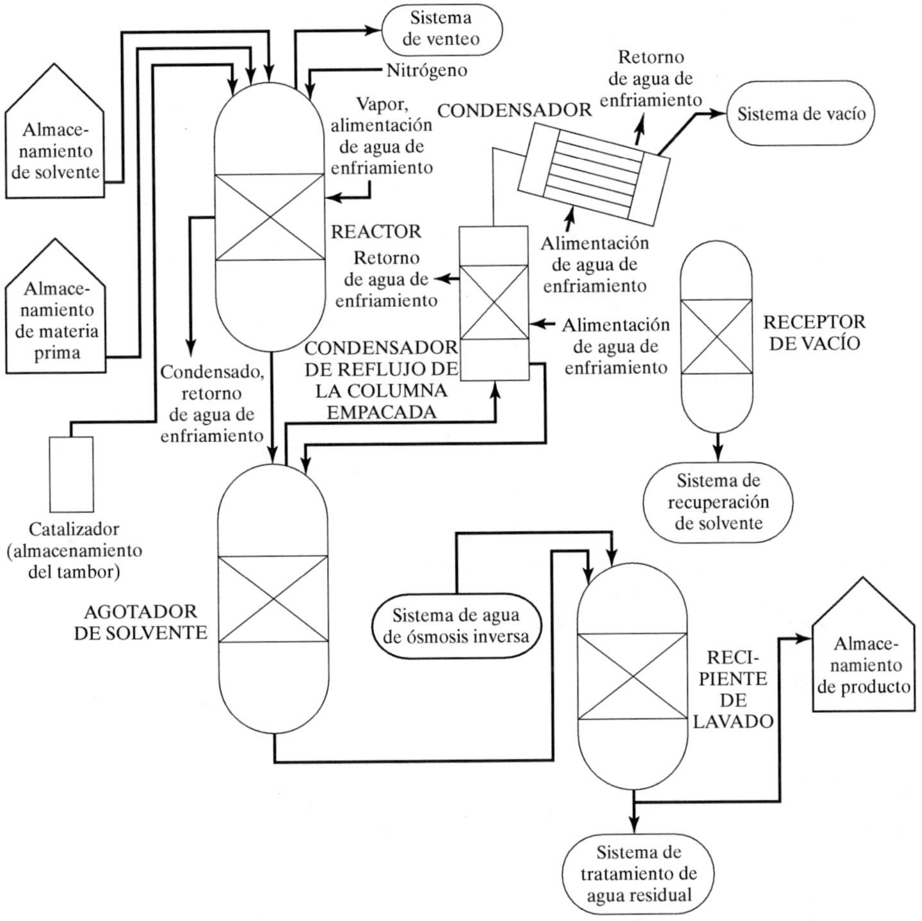

FIGURA 6.2

Ejemplo de diagrama de flujo de proceso (*fuente*: Norma de OSHA 1910.119).

"buenas prácticas de ingeniería reconocidas y generalmente aceptadas." En particular, con respecto al equipo comprado antes de la norma de seguridad de los procesos, puede ser aconsejable utilizar un ingeniero profesional certificado que realice una evaluación de las "buenas prácticas de ingeniería" del equipo que se utilizará en el proceso.

Al considerar el alcance de la información requerida por OSHA con respecto a químicos, procesos y equipo de proceso, es necesario que el patrón desarrolle una estrategia de cumplimiento de la norma. Podría parecer sencillo recabar en un archivero toda la información que se requiere, pero existen problemas con este método. Diferentes departamentos tienen responsabilidad de diferentes partes del problema. Por ejemplo, el área de mantenimiento de una planta puede ser responsable del funcionamiento adecuado del equipo de proceso, pero la documentación de las propiedades de los químicos procesados puede recaer en la responsabilidad de ingeniería u operaciones. Sería agradable mostrar al inspector de OSHA lo que probablemente quisiera ver: un archivero de información, toda en un mismo lugar, que cumpla con cada disposición de la norma. Sin embargo, por lo general, esto no es una solución práctica. Sobre todo en lo que se refiere a cambios y actualizaciones, mantener un archivo central al día puede llegar a convertirse en una pesadilla. Lo que el patrón no quiere que el inspector de OSHA encuentre es un bonito archivo central que después muestre que tiene información incorrecta u obsoleta sobre el proceso, debido a que los departamentos responsables han hecho cambios. Una solución más práctica al problema es a lo que Lastowka (Lastowka, 1997) hace referencia como *método del mapa de carretera*. Dicho método propone que los documentos requeridos se conserven en sus respectivos departamentos de responsabilidad, mientras que en un archivo central (conveniente para el inspector de OSHA, los representantes de los empleados y otras partes interesadas), exista un "mapa" que identifique a cada requisito de documentación de la norma de seguridad de los procesos e indique con precisión en qué parte de la planta se encuentra la información detallada pertinente que se requiera. Otra posibilidad es tener un sistema computarizado de información con acceso controlado. Así, se puede autorizar a algunas personas para sólo tener acceso a la información y a otras —que tengan responsabilidad del contenido— para modificarla cuando se deban hacer cambios.

ANÁLISIS DE LOS PROCESOS

En la sección anterior se mostró que las normas federales requieren documentar una gran cantidad de información en relación con un proceso determinado. Sin embargo, el motor principal de las normas es el análisis de la información. El objetivo de dicho análisis es ir más allá del equipo, los químicos y la manera en que funciona el proceso para una investigación de lo que puede fallar en él y la manera de manejar estos riesgos. Los requisitos de análisis de la norma de seguridad de los procesos nos refieren a los métodos que se estudiaron en el capítulo 3, incluyendo el análisis del árbol de fallas y el análisis de modos de falla y efectos. Algunos estudiosos se refieren a los análisis "qué sucedería si" y las listas de verificación correspondientes, que generan preguntas sobre las interacciones de los procesos y los sucesos externos, además de los modos de falla del propio proceso. También se deben incluir análisis de incidentes pasados que han tenido un potencial de consecuencias catastróficas en el lugar de trabajo.

Por otra parte se debe considerar el valor potencial de los sistemas de control de ingeniería, que pueden incluir detección y advertencia inmediata de inminentes sucesos catastróficos. Dichos sistemas pueden consistir a su vez en un sistema de supervisión de procesos por computadora con instrumentación y alarmas. Por supuesto que la propia computadora que supervisa el proceso podría fallar y también se deben considerar las consecuencias de esta posibilidad. Incluso la ubicación del sitio de las instalaciones podría incluirse en el análisis. Por ejemplo, si éstas se localizan sobre una falla geológica, la posibilidad de que acontezca un terremoto se convierte en un factor a considerar. Además, tampoco se debe ignorar el elemento humano. Si el factor humano puede contribuir a la posibilidad de una catástrofe, el análisis debe considerarlo, así como la manera de mitigar cualquier consecuencia de un posible error. Los factores humanos pueden dar pie a las decisiones de diseño relativas al proceso.

Es claro que el análisis de seguridad de los procesos es un tema importante y que el administrador de seguridad y salud debe estar alerta para recomendar a los ejecutivos que asuman con seriedad esta responsabilidad. El analista profesional reconocido asignado al equipo de análisis de un proceso puede emplear mucho tiempo en definir la buena fe del patrón en esta tarea. Por otro lado, las opiniones de los operadores y del personal de mantenimiento que están familiarizados íntimamente con el proceso, pueden ser incluso más valiosas para el análisis.

Es necesario tener cuidado con la documentación del análisis de riesgos del proceso para asegurar que no queden sin solución puntos indefinidos importantes, como una estrategia documentada de alivio del problema. Si el proceso presenta un riesgo grave, la documentación de éste constituye el "reconocimiento" del mismo. Conforme a lo que se vio en el capítulo 4, recuerde la importancia de la palabra "reconocido" en términos de la Cláusula del Deber General de OSHA. En particular, en el caso de un accidente o incidente mayor, se esperaría que el inspector de OSHA que hace la inspección posterior al accidente busque pruebas de que la compañía "reconoció" el riesgo que causó una "daño físico grave" al empleado o empleados.

Al reconocer la gran responsabilidad depositada en los patrones para desarrollar análisis de riesgos de los procesos, se especificó un método de fases durante un periodo de 5 años después de la fecha de inicio de la vigencia de la norma. Después, cada 5 años de forma subsecuente, se deben actualizar y evaluar los análisis preliminares para asegurar que el análisis es consistente con el proceso actual. Por supuesto, dichas acciones se deben documentar y conservar registros durante la vida del proceso.

PROCEDIMIENTOS OPERATIVOS

Después de haber recabado y analizado la información de un proceso, las conclusiones obtenidas se transformarán en procedimientos operativos que aseguren que en realidad se están manejando riesgos previstos. Los procedimientos dependen de la fase de la operación en que se está. Mantener una buena práctica de seguridad y salud es reconocer una diferencia entre *operaciones temporales* y *operaciones normales*. En ocasiones es necesario ignorar algunos sistemas automáticos de protección durante las operaciones *de arranque temporales* o *iniciales*, pero aun así sigue siendo necesario, de forma alterna, manejar los riesgos que por consiguiente se hayan descubierto. Durante una emergencia algunos procesos deben continuar operando en modo *operación de emergencia*. Reviste un particular interés la necesidad de conocer las condiciones en las que se vuelve necesario un paro de emergencia y en dicho caso, lo que se debe hacer.

Una característica clave en la operación segura de un proceso es la capacidad de reconocer cuando algo no está bien. Para ello, el proceso necesita tener límites preestablecidos para las variables que se hallan bajo control. Por ejemplo, en general, una bomba centrífuga en un ducto opera con una presión mínima de succión y una presión máxima de descarga previamente especificadas. Cada vez que la presión cae por debajo del mínimo prescrito del lado de la toma de la bomba, se vuelve necesario un paro automático para proteger la bomba. La presión del lado de la descarga que exceda los límites prescritos puede sobrepasar los límites de diseño del ducto. Cada una de estas condiciones se puede utilizar para activar la acción de emergencia con el fin de impedir una situación más seria, en particular cuando se manejan químicos peligrosos. El plan operativo debe indicar a los trabajadores cuáles son las consecuencias de las desviaciones de los límites de control, así como qué hacer para restablecer el control del proceso. Las pantallas de AYUDA en línea, de respuesta rápida, constituyen un recurso para proporcionar dicha información de manera oportuna y en beneficio durante una emergencia.

CAPACITACIÓN

Es bien sabido que con frecuencia los procedimientos operativos se establecen en alguna carpeta de argollas que nadie lee ni toma en cuenta. Sin embargo, cuando está en juego una liberación catastrófica de químicos dañinos, no son suficientes los "planes en papel" de la seguridad de un proceso, debe capacitarse al personal para obligarlo a ejecutar el plan. Un plan de capacitación eficaz tiene cuatro ingredientes:

1. Capacitación inicial de nuevos operadores o nuevos procesos.
2. Actualización de la capacitación a intervalos prescritos y en cualquier caso, por lo menos cada 3 años.
3. Verificación o pruebas para demostrar que los empleados entienden el proceso y los procedimientos de seguridad y que están actualizados.
4. Documentación que confirme que se ha llevado a cabo la capacitación y pruebas.

Un método de documentación es tener tarjetas para los empleados en las que se compruebe su actualización en el proceso. El problema de esta estrategia es que los empleados pueden perder o no portar las tarjetas. Las normas federales no establecen que cada empleado deba portar la documentación; es más apropiado que el patrón guarde un registro en el que se pueda comprobar la capacitación de cada empleado que trabaja en el proceso.

En el historial de un caso de accidente que señala la importancia de la capacitación de los empleados, el estudio de caso 6.2 ilustra un resultado natural de protección respiratoria, procedimientos operativos y capacitación inadecuados del personal para seguir dichos procedimientos.

ESTUDIO DE CASO 6.2

ENVENENAMIENTO POR ÁCIDO SULFHÍDRICO: ACCIDENTE MORTAL

Una planta procesadora de alimentos para mascotas en Texarkana utilizaba un "hidrolizador" en un procedimiento que procesa plumas de gallina y convierte los subproductos animales en alimento para mascotas. El ácido sulfhídrico gaseoso, generado por el proceso de descomposición de materia orgánica, se fugó de la máquina y fue inhalado por un empleado en la planta en un accidente fatal que ocurrió en 2003. OSHA imputó a la firma 25 presuntas violaciones, incluyendo una premeditada que produjo el deceso del empleado. El emplazamiento acusaba al patrón de no proporcionar protección respiratoria a los empleados que trabajaban cerca de la máquina. La compañía tampoco etiquetó los químicos peligrosos ni capacitó a los trabajadores para que detectaran dichos químicos en caso de exposición por fuga. OSHA propuso multas por tales violaciones por un total de 436,000 dólares (Roberts, 2009).

PERSONAL DE CONTRATISTAS

Este capítulo inició con comentarios acerca de algunas catástrofes importantes que condujeron a la elaboración de la norma de seguridad de los procesos. En la catástrofe de Phillips Petroleum en 1989, algunos de los trabajadores fallecidos y heridos eran empleados de contratistas externos, no de Phillips. No cabe duda que esta catástrofe generó una respuesta por parte de OSHA para incluir algunos párrafos con el fin de proteger al personal de los contratistas en la nueva norma de seguridad de los procesos, que estaba en preparación en ese entonces. OSHA ya tenía conocimiento de que un importante número de compañías petroquímicas y otras estaban utilizando contratistas externos para llevar a cabo trabajo en sus plantas. Como repercusión de la catástrofe de Phillips, OSHA comisionó al John Gray Institute de Lamar University para estudiar temas de seguridad y salud en relación con los trabajos por contrato en la industria petroquímica.

Lo que surgió en la norma de OSHA fue un requisito para el patrón principal de aplicar una medida de control sobre las operaciones por contrato y la conducta de los empleados de los contratistas. La mayoría de los patrones ya tenían procedimientos para controlar el acceso del personal de los contratistas a sus instalaciones. Sin embargo, la nueva norma de seguridad de los procesos requería que los patrones verificaran el registro de seguridad de las firmas consideradas como prospectos de contratistas antes de contratarlos. A los contratistas se les debe proporcionar la información conocida acerca de los riesgos del proceso, así como las disposiciones vigentes del plan de acción ante emergencias del patrón principal. Además, se requiere que éste último lleve a cabo evaluaciones periódicas para asegurar que el contratista está realizando su trabajo respecto a las normas de seguridad de procesos de OSHA. Quizá el requisito más visible de todos, es que se requiere que los patrones principales lleven un registro de lesiones y enfermedades de los empleados de los contratistas.

No obstante las nuevas responsabilidades depositadas en los patrones principales, los contratistas como patrones siguen teniendo la responsabilidad de proporcionar lugares de trabajo seguros y saludables a sus propios empleados. Por ejemplo, deben seguir proporcionándoles capacitación. Incluso en el caso de reglamentos de seguridad generados por el patrón principal del proceso riesgoso, los contratistas deben asegurar que sus propios empleados sigan los reglamentos de dicho patrón.

Desde un punto de vista histórico, una estrategia de administración para manejar aspectos de seguridad y salud ha sido simplemente subcontratar las operaciones peligrosas o las partes riesgosas de éstas. El razonamiento detrás de esta estrategia ha sido transferir la responsabilidad de la seguridad y salud al contratista o subcontratista. Entonces, cuando el inspector de OSHA visita las instalaciones, el contratista principal puede decir que las disposiciones de esta agencia no eran aplicables porque sus propios empleados no estaban expuestos al riesgo. Sin embargo, la norma de seguridad de los procesos ha eliminado en gran parte el incentivo de buscar esta ruta de escape de la responsabilidad sobre el cumplimiento de las normas de seguridad y salud.

ACTOS DE TERRORISMO

En este capítulo y en la norma de seguridad de los procesos de OSHA se abordan desastres y catástrofes mayores y la manera de evitarlos mediante la planeación y diseño de los procesos. Es indudable que el tipo de catástrofe representado por Bhopal, India y la explosión e incendio de Phillips se pueden evitar, o por lo menos mitigar, con las medidas descritas hasta este punto en este capítulo. Sin embargo, el 11 de septiembre de 2001 el mundo cambió para siempre con un nuevo tipo de siniestro que sobrepasó las devastaciones de Bhopal y Phillips juntas. El atentado deliberado en la torres gemelas del World Trade Center en la ciudad de Nueva York y en el Pentágono en Washington, D.C., en ese fatídico día mató a más de 3000 personas.

El mundo ve cotidianamente actos de terrorismo y con frecuencia suicidas que hacen explotar bombas, pero el 11 de septiembre de 2001 se produjo una nueva dimensión sin precedentes en la percepción del terrorismo. Dichos atentados se efectuaron mediante múltiples equipos de terroristas, coordinados para actuar el mismo día y atacar con minutos de diferencia entre unos y otros. El punto de partida de los equipos de ataque esa mañana estaba localizado en diferentes estados de Estados Unidos y cada uno estaba formado por varios miembros. Todos se habían comprometido a suicidarse en cuatro grupos por separado, correspondientes a los cuatro vuelos de aerolíneas comerciales que se estrellaron de manera deliberada esa mañana durante la ejecución del plan. La precisión y coordinación de los atentados y la similitud en la ejecución esclareció que, además de los propios equipos suicidas, existían numerosos miembros de respaldo que tenían conocimiento de la estrategia y su ejecución. Es evidente que estos atentados no fueron ataques aislados e impulsivos de unos cuantos extremistas fanáticos. Por el contrario, se trató de un gran asalto, planeado con meticulosidad por parte de una organización grande y bien sustentada. La realidad del 11 de septiembre forzó a todos los estadounidenses a afrontar la probabilidad de más ataques coordinados y una guerra general contra el terrorismo que se combatiría principalmente en Estados Unidos. Además del impacto y respuesta individuales, los patrones se vieron forzados a planear para evitar futuros actos de terrorismo, en la forma de medidas precautorias, preventivas, así como planes para desastres para manejar la ocurrencia real de catástrofes potenciales en sus propias instalaciones.

La solución a este serio problema, que amenaza a cada ciudadano en el lugar de trabajo o en cualquier otra parte, no es sencilla. De igual manera, es difícil concebir una respuesta gubernamental y normativa apropiada a este tipo de problema. En Estados Unidos, la agencia federal OSHA se vio frente al dilema de la amenaza a miles de vidas de trabajadores e incluso parecía no existir un reglamento o norma inmediatamente concebible que pudiera prevenir la recurrencia de la masacre. Por primera vez en la historia, OSHA se enfrentó a una grave amenaza para las vidas de trabajadores y no tenía respuesta que pareciera tener algún potencial que evitara o mitigara este riesgo. El emplazamiento de esta agencia a los patrones parecía absurdamente inapropiado. Esto no quiere decir que OSHA no respondió a esta tragedia después del hecho; en realidad comprometió una enorme cantidad de recursos después de la tragedia, incluyendo el envío de grupos de inspectores de emergencia que trabajaron contra reloj para apoyar en las operaciones de limpieza. OSHA envió alrededor de 100,000 respiradores en el primer año de limpieza (OSHA's Role at the World Trade Center Emergency Project, 2002). También envió guantes, cascos y demás equipo de protección personal. Además, evaluó los riesgos para los trabajadores de limpieza, tomando muestras y haciendo pruebas atmosféricas y llevando a cabo pruebas adecuadas de los respiradores. Sin embargo, a pesar de los esfuerzos realizados después de los hechos, en realidad todas las víctimas de esta tragedia ya estaban más allá de la capacidad de rescate de cualquiera. Ninguna de las normas de OSHA había abordado el riesgo de atentado terrorista y nada de lo que esta agencia había hecho pudo evitar el más impresionante atentado ocurrido a la seguridad del trabajador estadounidense. La devastación de este atentado cambió las prioridades de seguridad y salud de los estadounidenses. Un nuevo Departamento de Seguridad Nacional parecía más necesario que la misión tradicional de OSHA.

Durante e inmediatamente después de los atentados del 11 de septiembre, las cámaras de televisión se enfocaban en el personal de emergencias (policía y bomberos) que animaban a la nación con su heroísmo y dedicación al deber. Muchos de los análisis e investigaciones posteriores utilizarían la retrospectiva para sugerir que los socorristas estaban desorganizados y eran ineficaces. Sin embargo, el público no toleró su uso para culpar a cualquiera de los heroicos socorristas por acciones o inacciones en medio de la crisis. Por el contrario, el público se solidarizó con la policía y los bomberos y hubo un desbordante apoyo público moral y económico en toda la nación. A pesar de que se rindió homenaje a los oficiales que participaron directamente en el rescate, sus departamentos fueron de algún modo culpables por no apoyar a su personal, diciendo que, en lo individual, los departamentos tenían un historial de competencia política y renuencia a compartir recursos.

Más de un año después de los desastrosos atentados, comenzaron a surgir ideas de profesionales expertos en seguridad y salud, quienes han integrado estrategias con el fin de prepararse para la peor de las pesadillas que pudiera enfrentar un lugar de trabajo. Uno de esos inteligentes profesionales es el doctor Mark A. Friend, profesional certificado en seguridad, (CSP, Certified Safety Professional), profesor en el Departamento de Ciencias de Salud Ambiental y Seguridad en la East Caroline University en Greenville, Carolina del Norte. El doctor Friend, acompañado de investigadores estudiantes de la universidad, visitó los sitios del desastre en el Pentágono y en Nueva York, donde hicieron observaciones y recabaron información de testigos. Friend resumió sus hallazgos de "Lecciones aprendidas" en el *Responder Safety* (Friend, 2002). La mayoría de las recomendaciones trataban acerca de estrategias nacionales para la defensa contra atentados terroristas, pero algunos eran pasos a seguir a nivel de los patrones.

Una recomendación era "limitar el acceso al edificio". Aunque muchos de dichos pasos ya se han seguido en edificios gubernamentales y bases militares, las compañías privadas se podrían beneficiar con la planeación de futuros edificios y estacionamientos. Los estacionamientos próximos a edificios facilitan los atentados con bombas en automóviles y camiones. Algunos sutiles trucos de decoración de jardines pueden mejorar la belleza y el atractivo de los edificios e instalaciones de una compañía, al mismo tiempo que protegen los edificios de explosiones de bombas en automóviles o camiones. La protección puede adoptar la forma de restricciones al acercamiento de vehículos o, como en las bermas de los paisajes, limitando el área de explosión. Un remedio temporal más común, es el deprimente recordatorio constituido por enormes estructuras de barricadas móviles de concreto.

En tiempos de crisis, con frecuencia el gran número de voluntarios satura el sistema encargado de la administración de los esfuerzos. La experiencia del 11 de septiembre ha demostrado la necesidad de lo que el doctor Friend llama "manejo de incidentes". Quizá los voluntarios ignoren los requisitos del equipo de protección personal y la manera de usarlo en forma adecuada. Los voluntarios sin capacitación se ponen en riesgo y cuando cometen errores, en ocasiones también arriesgan a los profesionales. Además, algunos de los llamados "voluntarios" en realidad están en el sitio por curiosidad y pueden interferir con el trabajo de rescate en curso. La preparación para los siniestros mayores incluye sistemas de revisión de personal autorizado a permanecer en el sitio y la disposición de un robusto sistema de presentación y revisión de credenciales.

Existe un sutil peligro en el plan de un sistema de información vanguardista para el comando y control apropiados en tiempos de crisis. El sistema de cómputo más refinado del mundo puede perder su funcionalidad si no se utiliza. Por lo tanto, es recomendable encontrar una manera de integrar sistemas sofisticados de información de emergencia al uso diario, de manera que sean funcionales y estén listos para dar servicio en tiempos de crisis. No existe campo en el que la obsolescencia surja con mayor rapidez que en el sector de los sistemas de cómputo e información. Para mantener funcional un sistema de cómputo es necesario usarlo y actualizarlo con frecuencia. Lo mismo se puede decir de las personas que usan el sistema de cómputo.

La tragedia del 11 de septiembre fue más de lo que se podía entender al momento de redactar la norma de seguridad de los procesos de OSHA. Incluso, algunos de los mismos pasos y procedimientos recomendados para procesos químicos sujetos a los riesgos de liberación o explosión catastróficos se pueden usar para planear el manejo de los atentados terroristas. Un buen ejemplo es el uso del análisis "qué sucedería si", que ya se mencionó antes en este capítulo. En la planeación básica de los propios procesos químicos, un nuevo riesgo a considerar es un posible sabotaje del proceso por parte de terroristas.

Queda ver qué cambios de largo alcance al lugar de trabajo común y a la sociedad en general surgen de la experiencia del 11 de septiembre de 2001. Quizá el estilo arquitectónico representado por el edificio de oficinas en una torre de pisos se vuelva obsoleto con el tiempo. Es probable que también cambien las rutinas y estilos de trabajo semanales. Incluso antes de los ataques del 11 de septiembre, muchos trabajadores optaron por horarios flexibles y planes de trabajo en casa. Las razones de dichos cambios en los estilos de trabajo incluyen la computadora portátil, los teléfonos celulares, el fax y otros desarrollos tecnológicos que eran totalmente independientes de los atentados terroristas. En resumen, el lugar de trabajo estadounidense está en transición. El trabajo del administrador de seguridad y salud experimentará un gran cambio en dicha transición, igual que lo hará la función de las agencias gubernamentales encargadas del cumplimiento de las leyes y normas.

SEGURIDAD EN EL LUGAR DE TRABAJO

El enfoque principal de este libro y la función tradicional del administrador de seguridad y salud han sido los riesgos accidentales, o por lo menos no premeditados. Sin embargo, en el capítulo 2 se presentó el riesgo de la violencia en el lugar de trabajo y se reconoció la posibilidad de que algunas lesiones ocurridas en él pudieran ser causadas con un fin premeditado. De hecho, la violencia en el lugar de trabajo ha crecido hasta convertirse en una causa principal de decesos acontecidos allí. En este capítulo se presenta la amenaza del terrorismo masivo, presencia que jamás se podrá negar después de los desastrosos sucesos del 11 de septiembre de 2001. De la misma manera, el administrador de seguridad y salud en el mundo actual no puede negar el impacto de estos actos voluntarios en la seguridad y salud de los empleados en el lugar de trabajo. Un vasto plan de administración de seguridad y salud incluye pasos para mitigar los riesgos de actos premeditados por parte de empleados internos o terroristas externos. Los actos de terrorismo masivo generan siniestros generales que exigen estrategias similares a las recomendadas para los siniestros de seguridad de los procesos, tanto en la preparación y prevención de dichos siniestros, como en los procedimientos de emergencia y limpieza que ocurren a consecuencia de ellos. El problema también se puede observar desde un ángulo diferente, la identificación y control de personas con intenciones malévolas y la restricción de acceso a personas no autorizadas, un campo al que por lo general se le conoce como *seguridad*.

¿La seguridad del lugar de trabajo es una función de la administración de seguridad y salud? De forma creciente, a los administradores de esta área se les ha delegado dicha autoridad, a lo que ellos han respondiendo asumiéndola. Un puesto de "Administrador de Seguridad" puede reflejar dicho componente del trabajo. La responsabilidad de la seguridad acrecienta la misión de este puesto más allá de los objetivos de la seguridad y la salud por sí mismos. La seguridad comprende la protección de los recursos de la compañía, los sistemas de información y los registros, además de proteger a los empleados y los bienes.

La seguridad en el lugar de trabajo industrial está recibiendo atención, pero las tragedias de tiroteos más impresionantes han ocurrido en universidades y escuelas, no en plantas industriales. Hay tragedias impactantes que han impulsado a los administradores educativos e incluso a los gobiernos estatales a hacer énfasis en la seguridad de las instalaciones en universidades y escuelas de todo Estados Unidos. Como se indica en el capítulo 2, la tragedia del Virginia Polytechnic Institute fue la peor en la historia. Otros incidentes trágicos fueron los tiroteos de la preparatoria Columbine en Colorado, el 20 de abril de 1999 (15 muertos) y los tiroteos de la torre de la University of Texas en Austin, el 1 de agosto de 1966 (17 muertos). Las universidades y escuelas también son lugares de trabajo y estos trágicos sucesos han servido para elevar la misión de la seguridad contra actos premeditados en el lugar de trabajo, a una importancia equivalente a la de la seguridad contra riesgos de accidentes y desastres involuntarios en el lugar de trabajo.

RESUMEN

Las catástrofes industriales mayores (siendo el impactante desastre en Bhopal el peor) alertaron al mundo sobre los riesgos de los procesos que manejan químicos peligrosos, no sólo para los trabajadores de plantas, sino también para el público en general. OSHA respondió a principios de la década de 1990 con la norma para la administración de la seguridad en los procesos de químicos altamente peligrosos (Process Safety Management of Highly Hazardous Chemicals), que ha tenido un impacto importante en el sector industrial de Estados Unidos, en particular en las plantas químicas. La norma prescribe un método sistemático que incluye recabar información sobre los procesos peligrosos y analizarla para anticipar y prever catástrofes. El análisis parte de principios reconocidos de ingeniería y análisis de seguridad y de herramientas de ingeniería química, como diagramas de flujo de bloques y gráficos de flujo de procesos. Una vez que el análisis está completo, se deben desarrollar procedimientos operativos e instituir un programa de capacitación para asegurar que se instrumenten sus frutos.

Al reconocer el papel del personal de los contratistas en las tragedias de procesos químicos que han ocurrido, los patrones principales han adquirido también mayor responsabilidad en cuanto al personal de los contratistas. Esta faceta de la norma de seguridad de los procesos ha venido socavando el pretexto del patrón de que la seguridad de los empleados de los subcontratistas no es su responsabilidad.

Después del 11 de septiembre de 2001, la amenaza de atentados terroristas ha hecho sombra a los desastres debidos a procesos químicos inseguros y fuera de control. Algunos de los pasos cautelares en la preparación para enfrentar desastres de procesos químicos son igualmente recomendables para manejar la amenaza del terrorismo.

EJERCICIOS Y PREGUNTAS

6.1 ¿Cuáles son las dos mayores catástrofes en la década de 1980 que afectaron la política nacional estadounidense con respecto a la seguridad de los procesos?

6.2 Al desarrollar la base de datos de información con respecto a procesos químicos peligrosos ¿cuál es la fuente principal de información con respecto a los propios químicos?

6.3 Mencione dos tipos de diagramas que se reconocen como métodos de documentación de tecnología de un proceso peligroso.

6.4 Liste algunos ejemplos de detalles de equipo de diseños de ingeniería que se pudieran incluir en una documentación de tecnología de procesos.

6.5 Explique el término *análisis "qué sucedería si"*.

6.6 Dé un ejemplo de la manera en que la ubicación de una planta puede afectar el análisis para la seguridad de un proceso.

6.7 ¿Cómo se considera el elemento humano en el análisis de seguridad de los procesos?

6.8 ¿Cómo se beneficiaría un patrón al emplear analistas profesionales para revisar la seguridad de un proceso?

6.9 ¿Cuál es la ventaja principal de usar operadores y personal de mantenimiento internos en el equipo de análisis de procesos?

6.10 ¿Con qué frecuencia se deben actualizar los análisis de procesos para asegurar su vigencia?

6.11 ¿Cuánto tiempo se deben mantener los registros para documentar procesos y la actualización de los análisis de su seguridad?

6.12 ¿Existe algún momento en que sea legal evitar los sistemas automáticos de seguridad de los procesos? De ser así, dé un ejemplo.

6.13 ¿En alguna ocasión es recomendable continuar operando un proceso peligroso durante una emergencia? ¿Lo prohíbe OSHA?

6.14 Explique la manera en que un sistema de control puede reconocer cuando se ha desarrollado un riesgo en un proceso.

6.15 Liste los cuatro ingredientes de un programa eficaz de capacitación para la seguridad de un proceso.

6.16 ¿Qué desventaja se asocia con un sistema en el que los empleados portan tarjetas para documentar la capacitación en seguridad de los procesos?

6.17 La función tradicional del patrón principal y el subcontratista es que el patrón principal sea el responsable de los riesgos para sus empleados y a su vez los subcontratistas sean los responsables de los riesgos de sus propios empleados. ¿Cómo ha cambiado esta relación la norma de seguridad de los procesos en Estados Unidos?

6.18 ¿En qué circunstancias un patrón podría necesitar mantener un registro de OSHA de lesiones y enfermedades de personas que no son sus empleados?

6.19 ¿Qué estrategia popular han usado los patrones para evadir la responsabilidad de la seguridad y salud de sus propios empleados? ¿Cómo ha limitado esta estrategia la norma para seguridad de los procesos?

6.20 ¿De qué manera ha fortalecido la norma de seguridad de los procesos la capacidad de OSHA de citar la Cláusula del Deber General?

6.21 ¿Cuál es el método del "mapa de carretera" para el cumplimiento de la norma de seguridad de los procesos y cuál es su ventaja principal?

6.22 ¿Cómo quedaría comprendida una planta de procesamiento avícola en el alcance de la norma de seguridad de los procesos?

6.23 ¿Cómo quedaría comprendido un fabricante de llaves y herramientas en el alcance de la norma de seguridad de los procesos?

6.24 ¿Qué error subyace en la documentación de análisis de riesgos de los procesos que dejan puntos importantes indefinidos?

6.25 ¿En qué circunstancias podría ser particularmente importante contratar los servicios de un ingeniero profesional registrado para la evaluación de equipo de proceso?

EJERCICIOS DE INVESTIGACIÓN

6.26 Revise en Internet detalles con respecto al siniestro de Phillips Petroleum en octubre de 1989.

6.27 Investigue acerca de desastres internacionales, como Chernobil y Bhopal. ¿Cuál fue peor? ¿Son éstos los peores desastres jamás ocurridos? ¿Por qué?

6.28 Utilice los recursos de la biblioteca y el formato del estudio de caso 6.1 para recabar información de las referencias estándar de químicos para documentar los peligros asociados con el ácido clorhídrico.

PREGUNTAS DE INVESTIGACIÓN DE NORMAS

6.29 Identifique (por número de norma de OSHA) la norma de la Industria General de OSHA para la administración de la seguridad en los procesos de químicos altamente peligrosos (Process Safety Management of Highly Hazardous Chemicals). Busque la base de datos en el portal Companion para determinar la frecuencia de los emplazamientos correspondientes. ¿Qué porcentaje de emplazamientos están denominados como "serios"?

6.30 Busque el término *capacitación* en la norma de la Industria General de OSHA para la seguridad de los procesos. Determine si las disposiciones de capacitación de dicha norma están entre las partes citadas con más frecuencia.

6.31 Busque en la norma de la Industria General para la seguridad de los procesos para determinar qué funciones del empleado o de su representante se especifican en ella. ¿Cita estas disposiciones OSHA? Si es así, ¿alguno de los emplazamientos está denominado como "grave"?

CAPÍTULO 7

Edificios e instalaciones

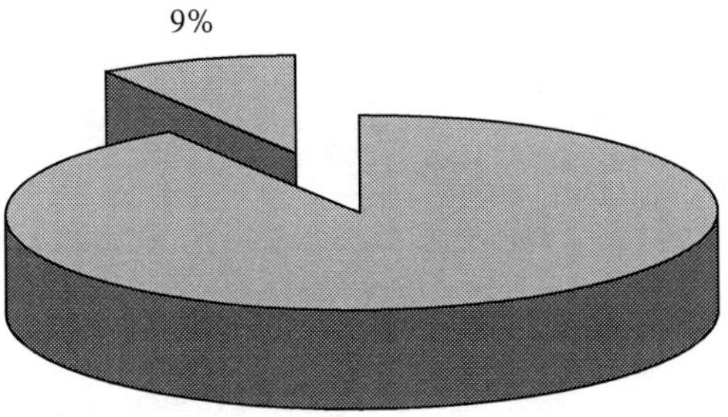

Porcentaje de emplazamientos de OSHA para la industria general que abordan este tema

Ahora pasemos al tema de analizar riesgos de diversas categorías, resaltando las normas aplicables y sugiriendo métodos para lograr cambios para eliminar o reducir los riesgos. La mayoría de las empresas comienzan con un edificio en el cual llevar a cabo sus operaciones, por lo que éste es un comienzo apropiado para el examen de los riesgos. La empresa será afortunada si la gerencia considera los riesgos y las normas aplicables de seguridad y salud durante las etapas de diseño de su edificio.

Por lo general, a las normas de seguridad para edificios, sean municipales, estatales o federales, se les llama *códigos*. En la mayoría de los casos, los códigos para edificios se aplican a la construcción de edificios nuevos o a su modificación. Por tanto, aunque los códigos de edificación cambian constantemente, no es obligatorio demoler y reconstruir, o remodelar, los edificios antes de un cambio particular en el código para que cumplan con el nuevo. Huelga decir que la mayoría de los edificios existentes no cumple con las disposiciones más recientes de los códigos actuales para edificios.

En Estados Unidos algunas normas federales para edificios se han aplicado a todos ellos, independientemente de la edad que tengan. Las normas incluyen materias de relativa permanencia, como pisos, pasillos, puertas, número y ubicaciones de salidas, así como longitudes, anchos, diseño de elevación, ángulo y claro vertical de escaleras. La industria ha objetado que tales normas son injustas, no sólo porque se aplican a los edificios existentes, sino también porque son vagas y redactadas de forma general. Sin embargo, a pesar de estos problemas, las industrias han emprendido un gran número de programas de readaptación para actualizar sus edificios e instalaciones con el fin de satisfacer las normas federales.

En defensa de las normas federales para edificios e instalaciones existe el hecho de que algunas de las categorías más frecuentes de lesiones y fallecimientos de trabajadores surgen de un diseño inapropiado de los edificios, la falta de barandales y problemas con las salidas. El equipamiento de los edificios se diseña y construye sin pensar lo suficiente en el trabajador que debe tener acceso a estos equipos para limpiar, dar mantenimiento, reparar, o reemplazar lámparas, o dar servicio de alguna otra manera a los edificios o instalaciones. Algunos trabajadores incluso trabajan en lugares en los que no podrían escapar en caso de incendio. Con frecuencia, el ancho de los pasillos se define de manera arbitraria, sin pensar en el claro entre la maquinaria en movimiento y el personal.

Las normas federales relativas a los edificios e instalaciones incluyen las siguientes categorías:

- Superficies de tránsito y de trabajo.
- Medios de egreso.
- Plataformas motorizadas, elevadores industriales para personal y plataformas de trabajo montadas sobre vehículos.
- Controles ambientales en general.

La mayor parte de los problemas se generan por unas cuantas disposiciones de estas normas. En este capítulo se señalarán dichas disposiciones individuales y se analizará cada una para determinar lo que debe hacer el administrador de seguridad y salud a fin de mitigar riesgos y cumplir las normas.

SUPERFICIES DE TRÁNSITO Y DE TRABAJO

Normalmente a un piso no le llamamos *superficie de tránsito* o *de trabajo*, entonces ¿por qué quienes redactan las normas eligen un término tan complicado del lenguaje? Esta pregunta se responde al reflexionar sobre los lugares peligrosos en los que trabaja la gente. Con seguridad muchos accidentes, en particular resbalones y caídas, ocurren sobre los pisos, pero considere otras superficies de tránsito y de trabajo, por ejemplo, entrepisos y balcones. También existen lugares más peligrosos, como plataformas, pasarelas, pasadizos y andamios. No deben olvidarse las rampas, puertos, escaleras y escalerillas.

Guardas en pisos y plataformas abiertas

La norma que con más frecuencia se cita en la parte correspondiente a superficies de tránsito y de trabajo es en realidad una de las más recurrentes de todas las normas OSHA. Debido a su importancia, a continuación se reproduce en su totalidad.

Norma OSHA 1910.23. Guardas para pisos, aberturas y orificios en la pared.

c) Protección de pisos abiertos por un costado, plataformas y pasadizos.

1) Cualquier piso o plataforma abierta por un costado, de 4 pies o más sobre el nivel del piso adyacente o del suelo, debe resguardarse con un barandal normal [o un equivalente, como se especifica en el párrafo (e)(3) de esta sección] en todos los costados abiertos, excepto donde exista una entrada a una rampa, cubo de escaleras o escalera fija. El barandal debe contar con guarda de pie en todos los casos en que debajo de los costados abiertos:

i) Puedan pasar personas,

ii) Exista una maquinaria en movimiento, o

iii) Exista equipo en el que los materiales que caigan pudieran crear un riesgo.

Para muchas personas, 4 pies parece ser una altura inocua, pero la razón de esta ilusión es que están pensando en saltar, no en caer. Casi todo mundo ha *saltado* de elevaciones de más de 4 pies sin sufrir daños, pero pocos adultos experimentan una *caída* de esa altura sin lesionarse. Un número sorprendente de *fallecimientos* ocurre por caídas de alturas de sólo 8 pies. El National Safety Council estima que las caídas ocupan el tercer lugar —después de la violencia laboral—, entre las principales causas de decesos relacionados con el trabajo (Accident, 1993).

La ilusión de la seguridad de las plataformas entre 4 y 14 pies de altura ha llevado a la complacencia por parte de los diseñadores de edificios e instalaciones, así como de los administradores de seguridad y salud. Pararse en el punto extremo de un precipicio que mira al Gran Cañón sin un barandal parecería tonto para una persona promedio. Sin embargo, muchas "personas promedio" no se preocuparían al pararse sobre la parte superior de un tanque sin guardas a 10 pies de altura. En tal situación, un evento inesperado podría provocar que un trabajador realizara una acción refleja que provocara una caída fatal.

La parte superior de un tanque, en el ejemplo anterior, se consideró una *superficie de trabajo* con la que tiene que lidiar el diseñador de la instalación. Esto es algo importante que debe recordarse. Incluso si la superficie es la parte superior de un tanque, o la parte superior de un equipo que se encuentra en proceso de construcción, puede actuar como una superficie temporal de tránsito o de trabajo. Sin embargo, en situaciones temporales inusuales, existen otras formas de proporcionar a los trabajadores protección temporal contra caídas, como se verá en el capítulo 18.

Otra área problemática es proteger al personal de caídas en las plataformas de carga. Algunas plataformas de carga son ligeramente menores a 4 pies, por lo que se evita la cuestión en estos casos. Algunos administradores de seguridad y salud han hecho que el área inmediatamente adyacente a la plataforma se construya con mayor altura para cumplir las normas, pero esto tiene un dudoso valor para evitar lesiones. Otros han instalado barandales temporales removibles y algunos han utilizado compuertas del tipo de cadenas. Dichas compuertas no se consideran "barandales normales", pero algunas veces se han aceptado como sustituto práctico para tratar de enfrentar el riesgo ante una situación difícil.

Desde luego que un techo es una superficie de tránsito y de trabajo para los trabajadores techadores. Esto lleva a preguntarse si son necesarios los barandales, protectores contra caídas, o algún otro tipo de protección alrededor del perímetro de los techos en los que las personas trabajan. Una disposición de la Norma de Construcción de OSHA especifica *plataformas protectoras*, a menos que:

1. el techo tenga un parapeto;
2. la pendiente del techo sea menor a 33% (es decir, menor en relación de 4 a12 pulgadas);
3. los trabajadores estén sujetos con un cinturón de seguridad a una cuerda de salvamento;
4. el techo tenga una altura inferior a 16 pies del piso a los aleros.

Las normas federales aclaran el término *barandales normales* indicado en la norma de guardas para plataformas, y sus características sobresalientes se indican en la figura 7.1. Se permiten algunas desviaciones razonables de las especificaciones mostradas en la figura 7.1. Por ejemplo, se permite algún otro material en lugar del riel medio, en el entendido de que el material alternativo proporciona protección equivalente al riel medio. Asimismo, la altura del barandal no tiene que ser exactamente de 42 pulgadas. Los barandales de 36 pulgadas de alto son aceptables si no presentan algún riesgo y cumplen de alguna manera con las normas. Esto evita la necesidad de quitar barandales buenos y reconstruirlos para que cumplan los códigos actuales, como han hecho algunos patrones, lo que se muestra en la figura 7.2.

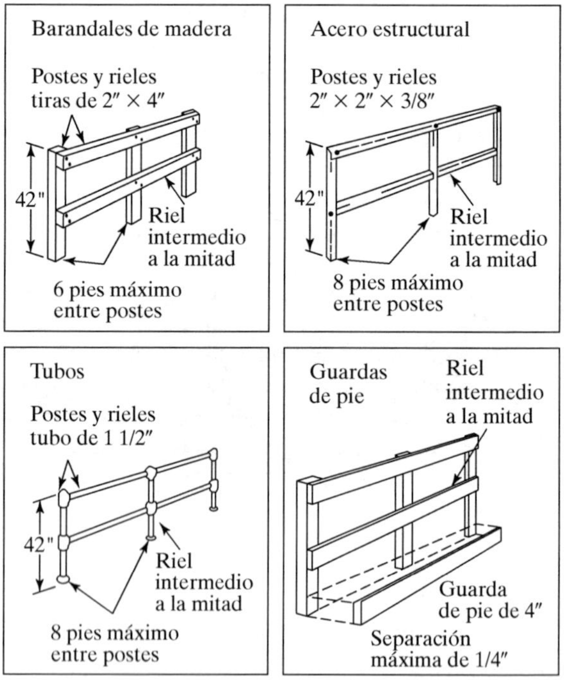

FIGURA 7.1

Barandales normales (*fuente*: NIOSH).

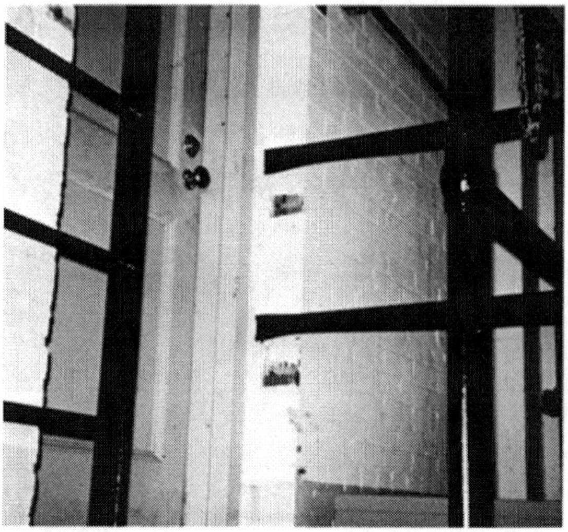

FIGURA 7.2

Barandales nuevos. Algunos patrones quitaron sus barandales y los reconstruyeron 3 o 4 pulgadas más altos para cumplir la norma OSHA en los primeros años de la obligatoriedad. Observe las marcas de pintura en la pared donde se había sujetado el barandal anterior. Desde entonces, OSHA ha relajado esta regla de algún modo.

Un tipo de barandal que definitivamente no es normal, pero que puede proporcionar una protección razonable en algunos casos, son líneas paralelas de ductería o tubos a lo largo de los costados expuestos de pisos, plataformas o pasadizos. De hecho, se podría argumentar que dicho piso, plataforma o pasadizo ni siquiera está "abierto por el costado", en el entendido de que la estructura paralela es lo suficientemente rígida.

En la norma OSHA 1910.23(c)(1) indicada anteriormente, se enumeraron tres condiciones, ninguna de las cuales menciona una *guarda de pie*. Éstas son barreras verticales a lo largo de los extremos expuestos de una superficie de tránsito o de trabajo para evitar la caída de *materiales*. Una guarda de pie normal tiene 4 pulgadas de alto y deja una separación de no más de 1/4 de pulgada entre el piso y la guarda. Si no es de material sólido, su abertura no debe ser mayor a 1 pulgada.

Aunque 4 pies es la altura máxima de las plataformas abiertas en general, existen algunas situaciones especiales que requieren protección *independientemente* de la altura de la superficie de tránsito o de trabajo. Los ejemplos son fosas abiertas, tanques, tinas y zanjas. Si la abertura peligrosa es pequeña, puede ser más práctico colocar una cubierta removible sobre la abertura en lugar de colocar un barandal alrededor de ella. Algunos administradores de seguridad y salud han ahorrado a sus compañías mucho dinero haciendo notar esta alternativa. Otra situación especial lo constituyen las superficies de tránsito y de trabajo adyacentes a equipos peligrosos, donde un barandal normal resulta apropiado.

Pisos y pasillos

A juzgar por el nivel de la actividad de inspección de OSHA, la consideración más importante para los pisos y pasillos no es cómo se construyeron, sino cómo se mantienen. Las normas federales sobre limpieza demandan que las áreas "se mantengan limpias y ordenadas, y en condiciones sanitarias". La pregunta obvia es "¿Cómo va a saber el administrador de seguridad y salud lo que constituye una condición 'limpia y ordenada y en condiciones sanitarias'?" No existe una respuesta específica para esta pregunta, pero se puede recolectar alguna información de casos anteriores de emplazamientos de OSHA.

Ejemplo 7.1

En el área de patios del ferrocarril de una industria de manufactura de acero, había pilas de desechos como durmientes y cables que se encontraban depositados cerca de las vías y presentaban riesgos de resbalones para los empleados que trabajaban en esa área. Un factor que complicaba la situación era que algunos estaban ocultos por hierbas.

Ejemplo 7.2

En un elevador de granos se halló un gran número de peligrosas acumulaciones de polvo de granos. El polvo estaba suficientemente concentrado como para representar un riesgo a la salud para el personal de limpieza, así como un serio riesgo de explosión. Como ya se había señalado antes esta condición, el emplazamiento se estableció como "serio y repetido", y la pena establecida fue de 10,000 dólares.

Ejemplo 7.3

Un taller abarrotado tenía obstrucciones sobre las que tenían que pasar los empleados o rodearlas para realizar su trabajo.

Ejemplo 7.4

Cilindros hidráulicos con fuga goteaban sobre el piso en un área de trabajo. Nadie tenía la responsabilidad de limpiar el aceite fugado.

Algunas condiciones podrían *parecer* malas, pero no representan un riesgo. En un caso, un oficial de inspección de OSHA escribió un emplazamiento por las pilas (de aproximadamente 2 pies de alto) de viruta alrededor de una garlopa de banco en un taller de carpintería. Sin embargo, la compañía se resistió al emplazamiento porque habría pocos empleados en el área y porque más bien tendrían incomodidades que riesgos. La compañía ganó el caso.

También se reconoce que es necesario que en el curso de muchos trabajos, los objetos y materiales se encuentren colocados alrededor del área de trabajo. Esto es particularmente cierto en los procesos de reparación y desensamble, así como en la construcción. Lo que generalmente se considera excesivo es la acumulación de materiales en el área inmediata a la de trabajo en cantidades que exceden las realmente requeridas para realizarlo, o material de desecho disperso de modo peligroso alrededor del área de trabajo y que exceda el generado durante el día.

Una medida fundamental para saber si un programa de limpieza es inadecuado, es el número de accidentes, como resbalones y caídas ocurridas en el área. Hay demasiados accidentes que sugieren un programa inadecuado, pero que "no existan accidentes en el registro" no demuestra que el área de trabajo esté *libre* de riesgos. Por cada accidente que se encuentre en el expediente de la planta, un administrador inteligente de seguridad y salud tendrá documentados los pasos que se han emprendido para eliminar o reducir razonablemente el riesgo causante —cualquiera que éste sea— según lo haya determinado el análisis.

Finalmente, los administradores de seguridad y salud pueden acudir a sus propias industrias en busca de guía. Cualquier persona razonable sabe que la definición de "limpia y ordenada y en condiciones sanitarias" es distinta en una fundición que en una planta farmacéutica. Por ejemplo, la industria de la aviación tiene normas estrictas para evitar la entrada de objetos extraños a los motores. Por lo tanto, éstas existen para la organización y la limpieza, como se puede ver en las figuras 7.3 y 7.4. Todas las áreas están limpias y ordenadas. Cada herramienta tiene un lugar y se puede notar de inmediato si falta alguna de ellas. Si la industria tiene algún lineamiento para prácticas de trabajo, por ejemplo las establecidas por las asociaciones comerciales, estos lineamientos serían muy útiles para ilustrar lo que es razonable para una industria determinada.

La norma de la limpieza general está dirigida a un riesgo muy común y una fuente muy frecuente de reclamaciones de compensación de los trabajadores: resbalones y caídas. Tan importante es este riesgo para las compañías de seguros que algunas veces cuentan con instalaciones para investigar tribología (Lorenzi, 1995). La "tribología" es el estudio de los fenómenos y mecanismos de fricción, lubricación y desgaste de las superficies en movimiento relativo (Geller, 2003). El concepto también se aplica al estudio de los resbalones y caídas (Lepedes, 1978).

El agua sobre el piso es un problema en muchas industrias, y se vuelve necesaria la inspección constante para asegurar que el piso se mantenga limpio y seco. En la fase de diseño de los edificios e instalaciones, la atención al problema de los procesos húmedos sugiere pendientes y sistemas de drenaje del piso para mitigarlo. Otro dispositivo útil es usar un piso falso o un tapete con el fin de proporcionar un lugar seco donde el trabajador que debe operar en un proceso húmedo pueda pararse sin riesgo de caer.

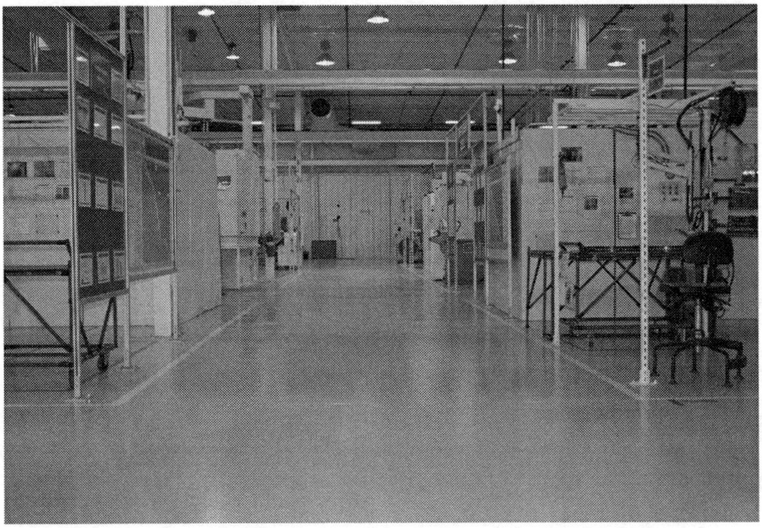

FIGURA 7.3

Pasillos limpios y ordenados (*cortesía*: Pratt & Whitney).

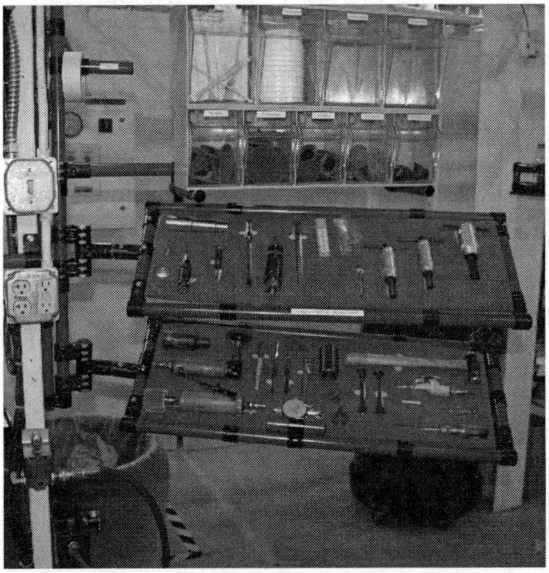

FIGURA 7.4

Charolas organizadas para herramientas (*cortesía*: Pratt & Whitney).

Algunos edificios no están construidos para facilitar la limpieza. En otros, los pisos no sólo tienen condiciones inadecuadas para la limpieza, sino que además presentan riesgos de resbalones, como clavos salientes, agujeros, o tableros flojos.

Los riesgos de resbalones debidos a pisos desnivelados pueden provocar lesiones serias. En el caso de una fábrica de acero existía una diferencia de 1 a 3 pulgadas en un punto en el que se unían una rejilla y una placa en el suelo. El empleado que trabajaba en el área tenía la encomienda de guiar la punta de las piezas de acero al rojo vivo desde el extremo de una línea de rodillos. Cualquier caída habría representado un serio riesgo para el empleado.

Los pasillos son importantes, y las normas para éstos especifican que los que son permanentes deben mantenerse libres de obstrucciones peligrosas y estar apropiadamente marcados. Irónicamente, cuanto más claramente se marquen los pasillos, más notorios serán los objetos o los materiales que se permite acumular en ellos. Por el contrario, cuantos más materiales u obstrucciones se mantengan fuera del pasillo para permitir el paso de montacargas u otros recorridos, más obvio será el uso inadecuado de un pasillo que no esté marcado de forma apropiada.

Hay una lección que aprender de la ironía antes descrita. Existe una tendencia entre los administradores de seguridad y salud de recorrer toda la planta distribuyendo pasillos indiscriminadamente y después enorgullecerse de haberlos marcado conforme a las normas especificadas. Es parte de la naturaleza humana de algunos administradores desear demostrar a todos que están emprendiendo acciones positivas para mejorar la seguridad y cumplir las normas establecidas. El infortunado resultado es que los pasillos se pueden reglamentar demasiado y después emplear mucho tiempo para verificar que se cumplan las reglas con lo que se pierde eficiencia en la producción. De hecho, el efecto sobre la seguridad y la salud puede volverse entonces negativo, y hacer que tanto el patrón como el empleado se pregunten: "¿Necesitamos realmente a este administrador de seguridad y salud en la planta?". Los procedimientos de marcado de pasillos son una ilustración primaria del principio de que una actitud excesivamente celosa de la seguridad y la salud puede hacer más daño que bien. Cada vez que se tome la decisión de marcar un pasillo, el administrador de seguridad y salud debe preguntarse: "¿Podemos mantener este pasillo libre de materiales y otras obstrucciones?".

Es notoria la ausencia de un ancho mínimo específico para los pasillos en las normas federales de Estados Unidos. Los códigos estatales que reflejan el Código de Seguridad para la Vida de la National Fire Protection Association con frecuencia especifican una vía de salida con un mínimo de ancho de 28 pulgadas. Sin embargo, el código federal mantiene silencio en este punto, excepto por el uso del leguaje "deben permitirse suficientes espacios claros y seguros". Los pasillos en las áreas de máquinas forjadoras reciben una atención particular: "ancho suficiente para permitir el libre movimiento de los empleados". Sin embargo, esta norma tampoco especifica una dimensión real de ancho mínimo. Por lo tanto, estas dos normas son buenos ejemplos de "normas de desempeño".

La norma de marcado de los pasillos de OSHA ha dejado su propia marca en la industria. El término "apropiadamente marcado" originalmente significaba blanco o negro, o combinaciones de blanco y negro para los pasillos. Las industrias gastaron una cantidad indecible de miles de dólares cambiando de las rayas amarillas que se usaban comúnmente, a las rayas blancas aceptables para OSHA. Sin embargo, las rayas blancas utilizadas no eran tan durables y los frustrados superintendentes de las instalaciones regresaron con desesperación a la raya amarilla más durable para mantener cuando menos una raya. La regla de blanco y negro se volvió cada vez más impopular hasta que finalmente OSHA revocó el código de color de los pasillos como superfluo. En resumen, el administrador de seguridad y salud debe asegurarse de que los pasillos están bien marcados, pero la elección del color para las rayas de las marcas tiene poca importancia. Por tanto, aunque la norma de marcado de los pasillos era inicialmente una norma de especificaciones, ahora es una norma de desempeño.

Así pues, la discusión acerca de los pisos hasta el momento se ha enfocado en las guardas de las aberturas, superficies, mantenimiento y marcas apropiadas. No se ha dicho algo acerca del diseño estructural del propio piso o si el piso puede soportar las cargas que se le aplican. Recordemos el edificio de estacionamiento de vehículos de ocho pisos en el que el octavo piso se colapsó sobre el séptimo. Aunque el séptimo estaba bien construido, no pudo soportar la carga de choque del octavo piso al caer, y posteriormente todos los pisos se vinieron abajo como fichas de dominó. Un recordatorio más triste es la tragedia del hotel de la ciudad de Kansas en 1981 que se mencionó en el capítulo 3. En realidad casi nadie presta atención al hecho de que un piso esté sobrecargado. En las ediciones anteriores de este libro se ha dicho que el colapso estructural de los edificios es tan raro y remoto que poca gente llega a preocuparse del problema. Tristemente, tal declaración nunca podrá volver a ser verdadera después de los trágicos eventos del 11 de septiembre de 2001, cuando ataques terroristas provocaron el colapso de las torres gemelas del World Trade Center en la ciudad de Nueva York.

Las normas federales de Estados Unidos exigen placas con marcas para las cargas de los pisos aprobadas por el "oficial de edificios". Una de las principales quejas de los administradores de seguridad y salud industrial es que la marca de carga de piso no explica el uso del término *oficial de edificios*. La confusión sobre dicho término ha provocado llamadas telefónicas a diversas agencias intentando identificar a algún oficial *público* para que vaya a la instalación a realizar una determinación de ingeniería, que se utilice como base para las placas de marcado de la carga del piso. Ya que no se ha definido el término "oficial de edificios", un mejor curso de acción para el administrador de seguridad y salud es asegurar los servicios de un ingeniero profesional competente, dentro o fuera de la compañía. Esto demostraría un esfuerzo de buena fe para cumplir la norma y virtualmente eliminaría la posibilidad de un riesgo.

Las placas de marcado de la carga de los pisos tienen poco valor si los empleados las ignoran. El respeto a los límites de carga del piso es una cuestión administrativa o de procedimiento y por tanto requiere de vigilancia para hacer que se cumpla. Un buen sistema de registros y de inventarios puede hacer a los pesos y ubicaciones parte de la base de datos de un sistema de información de administración global. Si este sistema está computarizado, se puede revisar las cargas en todo momento e imprimir un mensaje de advertencia en el improbable evento de que una distribución de inventarios exceda un límite de carga del piso.

Dicho sistema computarizado puede parecer una reacción exagerada al problema y, de hecho, lo sería para la mayoría de las compañías de tamaño pequeño a mediano. Sin embargo, en un sistema de almacenamiento computarizado a gran escala, el sistema de revisión de la carga del piso representaría una pequeña función paralela de la supervisión operativa computarizada que sólo requeriría unos cuantos segundos del tiempo de la computadora al mes. El sistema podría programarse para imprimir informes mensuales de la situación o, excepcionalmente, cada vez que las cargas excedieran o se aproximaran a los límites. Los informes mensuales de situación serían preferibles a los de excepción, porque proporcionarían evidencias de la observación positiva de las normas aprobadas.

En este punto vale la pena mencionar unas palabras sobre precauciones. Si realmente existe una violación de los límites de carga en los pisos en la planta, ningún sofisticado sistema computarizado va a ocultarla. Se pueden utilizar cálculos manuales para determinar si se ha excedido un límite de carga en algún piso, y los síntomas como miembros del mismo triturados, doblados o agrietados pueden ser tan embarazosos como peligrosos.

El problema global del diseño y mantenimiento de los pisos y los pasillos se amplía por el uso del equipo mecánico de manejo, como montacargas. Los montacargas agravan los problemas y al mismo tiempo se convierten en un riesgo por sí mismos cada vez que existen problemas con el piso. En el capítulo 14 se profundizará en este problema.

Escaleras

Las normas y códigos para la construcción de escaleras están bien establecidos pero muchas fábricas y negocios tienen escaleras que no cumplen con ellos. Si las escaleras tienen cuatro o más escalones, necesitan barandales normales o pasamano y deben mantenerse libres de obstrucciones. Observe el uso de las palabras *barandal* y *pasamano*. No se refieren a lo mismo. Un pasamano, como se utiliza en la norma, es una simple barra o tubo que descansa sobre soportes en una pared, para proporcionar un punto de sujeción de las manos en caso de un resbalón. Sin embargo, un barandal es una *barrera* vertical erigida a lo largo de los costados expuestos de escaleras y plataformas para prevenir caídas. Desde luego, un pasamano y un barandal se pueden combinar en la misma unidad, pero los dos términos no son intercambiables.

La norma OSHA es muy flexible en el caso de la colocación de descansos en las escaleras, y utiliza un lenguaje como "evitar" (tramos largos de escaleras) y "debe considerarse".

La colocación de descansos en los cubos de las escaleras es una consideración de seguridad. La mayoría de la gente piensa que el propósito de los descansos en los cubos de las escaleras o en las plataformas es para dar oportunidad a la persona que sube, de descansar, y es cierto que éste es un propósito complementario. Sin embargo, el propósito principal de los descansos es acortar la distancia de las caídas, por lo que juegan un papel importante en la seguridad de edificios e instalaciones. Obviamente, los tramos extremadamente largos de escaleras son más peligrosos que las escaleras interrumpidas por descansos. Para ser efectivos, los descansos no deben ser menores al ancho de la escalera y tener un mínimo de 30 pulgadas de longitud, medidas en la dirección de desplazamiento.

Escaleras

Las escaleras no son los sencillos dispositivos que la mayoría de la gente piensa que son. El diseño es crítico, la construcción no debe ser ni demasiado fuerte ni demasiado débil. Obviamente una escalera débil es peligrosa, pero resulta difícil o imposible manejar una escalera con un diseño excedido. Una escalera larga y pesada, puede representar un riesgo tanto cuando se carga que cuando se escala. Es fácil ver por qué las escaleras deben fabricarse a estándares exactos.

La mayoría de las firmas compra escaleras de fabricantes reconocidos y, en primer lugar, el administrador de seguridad y salud puede estar seguro de que éstas se construyeron de manera apropiada. Lo que es más importante para la seguridad industrial es cómo se usan y cómo se les da mantenimiento. Las escaleras defectuosas deben repararse o destruirse, y mientras aguardan su suerte, deben etiquetarse o marcarse como "Peligrosa; no utilizar". Entrevistas personales con administradores de seguridad y salud indican que con frecuencia cortan las escaleras defectuosas a la mitad, para no arriesgar la posibilidad de que regresen al servicio. Cuando se requiere realizar un trabajo y no existe una escalera regular a la vista, la tentación de quitar la etiqueta de peligro y hacer uso inmediato de una escalera defectuosa es muy grande para el personal de mantenimiento o de alguna otra área. En el mejor de los casos, un trabajo de reparación en una escalera portátil por lo general no se ve muy bien y probablemente hará que surjan sospechas sobre la seguridad de la escalera. Se requiere de un buen ingeniero para convencer a cualquiera de que la escalera reparada es tan buena como una nueva, incluso si el ingeniero se pudo convencer a sí mismo.

Las escaleras portátiles metálicas comparten riesgos comunes con las de madera; sin embargo, una diferencia mayor es el hecho que las escaleras metálicas conducen electricidad. Muchos trabajadores están conscientes de los grandes riesgos de electrocución presentes cuando se utiliza este tipo de escaleras. Las patas de hule o de algún otro material no conductor son una buena precaución, pero el riesgo aún existe. No debe permitirse que las patas de hule generen complacencia.

Ya sea que la escalera portátil esté hecha de madera o de metal, es la forma en la que se utiliza la que principalmente determina su seguridad. Casi todos conocen la advertencia de que es inseguro ascender o descender por una escalera de espaldas a ella. Es menos obvio el hecho de que las escaleras portátiles por lo general no están diseñadas para utilizarse como plataformas o andamios y que se vuelven muy débiles si se utilizan en ángulos cercanos a la horizontal.

Un error común en el uso de las escaleras es utilizar unas muy cortas. Por ejemplo, cuando se sube a un techo, es necesario que la escalera sobrepase cuando menos 3 pies el punto de soporte superior. Para las escaleras comunes, la parte superior no debe utilizarse como escalón. Otra práctica absurda es colocar escaleras sobre cajas, barriles u otras bases inestables para ganar mayor altura. Algunas personas incluso tratan de unir escaleras cortas para tratar de alargarlas.

La primera consideración en el uso de una escalera portátil es su condición, en particular los escalones. Casi tan cercano al riesgo de escalones rotos, quizá el mayor riesgo sea una escalera que se patina o se inclina debido a una posición insegura. La inclinación apropiada es de 4 pies verticales por 1 horizontal. Una práctica segura es sujetar la escalera en la parte superior para que no se pueda inclinar o patinar y caer. Sin embargo, esto no siempre es práctico y existen algunas soluciones alternativas pueden resolver el problema del deslizamiento. A veces se puede asegurar la estabilidad de la escalera colocándola en donde la estructura de la pared o del edificio limite su movimiento y la haga más segura. Otra solución es utilizar bases antiderrapantes, pero este método puede no funcionar en algunas superficies, como las grasosas, las metálicas, de concreto, o las resbalosas. En particular, las escaleras metálicas pueden estar sujetas a deslizamiento y necesitan equiparse con unas buenas zapatas de seguridad, que se utilizan tanto para evitar el deslizamiento como para evitar la electrocución. Incluso en algunas superficies las púas pueden ser útiles para asegurar el pie de la escalera. Si ésta se utiliza sin zapatas de seguridad en una superficie dura y resbaladiza, se necesita una base para evitar el deslizamiento.

Escaleras fijas

Desde el punto de vista de la seguridad y la salud, las escaleras fijas requieren un tratamiento de alguna manera diferente a las escaleras portátiles. Con estas últimas el énfasis se hace en el uso correcto, como ya se comentó. Con las escaleras fijas, el énfasis se hace en el diseño y la construcción. Está fuera del alcance de este libro especificar todos los detalles del diseño de las escaleras fijas. Si es necesario construirlas, el diseñador debe seguir las especificaciones detalladas descritas en las normas establecidas, no en este libro.

En este libro sólo se busca alertar a los administradores de seguridad y salud sobre los problemas que pueden encontrar con las escaleras fijas que existen. Es posible que algunas escaleras fijas se hayan construido hace mucho tiempo, o quizá sin el beneficio de las normas. Es deber del administrador de seguridad y salud alertar a la compañía si encuentra que las escaleras fijas han sido construidas de manera incorrecta. Entonces puede recomendar que se observen los detalles de diseño al reconstruir la escalera.

Sin embargo, es necesario algún conocimiento de los principios de diseño de las escaleras fijas para que el administrador de seguridad y salud sepa cómo reconocer los problemas comunes. Para abreviar, en este libro se seleccionan algunos problemas que se observan con facilidad en el diseño de las escaleras fijas ilustrados en la figura 7.5. El resalte del escalón es para evitar que el pie se deslice fuera del extremo del mismo. También serían aceptables otros medios, como rieles laterales.

Los tramos largos de escaleras fijas continuas son peligrosos, y las normas sobre escaleras indican que estos tramos largos deben dividirse y separar tramos sucesivos mediante una saliente equipada con una plataforma de descanso. Dichas salientes son necesarias cada 30 pies de longitud continua. Cuando una escalera fija tiene más de 30 pies de largo, pero menos de 30,

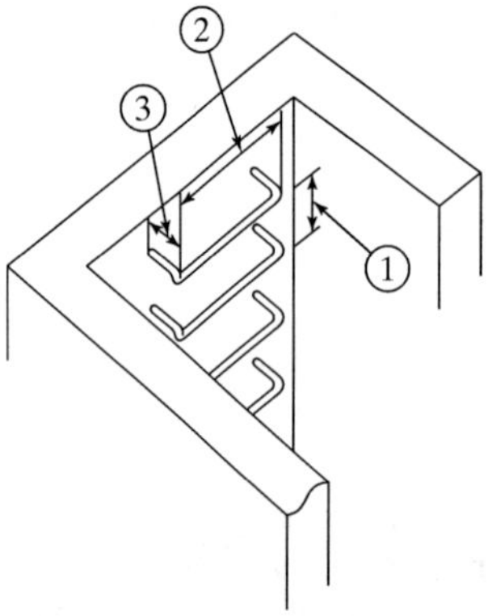

1. La distancia entre escalones no debe exceder de 12 pulgadas y debe ser uniforme
2. La longitud mínima de los escalones es de 16 pulgadas.
3. El claro mínimo trasero es de 7 pulgadas. Esta dimensión es la que se viola con mayor frecuencia, según la frecuencia de emplazamientos de OSHA.

FIGURA 7.5

Problemas de fácil reconocimiento con las escaleras fijas; OSHA exige atención a los tres. Observe el resalte de los escalones para evitar que el pie se deslice fuera (con base en las normas OSHA).

se requieren jaulas de protección. Sin embargo, muchos administradores de seguridad y salud no se dan cuenta de que existe una alternativa para la instalación de jaulas en las escaleras. En las escaleras de torres, tanques de agua y chimeneas de más de 20 pies en longitud continua se pueden utilizar dispositivos de seguridad en lugar de las jaulas de protección. Por lo general, los dispositivos de seguridad para escaleras adquieren la forma de una combinación de equipo fijo sobre la escalera y equipo personal utilizado por el escalador. Un tipo utiliza un carro que se mueve a lo largo de un riel fijo. El carro se sujeta al cinturón del escalador y se mueve con facilidad arriba o abajo del riel cuando el escalador asciende o desciende, pero en caso de caída se embraga un freno que lo detiene. Algo que se debe observar con cuidado en un dispositivo de riel y carro es asegurar que el dispositivo está equipado para tratar con hielo si el riel de la escalera se localiza en un clima donde exista la posibilidad de formación de hielo (la mayoría de los lugares exteriores en Estados Unidos). El problema de seguridad con el hielo sobre el riel es de alguna manera indirecto; ya que simplemente el carro no se puede mover a lo largo del riel cubierto de hielo, haciendo inútil el sistema. Sin embargo, es entonces cuando más se necesita el dispositivo de seguridad. El problema tiene solución, porque existen dispositivos de deshielo para sistemas de carro. Sin embargo, los administradores de seguridad y salud deben elegir con cuidado sus sistemas de protección, asegurándose de considerar todos los factores, incluyendo el problema de la formación de hielo para evitar problemas posteriores e inversión desperdiciada por parte de la compañía. En la figura 7.6 se muestra un ejemplo de sistemas de dispositivos de seguridad de riel y trole para escaleras.

Plataformas de carga

Una plataforma de carga, o placa puente, provee una superficie temporal sobre la cual se puede transportar carga, en particular durante la carga y descarga de un vehículo con este fin. Uno de los principales riesgos de seguridad con estas plataformas es que se pueden mover durante su uso. También es posible que se muevan las superficies conectadas por la plataforma, como cuando un vehículo de carga se mueve por sí solo. Finalmente, es posible que la plataforma no sea lo suficientemente robusta como para soportar la carga.

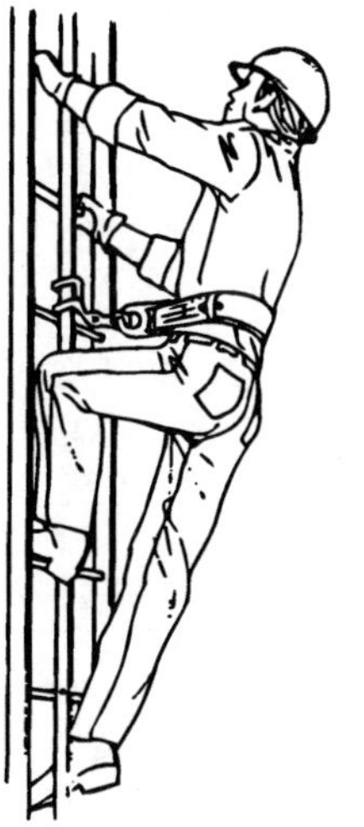

FIGURA 7.6

Ejemplo de un sistema de dispositivo de seguridad para escaleras.

SALIDAS

Por lo general, se considera que las salidas son puertas hacia el exterior, y desde un punto de vista de seguridad se consideran un medio de escape, en particular de un incendio. Tales ideas son exactas, pero incompletas. El administrador de seguridad y salud debe ampliar el concepto utilizando el término más general *medios de egreso* para incluir lo siguiente:

1. La vía de acceso para salir.
2. La propia salida.
3. La vía para descarga de salida.

Al considerar medios de egreso en lugar de simples salidas, el administrador de seguridad y salud puede analizar todo el edificio para determinar si cada punto de éste tiene una vía continua y sin obstrucciones para trasladarse a una vía pública. De este modo, uno debe pensar en las instalaciones de los edificios tales como cubos de escaleras, cuartos intermedios, puertas interiores con cerradura y corredores de acceso limitado. Fuera del edificio se debe pensar en patios, almacenamiento exterior de materiales, cercas y arbustos. Uno cree que los arbustos y el paisaje no afectan la seguridad o la salud. Sin embargo, es posible que los empleados escapen de un edificio en llamas (o quizá de un edificio con una línea rota de gas cloro) a través de una puerta de salida, sólo para encontrar que la salida lleva a un patio confinado estrechamente por una cerca, densos arbustos u otra obstrucción.

Casi todos los administradores de seguridad y salud, en algún momento de su carrera, se encuentran con la embarazosa situación de una puerta de salida *con cerradura*. Esto puede ser un problema de dos vertientes, porque los encargados de estos puestos también son responsables de la seguridad de la planta. En muchos casos, la única solución práctica es colocar barras de pánico u otros mecanismos para bloquear las puertas cuando se desea entrar desde el exterior y mantener un egreso libre y sin obstrucciones desde dentro. En los casos en los que una salida no autorizada pueda ser un problema de seguridad tanto como una entrada no autorizada, el tipo de puerta con sonido automático de alarma puede ser la única alternativa. Los diseñadores de instalaciones están cambiando cada vez más al uso de puertas de salida de emergencia sin seguros, con alarmas automáticas de sonido. Sin embargo, es más frecuente encontrar salidas atestadas o bloqueadas por obstrucciones o impedimentos que salidas con cerradura. Las acumulaciones de materiales que obstruyen la puerta o vía de traslado invalidan el propósito de la salida.

Si alguna vez se dudó de la importancia del requisito de OSHA de mantener limpias y abiertas las salidas, la tragedia ocurrida en Hamlet, Carolina del Norte, la mañana del 3 de septiembre de 1991 debe borrar dicha duda. En uno de los peores accidentes industriales en la historia de Estados Unidos, 25 personas murieron y otras 56 se lesionaron en un incendio que barrió con la planta de procesamiento avícola de Imperial Foods (Labar, 1992). El infierno se desató en sólo 35 minutos, pero ya había causado el daño. El edificio de 30,000 pies cuadrados —una planta de helado de 1920 convertida—, virtualmente no tenía ventanas, y cuando las luces se apagaron poco después de iniciado el fuego, los 90 trabajadores presentes se confundieron en medio de la oscuridad de un laberinto de equipo de proceso para la producción, tratando de encontrar una salida. Para evitar el robo de producto y mantener fuera a las moscas, por lo general siete de las nueve puertas de salida estaban rutinariamente cerradas o atornilladas desde el exterior. La tragedia cerró de forma permanente la planta y tres miembros de la gerencia fueron acusados de 25 cargos cada uno por asesinato involuntario. Los tres acusados fueron: el propietario de la compañía, que ahora está en bancarrota, el hijo del dueño, que estaba trabajando en la planta como gerente de operaciones y el gerente de la planta.

Toda la nación estará más agudamente consciente que nunca de la importancia de las salidas y el egreso de los edificios después de la tragedia del 11 de septiembre de 2001, cuando las dos colosales torres del World Trade Center se colapsaron.

Ley para Estadounidenses con Discapacidades

En Estados Unidos, la atención a los edificios e instalaciones asumió una mayor importancia con la aprobación de la Ley para Estadounidenses con Discapacidades (ADA, Americans with Disabilities Act) en 1990. Esta ley obligó a los patrones a incorporar de manera razonable empleados con discapacidades, en lugar de negarles el empleo. Esto significó que muchos cambios en las superficies de tránsito y de trabajo, salidas, niveles de fuentes de agua potable, sanitarios y otras instalaciones se volvieran obligatorios, en lugar de voluntarios. A menudo, al administrador de seguridad y salud se le asigna la responsabilidad de cumplir con la ADA por el hecho de que está acostumbrado a tratar con los problemas de cumplimiento de otros reglamentos federales, como las normas OSHA.

La industria y las instituciones públicas están tomando muy en serio la ADA. Los consultores expertos en el cumplimiento de accesos para discapacitados en edificios se pueden contratar para llevar a cabo una auditoría de las instalaciones. Algunos de estos consultores son discapacitados que trabajan visitando las instalaciones en sus sillas de ruedas y recorriendo el edificio para verificar los accesos para discapacitados en las instalaciones. Si una persona en una silla de ruedas intenta tener acceso a un edificio o a sus instalaciones, como fuentes de agua o sanitarios y no puede hacerlo, se presenta un caso convincente para justificar mejoras de capital en los edificios e instalaciones. Al mismo tiempo, el administrador de seguridad y salud debe considerar tanto las normas de OSHA como las de ADA en el rediseño de los edificios e instalaciones.

ILUMINACIÓN

El objetivo de la iluminación se mencionó con anterioridad. La iluminación o la falta de ella puede ser un riesgo de seguridad, pero no existe un código para iluminación mínima segura, excepto para áreas especializadas. Por ejemplo, si se manejan montacargas en el área de planta, el nivel mínimo de iluminación general es de 2 lúmenes por pie cuadrado, a menos que éstos tengan luces. Cada señal de salida debe estar iluminada de forma adecuada mediante una fuente de luz confiable con un valor no menor a 5 pies-candela sobre la superficie que ilumina. Esto no significa que la señal debiera ser de las del tipo *internamente* iluminado. Una alternativa que debe considerarse es la iluminación *externa* artificial para la señal. Igualmente, nada tiene de malo confiar en la iluminación *natural* (luz solar) en las señales de salida siempre y cuando no sea menor a 5 pies-candela. Sin embargo, la iluminación natural puede representar un problema si existe acceso al área de un segundo y tercer turnos. Por cierto, 5 pies-candela no representan mucha iluminación. Normalmente, la mayoría de las áreas de planta cuentan con mayores niveles de ella.

En la norma para la industria en general adoptada como norma nacional de consenso en Estados Unidos en los primeros días de OSHA, no existía una norma de iluminación general. Sin embargo, la omisión parece no ser una falta por parte de dicha agencia. Hace más de una década OSHA promulgó una norma para las operaciones con desechos peligrosos y respuesta de emergencia ("Hazardous Waste Operations and Emergency Response"), a la que por lo común se conoce como la norma HAZWOPER, comentada en el capítulo 5. Dicha norma se enfocaba en operaciones especiales de emergencia, pero una disposición poco conocida de esta norma tenía que ver con los niveles mínimos de iluminación, que se delinean en la tabla 7.1 y se toman directamente de la norma HAZWOPER. Una revisión de estos datos revela de forma clara que originalmente se concibió para ser una tabla general de niveles de iluminación, no sólo una tabla especial para las operaciones HAZWOPER. Por ejemplo, la tabla específica niveles para "almacenes", "talleres generales", "barracas", "comedores" y "oficinas", todos los cuales describen áreas que podrían asociarse con el empleo en general, no sólo operaciones de "respuesta de emergencia". OSHA no ha creído adecuado intentar promulgar una norma de iluminación general para todos los lugares de trabajo. En vez de ello, la agencia ha adoptado dicha norma sólo dentro de normas específicas. Otra norma de ejemplo que contiene los niveles mínimos de iluminación de la tabla 7.1 es la norma de Construcción de OSHA.

Otras agencias de normas han realizado trabajos en el área de iluminación industrial. ANSI y la Sociedad de Ingeniería en Iluminación (IES, Illuminating Engineering Society) desa-

TABLA 7.1 Intensidades mínimas de iluminación en pies-candela

Iluminación (pies-candela)	Iluminación (luxes[a])	Área u operación.
5	50	Áreas generales de trabajo.
3	30	Áreas de excavación y de desperdicios, vías de acceso, áreas de almacenamiento activo, plataformas de carga, abastecimiento de combustible y áreas de mantenimiento en campo.
5	50	Interiores, almacenes, corredores, pasillos y vías de salida.
5	50	Túneles, tiros, y áreas generales de trabajo subterráneo (excepción: se requiere un mínimo de 10 pies-candela en el avance en túneles y tiros durante el perforado, rezagado y desescamado. La Administración para la Seguridad y Salud en Minas (Mine Safety and Health Administration) aprobó que las lámparas de cascos son aceptables para su uso en túneles.
10	100	Talleres generales (por ejemplo, cuartos de equipo mecánico y eléctrico, barracas y cuartos vivienda, cuartos de estantes o vestidores, áreas de comedor y sanitarios internos y cuartos de trabajo).
30	300	Estaciones de primeros auxilios, enfermerías y oficinas.

[a] Los valores especificados en la norma OSHA se encuentran en unidades de pies-candela. Los equivalentes métricos en luxes se incluyen para conveniencia del usuario. Ya que 1 pie-candela = 10.76 luxes, los resultados de las conversiones métricas tienen valores fraccionarios, no números enteros. Por conveniencia, se ha utilizado un factor de 1 pie-candela por 10 luxes.

Fuente: Norma OSHA 29 CFR 1910. Sección H, Tabla H-1.

TABLA 7.2 Recomendaciones seleccionadas de niveles de iluminación de la Norma IESNA/ANSI RP-7-2001

Actividad (interior)	Iluminación aproximada (en pies-candela)	Iluminación aproximada (en luxes)
General en aeronaves (muy fina)	300	3000
Servicio y reparación en estacionamiento	75	750
Fabricación de explosivos	30	300
General en aeronaves (mínima – visión clara)	30	300
Piso principal de aserradero (iluminación básica)	3	30

Fuente: Cortesía de Illuminating Engineering Society of North America.

rrollaron la Práctica para Iluminación Industrial ANSI/IES RP-7-2001. Una parte de esta norma incluye recomendaciones de iluminación para diversas tareas, que se clasifican de acuerdo con su complejidad y tipo. Cuanto más compleja sea una tarea, mayor es la cantidad de luz recomendada. Los niveles recomendados de iluminación cubren muchas industrias diferentes y diversos grados de dificultad o complejidad. En la tabla 7.2 se muestran algunos de estos valores adaptados del Anexo A2 que acompaña a la norma. Dichos valores no deben considerarse parte de ella, sino sólo un índice de recomendaciones.

En la norma señalada se pueden encontrar valores para muchas otras tareas. Debe hacerse notar que al envejecer las luces, el nivel de iluminación puede sufrir un deterioro respecto del valor nominal. También tener cuidado de asegurar que el programa de mantenimiento incluya intervalos de reemplazo que mantengan los niveles necesarios de iluminación.

INSTALACIONES VARIAS

Plataformas de mantenimiento

En este mismo capítulo se señaló la importancia de planear las actividades de mantenimiento cuando se construye un edificio nuevo. Muchos edificios modernos tienen sistemas integrados de suspensión segura para la limpieza exterior de ventanas y otro tipo de mantenimiento exterior. Los trabajadores de mantenimiento de edificios que no están muy equipados no son tan afortunados y es común que trabajen en andamios suspendidos, del mismo tipo que los de construcción que se comentan en el capítulo 18. No sólo los trabajadores de mantenimiento son menos afortunados, sino también los patrones de estos trabajadores y los administradores de seguridad y salud que se deben preocupar de la seguridad de los andamios, el aseguramiento apropiado de éstos en el techo del edificio y otros puntos regulados por las normas aplicables.

Los administradores de seguridad y salud que sí encuentran que sus edificios están equipados con plataformas mecanizadas para mantenimiento exterior deben dirigir la mayor parte de su atención a la forma en que se utilizan y cómo se les da mantenimiento a dichas plataformas, no a cómo están hechas. Normalmente, los fabricantes de dichos equipos son muy cuidadosos y se adhieren estrictamente a las normas cuando fabrican las plataformas mecanizadas para mantenimiento. Los problemas característicos de dichas plataformas son faltantes en barandales, guardas de pie, malla lateral; dispositivos de seguridad desactivados; e inspecciones o registros de inspección inadecuados.

En relación con el propio equipo, algunas compañías se han equivocado al no colocar placas de capacidad de carga en la plataforma. La capacidad de carga debe manifestarse en letras de cuando menos $\frac{1}{4}$ de pulgada de altura. El cable que suspende la plataforma también debe marcarse con una etiqueta metálica que indique su resistencia máxima de rotura y otros datos, incluyendo el mes y año en que se instalaron los cables.

Los trabajadores de algunos tipos de plataformas mecanizadas necesitan usar cinturones de seguridad; en otros tipos de plataformas están seguros sin los cinturones. Las plataformas soportadas por cuatro o más cables trenzados también se pueden diseñar para que ésta mantenga su posición normal aun si falla un cable. Sin embargo, muchas plataformas mecanizadas sólo se suspenden mediante dos cables trenzados, y se balancean peligrosamente si uno de ellos falla. Uno de los tipos más peligrosos de plataforma es el que se conoce como "tipo T", y los trabajadores de estas plataformas deben utilizar cinturones de seguridad sujetos a líneas de vida. Si la plataforma es del tipo T, puede tener problemas con la falla de un cable, pero no cae al piso. Por lo tanto, la línea de vida puede sujetarse a la estructura del edificio o a la plataforma de trabajo. Compare esto con las normas industriales de construcción (capítulo 18), que demandan que las líneas de vida se aseguren a un ancla o a un miembro estructural en lugar de al andamio.

Es frecuente que los trabajadores de servicios públicos y los podadores de árboles utilicen plataformas montadas sobre vehículos, como canastillas aéreas, escaleras aéreas, plataformas sobre plumas y torres elevadoras de plataformas. Nuevamente, la mayoría de los accidentes surge del uso inapropiado de la plataforma, más que de la falla o diseño del equipo. Esto es más común en las plataformas montadas sobre vehículos que en los modelos montados sobre los edificios que se comentaron antes.

El riesgo más serio de las plataformas montadas sobre vehículos es el contacto con líneas eléctricas de alto voltaje, lo que provoca la muerte de trabajadores todos los años. Este riesgo es tan severo que debe mantenerse una distancia de seguridad todo el tiempo, excepto, desde luego, en el caso de las compañías de servicios eléctricos, quienes debido a la naturaleza de su trabajo deben aproximarse más. Por seguridad, las compañías de servicios deben aislar los dispositivos aéreos que trabajan más cerca de la distancia normal de seguridad. En el caso de las compañías distintas a las de servicios eléctricos, la norma aceptada es 10 pies de distancia en el caso de las líneas de 40 kilovoltios, por ejemplo. Los diferentes voltajes de línea pueden necesitar distancias mayores o menores de seguridad; dichas distancias se cubren con mayor detalle en el capítulo 18, en los comentarios sobre las grúas móviles.

En algunas ocasiones se instalan detectores especiales llamados *dispositivos de advertencia de proximidad* sobre la pluma para advertir al operador cuando la canastilla se acerca mucho. Sin embargo, dichos dispositivos no proporcionan protección positiva y por tanto no deben considerarse una excusa para acercar la pluma a la línea más de los mínimos autorizados.

Con frecuencia, los trabajadores dentro de las canastillas aéreas no utilizan ni cinturón ni cable de seguridad sujetos a la pluma. Algo que aumenta el riesgo de caída es la posibilidad de un contacto inesperado con algún objeto que pudiera golpear y quizá lanzar al trabajador fuera de la canastilla o de la plataforma.

En el estudio de caso 7.1 se cuenta la historia de un accidente similar.

ESTUDIO DE CASO 7.1

Un trabajador de 24 años viajaba a lo largo de una carretera en la canastilla de un camión con grúa elevadora cuando éste se trasladaba 1.9 millas de un lugar a otro. El trabajador estaba reemplazando aisladores en diversos lugares a lo largo de la línea. Durante el trayecto, la canastilla se encontró con un cable colgante de comunicaciones aislado que tiró del trabajador físicamente fuera de la canastilla, produciéndole una caída fatal.

Haciendo eco de los principios de prevención de riesgos del capítulo 3, dicho riesgo inusual señala la importancia de capacitar al personal que trabaja en las canastillas aéreas. Otros procedimientos inseguros son el hecho de no asegurar la escalera aérea antes de trasladarla, escalarla o sentarse en el extremo de la canastilla, o improvisar una posición de trabajo en lugar de hacerlo sobre el piso de la canastilla.

Elevadores

Los elevadores se encuentran en todos lados, ¿pero puede recordar que alguno haya caído? La falla catastrófica de un elevador es un pensamiento tan terrible que se han establecido reglamentos para la seguridad del público desde hace mucho tiempo. En Estados Unidos, la jurisdicción se asignó a los estados, y la mayoría de ellos administra las inspecciones a los elevadores mediante comisiones "de trabajadores" o "de trabajadores e industria". La próxima vez que use un ascensor, revise el certificado de inspección colocado dentro de él.

Los elevadores deben inspeccionarse cuando son nuevos (o se modifican) y periódicamente a partir de entonces. Muchos estados de Estados Unidos incluso demandan permisos de construcción expedidos por la agencia autorizada de inspección de elevadores antes de que comiencen su construcción. En algunas entidades también se requieren permisos y derechos de permisos de operación para elevadores. No todos los inspectores deben ser oficiales de una agencia, pero es posible que se exija que éstos cumplan con procedimientos estatales para obtener una licencia.

Los elevadores industriales para personal se utilizan como ascensores, pero a diferencia de los elevadores comunes, existen normas federales para ellos. Los elevadores industriales para personal son mucho más económicos y más eficientes que los elevadores comunes para muchas de las operaciones de la planta y algunas veces se utilizan en lugar de los ascensores. Sin embargo, como se puede ver en la figura 7.7, un elevador industrial para personal tiene más riesgos inherentes que un elevador común. Es irónico que los ascensores, que son más seguros que

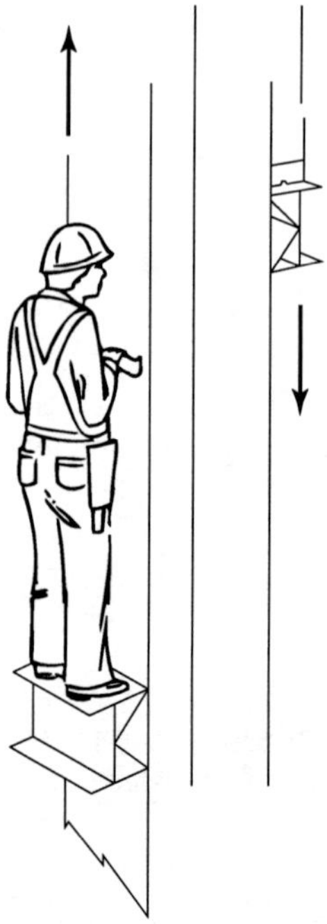

FIGURA 7.7

Elevador industrial para personal: banda de movimiento continuo de la cual suben o bajan los trabajadores.

los elevadores industriales para personal, estén regulados por estrictas inspecciones estatales, licencias, permisos y aprobaciones. En cambio, en los elevadores industriales para personal, el administrador de seguridad y salud es quien interpreta las normas generales e identifica los riesgos. La figura 7.7 muestra que los mayores riesgos de los elevadores industriales para personal es subir y bajar de ellos. La salida es fundamental, porque la banda es continua y podría ser imposible o extremadamente riesgoso permanecer en ella más allá del piso superior o inferior.

Calderas

Hoy en día, las calderas de vapor y los recipientes a presión son tan seguros, que la mayoría de la gente ni siquiera se acuerda de ellos. No siempre fue así. Aunque las calderas de vapor no son tan populares hoy para construir sistemas de calentamiento, aún existen muchas en uso; además, los procesos industriales utilizan cientos de miles de calderas y recipientes a presión. Entonces, la falta de familiaridad con los accidentes en calderas no se debe a que las propias calderas sean raras, lo que es raro son los accidentes. Cuando ocurre uno, la energía liberada por la explosión es tan devastadora que por lo general produce una catástrofe.

El riesgo extremo de una caldera insegura llevó a una temprana regulación y salvaguarda de estos recipientes. En Estados Unidos, igual que con los elevadores, la evolución histórica de los códigos para calderas ha colocado su jurisdicción en los estados. El control estatal ha sido muy efectivo para mantener los accidentes de calderas en un mínimo absoluto.

El administrador de seguridad y salud necesita asegurar que se están inspeccionando las calderas y los recipientes a presión en la planta y que se están siguiendo los procedimientos estatales. Una pregunta que inmediatamente viene a la mente es ¿qué recipientes a presión cubren los reglamentos? La mayoría de los estados exceptúa los contenedores para gases licuados de petróleo (GLP), ya que están cubiertos por otros reglamentos. En general, se puede decir lo mismo de los recipientes aprobados por el Departamento de Transporte, para transporte público en carreteras de líquidos y gases a presión. Algunos estados de Estados Unidos también exceptúan a los recipientes utilizados en la producción, distribución, almacenamiento o transporte de petróleo o gas natural. Sin embargo, debe notarse que lo anterior no exceptúa a las refinerías o a las plantas químicas que producen *productos* de petróleo. En la industria, el término *producción de petróleo* se refiere a la perforación y extracción, o "minería", del petróleo, no a la refinación. La única forma de estar seguro acerca de las excepciones en un estado dado es verificarlo con la agencia estatal que tenga la autoridad.

El momento para detenerse a pensar en los reglamentos para la seguridad en calderas y recipientes a presión, es cada vez que se vaya a comprar, instalar, modificar, mover o vender un recipiente de este tipo. La soldadura en dichos recipientes puede debilitarlos y los inspectores los someten a un escrutinio cuidadoso, aunque la soldadura no está absolutamente prohibida. Incluso los contenedores para almacenamiento de agua caliente deben ser instalados, o reinstalados por personas que cuenten con la licencia apropiada para hacer el trabajo.

HIGIENIZACIÓN

La higienización de los cuartos para alimentos parece ser directa y obvia, pero las decisiones de higienización pueden ser más engañosas de lo que parecen. Si se permite a los empleados comer en la planta deben observarse principios de higiene. El administrador de seguridad y salud debe asegurarse que se suministren suficientes botes de basura para evitar que se llenen demasiado. Sin embargo, antes de exagerar, el administrador de seguridad y salud debe percatarse de que también es posible que se provean *demasiados* botes. Si esto sucede, el personal de mantenimiento puede relajarse cuando vacíe los que tienen poco uso, lo que produciría problemas adicionales de higiene.

La presencia de materiales tóxicos complica el problema del servicio, consumo y almacenamiento de comida. Ciertamente, los alimentos y bebidas no deben almacenarse en áreas donde se expongan a materiales tóxicos. Esta regla puede parecer obvia, pero el administrador de seguridad y salud no sólo debe considerar la cafetería o el salón de comida de la planta, sino también al empleado que trae alimentos de su casa y los almacena en áreas en los que se puedan exponer a materiales tóxicos.

Algunos de ellos, como el plomo, son particularmente susceptibles a la exposición por ingestión durante el consumo de alimentos. Otros, como el cloruro de vinilo y el arsénico, son tan preocupantes que existen normas específicas estrictas para su control. Las sustancias tóxicas se analizarán con mayor detalle en el capítulo 9.

RESUMEN

Los administradores de seguridad y salud que desean planear con anticipación pueden ahorrar gran cantidad de dinero a sus compañías al considerar los códigos de edificios e instalaciones *antes* de comenzar la construcción o la ampliación de los espacios de plantas. Planear con antelación es la clave para cumplir las normas para pisos, pasillos, salidas y cubos de escaleras. Se pueden agregar barandales, escaleras y plataformas, pero también merecen alguna consideración por anticipado para asegurar que su instalación cumple los requisitos.

Los administradores de seguridad y salud deben tener cuidado de no entusiasmarse demasiado y proveer demasiados pasillos o salidas. Un pasillo o una salida adicional a la que no se le da mantenimiento apropiado, o no se marca de forma adecuada, puede conducir fácilmente a problemas y ciertamente no en pos de la seguridad.

El tema de los edificios e instalaciones puede no ser el tópico más interesante para la atención del administrador de seguridad y salud. Sin embargo, incluso los temas tan ordinarios como la limpieza e higienización merecen consideración cuidadosa y juicio para promover la seguridad y la salud a costo razonable. La aprobación de la Ley para Estadounidenses con Discapacidades (ADA) ha aumentado la responsabilidad de los administradores de seguridad y salud en el área de edificios e instalaciones.

EJERCICIOS Y PREGUNTAS

7.1 ¿Cuál es la altura de un barandal normal para superficies de tránsito y de trabajo?

7.2 Se necesita una escalera portátil para ascender a un techo de 14 pies de altura. ¿De qué largo debe ser la escalera?

7.3 ¿Cuáles son los dos requisitos federales principales (en Estados Unidos) para los pasillos en las plantas industriales?

7.4 Explique por qué el título de una sección principal de OSHA es "superficies de tránsito y de trabajo" en lugar de simplemente "pisos". Nombre 10 diferentes áreas de este tipo.

7.5 ¿Qué es lo engañoso acerca del peligro de un piso abierto por un costado o una plataforma de sólo 4 pies de alto?

7.6 Suponga que en su planta los soldadores deben pararse en la parte superior de un tanque de 10 pies de altura para terminar las operaciones de manufactura. ¿Qué debe hacerse, si fuera necesario, para protegerlos de una caída?

7.7 ¿Cuál es el propósito de una guarda de pie?

7.8 Explique en qué condiciones, y cómo, deben protegerse los trabajadores techadores de los riesgos de caídas.

7.9 ¿Cuándo se debe equipar con un barandal un piso con un extremo abierto o una plataforma?

7.10 ¿Cuándo requeriría OSHA guardas para una fosa de servicios para uso en mantenimiento de vehículos? ¿Cómo aplicaría guardas a dicha fosa?

7.11 Explique la forma en la que una limpieza inadecuada podría producir un emplazamiento de OSHA que clasifique la violación como "seria".

7.12 Como administrador de seguridad y salud, ¿cómo trataría el problema de la limpieza?

7.13 Explique el riesgo de marcar demasiados pasillos permanentes.

7.14 Explique la diferencia entre un pasamano y un barandal.

7.15 Describa los propósitos y requisitos de los descansos para escaleras.

7.16 Describa puntos importantes a considerar en la seguridad de las escaleras portátiles.

7.17 ¿En qué condiciones se especifican las jaulas para escaleras? ¿Cuándo se pueden utilizar dispositivos alternativos de seguridad en las escaleras? ¿Cuáles son las ventajas y desventajas de estos dispositivos?

7.18 Defina el término *medios de egreso*.

7.19 ¿Cuál es el mayor problema de las salidas?

7.20 ¿Qué son las plataformas de trabajo montadas sobre vehículo? ¿Cuáles son sus riesgos principales?

7.21 Explique el modo en que muchos o muy pocos botes para basura pueden provocar problemas de higiene.

7.22 Describa la historia en la que las puertas con cerradura produjeron múltiples muertes, acusaciones penales, bancarrota de la compañía y el cierre permanente de la planta.

7.23 En la década de 1990 se observó un incremento en Estados Unidos en la importancia del diseño de los edificios e instalaciones. ¿Qué legislación importante provocó dicho incremento?

7.24 ¿Qué nueva responsabilidad se puso en las manos de los administradores de seguridad y salud en la década de 1990, y por qué?

7.25 Según el National Safety Council, ¿en qué categoría se clasifican las caídas como causa de fallecimientos en el lugar de trabajo?

7.26 Comente el problema asociado con la promulgación de normas federales para cuestiones de códigos de edificios.

7.27 ¿Qué es *tribología,* y de qué manera es importante para la seguridad y la salud laboral?

7.28 Compare la norma del Código de Seguridad de la Vida (Life Safety Code) con la norma OSHA para el ancho de pasillos en plantas industriales. ¿Cuáles son las palabras más utilizadas en el lenguaje de las normas de desempeño y cuáles las más utilizadas en el lenguaje de las normas de especificaciones?

7.29 ¿De qué manera cambió la redacción de la norma OSHA de marcado de pasillos de especificaciones a desempeño?

7.30 Explique el propósito de una base de piso para escaleras.

7.31 Explique por qué en la industria en general es aceptable asegurar la línea de vida del trabajador al propio andamio si éste es del "tipo T".

7.32 ¿Está bien que cualquier persona instale un tanque de agua caliente? ¿Por qué? Explique.

7.33 Explique la diferencia en la aplicación de un "código" para edificios y una "norma" de seguridad.

7.34 Explique la ironía que rodea el problema del marcado apropiado de pasillos. ¿Qué solución se puede recomendar para resolverla?

7.35 Identifique el lenguaje tipo desempeño en la especificación de pasillos.

7.36 ¿La norma para marcar rayas en los pasillos es una norma de especificaciones o una norma de desempeño? ¿Siempre ha sido así? Explique.

7.37 ¿Por qué la maleza y el paisaje se vuelven una cuestión de seguridad?

EJERCICIOS DE INVESTIGACIÓN

7.38 Busque detalles en Internet acerca del desastre de la Imperial Foods en 1991.

7.39 Investigue en Internet acerca del desastre de la Triangle Shirtwaist en 1991. ¿Qué lecciones podrían haberse aprendido de este desastre que pudieran haber evitado el de la Imperial Foods 80 años antes?

PREGUNTAS DE INVESTIGACIÓN DE NORMAS

7.40 En este capítulo se mencionó "una de las normas citadas con más frecuencia de todas las normas OSHA". Encuéntrela y busque en la base de datos del portal Companion para determinar la frecuencia de emplazamientos. Compare dicha frecuencia para esta norma con la frecuencia de emplazamientos de la Cláusula de Deberes Generales (General Duty Clause).

7.41 El mantenimiento de los pasillos es una consideración importante para controlar los riesgos de las áreas de trabajo. Encuentre la norma OSHA para la industria en general en lo referente al mantenimiento de pasillos y determine su frecuencia de emplazamientos utilizando la base de datos del portal Companion.

7.42 Busque en la norma OSHA para la industria en general la disposición que prohíbe el bloqueo de las salidas. Determine si se cita con frecuencia en la base de datos del portal Companion. ¿Algunos de los emplazamientos por salidas bloqueadas fueron impugnados por el patrón?

CAPÍTULO 8

Ergonomía

Ningún otro tema incluido en este libro generó más controversia y atención política en la última década del siglo veinte que la ergonomía. ¿Exactamente qué es y por qué ha generado tanto debate? En este capítulo no sólo se aborda el tema de la ergonomía como un campo del empeño humano sino también las razones por las que muchos patrones temen que sea una amenaza a la operación continua de sus negocios. Se analizará la controversia para determinar si dicho temor se debe a la ergonomía por sí misma, o a la manera en que las autoridades públicas la aplican, y si tal temor en realidad tiene o no un fundamento. También exploraremos la historia de la controvertida norma que se promulgó en la década de 1990 en Estados Unidos y que el Congreso anuló de inmediato. Después del fracaso de esta norma, OSHA ha continuado aplicando prácticas de ergonomía, en particular en algunas industrias, como la de servicios de salud y proceso avícola, basándose en la Cláusula del Deber General como fundamento para emplazamiento. Se revisan las acciones de ejecución de OSHA y se aclara la razón por la que esta agencia se enfoca en ciertas industrias cuando se trata de ergonomía. Por último, se hace un intento por delinear una estrategia para el éxito de la ergonomía en el foro de la seguridad y salud ocupacionales.

FACETAS DE LA ERGONOMÍA

Una clave para comprender la controversia en torno a la ergonomía es conocer qué es y qué actividades se pueden considerar como parte del campo. Incluso su propia definición es de alguna manera controversial, así que en este texto nos referiremos a la que ha forjado el comité de consenso nacional, que ha pasado casi una década refinando el anteproyecto de la norma ANSI de ergonomía:

> *La ergonomía* es una ciencia multidisciplinaria que estudia las capacidades y limitaciones físicas y psicológicas humanas. Este cuerpo del conocimiento se puede utilizar para diseñar o modificar el lugar de trabajo, equipo, productos o procedimientos de trabajo con el fin de mejorar el desempeño humano y reducir la probabilidad de lesiones y enfermedades.
>
> (Work-Related Musculoskeletal Disorders, 2002)

A partir de la definición se puede interpretar que el campo de la ergonomía abarca una amplia gama de actividades que involucran la actividad humana. Aun cuando reducir la probabilidad de lesiones o enfermedades constituye un objetivo tan beneficioso, sólo se trata de uno de los objetivos de este campo. Mejorar el desempeño humano es otro objetivo clave y en términos históricos puede ser incluso más importante para el campo de la ergonomía.

Diseño de vehículos ergonómicos para el desempeño humano

Existe una gran cantidad de ideas destinada al diseño de automóviles y en particular, a las cabinas de las aeronaves cuyo fin es mejorar la capacidad del conductor o piloto para evaluar problemas y tomar acciones adecuadas de manera oportuna. El campo de la ergonomía ha desarrollado principios de diseño basados en la investigación que han demostrado cómo reacciona la gente ante diversos estímulos. De lo que hablamos aquí es de la interface adecuada entre humano y máquina para lograr el mejor resultado posible para llevar a cabo la tarea pretendida por el operador que controla la máquina. Si el equipo que se está diseñando es un vehículo, existen obvias implicaciones de seguridad, no sólo del operador sino también del público en general.

Hay ciertas convenciones acerca de la interface de la máquina que se desarrollaron históricamente antes de que se acuñara la palabra *ergonomía*. Algunas de estas convenciones tienden a provocar confusión a los operadores del vehículo o de otro equipo. Por ejemplo, en general las válvulas de las llaves de agua se abren y aumentan el volumen al girar en sentido opuesto a las manecillas del reloj; sin embargo, las perillas electrónicas, como los controles de volumen, por lo general se encienden y aumentan al girar en el sentido de las manecillas del reloj. Otras convenciones son más consistentes, como empujar una palanca hacia adelante, que por lo general significa "engranar" o "avanzar". Otras convenciones o principios tienen que ver con la colocación de instrumentos o carátulas, prioridades para la atención del operador y reglamentos para evitar la actuación inadvertida de controles críticos debido a su proximidad con otros controles utilizados con frecuencia. La consideración de dichos principios, que en su mayoría constituyen decisiones de diseño de partes, es el objetivo del practicante en el campo de la ergonomía. Alguna vez se pensó que los ingenieros de diseño estaban equipados de manera natural para considerar principios con "sentido común" de diseño seguro y apropiado. Sin embargo, algunos ejemplos destacados del fracaso de los diseñadores para considerar la interface humana han conducido a los equipos de diseño y desarrollo a emplear expertos en el campo de la ergonomía que aporten al proceso de diseño.

Diseño de características de seguridad en las máquinas en el lugar de trabajo

El profesional de seguridad en el lugar de trabajo puede ver ejemplos de la aplicación de los principios de ergonomía en el diseño de los controles de las máquinas, muchas características de las cuales se especifican mediante normas de seguridad. Un ejemplo es el diseño de interruptores de pie para las prensas troqueladoras. Un interruptor estándar de este tipo diseñado de manera adecuada para activar una prensa mecánica, tiene una cubierta que evita que el operador u otro personal pisen por accidente el pedal o interruptor y provoque con ello un ciclo accidental del ariete de la prensa que podría tener resultados desastrosos. Otro ejemplo es el requisito de que los controles de los colgantes de las grúas sean controles de "hombre muerto"; es decir, a menos que el operador esté realizando una acción positiva para dejar de presionar el control, el botón accionado por resorte regresará a una posición segura "sin acción". El lector recordará que este principio se trató en el capítulo 3 en el tema "del método de ingeniería" para el control de riesgos. De hecho, se debe incluir una consideración de los principios de ergonomía en cualquier método de ingeniería para manejar los riesgos del equipo.

En ocasiones el principio de diseño de la ergonomía tiene que ver más con las características del comportamiento humano que con acciones físicas, accidentales o intencionales. El principio de diseño del interruptor de pie se considera sólo para evitar la actuación accidental. Sin embargo, en ocasiones el operador se verá motivado a realizar alguna acción peligrosa de manera *intencional*, para aumentar una tasa de producción, por conveniencia, o por alguna otra razón. Se puede ver un ejemplo en el diseño de dispositivos de disparo para dos manos de prensas u otras máquinas peligrosas. La experiencia ha demostrado que los operadores buscan tomar atajos en los elementos repetitivos del ciclo de una máquina para aumentar las tasas de producción. Dichos atajos pueden ser muy peligrosos. En el caso de las prensas troqueladoras, para evitar amputaciones y lesiones graves, es fundamental que ambas manos del operador estén fuera de la zona de peligro al disparar el ariete. Así que el diseñador especifica controles o disparos para dos manos, en cuyo caso ambos se deben dejar de presionar de manera concurrente para activar el ariete de la prensa y hacer que la máquina realice el ciclo. Para contrarrestar la motivación tan humana de evitar dichos controles, las normas de seguridad especifican que los controles para dos manos sean "contra la fijación". De este modo el operador no puede improvisar un método para restringir uno de los controles a fin de que la máquina se active con una mano mientras la otra está libre para facilitar la carga de la máquina y posiblemente estar en la zona de peligro. En la figura 15.29 del capítulo 15 se puede ver una ilustración de esquemas de diseño contra la fijación. Observe que los botones de palma para dos manos están parcialmente confinados en cajas acopadas que rodean la periferia de los botones, que evita su fijación mediante barras, piezas de madera, etc. Otra característica de los botones de palma es que a menudo son muy redondos y suaves, de manera que no cuentan con una superficie plana para montar algún tipo de dispositivo improvisado de fijación. Estas características de diseño de una máquina se pueden considerar aplicaciones de los principios de la ergonomía.

La consideración de los principios del comportamiento humano también puede influir en el diseño de las secuencias de control lógico de las máquinas, de manera que un error o falla requiere de que el operador ejecute cierta secuencia prescrita. Por ejemplo, es lógico que después que ocurra una falla en una secuencia automática de pasos, la máquina se pueda programar para revertir a modo manual y que el operador reinicie la secuencia automática desde el paso uno u otro punto de arranque seguro. Con frecuencia, esta lógica (en apariencia elemental) se ha pasado por alto en el diseño de control de la secuencia automática de los ciclos de las máquinas y el resultado es el desarrollo de una situación peligrosa en potencia. El estudio de caso 8.1 ilustra este concepto.

ESTUDIO DE CASO 8.1

SECUENCIA DE CONTROL DE MÁQUINA AUTOMÁTICA

Las baterías de almacenamiento de energía de plomo y ácido contienen placas de plomo moldeadas inmersas en una solución ácida. El proceso de manufactura en este estudio de caso requería que las placas se formaran en una operación con prensa de platina en caliente, en la que se da forma al plomo mediante presión cuando éste se encuentra en un estado plástico caliente (demasiado caliente para manejarlo, pero no tanto como el plomo fundido). Tanto el calor como la presión son necesarios para completar el proceso de formado.

Dada la necesidad de manejar peligrosas piezas de trabajo calientes, en ocasiones el proceso se automatiza. En dicho proceso, el serio accidente descrito en este estudio de caso lesionó al operador que controlaba el proceso. La estación de trabajo se configuró para procesar la fabricación de la placa de plomo en varios pasos, dentro de una caja a la que generalmente el operador no tenía acceso. Cada paso se activaba por medio de detectores, como interruptores mecánicos de límite, que indicaban al controlador lógico cuándo se había completado el paso anterior y cuándo era tiempo que la máquina indicara el siguiente paso. Con frecuencia, se presentaba una dificultad en un punto específico en el ciclo, al momento que las placas de moldeo se abrían y se sacaba la placa terminada de plomo caliente. En ocasiones la placa de plomo se adhería a la placa superior, lo que requería intervención del operador. La falla ocurría con tanta frecuencia que la estación de trabajo se equipó con un palo de madera de escoba que colgaba cerca de la consola de control, de modo que el operador pudiera introducirlo a la caja y despegar a golpes la placa adherida a la placa de compresión superior. El grave accidente ocurrió cuando un operador no pudo despegar la placa de plomo con el palo de escoba e introdujo sus manos enguantadas en la caja para sacudir y aflojar la placa. Al hacerlo, de alguna manera rozó un interruptor de límite que activó el controlador lógico automático que indicaba que la operación de descarga de la placa había terminado. Entonces, la lógica programada inició las acciones de movimiento para empezar el siguiente paso en el proceso, que por desgracia era cerrar las placas. Una de las manos del operador estaba en la zona de peligro entre las placas de compresión cuando éstas se cerraron con fuerza y a alta temperatura. Por fortuna, el hombre usaba un guante, pero aun así las placas de compresión calientes causaron gran daño a su mano.

La ironía de la historia del estudio de caso 8.1 es que el diseñador pudo haber seguido con facilidad la lógica programada, para poner la máquina fuera del modo automático cuando se detectara que un operador había invadido la zona de peligro. Incluso sin un detector, la máquina se podía haber programado para cronometrar cada paso del proceso y verificar los intervalos, de manera que cada vez que se pegara una placa u ocurriera algún otro problema detectado gracias a que un interruptor de límite no se accionara en un tiempo razonable, la máquina se detuviera y entrara en modo manual. Así, la máquina no continuaría el siguiente paso en la secuencia sino hasta que el operador hubiese regresado a la consola y procediera manualmente u oprimiera un interruptor de "restablecimiento". Para hacerlo, sería necesario que estuviera fuera de la zona de peligro.

En el caso anterior se puede argumentar que era posible esperar que el diseñador pensara en todas las posibilidades de descuido que pudiera cometer el operador, con absoluta falta de consideración de su propia seguridad personal. Sin embargo, en este caso el problema estaba constituído por una falla recurrente, para la cual cada estación de trabajo ya estaba equipada con un palo de escoba para manejar el problema. Habría sido sencillo incluir un tope lógico en la secuencia automática para identificar una situación en la que un interruptor de límite crítico no actuara cuando se esperara, indicando que la placa se había adherido a la placa superior de presión. Así la lógica programada podría poner la máquina fuera de modo automático y requerir que el operador regresara a la consola segura para reiniciar la secuencia en el tablero de control. Esta estrategia sería razonable cuando el operador usara el palo de escoba provisto o bien cuando entrara a la zona de peligro para liberar la pieza de trabajo. De cualquier manera, la máquina tendría que esperar la intervención del operador en la consola antes de que prosiguiera automáticamente con el siguiente paso. La característica de diseño requerida en esta situación es la que se pretende que anticipe el aspecto del comportamiento humano de la operación y siga los pasos para mitigar las acciones peligrosas realizadas por el operador. Por lo tanto, el proceso de diseño ergonómico del equipo debe considerar tanto factores de comportamiento humano como factores físicos en la operación.

TRASTORNOS MUSCULOESQUELÉTICOS EN EL LUGAR DE TRABAJO

La mayor parte de las actividades y de las controversias en torno a la aplicación de la ergonomía en el lugar de trabajo se ha dado alrededor del campo al que en la actualidad se le denomina como "trastornos musculoesqueléticos" o simplemente "MSD" (Musculoskeletal Disorders). En el capítulo 5 se mencionaron las MSDS (Hojas de Datos de Seguridad de Materiales), que no deben confundirse con los MSD, (trastornos musculoesqueléticos), objeto de este capítulo. Los MSD son la forma más común de enfermedades relacionadas con el trabajo en naciones industrializadas (Brace, 2009). En la actualidad, este complicado término es en realidad una generalización de males más específicos que se han experimentado en el lugar de trabajo y que han recibido atención significativa de parte de los administradores industriales de seguridad y salud, y de las autoridades encargadas de hacer cumplir las leyes. Ésta es la parte de la ergonomía que ha conducido a tanta controversia y a la posterior acción política que ha alcanzado un nivel tan alto como el congreso de Estados Unidos. Se encuentra en proceso una pequeña historia del argot en torno a estos padecimientos específicos que conducen al énfasis actual en los MSD.

Síndrome del túnel carpiano

En la actualidad, la mayoría del público general sabe algo sobre el término *síndrome del túnel carpiano*. Es un buen punto de inicio debido a que gran parte de la historia inicial sobre la norma de la ergonomía se generó por las quejas de los trabajadores en esta categoría. El síndrome del túnel carpiano es una dolorosa disfunción posiblemente restrictiva de la muñeca. La condición no está definida con claridad, pero se cree que por lo general se debe a actividades que requieren del movimiento repetitivo de la mano, en particular cuando es necesario que las manos estén en una postura compleja. Es frecuente asociar las tareas que comprenden una rápida producción, como ensamblar o teclear, con el síndrome del túnel carpiano. Kroemer *et al.* (2001) informan que el síndrome del túnel carpiano se ha observado durante más de 100 años. Sin embargo, sólo hasta hace poco se han hecho intentos por explicarlo y controlar las condiciones que lo provocan. Kroemer da el crédito a Robbins por la primera explicación de la base anatómica de este síndrome a principios de la década de 1960. La figura 8.1 ilustra un corte transversal de la muñeca que muestra la deformación conjunta de tendones, huesos y nervios dentro de una funda recubierta por el ligamento carpiano. Las partes de la muñeca se deben mover dentro de funda para dar movimiento a los dedos en operaciones repetitivas. Es comprensible que las posturas complejas de la mano y la muñeca también contraigan el área del túnel carpiano y den lugar a la molestia de las partes en movimiento. También parece lógico que los movimientos altamente repetitivos exacerben la condición.

En respuesta a la creciente preocupación en la década de 1970 sobre el hecho de que el trabajo repetitivo de tecleado provocaba el síndrome del túnel carpiano, OSHA empezó a investigar firmas en las que se requería realizar dicho trabajo (en particular, si el trabajo era intrincado o requería posturas complejas de las manos). Sin embargo, la agencia no tenía una norma en la cual basarse para emitir emplazamientos contra patrones cuyos empleados estuvieran experimentando dicho síndrome. Al carecer de una norma específica para esta situación, OSHA recurrió a la Sección 5(a)(1) de la Cláusula del Deber General que se comentó en el capítulo 4. Como con frecuencia sucede con los emplazamientos de esta cláusula, los patrones a menudo impugnan dichos emplazamientos con base en el fundamento de que el síndrome del túnel carpiano no es en realidad

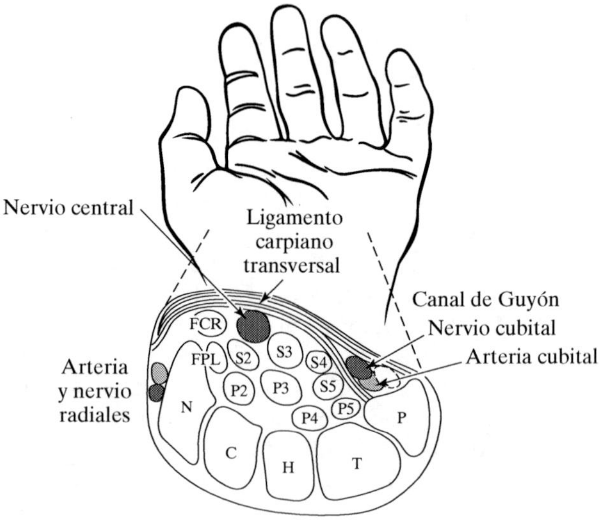

FIGURA 8.1

Vista esquemática del túnel carpiano con los tendones de los músculos superficial (S) y profundo (P) flexores del dedo, flexores del pulgar [flexor carpi radialis (FCR), flexor pollicis longus (FPL)], nervios y arterias, huesos cárpales (P, T, H, C, N) y ligamentos..

lo que el Congreso pretendía antes en la década de 1960, cuando redactó la cláusula para proporcionar protección general contra "riesgos reconocidos que causen o pudieran causar la muerte o un daño físico grave" (a los empleados). Sin embargo, OSHA tuvo éxito al hacer que algunos de los emplazamientos fueran válidos usando la Cláusula del Deber General.

Lesiones por movimientos repetitivos

Tras conseguir algunos emplazamientos exitosos para compañías en las que los trabajadores experimentaban el síndrome del túnel carpiano, OSHA comenzó a ampliar su perspectiva con respecto al fenómeno de articulaciones, músculos y tendones lastimados. El túnel carpiano en la muñeca era un ejemplo clásico del problema, pero los ergonomistas de OSHA y los ergonomistas practicantes profesionales consideraron que dicho padecimiento no es la única parte del cuerpo que se podía lesionar con el movimiento repetitivo. Por ejemplo, el cuello. A los trabajadores se les lastimaba el cuello con labores que requerían movimiento repetido de la cabeza. Y además había codos y hombros lesionados. Por lo tanto, el "riesgo" objetivo se cambió del "síndrome del túnel carpiano" a un término más amplio: *lesiones por movimientos repetitivos.* El término *síndrome del túnel carpiano* pasó de moda entre los profesionales practicantes del campo debido a que limitaba la perspectiva del practicante, así como los poderes de aplicación de los funcionarios normativos. En la década de 1990 el término *túnel carpiano* llegó a tal punto de desuso que se omitió de manera notoria en las definiciones de la norma ANSI de ergonomía y sólo se le menciona brevemente como una de las diversas manifestaciones de los trastornos resultantes en los riesgos ergonómicos (Work-related Musculoskeletal Disorders, 2002).

Desórdenes por trauma acumulado

Incluso el término RSI parecía tener un alcance demasiado limitativo. Suponga que un trabajador experimentaba síntomas incluso cuando el trabajo no comprendía movimientos rápidos, repetidos. Es cierto que este tipo de movimientos eran las exposiciones más comunes asociadas con tendones y articulaciones lastimadas, pero se encontró que algunos trabajadores experimentaron síntomas incluso cuando sus labores no implicaban este tipo de actividad. Se requería un término incluso más amplio que cubriera cualquier tipo de trauma como resultado de una acumulación de la exposición durante un periodo específico, aunque el trabajador no se lesionara por una exposición ocasional. Por tanto, el término *desórdenes por trauma acumulado* (CTD, Cumulative Trauma Disorders) sustituyó a RSI. Existe algún tipo de contradicción en el término *trauma acumulativo*. Cuando se utiliza el término *trauma* por sí solo, significa lesión, por lo general violenta. En el capítulo 1, se identificó el término *lesión*, que se relaciona con la seguridad, como si se tratara de una exposición intensa. Las exposiciones crónicas se identificaron como riesgos de salud. Sin embargo, la palabra *acumulativo* sugiere una serie de exposiciones crónicas, no una sola lesión violenta. En apariencia, el término *acumulativo* conlleva más peso que la palabra *trauma*, debido a que en general los CTD se consideran una exposición crónica, no una aguda. El término *CTD* tuvo una vida corta a finales del siglo veinte, pero a partir de entonces se reemplazó con otro término *trastornos musculoesqueléticos* (MSD, Musculoskeletal Disorders).

Trastornos musculoesqueléticos (MSD)

Si se hubiera podido manejar la aparente contradicción en el término *desórdenes por trauma acumulado*, habría parecido que se comprendía todo. Sin embargo, seguía existiendo un problema con este término más allá de la propia contradicción. El problema era que el término en sí implicaba una *causa* de la condición. Parecía inapropiado asumir que el trabajador se había lesionado debido a una acumulación por la exposición a un riesgo. Peor aún, suponga que un trabajador se quejaba de un dolor en una articulación y no se podía establecer que tenía una exposición acumulativa de cualquier tipo. Así que para no pasar por alto cualquier causa del trastorno, el término *trastornos musculoesqueléticos* (MSD) se volvió el nuevo término que describía todas las condiciones de este tipo, incluyendo el síndrome del túnel carpiano, el síndrome del puño rotativo (o de manguito rotador), la enfermedad de De Quervain, el dedo en gatillo, el síndrome del túnel tarsal, la ciática, la epicondilitis (codo de tenista), la tendinitis, el fenómeno de Raynaud, la bursitis prepatelar o rotuliana (o síndrome del colocador de alfombras), la hernia de disco intervertebral, la lumbalgia, la bursitis y el síndrome de tensión cervical (Work-related Musculoskeletal Disorders, 2002). El término *MSD* se modificó un poco en la norma ANSI para concentrar el enfoque en las exposiciones relacionadas con el trabajo. Por lo tanto, a la fecha del presente libro, el término se había transformado finalmente en *trastornos musculoesqueléticos laborales*, WMSD (Work-related Musculoskeletal Disorders). La figura 8.2 ilustra el proceso histórico seguido para llegar al reconocimiento de éstos.

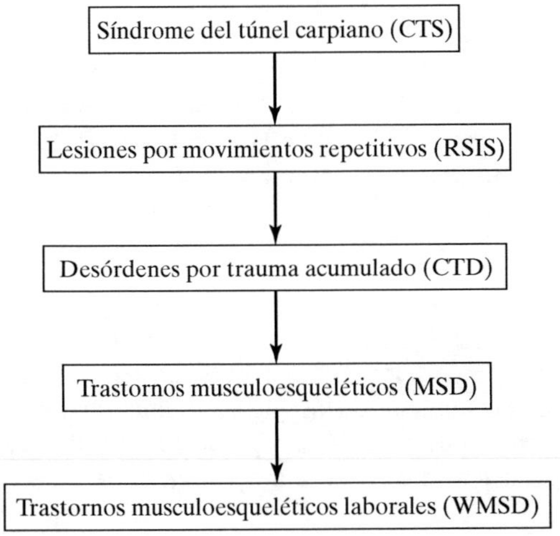

FIGURA 8.2

Proceso histórico del reconocimiento de los WMSD.

INDUSTRIAS AFECTADAS

Se han utilizado dos emplazamientos notables de OSHA en el área de la ergonomía como modelo para la formulación de la política aplicable con el fin de controlar el riesgo de los WMSD. Los patrones emplazados fueron Beverly Enterprises, un proveedor de servicios de salud (en particular casas para ancianos) con una amplia presencia en Estados Unidos, con oficinas centrales en Ft Smith, Arkansas; y Pepperridge Farm en Downingtown, Pennsylvania, un fabricante de bizcochos. Una de las preocupaciones principales en el negocio de las casas para ancianos es el levantamiento manual pesado por parte de enfermeras y proveedores de los servicios de salud. Otra preocupación principal en la industria de la fabricación y el procesamiento de alimentos es el síndrome del túnel carpiano y otros males crónicos debidos a movimientos repetitivos. El empacado de carnes, en particular el proceso avícola, ha sido otra industria que ha presentado considerables acciones de cumplimiento de la Cláusula del Deber General de la Sección 5(a)(1) interpuestas por OSHA en contra de los patrones.

Algunas industrias pueden tener problemas particulares con los WMSD, pero hay un área de interés que afecta a casi todas las industrias: las terminales de cómputo. Se estima que más de la mitad de todos los trabajadores de oficina en Estados Unidos hacen uso de terminales de cómputo en sus labores. Su uso ocasional no es preocupante, quienes se sientan ante una terminal de cómputo todo el día presentan síntomas de vista cansada, dolores de cabeza, dolores de espalda y dolor de cuello y hombros. Chapnik y Gross (Chapnik and Gross, 1987) informan de un estudio de Wisconsin elaborado por Sauter que muestra una incidencia significativamente mayor de estas condiciones entre los operadores de terminales de cómputo que entre otros trabajadores de oficina. Un porcentaje consistentemente mayor de los 250 sujetos expuestos estudiados presentó molestias, en comparación con los 84 trabajadores que no usaron terminales de cómputo en sus labores.

El problema de vista cansada arrojado por los estudios de operadores de terminales de cómputo no es sorprendente. Lo que ha resultado inesperado es el nivel de dolor y malestares musculoesqueléticos asociados con la operación de dichas terminales. Existe un aumento en la incidencia de lesiones por movimientos repetitivos, como tendosinovitis, tendonitis y síndrome del túnel carpiano. La creciente atención de OSHA en los riesgos ergonómicos, en conjunto con el impresionante crecimiento del uso de las terminales de cómputo, garantizan que este tema siga siendo de vital importancia para el administrador de seguridad y salud.

NORMAS DE ERGONOMÍA

El emplazamiento de la Sección 5(a)(1) de la Cláusula del Deber General para riesgos de ergonomía siempre fue una medida provisional que se utilizó en ausencia de una norma relevante, específica para la ergonomía. Por lo tanto, a lo largo de la década de 1990, OSHA mantuvo una meta de desarrollo de una norma enfocada en la ergonomía en particular.

Normas de ergonomía de OSHA

Una década es mucho tiempo para desarrollar y promulgar una norma. En cuanto a ergonomía, nunca fue un proceso fácil presionar a los representantes laborales organizados para establecer una norma más estricta y una industria que señalara los costos y problemas de su cumplimiento. El esfuerzo de desarrollo llegó al clímax en las semanas en las que la administración presidencial de Clinton llegaba a su fin, cuando los funcionarios de OSHA presionaron para registrar una norma antes de que la administración de Bush tomara posesión del cargo. Sobre este particular, tuvieron éxito con la norma definitiva "de última hora" anunciada oficialmente en el *Federal Register* del 14 de noviembre de 2000. La norma dio a las industrias 11 meses para que cumplieran con ella, estableciendo como objetivo el 15 de octubre de 2001, como fecha de inicio de la vigencia.

Después de casi una década de negociación, la norma definitiva enfatizaba las siguientes áreas principales:

- Información a los empleados.
- Acción de solución rápida para eliminar los WMSD para los que se habían emitido informes, que cumplen con el "precursor de acciones" definido por la norma, o el establecimiento de un programa de WMSD en curso.

La norma tenía una "disposición de excepción" que permitía a los patrones proseguir con los programas de ergonomía establecidos que cumplieran ciertos criterios mínimos. Se requería que los programas que se implementaran para cumplir la norma (no a los que se les otorgara la excepción) tuvieran los siguientes elementos:

- Liderazgo de la administración.
- Participación de los empleados.
- Administración del MSD, incluyendo acceso a un proveedor de servicios de salud (HCP, Health-Care Provider), restricciones laborales consideradas necesarias por el HCP, protección de los derechos del trabajador durante el periodo de restricción laboral y evaluación de seguimiento de cada incidente de MSD.
- Capacitación inicial y constante de los empleados.
- Evaluación y seguimiento de programas.
- Registros.

Se puede ver que la documentación es importante, ya que siempre es fidedigna de los programas y normas de seguridad y salud.

La norma de ergonomía de OSHA tuvo una vida corta. En cuanto el Congreso tomó posesión del cargo en 2001, la nueva norma de ergonomía fue derogada por el voto de éste, anulando las acciones de OSHA. Cuando el Congreso anula y deroga las acciones de cualquier agencia, a ésta se le prohíbe volver a presentar una versión apenas diferente mediante una nueva promulgación.

¿Por qué revocó la norma el Congreso? Básicamente, la industria tuvo miedo a incurrir en el costo estimado para cumplir con ella. La pregunta que resulta fundamental para la controversia sobre ergonomía es "¿qué constituye en realidad un WMSD?" Es perfectamente normal experimentar cierta molestia al ajustarse a un nuevo trabajo. Un elemento clave en cualquier programa de ergonomía, y que las autoridades normativas consideran, es si el trabajador tiene información. Sólo parece lógico que el trabajador deba proporcionar información acerca de las labores que le producen molestias. Sin embargo, cuando un trabajador se queja de molestias ¿quién podría decir que se trata de un WMSD genuino (que puede llegar a ser permanente o restrictivo) y que no sólo es la adaptación a una labor nueva? Otro problema controversial está en la definición de lesión o enfermedad. ¿Qué es exactamente lo que la constituye? Incluso si se establece que existe una lesión o enfermedad, siempre existe la pregunta sobre si fue producto de exposiciones personales, fuera del trabajo, o por el propio trabajo. Por último, existe la cuestión de los remedios. ¿Cómo se puede "arreglar" el ambiente laboral de manera adecuada? ¿Y cómo se puede "curar" al trabajador lesionado? La respuesta a muchas de estas preguntas se reduce a una llamada al juicio y si hay algo que un patrón tema, es el requisito de cumplir con una norma que está sujeta a interpretación o juicio del inspector.

Lineamientos de OSHA

Con la administración de Bush se inició una nueva administración de OSHA y el nuevo Congreso abandonó la estrategia de promulgar una norma específica sobre ergonomía. En su lugar, OSHA dio a conocer un plan para emitir lineamientos que ayudaran a controlar los riesgos de la ergonomía. OSHA emitiría los lineamientos para industrias específicas y fomentaría que otras industrias generales construyeran sus propios lineamientos. La nueva estrategia hacía énfasis en la cooperación y el uso de programas de ergonomía establecidos, ejemplares y exitosos, como modelos para auxiliar a otras industrias. Existía una disposición para reconocer los programas de ergonomía destacados. Indudablemente el nuevo programa de "lineamientos" enfatizó lo positivo y se basó en el discernimiento de las industrias de tomar la iniciativa para desarrollar programas que fomenten soluciones de ergonomía ante los problemas y riesgos. De hecho, OSHA citó los informes de la Oficina de Estadísticas Laborales en el sentido de que se había observado una disminución de los WMSD. El nuevo método de los lineamientos dejó de hacer énfasis en las acciones de verificación del cumplimiento, pero la nueva administración conservó un programa de inspección de la ergonomía utilizando la Sección 5(a)(1) de la Cláusula del Deber General de la ley. Los nuevos procedimientos de inspección del cumplimiento hicieron énfasis en los riesgos graves y se modelaron después de procesos judiciales exitosos efectuados con anterioridad en industrias en las que era evidente que los riesgos eran graves.

Norma ANSI

Durante toda la década de desarrollos gubernamentales de acciones, promulgación y verificación del cumplimiento por parte de OSHA (la década de 1990), el sector privado se mantuvo trabajando en silencio, desarrollando una norma general de ergonomía de cumplimiento voluntario. La forma de la norma, redactada bajo la supervisión y dentro del marco de trabajo del American National Standards Institute (ANSI, Instituto Nacional Estadounidense de Normas), se instrumentó especificando un programa de ergonomía en términos generales y reconoció la necesidad del discernimiento profesional para aplicar el programa a situaciones laborales específicas. La norma dio importancia a las aptitudes profesionales y a la capacitación de las personas que llevaban a cabo las tareas requeridas. Especificó un programa de administración de los WMSD que mantenía una cercana afinidad con los requisitos del programa especificados en la norma anterior de OSHA. En el proyecto de la norma, se requerían los siguientes componentes del programa:

- Responsabilidades de administración.
- Capacitación.
- Participación de los empleados.
- Vigilancia.
- Evaluación y administración de los casos de MSD.
- Análisis del trabajo.
- Diseño de trabajos e intervención.

Los últimos dos componentes enfatizaron el análisis y prevención de futuros riesgos antes de la ocurrencia de los casos de WMSD. Estos componentes del plan de administración de la norma

ANSI fueron más allá de los requisitos del plan de administración especificados en la norma OSHA.

PROGRAMAS DE ADMINISTRACIÓN DE LOS WMSD

En este punto, uno se podría preguntar qué plan seguir para tener un programa contra trastornos musculoesqueléticos en el lugar de trabajo dentro de determinada compañía o planta. Una buena estrategia es colocar un programa laboral documentado y vigente en cualquier lugar de trabajo (en Estados Unidos) que tenga exposición a riesgos que se puedan clasificar como relacionados con los WMSD. Es lógico considerar lo siguiente:

a) Comodidad y bienestar básico del empleado.

b) Productividad de la planta.

c) Reducción de las demandas de compensación de los trabajadores.

d) Cumplimiento de la Cláusula del Deber General de seguridad y salud.

Revisando el consenso tanto de la norma ANSI como de la norma OSHA propuesta, se considera que los siguientes componentes generales constituyen un programa eficaz de WMSD.

Administración y soporte

El programa debe tener soporte de la gerencia, tanto documentado como real. Se debe capacitar a empleados y supervisores acerca de las causas y síntomas de los WMSD y tener el valor de informar sobre los problemas. La capacitación también debe considerar el lugar de trabajo y las herramientas y equipo de trabajo para realizarlo. El uso, mantenimiento y ajuste adecuados de dichas herramientas y equipo pueden anticipar futuras ocurrencias de WMSD. Debe haber pruebas de la participación de los empleados en el programa. Esto se demuestra por medio de registros de los empleados que informen de los síntomas de WMSD antes que dichos síntomas se conviertan en un problema serio. También se debe observar a los empleados realizando el trabajo, de acuerdo con la capacitación que se dio en procedimientos adecuados para evitar la ocurrencia de WMSD. La participación de los empleados también se puede demostrar mediante juntas sobre la prevención de WMSD, la conclusión de investigaciones por parte de los empleados y el auxilio en el proceso de diseño del trabajo, equipo y procedimientos. Una importante parte del programa de ergonomía es el sistema de sugerencias o quejas. Se debe dar respuesta a todas ellas y debe hacerse de manera oportuna. Es imperativo validar y dar respuesta a todas, ya que esto fomenta la participación del empleado.

Vigilancia

Además de la participación de la gerencia, la capacitación y la participación de los trabajadores, un programa de WMSD debe tener una disposición de lo que se conoce como vigilancia. Esta faceta del programa asegura que se utilicen señales e indicaciones para hacer notar la necesidad del análisis del trabajo y la implementación de los principios de la ergonomía. De la revisión de los registros de lesiones y enfermedades en las instalaciones puede surgir la señal de alguna necesidad. Un aspecto importante de esta revisión es buscar tendencias que podrían aparecer por factores, como puestos de trabajo, departamentos, operaciones, o incluso estaciones de trabajo. Dichas tendencias pueden indicar áreas de mejora para la gerencia u operaciones a las que se deba dar prioridad en el análisis del trabajo. ¿Algunas funciones laborales son más proclives a los WMSD que otras? ¿Hay departamentos o administradores que tengan una mayor tasa de incidencia que otros? Otra señal pueden ser los informes de los empleados, ya sea de síntomas reales de WMSD o quizá sólo la preocupación de un empleado sobre una situación que puede traer un riesgo de exposición de WMSD. La última herramienta de vigilancia es un estudio real de cualquier tarea de la que se sospeche que causa WMSD.

Administración de casos

Un programa eficaz debe dar respuesta al menos a los casos de WMSD cuando se recibe un informe sobre ellos. Esto significa considerar el diagnóstico, el tratamiento y el reconocimiento del tiempo necesario para la recuperación suficiente y oportuna de los síntomas por exposiciones a WMSD. Para proporcionar un diagnóstico y tratamiento eficaces para los WMSD, el patrón debe identificar proveedores competentes de servicios de salud (HCPS) y se debe proporcionar información y apoyo para que realicen sus trabajos. Esto puede implicar visitas al lugar de trabajo por parte del HCP o quizá videograbaciones de los trabajos en cuestión, de modo que el HCP pueda realizar recomendaciones con conocimiento de causa. Con base en su conocimiento de los síntomas y el lugar de trabajo, el HCP puede tener una opinión para saber si los MSD son de tipo laboral. Además, el HCP puede tener sugerencias de modificaciones a la estación de trabajo para eliminar la exposición. El trabajo del HCP de manejar casos específicos de MSD y determinar si se relacionan con el trabajo culmina con la identificación de la necesidad del análisis del trabajo, que se explica en la siguiente sección.

Análisis del trabajo

Al principio, el concepto de los estudios del trabajo se introdujo como parte de la administración general de un programa de administración de los WMSD. El objetivo principal de los estudios del trabajo es descubrir hechos. Por su parte, el análisis del trabajo es un estudio más detallado y amplio de la estación de trabajo y de la tarea y se detona debido a pruebas médicas de que la estación de trabajo o el trabajo son la causa de la exposición a los WMSD. Con el análisis del trabajo viene la evaluación de los "factores de riesgo" que contribuyen al problema. Un posible factor de riesgo sería un ambiente de temperatura fría poco usual para la estación de trabajo. Otro podría ser la postura requerida para un trabajo específico. Sin duda, la cantidad de fuerza que se requiere aplicar y el número de repeticiones de determinado movimiento tienen posibles efectos en la incidencia de los WMSD. Si la estación de trabajo se encuentra sujeta a constante vibración, esto trae otro factor de riesgo a la exposición. La información proporcionada por el análisis detallado del trabajo es la base para emprender la acción correctiva y resolver el problema. Dicha acción, que debe ser parte de cualquier programa eficaz de WMSD, se describe en la siguiente sección.

Diseño e intervención en el trabajo

Una vez que se ha identificado un problema, el patrón tiene la responsabilidad de rectificar la situación. Del capítulo 3, se pueden recordar "las tres líneas de defensa" para manejar los riesgos de salud. En el caso de los WMSD, sólo los dos primeros parecen relevantes: los controles de ingeniería y los controles administrativos, o de prácticas de trabajo. El equipo de protección personal, aunque promovido por algunos proveedores, no se acepta de manera universal como útil para la reducción de los WMSD.

Por lo general se prefieren los controles de ingeniería debido a que tienen como objetivo eliminar físicamente el riesgo en vez de especificar procedimientos que los trabajadores o gerentes deban seguir para manejar o mitigarlo. La regla de las tres líneas de defensa aplica a riesgos para la salud en general y por supuesto los WMSD no son la excepción. La naturaleza del control de ingeniería la dicta el propio proceso y puede estar representada por una amplia variación de soluciones de ingeniería a los diferentes problemas.

En algunos procesos difíciles puede ser más fácil establecer controles administrativos que controles de ingeniería. Konz y Johnson (Konz and Johnson, 2003) recomendaron un procedimiento conocido como *incremental* que permite que los nuevos trabajadores (o trabajadores ya existentes en nuevos trabajos) se aclimaten poco a poco a las tareas altamente repetitivas, como ensamblar. No se requiere que el nuevo trabajador opere al mismo ritmo de trabajo que el experimentado. Así que conforme el trabajador aprende a realizar la tarea con más eficiencia y se vuelve físicamente más apto en el manejo de los movimientos repetitivos particulares requeridos, se puede aumentar el estándar laboral. Johnson indicó que "(el "incremental") ha demostrado ser uno de los métodos más efectivos de reducción de molestias innecesaria para los nuevos empleados que realizan tareas repetitivas". Otra atractiva característica del procedimiento incremental es que incorpora el establecimiento de altas normas de productividad; estándares que quizá no pueda alcanzar el nuevo trabajador, aunque éstas sean razonables para el trabajador que se ha adaptado y se ha vuelto hábil en la tarea. Dado que el método incremental comprende un cambio en el procedimiento o el ritmo de trabajo, se debe considerar un control administrativo y no de ingeniería. Otro control administrativo común es rotar a los trabajadores dentro y fuera en los trabajos difíciles, repetitivos, para reducir el tiempo de exposición al riesgo. Esta práctica común es un remedio ampliamente reconocido para muchos diferentes tipos de riesgos para la salud, incluyendo la exposición al ruido y la exposición a contaminantes tóxicos del aire, como se verá en los capítulos 9 y 10.

La ergonomía es un problema complejo que no es fácil de resolver por medio de controles de ingeniería o administrativos. El problema en realidad requiere de un análisis más profundo, que haga coincidir las soluciones a los problemas con los riesgos determinados en un análisis ergonómico profundo. En la siguiente sección se identifican factores y procesos para su mitigación.

ANÁLISIS DE RIESGOS ERGONÓMICOS

Factores de riesgos ergonómicos

Los siguientes son factores de riesgo generalmente aceptados que pueden contribuir a los WMSD:

- **Fuerza.** La cantidad de esfuerzo necesario para llevar a cabo una tarea.
- **Repetición.** El número de veces que se debe realizar una tarea.
- **Posiciones complejas.** Cuando una parte del cuerpo está fuera de su posición neutral.
- **Posiciones estáticas.** Cuando una posición específica se mantiene durante una cantidad prolongada de tiempo.
- **Vibración.** Cuando una parte del cuerpo entra en contacto con una herramienta o superficie vibratoria.

- **Esfuerzos por contacto.** Contacto entre tejidos sensibles del cuerpo y objetos duros.
- **Temperaturas frías [ambiental].** Exposición a ambientes adversos como temperaturas excesivamente calientes o frías, contaminantes del aire, ruido y otros (Elements of Ergonomics Programs, 1997).

Tanto OSHA como la Organización Mundial de la Salud (Luttman *et al.*, 2003) aborda los efectos de los factores de riesgos ergonómicos. La evaluación de los factores de este tipo de riesgos mantiene cierta similitud con los métodos de verificación de riesgos generales que se vieron en el capítulo 3. Puesto que la ergonomía maneja riesgos a partir de exposiciones repetitivas, la duración de la exposición se vuelve un factor significativo en la determinación de la magnitud del riesgo. La fuerza representa la magnitud de la tarea. Al aumentar la fuerza, los músculos y tejidos del cuerpo se sobrecargan, en ocasiones hasta el punto de falla. La fuerza también induce a la fatiga, que puede aumentar la susceptibilidad a lesiones. La repetición representa la frecuencia de una tarea. Incluso la tarea más sencilla realizada de manera repetida induce a la fatiga y posible lesión. La fuerza y repetición aumentan el ciclo de descanso necesario de una tarea. Las posiciones complejas y las posiciones estáticas impiden el flujo de sangre a través de las áreas del cuerpo en las que ocurren estas posiciones. Esta falta de flujo sanguíneo aumenta la fatiga en estas áreas. La posición compleja y la posición estática son factores de duración. La vibración, el esfuerzo por contacto y las temperaturas frías (ambientales) son factores agravantes que pueden afectar nervios y tejidos blandos. Estos factores aumentan la severidad de cualquier otro factor. Es necesario comprender la relevancia que tienen y sus efectos para analizar de manera adecuada y mejorar un trabajo o tarea. Por ejemplo, cada factor por sí mismo puede causar un WMSD. Sin embargo, es frecuente que sus efectos combinados sean mucho peores que sus componentes singulares (Elements of Ergonomics Programs, 1997). Considere levantar una rueda de 20 libras en una línea de ensamble. La tarea no es increíblemente difícil y la podría realizar una persona promedio. Sin embargo, se vuelve mucho más difícil cuando se realiza 10 veces por minuto durante un turno de 8 horas. Conforme la tarea se repite, los tejidos musculares se fatigan y se vuelven más susceptibles a lesiones. Es la combinación de la tarea y la repetición lo que genera el problema.

Análisis ergonómico del trabajo

El análisis ergonómico del trabajo comprende la identificación y clasificación de factores de riesgo para determinar el riesgo esperado. Se han creado muchas herramientas de análisis formal, como la evaluación rápida de los miembros superiores (RULA, Rapid Upper Limb Assessment), evaluación rápida de todo el cuerpo (REBA, Rapid Entire Body Assessment), ecuación de levantamiento de NIOSH y otras. Todas estas herramientas determinan una característica uniforme de evaluación de riesgos para el cuerpo, clasifican la severidad del riesgo y aplican una puntuación a la tarea en general. Es así que esta puntuación se puede usar como base consistente para evaluar diferentes tareas. Después, las puntuaciones se pueden usar para realizar una evaluación posterior a la modificación de una tarea y determinar de manera objetiva si los cambios la mejoraron. El proceso de análisis, mejora y evaluación posterior se demuestra en la siguiente sección relativa a la ecuación de levantamiento de NIOSH.

ECUACIÓN DE LEVANTAMIENTO DE NIOSH

NIOSH ha llevado a cabo una amplia investigación para clasificar los riesgos asociados con el levantamiento manual. El resultado es la ecuación de levantamiento de NIOSH modificada, una herramienta utilizada para asignar límites recomendados de peso (RWLS, Recommended Weight

Limits) a una tarea de levantamiento, con base en multiplicadores de riesgos. Un levantamiento se caracteriza por los siguientes parámetros:

- Peso de la carga.
- Ubicación horizontal de las manos que sostienen la carga.
- Ubicación vertical de las manos que sostienen la carga.
- Distancia real del levantamiento.
- Medida angular (cantidad requerida de giro).
- Frecuencia de levantamiento en un periodo de 15 minutos.
- Control necesario para el levantamiento (Applications Manual for Revised NIOSH Lifting Equation, 1994).

Por obvias razones el peso de la carga es el componente principal en la ecuación de levantamiento. La ubicación horizontal de la carga con respecto al levantador y la ubicación vertical de las manos con respecto al piso son los siguientes parámetros. El levantador se disecciona por medio de un eje vertical que pasa a través de la parte central (figura 8.3). A mayor distancia entre un objeto y el eje, mayor es el brazo del momento o torque aplicado al levantador, como se muestra en la figura 8.4. En la carga A, el torque es el doble que el de la carga B, que tiene el objeto que se levanta a la mitad de la distancia del cuerpo. Dado que el torque se calcula como la fuerza multiplicada por la distancia al eje, cuando la misma carga se aplica al doble de la distancia al eje, ejerce el doble del torque sobre el eje. A mayor distancia entre una carga y uno de los ejes, mayor distancia debe alejarse el cuerpo de la posición neutral para llevar a cabo el levantamiento. OSHA define la posición neutral del cuerpo como la que "requiere la menor cantidad de actividad muscular para mantenerla. Por ejemplo, la muñeca se encuentra en posición neutral en la posición de dar un apretón de manos, el hombro se encuentra en posición neutral cuando el codo está cerca de la cintura [y] la espalda se encuentra en posición neutral cuando se mantiene recta" (Elements of Ergonomics Programs, 1997). OSHA también considera que a mayor distancia entre una postura y la posición neutral, mayor y más arduo trabajo tendrán que realizar los músculos correspondientes.

La distancia real del levantamiento caracteriza al trabajo realizado. Un levantamiento corto es mucho más sencillo que uno largo, considerando todo lo demás, ya que el trabajo es una función del peso elevado y la distancia recorrida. Hay que reconocer que se requiere aproximadamente la misma cantidad de energía para bajar una carga de manera controlada que la que se requiere para elevarla. Por lo tanto, la distancia vertical del levantamiento se mide hacia arriba o hacia abajo, en distancia absoluta.

La medida angular del levantamiento describe cuánto debe girar la persona para llevar a cabo un levantamiento como se ilustra en la figura 8.5. Por ejemplo, en muchas operaciones de levantamiento y colocación, el operador levanta la carga de una tarima, gira y la coloca en un carrito. Si el carrito está cerca de la tarima, el operador sólo debe girar y colocar la carga. El giro de la persona saca a la espalda de su alineación normal y aumenta la compresión de los discos. Por lo tanto, contrario a lo que se podría esperar, en este caso es mejor colocar el carrito lejos para evitar que el operador gire.

La frecuencia representa el impacto de la repetición. El movimiento repetitivo es un punto importante en el campo de la ergonomía y se considerará nuevamente más adelante en este capítulo. El control necesario para el levantamiento también es un factor en la dificultad del levantamiento. Considere a un mesero en un restaurante. La dificultad de levantamiento, equilibrio y carga de una charola llena de vasos hasta una mesa, es mayor que cargar una charola de platos sucios nuevamente hasta la cocina.

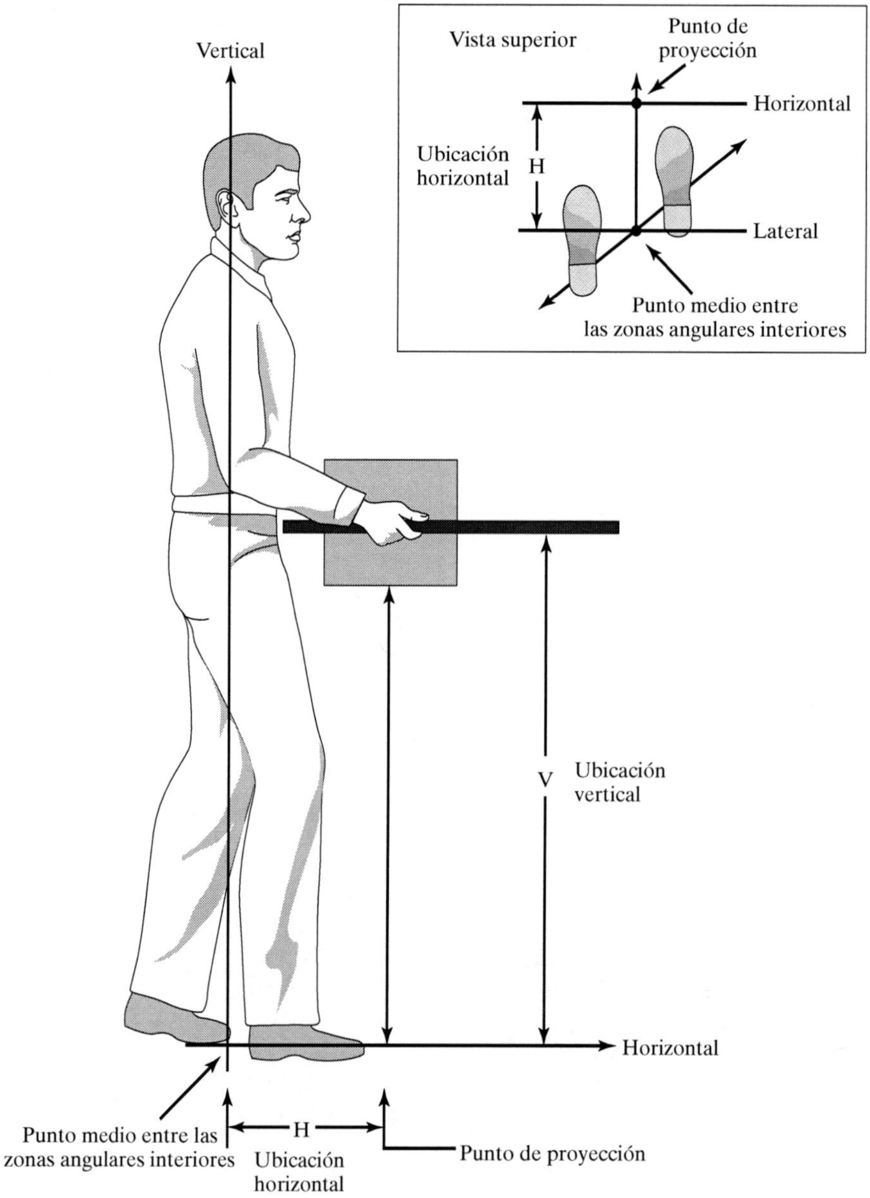

FIGURA 8.3

Ejes horizontal y vertical de levantamiento (Applications Manual for the Revised NIOSH Lifting Equation, 1994).

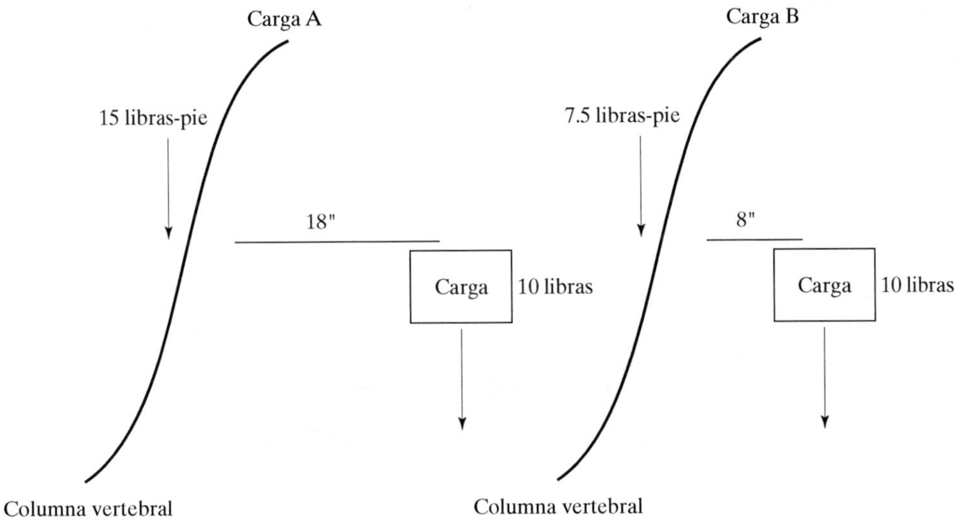

FIGURA 8.4

Columna vertebral y brazo de momento

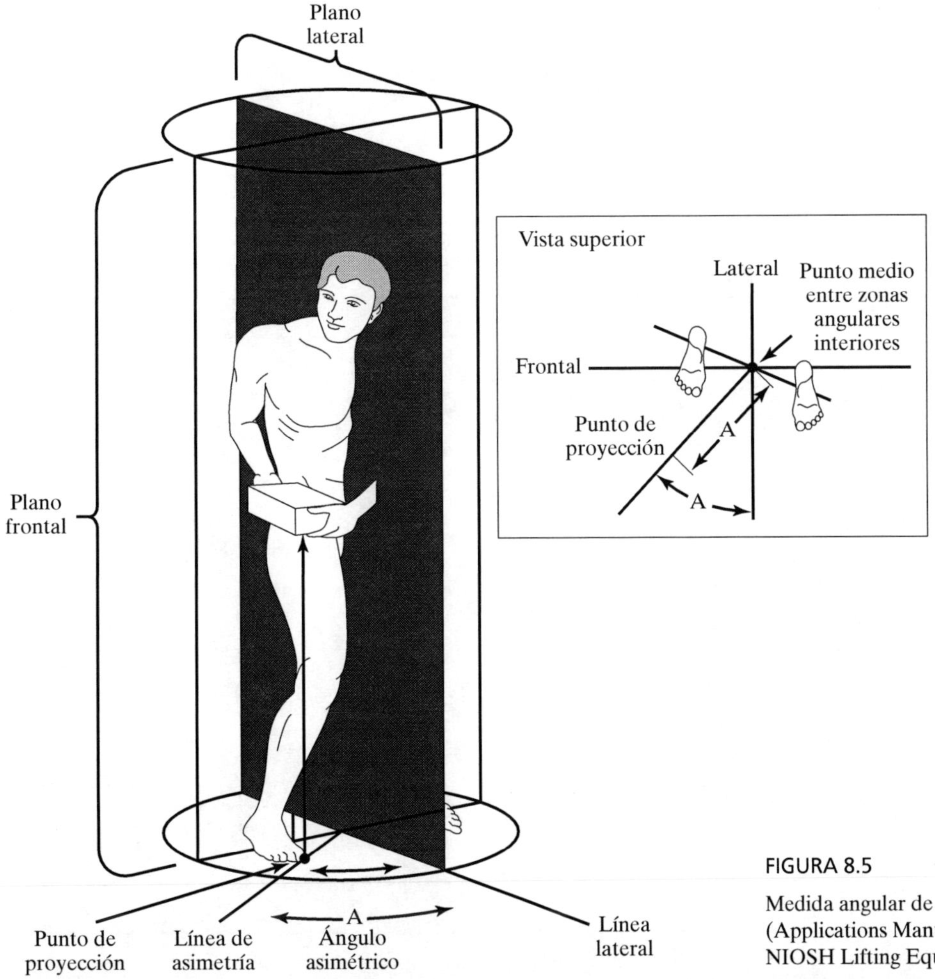

FIGURA 8.5

Medida angular de un levantamiento (Applications Manual for the Revised NIOSH Lifting Equation, 1994).

TABLA 8.1 Multiplicadores para la ecuación de levantamiento de NIOSH

Multiplicador horizontal		Multiplicador vertical		Multiplicador de distancia	
H (pulg.)	HM	V (pulg.)	VM	D (pulg.)	DM
≤ 10	1	0	0.78	≤ 10	1
11	0.91	5	0.81	15	0.94
12	0.83	10	0.85	20	0.91
13	0.77	15	0.89	25	0.89
14	0.71	20	0.93	30	0.88
15	0.67	25	0.96	35	0.87
16	0.63	30	1	40	0.87
17	0.59	35	0.96	45	0.86
18	0.56	40	0.93	50	0.86
19	0.53	45	0.89	55	0.85
20	0.5	50	0.85	60	0.85
21	0.48	55	0.81	70	0.85
22	0.46	60	0.78	> 70	0
23	0.44	65	0.74		
24	0.42	70	0.7		
25	0.4	> 70	0		
> 25	0				

Multiplicador de asimetría	
A (deg)	AM
0	1
15	0.95
30	0.9
45	0.86
60	0.81
75	0.76
90	0.71
105	0.66
120	0.62
135	0.57
> 135	0

Multiplicador de acoplamiento		
Tipo de acoplamiento	CM	
	V < 30 pulg.	V ≥ 30 pulg.
Bueno	1	1
Aceptable	0.95	1
Pobre	0.9	0.9

Modificador de frecuencia						
F (levantamientos por minuto)	≤ 1 hora		1 hora pero ≤ 2 horas		2 horas pero ≤ 8 horas	
	V < 30	V ≥ 30	V < 30	V ≥ 30	V < 30	V ≥ 30
≤ .2	1	1	0.95	0.95	0.85	0.85
0.5	0.97	0.97	0.92	0.92	0.81	0.81
1	0.94	0.94	0.88	0.88	0.75	0.75
2	0.91	0.91	0.84	0.84	0.65	0.65
3	0.88	0.88	0.79	0.79	0.55	0.55
4	0.84	0.84	0.72	0.72	0.45	0.45
5	0.8	0.8	0.6	0.6	0.35	0.35
6	0.75	0.75	0.5	0.5	0.27	0.27
7	0.7	0.7	0.42	0.42	0.22	0.22
8	0.6	0.6	0.35	0.35	0.18	0.18
9	0.52	0.52	0.3	0.3	0	0.15
10	0.45	0.45	0.26	0.26	0	0.13
11	0.41	0.41	0	0.23	0	0
12	0.37	0.37	0	0.21	0	0
13	0	0.34	0	0	0	0
14	0	0.31	0	0	0	0
15	0	0.28	0	0	0	0
>15	0	0	0	0	0	0

Fuente: Applications Manual for Revised NIOSH Lifting Equation, 1994.

Además de una revisión práctica de los componentes de la ecuación de levantamiento de NIOSH, es necesaria una comprensión más técnica. La ecuación de levantamiento de NIOSH es el producto de una constante de carga y una clasificación de cada uno de los multiplicadores. Este producto es el límite recomendado de peso (RWL, Recommended Weight Limit) para un conjunto dado de factores (multiplicadores). Ya que los multiplicadores de un levantamiento pueden ser diferentes en el origen y el destino del levantamiento, se calcula un RWL para el origen y uno para el destino por separado. La constante de carga (LC, Load Constant) es de 51 libras. A cada multiplicador se le asigna una valor de 0 a 1. Por lo tanto, si una persona pudiera levantar 51 libras en una situación ideal, un multiplicador de 0.8 reduciría el RWL general en 20%. En la tabla 8.1, se proporcionan los valores de estos multiplicadores, en tanto que la tabla 8.2 ilustra la determinación del valor real de cada multiplicador.

Es así que la ecuación de levantamiento de NIOSH aparece como:

$$LC * HM * VM * DM * AM * FM * CM = RWL$$

Una vez calculado el RWL, se determina un índice de levantamiento (LI, Lifting Index). El LI es el peso de carga real dividido entre el RWL. El valor resultante es una medida de dificultad física asociada con la tarea de levantamiento. Un LI de 1 o menos indica una tarea que la mayoría de las personas puede llevar a cabo de manera relativamente segura. Esto no significa que todos puedan realizar la tarea de manera segura o que una persona promedio no se lesionará mientras realiza la tarea. También significa que una tarea con un LI mayor a 1 no necesariamente indica que alguien se lastimará mientras realiza dicha tarea. Cabe mencionar que independientemente de qué tan precisos puedan parecer los coeficientes individuales, la ecuación tiene un elemento de subjetividad, en particular en los multiplicadores de acoplamiento. Ahora se utilizará un ejemplo para ilustrar los cálculos utilizados para implementar la ecuación de levantamiento de NIOSH.

TABLA 8.2 Valores y definiciones de multiplicadores

Determinación de los valores de los multiplicadores		
Multiplicador	Variable	Uso
Multiplicador horizontal	HM	La distancia horizontal de las manos desde el punto medio del cuerpo.
Multiplicador vertical	VM	La distancia de las manos desde el piso.
Multiplicador de distancia	DM	La distancia absoluta recorrida durante el levantamiento, hacia arriba o hacia abajo.
Multiplicador de asimetría	AM	La medida angular en grados que el operador debe girar desde la posición de cara al frente.
Multiplicador de frecuencia	FM	Con qué frecuencia se realiza el levantamiento en levantamientos por minuto. El multiplicador se determina con base en la duración de la tarea, la ubicación vertical de las manos y los levantamientos por minuto.
Multiplicador de acoplamiento	CM	La calidad del contacto manual durante el levantamiento. Éste se determina por medio de la calidad y la ubicación de las manos durante el levantamiento.

Fuente: Resumen de la ecuación de levantamiento de NIOSH Modificada (Applications Manual for the Revised NIOSH Lifting Equations, 1994).

ESTUDIO DE CASO 8.2

REABASTECIMIENTO DE ABARROTES AL DETALLE (MENUDEO)

Una tarea fundamental en los abarrotes al detalle (menudeo) es el reabastecimiento de leche por galones en la sección de lácteos. La leche llega en cuatro recipientes de 1 galón por caja. Cada tarima tiene 27 cajas, apiladas en tres de ancho por tres de profundidad por tres de altura. La persona que reabastece debe extraer las cajas de la tarima y colocarlas en un carrito para llevarlos al piso. Cuando el encargado de reabastecer la leche está descargando la tarima, coloca el carrito junto a ella. Para esta evaluación, realice las siguientes suposiciones:

- El peso de la caja es de 8.5 libras/galón o 42 libras más 1 libra de la caja.
- La altura de la tarima es de 8 pulgadas.
- Cada caja tiene las siguientes dimensiones: 12.75 pulg. de largo (L) * 12.75 pulg. de profundidad (D) * 10.5 pulg. de altura (H).
- La base del carrito se asienta a 12 pulgadas.
- En este caso, se pueden evaluar los dos levantamientos más extremos: las cajas inferiores y las superiores en la tarima. Se asume que las cajas en el carrito sólo se apilarán a una caja de profundidad.
- La distancia horizontal de las manos de la parte central es 12.75/2 o 6.375 pulgadas.
- La distancia vertical a la caja inferior es 8 pulg. + 10.5 pulg. o 18.5 pulg. y 8 pulg. + 3*10.5 pulg. o 39.5 pulg. de la mayor. Al final del levantamiento, está a 12 pulg. + 10.5 pulg. o 22.5 pulg. en el carrito.
- En este momento, el encargado del reabastecimiento levanta y gira 90 grados para colocar la caja en el carrito. Por lo tanto, el ángulo es 0 en el origen y 90 grados en el destino.
- Los levantamientos ocurren a razón de 3 por minuto y duran menos de 1 hora.
- Dado que las cajas tienen manijas sólidas a las que se tiene fácil acceso, el acoplamiento es aceptable.

A continuación se muestra el cálculo de las cajas más bajas en el origen del levantamiento:

$$LC * HM * VM * DM * AM * FM * CM = RWL$$
$$51 * 1.0 * 0.89 * 1.0 * 1.0 * 0.88 * 1.0 = 39.94$$

Con los multiplicadores apropiados de la tabla 8.1:

LC = 51

HM = 1.00 (distancia de 6 pulgadas)

VM = 0.89 (distancia vertical de 19 pulgadas)

DM = 1.00 (distancia recorrida de 4 pulgadas)

AM = 1.00 (recta)

FM = 0.88 (3 levantamientos por minuto a una distancia vertical de <30 pulgadas)

CM = 1.00 (acoplamiento aceptable)

El índice de levantamiento resultante en el origen es LI = 43/39.94 = 1.08.
Para el levantamiento en el destino:

$$LC * HM * VM * DM * AM * FM * CM = RWL$$
$$51 * 1.0 * 0.93 * 1.0 * .71 * 0.88 * 1.0 = 29.63$$

Con los multiplicadores apropiados de la tabla 8.1:

LC = 51
HM = 1.00 (distancia de 6 pulgadas)
VM = 0.93 (distancia vertical de 23 pulgadas)
DM = 1.00 (distancia recorrida de 4 pulgadas)
AM = 0.71 (ángulo de 90 grados recto)
FM = 0.88 (3 levantamientos por minuto a una distancia vertical de <30 pulgadas)
CM = 1.00 (acoplamiento aceptable)

El índice de levantamiento resultante en el origen es LI = 43/29.63 = 1.45.
A continuación se presenta el cálculo para las cajas más altas en el origen del levantamiento:

LC * HM * VM * DM * AM * FM * CM = RWL
51 * 1.0 * 0.93 * 0.94 * 1.0 * 0.88 * 1.0 = 39.23

Con los multiplicadores apropiados de la tabla 8.1:

LC = 51
HM = 1.00 (distancia de 6 pulgadas)
VM = 0.93 (distancia vertical de 40 pulgadas)
DM = 0.94 (distancia recorrida de 17 pulgadas)
AM = 1.00 (recta)
FM = 0.88 (3 levantamientos por minuto a una distancia vertical de <30 pulgadas)
CM = 1.00 (acoplamiento aceptable)

El índice de levantamiento resultante en el origen es LI = 43/39.94 = 1.10.
Para el destino:

LC * HM * VM * DM * AM * FM * CM = RWL
51 * 1.0 * 0.93 * 0.94 * 0.71 * 0.88 * 1.0 = 27.86

Con los multiplicadores apropiados de la tabla 8.1:

LC = 51
HM = 1.00 (distancia de 6 pulgadas)
VM = 0.93 (distancia vertical de 23 pulgadas)
DM = 0.94 (distancia recorrida de 4 pulgadas)
AM = 0.71 (ángulo de 90 grados recto)
FM = 0.88 (3 levantamientos por minuto a una distancia vertical de <30 pulgadas)
CM = 1.00 (acoplamiento aceptable)

El índice de levantamiento resultante en el origen es LI = 43/27.86 = 1.54.
La ecuación de levantamiento de NIOSH muestra que estas tareas están por encima del LI. El peligro principal asociado con el levantamiento es el giro realizado al colocar la caja en el carrito. Esto se puede evitar moviendo el carrito nuevamente para forzar al encargado del reabastecimiento a girar por completo y colocar la caja en el carrito. Esto reduciría el LI a cerca de 1.

El administrador de seguridad y salud experto reconocerá que el levantamiento manual es una tarea compleja que se ve afectada por todos los multiplicadores en la ecuación de levantamiento de NIOSH.

FUENTES DE RIESGOS ERGONÓMICOS

Existen cuatro fuentes de riesgos ergonómicos: el propio trabajo, la estación de trabajo, las características de la pieza de trabajo o de las herramientas, y el ambiente en el que se realiza el trabajo (Elements of Ergonomics Program, 1997). Cada una se puede someter a diversos comentarios.

El propio trabajo

La manera en que se realiza el trabajo es la primera fuente principal de riesgos ergonómicos. Varios ejemplos son el uso de las manos como martillo para acoplar dos partes separadas (fuerza excesiva), tareas repetitivas, como el trabajo de las líneas de ensamble o paletizado (repetición), manejo manual excesivo de materiales (fuerza/posiciones complejas), tareas que requieren que el cuerpo asuma posiciones complejas, como trabajo aéreo o trabajo en espacios confinados (posiciones complejas). En el mismo orden, se proporcionan algunas soluciones simples a estos problemas: asegurar que las herramientas correctas acompañen a cada tarea, como un mazo forrado, o de hule, para el trabajo de ensamble, rotación de trabajos o ampliación de tareas excesivamente repetitivas, ayuda para el manejo de materiales, como polipastos elevados o paletizadoras motorizados, y mayores ciclos de descanso para el trabajo excesivamente difícil. En una tarea de ensamble de aviación, se utilizó un equilibrador de herramientas para soportar una herramienta hidráulica pesada, cambiando la manera en que se hacía la tarea. Esto permitió que el operador manipulara con comodidad una herramienta que pesa alrededor de 30 libras; ver figura 8.6.

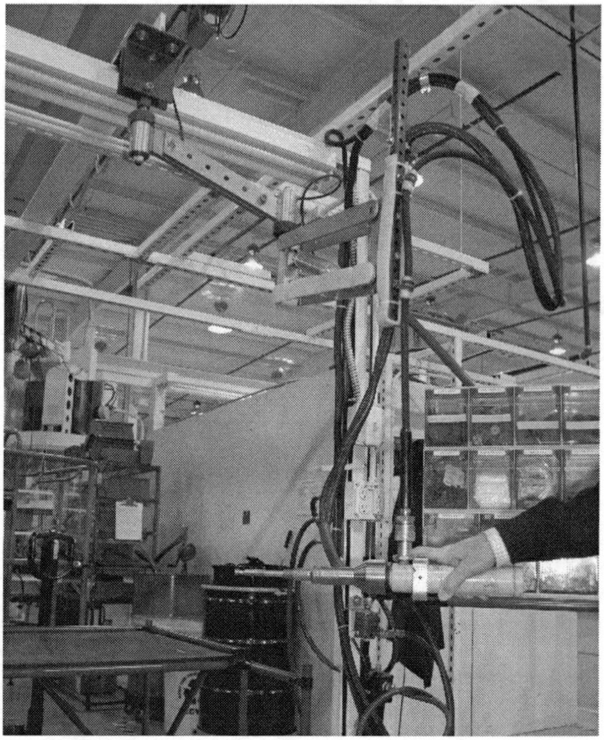

FIGURA 8.6

Uso del equilibrador de herramientas para manipular una herramienta pesada (*cortesía*: Pratt & Whitney).

Necesariamente, el análisis de la manera en que se realiza el trabajo debe incluir una discusión del levantamiento manual.

Levantamiento manual

La Oficina de Estadísticas del Trabajo (Bureau of Labor Statistics) en Estados Unidos, encontró que las lesiones de la espalda constuyeron 20% del total de las lesiones en 2007 (Nonfatal Occupational Injuries and Illnesses Requiring Days Away from Work 2007, 2008). En 1995, hubo aproximadamente 900,000 lesiones de espalda incapacitantes, siendo la mitad a causa de levantamientos (How to Lift and Carry Safely, 2005). De forma irónica, no se puede encontrar una norma general de OSHA para levantamiento, así que la mayor parte del capítulo 14 trata acerca de normas de seguridad de diversos tipos de equipo de manejo de materiales, como camiones, grúas y eslingas de levantamiento. Sin embargo, la ergonomía está más enfocada en el levantamiento, debido a que depende del operador humano que aplica esfuerzos. El levantamiento manual es uno de los temas más estudiados en la ergonomía, pero a la fecha los estudios siguen sin concluirse. No queda claro cuáles con los límites de peso que puede levantar una persona de manera segura y a pesar de toda la capacitación de "levantar con las piernas, no con la espalda", siguen prevaleciendo las lesiones de espalda, incluso en las industrias que enfatizan técnicas "adecuadas" de levantamiento. Incluso NIOSH, la agencia federal encargada de la misión de estudiar riesgos y recomendar normas, tiene poco que decir con respecto a los beneficios de la capacitación en el levantamiento adecuado. Esto es evidente en la siguiente cita de NIOSH "Work Practices Guide for Manual Lifting (Guía de Prácticas de Trabajo para Levantamiento Manual)":

> Aun así, aunque es un deber legal de los patrones proporcionar dicha capacitación y aunque el empleado es responsable de demandar por negligencia por no capacitar a los trabajadores en métodos seguros de Manejo Manual de Materiales (MMH, Manual Material Handling), es probable que la práctica continúe a pesar de la falta de pruebas para comprobarlo.

No es de extrañar que OSHA no haya considerado adecuado promulgar una norma general sobre levantamiento o capacitación de éste. El éxito de la capacitación para controlar los riesgos del levantamiento manual es poco claro. Un estudio reciente en 2008 en el British Medical Journal encontró que no había diferencia en el dolor de la espalda baja (lumbalgia) en sujetos que recibían capacitación en el levantamiento correcto y en los que no. El estudio sugiere que ninguna capacitación es eficaz en el cambio de hábitos de los trabajadores ni que los modos de capacitación actual manejen de manera adecuada los factores que contribuyen a este tipo de padecimiento (Martimo *et al.*, 2008).

Otro método para controlar el riesgo son las pruebas físicas previas a la contratación, o la revisión del personal para las tareas de levantamiento. Sin embargo, también existen problemas con esta estrategia. En cualquier prueba previa a la contratación, el patrón debe tener cuidado de no discriminar. También existe la dificultad de delinear una prueba que sea realmente representativa de las operaciones de levantamiento del trabajo real. Si la prueba no determina si una persona puede hacer el trabajo real, es ineficaz y puede ser totalmente discriminatoria. Además, desde la aprobación de la ADA (capítulos 2 y 4 de este libro), se puede requerir a los patrones que acomoden razonablemente a los candidatos que no están en condiciones de cumplir con los requisitos de levantamiento del trabajo.

Cinturones para la espalda

En muchas ocasiones, la mejora de una tarea no constituye en realidad una mejora significativa. Éste es el caso del uso de cinturones para la espalda. Con frecuencia los cinturones de soporte usados alrededor de la cintura son utilizados por personas que llevan a cabo levantamientos pesados como parte de su trabajo. La implicación es que dichos cinturones evitan lesiones a la espalda baja. NIOSH decidió someter a prueba esta suposición en un estudio preliminar que se dio a conocer en 1994 y nuevamente a finales de 1990, en lo que se ha descrito como "el estudio más grande de su clase jamás realizado". El estudio examinó los valores de incidencia de las demandas de compensación de los trabajadores por lesiones de espalda. Se hicieron las siguientes comparaciones:

a) Los trabajadores que usan cinturones para la espalda todos los días contra los que nunca los usan o, si los usan, sólo lo hacen de manera ocasional (una o dos veces al mes).

b) Los patrones que obligan a utilizar cinturones para la espalda contra los patrones para los que el uso de ellos es voluntario.

Ninguna de las hipótesis mostró significancia estadística en la diferencia entre los grupos en los valores de incidencia de las reclamaciones de compensación de los trabajadores. Además de las reclamaciones, el estudio también examinó el "dolor de espalda autodeclarado" y nuevamente los resultados no mostraron significancia estadística en la diferencia entre los grupos. El estudio duró 2 años y comprendió la entrevista de 9377 empleados en 160 tiendas a nivel nacional en Estados Unidos (Back Belts, 2002).

A pesar de los hallazgos de NIOSH, ¿por qué los trabajadores siguen usando este tipo de cinturones? Una razón puede ser que el trabajador o el patrón no tienen información o no están convencidos del estudio de NIOSH. Otra explicación es que los trabajadores derivan algún otro beneficio por el uso de ellos. Los trabajadores pueden obtener comodidad con los cinturones para la espalda, o quizá les gusta proyectar la imagen de que tienen un trabajo extenuante. Recuerde que a pesar de que el estudio de NIOSH encontró que este tipo de cinturones no demostraban ser de algún beneficio para prevenir las lesiones de espalda, no encontró que hicieran algún daño. Simplemente es posible que a las personas les guste usarlos, incluso si no son la respuesta para evitar lesiones es esa zona.

Estación de trabajo

La estación de trabajo o —en ausencia de una estación de trabajo especializada— la ubicación en la que se lleva a cabo el trabajo, es la segunda fuente principal de riesgos ergonómicos. Debe estar creada para alojar al individuo, no al revés. Dado que las dimensiones humanas varían en gran medida, lo que es cómodo para un individuo no necesariamente lo es para otro. El diseño de una estación de trabajo permite que ésta se adapte a diferentes características de los individuos como, estatura, alcance y tareas laborales. Éstos deben poder ajustar la superficie de trabajo, o su posición en relación con ésta, de manera que puedan mantener buenas posiciones neutrales, lo que se puede realizar por medio de estaciones de trabajo con altura ajustable o simples pedestales. Al elevar al operador, se debe tener cuidado de asegurar que un riesgo no cause otro (riesgos de caída). El alcance también es importante. Las herramientas principales y/o el trabajo a realizar deben estar dentro del alcance del operador. La estación de trabajo también se debe diseñar para realizar la tarea en la forma correcta. Si se debe hacer girar o rotar una parte, como el trabajo de inspección o el trabajo de ensamble, se debe usar una plataforma giratoria que permita que el operador gire la parte con facilidad. En la rotación o manipulación debe considerarse el movimiento necesario en los tres ejes de movimiento. Considere un proceso de aplicación de pintura en aerosol. Si la parte se deja estacionaria, el operador se debe mover alrededor de la parte o levantarla con el fin de aplicar la pintura en su totalidad. Sin embargo, si la parte se suspende y permite que gire alrededor del eje de suspensión, el operador puede pintarla y girarla según sea necesario para alcanzar todas las partes, como se indica en la figura 8.7.

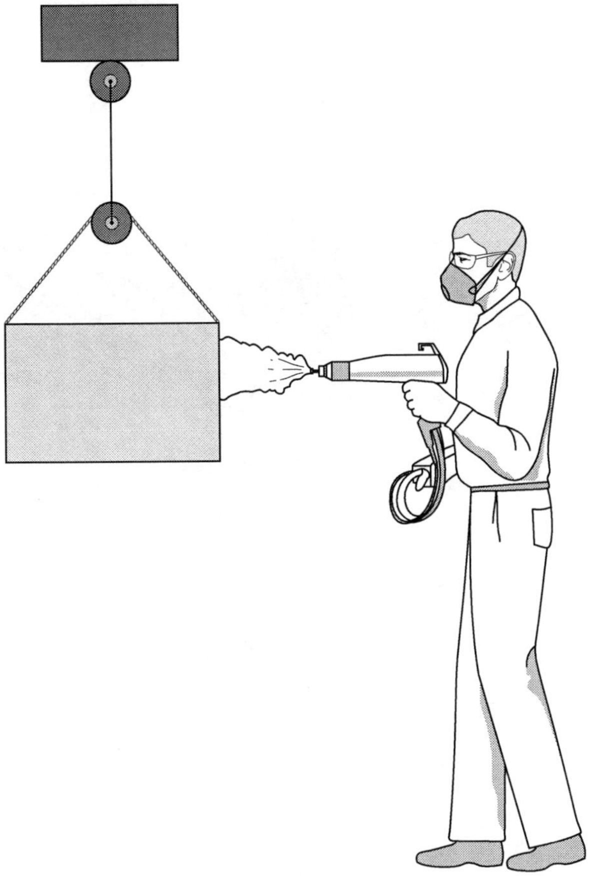

FIGURA 8.7
Suspensión de la pieza de trabajo para auxiliar en el pintado.

En otro ejemplo, considere un componente recién maquinado, con forma de cubo. Después del maquinado se deben terminar las superficies con una rueda abrasiva u otro medio. Si la pieza de trabajo se puede colocar en dos juegos de ruedas que permitan la libre rotación, el operador puede terminar e inspeccionar el cubo con más facilidad, como se muestra en la figura 8.8. Otro diseño común de estación de trabajo es un transportador de rodillos en el que se puede empujar una pieza de trabajo en vez de levantarla, como se ilustra en la figura 8.9.

Además de las consideraciones de la estación de trabajo, se debe manejar la ergonomía durante la transportación y manejo de la pieza de trabajo de operación a operación o de máquina a máquina. Las herramientas utilizadas pueden ir desde simples carritos y carretillas (figura 8.10) para levantar mesas y otros dispositivos (figura 8.11), hasta eliminar el riesgo asociado con el manejo de materiales. En ocasiones, la solución puede ser tan simple como la entrega de material a procesar en una plataforma elevada hasta la altura adecuada, sin la necesidad de usar una mesa de elevación. En la figura 8.12 son evidentes los beneficios para las piezas de trabajo grandes y complejas.

Además del objetivo de cambiar el lugar de trabajo de manera que los trabajadores en general puedan manejar las tareas de levantamiento, existen muchos requisitos particulares para acomodar a grupos especiales de personas. La era de la ADA ha dado origen a una elevada sen-

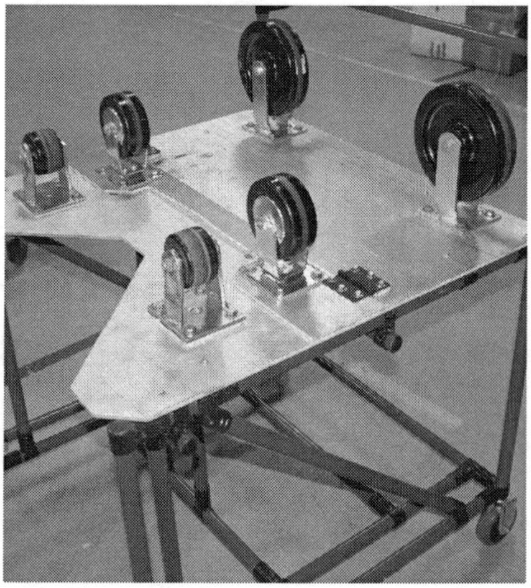

FIGURA 8.8

Fotografía de ruedas utilizadas para girar una pieza de trabajo cilíndrica (*cortesía*: Pratt & Whitney).

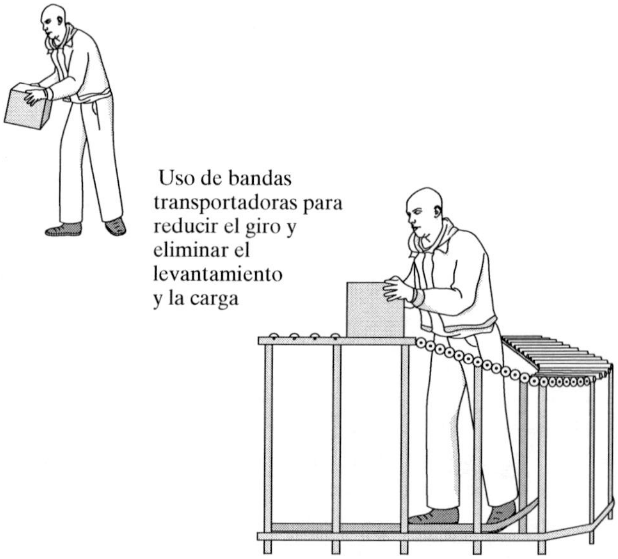

FIGURA 8.9

Estación de trabajo de banda transportadora (Elements of Ergonomics Programs, 1997).

sibilidad hacia las limitaciones y variaciones entre la población de trabajadores. Una variación muy visible que *no* se considera es el género. Hay que reconocer que es innegablemente cierto que existen diferencias físicas *generales* (promedio) entre hombres y mujeres, debido al propio género. Por ejemplo, el hombre promedio puede levantar una carga más pesada que la mujer promedio, pero existen excepciones. Algunos hombres son más débiles que la mujer promedio y no pueden levantar tanto peso y algunas mujeres pueden levantar más que el hombre promedio. La aptitud para un trabajo se debe basar en las características físicas mensurables, no en el

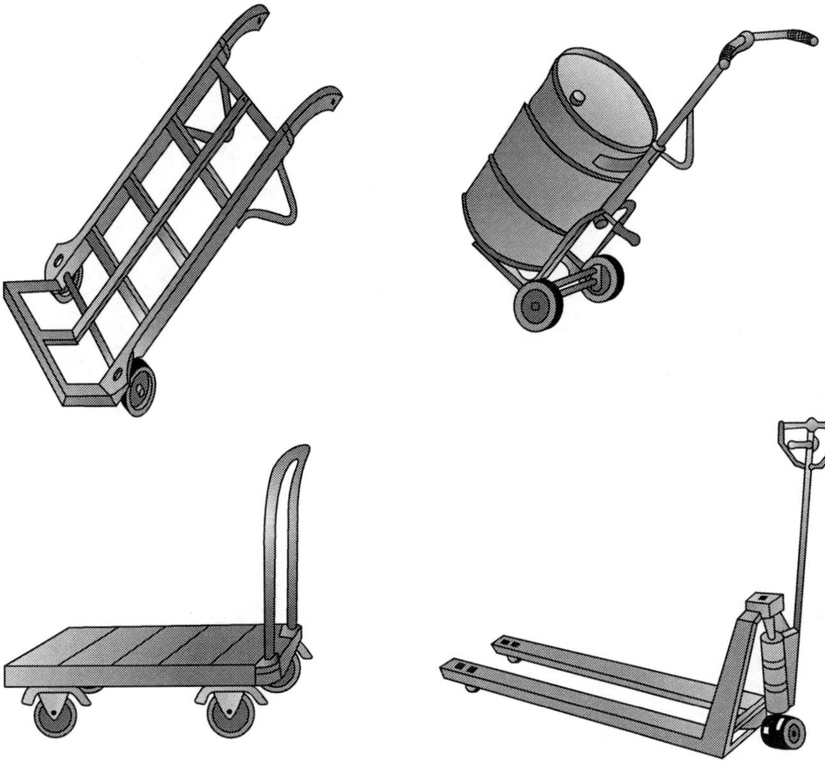

FIGURA 8.10

Carritos y carretillas simples.

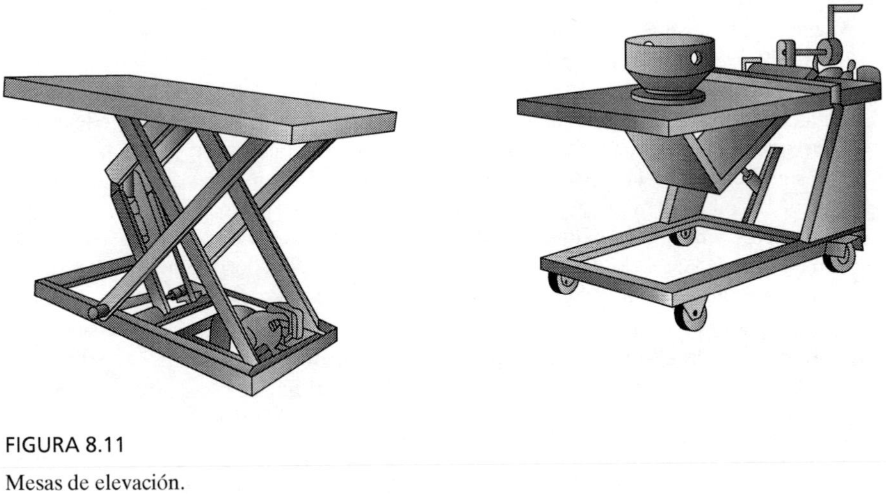

FIGURA 8.11

Mesas de elevación.

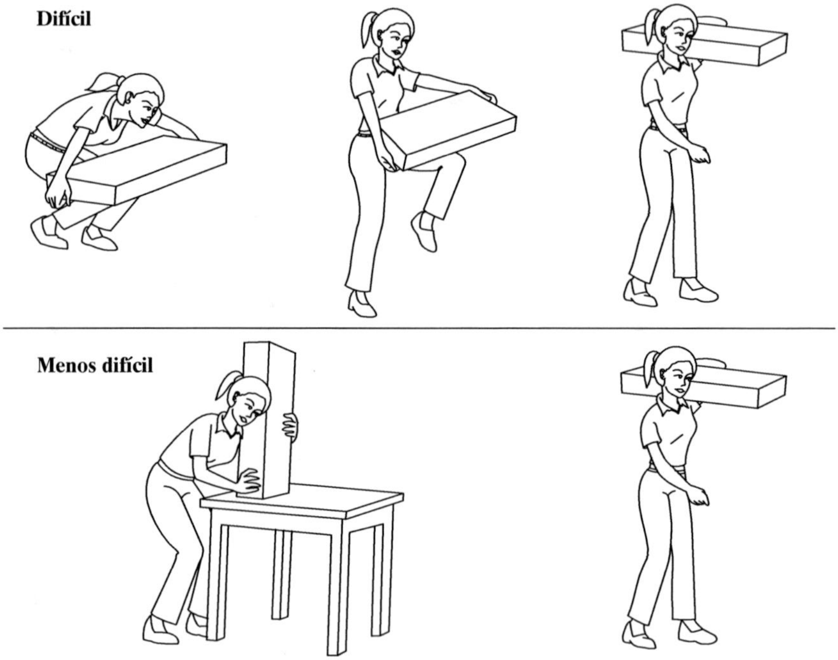

FIGURA 8.12

Almacenamiento de materiales a la altura adecuada.

género. La Ley de Derechos Civiles de 1964, la Ley para Estadounidenses con Discapacidades y otros movimientos de la sociedad que iniciaron en la última parte del siglo veinte, han hecho que la práctica —alguna vez común— de estereotipar a los géneros, parezca ridícula. Sea testigo del siguiente fragmento clásico de un libro serio acerca de la seguridad escrito en 1943:

> La aptitud mecánica hace que los niños jueguen con trenes y la falta de la misma hace que las niñas jueguen con muñecas. Para las mujeres, la maquinaria es ajena a todo lo que siempre han conocido o experimentado y bastante confuso… No se debe esperar que una mujer adquiera más que unas cuantas habilidades mecánicas simples, pero la tarea que se le asigne puede diseñarse para que requiera altas normas de desempeño debido a su destreza con los dedos… Esto no significa que en la capacitación de mujeres, encontrarán por intuición el camino seguro para hacer su trabajo. Por el contrario, parece natural que siempre caigan en hábitos poco seguros y complejos. Sin embargo, cuando la planta diseña la manera segura de operación y se les instruye en consonancia, responderán de manera favorable a ello, pero requieren supervisión más constante (Foremanship and Accident Prevention in Industry, 1943).

¡Cómo ha cambiado el mundo desde que se escribieron estas palabras tan sólo hace unas cuantas décadas! La cita anterior no tiene como objetivo ridiculizar al autor, sino por el contrario, ilustrar los impresionantes cambios de actitud que han ocurrido en escasamente medio siglo. Los autores (incluyendo los de este libro) corren el riesgo de volverse arcaicos, ya que la sociedad y los descubrimientos futuros hacen que sus escritos se vuelvan obsoletos.

Otras características humanas pueden requerir de acomodo en el lugar de trabajo. Ejemplos de ello son los problemas de visión por estatura, baja o elevada, y los problemas de audición. La edad, como el género, son otras características sensibles que se deben evitar al hacer generalizaciones sobre la capacidad de los trabajadores. Aunque muchos estudios de investigación han mostrado diferencias generales entre grupos etarios, siempre existen excepciones, y las capacidades físicas específicas de las personas que solicitan empleo se deben medir y adaptar al trabajo, evitando juicios generales discriminatorios sobre las personas debido a su edad.

La creatividad y el ingenio durante el diseño o rediseño de las estaciones de trabajo pueden conducir a grandes resultados para el trabajador y con frecuencia son relativamente poco costosas. Dos diseños creativos demuestran la eliminación de múltiples riesgos. En el primer ejemplo, se pidió a los trabajadores que inspeccionaran una cubierta metálica grande para un motor a reacción. La cubierta tenía forma cónica, con el interior hueco. Debido a criterios de inspección, de tolerancia muy estricta, se requerían mesas planas. El trabajador tuvo que escalar la parte para llevar a cabo la inspección. Apenas había espacio para el trabajador, mucho menos lo había para el equipo. Además, el trabajador tenía que encorvarse para acomodarse, con frecuencia durante largos periodos. La solución fue elegante. Un equipo tomó un elevador de automóviles relativamente poco costoso y lo equipó con una mesa de nivel muy precisa con un orificio en el centro. El operador podía subir el elevador, entrar y bajarlo hasta ellos. Además, el proceso era mucho más rápido. En la figura 8.13 se puede ver la estación de trabajo.

Otra solución creativa fue un proceso mejorado de soldadura automatizada. El proceso tenía una mesa extremadamente pesada que se sacaba para cargar las partes y después se empujaba para meterla de nuevo. Después, el área dentro del gabinete se sellaba y se evacuaba el aire para soldar en vacío. A pesar de que se encontraba sobre rodajas, la mesa era extremadamente pesada y era necesario que dos personas la movieran. Un ingeniero de la planta había visto una bomba hidráulica de repuesto almacenada y compró un cilindro relativamente económico. El cilindro se colocó en línea para empujar la mesa para meterla y tirar de ella para sacarla. El ingeniero diseñó el cilindro con un acoplamiento de manera que pudiera permanecer fuera de la cámara al vacío. En la figura 8.14 se puede ver el cilindro.

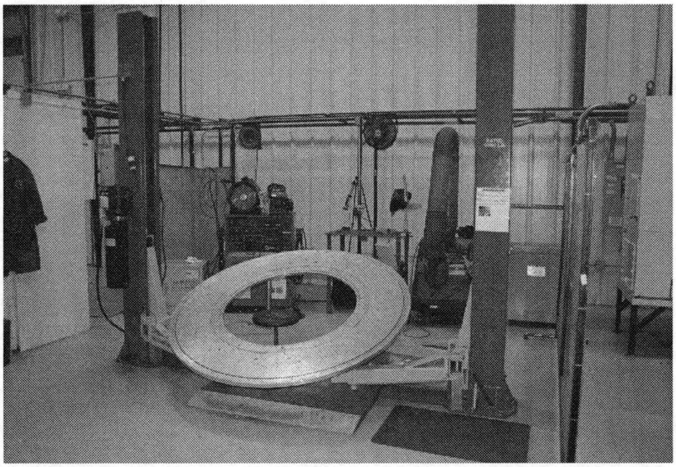

FIGURA 8.13

Mesa de inspección elevadora de automóviles (*cortesía*: Pratt & Whitney).

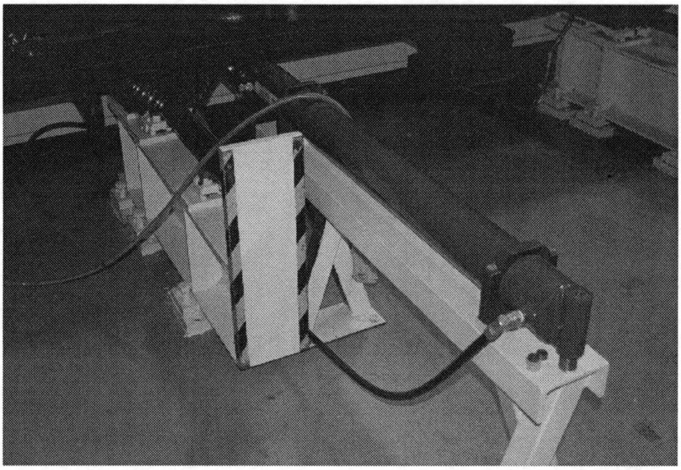

FIGURA 8.14

Cilindro hidráulico para empujar la mesa de soldadura. Observe la mesa en la parte superior izquierda (*cortesía*: Pratt & Whitney).

Pieza de trabajo

Una tercera fuente principal de riesgos ergonómicos proviene de las características de la pieza de trabajo o de las herramientas. En algunas ocasiones existen peligros inherentes en la pieza de trabajo. Por ejemplo, en el colgado en vivo, los trabajadores avícolas deben agarrar pollos o pavos vivos y colgarlos de las patas (herramienta electrónica de la industria procesadora avícola, disponible mediante búsqueda en el portal de OSHA). La pieza de trabajo es pesada y se está moviendo. Por lo general, la tasa de procesamiento de la operación es muy alta. Para minimizar riesgos, los trabajadores en estas líneas giran con frecuencia para realizar diferentes tareas. En algunos casos, la herramienta causa esfuerzo de vibración. En dichos casos, el mango de las herramientas se puede equipar con una envoltura contra la vibración. Posiblemente la calibración y el mantenimiento de la herramienta pueda reducir la vibración indeseable.

Ambiente de trabajo

Una cuarta fuente de riesgo ergonómico proviene de los riesgos encontrados en el ambiente de trabajo. Ésta es la faceta de la ergonomía que se relaciona con la seguridad y la salud de los intereses de los trabajadores en el ambiente físico que los rodea en el lugar de trabajo. Para la mayoría de los lugares de trabajo la consideración más importante en este aspecto es la temperatura. ¿Qué límites de temperaturas calientes y frías son razonables para el ambiente de trabajo y qué temperaturas son óptimas para diversas tareas? La ergonomía intenta determinar en términos científicos estos parámetros de temperatura y aplicarlos al lugar de trabajo. La humedad también es un factor. En algunas ocasiones, las demandas del propio trabajo requieren que el individuo trabaje en un ambiente frío o uno caliente y es entonces que la consideración se vuelve un aspecto de duración apropiada. ¿Cuánto tiempo se debe exponer un trabajador a un ambiente con determinada temperatura? Si los extremos de temperatura son severos, un último recurso es proveer al trabajador con ropa especial para protegerlo y producir un microambiente que se encuentre dentro de los límites aceptables. Un principio estudiado en el capítulo 3, las "tres líneas de defensa", se puede aplicar a este aspecto de la ergonomía. El control del ambiente de trabajo por medio del acondicionamiento del aire u otros medios para controlar la temperatura y humedad a niveles aceptables se puede ver como el método de ingeniería, la estrategia de primera opción en el manejo del ambiente. Si el método de ingeniería no funciona, puede aplicarse la estrategia de los controles administrativos y de las prácticas de trabajo rotando a los trabajadores dentro y fuera de los ambientes calientes y fríos, de manera que la duración de sus exposiciones sea razonable y dentro de los límites. La última línea de defensa es la ropa de protección, que por lo general es aconsejable en conjunto con la segunda línea de defensa, la rotación de trabajadores para limitar la exposición.

A pesar de la atención que se le ha dado a los ambientes fríos y calientes de trabajo, OSHA no ha tenido éxito en promulgar una norma que maneje este riesgo. Como con muchas otras facetas de la ergonomía, los riesgos no presentan un perfil claro para el control absoluto por medio de normas obligatorias. Los lugares de trabajo varían en gran medida y el público no ha aceptado una norma universal de límites rígidos para el calor y el frío. Este tipo de ambientes pueden violar el nivel de comodidad de algunos trabajadores, pero no violan los límites legales. Por lo general, de manera voluntaria, los patrones controlan los ambientes de trabajo en beneficio del bienestar de los empleados y la productividad, refutando la idea de que los patrones no hacen nada por el bienestar de los empleados a menos que lo requieran las normas legales.

Otro factor del aire, además de su temperatura o humedad, es la contaminación. En este aspecto, OSHA y otras agencias normativas ponen especial atención a los niveles aceptables de contaminación por diversos contaminantes tóxicos del aire. Este tema es tan importante que se reserva para tratarlo particularmente en los capítulos 9 y 10.

En este punto se deben mencionar algunas consideraciones diversas sobre los ambientes especiales de trabajo. Algunos trabajadores deben hacerlo bajo el agua, un ambiente que obviamente requiere de consideración especial y equipo de protección personal. Al principio, OSHA pasó por alto este ambiente de trabajo, pero después promulgó una norma de buceo para proteger a estos trabajadores especiales. Todavía más exótico es el ambiente de los astronautas en el espacio exterior. La ingravidez, radiación y el vacío son elementos a considerar en el ambiente de éstos. Quizá los ambientes de trabajo poco usuales no sean relevantes para la misión de la mayoría de los administradores de seguridad y salud, pero se mencionan aquí porque el campo de la ergonomía no los pasa por alto, dado que los científicos estudian los extraños efectos que pudieran tener en el cuerpo humano.

RESUMEN

El campo de la ergonomía es una oportunidad y también un problema para el administrador de seguridad y salud. El campo tiene mucho que ofrecer para remediar las molestias de los trabajadores al realizar tareas repetitivas, en algunas ocasiones incapacitantes. También tiene el potencial de aumentar la productividad a nuevos niveles. Sin embargo, existen problemas. Las causas de los casos individuales de trastornos musculoesqueléticos no siempre son claras. Con frecuencia, actividades que no se relacionan con el trabajo causan o contribuyen al problema. El tratamiento de los casos individuales puede ser difícil y la curación total, ilusoria. Además, los controles de ingeniería y los administrativos pueden ser sólo parcialmente eficaces para la eliminación del problema. El equipo de protección personal puede no tener valor después de todo en la reducción de las lesiones por levantamiento u otros WMSD. Este tipo de problemas genera dudas y el patrón se puede preguntar si los costos de los programas de ergonomía son efectivos para reducir riesgos y aumentar la productividad. El clamor de los patrones en relación con una norma obligatoria de ergonomía de OSHA provocó que el congreso de Estados Unidos la eliminara antes que pudiera entrar en vigor. En lugar de una norma rígida, se han sugerido lineamientos que dan a las industrias una gran cantidad de nuevos caminos en la concepción de planes que se adapten a sus propias operaciones. El desafío para el administrador de seguridad y salud es que mantenga las buenas características y el potencial de la ergonomía en un ambiente de cumplimiento voluntario, no de aplicación rígida.

EJERCICIOS Y PREGUNTAS

8.1 Describa las categorías generales del campo de la ergonomía.

8.2 ¿Cuál es el riesgo principal de la ergonomía abordado por las autoridades normativas de seguridad y salud profesionales?

8.3 Las autoridades normativas se han enfocado en los trastornos musculoesqueléticos en el lugar de trabajo durante aproximadamente dos décadas; sin embargo, la terminología ha cambiado durante este periodo. ¿Qué término se usó primero para referirse a estos trastornos y qué otros se han utilizado conforme ha evolucionado el enfoque hasta la actualidad?

8.4 En ausencia de una norma específica de cumplimiento ¿qué autoridad ha utilizado OSHA para citar riesgos de ergonomía?

8.5 ¿Cuál es la relación entre la norma ANSI y la norma OSHA correspondiente a ergonomía?

8.6 ¿Cuáles son las objeciones principales para una norma OSHA de ergonomía?

8.7 ¿Existen diferencias de género en la calificación física para realizar una labor manual? Si es así, ¿cómo deben manejar estas diferencias los patrones que califican a los trabajadores para los trabajos?

8.8 ¿Qué ha mostrado la investigación sobre la utilidad de los cinturones para la espalda usados por los trabajadores para protegerse contra lesiones?

8.9 Describa la función que desempeña la ergonomía en el diseño de cabinas para pilotos de vehículos.

8.10 Describa algunos ejemplos de la aplicación de la ergonomía como se encuentra en las normas de OSHA.

8.11 Explique algunos problemas con la norma "Levantar con las piernas, no con la espalda".

8.12 ¿La incidencia de los trastornos musculoesqueléticos en el lugar de trabajo va en aumento o en decremento? Justifique su respuesta y explique las posibles causas.

8.13 ¿Cuáles son los dos significados, muy diferentes, que representa el término *MSD* para los administradores de seguridad y salud?

8.14 ¿Qué función desempeña el congreso de Estados Unidos en las facultades del gobierno para la aplicación de la ley con respecto a los riesgos de la ergonomía?

8.15 ¿Los patrones deben solicitar a los empleados que usen cinturones para la espalda? Explique por qué.

8.16 ¿Cuál es una buena política para los patrones con respecto a las decisiones de los empleados de comprar cinturones para la espalda y usarlos para trabajar?

8.17 Describa algunas características de diseño de las prensas troqueladoras que incorporan los principios de la ergonomía.

8.18 Comente algunos problemas asociados con la capacitación de empleados en las técnicas adecuadas de levantamiento.

8.19 Señale algunos elementos básicos en un programa para trastornos musculoesqueléticos en el lugar de trabajo.

8.20 Compare las responsabilidades de la gerencia de las firmas que tienen empleados que han presentado trastornos musculoesqueléticos, con las firmas que no tienen empleados que los hayan presentado.

8.21 Nombre algunas clasificaciones de industrias que hayan informado exponer a sus empleados a trastornos musculoesqueléticos en el lugar de trabajo.

8.22 ¿Qué casos notables de aplicación federal de la ley en los emplazamientos en Estados Unidos se han utilizado como modelos para las actividades actuales de inspección?

8.23 Describa dos ventajas del procedimiento "incremental" para los trabajos susceptibles a riesgos de WMSD.

8.24 ¿Consideraría que el procedimiento "incremental" es un control de ingeniería o uno administrativo? Explique su razonamiento.

8.25 Describa la aplicación de las "tres líneas de defensa" tradicionales a los trastornos musculoesqueléticos en el lugar de trabajo.

8.26 ¿Qué significa el valor cero para cualquiera de los multiplicadores de la ecuación de levantamiento de NIOSH modificada?

8.27 Si un trabajo tiene un LI mayor de 1, ¿se puede realizar la tarea con seguridad?

8.28 Dada la siguiente tarea de levantamiento y el RWL, ¿qué se puede hacer para mejorarla?

$$51*0.91*0.96*0.88*0.66*0.72*0.90 = 16.77$$

8.29 Calcule el RWL y el LI para la siguiente tarea. Cuando las forjas salen del baño de enfriamiento, se cargan en diferentes tambores para acabado. Cada forja pesa 15 libras y se levanta de una banda transportadora que se encuentra a 36 pulgadas de alto para introducirlo en un tambor de 48 pulgadas de alto. Las forjas son relativamente pequeñas, por lo que las manos se localizan a sólo 5 pulgadas de la cintura. El proceso termina una forja cada 10 segundos. Se considera que el acoplamiento es aceptable, y que el operador trabaja un turno completo de 8 horas.

EJERCICIOS DE INVESTIGACIÓN

8.30 Busque en Internet los desarrollos más recientes de la norma ANSI para ergonomía, o los trastornos musculoesqueléticos en el lugar de trabajo.

8.31 Encuentre varios distribuidores de cinturones para la espalda y haga una lista de los beneficios que dicen tener.

8.32 Examine la literatura que promueve la venta de automóviles. ¿Puede encontrar alguna referencia a la ergonomía?

PREGUNTAS DE INVESTIGACIÓN DE NORMAS

8.33 El congreso de Estados Unidos derogó la norma OSHA para ergonomía, por lo que la norma de esta agencia para la industria en general no contiene una específica para ergonomía. Busque en el portal de OSHA una estrategia o un método actual para tratar con la ergonomía. En sus propias palabras, resuma este método en un párrafo breve. En su resumen, comente si OSHA intenta continuar citando riesgos de ergonomía, y de ser así, conforme a qué norma.

C A P Í T U L O 9

Salud y sustancias tóxicas

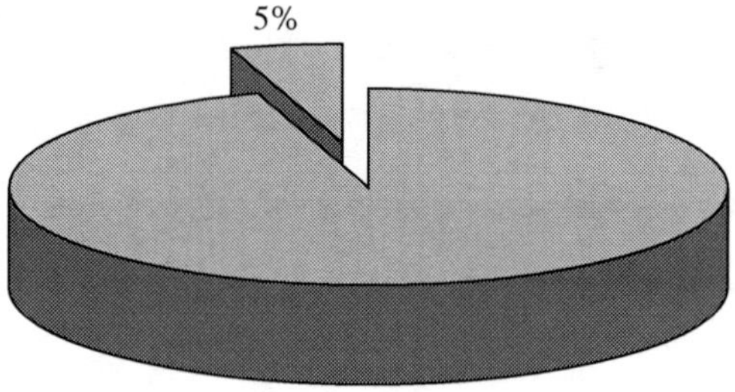

Porcentaje de emplazamientos de OSHA para la industria general que abordan este tema

Los riesgos de salud conllevan un gran impacto, ya que el daño potencial a los empleados por exposición a riesgos es grande y el costo de la corrección de sólo uno de ellos puede ascender a millones de dólares. Los higienistas industriales han insistido durante muchos años en la necesidad de prestar mayor atención a los riesgos de salud, y en respuesta a estas presiones, se dio un cambio de enfoque de la seguridad hacia este ámbito, el cual se hizo evidente prácticamente desde que inició OSHA en Estados Unidos. Al principio, la agencia no contaba con un número suficiente de profesionales de la salud calificados para evaluar los riesgos sanitarios, por lo que el enfoque natural era la seguridad. No obstante, el porcentaje de especialistas en salud ha aumentado de forma considerable.

A diferencia de los riesgos de seguridad, es más difícil detectar los riesgos de salud debido a la propia definición de *salud* y *seguridad*. Como ya se mencionó en el capítulo 1, la salud trata acerca de los efectos de una exposición crónica a largo plazo, mientras que la seguridad se aboca a efectos agudos y más evidentes que causan un daño de manera inmediata.

EXÁMENES DE REFERENCIA

Casi todas las personas se han sometido a algún examen físico previo a su contratación, pero muy pocos comprenden la importancia que éste tiene dentro del programa general de seguridad y salud. Mediante dicho examen se establece el estado de salud de cada empleado, lo que servirá de referencia para ubicarlo en el trabajo adecuado y para detectar cualquier deterioro en su salud a consecuencia de las exposiciones que conlleve su labor. Las exposiciones a riesgos de salud en el trabajo son tal vez la razón más importante de los exámenes físicos debido a la naturaleza crónica de dichos riesgos. Si un empleado sufre enfisema o algún otro padecimiento pulmonar, resulta vital establecer este hecho desde el momento de su contratación. Lo anterior también se aplica a la incapacidad auditiva, como se describirá en el capítulo 10.

SUSTANCIAS TÓXICAS

La exposición a sustancias tóxicas es el *problema de salud* más común, por lo que este término se usará durante el desarrollo del tema de control sanitario y ambiental. La elección de los términos es importante para dicho propósito; por ejemplo, el término *materiales peligrosos* algunas veces se usa para referirse a las sustancias tóxicas, pero la palabra *peligroso* es mucho más general e incluye riesgos de seguridad como explosivos y líquidos inflamables o combustibles. En este libro se sigue la convención popular que tiende a asociar el término *materiales* con los riesgos de seguridad y el término *sustancias* con los riesgos de salud. En el capítulo 11 se abordarán casi de manera exclusiva los riesgos de seguridad.

El administrador de seguridad y salud debe contar con conocimientos generales acerca de los efectos que las distintas sustancias tóxicas tienen sobre el organismo. Dichos conocimientos serán útiles para persuadir tanto a los trabajadores como a la gerencia sobre la necesidad de controlar las sustancias tóxicas para proteger la salud y evitar un emplazamiento de OSHA. El contenido del presente capítulo describirá algunos de los distintos tipos de sustancias tóxicas con base en sus efectos en el organismo.

Irritantes

Los irritantes inflaman las superficies de las diferentes partes del cuerpo por su acción corrosiva. Algunos afectan la piel, pero la mayoría afecta las superficies húmedas, en especial las de los pulmones. Aunque la víctima puede detectar con facilidad un irritante leve en el tracto respiratorio superior, los irritantes que afectan el tracto respiratorio inferior podrían pasar inadvertidos.

Cuando el irritante consiste en algún tipo de polvo, el padecimiento pulmonar resultante se conoce como *neumoconiosis*; el cual es un término genérico que engloba las reacciones a polvos molestos simples, como la fibrosis, una reacción más seria que incluye el desarrollo de tejido cicatricial fibroso que reduce la eficiencia de los pulmones. Algunos ejemplos de neumoconiosis son la siderosis (por polvo de óxido de hierro), estañosis (por polvo de estaño, bisinosis (por polvo de algodón) y aluminosis (por polvo de aluminio). Las fibrosis más dañinas son la asbestosis (por las fibras de asbesto) y la silicosis (por el sílice).

Casi todos conocemos el fuerte olor del amoníaco, un gas que al combinarse con la humedad de las membranas mucosas del cuerpo produce hidróxido de amonio, un potente agente cáustico. Por ello, es fácil comprender la razón por la que éste irrita y lastima los delicados tejidos de la nariz, la tráquea, los pulmones y otras partes del cuerpo. Siguiendo una lógica similar, cualquier gas que se combine con agua para producir un ácido se convertirá en un irritante, al igual que las partículas de estos ácidos que se transportan por el aire.

Las operaciones de enchapado liberan con facilidad vapores ácidos al aire, ya que los tanques que se usan en este proceso se caracterizan por su alta temperatura, acidez y salpicaduras. El vapor ácido de cromo es especialmente nocivo, ya que provoca un padecimiento con el aciago nombre de *úlceras por cromo*. El ácido crómico también destruye el tabique nasal, el tejido que separa los dos orificios nasales.

Otro irritante muy conocido es el cloro gaseoso, un químico industrial ampliamente utilizado. Los parientes halógenos del cloro, el flúor y el bromo, también son irritantes, en particular el flúor, que es el halógeno más potente; incluso las sales solubles de este elemento son tóxicas. Menos conocidas son aquellas sustancias que irritan el fondo de los pulmones, como son los óxidos del nitrógeno y el fosgeno. A este último se le conoce por ser un arma química en estado gaseoso, una prueba de su toxicidad. Sin embargo, el fosgeno puede generarse de forma inadvertida en el lugar de trabajo cuando los solventes hidrocarburos clorados se exponen a la radiación de la soldadura.

La exposición crónica a irritantes durante un periodo muy prolongado puede provocar la aparición de tejido cicatricial en los pulmones. Algunas de estas sustancias no producen un efecto inmediato apreciable, pero son peligrosas a largo plazo; como es el caso de las fibras de asbesto, que es el agente cicatrizante más conocido. El polvo del carbón también es un agente cicatrizante. Dichos agentes son partículas sólidas diminutas que actúan de manera mecánica en los pulmones, a diferencia de los venenos sistémicos que se describen en la siguiente sección.

Venenos sistémicos

Más dañinos que los irritantes son los venenos que atacan los órganos o sistemas vitales, algunas veces mediante mecanismos tóxicos que no se comprenden. Por ejemplo, los hidrocarburos de cloro, comunes en los solventes y desengrasantes, se consideran la causa de daños hepáticos.

Tal vez el veneno sistémico mejor conocido en ambientes laborales es el plomo, que está desapareciendo de los pigmentos que componen las pinturas debido a su reputación como veneno. Uno de los autores de este libro trabajó en una planta de tetraetilo de plomo y en ese tiempo, hace ya décadas, los trabajadores de la planta sabían muy bien lo que el plomo podía provocar en el organismo. El plomo ataca la sangre, el sistema digestivo y el sistema nervioso central, incluyendo el cerebro; las autopsias también han demostrado daños a los riñones, al hígado y al sistema reproductor. Otros metales tóxicos son el mercurio, el cadmio y el manganeso, mientras que el magnesio —que algunas veces se confunde con el manganeso— es menos tóxico.

Otro veneno sistémico importante es el bisulfuro de carbono, que aunque inusual, conlleva riesgos extremos tanto desde el punto de vista de seguridad (incendios y explosiones), como de salud. Éste se usa ampliamente en la industria como solvente, desinfectante e insecticida. En su faceta de veneno sistémico, el bisulfuro de carbono ataca el sistema nervioso central. El alcohol metílico (metanol), un solvente popular, es también un veneno sistémico para el sistema nervioso central, pero mucho más leve que el bisulfuro de carbono. De hecho, en pequeñas cantidades el metanol incluso se acepta como aditivo alimentario, aunque representa un riesgo de incendio y explosión.

Depresivos

Algunas sustancias actúan como depresivos o narcóticos sobre el sistema nervioso central y como tales pueden ser útiles como anestésicos médicos. A diferencia de los venenos sistémicos que se describieron anteriormente, el efecto de la acción de los depresivos en el sistema nervioso central es a menudo temporal. No obstante, algunas sustancias, como el alcohol metílico, son tanto venenos sistémicos como depresivos. Además de afectar la salud, éstos últimos pueden tener un efecto adverso en la seguridad ya que interfieren en la concentración de los trabajadores que operan la maquinaria.

El depresivo más común es *alcohol etílico* (la variedad "potable" del alcohol), también llamado en la industria etanol. Sus efectos dañinos como riesgo industrial son mínimos en comparación con los efectos de su ingestión. De hecho, el mayor riesgo del etanol en el trabajo es sin duda la "ingestión voluntaria" de botellas que los empleados ingresan a las instalaciones. El etanol no es tan tóxico como el metanol.

El acetileno, el gas combustible más utilizado para soldar, es un narcótico, pero los riesgos de salud que representa son mínimos en comparación con los riesgos de seguridad, pues es altamente inflamable y explosivo. El acetileno se utiliza como anestésico médico.

El benceno es un químico industrial muy popular que se usa principalmente como solvente; actúa como depresivo sobre el sistema nervioso central, como irritante y como veneno sistémico; además recientemente se le ha identificado como una causa de leucemia. Asimismo, el benceno representa un riesgo de incendio y explosión altamente peligroso. OSHA posee un video que muestra de manera dramática el testimonio, desde la cama de un hospital, de un joven que trabajaba con benceno y muere de leucemia.

Asfixiantes

Los asfixiantes evitan que el oxígeno llegue a las células del organismo, y en un sentido más general, cualquier gas podría ser un asfixiante si se encuentra presente en la cantidad necesaria para ocupar la proporción de oxígeno esencial en el aire. Mucha gente se ha suicidado inhalando gas natural, que es en esencia metano. Sin embargo, el metano es un asfixiante simple, pues desplaza la proporción de oxígeno en el aire que se inhala. El metano puede encontrarse en ambientes industriales ya que es un producto de la fermentación. Otros asfixiantes simples que pueden encontrarse comúnmente son los gases inertes como el argón, el helio y el nitrógeno, que se usan para soldar.

Podría parecer incorrecto clasificar el nitrógeno como un contaminante del aire o como un asfixiante, si se considera que es el componente principal (78%) del aire común; sin embargo, demasiado nitrógeno reduciría la proporción normal de oxígeno (21%) en el aire. Un porcentaje de oxígeno menor a 19.5% se considera deficiente y la deficiencia de este elemento es una condición peligrosa, más seria de lo que la mayoría cree. El estudio de caso 9.1 es la descripción de un accidente tomada del registro federal de decesos en el lugar de trabajo (Fatal Facts, 1998) en Estados Unidos.

ESTUDIO DE CASO 9.1

A un empleado de una subcontratista se le asignó la tarea de pulir con chorro de arena el interior de un reactor durante las actividades de reestructuración en una refinería petroquímica. En vez de hacer uso de los compresores de aire de la compañía subcontratada —de conformidad con la política de la subcontratista—, el supervisor de dicha compañía conectó la mascarilla de respiración artificial del empleado a una manguera que creyó que contenía aire de planta, pero en realidad era nitrógeno. Ambas mangueras eran idénticas, excepto por unas marcas en la válvula de cierre. El trabajador entró en el recipiente, se ubicó en el fondo, se colocó la mascarilla y se asfixió.

La causa de muerte en el accidente del ejemplo fue la deficiencia de oxígeno, lo que resulta irónico, pues el trabajador estaba respirando nitrógeno puro, el principal componente del aire común. La deficiencia de oxígeno es un riesgo grave que debe considerarse cuando los trabajadores entran a un tanque, recipiente o espacio confinado. Cada año ocurren muchas muertes de este tipo. OSHA se enfocó en el ingreso a espacios confinados en la década de 1990 y este tema se cubrirá con mayor detalle en el capítulo 12.

En el estudio de caso 9.2 se describe un riesgo en el que el uso aparentemente inocuo del nitrógeno también puede provocar accidentes.

ESTUDIO DE CASO 9.2

EL NITRÓGENO COMO UN RIESGO

Un electricista percibió humedad en una caja de circuitos eléctricos y como precaución decidió colocar una gota de nitrógeno para eliminar la humedad (congelándola) y así evitar un accidente por ignición debido a chispas o arcos voltaicos en la caja. El problema fue que el nitrógeno llenó la caja y se propagó de forma imperceptible a través del sistema de conducción eléctrica a otras áreas de la planta, incluyendo varios espacios confinados, como plataformas de control de líneas operativas, entrepisos, cabinas de grúas y otras áreas donde se ubican los operadores. En una de las plataformas de control, los trabajadores comenzaron a sentirse extremadamente cansados y dieron aviso, gracias al cual se probó el nivel de oxígeno y se encontró que estaba por debajo de los niveles de seguridad mínimos. Los trabajadores se estaban asfixiando sin notarlo, por el nitrógeno relativamente benigno que ingresaba en sus áreas de trabajo a través del sistema de conducción eléctrica. Lo mismo puede suceder con el argón, un agente inertizador muy conocido por su uso en las operaciones de soldadura.

El accidente descrito en el estudio de caso 9.2 ocurrió en una fábrica de fundición de acero de gran tamaño; pero se han presentado situaciones idénticas o similares en otros tipos de plantas. Por fortuna, en el caso de la fundidora, la planta se encontraba alerta para identificar problemas de seguridad y salud. La gerencia tomó con seriedad el aviso de los trabajadores y se hicieron pruebas del aire que respiraban, lo que permitió solucionar el problema antes que ocurriera algo más grave. Este tipo de situaciones de riesgo o accidentes futuros pueden evitarse si se considera lo ocurrido en el estudio de caso y se elimina la práctica que provocó la propagación del nitrógeno a través del sistema de conducción eléctrica.

El bióxido de carbono es uno de los asfixiantes simples más importantes, a pesar de que en cantidades normales es un componente inocuo del aire. El fuego es la fuente principal de concentraciones industriales y peligrosas de bióxido de carbono; el cual es más pesado que el aire, por lo que se acumula en las partes bajas o espacios confinados, aumentando su potencial de riesgo. Cabe mencionar que los espacios confinados conllevan un gran número de riesgos potenciales, no sólo el bióxido de carbono, sino todos los contaminantes del aire.

Los asfixiantes que se han descrito hasta ahora son *asfixiantes simples*, que fundamentalmente son sustancias no tóxicas que reemplazan el contenido de oxígeno esencial en el aire; pero existe otro tipo: los *asfixiantes químicos*, que interfieren con la oxigenación de la sangre en los pulmones o de los tejidos del cuerpo. El asfixiante químico más conocido es el monóxido de carbono, una sustancia con la que la hemoglobina sanguínea muestra mayor afinidad que con el oxígeno (cerca de 200 veces más); dando como resultado un compuesto, carboxihemoglobina, que es una sustancia muy estable que impide el intercambio vital de oxígeno y bióxido de carbono a través de su vehículo: la hemoglobina en la sangre.

Además de los peligros intrínsecos del monóxido de carbono, está el hecho de que su presencia es difícilmente detectable sin instrumentos; y aunque algunos de los contaminantes con los que puede encontrarse poseen olores, el monóxido de carbono en sí es inodoro, además de ser incoloro, insípido y no irritante; por lo que ninguno de los sentidos es capaz de advertir de éste a la víctima. La mejor defensa en contra del monóxido de carbono es conocer su origen y controlar la exposición de los trabajadores al mismo. La fuente más común de este compuesto es el escape de un motor, incluyendo los montacargas de horquilla alimentados con gasolina o GLP. Los calentadores de gas sin ventilación representan otra fuente de peligro; lo cual no quiere decir que no deban utilizarse montacargas o calentadores de gas en interiores, sino que el personal deberá estar consciente del peligro y tomar precauciones como la realización de pruebas en la atmósfera.

Otro asfixiante químico popular es el cianuro de hidrógeno, un insecticida industrial, mejor conocido por su antiguo y muy extendido uso en las cámaras de ejecución de las cárceles. El gas se forma al agregar píldoras de cianuro de sodio en un recipiente pequeño con ácido, por lo que algunos lugares de trabajo tienen el potencial de convertirse en cámaras de ejecución; como se determinó mediante una inspección en un lugar de trabajo en California: un laboratorio donde se almacenaban botellas de vidrio con ácidos fuertes en anaqueles ubicados exactamente sobre sales de cianuro de sodio.

Carcinógenos

Los carcinógenos son sustancias que se sabe que son causa de cáncer; y desde sus inicios la OSHA le ha brindado mucha atención a la carcinogénesis, pero el origen de este énfasis no proviene únicamente de esta agencia; también NIOSH, la Comisión de Seguridad en los Productos al Consumidor (CPSC; Consumer Product Safety Commission) y otras agencias en Estados Unidos se han enfocado en los carcinógenos. Se tiene una alta conciencia al respecto entre la población en general y muchos trabajadores y consumidores por igual se han vuelto más cautelosos en cuanto a la exposición a ellos. Uno de los aspectos que provocan más temor ante los carcinógenos es el hecho de que el cáncer posee un periodo de latencia extremadamente largo. Algunas veces transcurren 20 o incluso 30 años entre la exposición y la aparición de un tumor cancerígeno.

Cada año se establecen nuevos carcinógenos y muchas de las sustancias etiquetadas como tales se usan comúnmente como materiales industriales; como el benceno y el cloruro de vinilo. El dicho popular que reza “Todo lo que hago es ilegal, inmoral o engorda” podría modificarse para incluir “o es causa de cáncer”. Se ha acusado a un número tan extenso de sustancias a partir de pruebas de laboratorio en animales, que quizá se haya desarrollado cierta autocomplacencia en la mente de las personas.

El cloruro de vinilo, que se mencionó anteriormente como un tipo de carcinógeno, es extremadamente peligroso en muchos aspectos; pues representa un severo riesgo de explosión y al incendiarse es muy difícil de extinguir, además de que implica un riesgo adicional pues libera un fosgeno altamente tóxico. Las exposiciones dérmicas agudas pueden provocar lesiones por congelamiento de la piel debido a la rápida evaporación del cloruro de vinilo. En la actualidad se sabe que su inhalación crónica provoca un tipo de cáncer hepático: el angiosarcoma. También se cree que el cloruro de vinilo es un teratógeno, un tipo de sustancia que afecta al feto (vea la sección siguiente).

Antes de explicar qué son los teratógenos, es necesario hacer una distinción entre el cloruro de vinilo altamente peligroso y el cloruro de polivinilo (PVC). El PVC es una forma de plástico sintetizado mediante la polimerización del monómero inestable cloruro de vinilo en el polímero estable conocido como cloruro de polivinilo. La figura 9.1 ilustra la disposición de los átomos en el monómero peligroso: cloruro de vinilo y del inocuo y muy estable polímero: cloruro de polivinilo.

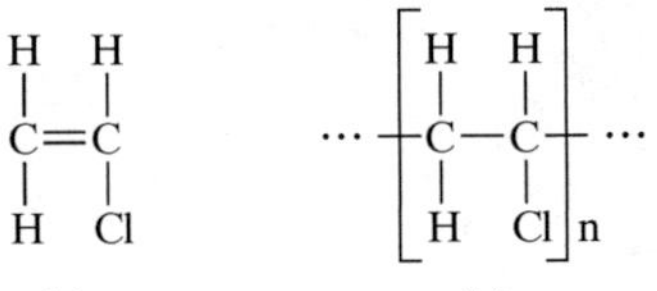

(a) (b)

FIGURA 9.1

Comparación de la molécula del cloruro de vinilo con la molécula del cloruro de polivinilo: (a) monómero cloruro de vinilo, (b) polímero cloruro de polivinilo.

Teratógenos

Los *teratógenos* afectan al feto, así que su efecto tóxico es indirecto. La mujeres deben tener cuidado de no exponerse a ciertas sustancias durante el embarazo, en especial durante el primer trimestre (primeras 12 semanas). Los teratógenos no deben confundirse con los mutágenos, que son sustancias que atacan los cromosomas y por lo tanto afectan a las especies más que a los individuos; los teratógenos provocan daños después de la concepción y antes del nacimiento, mientras que los *mutágenos* provocan daños antes de la concepción, afectando los cromosomas de los posibles padres o de las posibles madres.

Algunos de los teratógenos más conocidos son el alcohol y las drogas ilegales. Se ha prestado gran atención al abuso de sustancias durante el embarazo; por lo que la mayoría de las mujeres sabe que debe evitar su ingestión cuando están embarazadas. Los centros para el control y prevención de enfermedades establecen que el síndrome alcohólico fetal puede provocar retraso mental, defectos congénitos, rasgos faciales anormales, problemas de crecimiento, problemas en el sistema nervioso central, problemas de memoria o aprendizaje, problemas visuales o auditivos y problemas de comportamiento. De acuerdo con el National Women's Health Information Center (Pregnancy and Substance Abuse, 2009), las drogas ilegales pueden provocar peso bajo en bebés, defectos de nacimiento o síndrome de abstinencia después del nacimiento.

La controversia legal yace en el hecho de si la industria puede prohibir a las mujeres en edad reproductiva realizar trabajos que involucren su exposición a teratógenos; la interrogante es si lo anterior constituye o no discriminación de género. El contingente que así lo considera establece que la industria debe controlar los teratógenos de forma que las mujeres embarazadas puedan tener una oportunidad equitativa y segura para trabajar en los mismos puestos que se ofrecen a los hombres; mientras que los detractores dicen que tiene más sentido, en términos económicos, sociales y de seguridad, emplear a las mujeres en otras labores durante el embarazo.

Vías de entrada

El término *sustancia tóxica* puede considerarse un sinónimo del término *veneno*, una palabra familiar para todos a los que de pequeños nos enseñaron a no comer o beber *veneno*; tema incluido en cuentos de hadas como "Blanca Nieves y los Siete Enanos". Es posible que sea cierto que el mayor peligro de los venenos en el hogar radique en su ingestión (al tragarlos), pero en el trabajo, el mayor peligro consiste en respirarlos. De hecho, se ha determinado que el orden de importancia de las vías de entrada al cuerpo para las sustancias tóxicas en el trabajo es exactamente inverso al orden en el hogar, como se muestra en la figura 9.2.

Las diversas vías de entrada de las sustancias tóxicas al organismo se relacionan más de lo que los trabajadores creen; la inhalación de éstas produce su acumulación en las membranas mucosas; parte de este moco se saca al toser, pero otra se traga inevitablemente. El contacto dérmico con materiales tóxicos también puede provocar una ingestión ya que las sustancias se incrustan debajo de las uñas y en las manos, que más tarde entran en contacto con los alimentos.

Vías de entrada	Importancia	
	En el hogar	En el trabajo
Ingestión	Más importante	Menos importante
Contacto dérmico	De importancia moderada	De importancia moderada
Inhalación	Menos importante	Más importante

FIGURA 9.2

Vías de entrada de las sustancias tóxicas al cuerpo. Note el orden de importancia inverso entre el trabajo y el hogar.

Los polvos tóxicos en el aire se acumulan también en el cabello para depositarse luego en la almohada al dormir, logrando acceso al cuerpo de manera indirecta.

Una vez que se conocen las vías de entrada de las sustancias tóxicas puede concluirse fácilmente lo importante que son las condiciones de sanidad. Algunos de los principios de higienización que se describieron en el capítulo 7 adquieren mayor importancia cuando se consideran este tipo de sustancias. Un almacenamiento apropiado de los alimentos y la disponibilidad de instalaciones para ducharse o lavarse podrían resultar vitales para controlar la cantidad de sustancias tóxicas que ingresan al cuerpo del trabajador.

Otra vía de entrada al organismo que debe mencionarse antes de concluir la presente sección son los ojos. Aunque éstos no se consideren la vía de entrada principal, es necesario enfatizar que son especialmente sensibles a las sustancias tóxicas. Con la aparición del riesgo de exposición al virus de inmunodeficiencia humana (VIH) y el sida, en particular, se ha prestado mayor atención a los ojos como una vía de entrada; algunos ejemplos de ocupaciones con riesgos en cuanto a la exposición al VIH a través de los ojos son los dentistas y técnicos odontólogos.

Contaminantes del aire

La mayor preocupación en relación con las sustancias tóxicas en el lugar de trabajo consiste en la contaminación del aire y así debe ser (como se muestra en la figura 9.2). Los contaminantes del aire se encuentran en muchas formas físicas y la mayoría de las personas confunde estas formas en el lenguaje cotidiano. No obstante, el administrador de seguridad y salud debe conocer la diferencia, por ejemplo, entre vapor y humo. Aunque el aire es en esencia una combinación de gases, la *contaminación* de ese aire puede darse en cualquiera de los tres estados de la materia: sólido, líquido o gaseoso.

Los *gases* contaminan con rapidez el aire ya que se compone de éstos y se mezclan con facilidad. El gas tóxico más común es el monóxido de carbono; e igualmente peligrosos en el ambiente industrial son el ácido sulfhídrico y el cloro. Aun los gases "inocuos" como el bióxido de carbono y el nitrógeno inerte pueden volverse peligrosos si se acumulan en grandes cantidades que los vuelvan asfixiantes al ocupar el espacio del oxígeno vital en el aire.

Los *vapores* también son gases, pero estas sustancias son por lo general líquidos, o pueden ser incluso sólidos, que se liberan como gas en pequeñas cantidades al aire del ambiente. Algunos de los líquidos industriales más útiles, como la gasolina y los solventes, tienen una fuerte tendencia a liberar vapores.

La *niebla* consiste en gotas diminutas de líquidos, tan pequeñas que permanecen suspendidas en el aire por largos periodos, como en las nubes. Debido a que los líquidos son más pesados que el aire, eventualmente se asientan o se fusionan con gotas de mayor tamaño, que caen en forma de lluvia. Pero mucho antes que esto ocurra, los trabajadores pueden inhalar dicha niebla. Las nieblas finas se generan cuando los vapores se condensan en forma de nubes. Las nieblas densas se producen a partir de las operaciones de atomización o salpicado, como sucede con los aceites de corte de las máquinas herramienta o con en el electrochapado. Asimismo, la atomización de pesticidas se realiza por lo general mediante niebla.

Los *polvos* se reconocen como partículas sólidas; en términos técnicos, las partículas de polvo miden de 0.1 a 25 μm (0.000004 a 0.001 pulgadas) de diámetro. Todos nos encontramos expuestos al polvo y algunos tipos son relativamente inocuos. Los polvos peligrosos incluyen el asbesto, el plomo, el carbón, el algodón y los polvos radioactivos. El polvo de sílice de las operaciones de trituración también se considera como un riesgo, a pesar de que el polvo de la tierra común se compone principalmente de éste. Las partículas del polvo de asbesto tienen forma de fibras en lugar de redonda, lo que contribuye a aumentar su riesgo.

El *humo* también consta de partículas sólidas, pero que son demasiado finas para llamarse polvo. De hecho, el tamaño para clasificar las partículas de humo y polvo se traslapa, como puede verse en la figura 9.3. Mientras las partículas de polvo por lo general se dividen finamente por medios mecánicos, el humo se forma por la resolidificación de los vapores que resultan de procesos muy calientes, como la soldadura. Las reacciones químicas también pueden producir humo, aunque no debe confundirse con los gases y vapores que pueden producirse también en los procesos químicos. El humo de los metales es el tipo más peligroso, en especial el producido por los metales pesados.

Las *partículas* conforman una clasificación general que incluye todas las formas tanto sólidas como líquidas de contaminantes del aire (es decir, polvos, humos y nieblas). Por lo tanto el tamaño de las partículas puede variar ampliamente; algunas pueden identificarse a simple vista, pero la mayoría no. La figura 9.4 muestra algunos ejemplos del tamaño de las partículas que van desde las visibles más diminutas hasta las moléculas microscópicas más grandes.

Probablemente sea ya obvio que ni la industria ni la tecnología eliminan la exposición a estas sustancias tóxicas, sino que sólo pueden controlarla, con el fin de mantenerla dentro de los niveles aceptables. Sería ingenuo e innecesario que el administrador de seguridad y salud adoptara una estrategia para eliminar por completo la exposición de los trabajadores a dichas sustancias. No se conoce veneno alguno al que el ser humano no pueda exponerse sin sufrir un daño importante, siempre que dicha exposición sea lo suficientemente pequeña y distribuida durante un intervalo de tiempo lo bastante largo para que el cuerpo lo asimile y lo contrarreste. Por otra parte, incluso los venenos más leves pueden volverse letales si el trabajador se encuentra expuesto constantemente a éstos en dosis masivas; un caso que puede encontrarse en las exposiciones industriales más que en cualquier otro ambiente.

Valores límite de umbral

Ya que ningún veneno es letal en dosis suficientemente pequeñas y todos los venenos son letales en cantidades lo bastante grandes, no existe una línea clara que separe los ambientes dañinos de los benignos para los trabajadores. Sin embargo, debe establecerse una línea que sirva como base de acción para controlar las sustancias tóxicas. En cuanto a los contaminantes en el aire en particular, se vuelve necesario identificar algunos niveles de concentración por debajo de los cuales la exposición de los trabajadores no represente una preocupación. En este contexto surge el término *valor límite de umbral* (TLV, Threshold Limit Value) que se refiere al nivel de concentración por debajo del cual un trabajador puede estar expuesto durante toda la jornada laboral sin sufrir un daño importante. El TLV varía drásticamente de acuerdo con la toxicidad del contaminante, por supuesto, y cada sustancia posee su propio TLV.

Hasta ahora, la descripción de los TLV se ha presentado en un sentido genérico, pero cada sustancia tóxica posee un TLV aun cuando éste se desconozca y a pesar de que nadie sepa que la

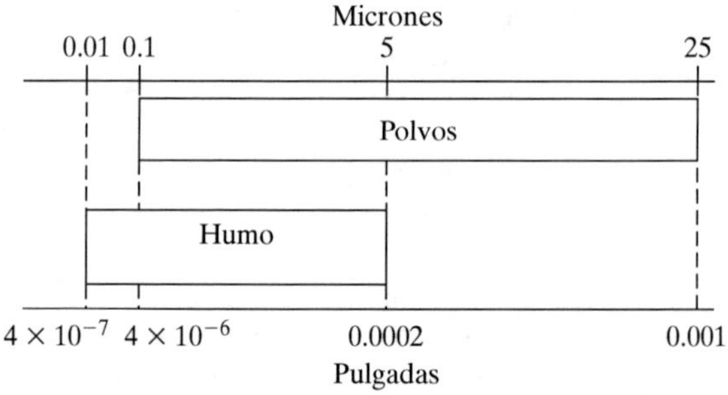

FIGURA 9.3

Comparación del tamaño de las partículas de polvo y de humo (sin escala).

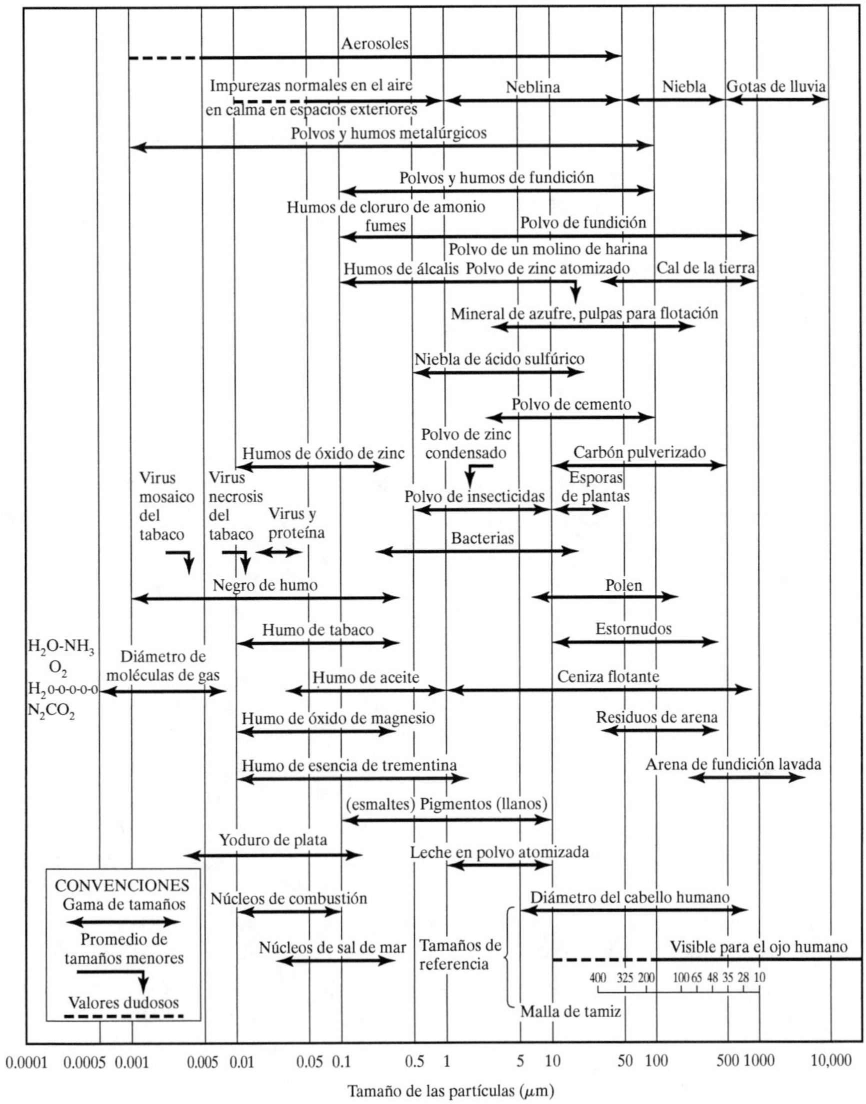

FIGURA 9.4

Tamaño de los contaminantes en el aire (note la escala logarítmica). (*Fuente*: Cortesía de Mine Safety Appliances Company).

sustancia en cuestión es tóxica; pero para las sustancias tóxicas *conocidas* existe un *TLV en una lista*, que es el valor acordado por un comité de la Conferencia Estadounidense de Higienistas Industriales Gubernamentales (ACGIH, American Conference of Governmental Industrial Hygenists) y que se enumeran en el *manual TLV*. Cuando se usa la abreviatura TLV en lugar de especificar las palabras *valor límite de umbral*, el valor que indica la ACGIH tiene por lo general dicho significado.

Sólo porque un comité decide cuál será el TLV para una sustancia dada no significa que los patrones deban controlar los ambientes de trabajo para cumplir dicho nivel. Algunos TLV se basan en datos científicos teóricos y son criterios de acción muy robustos. Otros se basan en datos mucho más vagos, por lo que debe aplicarse el juicio profesional para determinar las acciones que deberán tomarse para controlar el ambiente de los trabajadores. En sí, los TLV pueden modificarse año con año según se obtenga mayor información. Por lo tanto, para ser estrictamente correctos, deberá hacerse referencia a la fecha de la lista cuando se cite un TLV dado, por ejemplo "el TLV de 2003 para el monóxido de carbono era...". Casualmente, cuando se modifica un TLV, por lo general sus niveles disminuyen al descubrirse información nueva sobre los riesgos.

Niveles de exposición recomendados

Asimismo, NIOSH participa en la recomendación de los niveles de exposición para su posible adopción por parte de OSHA como límites obligatorios. Aunque OSHA se basa fundamentalmente en la lista de ACGIH de valores límite de umbral para iniciar el proceso de promulgación de nuevos límites de exposición; el congreso estadounidense estableció la agencia NIOSH para realizar investigaciones y dar recomendaciones a OSHA sobre las nuevas normas. NIOSH concibió una denominación: "Niveles recomendados de exposición" (REL, Recommended Exposure Levels) para sugerir los límites de exposición a sustancias que considera dañinas. No obstante, hasta que OSHA adopte un REL como límite obligatorio de exposición a una sustancia en particular, los patrones no están obligados a observar dicho límite.

Un ejemplo de una sustancia para la que NIOSH ha tomado medidas serias en cuanto a la exposición de los empleados, es el fluido para el trabajo de los metales (MWF, Metal Working Fluid); que se utiliza cuando se llevan a cabo operaciones de fresado para dar forma o cortar componentes de productos metálicos, en forma de "aceites de corte" (MWF) usados para lubricar el punto de contacto entre la herramienta y el material. Los MWF también enfrían el proceso y ayudan a eliminar las virutas; después, los componentes metálicos aceitosos se someten a un proceso de desengrasado para retirar los aceites antes del ensamblaje final. Invariablemente, los aceites se liberan al aire durante los procesos de fresado y desengrasado. Se utilizan varios tipos de aceites como MWF, algunos naturales y otros sintéticos; los cuales continúan investigándose para determinar el daño que provocan a los trabajadores expuestos. NIOSH considera que una exposición atmosférica por arriba de 0.5 mg/m^3 es nociva, por lo que estableció un REL a ese nivel para un promedio ponderado durante el tiempo que dura un turno de trabajo. El concepto de control de promedios durante un turno completo se explicará más adelante en el presente capítulo. Aunque NIOSH estableció el REL para el MFW en 1998, OSHA no promulgó el límite obligatorio correspondiente hasta 2008. Como se explicó en el capítulo 4, en el proceso de promulgación, OSHA debe justificar la norma ante la población, dando a todos los involucrados la oportunidad de apoyar u objetar dicha norma, no sólo considerando los efectos nocivos del riesgo, sino el costo del cumplimiento de ésta.

Límites permisibles de exposición

El presente libro se enfoca en los requisitos establecidos por las agencias que hacen cumplir la ley en Estados Unidos y no en las listas de ACGIH o las recomendaciones de NIOSH, aunque los tres se encuentran definitivamente relacionados. En los inicios de OSHA, cuando se permitía adoptar normas de consenso nacional sin una promulgación formal, la agencia adoptó cientos de TLV, la mayoría de los cuales representan los niveles TLV publicados en 1968 por ACGIH. Debido a que la lista publicada por OSHA adquiría un carácter regulador, se acuñó el término *límite permisible de exposición* (PEL) para distinguir entre el nivel prescrito por OSHA y el término *TLV* de ACGIH. Por lo general, los PEL han permanecidos estáticos y OSHA ha tenido dificultades para hacer que el público acepte niveles de control cada vez más estrictos. Sin embargo, los TLV son dinámicos, ya que ACGIH continúa modificando la lista, siempre que el juicio conjunto de los especialistas del comité determine que debe agregarse un nuevo TLV a la lista o que debe ajustarse uno de los anteriores, por lo general a un valor menor.

Con el paso de los años la disparidad entre los PEL de OSHA y los TLV de ACGIH creció a tales dimensiones que OSHA decidió poner en práctica un plan atrevido para corregir todos los PEL en una sola promulgación, en lugar de revisar minuciosamente cada uno formulando una reglamentación específica para cada sustancia. Es así que en 1989 OSHA agregó 164 nuevas entradas a la lista de contaminantes del aire y al mismo tiempo hizo más estrictos los PEL de 212 sustancias que ya se encontraban enumeradas. OSHA preparó los trabajos preliminares cuidadosamente ya que cada nuevo PEL (que llamaron *límite final*) se encontraba respaldado por el *límite de transición* conforme a los antiguos niveles PEL. Los límites de transición permanecerían vigentes durante un periodo de aplicación específico. Luego, como una medida de seguridad legal, OSHA agregó una nota al pie que conservaba los límites de transición en caso que los opositores de los nuevos PEL iniciaran un proceso ante un tribunal y dieran marcha atrás a las nuevas normas.

Ya que esta medida fue integral y revolucionaria, parecía que los opositores de los nuevos PEL no podían lidiar con tantos cambios a la vez, por lo que la estrategia pareció funcionar. Sin embargo, la victoria fue una ilusión, porque casi cuatro años después, en 1992, el Tribunal de Apelaciones del Onceavo Circuito anuló por completo la corrección de los PEL, en lo que Labar (Labar, 1993) consideró "quizá la mayor derrota de la agencia en sus 22 años de historia". Se esperaba que la sorprendida OSHA presentara una apelación ante la Suprema Corte de Estados Unidos, pero en 1993, anunció que el Procurador General de ese país no intentaría apelar. OSHA fue obligada a demostrar al público que cada nuevo PEL y cada nueva restricción a los PEL existentes estaban justificados. OSHA no tuvo otra opción que regresar a su lista original de 264 PEL que se adoptó mediante el proceso de consenso nacional en 1971.

La tabla completa de PEL, como se corrigió para regresar a su etapa inicial en 1993, se incluye en este libro en los apéndices A.1, A.2 y A.3 —que corresponden a las denominaciones Z.1, Z.2 y Z.3 de OSHA, respectivamente. El apéndice A.1 contiene la tabla principal y por lo tanto la mayoría de los PEL, listados alfabéticamente por nombre de sustancia, con el número CAS (Chemical Abstracts Service) como referencia. Un error común es ignorar los riesgos cuando la sustancia no se encuentra en la lista de la tabla principal; pero algunas de las sustancias más peligrosas y comúnmente involucradas en las exposiciones industriales son aquellas que se incluyen en la segunda tabla, contenida en el apéndice A.2. Dicha tabla tiene sus orígenes en una versión anterior (antes del surgimiento de OSHA) que publicó ANSI para ciertas sustancias. La tabla del apéndice A.3 contempla los polvos minerales, que se consideran por separado porque las partículas sólidas se analizan y miden por medios distintos a los usados en los gases, las nieblas y los vapores tóxicos.

MEDIDAS DE EXPOSICIÓN

Las tablas del apéndice A.1 son extensas y complicadas y las múltiples columnas especificadas para cada sustancia tóxica justifican su inclusión. La razón de dichas complicaciones consiste en la dificultad para medir los niveles de contaminación de la atmósfera en el lugar de trabajo. El problema se complica por los distintos estados físicos: las partículas sólidas, gotas de líquidos, nieblas y moléculas gaseosas en que pueden encontrarse los contaminantes en la atmósfera. Asimismo, los datos médicos que incriminan a un veneno en particular, pueden representar un peligro ante una exposición única de corta duración o pueden sugerir efectos perjudiciales en exposiciones a largo plazo.

Promedios ponderados por el tiempo

La unidad de medición más popular para las exposiciones a contaminantes del aire es el *promedio ponderado por el tiempo* (TWA). Los PEL se interpretan como TWA, a menos que se especifique de otra forma. El TWA es la concentración promedio ponderada y calculada durante un turno de 8 horas. Dicho cálculo considera que las concentraciones de los contaminantes del aire cambian con el tiempo y que algunas veces puede permitirse que la concentración en el lugar de trabajo exceda el valor permitido, siempre que en otros momentos de la jornada laboral la exposición se encuentre lo suficientemente por debajo del valor permitido, de forma que la exposición promedio del turno de trabajo sea menor al nivel especificado.

La siguiente fórmula se usa para calcular el TWA:

$$E = \frac{\sum_{i=1}^{n} C_i T_i}{8} = \frac{C_1 T_1 + C_2 T_2 + \cdots + C_n T_n}{8}, \qquad (9.1)$$

donde E = concentración promedio ponderada por un periodo equivalente a 8 horas

C_i = concentración observada del contaminante en el periodo i

T_i = duración del periodo i

n = número de periodos estudiados

Este cálculo se ilustra a continuación en el estudio de caso 9.3.

ESTUDIO DE CASO 9.3

Cálculo del TWA para un turno completo de 8 horas para las concentraciones mostradas.

Periodo, i	Concentración observada, C_i	Duración del periodo, T_i (horas)	$C_i \times T_i$
1	2	$1\frac{1}{2}$	3
2	4	$2\frac{1}{2}$	10
3	7	1	7
4	5	2	10
5	3	1	3
Total		8	$33 = \sum_{i=1}^{5} C_i T_i$

Solución

$$E = \frac{33}{8} = 4.125$$

El cálculo del estudio de caso 9.3 mostrado resulta adecuado cuando sólo existe una sustancia tóxica presente en la atmósfera industrial. Sin embargo, las mezclas presentan una problemática diferente. Supongamos, por ejemplo, que la concentración TWA de ácido nítrico en una atmósfera industrial se halla ligeramente por debajo del PEL especificado de 5 mg por metro cúbico. Supongamos además que esa misma atmósfera presenta concentraciones TWA justo por debajo del límite prescrito de 1 mg por metro cúbico para el ácido sulfúrico y de 25 mg por metro cúbico para el ácido acético *de manera simultánea*. Si se consideraran por separado, ninguna de las concentraciones de estos tres ácidos viola la norma, pero el sentido común dicta que tres concentraciones presentes al mismo tiempo es algo peligroso.

El efecto sinérgico de las combinaciones de sustancias tóxicas es un tema complicado. La mayor parte de los estudios se ha concentrado en los efectos directos de las sustancias cuando actúan en solitario. Algunas mezclas de contaminantes tienden a neutralizarse unas a otras y podrían resultar benéficas. Por ejemplo, los elementos cáusticos cuando se mezclan con ácidos pueden producir sales benignas. No obstante, en el ejemplo antes descrito, los tres ácidos, al actuar en conjunto, producen a su vez un efecto combinado y en algunos casos, este efecto puede ser mucho peor que la suma de los efectos individuales.

OSHA asume un enfoque moderado al exigir que se consideren combinaciones simples de sustancias tóxicas, pero en general ignora los efectos sinérgicos complejos. El método consiste en sumar la proporción de las concentraciones de cada sustancia a su PEL respectivo y la cantidad resultante no debe exceder la unidad, como se resume en la siguiente fórmula:

$$E_m = \sum_{i=1}^{n} \frac{C_i}{L_i} = \frac{C_1}{L_1} + \frac{C_2}{L_2} + \cdots + \frac{C_n}{L_n}, \qquad (9.2)$$

donde E_m = relación equivalente calculada para la mezcla completa

C_i = concentración del contaminante i

L_i = límite permisible de exposición (PEL) para el contaminante i

n = número de contaminantes presentes en la atmósfera

No se permite que E_m exceda 1. Este cálculo se demuestra en el estudio de caso 9.4.

ESTUDIO DE CASO 9.4

Un proceso industrial genera una exposición de acuerdo con la tabla siguiente:

	Ácido nítrico	Ácido sulfúrico	Ácido acético
Contaminante, i	1	2	3
Concentración, C_i	4	0.9	22
Límite, L_i	5	1	25

Solución

$$E_m = \sum_{i=1}^{3} \frac{C_i}{L_i} = \frac{4}{5} + \frac{0.9}{1} + \frac{22}{25} = 2.58$$

Ya que 2.58 > 1, la concentración de la mezcla excede el PEL, aunque no los PEL individuales.

Límites máximos y STEL

La mayoría de los PEL enlistados en la tabla principal (apéndice A.1) deberán considerarse como TWA, pero en el caso de algunas sustancias, la preocupación yace en las exposiciones a corto plazo. Un "valor máximo", algunas veces abreviado como *C* o *MAC* (Maximum Acceptable Ceiling), es decir *límite aceptable máximo*, es un nivel de exposición que *nunca* deberá excederse. Otra convención es especificar un STEL (Short-Term Exposure Limit), un límite de exposición de corto plazo que reconoce un peligro por exposiciones agudas, pero que permite periodos cortos por arriba del nivel en lugar de basarse en un turno de 8 horas, lo cual claramente constituiría un riesgo. El STEL establece una concentración máxima permitida para una duración dada, por lo general 15 minutos. Por ejemplo, la tabla A.2 enlista los siguientes PEL para el tolueno:

TOLUENO	
TWA	200 ppm
MAC	300 ppm
STEL	500 ppm por 10 minutos

Note que el STEL para el tolueno es mucho mayor que el MAC; podría pensarse que el STEL yace en algún punto entre el TWA y el MAC, pero las normas enlistan sistemáticamente STEL más altos que MAC; lo cual sugiere que si la duración de la exposición es menor a la duración especificada por el STEL ¡No existiría un límite para la concentración permisible!, lo que parece una contradicción a la definición del MAC, pero en realidad no resulta factible medir la concentración durante un periodo tan corto, excepto cuando se "toman muestras", un método muy poco confiable de medición. De hecho, a menudo resulta impráctico verificar los STEL incluso con los instrumentos más modernos, por lo que algunas veces, tanto la industria como los funcionarios encargados de darles cumplimiento ignoran estos niveles.

Unidades

Sin importar el tipo de límite con el cual se mida la exposición el analista debe estar familiarizado con las unidades de medición. Para la mayoría de las sustancias que aparecen en el apéndice A.1, la tabla indica un par de valores para cada límite, que son en realidad dos medidas distintas para el mismo límite, pero expresadas en unidades diferentes. Por lo general, los gases se miden con mayor facilidad en volumen, por lo que para estas sustancias se usa comúnmente la primera columna, titulada p/m (partes por millón). En contraste, resulta más conveniente medir los líquidos y algunos sólidos por su peso, y por lo tanto, para estas sustancias se prefiere la segunda columna, titulada mg/m^3 (miligramos de partículas por metro cúbico). Si se conoce el peso molecular de la sustancia, se puede realizar la conversión utilizando la fórmula:

$$p/m = \frac{mg/m^3 \times 24.45}{MW},$$

donde MW es el peso molecular de las sustancias. Las partes por millón se abrevian por lo general como ppm en lugar de p/m.

Niveles de acción

Debe mencionarse un nivel más: el nivel de acción (AL, Action Level). Cuando las mediciones de control se toman sólo después que se han excedido los TLV, podría ser demasiado tarde para evitar un daño serio y quizá muy tarde también para evitar un emplazamiento por parte de las autoridades. Los AL son un tipo de medida preventiva que se anticipa al problema antes que se excedan los TLV u otras mediciones. Los AL se establecen de manera arbitraria a la mitad del PEL. Una gran parte de la variación estadística y de instrumentación evita la realización de estudios completamente exactos. La diferencia entre el AL y el PEL proporciona un margen de error suficiente para garantizar que las exposiciones de los trabajadores no excedan el PEL mediante la aplicación de controles antes que se alcancen los PEL.

PROYECTO DE TERMINACIÓN DE NORMAS

En las secciones precedentes se ha descrito el método legal de aplicación y cumplimiento de normas prescritas para cientos de sustancias tóxicas, cuyos PEL se enlistan en forma de tablas. Éste es el enfoque general de OSHA para los contaminantes del aire y se aplica a una gran variedad de sustancias que pueden encontrarse en el ambiente laboral. Sin embargo, para un número menor de sustancias, OSHA ha tomado un enfoque más integral, mediante la publicación de normas detalladas, cada una de ellas abocada a controlar una sustancia peligrosa en particular. Las normas para estas sustancias se han formulado como una serie y todas las normas de ésta se han promulgado algunos años después de la aprobación de la ley OSHA. Ello significa que las normas se sometieron a un escrutinio mediante procedimientos de promulgación pública y vencieron la controversia de las facciones opositoras. Algunas de las sustancias sufrieron promulgaciones tormentosas, que incluyeron la invocación de procedimientos de promulgación "temporales de emergencia" y subsiguientes impugnaciones ante los tribunales. NIOSH llevó a cabo la mayor parte de la investigación de los antecedentes que justificaran la emisión de estas normas por separado, para las sustancias individuales. A este esfuerzo se le denominó *proyecto de terminación de normas* porque algunos han previsto que cada sustancia tóxica debiera eventualmente tener su propia norma en lugar de sólo incluirse en una lista de TLV. En la tabla 9.1 se muestra una lista completa de normas, junto con el PEL respectivo para cada sustancia incluida. Como se muestra en la tabla, algunas de las sustancias son en extremo peligrosas, por lo que no se especifica PEL alguno. Para dichas sustancias la norma es muy específica en cuanto a los procedimientos de manejo que deben observarse, las mascarillas de protección personal a utilizarse, así como otras medidas de precaución.

La norma OSHA 1910.130 se refiere a los patógenos transmitidos por la sangre y por lo tanto no se incluye en la tabla 9.1. No hay duda que los patógenos sanguíneos son tóxicos, pero la lista de terminación de normas se refiere a las sustancias tóxicas que se incluían originalmente en la lista de contaminantes del aire, para los que se han promulgado desde ese entonces normas completas. La norma para los patógenos sanguíneos no se considera parte de la lista debido a que no se incluía en la enumeración original de contaminantes del aire, y, de hecho, la exposición principal a los patógenos sanguíneos no ocurre a través del aire.

En el año fiscal 2003, OSHA se propuso mejorar la lista de terminación de normas haciendo una revisión de las mismas, eliminando los requisitos excesivos de notificación, actualizando o eliminando los requisitos médicos obsoletos que no correspondían a las prácticas médicas vigentes, reduciendo la frecuencia de los exámenes médicos, cuando se justificaba, y eliminando en general los trámites administrativos excesivos (OSHA Requests Comments On Proposed Improvements to Twenty-three Health Standards, 2002).

DETECCIÓN DE CONTAMINANTES

Es bueno contar con una lista de sustancias tóxicas con sus respectivos límites permisibles de exposición, pero se requiere aun más para determinar si existe un problema. Simplemente, hay

TABLA 9.1 Normas de OSHA para sustancias tóxicas específicas ("Proyecto de Terminación de Normas")

Sustancia	Límite permisible de exposición TWA (PEL)
1910.1001 Asbesto	0.1 fibras/cm^3 (longitud mayor a 5 μm) Valor máximo: 1 fibra/cm^3 (longitud mayor a 5 μm)
1910.1002 Partículas volátiles de alquitrán	0.2 mg/m^3
1910.1003 13 Carcinógenos (4-Nitrobifenil, etc.)	Extremadamente peligrosos. Refiérase a la norma
1910.1004 α-Naftilamina	Carcinógeno (ver 1910.1003)
1910.1005 (Reservado)	
1910.1006 Clorometil metil éter	Carcinógeno (ver 1910.1003)
1910.1007 3,3-Diclorobencidina (y sus sales)	Carcinógeno (ver 1910.1003)
1910.1008 Éter bis clorometílico	Carcinógeno (ver 1910.1003)
1910.1009 β-Naftilamina	Carcinógeno (ver 1910.1003)
1910.1010 Bencidina	Carcinógeno (ver 1910.1003)
1910.1011 4-Aminobifenil	Carcinógeno (ver 1910.1003)
1910.1012 Etilenimina	Carcinógeno (ver 1910.1003)
1910.1013 β-Propiolactona	Carcinógeno (ver 1910.1003)
1910.1014 2-Acetilaminoazobenceno	Carcinógeno (ver 1910.1003)
1910.1015 4-Dimetilaminoazobenceno	Carcinógeno (ver 1910.1003)
1910.1016 *N*-nitrosodimetilamina	Carcinógeno (ver 1910.1003)
1910.1017 Cloruro de vinilo	1 ppm STEL 5 ppm/15 minutos
1910.1018 Arsénico inorgánico	10 μg/m^3
1910.1025 Plomo	50 μg/m^3
1910.1027 Cadmio	5 μg/m^3
1910.1028 Benceno	1 ppm STEL 5 ppm/15 minutos
1910.1029 Emisiones de horno de carbón	150 μg/m^3
1910.1043 Polvo de algodón	200–750 μg/m^3 (dependiendo del proceso; ver la norma para más detalles)
1910.1044 1.2-Dibromo-3-cloropropano	1 ppb (partes por miles de millón)
1910.1045 Acrilonitrilo	Tope de 2 ppm: 10 pp/15 minutos
1910.1047 Óxido de etileno	Variación provisional a 1 ppm: 5 ppm/15 minutos
1910.1048 Formaldehído	1 ppb STEL: 2 ppm/15 minutos
1910.1050 Metilendianilina	10 ppm STEL: 100 ppb/15 minutos
1910.1051 1,3-Butadieno	1 ppm STEL: 5 ppm/15 minutos
1910.1052 Cloruro de metileno	25 ppm STEL: 125 ppm/15 minutos

Fuente: OSHA Safety and Health Standards (29 CFR 1910).

demasiadas sustancias en la lista como para considerar todas las posibilidades. Los administradores de seguridad y salud deben conocer los procesos que se llevan a cabo en sus plantas de forma que sepan lo que deben vigilar, o al menos a quién deben consultar. El muestreo y la realización de pruebas en el aire son una forma de determinar las concentraciones con la mayor exactitud posible, pero antes de realizar las pruebas es necesario que exista una sospecha sobre la posibilidad de contaminación a partir de otros indicios.

Una de las formas más comunes en que se detecta un problema potencial por primera vez es por el sentido del olfato. Parece que la gente cree que puede oler un contaminante en el aire y *por lo general* así es, pues se puede percibir ya sea la sustancia tóxica o algún agente con olor que la acompañe. No obstante, el sentido del olfato no es suficiente para detectar algunos de los contaminantes más peligrosos. El ejemplo más notorio es el monóxido de carbono, al igual que el bióxido de carbono, el nitrógeno y el metano, que también son esencialmente inodoros y pueden ser peligrosos por el simple hecho de que desplazan el oxígeno en el aire. Algunos lectores cuestionarán la afirmación de que el metano es inodoro, pues saben que es el ingrediente principal del gas natural. Sin embargo. El olor en el gas "natural" proviene de un agente fétido que se introduce de manera deliberada como una medida de seguridad para que la gente pueda detectar las fugas mediante el olfato. Incluso el ácido sulfhídrico, un gas que es tanto peligroso como poseedor de un olor fétido intenso, no puede detectarse con seguridad mediante el olfato. El olor es tan fuerte que invade rápidamente el sistema olfativo y las víctimas comienzan a bloquear el olor de modo que no están conscientes del grado de exposición.

Otro método es consultar la literatura técnica para determinar el tipo de industria que libera un tipo de sustancias específico. En la tabla 9.2 se proporciona información proveniente de la bibliografía de NIOSH en relación con los posibles contaminantes en diversas industrias.

Un método más es analizar los procesos dentro de la planta para determinar las fugas potenciales en la atmósfera industrial. Este análisis puede volverse muy técnico e implica no sólo la comprensión de la maquinaria, bombas, válvulas, sumideros y tanques, sino conocimientos sobre los materiales utilizados, sus cantidades, fases intermedias, volatilidades y otras características que afectan la cantidad del contaminante que se libera al aire. Puede ser necesario elaborar un diagrama de flujo de procesos cualitativo (ver también el capítulo 6) o incluso un diagrama de flujo de procesos cuantitativo para determinar si se encuentran presentes contaminantes potenciales del aire, para lo cual el administrador de seguridad y salud no debe dudar en recurrir a un ingeniero químico para analizar las posibles contaminaciones. Un análisis técnico en esta fase puede evitar posteriormente una gran cantidad de experimentos costosos y laboriosos de toma de muestras.

Estrategia de medición

Una vez que se ha determinado la existencia de un riesgo de contaminación del aire, debe seguirse un procedimiento que consiste en la obtención de muestras, la medición de las exposiciones de los empleados y el establecimiento de controles. NIOSH recomienda una estrategia con este fin, que se muestra en forma de un cuadro de decisiones en la figura 9.5.

Instrumentos de medición

Los reglamentos federales en Estados Unidos, tanto de OSHA como de EPA sobre los niveles permisibles de exposición a sustancias tóxicas en la atmósfera, han alentado a las industrias de instrumentación y electrónica a desarrollar nuevos mecanismos más precisos para la determinación de las concentraciones. La consideración de las partes por millón se somete a un escrutinio cada vez mayor, incluso hasta llegar a la detección de las partes por *miles de millón.* Estas demandas ejercen presión sobre la física de los instrumentos, lo que puede resultar en inexactitudes de gran escala.

Con tales demandas de alta tecnología en los aparatos de medición atmosférica, uno podría pensar que el control de la contaminación del aire es un campo nuevo; sin embargo, a lo largo de la historia han existido otros medios, aunque más rudimentarios, para vigilar el aire que respiramos. Antiguamente, se utilizaban animales para probar los gases tóxicos o la deficiencia de oxígeno. Por lo general se introducía un canario o un ratón a las minas, si el animal moría, alertaba a los trabajadores sobre la existencia de un riesgo. Asimismo, se utilizaba una lámpara de seguridad con flama para probar la deficiencia de oxígeno; la llama se extinguiría si la proporción de oxígeno en la atmósfera era muy baja. Una lámpara que se quemaba con un brillo más intenso se suponía era indicación de la presencia de metano.

TABLA 9.2 Operaciones y contaminantes del aire potencialmente peligrosos

Tipo de proceso	Tipo de contaminante	Ejemplos de contaminantes
Operaciones en caliente		
Soldadura	Gases (g)	Cromatos (p)
Reacciones químicas	Partículas (p)	Zinc y compuestos (p)
Soldadura suave	(polvo, humo, niebla)	Manganeso y compuestos (p)
Fundición		Óxidos metálicos (p)
Moldeo		Monóxido de carbono (g)
Quemado		Ozono (g)
		Óxido de cadmio (p)
		Fluoruros (p)
		Plomo (p)
		Cloruro de vinilo (g)
Operaciones con líquidos		
Pintura	Vapores (v)	Benceno (v)
Desengrasado	Gases (g)	Tricloroetileno (v)
Inmersión	Nieblas(m)	Cloruro de metileno (V)
Atomización		1,1,1-Tricloroetileno (v)
Cepillado		Ácido hidroclórico (m)
Revestimiento		Ácido sulfúrico (m)
Grabado		Ácido clorhídrico (g)
Limpieza		Sales de cianuro (m)
Limpieza en seco		Ácido crómico (m)
Encurtido		Ácido cianhídrico (g)
Enchapado		TDI, MDI (v)
Mezclado		Ácido sulfhídrico (g)
Galvanización		Bióxido de azufre (g)
Reacciones químicas		Tetracloruro de carbono (v)
Operaciones con sólidos		
Vaciado	Polvos	Cemento
Mezclado		Cuarzo (sílice libre)
Separaciones		Fibra de vidrio
Extracción		
Trituración		
Transporte por banda		
Carga		
Ensacado		
Atomización presurizada		
Limpieza de partes	Vapores (v)	Solventes orgánicos (v)
Aplicación de pesticidas	Polvos (d)	Clordano (m)
Desengrase	Nieblas (m)	Paratión (m)
Pulido con chorro de arena		Tricloroetileno (v)
Pintura		1,1,1-Tricloroetileno (v)
		Cloruro de metileno (v)
		Cuarzo (sílice libre, d)
Operaciones de formado		
Corte	Polvos	Asbesto
Esmerilado		Berilio
Limado		Uranio
Laminado		Zinc
Moldeado		Plomo
Aserrado		
Perforación		

Fuente: NIOSH (Occupational Diseases: A Guide to Their Recognition, 1951).

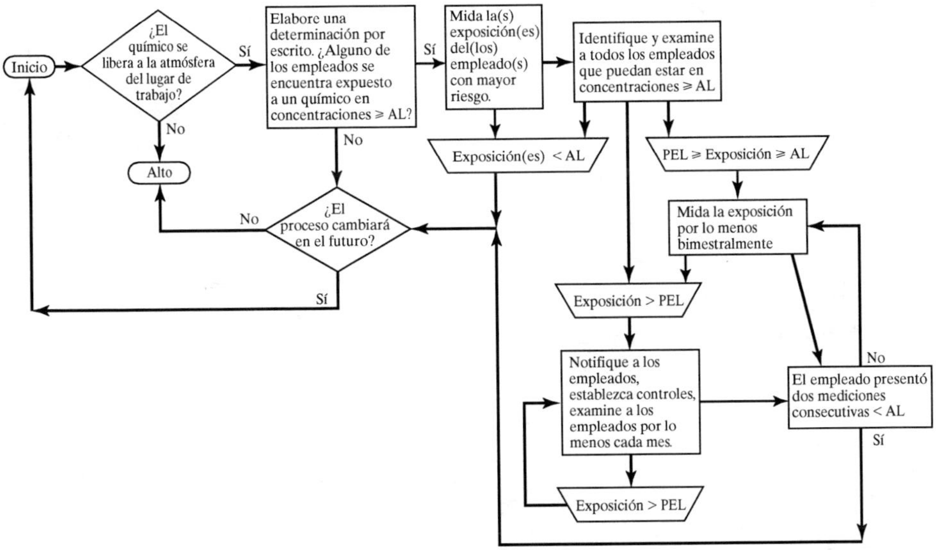

FIGURA 9.5

Estrategia de medición de exposiciones de NIOSH. Para conocer los requisitos a detalle deberá consultarse la norma de salud correspondiente a cada sustancia: AL, nivel de acción; PEL, límite permisible de exposición.

Estos métodos eran rudimentarios, pero al menos proporcionaban algunos indicadores fundamentales en casos de exposición *aguda*. Con el reconocimiento de los valores límite de umbral y la creciente importancia de las exposiciones crónicas, las pruebas del canario y de la flama resultan completamente inadecuadas, ya que para el momento en que el canario desarrollara cáncer o cicatrices en el tejido pulmonar, quizá los trabajadores también podrían haber sido víctimas ya. Además, la duración de la vida de los animales es muy corta como para lidiar con el efecto crónico al que sí es susceptible el ser humano.

En la actualidad existen fundamentalmente cuatro métodos para medir las exposiciones a contaminantes del aire:

1. Instrumentos de lectura directa.
2. Muestreo con tubos de detección.
3. Muestreo con un análisis de laboratorio posterior.
4. Dosímetros.

Se han inventado aparatos para problemas que se presentan a menudo, como la deficiencia de oxígeno y fugas de gas natural, que son capaces de medir y registrar las concentraciones reales en una pantalla como una lectura digital. En ocasiones un instrumento de lectura directa como éste es fundamental al entrar en un espacio confinado, cuando es necesario obtener una lectura en el punto y al momento para determinar si la atmósfera es segura con respecto a exposiciones agudas peligrosas. Los instrumentos de lectura directa son tan prácticos que los fabricantes intentan constantemente superar los límites de la física con el fin de concebir y patentar nuevos instrumentos que midan las concentraciones de tantas variedades de contaminantes del aire como sea posible.

Menos preciso que los instrumentos de lectura directa —pero que sigue siendo viable para el análisis en el sitio de las concentraciones existentes— es la toma de una muestra de la atmós-

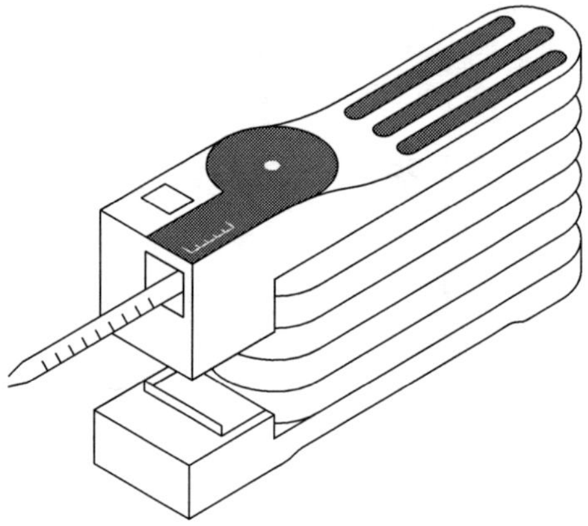

FIGURA 9.6

Tubo detector de contaminantes del aire insertado en una bomba de fuelle de manejo manual (*fuente*: cortesía de Draeger Safety, Inc.).

fera mediante un "tubo detector" que contiene un químico que reacciona con el posible contaminante si éste se halla presente. Los avances recientes en la tecnología de los tubos detectores han hecho posible la medición directa de por lo menos 359 químicos en el aire (Color Detector Tubes and Direct Reading Gas Detection Instruments, 1992). El procedimiento consiste en usar una bomba de fuelle manual que introduce una muestra de aire de volumen conocido en un tubo de vidrio que contiene un reactivo que cambia de color en presencia del contaminante objetivo. Pueden realizarse tanto determinaciones cualitativas como cuantitativas ya que la longitud y la intensidad de la banda de color se relacionan con la concentración cuantitativa del contaminante en cuestión. Algunas veces estos tubos se usan para realizar un análisis rápido de problemas potenciales, seguidos de un muestreo y un análisis en el laboratorio para obtener una medición cuantitativa exacta. En la figura 9.6 se muestra un ejemplo de un tubo detector introducido en la bomba de fuelle manual que recolecta la muestra. Ver estudio de caso 9.5.

ESTUDIO DE CASO 9.5

PRUEBA CON TUBO DETECTOR

La figura 9.7 muestra un tubo detector usado para probar las concentraciones atmosféricas de acetaldehído. Las siguientes especificaciones se aplican para este tubo:

Intervalo de medición normal	100–1000 ppm
Número de pulsos	20
Desviación estándar	±15–20%
Cambio de color	anaranjado a verde ocre

El problema consiste en determinar si este tubo detector puede utilizarse para probar el PEL y el AL del acetaldehído.

Solución

El apéndice A.1 revela que el PEL para el acetaldehído es de 200 ppm. Esta concentración se encuentra dentro del intervalo de sensibilidad del tubo ilustrado. El tubo también es capaz de detectar concentraciones de 100 ppm, que es el AL del acetaldehído. El método consiste en

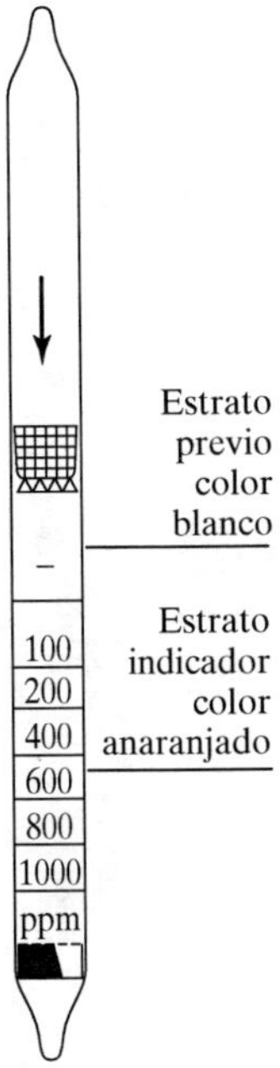

FIGURA 9.7

Tubo detector de acetaldehído (*fuente*: cortesía de Draeger Safety, Inc.).

destapar los extremos del tubo de vidrio y colocarlo en línea con un tubo flexible sujeto a una bomba, que se acciona mediante 20 pulsos. La profundidad de la penetración de la banda verde ocre en la región anaranjada calibrada, del tubo que se muestra en la figura 9.7., determina la concentración aproximada (en ppm). Por supuesto, este experimento conlleva un margen de error y algunas veces otras impurezas de los hidrocarburos del petróleo pueden contaminar los resultados; no obstante, la prueba se usa ampliamente para evaluar las áreas con problemas potenciales (Draeger Tube Handbook, 1992).

Para casos de contaminantes menos conocidos y para concentraciones poco comunes no queda más opción que el uso de aparatos de muestreo y análisis de laboratorio. Dichos aparatos pueden bombear una cantidad de aire preestablecida a través de un filtro o un material absorbente que recolecta el contaminante o recolectar simplemente un volumen preciso de aire. El filtro, el absorbente o la muestra de aire se envía al laboratorio para análisis.

Los dosímetros son los más prácticos de todos, en particular para recopilar datos sobre el TWA. Un dosímetro es un pequeño recolector que se coloca en el cuerpo o en las prendas de los trabajadores y recopila una exposición promedio ponderada por el tiempo durante un periodo específico, como es el caso de un turno completo. Desafortunadamente, la tecnología de última generación aún no ha podido desarrollar dosímetros exactos para la mayoría de las sustancias tóxicas. La figura 9.8 muestra un tipo de dosímetro que se utiliza para vigilar la atmósfera.

Nanotecnología

El siglo veintiuno ha sido el escenario de una atención creciente en la nanomanufactura, que trata de partículas a escala nanométrica (10^{-6} mm); una escala en la que se especula que puede

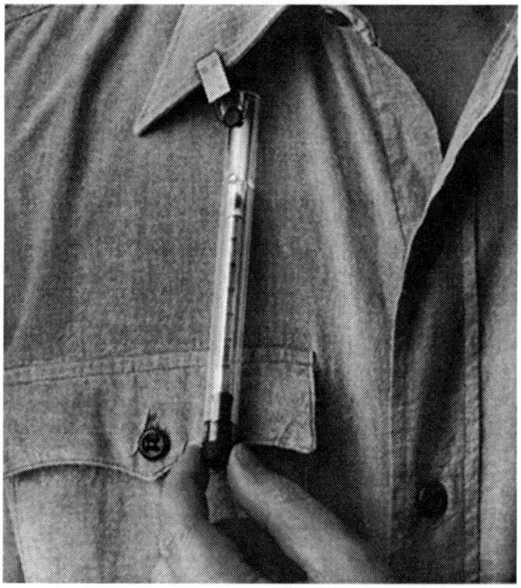

FIGURA 9.8

Dosímetro para recopilar datos sobre TWA de forma acumulativa (*fuente*: cortesía de Mine Safety Appliances Company).

manipularse la materia a nivel molecular y atómico. La nanotecnología, o *nanotech* (en inglés), ofrece un potencial inmenso en términos de aplicación en campos vitales, como en la energía, la medicina y la electrónica. Al mismo tiempo, la nanotecnología sienta las bases de un nuevo paradigma en cuanto a la seguridad y la salud de los trabajadores y da origen a interrogantes sobre la forma en que estas partículas diminutas se propagan por el cuerpo. Otra preocupación surge de la naturaleza fibrosa de algunas nanopartículas, pues es bien sabido el riesgo que representan las fibras de asbesto. ¿Sería posible que las nanofibras fueran aún más peligrosas que las fibras de asbesto como causa de enfermedades pulmonares, como un mesotelioma? Por ejemplo, un nanotubo de carbono es una nanopartícula que posee una relación longitud-diámetro muy grande, con valores que van de 10,000,000 a 1 hasta 40,000,000 a 1. Basta comparar estas cifras con las relaciones encontradas en las fibras de asbesto, que van de 3 a 1 hasta 10 a 1; la figura 9.9 representa la concepción artística de una comparación entre las fibras de asbesto y los nanotubos de carbono. Aunque tal comparación de partículas nunca se ha visto bajo un microscopio, la concepción del artista se basa en las proporciones de tamaño conocidas y en las razones entre longitud y diámetro. Es cierto que ambas partículas son fibras pero si se considera la enorme disparidad en tamaño y en las proporciones longitud-diámetro, ¿podrían parecerse de alguna manera los mecanismos de riesgo? En realidad, nadie lo sabe hasta ahora con la ciencia disponible a inicios del siglo veintiuno; sin embargo, los administradores de seguridad y salud pueden estar ciertos de que los científicos están trabajando con el fin de obtener conclusiones lógicas, apoyándose en estudios de investigación en nanotecnología. Es posible que se determine que los nanotubos de carbono son aún más peligrosos que las fibras de asbesto o quizá se descubra que son inocuos, por lo que el administrador de seguridad y salud inteligente se mantendrá al día sobre los nuevos descubrimientos científicos.

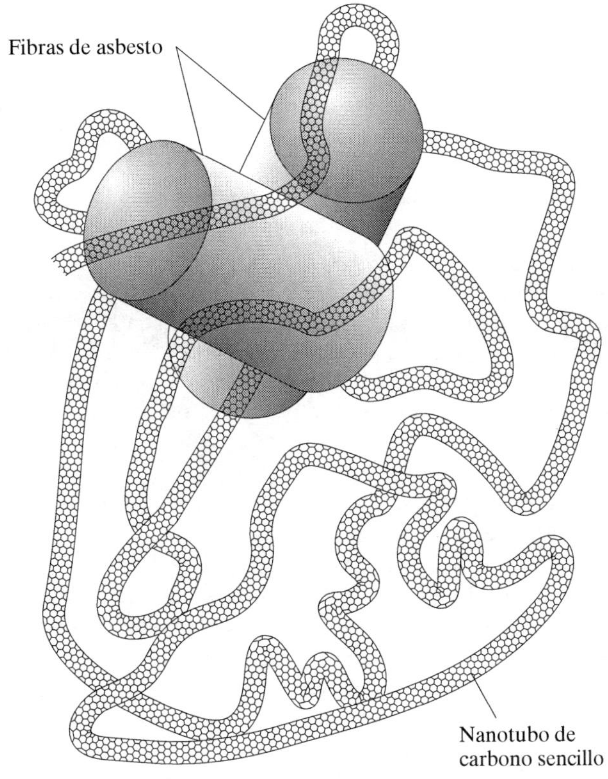

FIGURA 9.9

Concepción artística de una comparación entre las fibras de asbesto y un nanotubo de carbono.

Comparación de las exposiciones

Antes de concluir el tema de las exposiciones a contaminantes tóxicos es importante analizar el tema en perspectiva comparando los niveles de exposición por contaminación industrial con aquellos que se presentan en la vida cotidiana. En las últimas décadas del siglo veinte, la atención se centraba en la contaminación ambiental de los espacios abiertos por fuentes de emisión industrial; mientras que el enfoque del siglo veintiuno podría ser la contaminación de los interiores; no sólo la que se presenta dentro de las fábricas, sino en nuestros hogares y ambientes cotidianos. En Estados Unidos los investigadores Ott y Roberts (Ott, 1998) se han concentrado no sólo en las *emisiones* de sustancias altamente tóxicas, sino en los *niveles* a los que están expuestos los seres humanos durante sus actividades de rutina. Algunas de sus conclusiones resultan sorprendentes:

> Es muy posible que la mayoría de los ciudadanos tenga el mayor contacto con contaminantes potencialmente tóxicos no fuera sino dentro de los lugares que por lo general consideran como fundamentalmente no contaminados, como hogares, oficinas y automóviles. En comparación, las exposiciones derivadas de fuentes que comúnmente están en la mira de las leyes ambientales, como son los lugares rescatados por el Superfondo de CERCLA, las fábricas y las industrias locales, eran insignificantes.
>
> Incluso en las ciudades de Nueva Jersey: Bayonne y Elizabeth, que albergan un gran número de plantas de procesamiento de químicos, los niveles de 11 compuestos orgánicos volátiles fueron mucho mayores en las áreas cerradas que en el exterior (las concentraciones de otros compuestos volátiles que se sometieron a prueba fueron insignificantes en ambos ambientes). Las fuentes principales resultaron ser productos de consumo cotidiano, como los desodorantes ambientales y las sustancias de limpieza, así como diversos materiales de construcción.

En el presente capítulo se utilizó el benceno como ejemplo de una sustancia tóxica a la que se atribuyen riesgos serios de salud, como la leucemia. Éste tiene tanta importancia, que es uno de los pocos contaminantes para los que se promulgaron normas integrales durante el "proyecto de terminación de normas". No obstante, los estudios de Wallace (Wallace, 1995) han demostrado que no son las exposiciones industriales, sino las personales al benceno las responsables de la mayor parte de la exposición. Según sus cálculos, 45% del total de exposiciones al benceno en Estados Unidos se producen al fumar (o respirar el humo exhalado por otros); otro 36% proviene de la inhalación de vapores de la gasolina o del uso de productos comunes (como pegamentos) y 16% de fuentes domésticas variadas. La suma de estas tres fuentes de exposición al benceno da un total de 97%; lo que indica que el 3% restante sí proviene de la exposición a éste por contaminación industrial. En vista de estos datos estadísticos, ¿existe alguna duda de las razones por las que el énfasis del siglo veintiuno, en cuanto a los contaminantes del aire, se aleje de las fuentes industriales para encaminarse a las exposiciones cotidianas de carácter personal?

RESUMEN

La exposición a sustancias tóxicas es el problema de salud más común, pero las que se originan en el lugar de trabajo poseen una naturaleza distinta a la percibida por la mayoría de las personas que las considera venenos. Fuera del ámbito de trabajo, se piensa que los venenos son pociones mortales que llegan a ingerirse; mientras que en el trabajo los venenos pueden ser mortales, pero por lo general entran al organismo a través de los pulmones en concentraciones diminutas y reconocer sus efectos puede llevar años. Una excepción notable es la deficiencia de oxígeno, que puede tener consecuencias rápidas y fatales. Las formas en que los venenos afectan al cuerpo de los humanos pueden clasificarse en siete categorías: irritantes, venenos sistémicos, depresivos, asfixiantes, carcinógenos, teratógenos y mutágenos. Cada uno de los siete puede ser de leve a mortal dependiendo de la concentración. Muchas sustancias se incluyen en más de una de estas siete categorías.

Un primer paso importante para poder controlar los riesgos de salud es realizar exámenes de referencia a los nuevos empleados, que permitan determinar las afecciones preexistentes que puedan empeorar ante una exposición a toxinas en el lugar de trabajo. Los exámenes también permiten medir el deterioro, en su caso, de la salud de los trabajadores durante el tiempo que permanezcan empleados.

Esta medición del deterioro de la salud de los trabajadores proporciona información valiosa; pero es aun más valiosa la medición de las exposiciones a sustancias tóxicas antes que provoquen un daño. En este capítulo se ha explorado la ciencia y la instrumentación necesarias para medir concentraciones diminutas de sustancias tóxicas en las atmósferas industriales. Asimismo, se ha presentado el sistema de normas que sirve para comparar las concentraciones. Las normas más importantes para los contaminantes del aire son los niveles permisibles de exposición (PEL); que por lo general son exposiciones promedio ponderadas por el tiempo (TWA) para turnos de 8 horas. Por otra parte, algunas sustancias tóxicas son tan peligrosas que requieren un nivel máximo (C) de concentración. Los niveles de acción (AL) se derivan de los PEL e indican cuando los contaminantes del aire alcanzan niveles que deben controlarse antes que sobrepasen los límites permisibles. Asimismo, se requieren fórmulas especiales para considerar los efectos conjuntos de contaminantes múltiples.

Una vez que se han estudiado las sustancias tóxicas, sus efectos en el cuerpo humano y los métodos y normas para la medición de sus concentraciones en las atmósferas industriales, pasaremos al capítulo 10, en el que se considerarán las formas en que se puede controlar el ambiente industrial con el fin de minimizar los efectos de estas sustancias. Además, en dicho capítulo se presentará el riesgo por ruido industrial y la forma de controlarlo.

EJERCICIOS Y PREGUNTAS

9.1 Además de ser un buen criterio para ubicar a los empleados en el trabajo adecuado de acuerdo con sus características físicas. ¿Cuál es la segunda razón por la que deben realizarse exámenes físicos de referencia?

9.2 ¿Cómo distinguiría entre los términos *sustancias tóxicas* y *materiales peligrosos*?

9.3 Mencione las siete clases principales de sustancias tóxicas.

9.4 ¿Cuál es el nombre técnico de la variedad de alcohol “potable”? ¿A qué clase de sustancia tóxica pertenece?

9.5 Mencione las tres vías principales por las que ingresan las toxinas al organismo.

9.6 Mencione un campo profesional en el que los trabajadores son particularmente vulnerables a una contaminación por exposición de los ojos a un riesgo biológico.

9.7 ¿En qué consiste el “proyecto de terminación de normas”? Nombre por lo menos dos sustancias comunes que se incluyan en dichas normas.

9.8 Nombre por lo menos tres gases comunes e inodoros que pueden ser peligrosos.

9.9 ¿Qué gas tóxico de olor extremadamente fétido podría inhibir el sistema olfativo? ¿Qué significa *olfativo*?

9.10 Explique la relación entre AL y PEL. ¿Qué representan estos términos?

9.11 ¿Cuál es la definición de la palabra *humo*?

9.12 ¿Qué cantidad de *monóxido* de carbono es permisible en el aire, dada una concentración normal (0.033%) de *bióxido* de carbono (pero ningún otro contaminante)?

9.13 Las muestras de aire indican que una atmósfera industrial contiene 0.001% de estireno metílico durante la mitad matutina del turno y 0.015% durante la otra mitad vespertina. Calcule el TWA. Sí se asume que no hay otros contaminantes presentes ¿la exposición excede el PEL? ¿Excede el AL?

9.14 Algunas muestras de aire indican las siguientes concentraciones de contaminantes durante un turno de 8 horas (de 8:00 am a 4:00 pm):

1. Trifluorobromometano, 0.1% de 11:00 am A 2:00 pm.
2. Propano, 0.05% todo el día.
3. Fosgeno, 1 parte por millón a las 2:00 pm, con una duración de 15 minutos.

a) Suponiendo que no existen otros contaminantes presentes ¿la atmósfera durante el turno completo cumple las normas de OSHA?

b) Para cumplir las normas de OSHA con *exactitud*, ¿cuánto tiempo más o menos de exposición al fosgeno sería permisible, suponiendo que el resto de los contaminantes permanece según lo expuesto anteriormente?

9.15 Dos tubos detectores mediante color que evalúan las concentraciones atmosféricas del bióxido de carbono tienen las siguientes especificaciones:
Intervalo estándar de medición del Tubo A:
5 a 25 ppm (con 2 pulsos de la bomba)
0.5 a 10 ppm (con 5 pulsos de la bomba)
Intervalo estándar de medición del Tubo B:
5 a 100 ppm (con 5 pulsos de la bomba)
2 a 50 ppm (con 10 pulsos de la bomba)

¿Cuál tubo proporciona mayor precisión para esta prueba? ¿Cuál de ellos sería el ideal para verificar una concentración cercana al PEL? ¿Cuántos pulsos de la bomba deberían usarse? ¿Cuál tubo sería ideal para verificar concentraciones cercanas al AL? ¿Cuántos pulsos de la bomba serían necesarios?

9.16 Se sospecha que un proceso de soldadura con gas en un espacio confinado produce concentraciones peligrosas de monóxido de carbono, bióxido de carbono, partículas de óxido de hierro y humo de manganeso. El muestreo atmosférico produce los siguientes datos de exposición:

Periodo	CO (ppm)	CO_2 (ppm)	Óxido de hierro (mg/m^3)	Manganeso (mg/m^3)
8:00 A.M.–10:00 A.M.	10	1000	1	1
10:00 A.M.–12:00 P.M.	20	1000	4	1
12:00 P.M.–1:00 P.M.	25	1000	2	0
1:00 P.M.–4:00 P.M.	30	1000	3	1

Realice los cálculos para determinar si la exposición combinada representa una violación a las normas de OSHA.

9.17 Nombre por lo menos cinco tipos de neumoconiosis. ¿Cuál es el más peligroso?

9.18 ¿Cómo difieren las fibrosis de otros tipos de neumoconiosis?

9.19 Nombre las dos categorías fundamentales de asfixiantes y proporcione ejemplos de cada una.

9.20 Explique los siguientes términos:

a) Mutágeno

b) Carcinógeno

c) Teratógeno

9.21 ¿De qué manera difieren las amenazas de los venenos en el trabajo de aquellas presentes en el hogar?

9.22 ¿Cuál es la diferencia entre *humo* y *vapor*?

9.23 Compare los tamaños de las partículas de las siguientes sustancias:

a) Humo de óxido de zinc

b) Humo del tabaco

c) Diámetro de un cabello humano

d) Bacterias

9.24 Explique los siguientes términos:

a) *TLV*

b) *PEL*

c) *TWA*

d) *MAC*

e) *STEL*

f) *AL*

9.25 Nombre algunos métodos tradicionales para detectar la presencia de contaminantes peligrosos del aire y explique las ventajas y desventajas de cada uno.

9.26 Nombre tres métodos básicos para medir las exposiciones a contaminantes del aire.

9.27 Suponga que algún proceso industrial genera las siguientes concentraciones de contaminantes del aire durante los periodos mostrados:

Periodo	Metanol (ppm)	Óxido nítrico (mg/m^3)	Bióxido de azufre (mg/m^3)
8:00 A.M.–10:00 A.M.	50	5	0
10:00 A.M.–11:00 A.M.	150	10	1
11:00 A.M.–1:00 P.M.	100	5	1
1:00 P.M.–4:00 P.M.	200	10	1

Si se toman en conjunto ¿estás concentraciones exceden los niveles permisibles de exposición?

9.28 En el ejercicio 9.27, suponga que el etanol podría servir para remplazar el metanol como solvente de este proceso a cambio de liberar una doble concentración a la atmósfera. ¿Esto mejoraría o empeoraría el caso? Explique su respuesta.

9.29 Los ingenieros de proceso intentan decidir entre dos solventes, benceno y clorobenceno, para usarlo en la planta de la que usted es administrador de seguridad y salud. ¿Qué información podría proporcionarles acerca de los riesgos comparativos de estos dos solventes?

9.30 Un hombre y una mujer derraman una botella de ron con 150 grados de alcohol en el piso de la cocina de un pequeño departamento de una habitación, cuya área total es de 600 pies cuadrados y posee techos a una altura normal de 8 pies. Al momento de limpiar el derrame, casi 5 pies cúbicos de vapor de alcohol se han liberado al aire por evaporación. Al notar el intenso olor a alcohol en el aire, abren la ventana y al sentirse mareados, duermen 8 horas durante la noche. La ventana abierta permite la dilución gradual del alcohol en el aire y, por la mañana, la concentración ha disminuido a 500 partes por millón. Si se asume una tasa constante de disminución del contenido de alcohol en el aire durante la noche, ¿esta concentración representa un riesgo? Si la exposición hubiera sido ocupacional ¿se habrían excedido los PEL?

9.31 En el ejercicio 9.30 la intención original de la pareja era hornear un pastel con sabor a ron. Si hubieran continuado su plan, entonces el horno caliente hubiera provocado 25 pies cúbicos adicionales de vapor de alcohol en el departamento. ¿Cuál sería la concentración con respecto al PEL?

9.32 Se tiene un tubo detector de gases de lectura directa para medir las concentraciones de muestras del gas tóxico bióxido de azufre. El tubo 5H ha sido especificado para concentraciones en el intervalo de 0.05 a 8.0%, mientras que el tubo 5M se utiliza para concentraciones en un intervalo de 20 a 3600 ppm. ¿Cuál de estos tubos es el más sensible?

9.33 Los siguientes tubos detectores de gas se usan para una lectura directa de concentraciones del gas tóxico ácido sulfhídrico:

Tubo	Concentración
4HT	1–40%
4HH	0.1–4.0%
4H	10–3200 ppm
4M	12.5–500 ppm
4L	1–240 ppm
4LL	0.25–60 ppm

¿Cuál de estos tubos sería el más apropiado para detectar el valor máximo especificado por OSHA para la concentración de ácido sulfhídrico? De los tubos que podrían utilizarse, ¿cuál sirve para probar los intervalos de concentración más estrechos?

9.34 Se tiene un tubo detector para analizar las concentraciones de acetato de isopropilo en valores que van de 0.05 a 0.75%. ¿Será capaz este tubo de detectar concentraciones en el PEL de OSHA? ¿Será una herramienta apropiada para analizar si se ha excedido el AL?

9.35 Se determina en el laboratorio que una partícula de carbón tiene un diámetro de 17 μm. ¿Cuál es su diámetro en centímetros? Calcule el diámetro en pulgadas. ¿Esta partícula puede clasificarse como polvo o humo?

9.36 Considere las siguientes concentraciones de contaminantes del aire que se observaron juntos el mismo día:

Contaminante	TWA (ppm)
Éter isopropílico	200
Etilbenceno	40
Clorobenceno	25
Clorobromometano	50

Si se consideran por separado, ¿alguna de las concentraciones excede el PEL para dicha sustancia? ¿Y el AL? Si se consideran en conjunto, ¿la mezcla excede el PEL o el AL?

9.37 En términos históricos ¿Los TLV tienden a aumentar o disminuir con el tiempo? ¿Por qué?

9.38 ¿Qué conjunto de valores tiende a permanecer más estático, los PEL o los TLV? ¿Por qué?

9.39 **Estudio de caso de diseño**. Un ingeniero de procesos propone un nuevo solvente para reducir las cantidades requeridas por el proceso y reducir de manera importante las cantidades de vapores del solvente que se liberan al aire dentro de la planta. El nuevo solvente es percloroetileno y se espera que ocurra una reducción de 20% en el volumen de vapor que éste

TABLA 9.3 Niveles de exposición

	Exposiciones matutinas (4 horas)	Exposiciones vespertinas (4 horas)
Anhídrido acético	0.5 ppm	1 ppm
Hidróxido de sodio	0.2 mg/m^3	0.3 mg/m^3
Sulfuro de amonio	3 ppm	4 ppm
Bisulfuro de calcio	5 ppm	8 ppm
Bisulfuro de carbono	4 ppm	6 ppm
Sulfuro de sodio	0.7 mg/m^3	0.8 mg/m^3
Bisulfito sódico	0.5 mg/m^3	0.5 mg/m^3

libera a la atmósfera de la planta en comparación con el solvente anterior (solvente Stoddard). Se le solicita como Profesional Certificado en Seguridad evaluar el cambio propuesto en el proceso. ¿Apoyará este cambio? Explique su postura.

9.40 **Estudio de caso: Planta de fabricación de rayón.** Se realizan mediciones y las concentraciones de los contaminantes en el aire se incluyen en la tabla 9.3. Determine cuáles sustancias se incluyen en la lista de limites PEL de OSHA y realice los cálculos para determinar si las exposiciones dadas, por separado y en conjunto, exceden los PEL y AL de OSHA.

9.41 **Estudio de caso de diseño.** Los ingenieros de diseño de procesos en la planta de fabricación de rayón del ejercicio 9.38 sugieren la introducción de un nuevo proceso que requiere el uso del solvente formaldehído. Los exámenes preliminares sugieren que el nuevo proceso liberaría una pequeña cantidad de vapores de formaldehído a la atmósfera de la planta, quizá una parte por millón en volumen, además de los vapores ya presentes en dicha atmósfera que se enlistan en la tabla 9.3. El ingeniero de la planta ha tenido la previsión de invitar al administrador de seguridad y salud a participar en el equipo de diseño para enriquecer la tarea con otra perspectiva. Realice los cálculos pertinentes y evalúe el impacto potencial del nuevo proceso en la seguridad y salud de los trabajadores de la planta. ¿Qué recomendaciones haría al equipo de diseño?

EJERCICIOS DE INVESTIGACIÓN

9.42 En este capítulo se mencionó que el mercurio y sus compuestos son materiales tóxicos. En 1995, un derrame industrial de compuestos de mercurio en un río en Rusia amenazó la salud de los pobladores y significó un daño ambiental al océano Ártico. Investigue los pormenores de este accidente y el alcance del daño. ¿Por qué dicho océano es más vulnerable a los daños provocados por este tipo de accidentes en comparación con los océanos templados?

9.43 El 10 de enero de 1997, OSHA publicó una norma final para el cloruro de metileno. Investigue acerca de esta norma y determine lo siguiente:

a) El número de la norma.
b) La fecha de entrada en vigor de la misma.
c) La fecha de conclusión de la fase de implantación (arranque).
d) El PEL TWA de 8 horas.
e) El STEL.
f) La antigüedad de los registros de tiempos de exposición que deben conservarse.

9.44 Analice el impacto de la norma para el cloruro de metileno. ¿Cuántas vidas por año se espera salvar como resultado de la promulgación de esta norma? ¿En qué porcentaje se reducirán los riesgos de cáncer entre los trabajadores que utilicen este solvente? ¿Cuánto disminuirá la exposición de los trabajadores? ¿Cuántos trabajadores utilizan el cloruro de metileno?

9.45 En 1996, OSHA redujo el límite permisible de exposición (PEL) para el 1,3-butadieno. ¿En qué cantidad se redujo? ¿Cuál es el costo anual estimado que debe cubrir adicionalmente la industria para cumplir con este requisito mucho más estricto? ¿Cuántas muertes por cáncer esperan salvarse en un periodo de 45 años de vida productiva?

9.46 Realice una búsqueda en Internet para determinar los diámetros y las longitudes conocidos actualmente de los nanotubos de carbono normales. Calcule la proporción para dichas dimensiones.

9.47 Si el diámetro de un nanotubo de carbono se representa mediante una línea con un ancho de 1/100 de una pulgada en la figura 9.9, ¿qué longitud debería tener el dibujo de la línea curva en la ilustración del artista para representar la proporción correcta (longitud a diámetro) de un nanotubo de carbono?

9.48 Realice una búsqueda en Internet para determinar los diámetros de las fibras de asbesto y los nanotubos de carbono que se conocen en la actualidad. Calcule la proporción entre dichos diámetros. Considerando esta información analice cuidadosamente la figura 9.9 para determinar si el artista utilizó dimensiones razonables para comparar dichas fibras con los nanotubos.

PREGUNTAS DE INVESTIGACIÓN DE NORMAS

9.49 En el presente capítulo se enumeraron todos los químicos incluidos en el "proyecto de terminación de normas"; utilice la base de datos del portal *Companion* para determinar cuáles de estos químicos genera una mayor actividad de emplazamientos por parte de OSHA.

9.50 Consulte la norma para la industria en general de OSHA que rige las mezclas de diversos contaminantes tóxicos en el aire. Identifique la disposición que obliga a que los contaminantes en el aire se mantengan dentro de sus respectivos PEL. Determine la frecuencia de los emplazamientos para dicha disposición utilizando la base de datos del portal Companion, así como el monto promedio en dólares de las multas propuestas por violarla.

9.51 Localice la norma de OSHA que trata acerca de las mezclas de diversos contaminantes tóxicos del aire. Utilice dicha norma para verificar la ecuación (9.2) del presente capítulo.

CAPÍTULO 10

Control ambiental y ruido

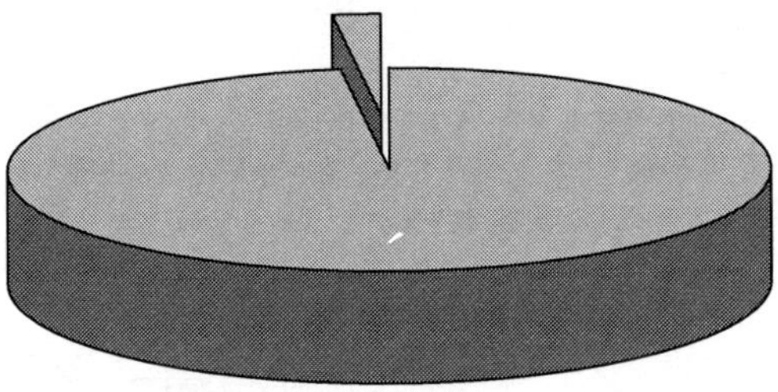

Porcentaje de emplazamientos de OSHA para la industria general que abordan este tema

En el capítulo 9 exploramos la importante tarea de medir y evaluar los contaminantes del aire para determinar el grado de exposición a los riesgos para la salud. Una vez que se observa que hay un contaminante del aire, existe una variedad de estrategias disponibles para lidiar con él. En el capítulo 3 establecimos que de la profesión ha emergido una jerarquía definida de estrategias que se conocen como "tres líneas de defensa". Dichas estrategias son los controles de ingeniería, los controles de las prácticas laborales y el equipo de protección personal, en ese orden. En este capítulo, examinaremos los métodos para aportar soluciones de ingeniería al problema de los contaminantes del aire, principalmente mediante ventilación. También se comentarán los riesgos del ruido, junto con los controles de ingeniería y los de las prácticas laborales para evitar estos riesgos.

VENTILACIÓN

La ventilación puede ser la solución más obvia de ingeniería para un problema de contaminantes del aire, pero antes de acudir a esta solución debe reconocerse que quizá sean mejores otras formas de tratar con el problema. En el capítulo 3 se enumeró una serie de métodos como "principios de diseño de la ingeniería". En este capítulo también se verán algunas aplicaciones de ellos.

La forma más deseable de tratar con un contaminante del aire es cambiar el proceso, para que éste ya no se produzca. Esto es tan obvio que algunas veces se pasa por alto. Quizá no sea posible cambiar el proceso, pero si lo es, probablemente existan tremendas ganancias de reserva, no sólo en salud y seguridad, sino también en costos de producción y eficiencia. Por ejemplo, se podría encontrar que las partes maquinadas pueden trabajar en seco, evitando la exposición de la piel del operador al aceite de corte, así como a la contaminación del aire con el solvente cuando se limpian las partes posteriormente. La forja, la fundición en matrices, o la tecnología de polvos metálicos, pueden eliminar varios procesos de maquinado, cambiando el proceso de maneras beneficiosas. En situaciones específicas, algunas de estas ideas pueden generar más desventajas que ventajas, pero debe verificarse cada aplicación buscando beneficios potenciales. No existe mejor manera para que el administrador de seguridad y salud gane el reconocimiento de la gerencia de la compañía, que generando una idea inteligente para reducir los costos o aumentar la producción, al tiempo que también mejora la seguridad y la salud.

Para obtener más ideas, considere los riesgos de los contaminantes tóxicos del aire que surgen de las operaciones de soldadura. Algunas veces, la fuente principal del contaminante es el recubrimiento superficial del metal a soldar. Quizá, como cambio del proceso, el recubrimiento de la superficie se pueda retirar antes de comenzar a soldar. Mejor aún, quizá el material no requiera soldadura. Posiblemente una operación de engargolado pueda producir una unión eficaz, eliminando la necesidad de la soldadura.

Los procesos químicos se clasifican como por lote o continuos. Por lo general, la elección entre los dos implica muchas consideraciones, incluyendo el costo de inversión, la duración esperada de la corrida de producción, los volúmenes a producir, y el importante factor de la contaminación del aire. Por lo general, los procesos continuos reducen la exposición de los materiales al aire porque se reduce el manejo abierto y los lotes de materiales no están esperando inactivos el procesamiento. Sin embargo, el equipo mecánico de manejo utilizado por los procesos continuos puede aumentar los niveles de contaminación. Debe estudiarse cada situación para determinar la mejor solución, sin olvidar los aspectos relativos a la seguridad y la salud.

Una forma en la que se puede cambiar un proceso es aislándolo o confinándolo. Si en la planta se encuentra un proceso particularmente contaminante, quizá deba ubicarse en un edificio separado para que no contribuya al problema global de la ventilación.

Una ligera variante del cambio de proceso es el cambio de los materiales utilizados. Se ha encontrado que el tetracloruro de carbono constituye un riesgo para la salud, por lo que se ha sustituido por otros solventes. Se ha encontrado que los solventes de hidrocarburos clorados, como el tricloroetileno y el percloroetileno también son peligrosos, pero afortunadamente no tanto como el tetracloruro de carbono. Es posible que se encuentren nuevos solventes que reducen aún más los riesgos. Labar (Labar, 1993) clasifica muchos hidrocarburos solventes peligrosos como "compuestos orgánicos volátiles" (VOC, Volatile Organic Compounds) y sugiere sustituirlos con solventes con base de agua. Un beneficio adicional de este tipo de solventes es que algunas veces no son tan resbalosos como los VOC cuando se derraman sobre el piso. Es posible que sean costosos y por lo general tarden más en secar que los VOC, además la corrosión puede ser otro problema. Todos saben que el agua provoca la corrosión y si se utilizan solventes con base de agua para realizar lavados, es posible que se requieran boquillas de acero inoxidable. Finalmente, puede ser que los solventes con base de agua constituyan riesgos para la salud, siendo tal vez la causa de infecciones en el tracto urinario. La sustitución de materiales puede ser una buena idea, pero deben identificarse y evaluarse todas las ventajas y desventajas.

Otra posible sustitución se da en la limpieza con chorro de arena. Con frecuencia se utiliza arena de sílice para mejorar las características de las superficies, pero cuando se halla en el aire provoca la enfermedad pulmonar llamada *silicosis*. Quizá la arena de sílice se pueda sustituir por granalla de acero, eliminando la contaminación por sílice.

Un ejemplo característico del cambio de materiales para reducir los riesgos es cambiar las peligrosas pinturas con base de plomo y sustituirlas por materiales como los pigmentos de óxido de hierro. Otro cambio clásico fue el del freón a propano como propelente en las latas de aerosol. En este caso, el cambio de materiales tenía la intención de proteger el ambiente (la capa de ozono), pero la solución puede ser más riesgosa para las personas, porque el propano es un gas inflamable.

Principios de diseño

Si no se puede cambiar el proceso o sustituir los materiales, un sistema de ventilación bien diseñado puede ser la mejor solución al problema. OSHA tiene una norma que trata acerca de este tema, pero debe enfatizarse que la ventilación es un tema muy técnico y es posible que el administrador de seguridad y salud desee buscar un ingeniero profesional para diseñar una solución adecuada de ventilación para un problema de contaminación del aire. La ventilación de escape no es lo mismo que la calefacción y acondicionamiento ordinario del aire, y se pueden cometer errores si no se considera esta diferencia. En la figura 10.1 se muestra un ejemplo. La mayoría de los ductos de calefacción y acondicionamiento del aire tienen dobleces en ángulo recto, que pueden ser muy adecuados para los gases, pero que reducen mucho su capacidad para transportar partículas.

Otro sistema cuestionable de ventilación es el ventilador casero ordinario utilizado para alejar el humo de una fuente contaminante. Es cierto que un ventilador puede diluir la concentración de un contaminante en ciertos lugares, y se ha reconocido que la dilución por ventilación es un método para reducir las concentraciones a niveles menores al PEL. Pero la pregunta es "*¿Hacia dónde* envía la contaminación el ventilador? Se agrega al nivel global de contaminación del aire en la planta y es posible que posteriormente se deba enfrentar si otros procesos también están produciendo contaminación.

Un objetivo básico de la ventilación de escape es aislar y retirar los contaminantes dañinos del aire. Cuanto más se concentran dichos contaminantes en áreas limitadas de la planta, más fácil es separarlos del aire. Aunque la ventilación de dilución es eficiente en algunos casos, es contraproducente para la meta de eliminar el contaminante. La ventilación de dilución se parece a "barrer la basura debajo de la alfombra".

El enfoque es una consideración importante en los sistemas de ventilación. No es suficiente el volumen o la velocidad de flujo. La tecnología de la ventilación está produciendo algunos sistemas locales de escape muy buenos que enfocan la toma sobre el contaminante, de

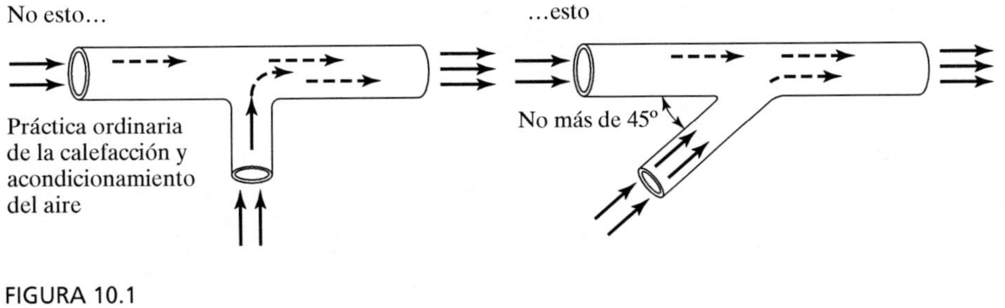

FIGURA 10.1

Evite ángulos agudos en la entrada del ducto.

manera muy similar a como lo hace una aspiradora. Incluso si se puede lograr un flujo suficiente con un sistema de ventilación general, el flujo podría ser molesto porque el viento podría hacer volar papeles y otros materiales, haciendo que el trabajo fuera confuso e ineficiente.

Es posible que la mención anterior a una aspiradora haya dado una idea equivocada a algunos administradores de seguridad y salud. Por lo general, el tamaño de las partículas de los humos u otros contaminantes serían muy pequeños para quedar efectivamente atrapados en la bolsa de una aspiradora ordinaria. Si el proceso no atrapa el contaminante, simplemente lo está dispersando alrededor, aumentando quizá la exposición.

Los mejores sistemas de ventilación de escape son los del tipo de "halar" (pull), no los de "empujar" (push). Incluso dentro del ducto de escape, el ventilador debe colocarse al final del ducto, de ser posible, como se muestra en la figura 10.2. Entonces las fugas en el ducto sólo introducirían más aire en él, en lugar de bombear aire contaminado a la atmósfera de la planta.

Aire de alimentación

Con un sistema o sistemas de ventilación es fundamental una fuente de *aire de alimentación*. La forma tradicional de suministrar aire de alimentación es simplemente abrir puertas y ventanas. Sin embargo, en la actualidad se ha vuelto cada vez más atractivo recircular el aire de escape después de filtrarlo y descontaminarlo. Esta solución no sólo ahorra energía, sino que también reduce la contaminación atmosférica exterior, un punto muy importante si se consideran los reglamentos de la Agencia de Protección Ambiental (EPA – Environmental Protection Agency) en Estados Unidos y el interés general del público sobre el medio ambiente.

En la figura 10.2 se muestra un sistema recirculatorio en el que el objetivo es retirar el polvo por medio de un filtro de alta eficiencia. Es fundamental reconocer la importancia de las condiciones del filtro para la efectividad global del sistema. Si funciona correctamente, el filtro se tapará con el paso del tiempo, por lo que se le debe dar servicio, limpiarse o cambiarse. Observe el regulador de desvío, que permite seleccionar la proporción del sistema, desde recirculación total, hasta escape total. Este regulador puede ahorrar energía cuando las condiciones climatológicas son buenas y la recirculación es innecesaria. Note también la inclusión de un manómetro para detectar la presión diferencial a través del filtro, así como una alarma para advertir mediante sonido si este diferencial crece demasiado. El objetivo de ambos es dar indicaciones o advertencias al operador de que el filtro necesita servicio.

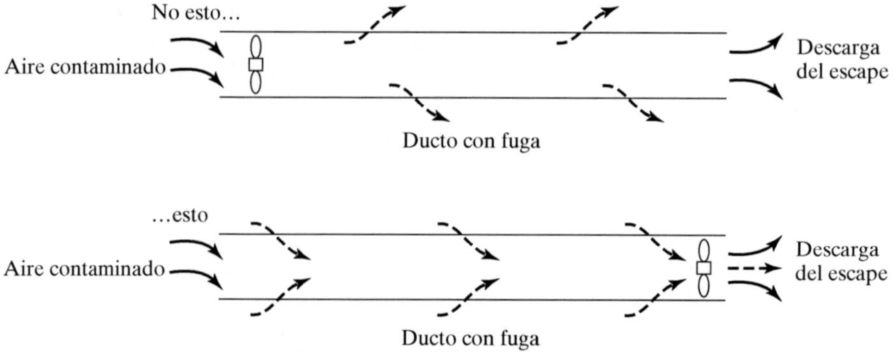

FIGURA 10.2

Ubicación del ventilador: mantiene la presión negativa dentro del ducto.

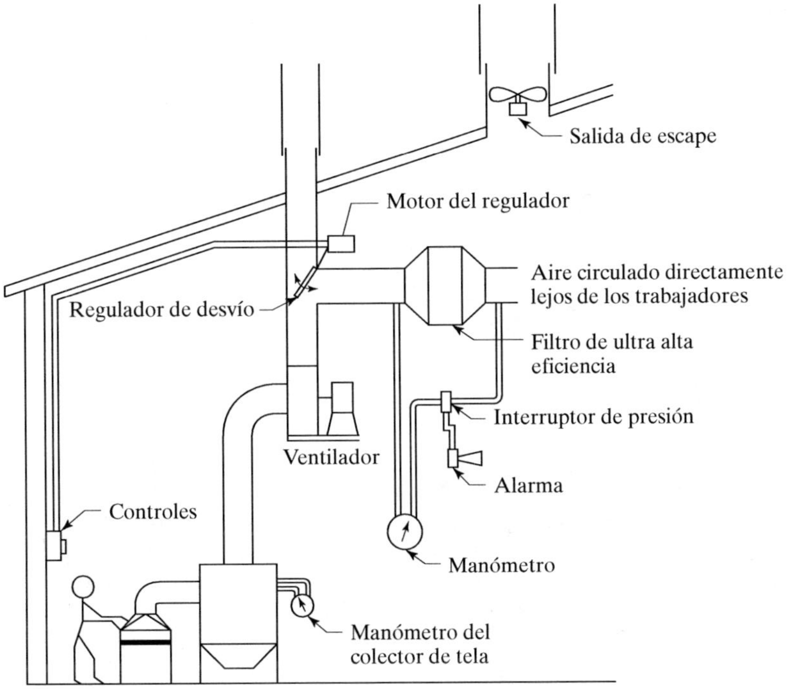

FIGURA 10.3

Ejemplo de recirculación mediante dispositivos de limpieza de aire (polvo) (*fuente*: American Conference of Governmental Industrial Hygienists Committee on Industrial Ventilation).

Es importante advertir a los administradores de seguridad y salud que supervisen estrechamente los sistemas de recirculación. Muchas veces en la industria se instala un sofisticado sistema de ventilación para un proceso y después se ignora. Algunas alarmas de filtros son simples luces rojas que los operadores frecuentemente pasan por alto. Incluso las alarmas audibles, como zumbadores o bocinas, en ocasiones se desactivan desconectando cables eléctricos. Se ha encontrado que tanto el personal de operación como el de mantenimiento ha sido culpable de desactivar dichos dispositivos, diseñados para proteger la salud de los trabajadores.

Además del uso de sistemas de recirculación, existen otras maneras para resolver el problema de las pérdidas de energía debidas a la introducción de aire de alimentación al edificio. Un método es introducirlo justo en el punto en el que se está generando la contaminación. Con esta estrategia es posible que el aire de alimentación no necesite acondicionamiento, enfriamiento en el verano o calentamiento en el invierno. El sistema de escape simplemente aspira el aire de alimentación sin acondicionamiento junto con los contaminantes y los trabajadores tienen poca oportunidad de exponerse a cualquiera de ellos.

Otra solución al problema es utilizar un intercambiador de calor para capturar nuevamente la energía del aire de escape y transferirla a la entrada del aire de alimentación. Sin embargo, es difícil poner en práctica esta solución porque por lo general el diferencial de calor entre el aire de alimentación y el de escape es demasiado bajo para que el intercambiador sea eficaz. Además, el método del intercambiador requiere colocar el ducto del aire de alimentación cerca

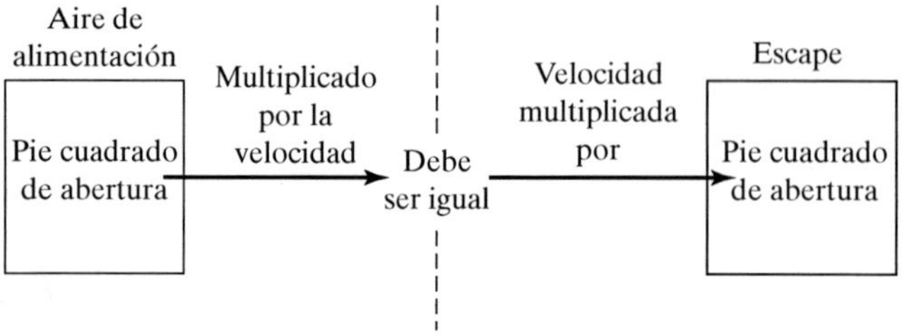

FIGURA 10.4

Balance del aire de alimentación y el de escape.

del ducto del aire de escape, lo que introduce la posibilidad de la contaminación cruzada. Finalmente, los sistemas con intercambiador de calor pueden ser costosos, tanto al instalarlos como al mantenerlos con eficacia, o demasiado costosos en muchos casos como para amortizarlos por medio de ahorros de costos de energía a lo largo de la vida del sistema.

Además del problema de la energía, otro problema con el suministro del aire de alimentación es la presencia de contaminación en el aire exterior; se trata de un problema inusual, pero se ha presentado en ocasiones. En una planta, la entrada del aire de alimentación estaba junto a una carretera importante, lo que provocaba que se introdujera al edificio monóxido de carbono y otras emisiones de los escapes de los automóviles. En otro diseño deficiente, la entrada del aire de alimentación estaba tan cerca de la descarga del sistema de escape que se regresaban los contaminantes que se estaban extrayendo y se recirculaban en toda la planta, de manera que si los trabajadores habían escapado de respirar el aire contaminado la primera vez, tenían otra oportunidad para exponerse a él.

Una verificación rápida que ayuda a determinar si existe un suministro suficiente de aire de alimentación es revisar la presión atmosférica dentro y fuera de la planta. La presión interior debe ser sólo ligeramente menor que la presión exterior. Si la presión interna es sustancialmente menor, entonces es insuficiente el suministro del aire de alimentación. En la figura 10.4 se ilustra la relación básica entre alimentación y escape. El área transversal de las aberturas de alimentación multiplicada por la velocidad del flujo a través de dichas aberturas debe ser igual al área transversal de las aberturas de escape multiplicadas por la velocidad de flujo a través del escape.

Algunas veces, el suministro adecuado del aire de alimentación y un volumen suficiente de ventilación general de escape es la única solución práctica del problema de reducir la exposición a los contaminantes del aire a los niveles especificados. En el estudio de caso 10.1 se ilustra el principio de esta solución al problema.

ESTUDIO DE CASO 10.1

Un proceso industrial libera 2 pies cúbicos de clorobenceno por hora a un cuarto que mide 20 por 40 pies y tiene una altura de techo de 12 pies. ¿Cuál es la ventilación general de escape mínima necesaria, en pies cúbicos por minuto, para evitar un riesgo general de salud en este cuarto?

Solución

Una faceta sutil de este problema es que para un proceso de operación continua las dimensiones del cuarto son realmente irrelevantes para la solución. Es verdad que para una exposición de corta duración el tamaño del cuarto afecta la dilución del clorobenceno dentro del confinamiento del cuarto, pero al lidiar con un proceso continuo uno debe proveer suficiente ventilación para producir un suministro amplio de aire de alimentación para diluir continuamente el clorobenceno a niveles dentro de los límites, *independientemente del tamaño del cuarto.*

El PEL del clorobenceno es 75 ppm. Digamos que X = ventilación total necesaria para diluir el clorobenceno. Entonces,

$$\frac{2}{X} = \frac{75}{1{,}000{,}000}$$

$$X = \frac{2 \times 1{,}000{,}000}{75} = 26{,}667 \text{ pies}^3/\text{hora}$$

$$= \frac{26{,}667 \text{ pies}^3/\text{hora}}{60 \text{ minutos/hora}}$$

$$= 444 \text{ pies}^3/\text{minuto}.$$

Dispositivos de purificación

Si el aire de escape es lo suficientemente limpio para cumplir las normas exteriores, es posible que no sea necesario filtrarlo o purificarlo una vez que sale de la planta, pero con frecuencia es necesario algún dispositivo de purificación en el exterior, de la misma manera que se requiere en el interior para los sistemas recirculatorios, en particular para la eliminación de partículas. En los siguientes párrafos se describen algunos de los tipos básicos de dispositivos para la eliminación de partículas.

Los dispositivos *centrífugos*, con frecuencia denominados *ciclones* (ver figura 10,5), aprovechan la masa de las partículas contaminantes, haciendo que se recolecten en los costados

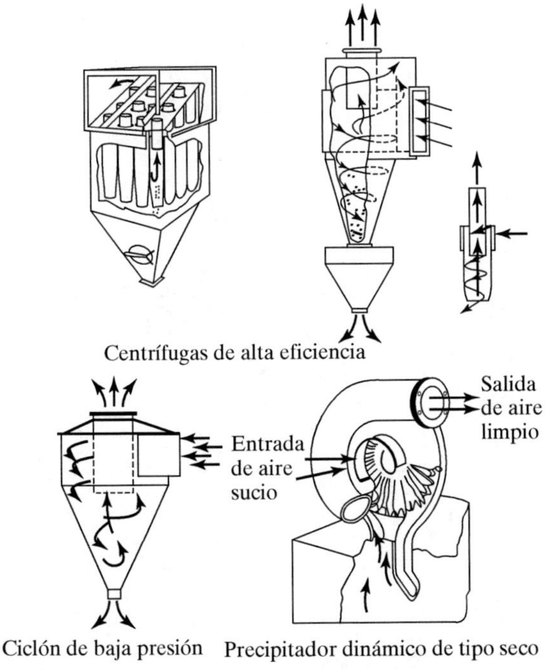

FIGURA 10.5

Ciclones y otros tipos de recolectores centrífugos secos para la eliminación de partículas del aire de escape (*fuente*: ACGIH Committee on Industrial Ventilation).

del ciclón en el remolino de aire y que después se deslicen hacia el fondo y se asienten en el cuello del embudo, de donde se pueden extraer periódicamente. Otro tipo de dispositivo centrífugo hace que el aire sucio golpee unas persianas, donde las partículas se separan del aire. Una aplicación característica de los ciclones es la remoción de polvo de granos en los elevadores y molinos de granos. Los ciclones también se utilizan para el aserrín del aserrado, plástico, polvos y algunas partículas químicas secas.

Los *precipitadores electrostáticos* aplican una descarga eléctrica muy elevada (por ejemplo, 50,000 voltios) sobre las partículas, provocando que sean atraídas a un electrodo de carga eléctrica opuesta. El electrodo recolector puede consistir en placas, varillas o alambres que se pueden agitar para sacudir el polvo recolectado y hacer que se asiente en el fondo de la cámara. En la figura 10.6 se ilustra un tipo de precipitador electrostático de alto voltaje. Los precipitadores electrostáticos se utilizan en las industrias del acero, del cemento, la minería y la química. También se utilizan en las chimeneas de humos para reducir las cenizas flotantes.

Los *lavadores húmedos* incluyen una amplia variedad de dispositivos que emplean agua o soluciones químicas para lavar el aire eliminando las partículas u otros contaminantes. Algunos

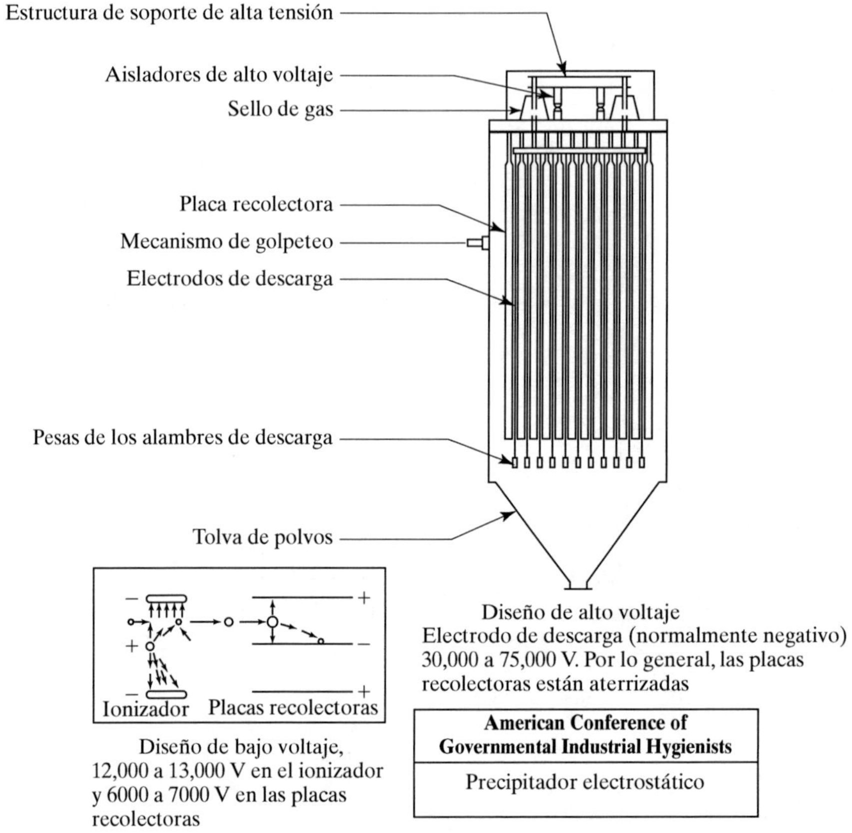

FIGURA 10.6

Precipitadores electrostáticos para retirar partículas (*fuente*: ACGIH Comittee on Industrial Ventilation).

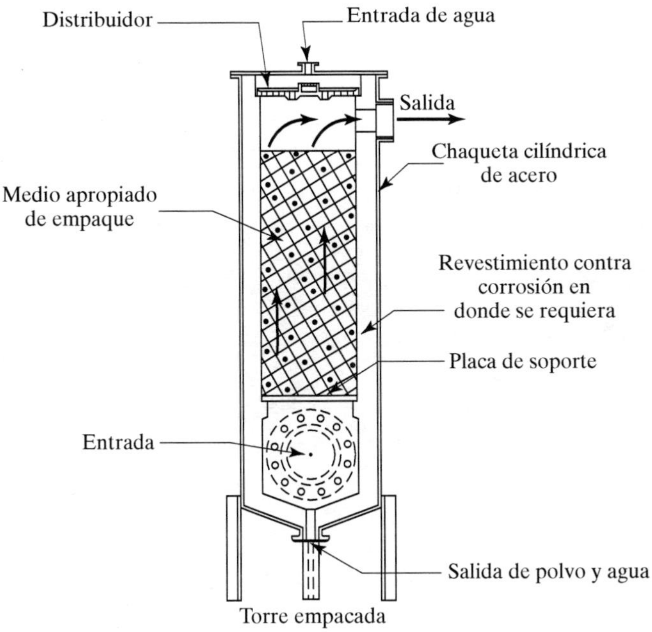

American Conference of Governmental Industrial Hygienists
Recolector de polvo de tipo húmedo

FIGURA 10.7

Lavador húmedo del tipo de torre empacada (*fuente*: ACGIH Committee on Industrial Ventilation).

tipos hacen pasar el aire seco a través de agua o una solución estática. Otro tipo de equipo fuerza el aire sucio a elevarse dentro de una torre empacada con un medio de relleno por el que se hace caer agua, como se muestra en la figura 10.7. Observe en la figura que el agua más limpia se encuentra en la parte superior de la torre, donde el aire de salida es el más limpio. El fondo de la torre es el más sucio, donde el vehículo constituido por el agua está saliendo del empaque y entrando en contacto con el aire de escape más sucio, sin tratamiento. Los tipos húmedos centrífugos, al igual que los secos, aprovechan la masa de las partículas haciendo que golpeen sobre hojas, placas o divisores. Los lavadores húmedos se encuentran en las industrias químicas, en donde son capaces de retirar gases y vapores, además de las partículas. Otras industrias que utilizan los lavadores húmedos son las del hule, cerámica, fundición y de corte de metales.

Los filtros *textiles*, o *tipo bolsa*, son fundamentalmente semejantes a una bolsa de aspiradora. Algunos son enormes y se localizan en edificios separados llamados *casas de filtros*. En la figura 10.8 se muestran tres tipos de filtros textiles que se utilizan en la refinación de metales tóxicos, como el plomo, y en las industrias de la madera, corte de metales, hule, plásticos, cerámicas y química.

En la figura 10.9 se muestra otra imagen de una casa de filtros múltiples utilizados para la purificación del aire en una operación de plasma.

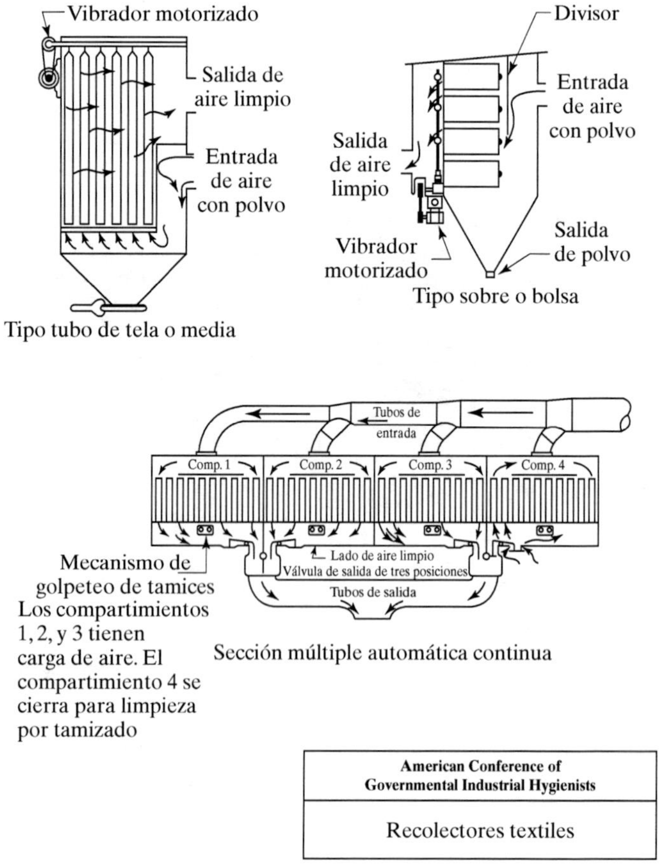

FIGURA 10.8

Filtros textiles para aire de escape (*fuente*: ACGIH Committee on Industrial Ventilation).

NORMAS ASHRAE Y CALIDAD DEL AIRE INTERIOR

Hasta este punto, este capítulo se ha concentrado en la ventilación de escape para eliminar contaminantes conocidos, en especial, partículas. Sin embargo, los ingenieros de calefacción y acondicionamiento de aire en el siglo veintiuno se han concentrado en mejorar la calidad global del aire interior, no sólo en la remoción de contaminantes específicos. La Sociedad Estadounidense de Ingenieros en Calefacción, Refrigeración y Acondicionamiento del Aire (ASHRAE, American Society of Heating, Refrigerating, and Air-Conditioning Engineers) ha emitido una norma general: Norma ASHRAE 62-2001: Ventilación para una calidad aceptable del aire interior (IAQ, Indoor Air Quality). Es posible que el lector recuerde que el tema de la calidad del aire interior se presentó en el capítulo 2 de este libro, pero se enfatizó en el humo del cigarro en el lugar de trabajo, no la calidad del aire interior en general.

Los ingenieros del siglo veintiuno están observando un contaminante del aire en particular: el bióxido de carbono como indicador de referencia para la calidad del aire interior en general. Al exhalar, los humanos descargan bióxido de carbono. Si la ventilación interior es inadecuada para la carga general de ocupación humana del espacio, los niveles de éste pueden aumentar. En

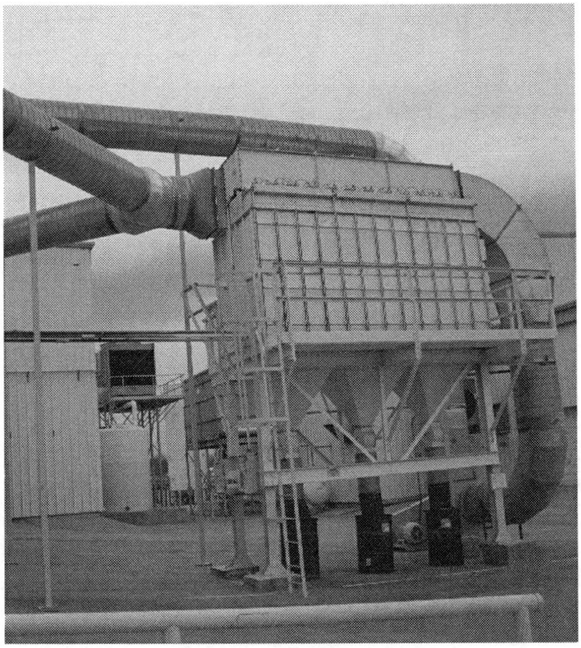

FIGURA 10.9

Casa de filtros múltiples. A la izquierda, la entrada de aire se introduce por la sección Y; pasa a través de una serie de filtros. Cuando los filtros se sacuden, los residuos caen dentro de los barriles que se ven al fondo. Un ventilador extrae el aire hacia el costado derecho y lo introduce en la entrada de aire de alimentación (*cortesía*: Pratt & Whitney).

la tabla A.1 de este libro de texto se indica que el PEL para el bióxido de carbono es 5000 ppm. Éste es un nivel más bien elevado, no el que ocurriría normalmente debido a la exhalación humana. Sin embargo, los ingenieros de acondicionamiento de aire se están enfocando en los sistemas de ventilación que refrescan el aire a niveles de concentración mucho menores. Cuando el aire realmente se estanca en el lugar de trabajo, los olores corporales pueden convertirse en un problema y algunas veces, los trabajadores se quejan de sentirse mareados o aletargados. Aunque se requiere alguna investigación para verificar y cuantificar estos efectos, se está dando una atención creciente a los posibles efectos del aire estancado en la productividad y terminación de tareas.

El control de los sistemas de ventilación general se ha vuelto más sofisticado conforme avanza la tecnología para la medición de los parámetros del aire. Con frecuencia, los sistemas de calefacción, ventilación y acondicionamiento de aire (HVAC, Heating, Ventilating, and Air-Conditioning) son capaces de controlar no sólo el encendido y apagado del aire de ventilación, sino también el gasto, ajustando la velocidad de los ventiladores que constituyen el sistema. Esto ha ido más allá apoyándose en los recientes desarrollos de las transmisiones de velocidad variable para los motores de los ventiladores. Los sistemas de acondicionamiento de aire que controlan el gasto de aire se identifican como sistemas de "volumen variable de aire" (VAV, Variable Air Volume). Los administradores de seguridad y salud que están familiarizados con los VAV pueden ofrecer ventajas a las compañías que los utilizan, que van más allá del objetivo de la seguridad y la salud de los trabajadores. Los sistemas VAV también ahorran energía al reducir los requerimientos para los ventiladores. El ahorro de energía ha sido más que bienvenido en el ambiente actual de énfasis en el consumo de ésta, calentamiento global e ingeniería verde. Otra ventaja es una deshumidificación más efectiva. Un punto final que debe reconocerse es que la humedad y el agua resultante de la condensación son los principales factores de crecimiento de moho y hongos, que pueden deteriorar no sólo la salud del trabajador sino también la preservación de los materiales y procesos dentro de las instalaciones. Los recientes avances de ASHRAE y de la industria HVAC aseguran que las normas para la calidad del aire interior continuarán haciéndose más estrictas cada vez. Aunque en el capítulo 2 se estableció que OSHA abandonó sus intentos de promulgar una nueva norma para la calidad del aire interior, la cuestión puede ser abordada de nuevo a la luz de nuevos avances en este campo.

RUIDO INDUSTRIAL

La exposición al ruido es otro problema clásico de salud porque las exposiciones crónicas son las únicas que comúnmente causan los daños. Una sola exposición aguda puede provocar daño permanente y, en este sentido, el ruido es un problema de seguridad, sin embargo, la exposición a este tipo de riesgo es extremadamente rara. Igual que con los otros riesgos de salud, el ruido tiene un valor límite de umbral y la exposición se mide en términos de promedios ponderados por el tiempo. Para entender las unidades de estas medidas, son necesarios algunos antecedentes de las características físicas del sonido.

Características de las ondas de sonido

El ruido se puede definir como un sonido indeseable. En el contexto industrial por lo general el ruido significa sonido excesivo o dañino. Normalmente se entiende que el sonido es una onda de presión en la atmósfera; en los líquidos, el sonido también es una onda de presión; en los sólidos rígidos, el sonido adquiere la forma de una vibración.

Hay dos características básicas de las ondas de sonido que resultan importantes para el tema del control del ruido:

1. la amplitud, o intensidad de la cresta de presión, de la onda;
2. la frecuencia en la que ocurre la cresta de presión.

Nuestro sentido del oído puede detectar las dos características. La intensidad de la presión se detecta como fuerza (o volumen), mientras que la frecuencia de la presión se detecta como tono. En la figura 10.10 se ilustra la forma de la onda de sonido y se grafica la relación entre la presión y el tiempo. Observe en la figura 10.10(b) que el *periodo* es la duración del tiempo requerido por la onda para completar su ciclo. En la gráfica, ésta se mide desde el punto en el que el diferencial de presión se convierte en cero y comienza a volverse negativo. Sin embargo, podría medirse de cresta a cresta, de valle a valle, o en cualquier punto conveniente de referencia en el ciclo. Estos periodos siempre son cortos, demasiado cortos para contar las veces que ocurren al escuchar el sonido. Si pudiéramos contar las ocurrencias de estos ciclos de ondas, el conteo resultante por unidad de tiempo sería la *frecuencia*, que usualmente se mide en número de ciclos por segundo (*hertzios*). Un sonido característico tiene una frecuencia de 1000 ciclos por segundo, es decir 1000 hertzios (Hz). Obviamente, nunca podríamos contar 1000 pulsos de presión en un solo segundo, pero nuestros oídos tienen una sensibilidad sorprendente a las variaciones en este conteo de frecuencia. A la sensación se le conoce como *tono*, y los músicos hábiles han entrenado sus oídos

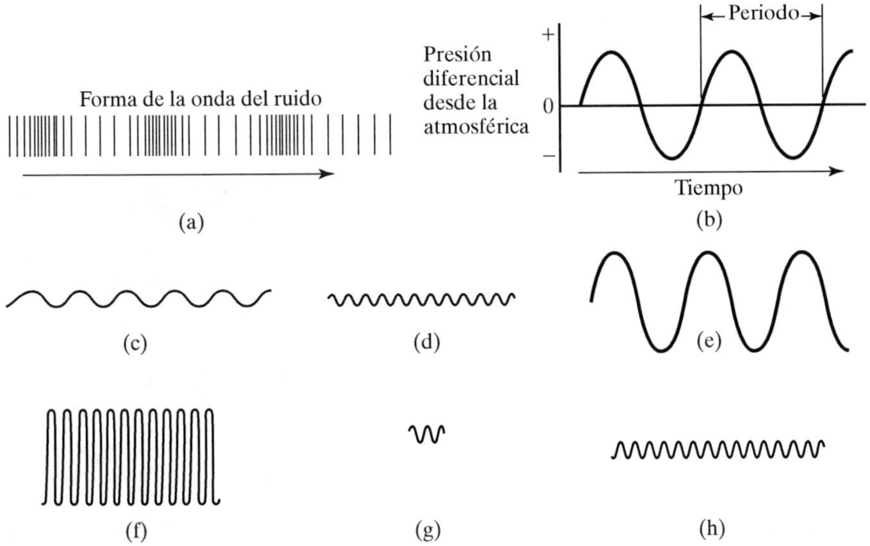

FIGURA 10.10

Características de las ondas de sonido: (a) la onda de presión es longitudinal (en la dirección de desplazamiento del sonido); (b) relación entre la presión y el tiempo en un punto dado de la exposición al sonido; (c) tono bajo, sonido suave; (d) tono alto, sonido suave; (e) tono bajo, sonido fuerte; (f) tono alto, sonido fuerte; (g) sonido de corta duración; (h) sonido sostenido.

para escuchar variaciones muy ligeras en la frecuencia de las ondas de sonido. La frecuencia es importante en el análisis de las fuentes de exposición al ruido laboral.

En las instalaciones industriales, la intensidad de la presión de la onda de sonido es incluso más importante que el tono. Las crestas elevadas de presión en las ondas pueden causar daño permanente a los delicados mecanismos del interior del oído humano, provocando la pérdida permanente de la audición. Si se examina el diagrama de la figura 10.11, se comprenderá mejor el mecanismo del daño al oído. El oído humano tiene tres regiones: el oído externo, el oído medio y el oído interno. Observe en el diagrama del oído interno el órgano con forma de caracol denominado cóclea. Existen diminutos cabellos dentro de él que vibran y transmiten las vibraciones al cerebro mediante el nervio auditivo (cocleal). La exposición continua a niveles altos de ruido daña estos minúsculos cabellos, por lo que pierden su capacidad para transmitir el ruido al cerebro. Si la exposición no es demasiado severa, el daño se puede superar permitiendo al oído que descanse de la exposición por algunos días.

El oído es lo suficientemente delicado como para captar las minúsculas presiones de sonidos apenas audibles y también es capaz de soportar una gama increíblemente grande de presiones. El oído humano puede soportar, *sin sufrir daño*, una presión de sonido hasta 10,000,000 veces mayor que el sonido más pequeño que pueda oír. Una consecuencia necesaria de esta increíble gama de presiones es que no es muy sensible a los matices de las diferencias en estas presiones, en particular cuando éstas se adentran en la parte superior de la gama. En otras palabras, conforme los sonidos se vuelven más fuertes, el oído humano difícilmente puede detectar un incremento grande en la intensidad, incluso si dicha intensidad se duplica o triplica.

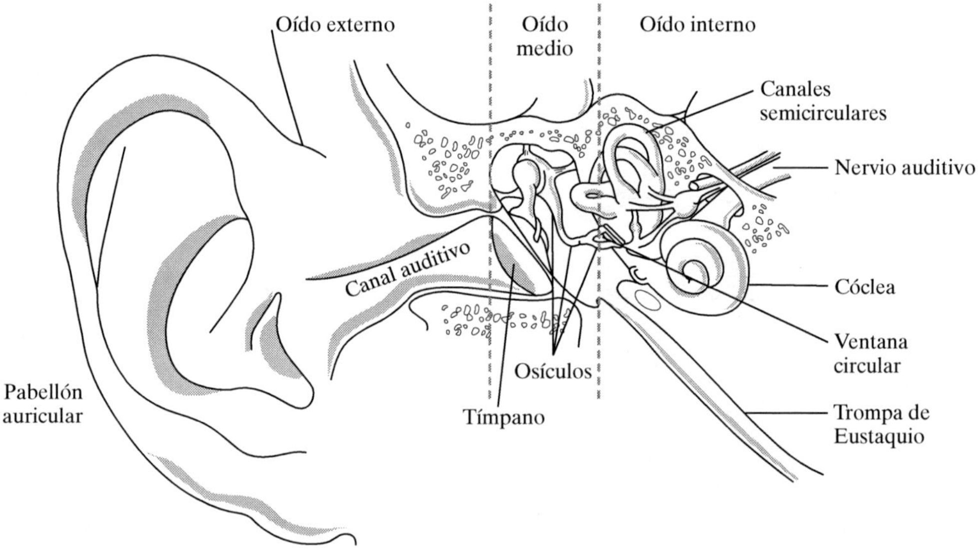

FIGURA 10.11

Diagrama del oído humano: Observe el órgano con forma de caracol en el oído interno. Este órgano se llama cóclea. Los cabellos que se hallan dentro de la cóclea se pueden dañar por la exposición al ruido y perder su capacidad para transmitir las señales al cerebro a través del nervio auditivo.

Decibelios

Es difícil hablar de una gama tan grande de presiones audibles, y es particularmente difícil establecer normas. Imagine un medidor de ruido que lee en millones de unidades. La situación se complica más por el deterioro de la capacidad del oído humano para detectar diferencias de presión conforme aumenta la fuerza del sonido. Para lidiar con estos problemas se estableció una unidad de medida llamada *decibelio* (dB) que mide la intensidad de la presión del sonido. El decibelio tiene una relación logarítmica con la intensidad real de la presión, por lo que la escala se comprime conforme el sonido se vuelve más fuerte, hasta que, en los niveles superiores, el decibelio sólo es una medida aproximada de la intensidad real de la presión; pero esto es apropiado, porque, como se señaló antes, de cualquier manera el oído humano percibe grandes diferencias sólo cuando el sonido se hace muy fuerte. En la figura 10.12 se relaciona el decibelio con niveles conocidos de sonidos.

La escala logarítmica del decibelio es conveniente, pero genera algunos problemas. Si en la planta existe una máquina con un ruido muy fuerte, poner una segunda máquina igual justo junto a la primera no duplicará el volumen del sonido. Recuerde que la gama de presiones de sonido es tremenda y que el oído humano sólo escucha un ligero incremento en el volumen aunque la presión real del sonido se haya duplicado debido a la adición de la máquina adicional. La escala de decibelio reconoce la adición de la nueva máquina como un incremento en el nivel de ruido de sólo 3 decibelios. Por el contrario, si el nivel del ruido en la planta excede por mucho las normas permisibles, apagar la mitad de las máquinas en la planta, una medida obviamente drástica, puede tener un efecto muy pequeño en la reducción del nivel total de ruido en la escala de decibelios. En la tabla 10.1 se proporciona una escala para decibelios combinados, para llegar a un nivel total de

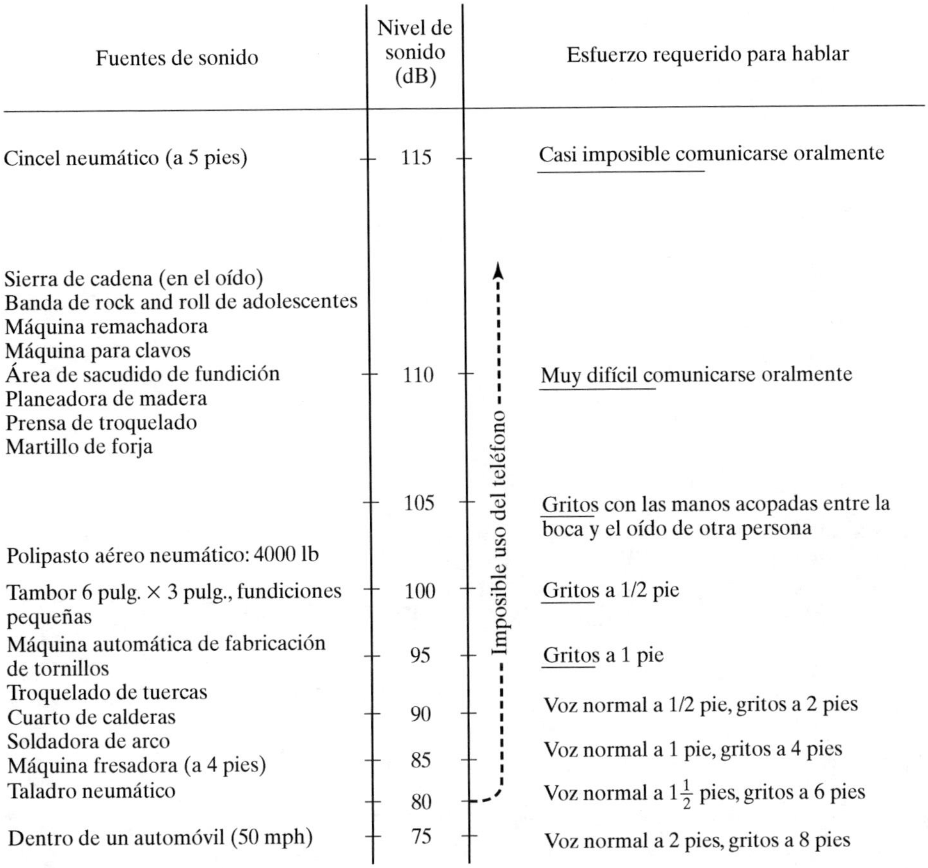

FIGURA 10.12

Niveles de ruido en decibelios para ruidos conocidos (*fuente*: NIOSH).

TABLA 10.1 Escala para decibelios combinados

Diferencia entre dos niveles de decibelios que se van a sumar (dB)	Cantidad que se suma al nivel mayor para obtener la suma de decibelios (dB)
0	3.0
1	2.6
2	2.1
3	1.8
4	1.4
5	1.2
6	1.0
7	0.8
8	0.6
9	0.5
10	0.4
11	0.3
12	0.2

Fuente: NIOSH (Manual de control de ruido industrial (NIOSH 79-117), 1978).

ruido de dos fuentes. Si existen tres o más fuentes, se combinan dos de ellas y después se tratan como una sola fuente para combinarla con una tercera y así sucesivamente con las siguientes, hasta que se han combinado todas las fuentes en un total único. Un ejemplo ayudará a ilustrar este método.

ESTUDIO DE CASO 10.2

Suponga que la exposición al ruido en una estación de trabajo se debe fundamentalmente a cuatro fuentes, como sigue:

Máquina A	86 dB
Máquina B (idéntica a la máquina A)	86 dB
Máquina C	82 dB
Máquina D	78 dB

Primero, se combinan las dos fuentes idénticas de ruido, las máquinas A y B, para producir un nivel de ruido de 89 dB. Después se suma la máquina C, como sigue:

$$\text{diferencia de dB} = 89\text{ dB} - 82\text{ dB} = 7\text{ dB}$$

De la tabla 10.1, una diferencia de 7 dB entre dos fuentes resulta en la adición de 0.8 dB a la fuente mayor. Por lo tanto, el sonido combinado de las máquinas A, B y C es:

$$\text{sonido combinado (A, B, C)} = 89\text{ dB} + 0.8\text{ dB} = 89.8\text{ dB}$$

Sumando la máquina D, tenemos:

$$\text{diferencia de dB} = 89.8\text{ dB} - 78\text{ dB} = 11.8\text{ dB} = 12\text{ dB}$$

Regresando a la tabla 10.1, una diferencia de 12 dB entre dos fuentes resulta en la adición de 0.2 dB a la fuerte mayor. Por lo tanto, el sonido combinado de todas las máquinas es:

$$\text{sonido combinado (A, B, C, D)} = 89.8\text{ dB} + 0.2\text{ dB} = 90.0\text{ dB}$$

En la figura 10.13 se grafica el cálculo del estudio de caso 10.2. Debe hacerse notar que la medida del sonido total combinado y las contribuciones individuales de las máquinas para dicho total se hacen desde la posición del operador. Si se hiciera de otra forma, los factores de distancia afectarían los resultados. El cálculo de los niveles combinados de ruido es útil para considerar los beneficios potenciales del retiro de las máquinas, el aislamiento de las mismas, o el cambio del proceso.

Hemos enfatizado la intensidad del sonido medida en decibelios, pero la frecuencia (o tono) también juega un papel en el control del ruido. Comúnmente el ruido industrial es una combinación de frecuencias de sonido de cada una de varias fuentes. La gama total de frecuencias de sonido audibles para el oído humano es de aproximadamente 20 a 20,000 Hz. El oído es más sensible a algunas frecuencias que a otras, en particular a la gama de la mitad superior, de aproximadamente 1000 a 6000 Hz. Por tanto, se han producido medidores del nivel de sonido

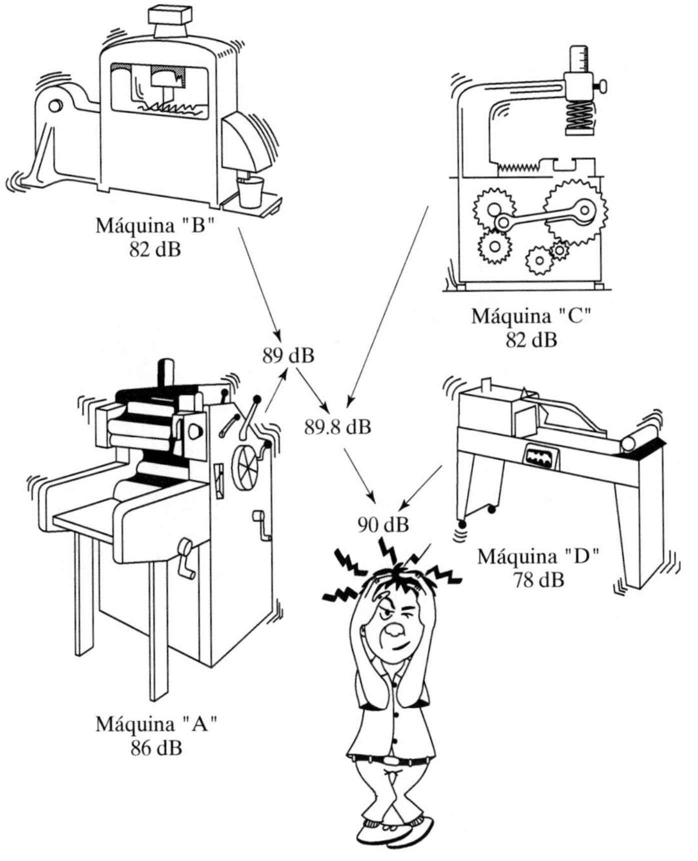

FIGURA 10.13

Combinación de ruido de varias fuentes.

para correr ligeramente la lectura de decibelios con el fin de enfatizar las frecuencias de 1000 a 6000 Hz. A esta escala corrida se le llama escala ponderada A[1] y las lecturas resultantes se abrevian dBA, en lugar de sólo dB. OSHA reconoce la escala A, y los PEL de OSHA se expresan en dBA.

Normas de OSHA para el ruido

Decimos que el ruido es inusual, en el sentido de que se trata de un riesgo para el que OSHA ha establecido un PEL y un AL. El más conocido es el PEL, que se ha determinado en 90 dBA para un TWA de 8 horas. El nivel de acción (AL) se estableció a principios de la década de 1980 como 85 dBA para un TWA de 8 horas, aproximadamente 10 años después de que se estableció el PEL de 90 dBA. Se ha reconocido ampliamente que los trabajadores pueden tolerar periodos cortos de un ruido mayor al del TWA de 8 horas sin daños, por lo que OSHA especifica un intervalo de niveles de decibelios para diversos periodos de exposición. En la tabla 10.2 se da la gama de los PEL de OSHA para la exposición al ruido.

[1]También existe una escala B y una escala C, pero se utilizan muy poco.

TABLA 10.2 Tabla de PEL de OSHA para el ruido

Nivel de sonido ponderado A	Tiempo de duración de referencia (horas)	Nivel de sonido ponderado A	Tiempo de duración de referencia (horas)
80	32	106	0.87
81	27.9	107	0.76
82	24.3	108	0.66
83	21.1	109	0.57
84	18.4	110	0.50
85	16	111	0.44
86	13.9	112	0.38
87	12.1	113	0.33
88	10.6	114	0.29
89	9.2	115	0.25
90	8	116	0.22
91	7.0	117	0.19
92	6.2	118	0.16
93	5.3	119	0.14
94	4.6	120	0.125
95	4	121	0.110
96	3.5	122	0.095
97	3.0	123	0.082
98	2.6	124	0.072
99	2.3	125	0.063
100	2	126	0.054
101	1.7	127	0.047
102	1.5	128	0.041
103	1.4	129	0.036
104	1.3	130	0.031
105	1		

Fuente: Código 29 CFR 1910.95 de Reglamentos Federales (Estados Unidos).

La gama de exposiciones permisibles en la tabla 10.2 posibilita el cálculo de una exposición promedio ponderada por el tiempo, relacionando cada tiempo de exposición con el límite permitido para ese nivel de sonido. El procedimiento es muy semejante al cálculo utilizado antes cuando existen múltiples contaminantes presentes en la atmósfera. La fórmula utilizada es:

$$D = 100\sum_{i=1}^{n}\frac{C_i}{T_i} = 100\left(\frac{C_1}{T_2} + \frac{C_2}{T_2} + \cdots + \frac{C_n}{T_n}\right), \tag{10.1}$$

donde D = exposición total al ruido en un turno ("dosis") como porcentaje del PEL

C_i = tiempo de exposición al nivel de ruido i

T_i = tiempo de exposición máximo permisible al nivel de ruido i (de la tabla 10.2)

n = número de diferentes niveles de ruido observados

Un cálculo interesante es el del total de exposición en un turno exactamente al AL de 85 dBA. Utilizando la ecuación (10.1), el cálculo es el siguiente:

$$D = 100\sum_{i=1}^{n}\frac{C_i}{T_i} = 100\left(\frac{8}{16}\right) = 50\%.$$

Entonces, el AL calculado es 50% del PEL máximo permisible. Sin embargo, el lector debe notar, con base en los comentarios anteriores sobre la intensidad del sonido, que 85 dBA representan menos de la mitad de la intensidad absoluta del ruido a 90 dB.

ESTUDIO DE CASO 10.3

Las lecturas del nivel de ruido muestran que la exposición de un trabajador al ruido en una planta dada es la siguiente:

8:00 A.M.–10:00 A.M.	90 dBA
10:00 A.M.–11:00 A.M.	95 dBA
11:00 A.M.–12:30 P.M.	75 dBA
12:30 P.M.–1:30 P.M.	85 dBA
1:30 P.M.–2:00 P.M.	95 dBA
2:00 P.M.–4:00 P.M.	90 dBA

Sumando la duración del ruido para cada nivel, obtenemos lo siguiente:

Al nivel de ruido de 90 dBA	$2 + 2 = 4$	horas
Al nivel de ruido de 95 dBA	$1 + 1/2 = 1\frac{1}{2}$	horas
Al nivel de ruido de 75 dBA	$1\frac{1}{2}$	horas (se ignora)
Al nivel de ruido de 85 dBA	1	hora
Total	8	horas

La razón por la que se ignoraron las $1\frac{1}{2}$ horas de exposición a 75 dBA es que los 75 dBA están por debajo de la gama de la tabla 10.2. En otras palabras, los trabajadores se pueden exponer a niveles de ruido de 75 dBA por el tiempo que deseen sin efectos adversos, cuando menos por lo que se refiere a las normas.

Calculando las relaciones en cada nivel y sumando conforme a la ecuación (10.1), nos da:

$$D = 100\sum_{i=1}^{n}\frac{C_i}{T_i} = 100\left(\frac{4}{8} + \frac{1\frac{1}{2}}{4} + \frac{1}{16}\right)$$
$$= 100(0.5 + 0.375 + 0.0625)$$
$$= 93.75\%.$$

Ya que 93.75% es menos que 100%, no se excede el PEL. Sin embargo, ya que 93.75% es mayor que 50%, se excede el AL de 85 dBA (TWA de 8 horas).

Algunas veces, el ruido es de percusiones o intermitente, por lo que, técnicamente hablando, existen minúsculos intervalos de silencio entre ruidos agudos. En algunas compañías, los patrones han adoptado la posición de que estos minúsculos intervalos de silencio se pueden contabilizar como *tiempo de silencio*, reduciendo la duración observada para el ruido que excede los 90 dBA, pero esta interpretación es incorrecta. Cualquier variación en los niveles de sonido que tenga máximos separados por lo menos de 1 segundo deben considerarse continuos. La escala de respuesta lenta de los medidores modernos de niveles de ruido tiende a ignorar dichas variaciones de intervalos minúsculos, por lo que en la medición del nivel de ruido se especifica la "respuesta lenta".

Las normas tienen una especificación para el impulso de cresta o el ruido de impacto a 140 dBA, pero desde luego, éste es mucho mayor que los PEL para el ruido continuo. Por tanto, la especificación de 140 dB de OSHA se puede considerar como valor máximo, o C. El máximo de 140 dB debe considerarse un límite para la exposición aguda y consecuentemente se trata de un riesgo de seguridad. Sin embargo, dichas exposiciones son muy raras y es difícil medirlas, considerando el hecho de que virtualmente nunca se citan las violaciones a tal máximo. Los medidores ordinarios del nivel de sonido no son tan eficaces en la medición del ruido por impacto. Incluso para la exposición continua, la medición puede ser un problema que no se abordará aquí.

Medición del ruido

Para verificar inicialmente los problemas potenciales de ruido, el administrador de seguridad y salud debe caminar por la planta y escuchar. Como regla práctica, si usted puede estirar el brazo y tocar a alguien con el pulgar pero no puede escuchar ni entender la conversación de esa persona (sin gritar), es porque su oído ya está dañado o tiene deficiencias, o porque existe demasiado ruido en el área. Si el ruido es continuo durante el turno de trabajo, pero no es más alto que el de una aspiradora trabajando de manera continua, existe la probabilidad de que no se estén violando las normas. Pero si el ruido es tan fuerte como el de un tren subterráneo pasando por una estación y continuo durante todo el turno de trabajo, probablemente existe una violación. Si no está familiarizado con el ruido del tren subterráneo, imagine un tren de carga que se mueve rápidamente y que pasa a 20 pies de usted; este nivel de ruido podría fácilmente constituir una violación si la exposición fuera continua durante un turno de 8 horas. Algunas exposiciones más fuertes que la del tren podrían ser permisibles si fueran de corta duración, como resultó obvio en el cálculo de las exposiciones promedio en la sección precedente. Cualquier nivel de sonido que se halle entre el de la aspiradora y el tren constituiría un área gris que debería medirse con medidores precisos.

La medición exacta de los niveles de sonido requiere instrumentos como el medidor del nivel de sonido (SLM, Sound Level Meter) que se ilustra en la figura 10.14. El medidor registra la intensidad del sonido en decibelios. Estos medidores son instrumentos delicados y deben manejarse con cuidado. La exactitud constituye un problema y el administrador de seguridad y salud no debe esperar un mejor desempeño que ± 1 dB. La calibración es muy importante, y ningún medidor del nivel de sonido estaría completo sin un dispositivo de calibración a la mano (que se conoce como fuente de sonido). Deben compensarse las variaciones del nivel de la batería y las condiciones de humedad y temperatura pueden causar distorsiones.

Se requiere cierta habilidad para usar el medidor del nivel de sonido y obtener lecturas confiables. Naturalmente, el micrófono receptor del instrumento debe sostenerse cerca del oído

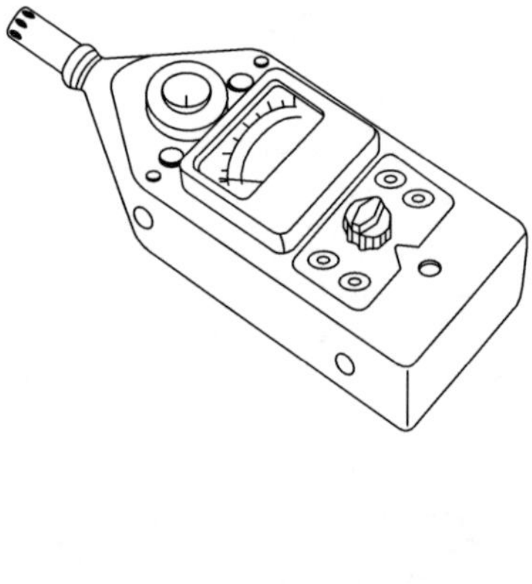

FIGURA 10.14

Ejemplo de un medidor del nivel de sonido.

del sujeto para que sea representativo de la exposición. No obstante, el instrumento no debe sostenerse demasiado cerca, ya que el cuerpo del sujeto puede afectar la lectura. El micrófono receptor del instrumento debe protegerse contra las corrientes de viento y no debe someterse a vibraciones directas. Es posible que el administrador de seguridad y salud encuentre que el medidor de nivel del sonido es más útil para comparar los niveles de sonido en diferentes lugares en la planta y para comparar diferentes máquinas y modos de operación.

Determinar el promedio ponderado por el tiempo para la exposición durante todo el turno con un medidor de nivel de sonido es tedioso y requiere de un gran número de muestras. Un sustituto conveniente es un dispositivo acumulativo llamado *dosímetro*, que se utiliza sobre la persona del sujeto bajo estudio. Los dosímetros pueden parecer una panacea, pero tienen sus desventajas. El usuario puede alterar con facilidad el dosímetro sosteniéndolo cerca de un mecanismo ruidoso, o simplemente frotando, golpeando o soplando sobre el micrófono. Sin embargo, se trata de dispositivos de investigación útiles y se utilizan para supervisar las exposiciones si los niveles de ruido de la compañía han excedido el AL de 85 dBA para un TWA de 8 horas.

Una vez que se determina que existe un problema, es posible que sea necesaria una medición más sofisticada del nivel de ruido para aislar las fuentes indeseables. Un analizador de bandas de octavas permite tomar lecturas de decibelios a diferentes frecuencias a lo largo de la gama audible, como se muestra en la figura 10.15. Los diversos medios de reducción del ruido tienen frecuencias características a las cuales son más eficaces. El análisis de bandas de octavas ayudará a delinear las frecuencias que constituyen algún problema, así como a proporcionar evidencias para identificar las fuentes del problema. Finalmente, el análisis de bandas de octavas es útil para determinar las características de la frecuencia de las fuentes de ruido de una industria en particular a efecto de poder distinguir el daño provocado por estas fuentes del daño de la exposición al ruido que se genera fuera del trabajo.

Controles de ingeniería

Una vez que los instrumentos han demostrado que existe un problema, el administrador de seguridad y salud necesita soluciones físicas para los mismos. Si los niveles de ruido exceden el PEL, las normas federales estadounidenses obligan a utilizar controles viables de ingeniería o administrativos. Si estas medidas no reducen la exposición al ruido por debajo del PEL, debe

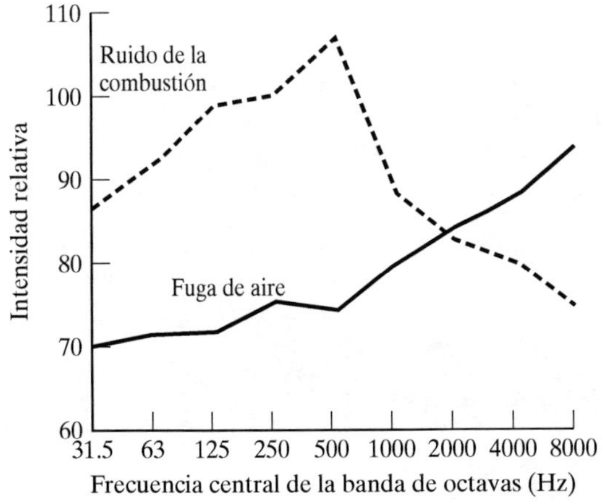

FIGURA 10.15

Ejemplo del análisis de bandas de octavas (*fuente*: NIOSH, Manual de Control del Ruido Industrial (NIOSH 79-117), 1978).

proporcionarse equipo de protección personal y utilizarlo para reducir los niveles de sonido por debajo del PEL. Los controles de ingeniería deben considerarse como una solución más sólida y permanente para el problema.

Al igual que en el control de las sustancias tóxicas, las soluciones más simples pueden ser tan obvias que se ignoran. Siempre debe considerarse la modificación o eliminación del proceso. Otra solución muy simple, de ser viable, es simplemente alejar al operador de la fuente principal del ruido. Esta idea tiene más mérito de lo que podría parecer de forma intuitiva, ya que la intensidad del ruido de una fuente dada se reduce conforme al cuadrado de la distancia, en ausencia de paredes que la reflejen o de otros factores de distorsión. En la figura 10.16 se puede ver la razón de esta relación.

Debe recordarse que lo que varía de forma inversa con el cuadrado de la distancia a la fuente es la intensidad absoluta del sonido, no los decibelios. La escala logarítmica de los decibelios produce un cambio de 3 dB cada que la intensidad del sonido cambia por un factor de 2 (se duplica o se reduce a la mitad). Esto lleva a una regla práctica para la distancia. Ya que la intensidad del sonido varía conforme al cuadrado de la distancia desde la fuente, duplicar la distancia produce una reducción de cuatro veces en la intensidad del sonido, que a su vez reduce el nivel de decibelios en 6 dB. El efecto se muestra en el estudio de caso 10.4.

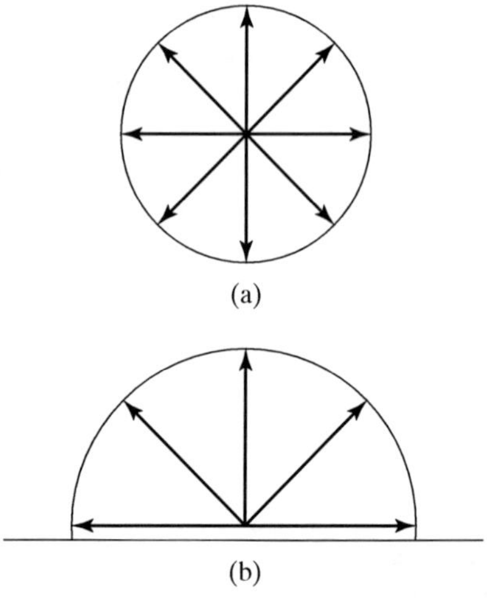

FIGURA 10.16

Distribución de la intensidad del sonido sobre la superficie de una esfera al radiarse desde una sola fuente. (a) El sonido emana de una fuente puntual en todas direcciones, distribuyéndose sobre la superficie de una esfera, cuya área se calcula mediante la fórmula $4\pi r^2$. Por tanto, la intensidad del sonido se reduce conforme al cuadrado de la distancia radial desde la fuente. (b) El sonido emana de una fuente puntual localizada sobre el piso u otra superficie. El piso absorbe o refleja el sonido, pero el sonido resultante sigue distribuyéndose sobre un hemisferio, cuya área es $2\pi r^2$. La relación del cuadrado de la distancia sigue siendo aproximada.

ESTUDIO DE CASO 10.4

La máquina de un trabajador está localizada a una distancia de 2 pies del operador y produce una exposición de éste al ruido de 95 dB. ¿Cuánto se ganaría cambiando al operador a una posición a 4 pies de la máquina? ¿Cuál podría ser la reducción alejándolo a 8 pies?

Solución

Un cambio de 2 a 4 pies es duplicar la distancia y produce una reducción de 6 dB en el nivel de sonido. El nivel resultante sería

$$95 \text{ dB} - 6 \text{ dB} = 89 \text{ dB}$$

que probablemente se encontrara dentro del PEL de 8 horas de 90 dB, incluso considerando los reflejos y otras fuentes, si dichas fuentes no fuesen muy significativas.

Un cambio de 8 pies constituiría una segunda duplicación, lo que produciría una reducción de otros 6 dB para producir un resultado de 83 dB, ignorando los reflejos y otras fuentes de sonido. Esto reduciría la exposición al ruido a menos del AL de 85 dBA para un TWA de 8 horas.

No parece viable alejar a los operadores de sus propias máquinas, y de hacerlo, pudiera acercarlo a una máquina vecina. Los factores de la distancia funcionan mejor para separar operadores del ruido que surge de máquinas adyacentes o de otros procesos en el área. Sobre este particular, podría ser beneficiosa una expansión de la distribución de la planta.

Si lo anterior es inviable o muy costoso, la instalación de barreras que absorban el ruido entre estaciones de trabajo puede aumentar su separación virtual, en lo que al ruido se refiere. La ganancia que se logra con dichas barreras es variable y estimarla con antelación es complicado. Para obtener consejo en esta área se recomienda consultar un experto en acústica e incluso éste aún probablemente experimente con diversas barreras temporales, midiendo los niveles de sonido "antes" y "después" de cada una. Los materiales pesados absorben vibraciones de sonido, un hecho que ha popularizado las cortinas o escudos que contienen plomo.

Las superficies de hojas metálicas de las máquinas son susceptibles a vibraciones mecánicas y pueden actuar como superficies amplificadoras de sonido. El contacto metálico de los engranes en el mecanismo de transmisión algunas veces se puede eliminar sustituyéndolos con engranes de nailon, o mediante el uso de transmisiones de banda en lugar de engranes. Sería incluso más sencillo un programa de mantenimiento preventivo por pasos para lubricar los engranes con mayor frecuencia, reduciendo quizá los niveles de sonido. En las figuras 10.17 a 10.22 se ilustran principios útiles de controles de ingeniería para reducir el ruido.

Probablemente el más costoso de los métodos de control de ingeniería comentado hasta este punto sea el aislamiento de las máquinas que generan los problemas mediante una caja. La efectividad depende del tipo de material utilizado para construirla y también depende, en una medida que resulta sorprendente, en el número y extensión de las aberturas o fugas en la caja. En la figura 10.23 se muestra la relación entre el tamaño de la abertura y la pérdida de efectividad

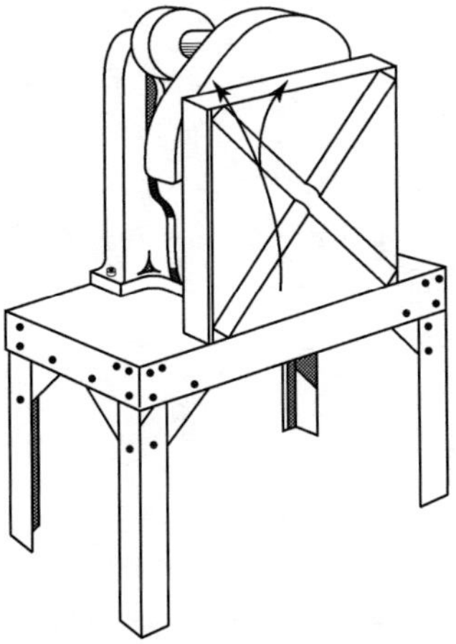

FIGURA 10.17

Aplicación de rigidizadores soldados para reducir vibraciones en un componente de hoja metálica (*fuente*: Arkansas Department of Labor, Lovett, 1976).

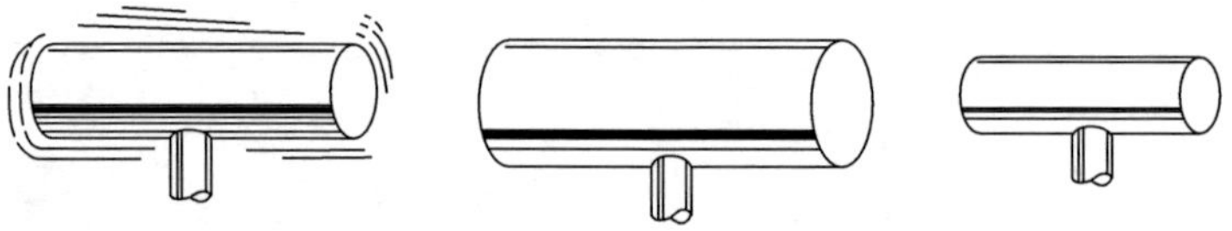

FIGURA 10.18

Aumentar o reducir el tamaño de una parte para eliminar la resonancia de la vibración (*fuente*: Arkansas Department of Labor, 1976).

FIGURA 10.19

Cojines de hule en ambos lados de la unión de superficies de hojas metálicas (*fuente*: Arkansas Department of Labor, 1976).

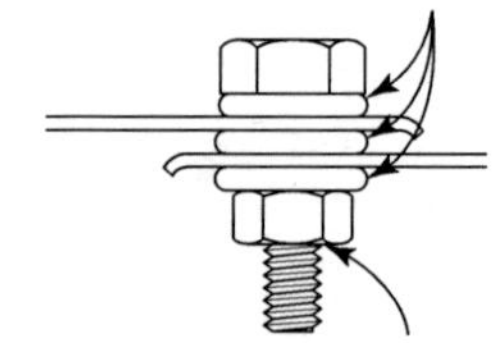

FIGURA 10.20

La sección flexible en el tubo rígido aísla las vibraciones (*fuente*: Arkansas Department of Labor, 1976).

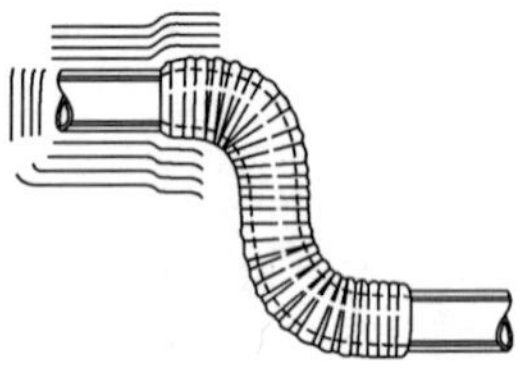

FIGURA 10.21

Piso elástico (*fuente*: Arkansas Department of Labor, 1976).

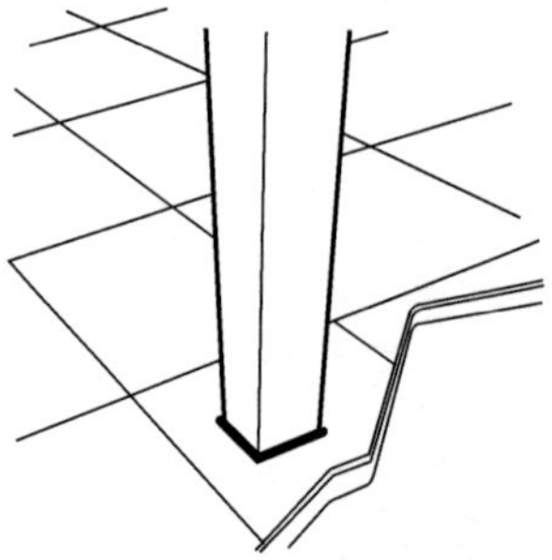

para una caja contra ruido de ejemplo, que tiene una capacidad de reducción de 50 dB si no existieran fugas. Observe que se pierde la mayor parte de la efectividad de la caja si existe un orificio en la pared de menos de la mitad de 1% del área total de la caja.

Controles administrativos

En párrafos anteriores se estableció que, en caso de ser viables, se especifican los controles de ingeniería o los administrativos para los niveles excesivos de ruido, y que son preferibles los con-

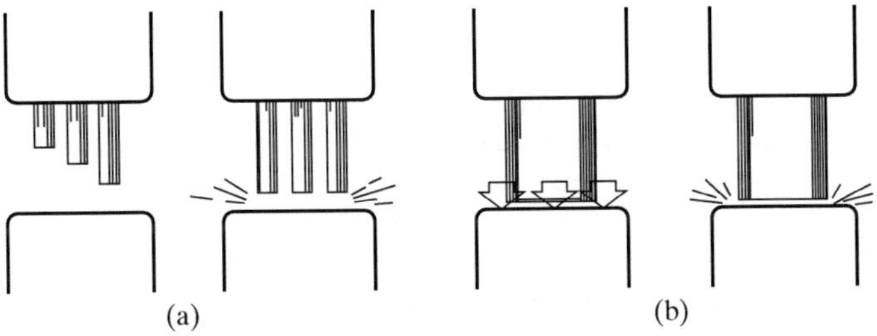

FIGURA 10.22

Mejoras en las prensas de troquelado para reducir los niveles de ruido: (a) diseñar el punzón para producir un sonido sordo, quebradizo en lugar de un golpe agudo; (b) sustituir la acción del impacto abrupto de una prensa mecánica por la acción de la presión relativamente callada de una prensa hidráulica. Observe que el ariete de la prensa hidráulica no hace un recorrido tan largo como el de la prensa mecánica. La prensa mecánica golpea sobre la pieza de trabajo, mientras que la prensa hidráulica es capaz de aportar mayor potencia con una acción de compresión al final de la carrera del ariete.

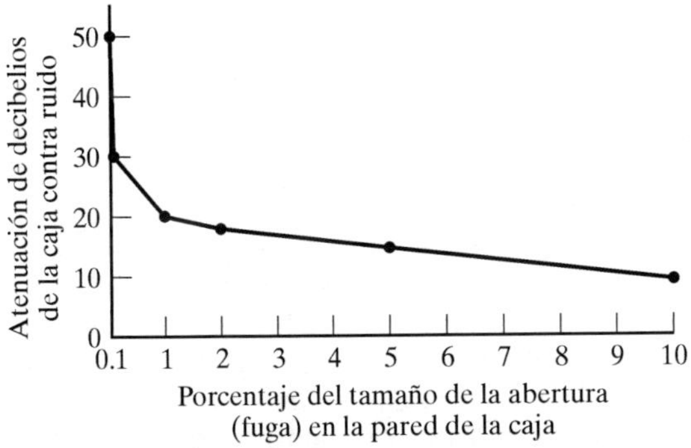

FIGURA 10.23

Pérdida de efectividad de una caja contra ruido debido a fugas. Para una caja de muestra que tiene una capacidad de reducción (atenuación) ideal (hermética) del ruido de 50 dB, las fugas en las paredes reducen la atenuación de decibelios en cantidades notables, como se indica.

troles de ingeniería. Sin embargo, no se explicaron los controles administrativos alternativos. Por lo que se refiere a la administración, la gerencia puede programar las corridas de producción para que los niveles de ruido se dividan entre turnos y los trabajadores no estén sujetos a exposición durante un turno completo de forma individual. Otros trucos son interrumpir las corridas de producción con mantenimiento productivo para dar a los trabajadores algún tiempo de silencio. Durante los cambios normales de turno, los trabajadores se pueden trasladar a un área silenciosa de descanso. Algunas veces pueden compartir un trabajo ruidoso y uno más silencioso alternando lugares a medio turno. Todas estas prácticas se pueden utilizar para reducir los niveles de exposición al ruido a niveles inferiores al PEL para un tiempo dado de exposición, como se determinó en la tabla 10.2. Ya que el término *control administrativo* es de alguna manera ambiguo, se ha preferido el término *prácticas de control en el trabajo* para hacer referencia a los diversos métodos del intercambio de exposición de los empleados para cumplir con la tabla 10.2.

Protección auditiva y conservación

Cuando tanto los controles de ingeniería como los administrativos son incapaces de reducir el ruido a niveles legales, se requiere el equipo de protección personal. Específicamente, debe proporcionarse protección auditiva a todos los empleados expuestos a un AL de TWA de 85 dBA. Además de proporcionar protección, los patrones deben permitir a los empleados seleccionar protectores entre una variedad de tipos adecuados y capacitarlos en el uso y cuidado apropiados de los protectores. Un aspecto del uso apropiado es el ajuste y los patrones deben asegurarse que existe uno adecuado. Dichas acciones son obligatorias cuando se exceden los AL, pero el lector podrá haber notado que el uso real de los protectores por parte de los trabajadores no se encuentra entre los pasos obligatorios a realizar si se exceden los AL. Sin embargo, existen condiciones en las cuales los trabajadores realmente deben usarlos. Éstas son las siguientes:

1. Cuando la exposición del trabajador excede los PEL (ver tabla 10.2).
2. Cuando la exposición del trabajador excede el AL de 85 dBA (TWA) *y* el trabajador ha experimentado un *cambio permanente significativo del umbral.*

Si las pruebas demuestran un cambio en el umbral de audición del trabajador, eso implica que la audición se ha dañado y requiere protección especial. En estos casos, se requiere que los niveles de ruido se reduzcan mediante protectores a 85 dBA (TWA), no a 90 dBA (TWA).

El equipo de protección personal no debe ser considerado como una solución definitiva porque la eliminación de la fuente del ruido provee un ambiente de trabajo más satisfactorio. Algunos trabajadores se relajan en el uso del equipo de protección personal, lo que provoca exposiciones serias. En el capítulo 12 se hacen comentarios sobre una selección y ajuste cuidadosos de diversos tipos de equipo de protección auditiva.

Cada que se exceda el AL de 85 dBA (TWA de 8 horas), debe administrarse un "programa continuo y eficaz de conservación de la capacidad auditiva", incluyendo pruebas audiométricas, supervisión del ruido, calibración del equipo, capacitación, señales de advertencia en áreas ruidosas y registro de las pruebas audiométricas y de la calibración del equipo.

Las pruebas audiométricas incluyen una estación pequeña, tal vez portátil, de audición, en la que los sujetos escuchan sonidos grabados y un técnico en sonido mide la agudeza auditiva del sujeto a diversas frecuencias. Las pruebas audiométricas pueden ser muy útiles para determinar las fuentes de la pérdida de audición, y más específicamente para proporcionar datos para determinar si la pérdida se debe a la exposición dentro o fuera del trabajo. Si los niveles de la planta son elevados, sería absurdo contratar nuevos empleados sin realizar primero *pruebas de referencia* de la agudeza auditiva. Sin evidencias de la deficiencia auditiva al momento de la contratación, cualquier deficiencia que apareciera después de ésta podría parecer que está fuertemente relacionada con el trabajo.

Cuando el técnico de sonido observa el perfil de frecuencia de la agudeza visual de un trabajador, con frecuencia busca un *cambio en los 4000 Hz* como evidencia de exposición laboral. La experiencia ha demostrado que gran parte del ruido industrial ocurre en la gama de frecuencias de los 4000 Hz, que hace que los técnicos sospechen de la exposición laboral cuando la agudeza auditiva se vuelve deficiente en esta gama.

RADIACIÓN

Resulta natural avanzar del tema del ruido al tema de la radiación. De hecho, el ruido es una forma de energía (onda) radiante, pero por lo general, se considera que el término *radiación* implica radiación electromagnética, como los rayos X y los rayos gama, o partículas de alta velocidad como partículas alfa, protones y electrones. Las normas federales estadounidenses separan la radiación en las categorías de *ionizante* y *no ionizante.*

La radiación ionizante es la más peligrosa de los dos tipos y constituye el tipo más asociado con la energía atómica. Por mucho, la categoría más importante de la radiación ionizante, desde el punto de vista de exposición laboral, son los rayos X. Los rayos X ya no son del dominio exclusivo de las profesiones médicas y dentales. Los rayos X se han venido utilizando ampliamente en las operaciones de manufactura, en particular en los sistemas de inspección.

La radiación no ionizante es de alguna manera un nombre poco apropiado, pero se aplica a un tipo de radiación más benigna en el espectro electromagnético, incluyendo las frecuencias de radio y de microondas. Estos fenómenos también se están volviendo más importantes en las aplicaciones industriales. Algunos trabajadores están preocupados acerca de la exposición a la radiación derivada del uso constante de las terminales de cómputo; éstas deben considerarse, pero su principal riesgo son los trastornos musculoesqueléticos, no la radiación. Dichos trastornos se consideran como un riesgo ergonómico y se comentaron en el capítulo 8.

RESUMEN

De ser viable, para contar con un lugar de trabajo seguro y sano, y para cumplir las normas federales, el patrón debe aportar soluciones de control de ingeniería o administrativas a los problemas de contaminantes del aire y del ruido. En el caso de primeros, el patrón primero debe tratar de eliminar la fuente de las sustancias tóxicas, o encontrar sustitutos más benignos para tales materiales de proceso. Si estos intentos fallan, por lo general la respuesta es la ventilación. Los sistemas ordinarios de calefacción y acondicionamiento de aire están diseñados para un propósito diferente y por lo general no son aceptables para eliminar contaminantes del aire, en especial partículas. Un principio básico es intentar concentrarse en la ventilación en la forma de ventilación local de escape. El suministro de aire de alimentación también es una consideración importante. Existe una variedad de mecanismos de filtración o de remoción de partículas para purificar el aire y regresarlo a la atmósfera de la planta o descargarlo al medio ambiente exterior.

El ruido industrial es un fenómeno que requiere comprensión de la física de la energía de las ondas de sonido, la forma en la que se escucha el ruido y la forma en que éste afecta a la audición humana. El sentido del oído humano es capaz de detectar una increíble gama de amplitudes (fuerza o volumen) de las ondas de energía, al mismo tiempo que emplea un grado muy fino de discriminación entre las frecuencias (tonos). Es tan grande la gama de amplitudes que se utiliza una escala logarítmica para medir las presiones absolutas del sonido y describir los niveles del mismo, que los humanos realmente pueden escuchar. Los cálculos de los niveles de ruido se pueden realizar mediante manipulaciones logarítmicas o mediante el uso de fórmulas y tablas provistas por las normas de OSHA. La norma básica de OSHA para el ruido (PEL) es 90 dB como promedio ponderado por el tiempo durante 8 horas (TWA). El nivel de acción es 85 dB, un nivel que en realidad es menor a la mitad del PEL en intensidad absoluta del sonido, debido a la naturaleza logarítmica de la escala de decibelios. Una regla práctica es que la duplicación de la intensidad absoluta del sonido produce un incremento de 3 decibelios en la escala correspondiente.

La radiación es otro fenómeno físico que tiene semejanzas con el ruido. Se reconocen dos categorías de radiación: la ionizante y la no ionizante. La radiación ionizante es la más peligrosa de las dos. La forma más ampliamente difundida de este tipo de radiación en la industria son los rayos X.

En los capítulos 9 y 10 se ha demostrado que los temas de la salud ocupacional y el control ambiental pueden ser muy técnicos. Es probable que el administrador de seguridad y salud encuentre beneficioso emplear expertos para muestrear los promedios ponderados por el tiempo con medidores e instrumentos de muestreo apropiados. Las medidas posteriores de control, como los sistemas de ventilación para sustancias tóxicas y tableros acústicos para el control del ruido, pueden requerir las capacidades de diseño de expertos en sus respectivos campos. Tratar con estos expertos demanda un grado de comprensión de sus métodos y terminología, pero no requiere que el administrador de seguridad y salud duplique la capacidad de los expertos en cada campo. En estos capítulos se ha tratado de facilitar la comprensión de los métodos, terminología y principios básicos de la salud laboral y el control ambiental.

EJERCICIOS Y PREGUNTAS

10.1 Identifique los riesgos comparativos de los procesos en lote con los continuos para los productos químicos.

10.2 Explique los beneficios y desventajas de utilizar un ventilador doméstico ordinario para ventilación en presencia de sustancias tóxicas.

10.3 ¿Cuáles son las ventajas y desventajas comparativas del uso de una aspiradora para desechar contaminantes tóxicos del aire colocando la manguera de entrada cerca de la fuente del contaminante?

10.4 ¿Por qué los sistemas de ventilación de contaminantes tóxicos del aire "halan" en lugar de "empujar"?

10.5 ¿Cuál es el propósito de un "manómetro" en los sistemas de ventilación de escape?

10.6 Explique tres soluciones al problema de las pérdidas de energía en el suministro de aire de alimentación para los sistemas de ventilación de escape.

10.7 Identifique cuatro tipos diferentes de dispositivos para la purificación del aire de escape antes de liberarlo al aire exterior.

10.8 ¿Cuáles son las dos características básicas del sonido que el oído humano detecta con facilidad? ¿Cuál de las dos es más peligrosa?

10.9 Identifique los dos principales tipos de radiación peligrosa. ¿A qué clase pertenecen los rayos X?

10.10 ¿Cuál es el principal riesgo reconocido de trabajar con terminales de computadora?

10.11 Una planta tiene dos unidades generadoras idénticas de reserva para utilizarlas en emergencias. En el área de los generadores, el nivel normal de ruido registra 81 dBA en el medidor del nivel de sonido con los generadores apagados. Cuando se enciende un generador, la aguja del SLM brinca a 83.6 dBA.

a) Realice cálculos para determinar cuál será la lectura en dBA cuando también se encienda el segundo generador (es decir, con los dos generadores encendidos).

b) Si los dos generadores están encendidos un turno completo de 8 horas, ¿se excederá el PEL de OSHA? ¿Se excederá el AL? Explique.

c) Si un generador está encendido la mitad del turno y los dos están encendidos durante la otra mitad, ¿se excederá el PEL? ¿Se excederá el AL? Explique.

d) En ausencia de cualquier otro ruido de fondo en la planta, ¿cuál sería el nivel de sonido con el que contribuiría un solo generador? ¿Y los dos generadores? Muestre sus cálculos para explicar.

10.12 Cuatro máquinas contribuyen con los siguientes niveles de ruido en dB a la exposición de un trabajador:

Máquina 1	80 dBA
Máquina 2	86 dBA
Máquina 3	93 dBA
Máquina 4	70 dBA

a) Calcule la exposición al nivel de ruido combinado para este trabajador.
b) La máquina que rebasa los límites es obviamente la máquina 3. Suponga que dicha máquina estaba a una distancia de 5 pies del trabajador cuando se midió el nivel de ruido de 93 dBA. Determine hasta dónde se tiene que mover para reducir la exposición combinada continua de 8 horas de *todas* las máquinas al nivel PEL de OSHA.

10.13 ¿Cuáles son algunas de las alternativas más deseables de la ventilación industrial para retirar contaminantes del aire?

10.14 ¿Qué es el aire de alimentación?

10.15 Diez máquinas contribuyen de forma equivalente a la exposición al ruido de un trabajador, cuyo nivel de exposición es de 99 dB para un turno completo de 8 horas. Cuando se apagan todas las máquinas, el nivel de ruido es de 65 dB. ¿Cuántas de las 10 máquinas deben apagarse para lograr un nivel de exposición al ruido para todo el turno que cumpla con las normas si el trabajador no utiliza equipo de protección personal?

10.16 Un trabajador se encuentra parado en el piso de una fábrica y un medidor de nivel de sonido muestra una lectura de 55 dB en ese punto. Se enciende una máquina a 3 pies de distancia y el medidor brinca a 90 dB. ¿Cuál será la lectura del SLM si la máquina se aleja a un punto a 12 pies de distancia?

10.17 Un molino de papel utiliza cloro líquido que se entrega en carros tanque de ferrocarril de 90 toneladas como agente blanqueador de la pulpa. Un volumen de cloro líquido produce aproximadamente 450 volúmenes de vapor a temperatura y presión atmosférica normal. La densidad del cloro líquido es 103 libras por pie cúbico. En caso de ruptura y liberación de vapor de 20% del contenido del autotanque, ¿cuánto vapor, en volumen, se liberará? Si la liberación ocurriera en un edificio cerrado con una altura del techo de 30 pies sin ventilación, ¿de qué tamaño tendría que ser el edificio (en *millas* cuadradas de espacio de piso) para contener la relación vapor-aire totalmente mezclada dentro del PEL de OSHA? La conclusión lógica de este ejercicio es que, con o sin ventilación, es más práctico descargar los tanques de cloro en el exterior.

10.18 Se mide la exposición al ruido de un trabajador en una planta, resultando las siguientes lecturas para diversos periodos durante el turno de 8 horas:

8:00 A.M.–9:00 A.M.	86 dBA
9:00 A.M.–11:00 A.M.	84 dBA
11:00 A.M.–12 P.M.	81 dBA
12 P.M.–1:00 P.M.	101 dBA
1:00 P.M.–4:00 P.M.	75 dBA

a) Realice los cálculos para determinar si se han excedido los PEL máximos.
b) ¿Se han excedido los AL?
c) Dada la exposición al ruido recién descrita, ¿se obligará al patrón a proveer protectores auditivos?
d) ¿Se requerirá que los empleados utilicen protectores auditivos?
e) Suponga que se pudiera producir un control de ingeniería que redujera el nivel de ruido (nivel de presión del sonido) a la mitad, en la mañana o en la tarde, pero no en ambas, ¿cuál periodo seleccionaría? ¿Por qué?

10.19 Desde la perspectiva utilizada por la agencia federal encargada de hacer cumplir las leyes, clasifique las siguientes soluciones para el problema de la exposición al ruido de un trabajador (de la más eficaz, "1", a la menos eficaz, "4"):

- *Solución A* Confinar la fuente de ruido con una barrera que reduce el nivel de ruido en 3 dBA.

- *Solución B* Colocar el operador a una distancia del doble de lejos de la fuente de ruido.
- *Solución C* Rotar al personal para que cada trabajador se exponga a la fuente de ruido sólo por la mitad del turno.
- *Solución D* Proporcionar protección para los oídos que reduzca la presión absoluta del sonido a la mitad. Justifique sus elecciones con cálculos, análisis y a la luz de las prioridades establecidas.

10.20 Un proceso de secado produce 5 pies cúbicos de vapores de etanol por hora. Si se utiliza el sistema general de ventilación de escape, calcule el flujo en pies cúbicos por hora necesario para mantener los vapores de etanol dentro de los límites de OSHA. ¿Qué otro nombre tiene el etanol?

10.21 Para cada uno de los siguientes materiales, sugiera sustitutos viables para algunas operaciones y que eviten ciertos riesgos:

a) Sílice (para limpieza por chorro de arena).
b) Pintura con base de plomo.
c) Freón (como propelente).
d) Acetileno (para soldadura).

10.22 ¿Qué problema se desarrolla con frecuencia con las alarmas de filtros de ventilación que indican la presión diferencial a través del filtro?

10.23 ¿Cuál es el propósito de utilizar un intercambiador de calor para el aire de alimentación? ¿Cuál es la desventaja de este método?

10.24 Si el aire exterior se encuentra a una presión sustancialmente mayor que el aire dentro de la planta, ¿qué problema de ventilación es posible que exista?

10.25 ¿Qué forma de radiación ionizante se encuentra con mayor frecuencia en las exposiciones industriales?

10.26 Identifique algunos candidatos de cambios de proceso para eliminar riesgos asociados con los procesos de maquinado de metales y explique de qué forma ayudarían.

10.27 ¿Qué tipo de sistema de ventilación podría asemejarse a "barrer la basura debajo de la alfombra? Explique la lógica de esta relación.

10.28 Identifique los beneficios de llevar a cabo un análisis de bandas de octavas para un problema de ruido.

10.29 ¿Qué es un sistema VAV? ¿Qué ventajas tiene sobre los sistemas tradicionales HVAC?

10.30 ¿Por qué ha cobrado nueva importancia el bióxido de carbono como contaminante del aire en los años recientes?

10.31 **Estudio de caso de diseño**. Se encuentra que un proceso particular de soldadura genera gas fosgeno tóxico. Identifique algunos posibles remedios.

10.32 **Estudio de caso de diseño**. Un proceso de fabricación de pegamento libera etilenglicol que se diluye de forma general y se intercala en la atmósfera de la planta. La tasa de liberación es de 2.4 pies cúbicos por hora de volumen de vapor a una temperatura y presión normal de la planta. El sistema de ventilación de la planta es del tipo de dilución general, con suministro de aire de alimentación a través de las ventanas y puertas de toda el área de la planta. El área de la planta es 12,000 pies cuadrados y la altura promedio del techo es de 16 pies. El problema es especificar la capacidad del sistema de ventilación general requerido para mantener una condición estable a lo largo de esta área de proceso, que proteja contra los riesgos de seguridad y de salud debidos al etilenglicol. Para realizar los cálculos, se proporcionan los siguientes datos:

tilenglicol (CH_2OHCH_2OH)

Peso molecular 62.1
Punto de ebullición: 197.5 °C

LEL: 3.2%

Punto de combustión: −13 °C Punto de ignición: 232 °F
Temperatura de autoignición: 752 °F
Presión de vapor: 0.05 mm a 20 °C

PEL: 50 ppm (máximo)

a) ¿Cuánta ventilación de escape (en pies cúbicos por hora, del tipo de dilución general) se requiere para mantener los riesgos de seguridad debajo de los niveles de explosión?

b) ¿Cuánta ventilación de escape (en pies cúbicos por hora, del tipo de dilución general) se requiere para mantener los riesgos de salud debajo de los niveles de acción especificados por OSHA?

c) ¿Cuántos cambios de aire del área de la planta por hora representaría el nivel de ventilación calculado en la parte (b)?

10.33 **Estudio de caso de diseño**. Un proceso particularmente ruidoso es operado por un solo operador que trabaja en una consola de control. El nivel de exposición TWA de 8 horas de este operador es de 96 dBA. La compañía ha iniciado un proyecto de ingeniería para aliviar el problema y tiene dos planes:

- *Plan A*. Cambiar la consola de control del operador de su posición actual a 5 pies de la fuente del ruido, alejándola a un punto a 10 pies de distancia.
- *Plan B*. Confinar el ruido en una caja que pueda reducir la presión *absoluta* del sonido en 75%.

Evalúe la eficacia de cada uno de estos planes para reducir el nivel de exposición al ruido. Suponga que se ejecutaran ambos planes; calcule el efecto combinado de ambos sobre el nivel de exposición al ruido.

EJERCICIOS DE INVESTIGACIÓN

10.34 Un patrón tiene dificultades para cumplir la norma para asbesto de OSHA utilizando controles de ingeniería y está considerando utilizar controles administrativos (de prácticas laborales). Estudie las normas actuales para asbesto de OSHA y elabore una recomendación profesional para este patrón, citando las secciones apropiadas de la norma de OSHA para justificar su postura.

10.35 Al visitar un área industrial donde se retiran restos de asbesto, usted observa que se están utilizando mangueras de aire para retirar el polvo de la ropa. Haga comentarios sobre este procedimiento, citando partes específicas de las normas de OSHA para justificar su postura.

10.36 Algunas veces, las industrias emprenden acciones voluntarias para controlar la exposición a niveles incluso más bajos que los especificados por las normas de OSHA. Examine un ejemplo notable de las acciones iniciadas por la Lead Industries Association, Inc. (LIA). ¿Qué otra asociación industrial se unió a LIA en esta iniciativa? ¿Específicamente qué mejora se convirtió en la meta a 5 años de esta iniciativa?

PREGUNTAS DE INVESTIGACIÓN DE NORMAS

10.37 En este capítulo se trató el tema del ruido. Busque la norma de OSHA de la industria en general y utilice la base de datos del portal Companion para determinar con qué grado de seriedad considera OSHA el riesgo general de la exposición al ruido. Específicamente, encuentre la frecuencia de los emplazamientos, el porcentaje de los considerados "serios", y el nivel, en dólares, de las penas propuestas debidas a emplazamientos por ruido.

10.38 La eficacia de los sistemas de ventilación de escape depende del diseño de la cubierta para confinar la operación a ventilar. Busque las disposiciones relativas a las cubiertas para escape en las normas de OSHA. Utilice la herramienta de la base de datos del portal Companion para determinar si alguna vez OSHA ha emitido emplazamientos por cubiertas de escape. Si encuentra algún emplazamiento ¿qué porcentaje de ellos ha sido denominado como "serio"?

10.39 Examine las normas de OSHA y busque "pruebas audiométricas" y "programas de conservación de la audición". ¿Cuál es el precursor del nivel de acción de estos programas? ¿Se citan con frecuencia las normas para ellos? ¿Cómo se compara su frecuencia de emplazamiento con el mismo tipo de frecuencia para los riesgos de ventilación? ¿Cómo se comparan estas normas con respecto a la "seriedad" (porcentaje de emplazamientos denominados como "serios")?

CAPÍTULO 11

Materiales inflamables y explosivos

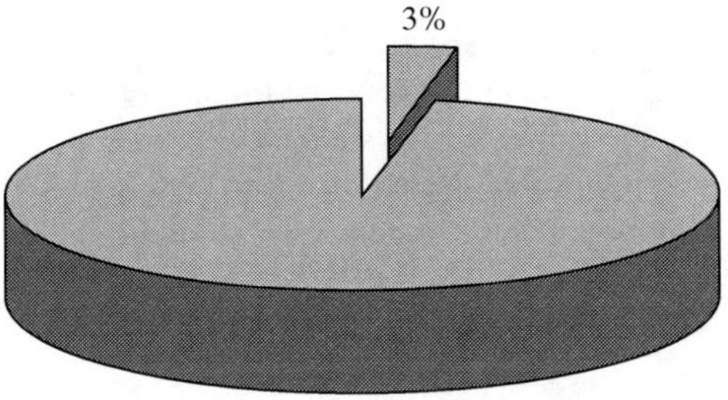

Porcentaje de emplazamientos de OSHA para la industria general que abordan este tema

En el capítulo 5 se consideraron los materiales peligrosos para el medio ambiente; mientras que en el capítulo 9 se estudiaron los riesgos de salud de los materiales tóxicos. Es así que en este capítulo analizaremos los materiales peligrosos de un tipo más tradicional: las sustancias inflamables y explosivas, así como su uso en procesos industriales, como en las áreas de acabado con aerosol o en los tanques de inmersión. Ahora sabemos que la mayoría de estas sustancias son peligrosas desde el punto de vista de la salud, pero los riesgos de seguridad que representan los materiales inflamables y explosivos siempre se han considerado como el punto más importante, por lo que dichos riesgos constituirán la parte medular de este capítulo.

LÍQUIDOS INFLAMABLES

Todo el mundo conoce qué son los líquidos inflamables, como la gasolina, por lo que el nuevo administrador de seguridad y salud podría esperar que las normas aplicables a los líquidos inflamables sean las de más fácil aprendizaje y aplicación; pero, desafortunadamente, son muy complicadas como consecuencia natural del hecho de que los líquidos inflamables se usan en la industria con mucha frecuencia y en cantidades y usos muy variados. Por ejemplo, los procedimientos para el manejo de la gasolina que se utilizan en una refinería de petróleo donde se *fabrica* esta sustancia son muy diferentes a los de almacenamiento y manejo de líquidos inflamables que se ponen en práctica en una fábrica u oficina común. Por lo tanto, no resulta apropiado aplicar un conjunto único de reglas para los líquidos inflamables.

Sin importar lo conocidos que sean los líquidos inflamables, la mayoría de las personas no comprende realmente el significado de términos de uso común como son: *punto de ignición, líquido clase I, inflamable, combustible* y *volátil.* También existe una gran confusión alrededor de las fuentes de ignición de los líquidos inflamables y las circunstancias en las cuales dichas sustancias pueden incendiarse, explotar o no quemarse. Es así que el presente capítulo se enfocará primero en las definiciones y los principios de ignición de los líquidos inflamables y luego se comentarán algunos de los problemas que se presentan para cumplir las normas apropiadas.

Quizá el término más básico que deba definirse en primer lugar es la palabra *líquido*. Casi todos saben lo que es, pero, por otro lado, casi todas las sustancias inflamables existen en forma de líquido o de gas, dependiendo de la temperatura y presión. Una regla práctica que se puede seguir es: si la sustancia por lo general es un fluido, ésta se define como *líquido*. Sin embargo, se presenta un problema cuando se intenta clasificar el propano y el butano, que son gases y no deberían considerarse líquidos inflamables, a pesar de que pueden licuarse con facilidad. La definición normal de un líquido inflamable según la National Fire Protection Association (NFPA) excluye al propano y al butano, al excluir todos los "líquidos" que tienen una presión de vapor mayor a 40 libras.

El término *punto de ignición* es muy importante para el administrador de seguridad y salud, porque constituye la base principal para la clasificación de los líquidos inflamables y combustibles. Por lo tanto, el punto de ignición es el que determina fundamentalmente las distintas cantidades de líquido que se pueden almacenar en los diversos tipos de recipientes. El punto de ignición es la temperatura a la que un líquido inflamable debe calentarse para generar una cantidad de vapor tal, que provoque que se encienda la superficie del líquido cuando se le aplica una chispa o una flama. El punto de ignición no es lo mismo que el *punto de combustión*; el cual se presenta a una mayor temperatura y representa el punto en que el fuego se puede mantener sobre el líquido.

Se utilizan tres métodos principales de prueba para determinar el punto de ignición. El ensayo Cleveland de copa abierta es sencillo, pero no se usa a menudo porque está destinado a aceites pesados. El método más popular es la copa cerrada de Tagliabue o *Tag,* que es la abreviatura del nombre francés *Tagliabue*. El tercer método es la copa cerrada de Pensky-Martens; el cual utiliza un pequeño agitador y se usa en líquidos viscosos y líquidos que forman una película en la superficie. Además, este último se ocupa incluso con menor frecuencia que la prueba Tag. El método de la copa abierta simula con mayor exactitud la situación que se presenta en una planta, donde se utilizan tanques abiertos; mientras que el método de copa cerrada simula de un mejor modo el caso de los líquidos inflamables en almacenamiento.

La clasificación de los líquidos inflamables depende a su vez del *punto de ebullición*, pero incluso esto puede resultar confuso debido a que normalmente no hierven a un solo punto de temperatura. En las normas se reconoce este intervalo como el *punto* del 10% como clave. El punto del 10% es la temperatura a la que se ha evaporado el 10% del líquido. El *IBP* (Initial Boiling Point) se refiere al punto inicial de ebullición, que es la temperatura a la que la primera gota de líquido sale por el extremo del tubo de destilación en una prueba de destilación de la norma de ASTM (American Society for Testing and Materials).

El término *volatilidad* se refiere a qué tan proclive es un líquido a evaporarse; se relaciona íntimamente con el punto de ebullición. Los términos *ligero* y *pesado* se refieren a una alta y una baja volatilidad, respectivamente.

El término *líquido inflamable* tiene el mismo significado que *Líquido Clase I*; aunque esta clasificación se subdivide a su vez en IA, IB e IC. La denominación *líquido combustible* es un término general que define tanto a los líquidos Clase II como a los Clase III. El esquema de clasifi-

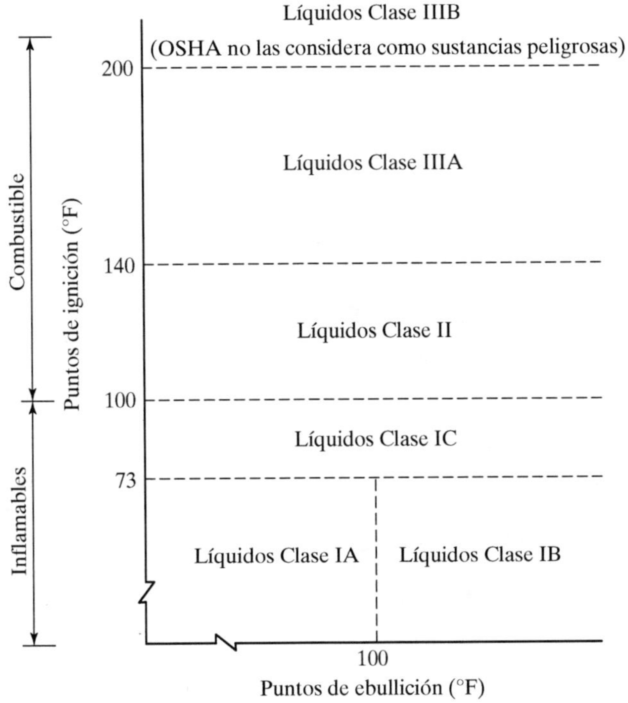

FIGURA 11.1

Clasificación de los líquidos inflamables y combustibles.

cación completo, que se basa en el punto de ignición y en el punto de ebullición, se explica en la figura 11.1.

La gasolina es el líquido inflamable más utilizado y abundante y es precisamente este uso tan extendido y el hecho de que ha provocado terribles explosiones e incendios a lo largo de la historia lo que hace que se le culpe de la mayoría de los riesgos de incendio en los lugares de trabajo y en cualquier otro sitio en que esté presente. Algunos de los temores sobre los supuestos riesgos de la gasolina se derivan de la ignorancia, más que de una precaución basada en el conocimiento, lo cual resulta perjudicial para los propósitos de seguridad. En el capítulo 3, se explicó que las reglas de seguridad demasiado estrictas contribuyen a la apatía de los trabajadores en relación con ellas, lo que a su vez perjudica el objetivo de la seguridad, en lugar de buscar cumplirlo. Las reglas de operación y seguridad para trabajar con gasolina y otros líquidos inflamables se incluyen algunas veces en esta categoría poco afortunada. Hay que reconocer que la gasolina realmente es muy peligrosa, pero no hay nada mejor que conocer el mecanismo de sus riesgos para que el trabajador pueda tomar las precauciones más sensatas.

El conocimiento inicia al exponer la falsedad de los numerosos mitos que rodean el tema. La gasolina y otros líquidos inflamables son parte de ellos, algunos de los cuales se intentará disipar en el presente libro.

Quizá el mito más absurdo acerca de la gasolina es el que se describe a continuación.

Mito 1 sobre los líquidos inflamables

Si un cigarrillo encendido entra en contacto con la superficie de un recipiente con gasolina es un hecho que éste se incendiará.

Por el contrario, es casi imposible que la superficie de un tanque de gasolina se incendie con un cigarrillo encendido, pues como en cualquier incendio, se requieren tres ingredientes fundamentales para dar soporte a la combustión:

1. Combustible.
2. Oxígeno (por lo general proveniente del aire).
3. Calor suficiente.

Existe una gran cantidad de combustible en la superficie de un recipiente de gasolina, pero los otros dos ingredientes son casi siempre insuficientes para permitir la combustión. Una concentración de vapores de gasolina mayor al 7.6% es demasiado abundante y no podrá quemarse. En la superficie de la gasolina bajo aire en calma, la concentración es mucho mayor a 7.6%. Asimismo, en la mayoría de los casos, un cigarrillo encendido no está lo suficientemente caliente para permitir la ignición[1]. De hecho, se han realizado experimentos dramáticos en los que se ha apagado un cigarrillo encendido sumergiéndolo en un recipiente con gasolina. Por cierto, estos experimentos involucran ciertos riesgos y no se recomienda repetirlos, pues algo podría salir mal, como una pequeña llama en el papel del cigarrillo que esté lo suficientemente caliente para provocar una ignición. También, existe el peligro de pasar el cigarrillo *por* la región en que los vapores no son tan abundantes y se genere una ignición antes de llegar al área de abundancia cerca de la superficie. Por último, pequeñas cantidades de gasolina en el área circundante pueden provocar mezclas de vapor y aire en la proporción adecuada para permitir la combustión. Todas éstas son las razones que sustentan las reglas de "no fumar" cerca de gasolina.

La gasolina posee un intervalo de combustibilidad de 1.4 a 7.6% de sus vapores en aire seco. Algunos otros líquidos inflamables poseen intervalos de combustibilidad más amplios, por lo que pueden encenderse con mayor facilidad que la gasolina. En la figura 11.2 se muestran los valores de combustibilidad para algunos líquidos altamente inflamables de uso común. Observe que aunque la gasolina es más fácil de incendiarse en concentraciones "pobres" en comparación con el alcohol, éste se incendiará a concentraciones más abundantes. Del mismo modo, aprecie el amplísimo y peligroso intervalo de combustibilidad del bisulfuro de carbono. El límite superior, por arriba del cual las concentraciones de los vapores inflamables son demasiado abundantes

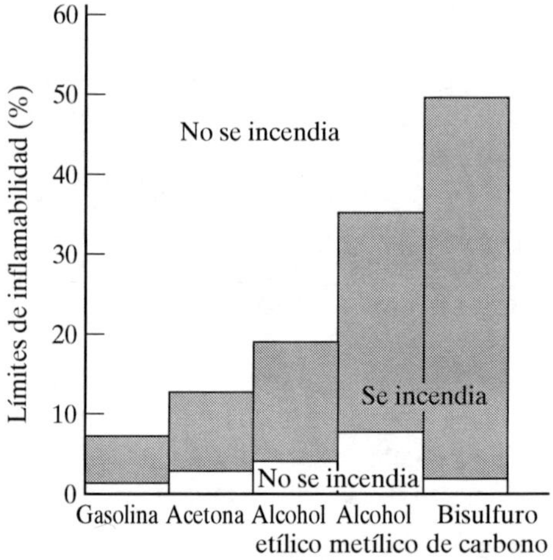

FIGURA 11.2

Intervalos de combustibilidad de algunos líquidos inflamables.

[1]La temperatura de ignición de la gasolina (536-853 °F) es mayor a la de la madera (aproximadamente 400 °F)

como para incendiarse, se conoce como *límite explosivo superior* (UEL, Upper Explosive Limit); mientras que el límite inferior respectivo, es decir, bajo el cual las concentraciones de los vapores inflamables son demasiado escasas para incendiarse, se conoce como *límite explosivo inferior* (LEL, Lower Explosive Limit).

Otro de los mitos en relación con este hidrocarburo se asocia con los incendios en las gasolineras, así como los incendios alrededor de los tanques subterráneos.

Mito 2 sobre los líquidos inflamables

> Los incendios en los tanques de gasolina subterráneos se queman o explotan con tanta intensidad que destruyen la vida y las propiedades cercanas a las gasolineras.

De hecho, los tanques de gasolina subterráneos no se pueden quemar, incluso en caso de incendios a gran escala en la superficie. John A. Ainlay[2] establece que de acuerdo con un estudio con una duración de 45 años acerca de los informes de incendios relacionados con el petróleo de la National Fire Protection Association (NFPA) y del American Petroleum Institute (API), nunca se presentó un caso de incendio en un tanque de gasolina subterráneo en uso. La mezcla de vapores en el tanque es demasiado rica como para permitir la combustión.

Por el contrario, curiosamente, un tanque vacío abandonado es más peligroso que un tanque lleno, o casi lleno, en uso. El tanque vacío abandonado involucra la posibilidad de secarse y los vapores se pueden dispersar gradualmente hasta que la mezcla sea lo suficientemente pobre para producir explosividad. Lo mismo ocurre con un tambor de gasolina *vacío*; mientras que un tambor lleno o parcialmente lleno con gasolina por lo general tendría una relación vapor-aire demasiado rica como para permitir la combustión. En la figura 11.2 se muestra que existe un potencial de riesgo de incendio mucho mayor en el interior de los tambores de alcohol o de bisulfuro de carbono.

Además, en el caso de los tanques sobre la superficie, el riesgo adquiere dimensiones diferentes, ya que éstos se encuentran expuestos a un calor intenso y a una posible ruptura durante un incendio en la gasolinera. Cuando un tanque se rompe o explota se liberan repentinamente enormes cantidades de combustible, que alimentan el incendio en presencia de abundante suministro de oxígeno y calor.

En el párrafo anterior se describen ampliamente las razones por las que las normas prohíben los tanques en la superficie de las gasolineras; excepto cuando se cumplen condiciones especiales. Sin embargo, existe un riesgo adicional de los tanques superficiales: la densidad del vapor[3] de gasolina es mayor de 3 a 1. Esto significa que, a diferencia del gas natural o de otros materiales más ligeros que el aire, los vapores de la gasolina se asientan en las áreas más bajas. Un tanque superficial es una invitación a que los vapores de la gasolina se asienten en las partes bajas de la gasolinera, como en los fosos de servicio. La densidad del vapor de la gasolina es la razón por la que en la actualidad se prohíben los sótanos en las estaciones de servicio.

A pesar de estos riesgos, en Estados Unidos se han encontrado una gran cantidad de violaciones a la norma que prohíbe los tanques en la superficie. Los infractores más frecuentes son las pequeñas gasolineras independientes o las estaciones de servicio privadas dentro de las plantas. Muchas de dichas instalaciones se construyeron antes que se redactara la norma y algunas personas consideran que tenía como propósito servir como un "código de construcción" para construcciones futuras y que no era necesaria la remodelación de todas las estaciones existentes que no cumplieran la norma.

Algunas ideas falsas sobre el *octanaje* dan origen al tercer mito.

---

[2]John A. Ainlay de Evanston, Illinois es una autoridad reconocida a nivel nacional en Estados Unidos en el estudio de la química de los incendios por petróleo.

[3]La densidad del vapor es la razón entre el peso del mismo y el peso de un volumen equivalente de aire.

Mito 3 sobre los líquidos inflamables

La "gasolina de los aviones" o la "gasolina premium" de alto octanaje es mucho más peligrosa que la gasolina regular.

El octanaje se relaciona con las características previas a la ignición de la gasolina dentro de los motores de combustión interna y no tiene nada que ver con la seguridad contra incendios. Con la gasolina de alto octanaje deben tomarse las mismas precauciones contra incendios que con la gasolina regular, ni más ni menos.

FUENTES DE IGNICIÓN

Disipar los mitos acerca de los líquidos inflamables debe hacer que el personal actúe con mayor cautela. La química de un incendio por petróleo explica algunos de los casos aparentemente peculiares en los que no ocurrirán dichos incendios. Pero al mismo tiempo, esta comprensión pone de manifiesto los riesgos extremos involucrados cuando las condiciones son las adecuadas para ocasionar un incendio. Una bombilla rota parecería inofensiva pero podría provocar un incendio catastrófico, ya que en el instante previo a que se queme el filamento de la bombilla —después de que estalla el vidrio—, ese filamento tiene el calor suficiente para encender los vapores de la gasolina. Es por ello que es importante proteger las bombillas en presencia de vapores inflamables, como lo requieren tanto el *National Electrical Code®* como otras referencias en las normas federales estadounidenses.

Las chispas que se generan al soldar son otro riesgo de ignición importante para los vapores inflamables. La tentación más común es acelerar las operaciones de reparación y por lo general la soldadura se inicia antes que se eliminen las fuentes de vapor inflamable del área y se purguen los vapores existentes. Soldar en lugares con vapores inflamables ha provocado la muerte de un gran número de trabajadores poco experimentados que no conocían los riesgos implícitos.

Al igual que con la soldadura, existen riesgos con el esmerilado de la soldadura terminada. No deben subestimarse las chispas generadas. Es verdad que muchas de las chispas del esmerilado no alcanzan la temperatura de ignición necesaria para encender los vapores de la gasolina, pero siempre hay excepciones. Por lo tanto, las operaciones de esmerilado que producen chispas no deben realizarse en presencia de vapores inflamables.

Los riesgos de una descarga electrostática en áreas con vapores inflamables son bien conocidos. Después de todo, es una descarga electrostática la que enciende los vapores de la gasolina con gran precisión en la mayoría de los motores de combustión interna. Un arco voltaico o una descarga electrostática pueden convertirse con facilidad en una fuente de ignición.

Para evitar los riesgos de ignición, se requiere una interconexión eléctrica entre la boquilla y el recipiente al despachar líquidos Clase I. La primera parte de la figura 11.3 muestra dos recipientes conductores, ninguno de los cuales se encuentra unido o conectado a tierra. La segunda parte representa dos recipientes conductores unidos, es decir, que comparten la misma carga eléctrica. La parte final muestra el modo ideal de despachar los líquidos Clase I en recipientes fabricados con materiales conductores. Ambos recipientes se encuentran unidos y conectados a tierra, es decir que carecen de carga. Pero lo anterior genera interrogantes acerca de la forma de despachar líquidos Clase I a recipientes hechos de plástico o de algún otro material no conductor. Sería absurdo unir un recipiente plástico a la boquilla porque dicha unión no podría equilibrar la carga estática (ver figura 11.4). La NFPA reconoció este hecho al eximir a los recipientes no conductores de los requisitos de unión estipulados en sus normas.

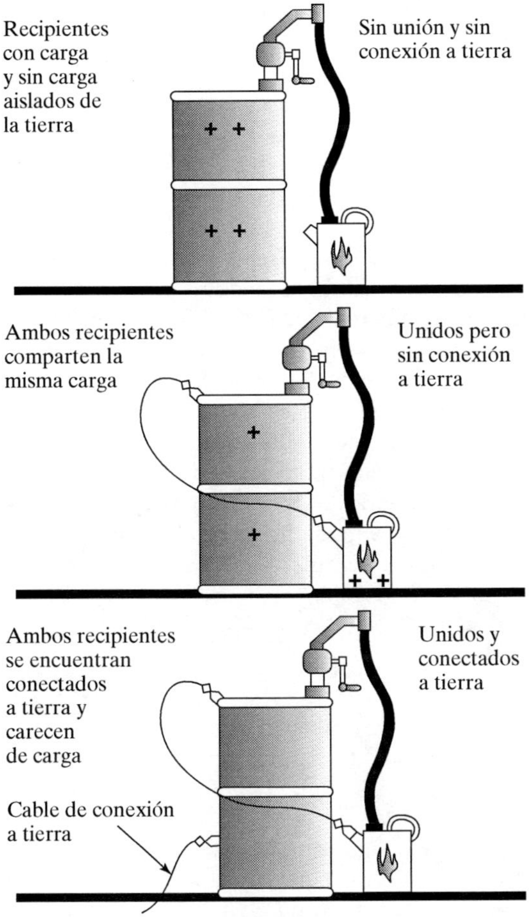

FIGURA 11.3

Transferencia de líquidos Clase I a recipientes conductores (*fuente*: Flammable and Combustible Liquids Fact Sheet, 2005).

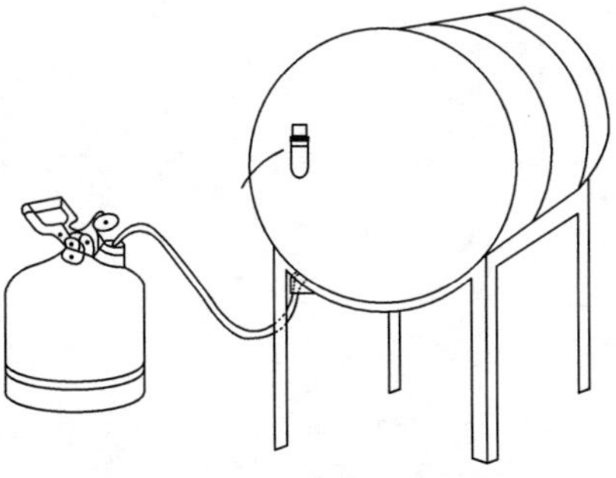

FIGURA 11.4

La unión no es necesaria en recipientes no conductores.

Algunos lectores se preguntarán por qué se dedica tanta atención a la electricidad estática durante las operaciones de transferencia. La razón es que al llenar los tanques o recipientes *se genera* electricidad estática debido al flujo del líquido, que es un fenómeno poco conocido en el flujo de fluidos. El flujo a gran velocidad del bióxido de carbono desde un extintor en uso puede provocar descargas electrostáticas que hacen incómodo sostenerlo. Durante la carga de aceite combustible en camiones cisterna durante la noche, se ha observado un fenómeno sorprendente en el que se observa una "exhibición de rayos" dentro del tanque.

Para evitar la acumulación de electricidad estática durante las operaciones de carga, el flujo debe mantenerse con la mayor calma y suavidad posibles. Los filtros son enormes generadores de estática y de preferencia deben colocarse lo más al fondo de la línea como sea posible, lejos del chorro de llenado. Otra medida que puede tomarse para reducir la electricidad estática es ralentizar el flujo. Asimismo, deberá evitarse la *carga con salpicaduras*; es decir, el chorro de llenado deberá extenderse hacia abajo a un punto cerca del fondo del compartimiento para evitar exceso de salpicaduras que generen electricidad estática. Cuando se cargan camiones con compartimentos múltiples, el compartimento del frente y el de atrás son los más proclives a presentar problemas de salpicaduras debido a la distribución de algunos tipos de aparatos de carga. La razón de lo anterior puede observarse en la figura 11.5. Otra forma de eliminar la estática es colocar un área de reposo en la línea de entrega, como se muestra en la figura 11.6. Esta área de reposo es un área de expansión en la tubería que permite que la carga estática se purgue del líquido antes de continuar con el flujo a mayor velocidad.

CUMPLIMIENTO DE NORMAS

Comprender los principios que subyacen en los riesgos con los líquidos inflamables resulta útil al aplicar las normas apropiadas. Una vez que hemos cubierto algunas definiciones y principios básicos, es hora de dedicarnos al análisis directo de las normas y procedimientos prácticos que deberán seguir los administradores de seguridad y salud para lograr que sus instalaciones cumplan dichas normas.

En muchas instalaciones, se requieren pequeñas cantidades de materiales inflamables en procesos u operaciones. La Sección 1910.106 especifica que no se permiten más de 25 galones en total en recipientes separados para uso ocasional en un área dada. Aunque este límite de

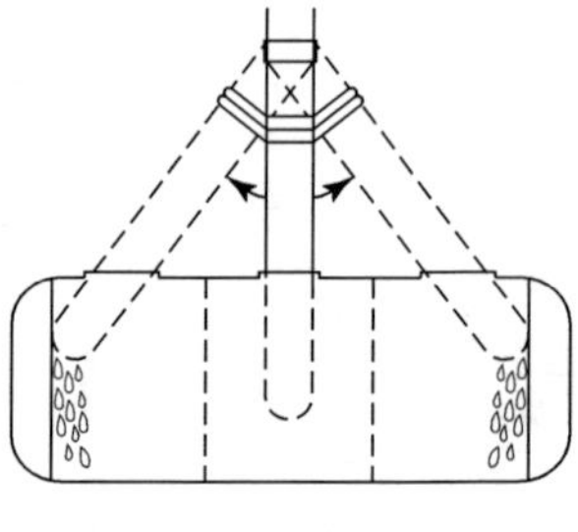

FIGURA 11.5

La carga con salpicaduras ocurre con mayor frecuencia cuando se llenan el compartimento frontal y el trasero que cuando se carga el compartimento central.

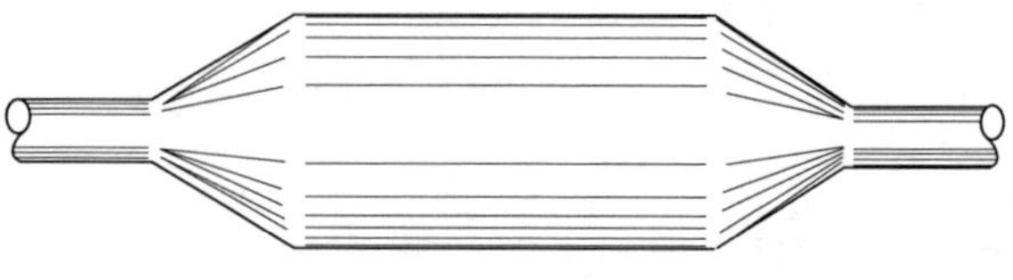

FIGURA 11.6

Área de reposo para eliminar la estática.

TABLA 11.1 Límites según el recipiente, tomados de la Tabla H-12 de la Sección 1910.106

Tipo de recipiente	Líquidos inflamables			Líquidos combustibles	
	Clase IA	Clase IB	Clase IC	Clase II	Clase III
Vidrio o plástico aprobado	1 pinta	1 cuarto	1 galón	1 galón	1 galón
Metal (distinto a tambores DOT)	1 galón	5 galones	5 galones	5 galones	5 galones
Latas de seguridad	2 galones	5 galones	5 galones	5 galones	5 galones
Tambores metálicos (especificaciones DOT)	60 galones	60 galones	60 galones	60 galones	60 galones
Tanques portátiles aprobados	660 galones	660 galones	660 galones	660 galones	660 galones

DOT, Secretaría de Transporte (Department of Transportation)

Fuente: Flammable and Combustible Liquids Fact Sheet, 2005.

almacenamiento no se aplica a los gabinetes para materiales inflamables ni a los depósitos construidos específicamente para dicho fin. La norma también estipula la cantidad de material inflamable que deberá mantenerse en cada uno de los distintos tipos de recipientes portátiles. Estas cantidades se establecen en la tabla 11.1.

Los códigos federales estadounidenses para el almacenamiento en tanques son bastante complicados y la mayoría están dirigidos a los diseñadores de distribución de los patios de tanques para petróleo, las plantas a granel, los planos de zanjas y drenajes, refinerías y gasolineras. Los códigos también cubren aquellos elementos de diseño como son la construcción de tanques y ventilación adecuada. La mayoría de los administradores de seguridad no necesitan preocuparse por dominar los detalles de la construcción de tanques; es suficiente con que sepan dónde encontrar los requisitos y notifiquen a los diseñadores y otros encargados de la planificación sobre los códigos estrictos que deben seguirse al especificar tanques para líquidos inflamables.

Uno de los criterios para los requisitos de distancia entre tanques es si el techo de los mismos es fijo o flotante. La población en general no se da cuenta de que los techos de una gran cantidad de tanques suben y bajan dependiendo del nivel del líquido en su interior (ver figura 11.7). Un tanque con techo fijo no se llena a menos que se ventee y dicho venteo provoca una pérdida costosa de vapores. Pero el administrador de seguridad y salud debe comprender que un techo flotante también protege contra los riesgos de incendio derivados de la liberación de vapores a la atmósfera. A su vez, el espacio vapor-aire dentro de un tanque vacío o casi vacío, con techo fijo, es más peligroso que el de uno con techo flotante, que carece o tiene muy poco espacio vapor-aire. El tanque con techo flotante es un ejemplo drástico de una mejora industrial que ahorra costos de producción, promoviendo a la vez un lugar de trabajo más seguro[4].

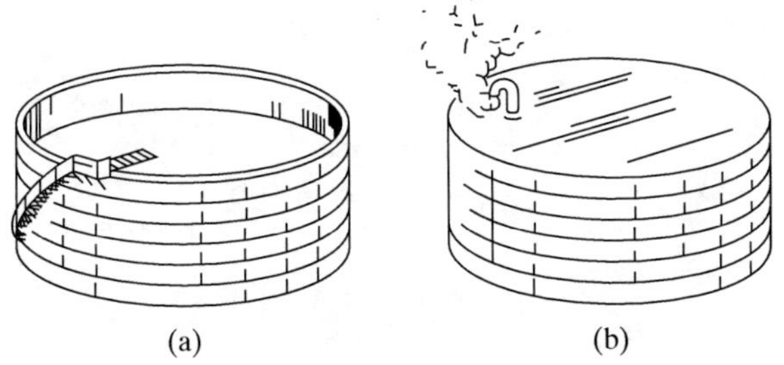

FIGURA 11.7

Dos tipos de tanques de almacenamiento: (a) con techo flotante; (b) con techo convencional con venteo. El techo flotante sube y baja de acuerdo con el nivel del líquido dentro del tanque, eliminando la necesidad del costoso y peligroso venteo.

[4]En el ejercicio 11.27 al final de este capítulo se ilustran los efectos desastrosos que pueden producirse por el diseño inapropiado de los tanques para líquidos inflamables.

Una disposición un poco extraña de las normas de seguridad aplicables estipula que deben llevarse *registros de inventario* precisos de los tanques de almacenamiento de líquidos Clase I, que por lo general se utilizan para contabilizar y controlar los costos, pero ¿qué tiene que ver una norma de *seguridad* con registros de inventario precisos? La respuesta es que éstos pueden usarse para detectar fugas peligrosas. Por desgracia, las discrepancias en el inventario casi siempre se atribuyen a un "error del personal" o una "pérdida inexplicable" y sencillamente se ignoran. Una vez que se ha presentado un incendio grave, algunas veces el equipo de investigación consulta los registros de inventario anteriores y descubre que los indicios de una fuga peligrosa habían estado en los registros desde días antes. Pareciera inverosímil que una fuga en un tanque subterráneo de gasolina pasara inadvertida, pero sucede, como se verá en el estudio de caso 11.1.

ESTUDIO DE CASO 11.1

FUGA SUBTERRÁNEA EN UNA GASOLINERA

En la década de 1980, un residente de Fayetteville, Arkansas, se quejó de un olor a vapor de gasolina en el sótano de su hogar. El cuerpo de bomberos local investigó y encontró que, efectivamente, había vapores de gasolina en el lugar. Otras casas en la misma calle también presentaron rastros de este tipo de vapores. Una investigación más detallada reveló que la gasolinera del vecindario (que no se situaba al lado de la casa) tenía una fuga en un tanque de gasolina subterráneo. Fue necesario evacuar a los residentes de los hogares en peligro hasta que se concluyeran las reparaciones necesarias. Esto requirió una excavación de gran tamaño para solucionar el problema.

En cuanto a los riesgos de los tanques con fugas, un administrador de seguridad y salud en Estados Unidos debe seguir los reglamentos de dos agencias federales: OSHA y EPA. Esta última tomó medidas enérgicas en relación con los tanques de almacenamiento subterráneos a finales de 1988 (Cross, 1988) y los sistemas necesarios para vigilar las fugas y especificaciones de construcción de tanques y tuberías, cierres automáticos de los sistemas presurizados, protección contra derrames y sistemas para impedir sobrellenado. Además, existen requisitos de comunicación para notificar a las autoridades locales y estatales cada vez que se instala un tanque nuevo, se cierra uno viejo de forma permanente, o se descubre una fuga. Una exención importante al reglamento de EPA sobre tanques, son los tanques *superficiales,* que se aceptan siempre y cuando menos de 10% del producto se almacene en la tubería de un subsistema.

En resumen, el administrador de seguridad y salud debe abordar el problema de los líquidos inflamables con conocimiento de los principios de ignición. Todas las instalaciones nuevas deben diseñarse y construirse reconociendo los riesgos de los líquidos inflamables. Después de su construcción e instalación deberán establecerse reglas de sentido común para eliminar las fuentes de ignición y evitar fugas peligrosas, cuyo cumplimiento estará en manos de los administradores de seguridad y salud. La capacitación del personal para que comprenda los principios subyacentes en los riesgos será de gran ayuda para abordar el problema de la seguridad en las labores con líquidos inflamables.

LÍQUIDOS COMBUSTIBLES

Hasta ahora, en este capítulo nos hemos concentrado en los líquidos inflamables, distintos de los líquidos combustibles y cuyas diferencias se han puesto de manifiesto, como se mostró en la figura 11.1.

Debido a que los puntos de ignición de los líquidos combustibles son mayores a las temperaturas que se encuentran en la mayoría de las plantas, los riesgos de ignición son mucho menores a los de los líquidos inflamables. No obstante, en muchas ocasiones se genera un falso sentido de seguridad al asociar comúnmente los líquidos combustibles con la temperatura ambiente. En caso que las temperaturas se eleven por alguna circunstancia extraordinaria o incluso por operaciones de procesamiento normal, la gravedad del riesgo puede dar un giro dramático. El queroseno común, un líquido combustible, puede volverse incluso más peligroso e incendiarse a temperaturas más elevadas que la gasolina a temperatura ambiente.

Otra forma en que los líquidos combustibles pueden representar un riesgo inesperado es durante el *cambio de carga*, cuando se utilizan los mismos camiones para transportar gasolina —un líquido inflamable—, y aceite combustible —un líquido combustible—, de forma alterna. El cambio de carga es un peligro desde el punto de vista de la ignición por electricidad estática. Con la gasolina, la estática no representa un problema serio durante la carga porque la concentración de vapor por lo general es demasiado rica para permitir la ignición. Incluso cuando se llena gasolina en un tanque que previamente contenía aceite combustible, la concentración de vapor se vuelve muy rica en cuanto la carga comienza. El peligro real se presenta cuando se carga aceite combustible en un compartimento que previamente contenía gasolina. En esto consiste el cambio de carga y es extremadamente peligroso. La concentración de vapor en dicha operación es la adecuada para la ignición y una descarga estática o cualquier fuente de ignición puede provocar una explosión que partiría el camión en mil pedazos. Algunas técnicas para remediar el problema cuando es necesario un cambio de carga son: (1) llenar el tanque con bióxido de carbono (el método cardox); (2) usar aspiradoras para purgar la gasolina del tanque; o (3) ralentizar la velocidad de carga alrededor de 30%, hasta que se haya llenado un tercio del tanque.

Cuando se debe elegir entre un líquido inflamable y uno combustible para una aplicación dada, la diferencia en costos de las instalaciones de equipo eléctrico puede ser dramática. Cuando la operación normal de un proceso produce concentraciones de líquidos inflamables que pueden incendiarse en la atmósfera, se especifica un equipo eléctrico a prueba de explosión, aprobado para ubicaciones con riesgos Clase I, División 1 en el área donde los vapores se encuentran presentes. No obstante, el suministro de equipo eléctrico a prueba de explosión es una decisión costosa, como se comenta más a detalle en el capítulo 17. El estudio de caso 11.2 sirve para ilustrar el impacto benéfico que puede tener un administrador de seguridad y salud bien informado en una compañía, cuando se toman decisiones acerca de los líquidos inflamables y combustibles.

ESTUDIO DE CASO 11.2

LÍQUIDOS INFLAMABLES *VERSUS* LÍQUIDOS COMBUSTIBLES

Un ingeniero de procesos tiene una propuesta nueva para reducir los costos de una operación que retira el recubrimiento orgánico de las partes metálicas antes de enchaparlas. El proceso actualmente utiliza el limpiador Enthone S-300, pero el ingeniero ha descubierto en el laboratorio que el limpiador Enthone S-15 es mucho más efectivo para eliminar los recubrimientos orgánicos que el S-300; lo que puede hacer que la compañía ahorre tiempo de producción y dinero al reducir el volumen de limpiador que debe comprar al proveedor. ¿Cómo afectaría esta propuesta la seguridad contra incendios?

Solución

El administrador de seguridad y salud mostrará sensatamente un gran interés en comparar las características de inflamabilidad de los dos limpiadores mencionados. Los solventes y los limpiadores por lo general son inflamables o combustibles, y la clasificación a la que pertenecen es justo una consideración importante en el diseño de un proceso. Al verificar el *Índice de puntos de inflamación de líquidos comerciales* de NFPA (Flashpoint Index of Trade Name Liquids, 1978), el administrador de seguridad y salud nota que el limpiador S-300 posee un punto de ignición de 155 °F, mientras que el S-15 tiene un punto de ignición de 34 °F. De acuerdo con la figura 11.1 y a partir de los datos anteriores puede concluirse que el S-300 es un líquido combustible Clase IIIA moderadamente seguro, mientras que el S-15 se encuentra identificado como un líquido inflamable Clase I muy peligroso. Elegir el limpiador S-15 definitivamente afectaría la seguridad y quizá aumentaría el costo del seguro. Si se requiere equipo eléctrico —como bandas transportadoras e interruptores— en la operación de limpieza, el requisito de proporcionar equipo a prueba de explosión Clase I, División 1, haría que la alternativa del S-15 resulte extremadamente costosa, incluso considerando los ahorros en costos que argumenta el ingeniero de procesos.

En el estudio de caso 11.2, la persona que propuso la idea era un ingeniero de procesos; sin embargo, este caso debería servir como modelo de la forma en que el administrador de seguridad y salud que posea el conocimiento sobre las propiedades contrastantes de los líquidos inflamables y combustibles, puede ser el que genere ideas para hacer que los procesos sean más seguros y quizá más económicos. Éste es el tipo de impacto en las ganancias finales de la compañía que la gerencia de la empresa generalmente no espera de un administrador de seguridad y salud, pero que con certeza llamará su atención. Ahora, dirigiremos nuestra atención a una de las aplicaciones industriales más importantes de los líquidos inflamables y combustibles: el acabado con aerosol.

ACABADO CON AEROSOL

Un asunto que incumbe de manera directa a los administradores de seguridad y salud, en particular en las plantas de manufactura, es la instalación de servicios y procedimientos apropiados para las áreas o cabinas de pintura con aerosol. El tema es importante no sólo desde el punto de vista del cumplimiento de normas, sino por el hecho de que afecta profundamente las tarifas de los seguros y la capacidad de aseguramiento básico.

La construcción y operación de un área de pintura con aerosol que cumpla con el código aplicable es una tarea muy costosa; por lo que algunas veces un administrador de seguridad y salud poco ético intentará burlar las reglas para mantener contenta a la gerencia general. El ejemplo más común para evadir dichas reglas es llamar a una instalación de pintura un "aparato rociador pequeño y portátil que no se usa repetidamente en la misma ubicación" y por lo tanto queda exento de las normas para pintura con aerosol; pero si esta configuración "temporal" se vuelve un arreglo más o menos permanente, se genera un riesgo de incendio continuo y serio. Además, con el aparente arreglo temporal que finalmente se convirtió en permanente no podría engañarse ni a un inspector de la compañía de seguros ni a uno experimentado del gobierno, ya que se acumularán grandes cantidades de residuos de pintura en el área.

Existen consideraciones tanto de seguridad como de salud en las operaciones de acabado con aerosol, pero las normas para estas actividades se refieren principalmente a los aspectos de seguridad, en particular incendios. Las violaciones más frecuentes a las normas de acabado con aerosol se incluyen en las siguientes categorías:

- Un tipo de cableado no apropiado para el sitio de peligro.
- Deficiencias en el filtro del aire de escape.
- Limpieza y eliminación de residuos.
- Cantidades de los materiales en almacenamiento.
- Conexión a tierra de los recipientes.
- Letreros de "No fumar".

De igual modo, los requisitos de construcción física de las cabinas rociadoras y sus requisitos de ventilación mecánica se violan con frecuencia, pero se les da un énfasis menor.

Aplicando la regla de resolver primero los problemas más sencillos, el administrador de seguridad y salud deberá tomar las medidas necesarias para instalar los letreros de "No fumar" en las áreas de rociado y en los cuartos de almacenamiento de pintura. El consejo puede sonar superficial, pero miles de compañías han recibido emplazamientos de OSHA únicamente por no cumplir con la instalación de dichos letreros. El costo asociado con el cumplimiento de esta regla es prácticamente insignificante.

Una vez que se ha asegurado la colocación de letreros de "No fumar", el administrador de seguridad y salud deberá inspeccionar el cableado del área de rociado para determinar si éste cumple con las especificaciones del *National Electrical Code®* para áreas de riesgo. En esta fase del problema sería útil emplear un electricista competente que conozca las disposiciones del *National Electrical Code*.

Una clasificación apropiada del cableado y equipo eléctrico en y cerca de las áreas de rociado pueden simplificarse de algún modo usando un árbol de decisión como el que se muestra en la figura 11.8. Ha surgido una gran controversia en relación con el cumplimiento de los requisitos eléctricos alrededor de las áreas de rociado, en particular lo relacionado con la interpretación de la tan conocida "distancia de 20 pies" fuera de dicha área. Resulta interesante mencionar que el *National Electrical Code*, en su edición de 1975, redujo la distancia requerida de 20 a 5 pies del área de rociado. No obstante, la norma federal para esta distancia permaneció sin cambios; un ejemplo más de la forma en que el proceso legal de promulgación retarda el proceso de revisión de las normas.

Además de la distancia, un aspecto más a considerar es la *dirección* del trayecto de los vapores inflamables cuando salen de la cabina de pintura con aerosol. Debido a que los vapores pueden viajar en cualquier dirección, se recomienda que el administrador de seguridad y salud tome la precaución de usar un cableado Clase I, División 2 en todas las direcciones, desde la cara abierta del área o cabina de rociado, incluso verticalmente y alrededor de las esquinas de la cabina. El capítulo 17 contiene datos adicionales acerca de las distintas clasificaciones del cableado eléctrico.

Algunas personas interpretan las normas en el sentido de que es obligatorio instalar sistemas automáticos de aspersión para todas las áreas de pintura con aerosol, pero las normas en realidad no estipulan esto. Sin embargo, si se utiliza un sistema como éste, debe cumplir los requisitos de NFPA. Deberá requerirse al proveedor que instale el sistema de aspersores que se asegure que cumple con todos los códigos aplicables a la instalación en la que se aplicará. Si el sistema se instala en el interior de los ductos, se necesitarán aspersores en ambos lados del sistema de filtración.

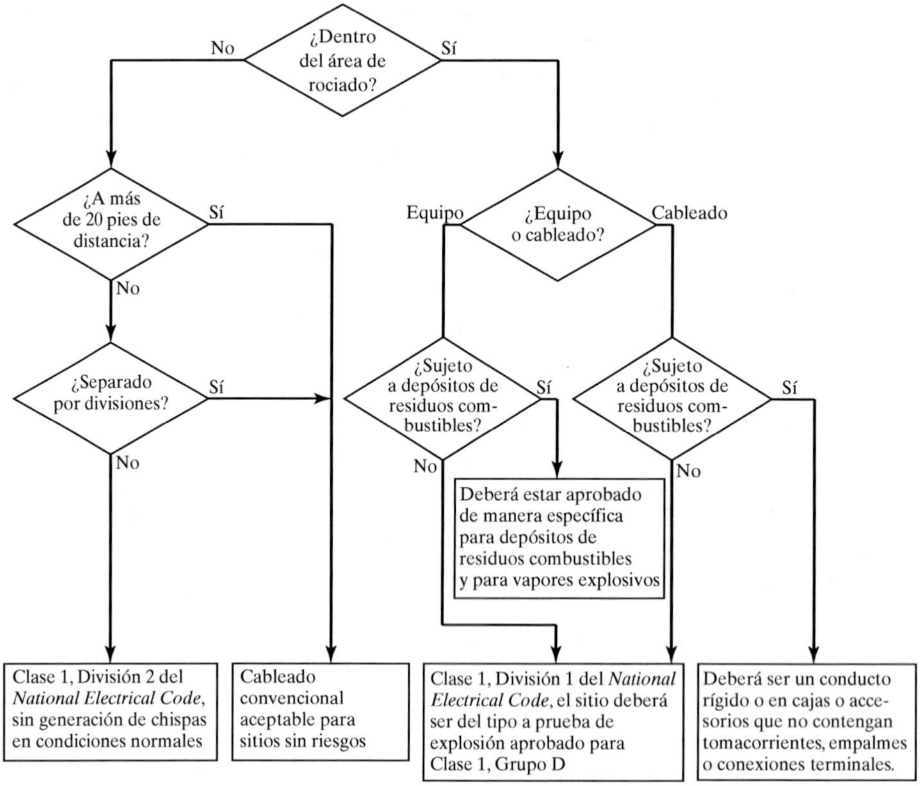

FIGURA 11.8

Árbol de decisión: Cómo seguir las especificaciones de la Norma de OSHA 1910.107(c)(5) y (c)(6) para cableado y equipo eléctrico del área de rociado.

Los residuos combustibles contribuyen a la mayoría de los incendios en las cabinas de rociado. Las reacciones entre los diferentes materiales pueden contribuir también a este riesgo, en particular cuando se utilizan peróxidos. El control de los residuos resultantes del rociado comprende tanto medidas administrativas como de ingeniería y es un asunto que merece la atención del administrador de seguridad y salud. La acumulación de residuos se reconoce fácilmente y es un testimonio vergonzoso de mantenimiento deficiente y falta de control de riesgos. Una vez que se han eliminado, los residuos y desechos deberán expelerse de manera apropiada para evitar una combustión espontánea y otros riesgos de incendio derivados de los trapos aceitosos y desechos residuales.

Como ya se mencionó antes, no se requieren sistemas automáticos de aspersión en *todas* las áreas. Sin embargo, para los sistemas electrostáticos fijos se requieren aspersores automáticos "en los lugares donde se cuente con dicha protección". Se prefieren los sistemas automáticos de aspersión, y si ya se cuenta con dicho sistema en una zona cercana (en un radio de 50 pies aproximadamente), éste deberá ampliarse al área de rociado electrostático. En ausencia de un sistema automático de aspersión "disponible", la norma estipula que deben usarse "otros equipos automáticos de extinción aprobados" para las áreas de rociado electrostático. Dichos equipos alternativos incluyen a los sistemas fijos de bióxido de carbono o polvo químico seco, los cuales se comentarán con mayor detalle en el capítulo 13.

El uso de dispositivos de calentamiento para el secado en el área de rociado aumenta el riesgo al elevar la temperatura de los residuos del rociado, aumentando a la vez el nivel de vapor en el aire. Además, las normas no son muy claras en cuanto al uso de un área de rociado como área de secado; esto está prohibido a menos que su disposición no "provoque un aumento sustancial en la temperatura superficial de la cabina, cuarto o recinto de rociado".

TANQUES DE INMERSIÓN

Con frecuencia los tanques de inmersión contienen materiales peligrosos, por lo que las normas federales los tratan por separado. No obstante, deberá tenerse cuidado cuando se consulte la norma, porque únicamente se aplica a aquellos que contienen líquidos inflamables y combustibles. Los tanques de inmersión para enchapado contienen ácidos peligrosos que *no* se encuentran cubiertos por la norma para este tipo de tanques, a menos que dicho ácido sea inflamable o combustible.

Los siguientes son los principales problemas que se presentan en los tanques de inmersión:

- Instalaciones de extinción automática.
- Letreros de "No fumar".
- Cubiertas de los tanques de inmersión.

La falta de cubiertas en este tipo de tanques es la violación más frecuente de las tres. Uno de los problemas con las cubiertas es que "deben mantenerse cerradas cuando los tanques no estén en uso". Sería poco razonable esperar que se cierren las cubiertas durante intervalos cortos en los que los tanques no se usan, como en los periodos de descanso y otras interrupciones cortas del trabajo. Sin embargo, un periodo de inactividad que dure medio turno se consideraría un periodo "sin uso". Asimismo, si se descubre que permanece inactivo por un periodo durante el cual el personal y el supervisor no están en el área, deberá considerarse que dicho tanque "no está en uso". Se recomiendan dispositivos de cierre automático que funcionen en caso de incendio, aunque no es un requisito específico. Dichos dispositivos de cierre "deberán accionarse mediante aparatos automáticos aprobados y también deberán adaptarse para operación manual". El cierre automático de las cubiertas de los tanques de inmersión se considera uno de los medios más apropiados como instalación de extinción automática que se especifica en las condiciones descritas en la figura 11.9.

EXPLOSIVOS

Todos saben lo peligroso que son los explosivos, por lo cual se evita totalmente entrar en contacto con ellos. Sólo los profesionales capacitados conocen cuáles procedimientos son seguros y qué debe hacerse en cada situación. El conjunto de códigos existentes que rigen a los explosivos se abocan casi por completo al almacenamiento o la construcción de polvorines para almacenarlos.

Al igual que los líquidos inflamables, los explosivos se clasifican de acuerdo con su grado de riesgo. La Clase A es la más peligrosa, y la mayoría de los materiales que se consideran "explosivos", como la nitroglicerina, la pólvora y la dinamita se incluyen en esta categoría Clase A. Los explosivos Clase B incluyen los propulsores, polvos para flash fotográfico y algunos fuegos artificiales especiales. Los explosivos Clase C consisten en artículos fabricados que contienen explosivos en cantidades restringidas. El administrador de seguridad y salud debe

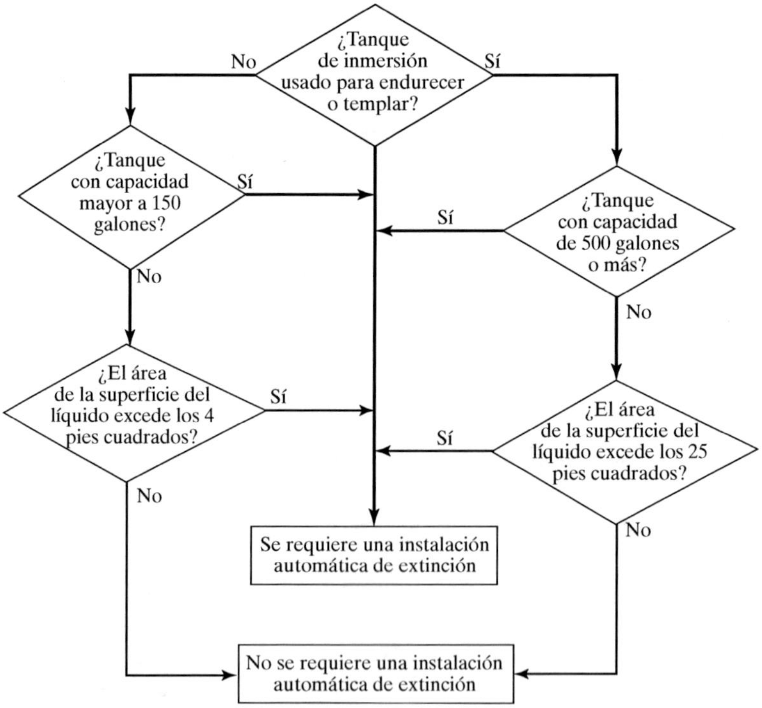

FIGURA 11.9

Árbol de decisión: instalaciones de extinción automática para tanques de inmersión.

aprovechar las etiquetas de los fabricantes para determinar la clase de explosivos de que se trata cuando surja alguna interrogante al respecto.

Los polvorines para el almacenamiento de explosivos se dividen en dos grupos —también llamados *clases*—, pero en este caso, la clase se designa con un número romano en lugar de una letra del alfabeto. La clase de un depósito depende principalmente de la cantidad (peso) de los explosivos almacenados, y no de la clase de los mismos. Los depósitos Clase I son para cantidades mayores a 50 libras, mientras que los depósitos Clase II son para cantidades de 50 libras o menos.

El transporte de explosivos se considera particularmente peligroso y comprende procedimientos estipulados por la Secretaría de Transporte de Estados Unidos, con el fin de proteger a la población. El transporte de un explosivo nuevo requiere aprobación previa mediante un proceso de cinco pasos y la asignación de un "número EX" al explosivo que se transportará. Los detalles de este proceso de cinco pasos van más allá del alcance del presente libro, pero el administrador de seguridad y salud debe estar al tanto de la necesidad de cumplir con dicho proceso ante la Secretaría de Transporte en caso que su compañía desarrolle un nuevo explosivo.

La mayoría de las instalaciones no utiliza explosivos y la mayoría de los administradores de seguridad y salud pueden ignorar la norma si no tratan con ellos. Pero aquéllos a los que sí les incumbe, por poseer explosivos en sus instalaciones, deberán tomar precauciones que garanticen que los procedimientos de manejo y almacenamiento especial cumplan con el código aplicable.

GAS LICUADO DE PETRÓLEO

El gas licuado de petróleo (GLP) es un gas combustible de uso común, en particular en las áreas alejadas de instalaciones que suministran gas natural por medio de tuberías. Todos los gases del petróleo pueden licuarse si la temperatura se reduce lo suficiente, pero el gas natural, compuesto principalmente por metano, es muy difícil de licuar, a pesar de ser mucho más barato que el GLP. El GLP es fundamentalmente una mezcla de propano y butano, ambos elementos se licuan con mayor facilidad que el metano y por lo tanto pueden transportarse de una forma más compacta. La razón de expansión es de aproximadamente 1:270, es decir, 1 galón de líquido se convierte en 270 galones de gas a temperatura y presión normales.

La elección entre el propano y el butano depende del clima y los recursos económicos. El butano posee un punto de ebullición más alto y es poco recomendable en climas fríos, pues no se convierte en gas a temperaturas bajas. Sin embargo, el butano ha sido más barato históricamente, así que se ha usado en climas como los que se presentan en el sur de Estados Unidos. En el siglo veintiuno, el propano se ha usado de manera casi exclusiva debido al aumento en los precios del butano como resultado de su aplicación a la fabricación de tejidos sintéticos.

El propano es un producto del proceso de desintegración[5] en las refinerías y es inodoro en su estado natural. Por cuestiones de seguridad, se le agrega el aromatizante etil mercaptano como agente que le proporciona su hedor antes de entregarse al consumidor. Este agente fétido facilita su detección en caso de fugas. No obstante —como se enfatizó ya para el ácido sulfhídrico en el capítulo 9—, una exposición intensa a un olor tan fuerte puede saturar el sentido del olfato y en consecuencia la víctima deja de percibirlo.

Uno de los riesgos de seguridad que conlleva el propano es que es más pesado que el aire (con una densidad aproximada de $1\frac{1}{2}$ veces mayor); a diferencia del gas natural (metano) que es más ligero que el aire. Esta diferencia de propiedades puede ocasionar problemas cuando se intenta convertir un equipo que funciona con gas natural a uno de propano.

Otro de los riesgos que presenta el propano es la extrema frialdad de su estado líquido, que puede quemar la piel. De hecho, su tratamiento es el mismo que el de las quemaduras de tercer grado. Uno de los modos en que ocurren dichas quemaduras es al abrir una válvula muy rápido y colocar la mano sobre ella para sentir el flujo; aunque tal daño durante la apertura de la válvula no es indicativo de algún defecto de la misma.

A diferencia de los tanques de gasolina y otros con ventilación atmosférica, los tanques de GLP deben permanecer cerrados y no existe la posibilidad de que se acumule vapor de agua dentro del tanque. Por lo tanto, no se utiliza una válvula de "purga" para la humedad. Si de algún modo se introdujera agua en el sistema, probablemente congelaría la válvula durante la expansión del gas. Es así que el tanque cerrado de GLP no contiene aire y es una mezcla de propano líquido y gaseoso. La presión de vapor dentro del tanque depende de la temperatura. A 0 °F, la presión es de 28 libras por pulgada cuadrada (psi, per square inch) y a 100 °F, la presión es de casi 200 psi. La válvula de alivio de presión para un camión cisterna se encuentra preestablecida a 250 psi y para los cilindros a 375 psi.

A pesar de que las quemaduras dérmicas por el frío extremo son un peligro a considerar, el riesgo principal del GLP son los incendios; pues cuando éstos ocurren generalmente se convierten en desastres. El fuego se extiende con tal rapidez que los extintores portátiles por lo general resultan inútiles, aunque pueden servir para extinguir otros materiales que se incendian y que amenazan las instalaciones de GLP. No obstante, una vez que un tanque comienza a incendiarse, no queda más que recurrir al cuerpo de bomberos y a técnicas especiales en las que se uti-

[5]Las moléculas de gran tamaño se "fraccionan" en moléculas más simples de productos útiles más económicos.

lizan enormes volúmenes de agua que se rocía a alta presión para proteger a los bomberos que deben acercarse al tanque y cerrar las válvulas, o controlar de algún otro modo el incendio. Algunos tanques de gran tamaño, como los carros de ferrocarril, han provocado incendios espectaculares, incluyendo el fenómeno conocido como explosión de vapor expansivo de un líquido en ebullición (BLEVE, Boiling Liquid Expanding Vapor Explosion).

La norma federal que establece el uso de un equipo aprobado por un laboratorio (o "incluido en la lista" de un laboratorio de pruebas aprobado) suena como un formulismo extravagante. Pero sin tal requisito, las personas podrían recurrir a cualquier tipo de arreglos improvisados. Una persona, por ejemplo, decidió usar un viejo tanque de agua caliente para almacenar GLP, que explotó cobrando la vida de una persona e hiriendo a otra. Otra tentación consiste en utilizar una manguera de agua común en lugar de una tubería aprobada. La naturaleza insidiosa de este riesgo recae en el hecho de que la manguera para agua la mayoría de las veces tolerará las presiones del GLP y parecerá que funciona, pero éste desgastará el plástico de la manguera produciendo eventualmente una ruptura. Existen problemas similares que se derivan del uso de accesorios de plomería normales y válvulas con empaques de plástico.

Otro uso incorrecto y frecuente del equipo es el intercambio de los tanques para almacenar tanto amoniaco anhidro como GLP. El amoniaco anhidro ataca los accesorios de latón y cobre en los tanques de GPL, haciéndolos poco seguros; siendo el daño más peligroso el que se ocasiona en la válvula de alivio del tanque.

El fuego, las operaciones de soldadura y otras fuentes de calor intenso pueden debilitar los cilindros de GLP, haciendo que pierda su capacidad de cumplir las normas de las pruebas de laboratorio. El administrador de seguridad y salud deberá permanecer alerta ante este peligro y hacer que el equipo de GLP se certifique nuevamente después de cualquier incendio en la planta o cualquier otra exposición al calor. En cuanto a la soldadura, no deberán permitirse estas operaciones directamente sobre el armazón del tanque; aunque está permitido soldar nuevamente los soportes, placas y agarraderas que ya lo estaban al tanque, en la configuración de fábrica original que aprobó el laboratorio.

El control contra incendios de los tanques de GLP es un poco distinto a aquel que se utiliza en los tanques de líquidos inflamables. En éstos últimos, se construyen zanjas alrededor de los tanques para contener el líquido que se incendia en caso de una ruptura; pero este método resulta peligroso en los tanques de GLP ya que pueden provocar que el fuego se acerque o se presente debajo del tanque, lo que podría provocar una ruptura explosiva.

Cualquier cilindro de alta presión con una válvula en el extremo representa un riesgo en caso que dicha válvula se rompa o se desprenda accidentalmente, pues se convertiría en un torpedo, por su tamaño y forma; es decir, un peligroso misil. Los más peligrosos son los cilindros de oxígeno de alta presión que se ocupan para soldar (ver capítulo 16); aunque los cilindros de GLP a 200 psi también resultan muy peligrosos. Además, este riesgo se suma al hecho de que el gas liberado durante la ruptura puede incendiarse de forma explosiva. Por lo tanto, las válvulas deben protegerse, para lo que existen dos métodos aceptados: ocultar la válvula dentro del tanque o mediante una tapa o collar de ventilación.

Los administradores de seguridad y salud a menudo interpretan erróneamente la disposición de la norma federal para el GLP que establece lo siguiente:

> Los motores en los vehículos deberán apagarse cuando se abastece combustible si dicha operación de abastecimiento implica un venteo a la atmósfera.

El abastecimiento de combustible de los montacargas que operan con GLP por lo general no implica venteo a la atmósfera; por lo que no se requiere que se apaguen los motores en dichas operaciones.

RESUMEN

Una sugerencia final para los administradores de seguridad y salud es aprovechar los recursos de la comunidad, públicos y privados, para obtener consejo y colaboración en cuanto al manejo de materiales peligrosos. Los cuerpos de bomberos locales y los jefes de bomberos estatales pueden ser de ayuda, en particular en lo relacionado con los líquidos inflamables, el acabado con aerosol y los códigos. Incluso algunos cuerpos de bomberos y departamentos de policía cuentan con expertos en explosivos. En ocasiones los problemas con los gases comprimidos, GLP y amoniaco anhidro, se pueden paliar consultando al distribuidor local de estos materiales. Algunos de estos distribuidores están respaldados por centros con vastos recursos de capacitación en sus oficinas centrales y pueden proporcionar manuales, guías, señalizaciones de precaución y programas audiovisuales para capacitación interna sobre el combate de riesgos.

EJERCICIOS Y PREGUNTAS

11.1 ¿Qué es un techo flotante? ¿Cuáles son sus beneficios?

11.2 ¿Sería apropiado utilizar un depósito Clase II para almacenar explosivos Clase A? Explique su respuesta.

11.3 ¿Qué significa BLEVE?

11.4 ¿Cuál es la diferencia entre los aceites "ligeros" y los "pesados? ¿Cuáles se evaporan con mayor facilidad?

11.5 Compare los riesgos de inflamabilidad de la gasolina con los del alcohol etílico.

11.6 Un proceso de fabricación utiliza el poderoso solvente acetona. Una de las fases del proceso consiste en secarla en un *área de secado*, en la que la acetona se evapora a 2 galones por hora. Cada galón de acetona líquida produce 41 pies cúbicos de vapor. Calcule la cantidad de ventilación (en pies cúbicos/hora) que se necesita para mantener la concentración de vapor por debajo del nivel inflamable. ¿Cuántas veces por hora deberá funcionar el sistema de ventilación en una habitación de 9 por 12 pies con un techo de 10 pies de altura?

11.7 En una inspección única de una instalación ¿cómo podría el representante de una aseguradora determinar que un área temporal de acabado con aerosol, o la llamada "área de retoque" es en realidad una instalación más permanente?

11.8 ¿En qué circunstancias deben utilizarse los sistemas automáticos de aspersión para las áreas de pintura con aerosol?

11.9 ¿Cuándo es necesario cerrar las cubiertas de los tanques de inmersión? ¿Deberán cerrarse de forma automática en caso de incendio?

11.10 Compare el gas licuado del petróleo (GLP) con el gas natural en términos de sus riesgos de seguridad.

11.11 ¿Los extintores son adecuados en las instalaciones de GLP? ¿Por qué?

11.12 ¿Cuál es el riesgo de utilizar un área de rociado de pintura como área de secado? ¿Bajo qué condición es aceptable utilizar un área de pintura con aerosol como área de secado?

11.13 El bisulfuro de carbono posee las siguientes propiedades físicas:

Punto de ignición	−22°F
Punto de ebullición	46.5°C
Densidad	1.261
Densidad del vapor	2.64
Límite inferior de inflamabilidad	1.3%
Límite superior de inflamabilidad	50%
PEL TWA de 8 horas	20 ppm

Un proceso industrial libera 3 pies cúbicos de bisulfuro de carbono por hora en una habitación que mide 10 pies por 20 pies y un techo a una altura de 8 pies.

a) Calcule la ventilación de escape general mínima (en pies cúbicos/hora) que se requiere para evitar un riesgo de seguridad general durante el proceso.
b) Calcule la ventilación de escape general mínima (en pies cúbicos/hora) que se requiere para evitar un riesgo de salud general durante el proceso.
c) Cuál de los siguientes es el bisulfuro de carbono:

1. Un líquido inflamable Clase IA.
2. Un líquido inflamable Clase IB.
3. Un líquido inflamable Clase IC.
4. Un líquido combustible Clase II.
5. Un líquido combustible Clase III.

11.14 ¿Cuál es la diferencia entre los líquidos Clase I y los líquidos inflamables?
11.15 Explique por qué un tambor de gasolina vacío puede ser más peligroso que uno lleno. ¿Por qué un tambor que contiene bisulfuro de carbono tiene mayor probabilidad de incendiarse que un tambor con gasolina?
11.16 Explique el mecanismo de riesgo que llevó a la prohibición de sótanos en las gasolineras.
11.17 ¿En qué circunstancias puede el queroseno volverse incluso más peligroso e inflamable que la gasolina?
11.18 ¿Por qué se agrega etil mercaptano al propano?
11.19 Algunas veces los montacargas que funcionan con GLP se abastecen con los motores encendidos. ¿Es esto una violación a las normas de seguridad? ¿Por qué?
11.20 En términos generales ¿qué es más peligroso: un líquido inflamable o uno combustible? ¿Por qué?
11.21 ¿En qué consiste el cambio de carga? ¿Por qué es peligroso?
11.22 Identifique un principio de ahorro de costos que un administrador de seguridad y salud podría proponer al equipo de diseño para un proceso que requiere un solvente.
11.23 Explique el riesgo de utilizar una manguera de agua para el GLP
11.24 ¿Por qué se construyen zanjas alrededor de los tanques que almacenan gasolina, pero no alrededor de los tanques de GLP?

EJERCICIOS DE INVESTIGACIÓN

11.25 Busque en Internet algunos materiales especiales para el combate de incendios que se utilicen en los que se ocasionan por petróleo.
11.26 Analice los hechos sobre el accidente ferroviario que ocurrió cerca de Shepherdsville, Kentucky, en 2007. Describa la preocupación sobre un posible fenómeno BLEVE en este accidente.
11.27 **Estudio de caso de diseño**. Estudie el diseño de los tanques que se muestran en la figura 11.10 e intente determinar la causa del accidente que se describe a continuación. La distribución de los tanques mostrada tenía como objetivo almacenar el líquido tetrahidrofurano en el segundo piso de un edificio en Chicago. El primer día en que se cargaron los tanques ocurrió lo siguiente: un camión cisterna de entrega se conectó a la válvula de recepción en el primer nivel y procedió a entregar 500 galones; casi a la mitad de la operación de llenado, un empleado de la compañía que se encontraba dentro del edificio gritó por la ventana para avisar que el tanque se estaba derramando. Poco después, una tremenda explosión y un incendio mataron tanto al empleado de la compañía como al conductor del camión cisterna. ¿Cuáles considera que fueron

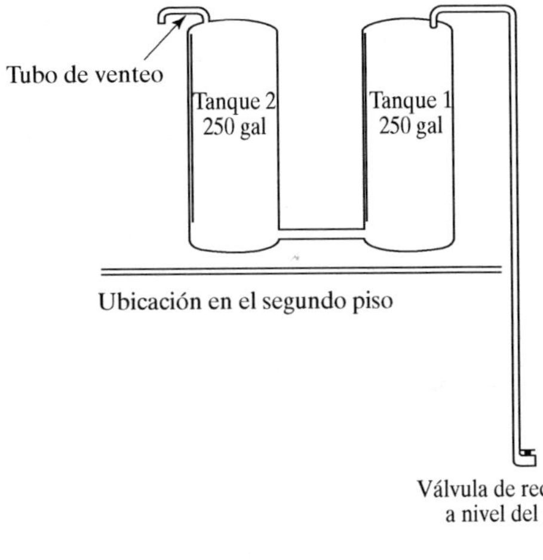

FIGURA 11.10
Configuración de tanques.

las fallas del sistema? ¿Cómo lo rediseñaría para evitar este tipo de accidentes? Consulte las características del tetrahidrofurano, incluyendo su punto de ignición. ¿A qué clasificación de inflamabilidad pertenece el tetrahidrofurano?

PREGUNTAS DE INVESTIGACIÓN DE NORMAS

11.28 Realice una búsqueda de normas de la industria en general para identificar la denominación numérica de la norma de acabado con aerosol. Utilice la base de datos del portal Companion para determinar la frecuencia de emplazamientos de esta norma. Verifique los niveles promedio de penalizaciones.

11.29 Identifique las disposiciones de las normas de OSHA para la industria en general que tratan de los tanques de inmersión que utilizan materiales inflamables y combustibles. Utilice la base de datos del portal Companion para determinar si OSHA ha citado estas disposiciones.

11.30 Encuentre la norma de OSHA para la industria en general para el gas licuado de petróleo. Utilice la base de datos del portal Companion para examinar las estadísticas de emplazamientos para las disposiciones de esta norma.

CAPÍTULO 12

Protección personal y primeros auxilios

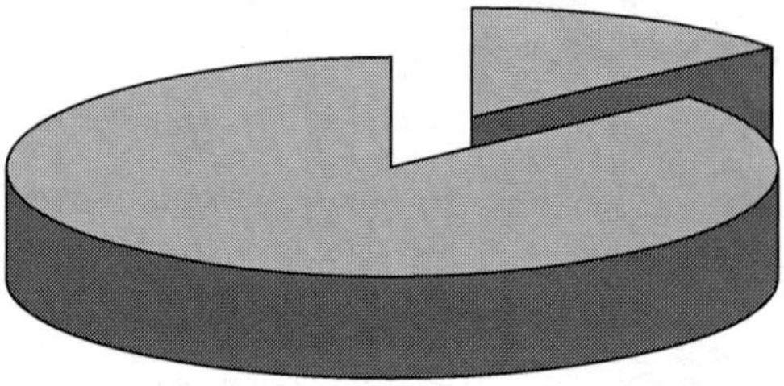

Porcentaje de emplazamientos de OSHA para la industria general que abordan este tema

De alguna manera, es desafortunado que aún sea necesario este capítulo. La necesidad de la protección personal implica que no se han eliminado o controlado los riesgos, y la necesidad de los primeros auxilios implica algo peor. Cuando es viable, se prefiere el control de ingeniería sobre el uso del equipo de protección personal (PPE, Personal Protective Equipment). Como se indicó en el capítulo 1, nos damos cuenta que aún subsisten algunos riesgos; nuestra meta es eliminar los *no razonables*, no todos los riesgos. La labor de mejorar la seguridad y la salud en el lugar de trabajo nunca estará terminada, por lo que debemos preocuparnos de la necesidad de proporcionar protección personal contra los riesgos que no se han eliminado por completo y proveer primeros auxilios cuando ocurre un accidente.

El problema de proporcionar el equipo de protección personal parece claro y de fácil comprensión. Sin embargo, la simpleza del problema es una ilusión y muchos administradores de seguridad y salud caen en la trampa. Por ejemplo, parecería que si el nivel de ruido en el área de producción es muy elevado, la solución al problema sería proporcionar protección auditiva a los trabajadores; sin embargo, cualquiera que haya enfrentado realmente este problema sabe que la solución no es tan simple. Es posible que a los trabajadores les dé pena usar el equipo de protección auditiva; es posible que les incomode, o que incluso les provoque dolor; quizá sientan que interfiere con su audición necesaria o con su eficiencia; o que el uso del equipo de protección personal es una decisión propia, no del patrón. En este capítulo se abordarán las bases para estas quejas y qué hacer con ellas, pero primero comentaremos los riesgos para los que se requiere protección personal y los tipos de equipo disponibles para satisfacer estas necesidades.

El tema del equipo de protección personal se vuelve muy delicado cuando los empleados llevan su propio equipo al trabajo. Si al equipo no se le da el mantenimiento apropiado, ¿quién es el responsable: el empleado o el patrón? La posición de OSHA es que el patrón es el responsable. Como administrador de seguridad y salud, considere la siguiente lógica: si los empleados llevan su propio equipo de protección personal al trabajo, ¿sería posible que el propio equipo pueda representar un riesgo? Este tipo de equipo debe seleccionarse de forma precisa para que sea apropiado para el riesgo. Los empleados que lleven su propio equipo pensarían, falsamente, que se encuentran seguros, cuando su equipo en realidad podría estar funcionando de forma errónea o inapropiada.

Aun cuando el empleado trabaje en una labor que no requiere de equipo de protección personal, el uso de equipo defectuoso o inadecuado podría tentar al trabajador a intentar situaciones riesgosas. Por ejemplo, suponga que un trabajador de mantenimiento —que no tiene necesidad siquiera de acercarse a la orilla del techo mientras le da mantenimiento al equipo de acondicionamiento de aire— utiliza su propia cuerda sujeta a un cinturón de cuero como protección adicional, no requerida según la política de la compañía. Después suponga que alguna situación inusual tienta al empleado a aproximarse al alero del edificio y el falso sentido de seguridad del improvisado "cinturón y cable de seguridad" hace que el trabajador proceda sin precaución. Una caída accidental podría costarle la vida al trabajador cuando el cinturón de cuero se rompa bajo una carga de impacto de 2000 libras debido a la caída. De manera alternativa, incluso si el cinturón de cuero soporta la carga de impacto, el trabajador podría morir debido al propio impacto si el cable fuera demasiado largo y no elástico. Éstos son hechos que los trabajadores deberían conocer, y cuando improvisan o llevan su propio equipo de protección personal al trabajo, el patrón debe asegurarse que es el adecuado para la situación y que se le da el mantenimiento apropiado.

EVALUACIÓN DE LAS NECESIDADES DE PROTECCIÓN

Las primeras normas federales para el equipo de protección personal en Estados Unidos enfatizaban el diseño y el desempeño de éste, no así cuándo debía utilizarse. La razón era que en realidad no existían normas detalladas de consenso que abordaran cuándo se requería dicho equipo. Una excepción notable era la protección auditiva, que se requería cuando ni los controles de ingeniería ni los administrativos eran capaces de reducir la exposición al ruido a niveles aceptables.

A mitad de la década de 1990, OSHA abordó este problema al promulgar una norma más específica para el equipo de protección personal, que ordenaba un programa más completo del uso de dicho equipo en general. Un elemento clave en esta nueva norma era el requerimiento para el patrón de llevar a cabo una evaluación del riesgo para determinar si se necesitaba equipo de protección personal para las diferentes labores dentro de la planta. Se reconoce que dicha evaluación es una llamada al juicio, por lo que el administrador de seguridad y salud no debía esperar encontrar una norma que especifique con exactitud cuándo debe utilizarse el equipo de protección personal. Sin embargo, existen lineamientos que se pueden utilizar para ayudar a tomar una decisión. Con frecuencia, los apéndices no obligatorios de las normas son útiles para proveer dicha guía. En las secciones siguientes se reflejarán las sugerencias realizadas en los apéndices de las normas y que deben considerarse un recurso para la evaluación de las necesidades de equipo de protección personal y la selección del equipo apropiado. Además del tipo de equipo seleccionado, también es importante que se ajuste al empleado en particular que lo utilizará. En este capítulo se cubrirá este tema con mayor detalle.

Algunas personas han cuestionado acerca de quién debería estar obligado a pagar el equipo personal, si el patrón o el empleado. En la mayoría de los casos, pero no en todos, los patrones han asumido esta responsabilidad desde el inicio de la vigencia de la disposición general de OSHA de que dicho equipo debía ser "provisto, utilizado y dársele mantenimiento". Observe que la redacción no es específica respecto de quién debe pagar el equipo. A finales de 2007, OSHA resolvió que el patrón era responsable de proveer todo el PPE necesario, sin cargo para sus empleados (Employer Payment for Personal Protective Equipment, 2007). El objetivo era reducir el uso inapropiado o la falta de uso del PPE, incrementando la disponibilidad del PPE que cumpliera todas las normas aplicables. En esta resolución, OSHA hizo varias excepciones; éstas se refieren al calzado de seguridad, anteojos de seguridad de prescripción y botas forestales. Se determinó que los empleados podían utilizar estos artículos fuera del trabajo. La clave para determinar la excepción es si el propio trabajo hace que dichos artículos no se puedan utilizar fuera del mismo, o si dichos artículos no están diseñados para uso especial en el trabajo.

CAPACITACIÓN CON EL EQUIPO DE PROTECCIÓN PERSONAL (PPE)

Otra disposición importante de la norma sobre el equipo de protección personal es el requisito de capacitación para el empleado en el uso apropiado del equipo. La premisa básica de las autoridades encargadas de hacer cumplir la ley es que si se necesita equipo de protección personal (PPE, Personal Protective Equipment), entonces debe capacitarse a los empleados para utilizarlo de manera apropiada: saber cuándo es necesario el PPE, qué tipo de PPE se requiere y cómo utilizarlo de manera eficaz. Para evitar desarrollar un falso sentido de seguridad el empleado necesita conocer las limitaciones del PPE que está utilizando, incluyendo su vida útil con el cuidado y mantenimiento apropiados. Incluso si ha recibido capacitación en el PPE, con frecuencia los lugares de trabajo cambian, volviendo obsoleto el PPE anterior para la misma tarea. Si el lugar de trabajo cambia, o el PPE cambia, el patrón debe asumir una posición responsable y volver a capacitar al empleado de ser necesario. Tanto la capacitación inicial como la posterior deben documentarse con un certificado que identifique los nombres de los empleados capacitados, las fechas y el tema en el que se certificó al empleado.

Hasta este punto, en este capítulo se han cubierto requisitos generales del equipo de protección personal, la evaluación de la necesidad de dicho equipo y la capacitación necesaria para el empleado en el uso del mismo. Ahora abordaremos los tipos específicos de equipo de protección personal para diversos riesgos, empezando con la protección auditiva.

PROTECCIÓN AUDITIVA

Como podría esperarse, el mayor énfasis en el equipo de protección personal coincide con el principal problema de control ambiental, cubierto en el capítulo 10: el problema del ruido. Si las medidas de control de ingeniería o administrativas no tienen éxito para eliminar el riesgo del ruido en el lugar de trabajo, la gerencia debe acudir al equipo de protección personal para proteger al trabajador de la exposición a éste.

El factor más importante en la selección de algún tipo de protección contra la exposición al ruido es probablemente la eficacia en la reducción del nivel de decibelios. Sin embargo, éste no es el único factor importante, y la selección puede complicarse de alguna manera. La economía siempre constituye un factor, y si una eficacia limitada es todo lo que se necesita en una situación dada, se pueden seleccionar dispositivos más económicos. La comodidad del empleado es probablemente un factor tan importante como la economía. Dicho factor va más allá de la simple meta de promover la satisfacción del trabajador; afecta la cantidad de protección que éste recibe. Si los trabajadores encuentran incómodo algún tipo de protección auditiva, o de uso impráctico, utilizarán cualquier excusa para no usarlo, lo que reducirá su efecto. En los siguientes párrafos se consideran los méritos de los diversos tipos de protección para los oídos.

Bolas de algodón

Las ordinarias bolas de algodón, sin la adición de algún material de sello, son virtualmente inútiles como medio de protección personal contra el ruido.

Lana sueca

Con una consistencia semejante al algodón, la lana sueca es una fibra mineral que tiene mejores valores de atenuación. La lana sueca es muy eficaz, pero es mucho más eficaz cuando se impregna con cera para sellar mejor. Un problema es que se puede desgarrar cuando se estira. Para aliviar este problema, algunas veces viene en una pequeña envoltura plástica que se inserta junto con la lana. Este material sólo se puede considerar como aceptablemente reutilizable, dependiendo de la higiene personal, la cantidad de cerilla y las preferencias del trabajador.

Tapones para los oídos

El tipo más popular de protección personal para los oídos es el económico tapón de hule, plástico o espuma. Los tapones para los oídos son prácticos, considerando que se limpian con facilidad y se pueden reutilizar. Con frecuencia los trabajadores los prefieren porque no son visibles como las orejeras u otros dispositivos externos para los oídos. Sin embargo, en esta ventaja reside un problema: los trabajadores pueden ser más displicentes acerca del uso de los tapones cuando no es inmediatamente evidente para el supervisor si los están usando o no. Los tapones bien ajustados proporcionan una atenuación bastante buena del ruido, con un desempeño entre el de la lana sueca y las orejeras más eficaces.

Tapones moldeados para los oídos

Algunos protectores auditivos forman el sello sobre la parte externa del oído por medio de un molde que se adapta al oído externo y un pequeño tapón. Ya que la forma del oído humano varía mucho, el ajuste constituye un problema. Los tapones moldeados para los oídos son más visibles que los tapones comunes, que tienen ventajas y desventajas, como se dijo antes. Los tapones moldeados pueden ser más confortables para el usuario, pero son más costosos que los tapones comunes.

Orejeras

Las orejeras son más grandes, por lo general más costosas, y más notorias que la lana sueca o los tapones, pero pueden tener propiedades de atenuación considerablemente mejores. La capacidad de atenuación depende del diseño, además que las orejeras tienen mayor variedad. Aunque algunos trabajadores objetan el uso de las notorias orejeras, algunos las prefieren, y señalan que son más cómodas que los tapones para los oídos.

Cascos

Los problemas más severos de exposición al ruido pueden forzar al administrador de seguridad y salud a considerar cascos para proteger al personal contra el ruido. No sólo son capaces de aislar el oído del ruido, sino que también protegen a la estructura ósea del cráneo de las vibraciones del sonido. Los cascos son la forma más costosa de protección auditiva, pero tienen el potencial de ofrecer protección para una combinación de riesgos. Cuando se diseña de manera apropiada, el casco puede actuar como protector de la cabeza y como protector auditivo al mismo tiempo.

Debe recordarse que el ajuste es muy importante para cualquier tipo de protección auditiva. Igual que con las cajas contra ruido y las barreras para el sonido, el propio material podría tener excelentes propiedades de atenuación del sonido, pero si existe una fuga o una grieta, se pierde la mayor parte de la eficacia del dispositivo.

PROTECCIÓN OCULAR Y FACIAL

El uso de los anteojos de seguridad se ha difundido tanto y en la actualidad existen tantos estilos diferentes, que muchos administradores de seguridad y salud establecen la regla de que deben utilizarse en toda la planta. Una costumbre en la industria es obligar a los visitantes a utilizar anteojos de seguridad durante los recorridos por la planta.

Existe una diferencia entre los anteojos de seguridad para *la calle* y los *industriales*. Los visitantes o empleados que arguyen que sus anteojos de prescripción son "*anteojos de seguridad*", probablemente quieran decir que tienen anteojos de seguridad para la calle. Los anteojos de seguridad industriales deben pasar pruebas mucho más estrictas para cumplir las normas ANSI. Esto no significa que los anteojos de seguridad para la calle no sean adecuados para algunos ambientes industriales. Las normas de protección ocular no son específicas en relación con cuáles trabajos requieren anteojos de seguridad y cuáles no, ya sea para la calle o industriales. Es bueno contar con normas precisas para estar seguro de que los anteojos de seguridad cumplen con normas uniformes de desempeño. Sin embargo, la responsabilidad de decidir cuándo se necesita equipo de protección ocular, por lo común recae en el administrador de seguridad y salud, no en la industria óptica, ni en las normas, ni en las agencias encargadas de hacer cumplir la ley.

Se recomienda una precaución a los administradores de seguridad y salud que están estableciendo una política para el uso de anteojos de seguridad. Puede constituir un error tan malo requerir anteojos de seguridad en aquellas áreas de la planta en las que no existen riesgos oculares, como no requerirlos en las áreas en las que se necesitan. El riesgo es que los trabajadores no respeten la política de los anteojos de seguridad y su uso no será uniforme. Las consecuencias podrían ser lesiones oculares, además de las violaciones al código. Resulta fácil para los inspectores declarar éstas últimas cuando observan que los trabajadores no utilizan protección ocular aun cuando exista una regla establecida por la compañía que determine dicha protección. Sin embargo, algunos administradores de seguridad y salud dicen es más sencillo hacer cumplir una sencilla regla de uso en una reunión de toda la planta. Los costos de ambos lados son grandes, por lo que debe tenerse cuidado al decidir sobre el requisito de la protección ocular.

Existen algunos trabajos para los cuales la industria y las agencias inspectoras parecen coincidir sobre la necesidad de la protección ocular. Se acepta casi de forma universal que las operaciones de maquinado que producen virutas o chispas son aquellas para las que se necesita el uso de la protección ocular. Entre dichas operaciones son notables las de las máquinas esmeriladoras, los taladros de prensa y los tornos. Tanto los materiales metálicos como los de madera pueden producir grandes riesgos para los ojos cuando se maquinan. Los líquidos corrosivos y otros productos químicos peligrosos también representan este tipo de riesgos cuando se vacían, cepillan o se manipulan de alguna otra forma en espacios abiertos. Cuando se trabaja con dichos materiales es posible que se requiera protección facial además de ocular. En la tabla 12.1 se especifican algunos lineamientos para diversos tipos de protección ocular en riesgos característicos.

TABLA 12.1 PPE apropiado para diversos riesgos

Fuente	Evaluación del riesgo	Protección	
IMPACTO: Virutas, esmerilado, albañilería, carpintería, aserrado, taladrado, cincelado, fijación mecánica, remachado y limpieza con arena	Fragmentos, objetos, virutas grandes, partículas, arena, suciedad, etc., lanzadas al aire	Anteojos de seguridad con cubiertas laterales o caretas, dependiendo del riesgo y de la severidad	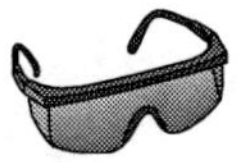 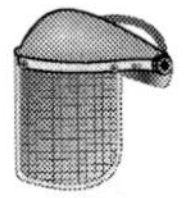
CALOR: Operaciones en hornos, vaciado, fundido, inmersión en caliente y soldadura	Chispas calientes	Gafas, anteojos de seguridad con cubiertas laterales o caretas para exposiciones severas	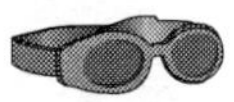
	Salpicaduras de metales fundidos	Caretas sobre gafas	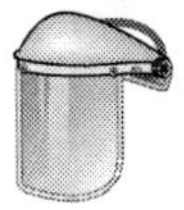
	Exposición a alta temperatura	Caretas o caretas reflectoras	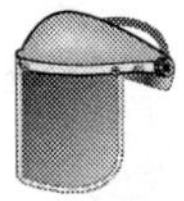
QUÍMICOS: Manejo de ácidos y químicos, desengrasado y enchapado	Salpicaduras	Gafas, copas para los ojos y caretas tipo cubierta para exposición severa	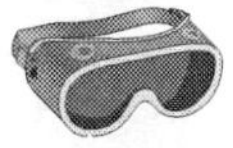
	Nieblas irritantes	Gafas de propósito especial	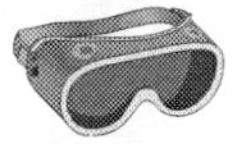
POLVO: Carpintería, pulido, condiciones generales polvorientas	Polvo molesto	Gafas, copas para los ojos y tipo cubierta	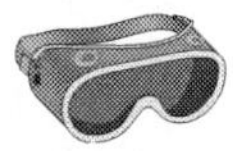
LUZ o RADIACIÓN		Ver capítulo 16 para operaciones de soldadura, corte y soldadura blanda	
REFLEJOS	Visión débil	Anteojos con lentes oscuros o para propósitos especiales	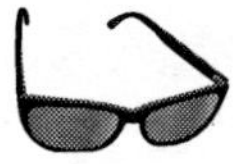

Lineamientos de cumplimiento no obligatorio para la evaluación de riesgos y selección de equipo de protección personal, norma OSHA 29 CFR-1910.

Una pregunta que con probabilidad se hará al administrador de seguridad y salud es si el uso de lentes de contacto se considera seguro en el lugar de trabajo. Primero, debe enfatizarse que este tipo de lentes no son sustitutos de una protección ocular adecuada, como los anteojos de seguridad, las gafas, o las caretas. Los trabajadores deben utilizar equipo de protección personal sobre los ojos o la cara cuando el trabajo lo requiere, independientemente de si usan lentes de contacto o no. En los primeros años de OSHA se observaban reglas que prohibían el uso de lentes de contacto en algunos trabajos. Investigaciones posteriores llevaron a OSHA a eliminar estas prohibiciones y a permitir a los usuarios que los utilizaran en el trabajo, proveyéndoles equipo de protección personal apropiado tal como a los no usuarios de lentes de contacto. Los lentes de contacto tienen algunas ventajas sobre los anteojos convencionales (con armazones). Éstos últimos pueden restringir parcialmente el campo de visión e interferir con el sello requerido para las mascarillas de cara completa.

Educar a los trabajadores para que estén alerta ante los riesgos para los ojos y las consecuencias a largo plazo de lesiones oculares, es más importante que saber cuándo *se requiere* protección ocular. El National Safety Council tiene algunos videos que tocan este punto. Uno muy eficaz muestra una cirugía ocular de emergencia en proceso. Otro es un testimonio personal conmovedor de un hombre que quedó ciego por su tipo de trabajo y las dificultades que su familia y él han sufrido desde entonces.

Una nota final acerca de la protección ocular es el factor del comportamiento. Históricamente, la gente ha evitado utilizar anteojos debido a su apariencia. Hombres y mujeres por igual han buscado los lentes de contacto para mejorar su visión, con frecuencia sólo debido a la apariencia personal. Los sentimientos acerca del uso de los anteojos han sido complejos. Para los hombres, la idea era que los anteojos restaban rudeza a su apariencia, mientras que las mujeres pensaban que los anteojos de algún modo disminuían su apariencia sensual. Hacia finales del siglo veinte, esas ideas comenzaron a cambiar y el uso de los anteojos comenzó a volverse una moda. Las series de televisión en las que bellas modelos utilizaban anteojos sirvieron para introducir este cambio de actitud hacia ellos. Los fabricantes aprovecharon rápidamente esta tendencia y en particular los fabricantes de anteojos de seguridad comenzaron a mostrar nuevos estilos o apariencias en la publicidad y las promociones. La figura 12.1 es un anuncio para anteojos de seguridad que ilustra el atractivo de la apariencia física en la venta, la adopción y el uso de los anteojos de seguridad para protección ocular.

PROTECCIÓN RESPIRATORIA

La protección respiratoria contra los contaminantes del aire es de una importancia aún más vital (en el sentido literal de la palabra) que la protección ocular. En el capítulo 9 se comentaron los diferentes tipos de problemas con las atmósferas industriales y la determinación del tipo de problema atmosférico es fundamental para seleccionar el equipo respiratorio correcto. Una mascarilla contra gas, costosa y bien diseñada, es inútil y bien podría llamársele "mascarilla de la muerte" si el problema a vencer es la deficiencia de oxígeno, por ejemplo.

A las atmósferas particularmente peligrosas se les puede denominar como "inmediatamente peligrosa para la vida" (*IDL*, Immediately Dangerous to Life), o "inmediatamente peligrosa para la vida o la salud" (*IDLH*, Immediately Dangerous to Life or Health). En fechas recientes, el acrónimo IDLH se ha utilizado con amplitud. Si se piensa que una sola exposición aguda produzca la muerte, se dice que la atmósfera es IDL. Si se piensa que una sola exposición aguda provoque un daño *irreversible* a la salud, se dice que la atmósfera es IDLH. Algunos materiales, ácido fluorhídrico gaseoso y vapor de cadmio, por ejemplo, pueden producir efectos tran-

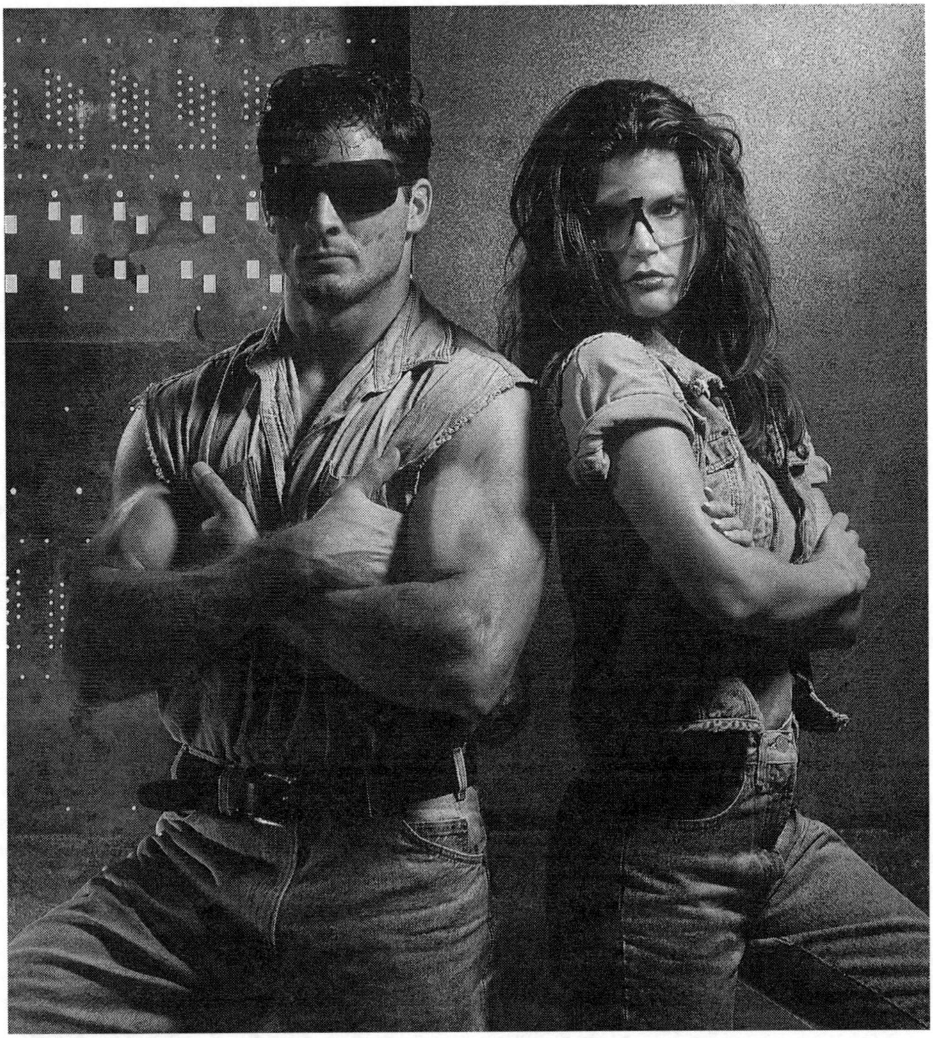

FIGURA 12.1

Modelos característicos de anteojos de seguridad para promover su uso en los trabajadores (*cortesía*: Aearo Company, utilizado con permiso).

sitorios inmediatos que, aunque severos, pueden pasar sin atención médica, pero van seguidos de un súbito y posiblemente fatal colapso 12 a 72 horas después de la exposición. La víctima se "siente normal" después de recuperarse de los efectos transitorios, hasta que sobreviene el colapso. A estos materiales —en cantidades peligrosas— se les considera como "inmediatamente" peligrosos para la vida o para la salud (Industrial Ventilation, 1978).

En este momento debe ser evidente para el lector que la protección respiratoria es más que la simple entrega de mascarillas de respiración a los trabajadores que podrían exponerse a los riesgos. La protección eficaz demanda que se implante un programa bien planeado, incluyendo la selección apropiada de las mascarillas de respiración, pruebas de ajuste, mantenimiento regular y capacitación de los empleados.

Algunas firmas proveen mascarillas de respiración a sus empleados (sin molestarse en implementar un programa integral que las incluya), basándose en la excusa de que en realidad no se requieren porque de cualquier manera los contaminantes en la atmósfera de la planta no exceden los límites permisibles de exposición (PEL). No obstante, al jugar con un programa parcial el administrador de seguridad y salud puede tener problemas. Sin duda las atmósferas están marginalmente contaminadas, o la implementación del programa parcial nunca habría surgido. Las atmósferas marginalmente contaminadas podrían deteriorarse después sin advertencia. Los empleados se confiarían con el falso sentido de seguridad que proporcionaría el programa superficial de mascarillas de respiración. Se podrían desarrollar malos hábitos, como mantenimiento negligente, pruebas inadecuadas de ajuste, o uso inapropiado del equipo. Podría surgir un sentimiento de total displicencia en el uso de mascarillas de respiración si se utilizara dicho equipo cuando en realidad no se necesita.

Al igual que con el equipo de protección personal comentado antes, es frecuente que el administrador de seguridad y salud quede en evidencia cuando los empleados lleven sus propios equipos de protección respiratoria al sitio de trabajo. En esta situación, el patrón debería asumir una posición responsable y asegurar que estos empleados utilicen su equipo respiratorio de forma apropiada. Si el empleado o empleada resiente lo que percibe como interferencia del patrón, debe recordársele la responsabilidad permanente que éste tiene de eliminar los riesgos en el lugar de trabajo, incluyendo el uso inadecuado del equipo de protección personal. Si el equipo, o el uso inapropiado del mismo, resulta peligroso, el patrón puede prohibir que lleven su propio equipo al trabajo con base en dichas premisas. El administrador de seguridad y salud puede dudar un poco al ejercer esta autoridad sobre la propiedad de los propios empleados, pero ya han ocurrido situaciones en las que los patrones han ejercido dicha autoridad cuando ha sido necesario para evitar riesgos.

Antes de adentrarnos en el tema de la protección respiratoria, es necesaria una clasificación de los diversos dispositivos. Las dos clasificaciones más importantes son los dispositivos *purificadores de aire* contra los dispositivos *suministradores de atmósfera*. En general, los primeros son más económicos, su operación es menos complicada y son la mejor alternativa si son capaces de manejar el agente en particular al que se expondrá el usuario. Sin embargo, los dispositivos purificadores de aire simplemente no pueden reducir a niveles seguros algunos materiales, por lo que se requiere un sistema de suministro de aire. Otra consideración importante es la deficiencia de oxígeno. Ninguna cantidad de filtrado o purificado hará segura una atmósfera deficiente en oxígeno. La única alternativa en esta situación es mediante mascarillas de respiración suministradoras de atmósfera. A continuación se presenta una clasificación resumida de los dispositivos de protección respiratoria:

1. Dispositivos purificadores de aire.
   a) Careta para polvo.
   b) Cuarto de careta.
   c) Media careta.
   d) Careta para toda la cara.
   e) Careta para gas.
   f) Mascarilla de respiración para boca.

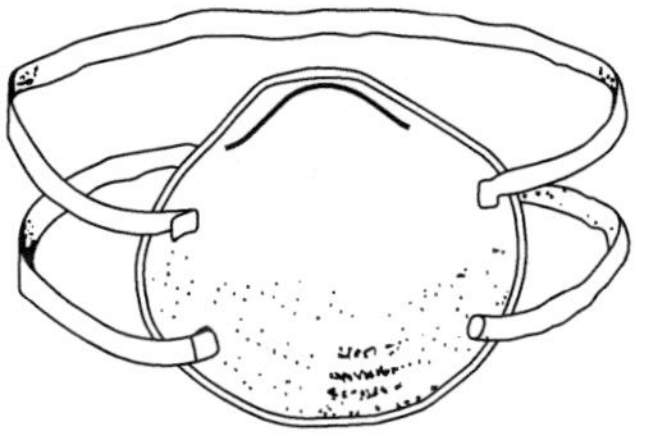

FIGURA 12.2

Careta desechable para polvo.

2. Mascarillas de respiración suministradoras de atmósfera.
   a) Mascarilla de línea de aire.
   b) Careta con tubo.
   c) Aparato autónomo de respiración.

A continuación se describe cada tipo de dispositivo.

Careta para polvo

La mascarilla de respiración más popular de todas es también la peor utilizada. Aprobada sólo para partículas (sólidos suspendidos), la careta para polvo no ha sido aprobada para la mayoría de los riesgos de pintura y soldadura, aunque con frecuencia se utiliza de forma inapropiada en dichas aplicaciones. Algunas caretas para polvo se han aprobado para venenos sistémicos ligeros[1], pero por lo general estas caretas se limitan a *polvos irritantes*, aquellos que producen neumoconiosis o fibrosis (ver capítulo 9). Una de las principales limitaciones de este tipo de careta es el ajuste. Incluso los modelos con mejor ajuste tienen aproximadamente 20% de fuga. Una regla práctica es que la aprobación es válida para partículas que no sean más tóxicas que el plomo.

A pesar de sus desventajas, la careta para polvo es popular porque es económica, higiénica, y se puede desechar después de cada uso. Es de bajo costo y su amplia disponibilidad hace que su compra sea atractiva en la farmacia local y para uso personal. Por lo tanto, éste es el tipo de mascarilla de respiración que el administrador de seguridad y salud hallará con mayor probabilidad entre lo que los trabajadores llevan de su casa para usar en el trabajo. Se debe tener cuidado de educar a los empleados acerca de las limitaciones de la careta para polvo.

Cuarto de careta

El cuarto de careta, a la que algunas veces se denomina media careta tipo B, se muestra en la figura 12.3. El cuarto de careta se parece mucho a una media careta, excepto porque la barbilla no queda dentro de ella. El cuarto de careta es mejor que la careta para polvo, pero en general también se ha aprobado para polvos tóxicos, no más tóxicos que el plomo.

Media careta

La media careta, que aparece en la figura 12.4, se ajusta debajo de la barbilla y se extiende hasta el puente de la nariz. Esta careta tiene cuatro puntos de suspensión, dos a cada lado de ella, conectados a un hule o elástico alrededor de la cabeza.

[1]Polvos que tienen un valor límite de umbral de no menos de 0.05 mg/m^3.

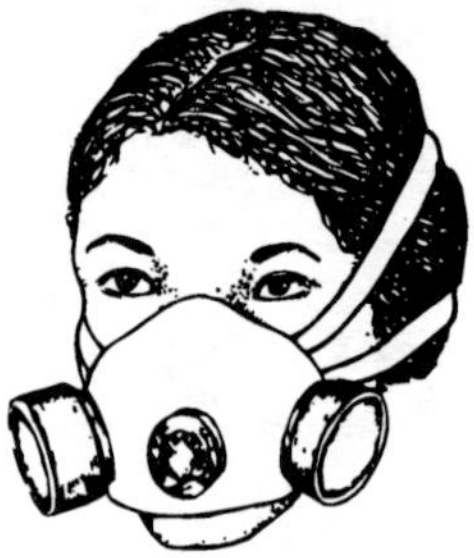

FIGURA 12.3

Cuarto de careta.

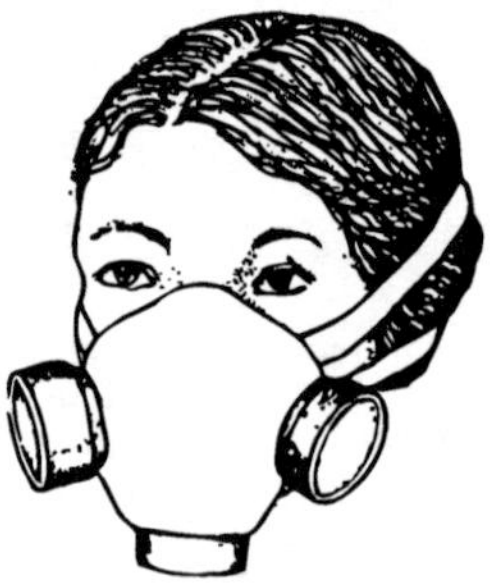

FIGURA 12.4

Media careta.

Careta para toda la cara

En realidad, la careta para gas es también para *toda* la cara, pero por lo general, el nombre de *careta para toda la cara* se refiere a una careta en la que la cámara de filtrado se sujeta directamente al área de la barbilla de la misma. Los filtros pueden ser *cartuchos* dobles o *botes* sencillos. En la figura 12.5 se muestran ambos tipos. Los botes contienen *absorbentes* granulares que filtran el aire por adsorción, absorción, o por reacción química.

Careta para gas

La careta para gas está diseñada para botes de filtración que son muy grandes o muy pesados para colgarlos directamente de la barbilla. En la careta para gas, el bote se suspende de su pro-

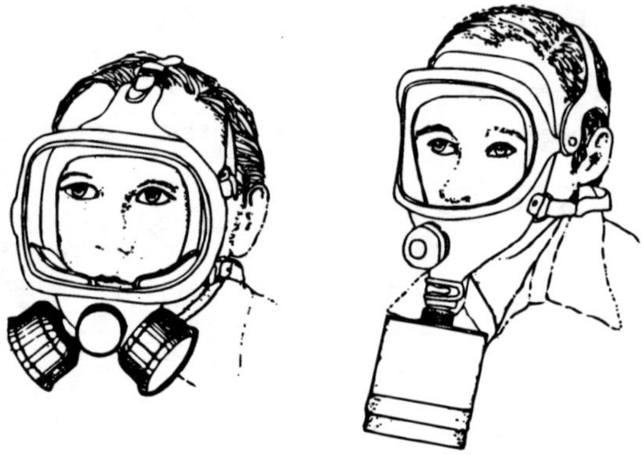

FIGURA 12.5

Caretas para toda la cara: (a) con doble cartucho; (b) tipo bote.

(a) (b)

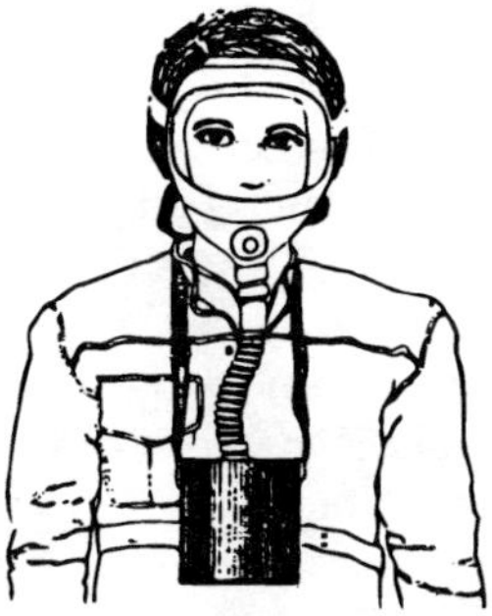

FIGURA 12.6
Careta para gas.

pio arnés y es común que se conecte a la careta facial mediante un tubo de respiración flexible corrugado. En la figura 12.6 se muestra la careta para gas.

Mascarilla de respiración para boca

Quizá la mascarilla de respiración para boca debiera omitirse de esta discusión, porque este tipo de dispositivo no está diseñado para uso normal. Sin embargo, en ocasiones pueden ocurrir emergencias, y el propósito de la mascarilla de respiración para boca es que el usuario esté preparado para escapar durante tales emergencias. La respiración se realiza con la boca, por medio de un tubo que se sostiene entre los dientes. Debe utilizarse una pinza para la nariz para evitar inhalar a través de ella. Es posible formar un buen sello con la boca y los labios, pero la eficacia de la mascarilla de respiración para boca depende en gran medida del conocimiento y habilidad del usuario.

Mascarilla de respiración de línea de aire

La mascarilla de respiración de línea de aire suministra una atmósfera y su nombre deriva precisamente de la forma en la que se suministra aire a la careta. El aire llega mediante una manguera de diámetro pequeño (de no más de 300 pies de largo), que se aprueba junto con la careta; la manguera ordinaria para jardín no es aceptable en este caso. El aire se provee por medio de cilindros o de compresores y el método de entrega del aire al usuario crea tres modos diferentes de mascarilla de respiración de línea de aire: de flujo continuo, de flujo por demanda y de demanda por presión.

En el modo de *flujo continuo*, se recibe aire fresco sin que el usuario realice alguna acción, es decir, el flujo lo produce el aparato. El gasto de aire debe ser de cuando menos 6 pies cúbicos por minuto para que el uso de una careta pueda considerarse en el modo de flujo continuo. El flujo no debe ser mucho mayor que el señalado porque puede inducir un alto nivel de ruido dentro de la careta. Sin embargo, una de las ventajas del modo de flujo continuo es que permite el uso de una careta de ajuste holgado, con algún grado de fuga. La presión diferencial positiva entre el interior y el exterior de la careta mantiene el flujo hacia fuera, evitando la entrada de agentes tóxicos. El modo de flujo continuo requiere de un suministro ilimitado de aire, por lo que se utiliza un compresor en lugar de tanques.

En el modo de *flujo por demanda*, el aire sólo fluye cuando se abre una válvula a consecuencia de la presión negativa generada por el usuario cuando inhala; la exhalación, a su vez, cierra la válvula. Este modo tiene la ventaja de utilizar menos aire, por lo que es viable usar cilindros. No obstante, la desventaja es la necesidad de un dispositivo facial con un ajuste hermético. Ya que la inhalación hace que se genere una presión diferencial negativa, una careta con fugas introduciría una atmósfera ambiental tóxica con facilidad. De hecho, si la pieza facial tiene demasiadas fugas, la válvula de inhalación no se abre, lo que hace que el uso de dicha pieza sea más riesgoso que no utilizar equipo de protección personal. Por esta razón, el modo de flujo por demanda se está volviendo obsoleto y está siendo sustituido por el tercero de ellos: el de demanda por presión.

El modo de *demanda por presión* tiene características de los dos modos anteriores. Al igual que en el flujo continuo, se mantiene un diferencial positivo de presión por medio de una válvula de exhalación configurada previamente. A pesar de sus ventajas, el modo de flujo por demanda sigue requiriendo de una careta con un buen ajuste; no se acepta su uso para personas con barba.

Careta con manguera

Una careta con manguera es una forma rudimentaria de mascarilla de respiración de línea de aire. El diámetro es mayor que en ésta última y permite inhalarlo por medio del esfuerzo ordinario de los pulmones. En ocasiones se utiliza un soplador como ayuda. La popularidad de esta careta está en declive.

Aparato autónomo de respiración

En este tipo de protección respiratoria el usuario lleva el aparato consigo, por lo general en la espalda. Tiene la ventaja de aumentar la distancia que puede recorrer el usuario, porque no tiene un cordón del cual tirar, o quizá que se corte o aplaste. Sin embargo, una de sus desventajas es que el gran tamaño del dispositivo en la espalda puede restringir el paso del usuario a través de un registro u otro pasaje estrecho. Los ingenieros deben considerar este problema al diseñar los registros para acceso a recipientes cuando las atmósferas tóxicas pueden constituir un problema. Se han presentado muchos decesos cuando los dispositivos de respiración para rescate se volvieron inútiles al no permitir la entrada a lugares con el equipo de respiración en la espalda, como se ilustrará en el estudio de caso 12.1.

El escenario descrito en dicho estudio de caso no es inusual. Los riesgos de la entrada a espacios confinados han obligado a OSHA a promulgar una norma sobre el tema, que se comentará en una sección posterior.

ESTUDIO DE CASO 12.1

ENTRADA A UN ESPACIO CONFINADO

Un empleado de una refinería de zinc estaba trabajando en un condensador de polvo de zinc cuando sufrió un colapso. Otro empleado que portaba un aparato autónomo de respiración (SCBA, Self-Contained Breathing Apparatus) intentó entrar al condensador para rescatar a su compañero. No podía entrar por el portal utilizando el SCBA, por lo que se lo quitó, se lo dio a otro empleado y entró al condensador. Intentó que el otro empleado le devolviera el SCBA a través del portal, ponérselo de nuevo y continuar con el rescate. Pero también sufrió un colapso y cayó dentro del condensador antes que pudiera ponerse el SCBA. El primer empleado fue declarado muerto en la escena; el que intentó rescatarlo murió 2 días después. Posteriormente se determinó que el contaminante tóxico del aire era monóxido de carbono (caso de deceso de OSHA).

La mayoría de las unidades autónomas de respiración actuales son del tipo de *circuito abierto*, es decir, el aire exhalado se descarga a la atmósfera (ver figura 12.7). Las unidades de *circuito cerrado* reciclan el aire exhalado, restaurando los niveles de oxígeno. La ventaja de los tipos de circuito cerrado es que el dispositivo puede ser mucho más pequeño y ligero por minuto de uso máximo permisible. Algunos tipos de circuito cerrado (ver figura 12.8) tienen un pequeño tanque de oxígeno a alta presión para restaurar los niveles de este elemento después de retirar el bióxido de carbono. Otros tipos de circuito cerrado utilizan una reacción química para restaurar los niveles de oxígeno, lo que hace posible una unidad muy compacta. La fuente del oxígeno es un superóxido de potasio en el que se libera oxígeno por el simple contacto con el agua, que es proveída por la humedad contenida en el aliento exhalado por el usuario. Se requiere de un corto tiempo para que el proceso químico funcione y se equilibre, por lo que el usuario debe cebar el sistema mientras aún se encuentra en aire limpio antes de entrar a la zona peligrosa. Un riesgo de la unidad química generadora de oxígeno es que el superóxido de potasio debe man-

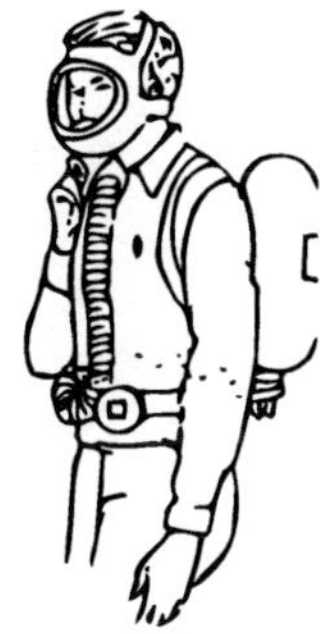

FIGURA 12.7

Aparato autónomo de respiración de circuito abierto.

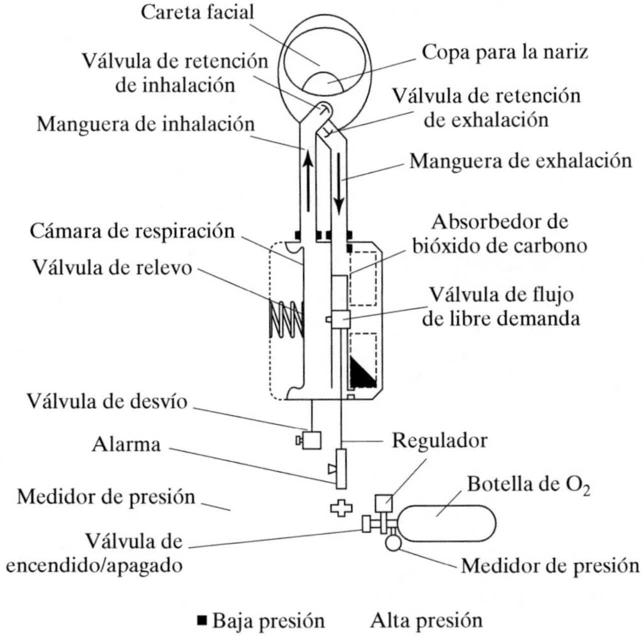

FIGURA 12.8

Aparato autónomo de respiración de circuito cerrado (tipo botella de oxígeno).

tenerse sellado contra la humedad, excepto por la pequeña cantidad de la exhalación. Es casi seguro que una inundación con agua del superóxido de potasio en el interior de la unidad provocará una explosión. Otro riesgo de la unidad química generadora de oxígeno es que suministra una atmósfera rica en él, lo que puede constituir un riesgo de incendio.

Plan de mascarillas de respiración

La larga lista de tipos disponibles de protección respiratoria puede confundir al administrador de seguridad y salud que debe elegir cuál es el óptimo para cada aplicación. Un requisito importante de OSHA es la planeación adecuada de las mascarillas de respiración, así como el uso apropiado, mantenimiento y capacitación de los empleados que las usarán. Los consultores expertos pueden auxiliar en esta situación, pero el administrador de seguridad y salud debe asegurarse que se incluyan los puntos requeridos por OSHA para los planes de mascarillas de respiración. La norma OSHA 1910.134(c) establece los pasos necesarios, que se resumen de la siguiente manera:

1. Procedimiento para la SELECCIÓN.
2. Evaluaciones médicas de los usuarios: SELECCIÓN DE PERSONAL.
3. PRUEBA DE AJUSTE.
4. Procedimientos para el USO apropiado.
5. Procedimientos para el MANTENIMIENTO.
6. Disposición de AIRE SUMINISTRADO PARA LA RESPIRACIÓN adecuado para el suministro de aire.
7. CAPACITACIÓN de los empleados para cuando éstas se requieran.
8. CAPACITACIÓN de los empleados para uso y mantenimiento apropiados.
9. Procedimientos para EVALUACIÓN continua del programa.

Las siguientes secciones de este capítulo ayudarán al administrador de seguridad y salud a incorporar los pasos requeridos para un plan de mascarillas de respiración, comenzando con la selección apropiada para la tarea.

Selección de mascarillas de respiración

Un factor que simplifica la selección de las mascarillas de respiración es que por lo general el riesgo dicta la elección del dispositivo, o cuando menos reduce en gran medida el campo de elección. Los dispositivos se aprueban para concentraciones particulares de sustancias específicas y no deben utilizarse los que no cuenten con dicha aprobación[2]. Los consultores pueden ayudar a seleccionar entre las mascarillas de respiración aprobadas, considerando la eficiencia, el costo, la conveniencia y otros factores.

Algunas veces, la excusa que se presenta es que no existen dispositivos aprobados para una sustancia tóxica en particular; sin embargo, esta excusa es débil, porque se debe proteger de alguna manera al trabajador de las atmósferas peligrosas. Existen muchas clases diferentes de equipo de respiración, igual que existen muchos tipos de riesgos respiratorios. Es posible que no

---

[2]En relación con la aprobación de dispositivos respiradores, ver NIOSH *Certified Equipment, Cumulative Supplement* [Equipo certificado por NIOSH, complemento acumulativo] (NIOSH 77-195), junio de 1977 y los ejemplares posteriores, que emite periódicamente NIOSH Laboratories en Morgantown, Virginia del Oeste, en Estados Unidos.

exista un dispositivo *aprobado* para un tipo particular de riesgo. Por ejemplo, quizá el patrón desee utilizar algún tipo de mascarilla de respiración para un riesgo para el que no existe una aprobada como tal, pero *podría* utilizarse otro tipo de dispositivo. Un ejemplo sería el riesgo del vapor de mercurio; ningún dispositivo purificador de aire es aceptable para protección contra los riesgos del vapor de mercurio. Éste último no posee un olor que pueda advertir de su presencia, o algún otro medio para detectar cuando el bote ya no es eficaz, por lo que el patrón debe buscar otro tipo de protección para este tipo de vapor, como el equipo de respiración de línea de aire. Por tanto, para cada atmósfera peligrosa en la que deban trabajar los empleados debe haber un dispositivo aprobado de *algún tipo* para protegerlos. Si no existe, debe prohibirse a los trabajadores que entren al área.

Determinar el estatus de aprobación de un dispositivo para un riesgo respiratorio particular no es una tarea sencilla. La aprobación de la autoridad es complicada y con frecuencia en Estados Unidos ha cambiado de una agencia a otra. Además, las listas de equipos aprobados se actualizan continuamente. Una solución práctica al problema es buscar el consejo del fabricante del equipo, por la evidente razón de que lo más probable es que los fabricantes sean los que más saben del estatus de aprobación de su propio equipo. Quien no merece tanta confianza es el distribuidor local del equipo. Sin entrar en cuestiones sobre el carácter de este tipo de distribuidores, con frecuencia estas personas manejan tantas líneas de equipo de seguridad que les resulta imposible conocer con detalle las limitaciones de la aprobación de las diversas sustancias tóxicas para cada dispositivo de protección respiratoria, de la forma en que lo conoce el fabricante de cada dispositivo.

Algo que complica la situación es la confusa nomenclatura. Por ejemplo, las *mascarillas de respiración para vapores orgánicos* no son necesariamente aceptables para los más comunes. Al metanol, por ejemplo, no lo absorbe con facilidad ningún cartucho y sólo el equipo de línea de aire es eficaz para proteger contra las concentraciones riesgosas. Es desafortunado que los reglamentos federales en Estados Unidos requieran que una mascarilla de respiración se identifique como para vapor orgánico porque ha pasado cierta prueba preestablecida, aunque sea inútil para algunos vapores orgánicos. A los trabajadores ni siquiera los protegen etiquetas que adviertan que sus mascarillas de respiración podrían no ser eficaces para los vapores orgánicos con los que están trabajando. Lo mismo se aplica a las caretas para gas.

¿Por qué existe este sistema tan confuso y desorientador? Parte del problema lo constituye la complejidad de la química orgánica y la miríada de compuestos de hidrocarburos que existe. Si el fabricante intentara etiquetar cada cartucho con todos los compuestos orgánicos para los que es eficaz, pronto ya no quedaría espacio para otra cosa en el cartucho. Cualquier sistema de codificación abreviada podría confundir a los usuarios en el campo. Además, cualquier intento de clasificación implicaría que la lista fuera exhaustiva y el usuario ya no verificaría si un cartucho en particular podría ser eficaz contra alguna sustancia dada. Por lo que, nuevamente, el mejor curso de acción es buscar con el fabricante listas más completas y detalladas de sustancias para las que el cartucho de la mascarilla de respiración para vapores orgánicos es eficaz.

Un principio básico en la selección de mascarillas de este tipo es nunca seleccionar una que absorba gases para utilizarla con un gas que no tiene propiedades de advertencia que lo distingan. Con sólo pensar un momento aparecerá la lógica detrás de este principio. Eventualmente, todos los cartuchos de las mascarillas de respiración terminan por saturarse o cargarse hasta el punto en que ya no son eficaces. Los usuarios sabrán, de manera automática, cuándo se ha alcanzado dicho punto mediante sus propios sentidos del olfato, gusto, o quizá por la irritación o alguna otra advertencia sensorial, dependiendo de las propiedades del gas peligroso. Sin embargo, si el gas tóxico no tiene alguna propiedad de advertencia sensorial, los usuarios nunca sabrán y podrían quedar sujetos a exposiciones peligrosas mientras estén usando una mascarilla de respiración aprobada.

Un buen ejemplo del mal uso citado, es el uso de las mascarillas de respiración de media careta de una compañía, al aplicar espuma expandible. Por desgracia, las sustancias orgánicas presentes en ella no tienen propiedades adecuadas de advertencia, y no existe algún dispositivo purificador de aire aprobado para dicho uso. Por lo tanto, deben utilizarse mascarillas de respiración de línea de aire.

Existe una excepción a la regla de que los dispositivos purificadores de aire no pueden utilizarse con gases que no tengan propiedades de advertencia capaces de ser detectadas por el usuario, por ejemplo, cuando los botes se equipan con un indicador eficaz de terminación de la vida útil. En la actualidad, existen dichos botes para el monóxido de carbono (botes tipo N).

Los cartuchos para *pintura, laca* y *esmaltes* ofrecen protección contra las partículas y contra los solventes orgánicos en la pintura. En realidad, los vapores orgánicos representan el riesgo real de las mascarillas de respiración para pintura, laca o esmaltes. Con excepción de la pintura con base de plomo, las partículas de las pinturas no constituyen el problema principal.

Las operaciones de soldadura presentan problemas particulares, porque a menudo se encuentran gases o humos tóxicos, o ambos, mientras que, al mismo tiempo, debe protegerse al soldador de los rayos dañinos. Existen lentes abatibles para las mascarillas de respiración para toda la cara que protegen contra los rayos. Otra alternativa es utilizar una mascarilla de respiración debajo de la careta; para esto se requiere una careta especial para soldador y se puede utilizar una mascarilla de respiración de media careta debajo.

Los cartuchos de las mascarillas de respiración no son como las aspiradoras de vacío; no se pueden cambiar de un fabricante a otro sin aprobación. Tanto el cartucho como la mascarilla deben aprobarse juntos, como una unidad, aunque sería posible que se aprobaran una mascarilla de respiración de una marca y un cartucho de otra si la combinación específica se sometiera a las pruebas para su aprobación. Se ha generado una controversia pública sobre las aprobaciones de las recargas de los cartuchos, acusando a los fabricantes de promover como monopolio los reglamentos de seguridad para proteger las ventas de sus propios productos. Del otro lado de la cuestión se encuentra el argumento de que el ajuste y sello apropiados del cartucho son críticos para la operación eficaz de la mascarilla de respiración.

Selección del personal

Para las labores que requieren el uso de mascarillas de respiración, debe realizarse una selección para asegurarse que las personas son "físicamente capaces de realizar el trabajo y utilizar el equipo. El médico local debe determinar cuáles son las condiciones físicas y de salud pertinentes". Esto suena costoso y laborioso, pero existe un atajo que puede agilizar el proceso de selección de personal, eliminando a la gran mayoría de los casos problemáticos. Se trata de utilizar un cuestionario mediante el que se puedan identificar problemas evidentes antes de contratar a una persona para un trabajo que requiere mascarillas de respiración. Cualquier cuestionario que se utilice para colocar empleados de manera apropiada debe utilizarse con cuidado, para que no se interprete como un mecanismo de discriminación para discapacitados. En los capítulos anteriores, analizamos las disposiciones de la Ley para Estadounidenses con Discapacidades (ADA) (Public Law 101-336, 1990), que prohíben la discriminación en los exámenes médicos previos a la contratación que a veces se han usado para hacer distinciones con los discapacitados. Sin embargo, si el patrón documenta de forma apropiada los requisitos específicos del trabajo en labores que requieren de mascarillas de respiración y asegura que todos los candidatos se examinan conforme a estas características físicas, se evitará los problemas con la ADA.

Existe una variedad de condiciones físicas que hacen que una persona no sea apta para el uso de mascarillas de respiración, aunque esa persona pueda ser la indicada para un trabajo que no requiere de dicho uso. La Comisión Reguladora Nuclear (Nuclear Regulatory Commision) de Estados Unidos tiene una lista de algunas de las condiciones físicas que deben incluirse en un cuestionario para seleccionar empleados para labores que requieran el uso de mascarillas de respiración. El asma y el enfisema son problemas pulmonares que pudieran provocar problemas con dichos dispositivos. Si el ambiente requiere de aparatos autónomos de respiración, el empleado potencial puede no ser apto para cargar el pesado equipo debido a un historial de lesiones de la espalda o enfermedades cardiacas. Otro problema físico es el tímpano roto. Una persona con esta afección en realidad "respira" por los oídos. Por tanto, una mascarilla de respiración de careta facial que no los cubra puede ser una pobre oferta de protección. La epilepsia es otro problema potencial. Con frecuencia, los epilépticos se encuentran en medicación que de por sí puede representar algún riesgo. Por otro lado, la posibilidad de un ataque presenta la amenaza de retirar la mascarilla de respiración en un momento inapropiado. Los diabéticos también pueden estar bajo medicación y el uso de las mascarillas de respiración puede interferir con ésta. Estas personas, por ejemplo, probablemente serían una opción deficiente para un equipo de rescate. Incluso algunos factores psicológicos, como la claustrofobia, pueden ser una consideración importante. El cuestionario para el empleado puede ser una fuente de protección contra las responsabilidades futuras en caso que se presenten problemas físicos. Debe elaborarse con el auxilio de un médico. Si el cuestionario preliminar revela problemas físicos o variaciones, debe examinarse al empleado para una determinación definitiva.

Prueba de ajuste

Si las mascarillas de respiración que se van a utilizar no son del tipo de flujo continuo, la prueba de ajuste se vuelve fundamental para asegurar un sello hermético entre la cara y la mascarilla. La prueba de ajuste, o prueba de fugas, es un elemento fundamental de un programa eficaz de mascarillas de respiración. Los rasgos faciales varían de manera significativa y se necesitan las pruebas de ajuste para determinar qué modelo en particular se ajusta mejor a cada trabajador sin que exista una fuga apreciable. Incluso las mejores mascarillas de respiración del mercado sólo se ajustan a un cierto porcentaje de los trabajadores. Para otros perfiles faciales, deben seleccionarse otro tipo de mascarillas.

Un rasgo facial imposible de ajustar es la barba. Debe prohibirse su uso a cualquier trabajador que deba usar una mascarilla de respiración ajustada para mantener su seguridad y salud. Dos bomberos en Los Ángeles presentaron una demanda por discriminación cuando fueron despedidos debido a que utilizaban barba. Su trabajo requería del posible uso de aparatos autónomos de respiración. Los bomberos perdieron el caso. El argumento contra el cabello facial en las labores para las que se requieren mascarillas de respiración está bien documentado. Si el uso de la barba es un asunto de carácter religioso, la cuestión se complica más (Claussen, 2008). En Estados Unidos, la ley de los derechos civiles obliga al patrón a realizar los arreglos que involucran la religión de un empleado cuando dichas creencias se contraponen con las prácticas de trabajo. Es posible que se reasigne al empleado a otro trabajo dentro de la compañía en el que no se requiera que el trabajador utilice una mascarilla de respiración ajustada. Si esto es imposible o impráctico, quizá se exceptúe al patrón del requisito debido a un "penuria indebida" del mismo. ¿Qué constituye una penuria indebida? Si se compromete la seguridad del trabajador, o incluso si los compañeros de trabajo se ven forzados a aceptar la carga de realizar el trabajo potencialmente peligroso del trabajador reubicado, puede existir una base para reclamar una penuria indebida. OSHA ha exceptuado a trabajadores del requisito del uso de cascos si al hacerlo entran en conflicto con sus creencias religiosas, a menos que el riesgo sea particularmente "grave".

La prueba de ajuste de la mascarilla de respiración parece implicar costosas cámaras ambientales, pero no se requieren tales. Algunos consultores recomiendan una simple bolsa de plástico suspendida sobre la cabeza del usuario. La mascarilla de respiración del sujeto debe estar equipada con un cartucho de vapor orgánico y el aire dentro de la bolsa está contaminado con isoamil acetato (disponible en la farmacia local). Si el sujeto detecta el conocido olor a "aceite de plátano", su mascarilla de respiración tiene fugas. Una vez probado el ajuste para una marca y modelo particulares de mascarilla de respiración, todas las de la misma marca y modelo son aceptables para ese usuario.

Un desarrollo irónico en el campo de la protección respiratoria es el descubrimiento de evidencia de NIOSH que sugiere que la sustancia bi-2-etilexil ftalato (DEHP) es un carcinógeno potencial. La ironía es que el DEHP se había utilizado como agente de prueba para determinar el ajuste de las mascarillas de respiración.

Sistemas y mantenimiento

En el caso del aire suministrado por compresores debe tenerse cuidado de seleccionar un compresor del tipo *de aire para respiración*. Lo que se debe evitar es el uso del compresor ordinario para aire, para herramientas mecánicas con este propósito. En algunas ocasiones las herramientas neumáticas se lubrican mediante un sistema de lubricantes inyectados dentro del aire suministrado. Desde luego que esto no sería satisfactorio para propósitos de respiración.

Existe alguna confusión sobre las "alarmas" requeridas para la falla o sobrecalentamiento del compresor. La razón por la que se necesitan alarmas por sobrecalentamiento es que un compresor caliente puede introducir el mortal monóxido de carbono al usuario de la línea de aire. Algunos compresores para aire de respiración tienen paros automáticos en vez de alarmas, lo cual es totalmente satisfactorio para algunos tipos de ambientes industriales. Por ejemplo, las atmósferas abrasivas explosivas no son IDLH y si el compresor se sobrecalienta y se apaga, los trabajadores simplemente se pueden quitar las mascarillas de respiración y abandonar de inmediato el área. Sin embargo, en una atmósfera IDLH, el paro de un compresor podría producir alguna muerte, por lo que se necesita una alarma.

Las mascarillas de respiración están sujetas a deterioro por mantenimiento inapropiado, además de que simplemente se pueden volver insalubres. Los propios usuarios pueden realizar una rutina de inspección antes y después de usarlas. Estas rutinas podrían incluir una verificación de la limpieza, deterioro y funcionamiento, obviamente.

Las unidades autónomas de respiración deben contar con una inspección mensual eficaz. El regulador debe presurizarse para determinar si el dispositivo de advertencia de baja presión funciona. El costo de la pérdida de aire presurizado no debe constituir un factor importante, porque debe requerir menos de 50 libras de aire para realizar una verificación completa. Los tanques deben presurizarse a cuando menos 1800 psi. Tanto el cilindro como el regulador tienen un medidor. En lugar de confiar en el medidor del cilindro, debe presurizarse el regulador y verificarse el medidor.

Por lo general, la unidad autónoma de respiración se reserva para uso de emergencia, no para el uso ordinario de trabajo. La idea de las mascarillas de respiración de emergencia es una cuestión seria, porque durante una emergencia existe una alta probabilidad de atmósferas

IDLH. El equipo de rescate de emergencia en las atmósferas IDLH demanda un equipo de alta calidad, inspeccionado con mucho cuidado, al que debe dársele un mantenimiento adecuado y ser utilizado por los equipos capacitados de rescate.

ENTRADA A ESPACIOS CONFINADOS

Una de las labores más peligrosas en la industria es la limpieza, reparación o mantenimiento en la que se requiere entrar a un tanque u otro espacio confinado. El riesgo se eleva por el hecho de que el interior del tanque no está diseñado para ocupación continua; por lo tanto, lo común es que el ambiente sea sospechoso. Ya que la operación es temporal, existe la tentación de apostar y esperar lo mejor. Incluso cuando se sabe que la atmósfera es marginalmente peligrosa, los trabajadores están tentados a "entrar y salir corriendo" para hacer el trabajo sin el tiempo y gasto de un extenso y completo equipo de protección personal. Con este cuadro en mente, examinemos el estudio de caso 12.2.

ESTUDIO DE CASO 12.2

ENVENENAMIENTO POR ÁCIDO SULFHÍDRICO

Un trabajador de mantenimiento entró a un registro de drenaje para reparar un tubo y sufrió un colapso en el fondo. Un compañero que observó la escena, entró al registro, perdió la conciencia y también cayó al fondo. Un supervisor se asomó al registro, vio al trabajador que había entrado a rescatar y entró para intentar ayudarlo. El supervisor se mareó, subió por el registro y se desmayó. Cuando recobró la conciencia, el supervisor llamó a los servicios de rescate y emergencia. Tanto el trabajador que entró inicialmente y el primero que intentó el rescate murieron por envenenamiento por ácido sulfhídrico (Federal Register, 1993).

Por su experiencia, parece que el segundo y tercer trabajadores debían haber mostrado otras acciones en lugar de entrar al espacio confinado después de que el primer trabajador sucumbió. Sin embargo, el estudio de caso 12.2 no constituye un incidente aislado. Los incidentes de doble y triple fallecimiento de este tipo son muy comunes. Durante la emergencia existe una fuerte tendencia a tratar de salvar a la víctima, y de alguna manera nuestro proceso de razonamiento nos dice que lo que le pasó al primer trabajador no necesariamente nos sucederá a nosotros. En apariencia creemos que estaremos más alerta a los síntomas que lo que estuvo la primera víctima y que saldremos rápidamente de ello.

OSHA ha mostrado un gran interés en este riesgo, y por muchos años recolectó datos, opiniones de la industria y representantes laborales, y sugirió redacciones para una norma que abordaba específicamente los riesgos en los espacios confinados. Entre tanto, continuó investigando dichos decesos y citó a patrones, por lo general invocando la Cláusula del Deber General de la ley de OSHA. En 1993, OSHA promulgó una norma para espacios confinados que cristalizó las ideas de la industria en relación con lo que debe hacerse para prepararse y evitar los riesgos de los espacios confinados.

Identificación del riesgo

Los espacios confinados tienen más riesgos de los que la mayoría de la gente piensa. El principal es la atmósfera que respira el trabajador, pero de ninguna manera se trata del único problema a considerar. Algunos espacios confinados representan un riesgo mecánico, como la pesadilla de un espacio descendente y siempre estrecho que puede atrapar al trabajador, haciendo que cualquier movimiento de escape sólo agrave el problema, hasta que se encuentra atrapado y sin esperanza en un espacio de dimensiones sofocantes. El riesgo de entrampamiento en lugares como silos, recipientes cónicos de almacenamiento, tolvas alimentadoras y colectores ciclónicos (ver figura 10.5) es real e incluso común en la industria agrícola de procesamiento de materiales.

Otro riesgo que no tiene que ver con la calidad atmosférica en un espacio confinado es el "enterramiento". La arena, los granos y otros materiales sólidos granulares secos pueden tener propiedades semejantes a las de los fluidos y una persona puede quedar efectivamente capturada o rodeada por ellos y hundirse a mayor profundidad con cada movimiento. La muerte puede ocurrir de dos maneras: el trabajador puede respirar el polvo y otras partículas materiales, bloqueando sus pasajes de respiración, o incluso puede ser triturado por el peso del material que se cierra a su alrededor. Ver estudio de caso 12.3.

ESTUDIO DE CASO 12.3

ENTERRAMIENTO EN ARENA

Dos empleados de una fundición en Ohio entraron a un recipiente de arena para limpiar una acumulación. Al estar trabajando, la arena que se había adherido al recipiente comenzó a soltarse y cayó sobre ellos. Uno de los empleados quedó sepultado hasta el pecho con rapidez, justo debajo de las axilas. El otro empleado salió del recipiente para obtener una cuerda, y trató de utilizarla para sacar a su compañero. Regresó al recipiente, amarró la cuerda alrededor del empleado parcialmente sepultado y tiró de él para liberarlo. No tuvo éxito. Durante el intento de rescate, cayó más arena cubriendo totalmente y sofocando al primer empleado (Preámbulo de la Norma de Bloqueo y Marcado de OSHA, 1981).

Aunque el enterramiento es un riesgo serio que se debe considerar, la simple deficiencia de oxígeno (menos de 19.5% de oxígeno en el aire que respiramos) es probablemente la causa principal de muerte en los espacios cerrados. Es frecuente que la deficiencia de oxígeno surja de procesos químicos que reaccionan con el oxígeno presente en el aire, como la fermentación, la combustión, e incluso la corrosión. Resulta irónico que el *inertizado*, un proceso cuyo objetivo es mejorar la seguridad contra incendios, origine un riesgo distinto: la deficiencia de oxígeno. El nitrógeno y otros gases inertes se utilizan para desplazar el oxígeno en una atmósfera que podría tener concentraciones peligrosas de gases o vapores inflamables. La existencia tanto de poco como de mucho oxígeno constituye un riesgo. El oxígeno tiene una densidad ligeramente superior a la del aire que respiramos normalmente, por lo que el enriquecimiento de oxígeno (contenido de oxígeno mayor a 23.5% en el aire de respiración) puede presentar problemas en los espacios confinados, como en los silos para misiles. En el capítulo 16 veremos cómo este riesgo llevó a uno de los peores accidentes industriales en la historia de Estados Unidos. En cualquier lugar en que se suelde —y con frecuencia se hace en espacios confinados—, debe considerarse la posibilidad de incendios generados en espacios enriquecidos con oxígeno.

En párrafos anteriores de este capítulo consideramos la definición común del término *IDLH*; ahora, en relación con los espacios confinados, debemos agregar otra faceta a esta definición: el problema del escape. Por tanto, incluso si una atmósfera no tiene efectos inmediatos sobre la vida o la salud, si paraliza temporalmente al trabajador o reduce su posibilidad de escape, se convierte en un espacio confinado IDLH.

Aislamiento del espacio

Es evidente que en un espacio que normalmente contiene un líquido —en particular uno que emite vapores tóxicos—, el líquido debe retirarse del tanque o de cualquier otro espacio confinado antes de que se entre en él. Además, es elemental que las válvulas de las tuberías que alimentan el líquido estén cerradas. Sin embargo, el riesgo es más insidioso cuando se involucra un espacio confinado. Aunque una válvula de la tubería pudiera estar cerrada, si existe una presión elevada del otro lado de la válvula, es posible que exista una pequeña fuga o *purga* dentro del espacio en que se debe entrar. Esto ha llevado a reconocer un procedimiento de seguridad conocido como *doble bloqueo y purga*, descrito en la figura 12.9.

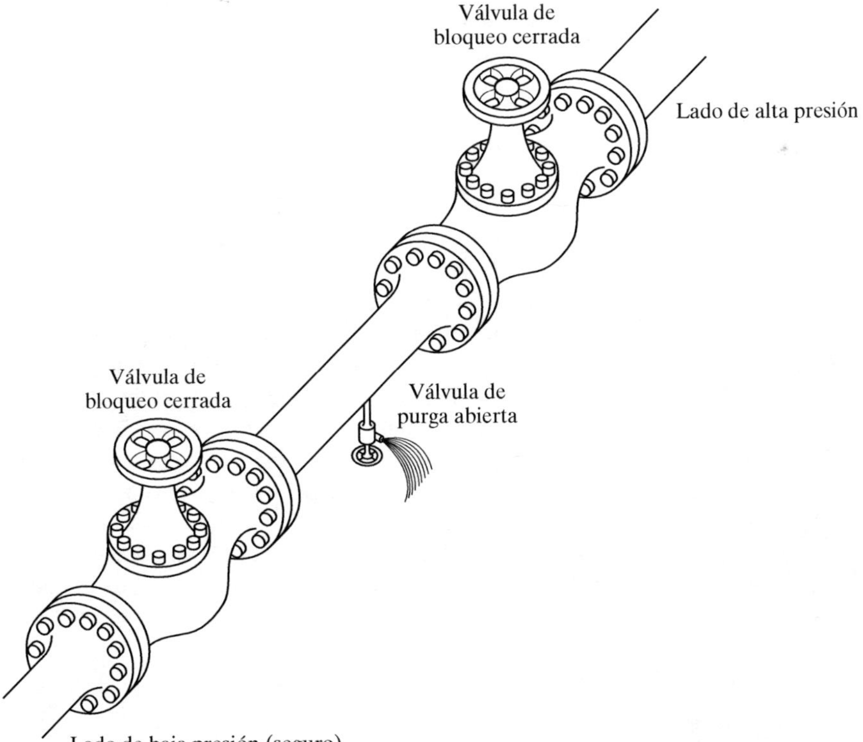

FIGURA 12.9

Doble bloqueo y purga.

Otra práctica que logra el mismo objetivo que el doble bloqueo y purga es cortar o separar la línea y desalinearla para romper la continuidad física entre el espacio confinado y el material peligroso. Otra solución es el *blanqueado* o *cegado*, que significa el cierre absoluto de un tubo, línea, o ducto, sujetando una placa sólida que cubra totalmente la sección transversal interna del tubo y que sea capaz de soportar la presión máxima de su contenido sin que existan fugas.

Una de las operaciones más riesgosas en un espacio confinado es la soldadura. A menudo se debe entrar a los tanques para realizar reparaciones por medio de soldadura y el potencial de incendiar atmósferas peligrosas cuando se suelda dentro de espacios confinados agrega un riesgo adicional a otros peligros asociados con dichos espacios. Debido a que la soldadura tiene riesgos especiales y que se trata de un tema importante, tanto desde la perspectiva de la salud como de la seguridad, el capítulo 16 se dedica totalmente a los procesos de soldadura y los riesgos correspondientes, incluyendo los espacios confinados.

PROTECCIÓN DE LA CABEZA

Un símbolo fundamental para OSHA, los departamentos corporativos de seguridad y cualquier cosa relacionada con la seguridad y salud laborales, es el conocido perfil del "casco". Este símbolo es tan importante, que muchos administradores estrictos de seguridad y salud han establecido reglas indiscriminadas para el uso de cascos a lo largo de grandes áreas generales de trabajo. Estas reglas son muy adecuadas si existe un riesgo genuino. Sin embargo, cuando los trabajadores sienten que no existe peligro y que la regla del casco es un mecanismo promocional, o que sirve para decorar ventanas, con frecuencia demuestran su oposición rehusándose a utilizar el casco.

Las reglas del uso del casco deben formularse con cautela, considerando ampliamente las consecuencias de ambas formas. Una vez que se ha decidido que el casco es necesario, el administrador de seguridad y salud debe ejecutar los pasos para asegurar su implantación. La evidencia que se utilizó para demostrar la necesidad del casco debe compilarse en paquetes organizados de capacitación con el fin de convencer a los trabajadores. Después de la capacitación y el lanzamiento de la fase de implantación, deben aplicarse verificaciones de seguimiento para asegurar que se está cumpliendo la regla. También adoptar los pasos correctivos para superar las violaciones individuales de la regla, incluyendo acciones disciplinarias de ser preciso.

Parece que los cascos han ganado más aceptación que la protección auditiva. Además de ser insignia de la seguridad y la salud laborales, el casco se ha convertido en un símbolo de los trabajos físicos rudos. Esta imagen ha atraído a los varones por siglos y también se ha convertido en una imagen con creciente atractivo para las trabajadoras. El personal gerencial también ambiciona la imagen proyectada por el casco. Pareciera que el hecho de que un gerente utilice un casco implica que conoce bien las operaciones de la empresa y que está orientado a la acción, haciendo más que sólo hablar por teléfono, asistir a juntas y sentarse detrás de un escritorio.

EQUIPO DIVERSO DE PROTECCIÓN PERSONAL

Calzado de seguridad

El calzado de seguridad es una tarea más costosa que los cascos, porque se desgasta más rápido y es más costoso por pieza. En algunos casos, los empleados pueden comprar su propio calzado con atractivos descuentos, lo que incentiva su uso real. El calzado de seguridad se presenta en una variedad de estilos atractivos y la resistencia del empleado a usarlos es en gran medida cosa del pasado.

Por lo general, al administrador de seguridad y salud es a quien se asigna la responsabilidad de decidir cuáles labores requieren calzado de seguridad y cuáles no. Aunque las normas nacionales estadounidenses aplicables son explícitas acerca del diseño y la elaboración del calzado de seguridad, al igual que con casi todo el equipo de protección personal, la decisión de dónde utilizar los zapatos se deja al usuario o a la gerencia.

En la norma OSHA 1910.136 se establece que todo el calzado de protección debe cumplir la norma ANSI Z41-1991. En fechas recientes, la ASTM la actualizó en la forma de la norma ASTM F2413-05, que es muy similar a la original ANSI Z41-1991, y a la fecha de publicación OSHA no ha cambiado la 1910.136. El calzado de protección debe utilizarse "donde exista peligro de lesiones en los pies debido a objetos rodantes, o que caen, o a objetos que perforen la suela, o ... los pies estén expuestos a riesgos eléctricos". La ANSI es muy específica acerca de los requisitos de la norma. Dichos requisitos se encuentran en la lengüeta del calzado de seguridad que cumple con ella. El requisito es la capacidad de los dedos para soportar un impacto de 75 libras-pie y una fuerza de compresión de 2500 libras-pie.

Un lugar donde es evidente que se requieren zapatos de seguridad es en las plataformas de embarque y recepción. Esto debería ser evidente, pero han existido algunas controversias legales sobre esta cuestión. Los tribunales han resuelto esto y los administradores de seguridad y salud deben asegurarse que el personal de las plataformas de embarque y recepción utilice calzado de seguridad.

Ropa de protección y riesgos para la piel

Las enfermedades cutáneas laborales, en particular la dermatitis por contacto de irritantes con la piel, representa un número significativo de todas las enfermedades laborales manifestadas. El administrador de seguridad y salud debe estar alerta con respecto a las múltiples fuentes de riesgo para la piel, como la soldadura, algunos químicos, los tanques de superficie abierta, los aceites de corte y los solventes.

La mayoría de los soldadores conoce el valor de los delantales protectores de trabajo rudo y los guantes de carnaza para el fuego. La ropa de cuero o de lana ofrece mayor protección que el algodón desde el punto de vista de las quemaduras. El Nomex™ es una tela tratada retardante a la flama.

Otro objetivo de la ropa protectora es la exposición a químicos en los tanques de superficie abierta. Los guantes deben ser impermeables y no les debe afectar el líquido a manejar, y ser lo suficientemente largos como para evitar que el líquido entre en ellos; si no lo son, pueden ser más peligrosos que beneficiosos. Las manos de muchos trabajadores se han irritado más que sus brazos desprotegidos simplemente porque los guantes que usaban permitían que los líquidos se introdujeran en ellos, convirtiéndolos en tanques de inmersión para las manos.

Los comentarios sobre el equipo de protección personal para los tanques de superficie abierta no estarían completos si no se mencionara a las *úlceras por cromo*, una afección que suena ominosa pero que en realidad merece el calificativo. Los vapores y nieblas de los tanques de enchapado con cromo pueden causar ulceraciones abiertas en las partes suaves de la piel, en particular en el caso de nieblas. El tabique nasal, que divide las fosas nasales, es particularmente susceptible a ulceraciones provocadas por el ácido crómico, el cromato de sodio y el bicromato de potasio. En las plantas de enchapado, es común encontrar trabajadores cuyo tabique nasal ha quedado totalmente destruido por estos compuestos de cromo. Los medios más adecuados de prevención son la ventilación apropiada y los controles de ingeniería. También puede ser útil la educación de los trabajadores y las inspecciones regulares, incluyendo exámenes periódicos de las fosas nasales y de otras partes del cuerpo de los trabajadores expuestos a los ácidos crómicos. Igual que con otros riesgos, la última línea de defensa sería el equipo de protección personal en la forma de mascarillas de respiración con cartuchos para eliminar las peligrosas nieblas de ácido crómico.

Con seguridad, los riesgos más comunes entre los irritantes de la piel lo constituyen los fluidos para el trabajo de los metales, utilizados en las operaciones de maquinado. La irritación de la piel no es el único riesgo asociado con los fluidos para el trabajo de los metales, y en el capítulo 15 se puede hallar un análisis de algunos de los otros riesgos. Los fluidos para el trabajo de los metales son útiles, algunas veces fundamentales, para lubricar la herramienta, reducir la temperatura de corte, retirar virutas, permitir una mayor calidad de corte y alargar la vida de la herramienta. Sin embargo, no siempre se requieren estos fluidos e incluso en algunas ocasiones son indeseables. Por lo general, el ingeniero de manufactura toma la decisión sobre el fluido para el trabajo de los metales para los diversos procesos de manufactura, pero no existe alguna razón por la que el administrador de seguridad y salud no deba tener alguna participación en esta decisión, en particular porque afecta a la seguridad.

Los fluidos para el trabajo de los metales son básicamente de cuatro tipos: naturales (aceite simple), aceites solubles, semisintéticos y sintéticos (Metalworking Fluids: Safety and Health Best Practices Manual, 2001). Los fluidos naturales tienen una base de petróleo y son los principales culpables de una enfermedad cutánea industrial muy común: la foliculitis por aceite. La foliculitis por aceite consiste básicamente en el tapado de los folículos del cabello en la piel, lo que produce lesiones del tipo del acné. Los fluidos sintéticos se reconocen con facilidad por su apariencia blanca lechosa y han ganado un uso muy amplio. Aunque no es probable que los aceites sintéticos causen foliculitis, tienen una reputación desagradable por contaminarse con bacterias, presentando el riesgo de infecciones cutáneas. Si se agregan agentes antibacteriales, éstos también pueden ser irritantes de la piel. La tecnología está trabajando para mejorar los fluidos para el desempeño de los metales, pero no todo está terminado. Parece que aún es conveniente el equipo de protección personal.

Una alternativa para los guantes o la ropa de protección son las cremas para la piel, que actúan como barreras protectoras, pero éstas no son una panacea. Deben retirarse y aplicarse nuevamente en cada descanso, cada hora de comida y cada turno. Aplicar una y otra vez las cremas tiene costo como tiempo de trabajo, así como el costo de las mismas. Además, no se consideran tan efectivas como los guantes, incluso cuando se aplican de manera apropiada. Sin embargo, se pueden utilizar cuando los requisitos del trabajo hacen inviable el uso de los guantes.

Una de las principales preocupaciones del administrador de seguridad y salud con respecto a la protección de la piel es el uso de diversos solventes dentro de la planta, que son fundamentales para eliminar la grasa y los aceites de corte, y es aquí donde reside otra razón para trabajar sin aceites de corte, en caso de que sea práctico. Un solvente común es el tricloroetileno, y un mal hábito de los trabajadores es lavar las piezas en tricloroetileno con las manos desnudas. Las alternativas incluyen el uso de canastas de alambre para manejar las partes dentro del solvente, o quizá simplemente sustituyendo el tricloroetileno con agua y jabón en algunas situaciones. En la mayor parte de los casos, el agua y el jabón no serían eficaces contra los aceites y las grasas a las que se enfrentan, aunque en algunas situaciones el lavado con agua y jabón puede ser eficaz. El administrador de seguridad y salud no estaría haciendo su trabajo si no investigara este tipo de situaciones y atrajera la atención de la gerencia y de la ingeniería sobre ellas. Si los solventes alternativos, las canastas de alambre y otros controles de ingeniería son inviables, el equipo de protección personal, como los guantes, serían lo adecuado.

Parece apropiado concluir una discusión de riesgos de la piel, guantes y ropa de protección mencionando una de las medidas de protección personal más simples: la limpieza e higiene personal. Es frecuente hallar que los trabajadores que son fanáticos de lavarse las manos y el cuerpo gozan de una menor incidencia de enfermedades cutáneas. Es fácil entender la razón. Por lo general, con los irritantes cutáneos, la extensión de las lesiones está directamente relacionada con la duración de la exposición, si se mantienen constantes los otros factores. Es fácil olvidar lo efectivo que resultan el agua y el jabón para eliminar elementos perjudiciales de todas clases.

¿Qué puede hacer el administrador de seguridad y salud para motivar a los trabajadores a adoptar buenos hábitos de lavado e higiene personal? La respuesta obvia es la capacitación y los recordatorios motivacionales en la forma de letreros y carteles en toda la planta. No obstante, esta evidente respuesta no es la única, y quizá tampoco la mejor. El administrador de seguridad y salud puede intentar influir en la selección y disposición de sanitarios agradables, con buen mantenimiento, que refuercen la moral de los empleados animándolos a lavarse con regularidad. Resulta deprimente para los empleados encontrar un sanitario sin agua caliente, jabón o toallas para secarse.

PRIMEROS AUXILIOS

Con frecuencia, el administrador de seguridad y salud será responsable de la estación de primeros auxilios y es posible que supervise a una enfermera de la planta. La estación de primeros auxilios puede satisfacer diversas funciones adicionales, además de proporcionar cuidado inmediato a los lesionados. Es común que se utilice para pruebas médicas, exámenes de selección, y para supervisar los efectos agudos y crónicos de los riesgos para la salud. Igualmente, la enfermera de la planta, u otro personal de primeros auxilios, puede ser responsable de algunos de los registros y funciones de información comentadas en el capítulo 2.

En ausencia de una enfermería, clínica u hospital "en la proximidad cercana" del lugar de trabajo, se requiere una persona capacitada de forma adecuada en primeros auxilios. Nadie parece ser capaz de determinar con autoridad lo que constituye la *proximidad cercana* en este contexto. Sobre este punto, se han comparado diversas interpretaciones a lo largo de Estados Unidos y la opinión ha variado en la mayoría de los casos de 5 a 15 minutos de tiempo de manejo de un vehículo. Algunas veces, la opinión ha dependido de si la ruta al hospital cruza unas vías de ferrocarril. Si el lugar de trabajo no es un hospital o una clínica, o si no está directamente junto a uno de ellos, se aconseja al administrador de seguridad y salud que se asegure que cuando menos un empleado, y de preferencia más de uno, se capacite de apropiadamente en primeros auxilios.

Debe existir un equipo de primeros auxilios o suministro de ellos a la mano y el administrador de seguridad y salud debe buscar el consejo de un médico en relación con la selección de dichos materiales. Por desgracia, los médicos dudan en dar este consejo, probablemente porque temen involucrarse en litigios posteriores en caso que ocurra un accidente para el cual no existan materiales adecuados. Los administradores de seguridad y salud deben hacer su mejor esfuerzo para obtener dicho consejo y después documentar lo que hicieron para obtener la información.

Otra consideración sobre los primeros auxilios es la disposición de regaderas de emergencia y estaciones para el lavado de ojos de emergencia en los sitios de trabajo donde exista la posibilidad de exposición a materiales corrosivos perjudiciales. Casi todos han visto la regadera tipo diluvio, que funciona al sacar un anillo sujeto a una cadena que activa la válvula. Las instalaciones para el lavado de los ojos son semejantes a las fuentes de agua potable en las que se suministran dos chorros, uno para cada ojo.

Observando el costo y permanencia de una instalación convencional para lavado de ojos, algunas personas emprendedoras e innovadoras venden una simple botella de plástico con agua y un tubo que cuelga de un marco que identifica su propósito como lavado de ojos de emergencia. Probablemente dicha solución no es lo que los redactores de la norma tendrían en mente, pero la pequeña botella de agua no carece de mérito. Por un lado, es más fácil llevar botellas de agua a los puntos más convenientes para permitir el uso inmediato en caso de accidente. La mayor parte de los lugares de trabajo cambia con bastante frecuencia, convirtiendo a la instalación permanente de lavado de ojos en algo engorroso, costoso y a menudo situada en el lugar equivocado. Además, el método de la botella de agua permite una conveniente introducción de antídotos o agentes neutralizantes de materiales corrosivos específicos. Sin embargo, pobre del lesionado que utilice un antídoto para ácidos si la exposición fue a un cáustico, o viceversa. También, es común que el volumen de la botella de agua esté limitado a 1 o 2 cuartos de galón. Esta cantidad de agua podría no ser suficiente si un manual de primeros auxilios especifica lavar los ojos "con copiosas cantidades de agua por 15 minutos".

RESUMEN

La reflexión en este capítulo deja la impresión de que el suministro y mantenimiento apropiados del equipo de protección personal y de primeros auxilios no es una tarea fácil. Incluso después de haber seleccionado el equipo apropiado y haber establecido procedimientos para el mantenimiento, debe capacitarse y disciplinar a los empleados para que lo utilicen de forma apropiada. Los inspectores pueden reconocer con facilidad violaciones simples, como el hecho que algunos empleados no utilicen el equipo de protección personal establecido. Un error del administrador de seguridad y salud es la especificación global del uso del equipo de protección personal cuando su necesidad es sólo marginal. Esta especificación global es una trampa que dará pie a la apatía de los empleados y a la posterior violación de la regla.

En definitiva, es preferible regresar al principio de que el equipo de protección personal es el método que se utiliza como último recurso de protección en el lugar de trabajo, después de establecer los controles de ingeniería necesarios para contrarrestar los riesgos. Es posible que parezca que dicho equipo es la forma más sencilla y menos costosa de resolver el problema, pero un análisis de los principios y escollos de este equipo constituye una fuerte motivación para los controles de ingeniería.

EJERCICIOS Y PREGUNTAS

12.1 ¿Quién es el responsable de determinar si se requiere equipo de protección personal (PPE) en un lugar de trabajo específico?

12.2 Además de la evaluación de las necesidades, ¿qué otros requisitos existen para el uso del equipo de protección personal por parte del empleado?

12.3 ¿Cuáles condiciones podrían precipitar la necesidad de capacitar nuevamente a los empleados en el uso del equipo de protección personal?

12.4 Explique los posibles riesgos asociados con la sujeción de una línea de seguridad al cinturón de un trabajador para protegerlo contra una caída accidental.

12.5 Identifique los recursos para auxiliar al patrón a determinar cuándo y qué tipo de equipo de protección personal sería necesario para un sitio de trabajo en particular.

12.6 ¿En qué circunstancias se exige al patrón que capacite a los trabajadores en el uso del equipo de protección personal?

12.7 Una limitación del equipo de protección personal es la conveniencia para el riesgo para el cual está diseñado. ¿Qué otra limitación tiene este equipo para la cual requiere capacitación el usuario?

12.8 ¿Cómo podría pedirse al patrón que demuestre que se ha capacitado de forma adecuada a los empleados en el uso del equipo de protección personal?

12.9 ¿Qué tan eficaz es el uso de las bolas de algodón en los oídos para proteger contra el riesgo del ruido en el lugar de trabajo?

12.10 Identifique la forma más eficaz de PPE para protección auditiva en los ambientes más severos de ruido ambiental. ¿Qué beneficio adicional, además de la protección auditiva, ofrece este tipo de PPE?

12.11 Es frecuente que los instaladores de techos apliquen materiales de espuma expandible utilizando mascarillas de respiración con bote, de media careta. ¿Por qué está práctica es básicamente incorrecta e insegura?

12.12 ¿Qué es una unidad química generadora de oxígeno? ¿En qué condiciones podría explotar?

12.13 Como ingeniero de seguridad, ¿en qué circunstancias recomendaría una mascarilla de respiración de circuito cerrado?

12.14 En una situación IDLH, ¿preferiría usted el modo de flujo por demanda o el modo de demanda por presión si ambos constituyen opciones viables? ¿Por qué?

12.15 En un accidente no tan poco común, dos trabajadores murieron cuando un empleado estaba limpiando un tanque al que se tenía acceso a través de un registro: el segundo empleado vio que el primero sufrió un colapso, y al tratar de rescatarlo, también sucumbió y ambos murieron. ¿Qué medidas preventivas podría usted sugerir para evitar accidentes de este tipo?

12.16 ¿Cuáles son los dos tipos básicos de "lentes de seguridad"? ¿Cuál es el más durable?

12.17 ¿Cuál es el argumento contra el requisito de utilizar anteojos de seguridad y cascos en todas las áreas de la planta, incluyendo aquellas en las que no son necesarios?

12.18 Nombre algunos de los trabajos para los que debería proporcionarse protección ocular.

12.19 ¿Por qué no se debe confiar en las "mascarillas de respiración de vapores orgánicos" para protección contra todos los vapores de este tipo?

12.20 En una planta industrial se lee un letrero que dice: "EVITE ACCIDENTES: USE CASCO". ¿Qué principios del equipo de protección personal no reconoce este letrero?

12.21 ¿Por qué el suministro de equipo de protección personal no es una solución muy satisfactoria para el problema de proteger a los trabajadores?

12.22 ¿Cuáles son los riesgos de llevar al sitio de trabajo el equipo de protección personal propiedad de los empleados?

12.23 ¿De qué manera los registros de dimensiones pequeñas han provocado un gran número de decesos múltiples en Estados Unidos?

12.24 ¿Por qué un cinturón de seguridad para protección contra caídas debe ser mucho más fuerte que sólo para sostener el peso del cuerpo del usuario?

12.25 Nombre varias alternativas para el lavado de piezas en tricloroetileno por parte de trabajadores con las manos desnudas en el solvente.

12.26 Explique el riesgo de fallecimientos múltiples asociados con la entrada a espacios confinados.

12.27 Describa los principales riesgos de los espacios confinados.

12.28 ¿Qué es el fenómeno del enterramiento? ¿Cómo muere la víctima?

12.29 Describa el mecanismo característico de riesgo para los espacios confinados que contienen riesgos mecánicos.

12.30 ¿Qué riesgo tiene la intención de mitigar el procedimiento de seguridad conocido como inertizado? ¿Qué otro riesgo crea algunas veces?

12.31 ¿Cuál es el principal riesgo asociado con el enriquecimiento de oxígeno?

12.32 ¿De qué manera afectan los espacios confinados la definición de *IDLH*?

12.33 Describa algunos procedimientos de aislamiento de un espacio confinado.

12.34 Nombre un tipo de atmósfera peligrosa común para la cual no ayuda una careta para gases.

12.35 Explique los aspectos peculiares de los efectos de las exposiciones IDLH a materiales como el ácido fluorhídrico y los vapores de cadmio.

12.36 Explique los problemas que pueden surgir con un programa parcial de protección respiratoria cuando dicha protección no se requiere en realidad.

12.37 Explique el término *doble bloqueo y purga*, es decir, qué se *bloquea* y qué se *purga*, y por qué. demanda contra los de flujo continuo.

12.38 Compare las ventajas de las mascarillas de respiración de suministro de aire por flujo por demanda contra los de flujo continuo.

12.39 Explique la diferencia entre un SCBA de circuito abierto y uno de circuito cerrado.

12.40 Identifique un problema de mantenimiento de las mascarillas de respiración para un gas tóxico inodoro.

12.41 ¿Es legal que un patrón exija a un hombre que se rasure la barba para que sea apto para un trabajo?

12.42 Si se requiere equipo respiratorio para el trabajo, ¿el patrón está obligado a pagarlo o puede obligar al empleado a pagar su propio equipo respiratorio?

12.43 ¿Se considera que los lentes de contacto son seguros para usarlos en el lugar de trabajo? ¿Cuál es la posición de OSHA sobre los lentes de contacto? ¿Este tipo de lentes tienen algunas ventajas de seguridad sobre los anteojos convencionales con armazón?

EJERCICIOS DE INVESTIGACIÓN

12.44 Examine la seguridad de los fosos de servicio para exhibir caídas de agua, como las que se ven en los centros comerciales. Determine si se ha informado acerca de algún incidente o accidente y qué riesgos se han encontrado.

12.45 Algunos ambientes de trabajo requieren del uso de trajes con suministro de aire, provisto por aparatos autónomos de respiración o por líneas de suministro de aire. Cuando ocurre una condición de "interrupción del aire" se presenta una situación de emergencia, en particular cuando el trabajador aún se encuentra dentro de la atmósfera peligrosa. Examine este riesgo y determine si se ha publicado alguna guía para lidiar con él.

12.46 En el estudio de caso 12.3 se comentan los riesgos de entrampamiento encontrados al entrar en recipientes para arena. Investigue riesgos similares encontrados en los recipientes para granos. ¿Con qué rapidez se verá atrapada una víctima que se encuentre parada en el recipiente de granos cuando un tornillo de descarga comienza a funcionar en el fondo del recipiente? ¿Con qué rapidez queda la víctima totalmente sumergida en los granos que se hunden? ¿Cuánto pesa una acumulación de 1 pie de profundidad de maíz sobre un hombre común de 6 pies de estatura que se encuentra acostado?

12.47 Estudie los diversos riesgos del metano en espacios confinados. ¿De qué forma participa la concentración en este escenario? Compare los aspectos de seguridad y de salud.

12.48 A finales de la década de 1980, NIOSH estudió los riesgos de los espacios confinados, antes que OSHA promulgara la norma para dichos espacios. ¿Cómo definió NIOSH al *espacio confinado*? Identifique las tres "clases" de espacios confinados según NIOSH. ¿Cuáles fueron los tres "problemas" del patrón que identificó NIOSH con respecto a los espacios confinados? ¿Qué porcentaje de fallecimientos en espacios confinados eran de "posibles rescatadores"?

12.49 ¿A qué industrias eximió OSHA de la aplicación de la norma de entrada a espacios confinados mediante "permiso requerido"? ¿Cuál fue el razonamiento para estas excepciones?

12.50 Encuentre una estimación publicada del número de registros de entrada para telecomunicaciones en Estados Unidos. ¿Son espacios cerrados? ¿Por qué? GTE es una compañía importante en esta industria. ¿Aproximadamente cuántos empleados entran a los registros cada año? En promedio, ¿cuántas veces al año entran estos empleados a los registros? ¿Qué norma de OSHA reglamenta la entrada con seguridad a los registros de telecomunicaciones?

PREGUNTAS DE INVESTIGACIÓN DE NORMAS

12.51 Estudie las normas de OSHA de la industria en general para comparar las actividades de inspección del cumplimiento relacionadas con la protección respiratoria, en comparación con el equipo de protección personal en general.

12.52 Examine las normas de OSHA de la industria en general y busque "servicios médicos y primeros auxilios". A partir de las estadísticas de acciones legales de estas normas, haga comentarios sobre la seriedad con la que OSHA maneja este tema. Justifique su respuesta con estadísticas obtenidas de la base de datos del portal Companion.

CAPÍTULO 13

Protección contra incendios

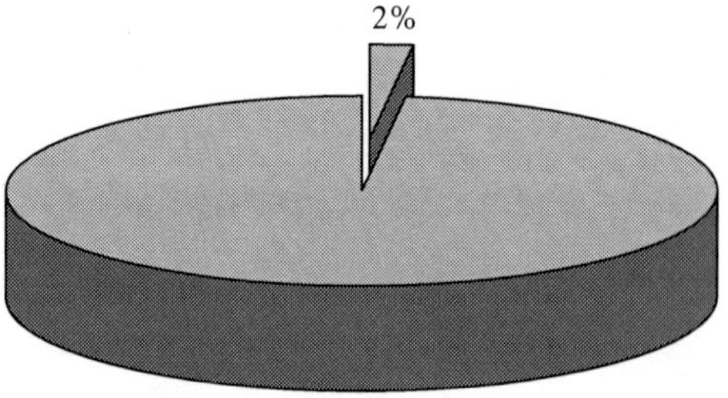

Porcentaje de emplazamientos de OSHA para la industria general que abordan este tema

En este capítulo se trata quizá el tema más antiguo de la seguridad y salud ocupacionales. La historia de la protección contra incendios data del ocurrido en Roma en el año 64 a.C., después de que el emperador Nerón especificó materiales resistentes al fuego para utilizarlos en las paredes exteriores al reconstruir la ciudad. La razón original por la que se creó Underwriters' Laboratories en Estados Unidos, fue para satisfacer los intereses de las compañías de seguros acerca del riesgo de incendio (Cote, 2008). A pesar de la larga historia de la protección contra incendios, los desarrollos modernos en el campo se encuentran en una fase muy dinámica. Más que para cualquiera de las otras categorías de la seguridad y la salud, la protección contra incendios ofrece al administrador de seguridad y salud una amplia variedad de alternativas para lidiar con los riesgos.

En el trato con OSHA, anteriormente las normas de protección contra incendios industriales apenas consistían en poco más que lidiar con los extintores, su selección, colocación, marcado, inspección y mantenimiento. Es cierto que existían algunas normas oscuras acerca de temas como "sistemas de bajante y manguera", pero casi toda la actividad se centraba en los extintores. Hoy, el campo de la protección contra incendios industriales es mucho más sofisticado, reconociendo alternativas como los planes de acción de emergencia, la prevención, las brigadas, los sistemas indicadores de alarma, los sistemas fijos de extinción y los sistemas automáticos de aspersión. En lugar de seguir ciegamente las viejas normas específicas para los extintores de incendios, los administradores de seguridad y salud tienen ahora la oportunidad de explorar estrategias alternativas o combinaciones de ellas para encontrar el método más efectivo en costos de protección contra incendios para sus propias circunstancias. Incluso las normas federales estadounidenses han cambiado para delegar la autoridad de tomar dichas decisiones a los administradores industriales.

Se puede simplificar en exceso la protección contra incendios considerando sólo la extinción de éstos, pero en realidad comprende tres campos: la prevención, la supresión y la protección personal (escape). Una gran parte de las críticas de las viejas normas ha sido que enfatizaban la supresión de los incendios y los extintores, que podían no ser la alternativa más segura en algunas situaciones. Algunas compañías no aprobaban los extintores y lo único que deseaban era instruir a sus empleados para escapar sin intentar extinguir el incendio. Su argumento era que el objetivo principal de los extintores era la protección de la propiedad y que en una emergencia los trabajadores eran más bien ineptos en su manejo. En tales situaciones, el curso de acción más seguro para los trabajadores era escapar del peligro sin intentar suprimir el fuego. Las normas actuales reconocen este razonamiento, junto con diversos matices de combinación de estrategias. Antes de analizar estas estrategias en detalle, hay algunos hechos sobre los incendios que deben poner en perspectiva el problema de la protección.

MECÁNICA DEL FUEGO

Al igual que la protección contra incendios tiene tres ingredientes, prevención, supresión y escape, el propio fuego tiene tres ingredientes: oxígeno, calor y combustible, como se muestra en el conocido triángulo del fuego de la figura 13.1. Si se tienen presentes estos tres ingredientes físicos fundamentales del fuego, se pueden desarrollar estrategias para la prevención y supresión para diversas circunstancias industriales. El tercer ingrediente para la protección contra incendios, el escape, se mantiene como una única estrategia diferente, independiente de los ingredientes del fuego.

INCENDIOS INDUSTRIALES

Según el National Safety Council (Injury Facts, 2002), el fuego es una de las causas principales de muerte accidental. Podría pensarse que la alta tecnología utilizada en la detección del fuego, la protección y los sistemas de supresión utilizados en Estados Unidos lograrían que la tasa de mortalidad por incendios en ese país fuera una de las más bajas del mundo. Sin embargo, la realidad es totalmente contraria; Estados Unidos tiene una de las peores tasas de mortalidad por incendio en el mundo industrial: aproximadamente 11 muertes por millón de personas para 2006.

La tasa de mortalidad por incendio en Estados Unidos es mala, pero todos los que intentan culpar a la industria lo hacen por algún disgusto. Según las estadísticas de NFPA (Fire Protection Handbook, 1981), 80% de las muertes por incendio son residenciales, no industriales. Las estadísticas de mortalidad en el lugar de trabajo muestran que aproximadamente 3% de todas las muertes en el lugar de trabajo se atribuyen a este tipo de desastres. La violencia en el lugar de trabajo es varias veces superior al número de decesos provocados por el fuego. Estos hechos fortalecen la conclusión de que la industria —más que la mayoría de otros elementos de nuestra

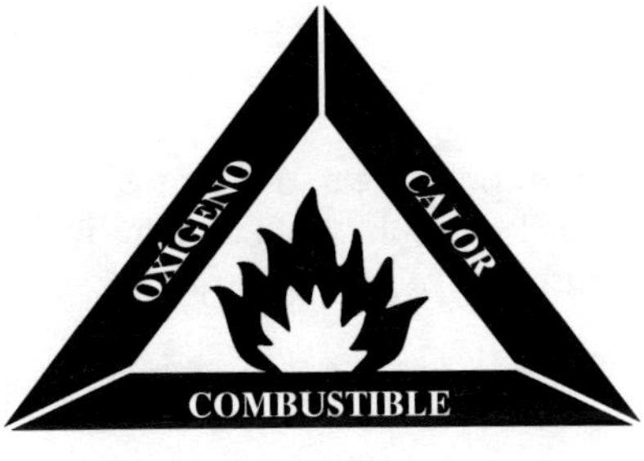

FIGURA 13.1

Triángulo del fuego.

sociedad— ha hecho mucho para controlar los riesgos de incendio. Considerando la increíble exposición a los líquidos inflamables en las refinerías y en las plantas químicas, y en los miles de millones de horas de trabajo empleadas en las plantas industriales cada año, es sorprendente que el número de muertes por incendio en todas las plantas industriales no sea mayor que el número de muertes por la misma causa en tabernas y prisiones. De hecho, murieron más personas en un solo incendio acaecido en un gran club en Kentucky en 1977[1], que en todos los incendios industriales con múltiples fallecimientos ocurridos en Estados Unidos en ese año y en los dos siguientes juntos. Los registros de muertes por incendios laborales en ese país quedaron minimizados por los incendios que se produjeron a causa de los ataques terroristas del 11 de septiembre de 2001 en Nueva York y en Washington, D. C.; pero al no haber sido accidentales, fueron clasificados de forma más apropiada como actos de guerra.

Las industrias más peligrosas desde el punto de vista de riesgos de incendio son las minas, los elevadores (y los molinos) de granos, las refinerías y las plantas químicas. Los fallecimientos por incendio en estas cuatro industrias empequeñecen el total de todas las otras industrias combinadas. Para las industrias de manufactura en general, el número de decesos por incendio es extremadamente bajo. Una tragedia importante ocurrió en 1991 en Hamlet, Carolina del Norte, donde 25 personas perdieron la vida en 35 minutos, cuando un incendio devastó la planta de procesamiento avícola Imperial Foods. Una tragedia incluso mayor ocurrió en Nueva York en 1912, en el incendio de la Triangle Shirtwaist Company, que reclamó 145 vidas. Dicho incendio recibió tanta publicidad que tuvo un profundo impacto en los reglamentos para controlar este tipo de desastres industriales en Estados Unidos, lo que devino en el logro de un excelente récord en las décadas que siguieron a esta terrible desgracia. La tragedia de la Imperial Foods ha recordado nuevamente al público las consecuencias de las puertas cerradas y la displicencia con respecto a los riesgos de incendio.

PREVENCIÓN DE INCENDIOS

La mejor manera de tratar con los incendios es prevenir su ocurrencia, de la misma manera que en el capítulo 12 se encontró que los controles de ingeniería son preferibles al equipo de protección personal. La prevención eficaz de este tipo de desastres requiere de anticipación a las fuentes de incendio. Cada instalación es diferente y requiere de un análisis individual. Una vez que se identifican los riesgos, deben tomarse decisiones sobre quién es el responsable de controlarlos. Dichas decisiones deben documentarse en un plan de prevención de incendios.

Una de las causas principales de los incendios industriales son los rodamientos con calentamiento excesivo o la maquinaria y procesos calientes. Otra causa son los filtros de ventilación tapados o sucios, en particular cuando el material que los bloquea es un contaminante o combustible contaminante del aire. Algunas de estas causas se pueden evitar adoptando un programa de mantenimiento preventivo eficaz. Un programa como éstos, al mismo tiempo que reduce la probabilidad de incendio, también puede extender la vida útil del equipo. El administrador de seguridad y salud puede ver en esta estrategia una oportunidad para ahorrar costos de producción, al tiempo que logra un avance en la causa de la seguridad con respecto a los incendios.

Otro componente del plan de prevención de incendios es una estrategia de limpieza. La acumulación de polvos combustibles en los elevadores de granos y los residuos de pinturas en las operaciones de pintado con aerosol son buenos ejemplos de cómo una limpieza deficiente puede contribuir a los riesgos de incendio. Incluso el ordinario papel combustible y los desechos de materiales pueden constituir un riesgo de incendio.

---

[1]Incendio del Beverly Hills Supper Club, Southgate, Kentucky; 165 vidas perdidas.

EXPLOSIONES POR POLVOS

En este texto se han hecho varias referencias a los riesgos y a las explosiones por polvos. En el capítulo 7 se enfatizó la función de limpieza para mantener los pisos y pasillos limpios de la acumulación de polvos combustibles, ilustrándolo con un ejemplo de una multa grande de OSHA en un elevador de granos, que no son los únicos lugares de trabajo que están sujetos a los riesgos de explosiones por polvos, como el estudio de caso 13.1 que se presenta a continuación demostrará de forma fehaciente.

ESTUDIO DE CASO 13.1

EXPLOSIÓN POR POLVOS, E INCENDIO EN EL INGENIO IMPERIAL SUGAR REFINERY

En el turno nocturno del 7 de febrero de 2008, ocurrió una tremenda explosión en el ingenio Imperial Sugar Refinery en Port Wentworth, Georgia, un suburbio de Savannah, en Estados Unidos. La explosión y el incendio, que continuó por varios días, provocó la muerte de 13 trabajadores, un porcentaje significativo del total que se hallaba laborando en el ingenio (alrededor de 100 al momento de la explosión). Casi la mitad de los trabajadores de la planta fueron llevados al hospital. La investigación de OSHA reveló que la causa fue el polvo del azúcar, un material combustible cuando se disemina en el aire. La nube de polvo de azúcar se incendió cuando un gran cubo metálico en un silo de almacenamiento generó una chispa al rozar contra un metal. Además de la pérdida de vidas, OSHA impuso una gigantesca multa a Imperial Sugar de 8,777,500 dólares en penas propuestas, la tercera más grande en la historia de OSHA. Las acusaciones se agravaron cuando la agencia argumentó que después de la explosión, la compañía no había emprendido la acción correctiva en Gramercy, Louisiana, en donde tenía otro ingenio. La explosión en realidad propició una inspección por peligro inminente en el sitio de Gramercy, donde también se encontraron múltiples violaciones voluntarias.

Hay varias lecciones que se pueden aprender del estudio de caso 13.1:

1. Las explosiones por polvos son un riesgo serio.
2. La limpieza para minimizar los polvos combustibles en el aire debe constituir una prioridad.
3. Las acciones correctivas después de que ha ocurrido un accidente importante son fundamentales.
4. La prevención es un ingrediente importante en un programa global de protección contra incendios.

Los riesgos de las explosiones por polvos se abordarán otra vez en el capítulo 17, Riesgos eléctricos, porque el arco voltaico es una fuente de ignición difícil de controlar en la presencia de polvos combustibles.

EVACUACIÓN DE EMERGENCIA

Para utilizar la *estrategia de escape* para lidiar con los incendios y otras emergencias, el patrón debe preparar un *plan de acción de emergencia* por escrito. El concepto de dicho plan ha existido por muchos años en hospitales, escuelas e instituciones, y de forma más reciente, se ha extendido a la industria en general.

Sistemas de alarma

Algo crucial para un plan de acción de emergencia es el sistema de alarma para los empleados. Existen preguntas de investigación que deben realizarse: ¿las personas reconocerán la señal como una alarma contra incendio? ¿Qué pasa con los empleados sordos o ciegos? Deben considerarse sistemas audibles, visuales y táctiles, o quizá combinaciones de estos sistemas. En los lugares de trabajo pequeños, incluso la comunicación oral directa puede ser el mejor medio de alarma contra incendios. En las instalaciones más grandes se pueden utilizar los sistemas públicos de notificación, pero el sistema debe considerar que los mensajes de emergencia tienen prioridad.

En las alarmas contra incendio la confiabilidad del sistema es importante, porque una falla del mismo puede no ser evidente de inmediato. Piense en ello un momento; si un sistema de alarma desarrolla una falla oculta, ¿cuándo se notará? Con demasiada frecuencia, es durante una emergencia real que se descubre la falla, demasiado tarde para hacer algún bien. En el estudio de caso 13.2 se ilustra esta desafortunada circunstancia. Algunos sistemas sofisticados tienen monitores de circuitos integrados para revisar la confiabilidad. Estos sistemas no necesitan pruebas con tanta frecuencia como los sistemas simples de alarma, que no cuentan con dichos monitores de circuitos. Cuando se están realizando reparaciones se requiere algún tipo de sistema de respaldo para proporcionar una protección continua. El sistema de respaldo también podría emplear "corredores" o teléfonos, u otros sistemas informales, pero el administrador de seguridad y salud debe documentar cuál es el sistema de respaldo. En el estudio de caso 13.2 también se ilustra la importancia de la prueba del sistema de alarma y el sistema de respaldo cuando falla el sistema primario.

Sistemas de detección de incendios

Para disparar el sistema de alarma se pueden utilizar las que existen contra humo y otros dispositivos de detección. Sin embargo, debe hacerse notar que las alarmas automáticas de humo no son obligatorias en la industria en general en Estados Unidos.

Si se emplean sistemas automáticos de detección, debe tenerse cuidado de darles mantenimiento y proteger al equipo. La mayor parte de dichos sistemas son instrumentos delicados y no pueden soportar los rigores del ambiente industrial. Las condiciones a considerar son el polvo, las atmósferas corrosivas, la exposición al clima, el calentamiento debido a procesos y el daño mecánico.

ESTUDIO DE CASO 13.2

EVACUACIÓN POR INCENDIO EN UN EDIFICIO DE OFICINAS

Al equipar un edificio de oficinas de 10 pisos con una cafetería cuando se inició un incendio en una chimenea de escape sobre la estufa. El trabajador de la cafetería que descubrió el fuego actuó de forma apropiada, accionando el interruptor de la alarma contra incendios para enviar la señal de evacuación del edificio, pero la operación del sistema de alarma falló. Se evitó un desastre al hablar por teléfono a cada uno de los 10 pisos, efectuándose una evacuación exitosa del edificio. Después de la emergencia se instaló un nuevo sistema que consistía en alarmas audibles y visuales, además de que se instaló un teléfono de emergencias en cada piso.

En algunas ocasiones la gente se resiste a activar las alarmas contra incendio, con consecuencias trágicas. En particular, los administradores de hoteles no desean inquietar a los ocupantes. La respuesta común de la recepción de un hotel cuando un huésped llama para alertar por un incendio es enviar a un botones a investigar. Es razonable considerar los riesgos del pánico cuando se acciona una alarma contra incendios; sin embargo, algunas veces se permite que este razonamiento sea una excusa para no emprender acciones.

BRIGADAS CONTRA INCENDIO

Algunas compañías adoptan una estrategia en la cual los empleados se organizan en brigadas para combatir los incendios ellos mismos. Dichas estrategias deben revisarse con cuidado, porque en el desorden generado para proteger las propiedades, estas brigadas pueden ser peligrosas para los empleados mismos.

Capacidad física de los empleados

Ofrecerse de voluntario para unirse a la brigada contra incendio no es suficiente para que el trabajador sea apto para combatir incendios. Las condiciones que pueden ser riesgosas incluyen el ataque cardiaco, la epilepsia o el enfisema. Otras condiciones, como tímpanos rotos o el uso de barba, pueden hacer poco aconsejable el uso de equipo respiratorio. El administrador de seguridad y salud debe supervisar la selección de los voluntarios de las brigadas; es posible que sea necesario un certificado médico para los casos cuestionables. Quienes no sean aptos para combatir los incendios internos estructurales deben comisionarse para otras tareas.

Capacitación de los bomberos

Muchos estados en Estados Unidos cuentan con academias para capacitarse contra incendios, y los administradores de seguridad y salud deben identificar las escuelas y academias disponibles para los miembros de sus brigadas. El combate de incendios interiores estructurales es más demandante y los miembros de las brigadas asignados a dichas tareas deben capacitarse cuando menos cada trimestre. Otros miembros deben capacitarse cuando menos una vez al año. De igual manera, el equipo contra incendio que utilizará la brigada debe inspeccionarse anualmente, mientras que los extintores de incendio deben inspeccionarse cada mes.

Ropa y aparatos de protección

Si la compañía elige que los miembros de las brigadas combatan incendios internos estructurales, debe proporcionárseles ropa de protección y mascarillas de respiración. Esto incluye botas o zapatos especiales, abrigos resistentes al fuego, guantes y protección para la cabeza, los ojos y la cara.

Un concepto que se enfatiza en los aparatos autónomos de respiración es el modo para el flujo del aire dentro de la careta. Es posible que en este punto el lector quiera revisar los tres modos de flujo del aire en las mascarillas de respiración comentados en el capítulo 12. El modo preferido para el combate de incendios es uno de los tipos de presión positiva: de demanda por presión o de flujo continuo. El único argumento válido para el uso del flujo por demanda simple es que este modo permite exposiciones de mayor duración para una carga dada. Si el patrón considera que el modo de flujo por demanda es fundamental, la prueba cuantitativa de ajuste es necesaria para cada bombero.

EXTINTORES DE INCENDIO

Los extintores de incendio siguen siendo el método más eficaz para controlar de forma inmediata un incendio local antes que provoque consecuencias desastrosas. El administrador de seguridad y salud necesita entender las diversas clases de incendios y el tipo de extintores apropiados para cada clase.

Clases de incendios

El campo de la protección contra incendios identifica cuatro categorías. La aplicación del medio erróneo de extinción de un incendio puede hacer más mal que bien.

En la tabla 13.1 se describen las cuatro clases de incendios, ejemplos de medios apropiados de extinción y la distancia máxima de recorrido especificada para los extintores de cada tipo de fuego. Los incendios de gas licuado de petróleo (GLP), aunque son técnicamente de la Clase B, en realidad ninguna de las cuatro clasificaciones los aborda de manera adecuada. Esos incendios son extremadamente peligrosos y los extintores no son apropiados para controlarlos. Los incendios con GLP deben atenderse con bomberos profesionales que utilicen sistemas poderosos de rocío con agua.

La clave para determinar si un extintor es apropiado para una determinada clase de riesgo es verificar la marca de aprobación del propio extintor. Se ha encontrado que algunos tipos de extintores son riesgosos y están prohibidos, independientemente de las marcas de aprobación anteriores. Estos tipos se indican en la tabla 13.2. Es posible que algunos extintores estén aprobados para más de una clasificación de incendio. Es común que estos extintores de incendios de uso múltiple empleen un medio químico seco. Aunque el uso de los extintores de polvo químico seco se ha hecho más común, no son una panacea. La aplicación de un extintor de polvo químico seco puede dañar, o incluso arruinar, algunos equipos costosos, como las computadoras,

TABLA 13.1 Cuatro clases de incendio y medios apropiados de extinción

Clase de incendio	Descripción	Ejemplo de medio de extinción	Máxima distancia de recorrido al extintor más cercano autorizada por OSHA
A	Papel, madera, ropa y algunos materiales plásticos y de hule	Espuma, corriente cargada, polvo químico seco, agua	75 pies
B	Líquidos inflamables o combustibles, gases inflamables, grasas y materiales similares y algunos materiales plásticos y de hule	Bromotrifluorometano, bióxido de carbono, polvo químico seco, espuma, corriente cargada	50 pies
C	Equipo eléctrico energizado	Bromotrifluorometano, bióxido de carbono, polvo químico seco	No existe un máximo específico, distribuir "con base en el patrón apropiado para los riesgos existentes Clase A o B"
D	Metales combustibles, como magnesio, titanio, circonio, sodio, litio y potasio	Polvos especiales, arena	75 pies

TABLA 13.2 Extintores prohibidos contra incendio

1. Tetracloruro de carbono.
2. Clorobromometano.
3. Extintores portátiles del tipo de cartucho de agua, autogeneradores de ácido de soda, o autogeneradores de espuma o gas, de recipiente soldado o remachado, que se accionan invirtiendo el extintor para romper el cartucho o para iniciar una reacción química generadora de una presión incontrolable para expeler el agente.

Fuente: Código de Reglamentos Federales, 29 CFR 1910.157.

cuando un simple extintor de CO_2 hubiera sido satisfactorio. Otro problema es la compactación de polvos químicos secos, que puede evitar que se difundan. Los extintores de espuma o de agua también pueden ser más económicos para los omnipresentes incendios Clase A.

Inspección, prueba y montaje

OSHA ha abandonado la regla de requerir que las etiquetas de los extintores de incendio indiquen el estado de inspección en que se encuentran, pero aún obliga al patrón a mantener registros de mantenimiento anual para cada extintor hasta 1 año después de la última anotación o la vida útil del recipiente, lo que ocurra primero. Además, se requiere una inspección visual cada mes. Muchos patrones han encontrado útil mantener el sistema de etiquetas aunque ya no se requiera. Por tanto, cuando cualquiera solicita ver el registro de inspección para un extintor dado, éste se encuentra disponible de inmediato en la etiqueta sujeta a él.

Además de las inspecciones mensuales y anuales, a los extintores de incendios se les debe hacer una prueba hidrostática de acuerdo con un calendario de prueba preestablecido. El recipiente del extintor se deteriora por el daño mecánico o la corrosión y puede resultar inseguro al contener presiones internas. La prueba hidrostática coloca al extintor bajo una presión de prueba para determinar si puede contener con seguridad las presiones a las que será sometido durante el uso. La prueba tiene especificaciones técnicas y debe realizarla personal capacitado utilizando equipo e instalaciones adecuadas. Invariablemente, el administrador de seguridad y salud deja que las pruebas hidrostáticas las realice el servicio profesional de extintores de incendios.

La altura e identificación del lugar de montaje de los extintores de incendio solía ser otra cuestión importante para la que OSHA realizaba inspecciones. Alguna vez, los emplazamientos de la agencia para el montaje, identificación y etiquetado de inspección de extintores significaron más de la mitad de todas las violaciones que OSHA citó en los emplazamientos por protección contra incendios. Todos estos requerimientos se han eliminado o se han cambiado de forma drástica al cambiar su redacción en términos de desempeño. La norma actual permite al patrón la libertad de montar los extintores a cierta altura sobre la pared, fuera de las vías de tránsito de los montacargas, con acceso a ellos mediante cables y poleas. El patrón puede seleccionar cualquier esquema de montaje conveniente, en el entendido de que los empleados podrán tener fácil acceso a ellos, sin verse sujetos a posibles lesiones.

Capacitación y educación

Una instalación se ve bien equipada y protegida cuando los extintores se colocan distribuidos por todo el lugar de trabajo, bien dispuestos para usarse en caso de emergencia. Sin embargo, la terrible realidad es que sólo unos cuantos empleados saben cómo usarlos con eficacia y algunos incluso tendrán miedo de utilizarlos aunque sepan cómo. Esto es particularmente cierto en relación con los extintores para incendio o los sistemas de mangueras colocados detrás de puertas de cristal. La mayoría de la gente ofrece una gran resistencia a romper un cristal, incluso en una emergencia. Un estudio del personal de enfermería realizado en un hospital en Ohio reveló que la mayoría no sabía cómo, y tenía miedo de utilizar los extintores. En consecuencia, el administrador de seguridad a cargo determinó capacitar a las enfermeras en el uso de extintores en caso de emergencia. Se sacó una cama del hospital y se le prendió fuego para simular una emergencia y que las enfermeras practicaran. En la actualidad, el campo de la seguridad industrial ha reconocido la necesidad de capacitación sobre los extintores para incendio y dicha capacitación ha sido aceptada como norma para la industria en general. Se requiere capacitación al iniciar la contratación y cada año a partir de entonces.

SISTEMAS DE BAJANTE Y MANGUERA

Algunos patrones eligen instalar sistemas de bajante y manguera contra incendios y, en la mayoría de los casos, dichos sistemas se pueden emplear en lugar de realizar una distribución general de extintores para incendio. Los sistemas de bajante y manguera se presentan en diversas capacidades o clases. El manejo de las mangueras de diámetro grande ($2\frac{1}{2}$ pulgadas) resulta difícil, e incluso peligroso, por lo que están diseñadas para bomberos profesionales. Las mangueras de diámetro grande se denominan como Clase I y están exceptuadas de la cobertura de la norma de OSHA para la industria en general para los sistemas de bajante y manguera. Los sistemas de este tipo de diámetros menores son para uso de los empleados y las autoridades federales estadounidenses están interesadas en que el equipo, su mantenimiento y uso sea el adecuado.

Equipo

Algunos sistemas de bajante y manguera pueden ser bastante antiguos. Por lo general, se pueden mantener estos viejos sistemas en tanto puedan proporcionar el servicio y cumplan los requisitos de las pruebas anuales. Sin embargo, cuando se sustituyen, el nuevo equipo debe cumplir con todas las normas actuales. A continuación se dan algunos ejemplos de cambios a sistemas modernos:

1. Boquillas de tipo *corte*.
2. *Revestimiento* para mangueras.
3. Mínimos de presión dinámica en la boquilla.
4. *Prueba* hidrostática después de la instalación.

El suministro de agua para los sistemas de bajante y manguera puede llevarse a cabo mediante tanques elevados o mediante tanques de presión. El suministro debe ser suficiente para proveer un gasto de 100 galones por minuto, cuando menos por 30 minutos. Esto suma 3000 galones por periodo de uso, pero recuerde que se requiere mucho más que 3000 galones para proporcionar la presión para mantener el gasto de 100 galones por minuto a lo largo de los 30 minutos. Una idea que parece inteligente es olvidarse de los bajantes o de los tanques de presión y conectar los sistemas de mangueras al suministro de agua de la ciudad. Sin embargo, la falla de esta teoría son las condiciones de este servicio (presión y gasto) de suministro, que por lo general no cumplen el requisito de gasto de 100 galones por minuto.

Mantenimiento

Los viejos sistemas descritos con anterioridad pueden producir algunas desagradables sorpresas cuando se despliega la manguera para usarla. Los sistemas de cáñamo e hilados son particularmente proclives a deterioro. Después de estar por muchos años sobre un soporte, sin que se haya usado, la manguera se puede romper o desintegrar cuando se saca para utilizarla en una emergencia. Los sistemas de mangueras deben revisarse cada año y después de cada uso. En el caso de los sistemas de mangueras de cáñamo e hilados, éstas deben volver a montarse en el soporte utilizando un patrón distinto de doblado.

SISTEMAS AUTOMÁTICOS DE ASPERSIÓN

Los sistemas automáticos de aspersión son paradójicos, porque afectan la seguridad de los empleados, pero por lo general, se instalan principalmente para proteger las propiedades y para reducir las tarifas de los seguros. Si el patrón instala de manera *voluntaria* este sistema para proteger las propiedades, ¿debe cumplir las normas de seguridad personal? Y si un sistema existente no cumple con las últimas modificaciones de las normas, ¿debe desmantelarse y dejar de usarse? Esto difícilmente mejoraría la seguridad.

En algunas ocasiones se instala un buen sistema de aspersión, sólo para volverlo inoperante por el uso incorrecto del espacio protegido. Un error es permitir que se tapen las boquillas de aspersión con materiales como los residuos de pintura. Si un área está protegida por un sistema automático de aspersión, una buena forma de proteger las boquillas rociadoras es cubrirlas con bolsas de papel. Si ocurre un incendio, las bolsas de papel se queman o el rocío del agua las deshace, de manera que no interfieren con la acción de supresión del fuego de las boquillas.

Otro error que se comete con los aspersores automáticos es apilar material muy cerca del techo. Esto interfiere con la distribución del rocío por el aspersor. Cuando menos debe dejarse un claro de 18 pulgadas, como se muestra en la figura 13.2, para permitir que el rocío se distribuya de forma adecuada.

SISTEMAS FIJOS DE EXTINCIÓN

Técnicamente hablando, los sistemas automáticos de aspersión son sistemas fijos de extinción, pero lo que generalmente se entiende por esto último es un sistema más local para controlar riesgos particulares de incendio, como parillas de cocina o tanques de tratamiento térmico. Nuevamente, el objetivo principal puede ser la protección de las propiedades y la reducción de las

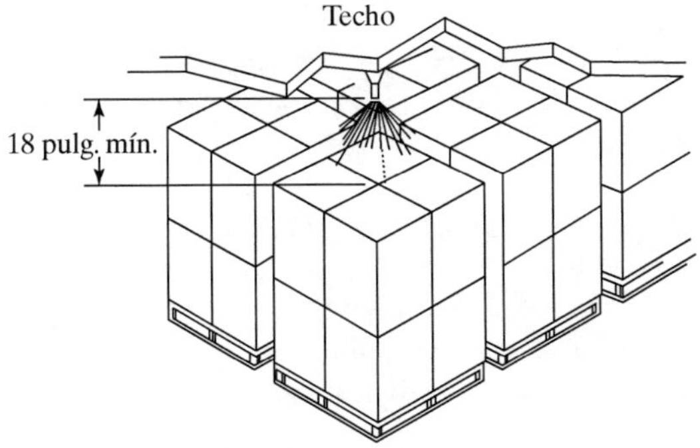

FIGURA 13.2

El claro vertical mínimo entre el material apilado y la boquilla de aspersión es de 18 pulgadas para permitir la distribución del rocío.

tarifas de los seguros, pero deben seguirse los pasos necesarios para evitar que el sistema —que puede descargar gases peligrosos u otros agentes— se convierta en un riesgo para los empleados. Por tanto, si la descarga del sistema no es evidente, es necesario advertir a los empleados, tal vez mediante una alarma de descarga, que se están expeliendo agentes peligrosos a la atmósfera. Si se aplica una estrategia de "inundación total" con un agente peligroso, es necesario un plan de acción de emergencia para asegurar el escape del personal. Algunos agentes son tan peligrosos que se prohíben como medio de extinción; algunos ejemplos son el clorobromometano y el tetracloruro de carbono.

Los sistemas fijos de extinción son de alguna manera extintores automáticos gigantes. Muchos de los procedimientos de mantenimiento apropiados para los extintores portátiles también se aplican a los sistemas fijos de extinción. Tanto unos como otros deben revisarse cada año. La inspección visual mensual de los extintores portátiles corresponde de alguna manera a la inspección semestral más completa de los sistemas fijos para determinar si los contenedores están cargados y listos para la operación. Si los contenedores habían sido cargados en la fábrica y no cuentan con medidores o indicadores, deben pesarse para determinar su carga. Se considera dentro de la tolerancia un decremento de 5% del peso o una caída de presión de 10%. A continuación se comentan los sistemas específicos.

Sistemas de polvos químicos secos

La palabra *químicos* debe recordarse en los sistemas de polvos químicos secos, y la pregunta que debe hacerse es si el producto químico extintor producirá alguna reacción indeseable con los reactivos del proceso, o quizá con las espumas y agentes húmedos empleados. Existe más de un tipo de polvo químico seco disponible y por lo general éstos no deben mezclarse al llenar los tanques o contenedores. Se permite el mezclado si el químico a agregar es "compatible" con el producto indicado en la placa de aprobación del sistema.

Por lo general, los polvos químicos secos utilizados para extinguir agentes no son peligrosos para la salud o para la seguridad del personal. Sin embargo, la distribución real del polvo químico durante una emergencia puede oscurecer la visión, obstaculizando el escape. Esta posibilidad demanda un sistema de alarma de descarga previa para los empleados como el descrito en párrafos anteriores.

El mayor problema con los sistemas de polvos químicos secos es la compactación o apelmazamiento del agente. Los climas húmedos y los procesos que producen humedad someten al sistema a un mayor riesgo de compactación, que puede volver inútil al polvo químico seco, por lo que éste debe revisarse cada año para tener la seguridad de que la humedad no está causando la compactación.

Otros agentes de sistemas fijos

Muchos sistemas fijos de extinción emplean gases como el bióxido de carbono, Halón 1211, o Halón 1301. Estos sistemas tienen la ventaja de que no requieren tanta limpieza como otros sistemas después de la emergencia, pero los tres gases pueden ser peligrosos para los empleados desprevenidos, en particular si se emplea una estrategia de inundación total. Al planear los sistemas de advertencia previa a la descarga deben aplicarse las normas, las rutas de egreso de los empleados y las concentraciones máximas de los gases a liberar.

El rocío de agua y los agentes espumantes son menos peligrosos para los empleados, pero los volúmenes necesarios, requeridos para que sean eficaces, pueden introducir riesgos para el egreso. El drenaje debe dirigirse de forma que se aleje de las áreas de trabajo y no debe obstruir las rutas de egreso.

RESUMEN

Las diversas estrategias para lidiar con los riesgos de los incendios industriales pueden agruparse en las categorías generales de prevención, supresión y escape, o en combinaciones de estas categorías. Las normas industriales aplicables en la actualidad comprenden todas estas estrategias.

Resulta necesario mantener la perspectiva de los riesgos por incendios industriales. En la actualidad, éstos últimos provocan pocas pérdidas de vidas y lesiones, en comparación con las muertes por incendio en cualquier otro lugar y los decesos laborales y lesiones debidas a otras causas. A la luz de esta perspectiva, puede parecer que el énfasis en las especificaciones del equipo, la inspección regular de los extintores, la capacitación del personal y los planes por escrito, se encuentran de alguna manera fuera de lugar. Sin embargo, los excelentes registros de la industria sobre el control de los riesgos de incendio en el trabajo no deberían permitirnos inducir la complacencia ahora que se ha alcanzado cierto éxito. Es indudable que la observancia de los estrictos códigos contra incendios es lo que ha ayudado a la industria a lograr ese control superior de los riesgos de incendio, en comparación con las exposiciones a los incendios residenciales y de otro tipo. Un ejemplo de las trágicas consecuencias de no observar los códigos contra incendios y los códigos de seguridad para la vida fue el incendio en la planta de procesamiento de la Imperial Foods en 1991.

Al principio de este capítulo se identificó el tema de la protección contra incendios como más antiguo de la seguridad y salud ocupacionales. Quizá exista una correlación entre el hecho de que la protección contra los incendios industriales sea un viejo empeño y que también éste se haya convertido en uno muy exitoso. Quizá con el tiempo, incluso los campos más recientes de la seguridad y la salud ocupacionales cubiertos en otros capítulos de este libro alcanzarán el mismo grado de seguridad y salud que ya ha alcanzado la protección contra incendios.

EJERCICIOS Y PREGUNTAS

13.1 ¿Deben requerirse extintores de incendio en todas las plantas industriales? ¿Por qué?

13.2 ¿Cuáles son los tres principales campos de la seguridad contra incendios?

13.3 ¿Qué argumento ofrece la industria contra el suministro de los extintores de incendios?

13.4 ¿Cuál es la causa del mayor número de muertes en el lugar de trabajo, los incendios o la violencia en el lugar de trabajo?

13.5 ¿Cómo se compara a Estados Unidos con otras naciones del mundo en el número de muertes por incendio por millón de personas?

13.6 ¿Cuál es la categoría de ocupación para la mayor parte de las muertes por incendio en Estados Unidos?

13.7 ¿Qué porcentaje del número total de fallecimientos en la industria se atribuye a los incendios?

13.8 Nombre algunos elementos que deban incluirse en los planes de prevención de incendios.

13.9 ¿Cómo se relaciona el mantenimiento preventivo con los riesgos de incendio?

13.10 ¿De qué manera pueden fallar los sistemas automáticos de alarmas audibles para advertir a los empleados de una emergencia de incendio?

13.11 ¿Se requieren alarmas automáticas contra humo en las plantas industriales?

13.12 ¿Por qué en algunas ocasiones un empleado nota un incendio en la planta pero no hace sonar la alarma?

13.13 ¿Están obligadas las industrias a tener brigadas contra incendio?

13.14 ¿Con qué frecuencia deben capacitarse los miembros de las brigadas contra incendio?

13.15 Nombre algunas de las condiciones que harían que un empleado no fuera apto para servir en una brigada contra incendio.

13.16 Identifique las cuatro clases de incendios. Dé un ejemplo de medio de extinción para cada uno de ellos.

13.17 ¿Qué medio de extinción se utiliza para los incendios por GLP?

13.18 Identifique un medio común de extinción (sustancia activa) para uso en propósitos múltiples (por ejemplo, uso en incendios Clase A, B o C).

13.19 ¿Cuáles son las ventajas y desventajas del polvo químico seco como medio de extinción de incendios?

13.20 ¿Con qué frecuencia se deben inspeccionar los extintores de incendio?

13.21 ¿Se requiere que los extintores de incendio se monten a una determinada distancia del piso?

13.22 ¿Con qué frecuencia se debe capacitar a los empleados en el uso de los extintores de incendio?

13.23 Nombre algunos de los requisitos modernos para los sistemas de bajante y manguera.

13.24 ¿Por qué por lo general el suministro público de agua es inaceptable para abastecer directamente los sistemas de mangueras para protección contra incendios?

13.25 ¿Están obligadas las industrias a tener sistemas automáticos de aspersión? Explique.

13.26 ¿Por qué se colocan bolsas de papel sobre las boquillas de aspersión?

13.27 ¿A qué distancia de las boquillas de aspersión automática se permite apilar material en un almacén?

13.28 Si un sistema fijo de extinción no tiene medidores o indicadores, ¿cómo se puede determinar su condición de carga?

13.29 Nombre algunos gases empleados en los sistemas fijos de extinción.

13.30 Expliqué por qué los tímpanos rotos representarían un riesgo para los bomberos.

13.31 Nombre tres medios cuyo uso es aceptable en los sistemas de alarma contra incendio.

13.32 ¿Cuáles son los dos ingredientes principales de un plan de prevención de incendios?

13.33 Describa la tragedia del incendio industrial de 1991 en Estados Unidos provocada por no seguir los códigos de seguridad contra incendio y para la vida.

13.34 En términos de vidas perdidas, ¿cuál fue el peor incendio del siglo veinte en una planta manufacturera en Estados Unidos? ¿Cuál fue el lado positivo de esta terrible tragedia?

13.35 Una compañía tiene un sistema de bajante que tiene una capacidad de 3000 galones de agua. La presión se mantiene mediante la acción de la gravedad. ¿Es suficiente este sistema para cumplir con las normas de los sistemas de bajante? ¿Por qué?

13.36 Explique la diferencia entre presión dinámica y presión estática.

13.37 ¿Es obligatorio que los extintores de incendio tengan etiquetas sujetas que documenten su estado de inspección? Explique.

13.38 ¿Cuánto tiempo se deben mantener los registros de inspección de los extintores de incendio?

13.39 ¿Cuál es el propósito específico de las pruebas hidrostáticas para los extintores de incendio (es decir, cuáles son los riesgos específicos contra los que protegen las pruebas)?

13.40 ¿Por qué generalmente el administrador de seguridad y salud elige no realizar las pruebas hidrostáticas de los extintores para incendio en la propia planta?

13.41 Nombre dos razones por las que un extintor contra incendios podría fallar en una prueba hidrostática.

13.42 De los tres modos de flujo de mascarillas de respiración, ¿cuáles son los preferibles para los bomberos? ¿Qué se requiere si se utiliza el uso del flujo por demanda simple?

13.43 ¿Cuál es el peor día en la historia de las muertes por incendio laboral en Estados Unidos? ¿Clasificaría usted dichas muertes como accidentales?

13.44 Un componente principal del sistema de evacuación de emergencia es un sistema de alarma para empleados. ¿Qué cuestiones de diseño se deben considerar al desarrollar un sistema eficaz de alarma para empleados?

13.45 ¿Cuáles son algunos de los puntos de interés al decidir emplear sistemas automáticos de detección de incendios?

13.46 ¿Cómo cambió el concepto de las normas de desempeño, de forma dramática, el enfoque de OSHA con respecto a los emplazamientos debidos a los extintores de incendio?

13.47 **Estudio de caso de diseño.** Usted ha llamado a un consultor para especificar el tipo de extintor de incendio que se va a utilizar para extinguir incendios por GLP. ¿Qué es el GLP y técnicamente a qué clase de incendio pertenece? ¿Qué tipo de extintor contra incendios, en caso que exista, especificaría para el GLP? ¿Qué otras recomendaciones podrían ser apropiadas?

EJERCICIOS DE INVESTIGACIÓN

13.48 Examine las estadísticas actuales de fallecimientos para determinar cómo se clasifica cada una de las siguientes causas de muerte entre los decesos en el lugar de trabajo:

a) Caídas.

b) Electrocuciones.

c) Deficiencia de oxígeno.

d) Exposición a sustancias cáusticas, nocivas o alergénicas.

e) Accidentes con vehículos de motor.

f) Homicidios u otro tipo de violencia en el lugar de trabajo.

g) Incendio.

¿Qué porcentaje del total se atribuye a cada uno?

PREGUNTAS DE INVESTIGACIÓN DE NORMAS

13.49 Busque en la norma de OSHA de la industria en general la estrategia actual para tratar con los extintores para incendio. Explique la postura general de OSHA en relación con éstos.

13.50 ¿Cuáles son los puntos de interés general de OSHA acerca de las brigadas contra incendio? Justifique su respuesta haciendo referencia a las normas de OSHA de protección contra incendios. Incluya comentarios de la actividad de inspección de OSHA en relación con dichas brigadas. Cite estadísticas de inspección.

13.51 Estudie las normas de OSHA de la industria en general para los sistemas de alarma contra incendio. Examine la actividad de inspección para dichos sistemas utilizando la base de datos del portal Companion.

CAPÍTULO 14

Manejo y almacenamiento de materiales

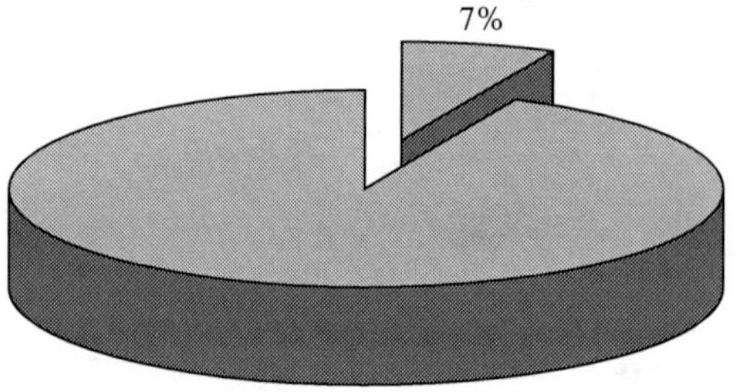

Porcentaje de emplazamientos de OSHA para la industria general que abordan este tema

El concepto tradicional de una fábrica es que es un lugar en el que se elaboran bienes o se procesan materiales, por lo que generalmente la actividad principal que en ella se realiza implica el traslado de muchos insumos y cosas de un lugar a otro. El levantamiento, una actividad de manejo de materiales muy básica, produce la mayoría de las lesiones de espalda, una de las categorías más importantes de lesiones en el lugar de trabajo. En la compañía Liberty Mutual Insurance Company el dolor de la espalda baja por sí solo constituye 33% de las demandas totales de compensación de los trabajadores de la firma (Lorenzi, 1995). Los camiones industriales, tractores, grúas y transportadores tienen la sencilla misión de trasladar materiales y todo eso causa lesiones y decesos cada año.

El National Safety Council atribuye al manejo de materiales de 20 a 25% de todas las lesiones laborales. El tamaño del problema se enfatiza en *Accident Prevention Manual for Industrial Operations (*Manual de Prevención de Accidentes para Operaciones Industriales) del NSC como se indica a continuación:

> En promedio, la industria traslada alrededor de 50 toneladas de material por cada tonelada de producto producido. Algunas industrias trasladan 180 toneladas por cada tonelada de producto.

En el manejo de materiales, por lo general las masas se miden en toneladas o cargas de tarimas en vez de onzas, libras, o kilogramos. Comparativamente, el cuerpo humano es ligero y endeble, por lo que las masas de los materiales a granel se pueden reventar, fracturar, cercenar, o triturar. Algo que contribuye a los riesgos de estas grandes masas es la realidad de que el manejo de materiales incluye el *movimiento* de las mismas.

Para ilustrar los riesgos de la *masa* y el *movimiento* del equipo, considere la siguiente comparación de equipo de procesamiento contra equipo de manejo de materiales. Recibir un golpe con una parte de una máquina procesadora en movimiento puede o no provocar lesiones, dependiendo del tamaño de la máquina, el movimiento y las características de la forma o superficie de la parte móvil. Sin embargo, si se recibe un golpe de un camión o un transportador industrial es casi seguro que eso provocará una lesión. De modo más indirecto, los riesgos de la masa y el movimiento del manejo de materiales pueden afectar la seguridad al afectar instalaciones como líneas de gas o líneas eléctricas, o por sobrecargas de componentes estructurales de edificios.

Otro riesgo general del manejo de materiales es su naturaleza automática o de control remoto. Es frecuente que se arranquen de manera automática bombas y transportadores de materiales según la demanda, o mediante un interruptor manual que se localiza en otro lugar. A menudo, los accidentes se deben a esta característica de distancia. En otro ejemplo, es frecuente que los vagones ferroviarios se muevan alrededor de una yarda sin que los vea algún ingeniero, o peor aún, pueden rodar casi en silencio, moviéndose hasta una determinada posición a causa de un empuje momentáneo de la locomotora, sin que se tenga algún control local.

Un riesgo general indirecto del manejo de materiales son los incendios. Dicho riesgo enfatiza el aspecto del almacenamiento del manejo de los materiales. Los incendios en los almacenes son costosos en términos de pérdida de bienes, pero también pueden ser peligrosos para los trabajadores.

ALMACENAMIENTO DE MATERIALES

En Estados Unidos, las normas de almacenamiento de materiales dicen que "las bolsas, recipientes o atados almacenados en pilas se deben apilar, bloquear, enclavar y limitar su altura de manera que sean estables y seguros contra el deslizamiento o colapso". En el caso de materiales generales, la norma no explica qué constituye "bloquear", o "enclavar" y no especifica límites de altura para los apilados. Sin embargo, al parecer algunas prácticas industriales desafían la norma. Dado que los requisitos de la norma para el almacenamiento de materiales no son específicos, pero sí manejan resultados (por ejemplo, "de manera que sean estables y seguros contra el deslizamiento o colapso"), esta norma debe reconocerse como una de desempeño.

La limpieza es otra consideración para los materiales almacenados. Las prácticas descuidadas de almacenamiento pueden provocar riesgos de resbalones o incendios. La acumulación de algunos materiales puede generar la nidación de plagas y constituir un riesgo. El almacenamiento en el exterior puede provocar el crecimiento de maleza y hierba, que puede constituir un riesgo de incendio en climas secos.

El administrador de seguridad y salud debe supervisar los altibajos de las ventas y la producción de la compañía. Si se acumula producción para anticipar o responder al crecimiento de las ventas, existe la posibilidad de que se produzcan problemas de almacenamiento. Aunque quizá posteriormente se agregue espacio adicional —después de que el incremento se vuelva constante—, aun tras tomar la decisión de ampliar las instalaciones se requiere de cierto tiempo para planear y construir espacio adicional en el almacén. Mientras tanto, el espacio existente se satura y se vuelve inseguro. Si se exploran ideas creativas para comprimir el material en espacios más pequeños, se pueden desechar criterios de limitación de los apilamientos de material y tal vez algunas de estas nuevas ideas resultarán buenas. En esencia, tratar de conservar espacio no genera inseguridad; sin embargo, durante el periodo de saturación del almacén se debe poner particular atención en los riesgos que podrían generarse debido a los nuevos procedimientos de almacenamiento. Es probable que durante dichos periodos se bloqueen los pasillos y salidas o se colapsen los materiales apilados. Cualquier accidente que ocurra durante esos lapsos apunta a algunos de los nuevos riesgos que se generan y se deben analizar para eliminar el origen.

CAMIONES INDUSTRIALES

Esta categoría de equipo de manejo de materiales se ejemplifica por medio del montacargas. No existe duda de que OSHA considera como importante la seguridad en los montacargas. Las estimaciones que hace del número de montacargas existentes en Estados Unidos es de alrededor de 1 millón (OSHA Commits to Reducing Forklift Accidents in Southeast, 2002). Si se considera que cada uno puede tener más de un empleado autorizado para conducirlo dentro de la planta, es fácil ver que la seguridad del mismo es muy importante para la propia seguridad del trabajador. Por lo general, los montacargas se accionan mediante motores eléctricos o de combustión interna. Además de éstos, existen tractores, camiones con plataforma de carga, carretillas de mano motorizadas y otros camiones industriales especializados. No se incluyen los camiones accionados por medios distintos a los motores eléctricos o de combustión interna. Tampoco se incluyen los tractores agrícolas o los vehículos destinados principalmente a mover tierra o al arrastre por carretera.

Selección de montacargas

"Ojos que no ven, corazón que no siente" es un refrán que podría aplicarse a la mayoría de los administradores industriales que se disponen a comprar un montacargas. Es poco conocido el hecho que existen 11 diferentes clasificaciones de diseño por tipo de potencia y por grado de riesgo para los que se aprueban estos equipos. Estas 11 clasificaciones de diseño se subdividen en por lo menos alrededor de 26 diferentes categorías de ubicaciones peligrosas a las que se puede exponer un montacargas.

Uno se preguntaría por qué es tan complicado seleccionar un montacargas. La base de este problema es que las máquinas y los motores pueden ser fuentes peligrosas de ignición para vapores, polvos y fibras inflamables. Diseñar estas máquinas y motores con el fin de prevenir con eficacia riesgos de ignición es un asunto costoso y al mercado no le convendría la compra de un montacargas a prueba de explosión para usarlo en una fábrica ordinaria. Por tanto, se ha establecido un grupo especial de clasificaciones y normas que permiten la especificación del montacargas industrial correcto para un trabajo específico (ni más, ni menos).

Las normas industriales para las clasificaciones de los montacargas industriales y sus correspondientes códigos de ubicaciones peligrosas son un laberinto de abreviaturas y definiciones. Para comprenderlas, no olvide que el objetivo es la seguridad contra *incendios y explosiones*. Ya sea que el montacargas industrial utilice diesel, gasolina, electricidad o gas LP, los modelos más seguros se diseñan para evitar la ignición de incendios accidentales y por lo tanto, son más costosos. En la tabla 14.1 se presenta un resumen simplificado; las normas contienen más detalles, pero la mayoría de los administradores de seguridad y salud sólo necesitan la idea general. Otra cosa que se debe recordar es que es legítimo utilizar un montacargas industrial más seguro, con una clasificación mayor a la del mínimo requerido, pero desde luego, en general esto no resulta económico. Sin embargo, si una compañía ya tiene un montacargas eléctrico aprobado para EE, quizá sea conveniente proceder a utilizarlo en vez de comprar una nueva unidad aprobada para ES o E, que sería suficiente para la aplicación determinada.

A manera de resumen de estos principios y de las numerosas páginas de normas vigentes, en la tabla 14.2 se ofrece una perspectiva de las clases de aprobación de los diversos diseños de montacargas industriales. Las *clases, grupos* y *divisiones* representan variedades de ubicaciones en las que las definiciones corresponden *aproximadamente* a las del *Código Nacional Eléctrico* y se

TABLA 14.1 Resumen de clasificaciones de diseño de montacargas industriales

Diesel	Eléctrico	Gasolina	Gas LP
D Modelo estándar El más económico	E Modelo estándar El más económico	G Modelo estándar El más económico	LP Modelo estándar El más económico
DS Modelo más seguro Más costoso Protección de sistemas de escape, combustible y eléctrico	ES Modelo más seguro Más costoso Prevención de chispa Superficies con limitación de temperatura	GS Modelo más seguro Más costoso Protección de sistemas de escape, combustible y eléctrico	LPS Modelo más seguro Más costoso Protección de sistemas de escape, combustible y eléctrico
DY Diesel más seguro Diesel más costoso Sin equipo eléctrico Característica de limitación de temperatura	EE Todavía más seguro Más costoso Motores y equipo eléctrico confinados		
	EX El más seguro de todos El más costoso Incluso los *accesorios* eléctricos diseñados para atmósferas peligrosas		

Fuente: Resumido del Código de Normas Federales 29 CFR 1910.178.

analizan con mayor detalle en el capítulo 17. La *clase* y *grupo* se refieren al tipo de material peligroso presente y la *división* se refiere al nivel o grado en el que es probable que el material peligroso esté presente en cantidades peligrosas.

Existen tantas categorías de "aprobaciones" para montacargas industriales, que es fácil perder de vista el objetivo general en el proceso de aprobación: evitar incendios y explosiones por el uso inadecuado de equipo incorrecto en una atmósfera peligrosa. En Estados Unidos, la autoridad para la aprobación de los montacargas industriales se delega a laboratorios de pruebas reconocidos a nivel nacional, como Underwriters' Laboratories, Inc. y Factory Mutual Engi-

TABLA 14.2 Categorías permisibles para montacargas industriales para diversas ubicaciones peligrosas

Clase	Grupo	División 1	División 2
I	A	No se permiten montacargas industriales	DY, EE, EX
	B	No se permiten montacargas industriales	DY, EE, EX
	C	No se permiten montacargas industriales	DY, EE, EX
	D	EX	DS, DY, ES, EE, EX, GS, LPS
II	E	EX	EX
	F	EX	EX
	G	EX	DY, EE, EX, DS, ES, GS, LPX
III		DY, EE, EX	DS, DY, E[a], ES, EE, EX, GS, LPS

[a]Se permite que continúe si ya se encontraba en uso.

Fuente: Resumido del Código de Normas Federales 29 CFR 1910.178.

neering Corporation. Un administrador prudente de seguridad y salud delegará el proceso de solicitud de aprobación al fabricante del equipo y sólo buscará la clasificación de aprobación de UL o FM, como DY, EX, GS y así sucesivamente. En el caso de ubicaciones no peligrosas, incluso se puede usar un montacargas *no aprobado* si éste *se apega* a los requisitos de tipo D, E, G o LP.

En los días actuales de altos costos de la energía y la búsqueda de alternativas, la gerencia de algunas compañías puede querer convertir un montacargas industrial de una fuente de energía a otra. Sin embargo, manipular el diseño o alterar el montacargas puede invalidar la aprobación. Se pueden realizar conversiones de montacargas industriales, pero el proceso es un poco delicado. Se debe aprobar el equipo de conversión *en sí* y existe una manera correcta y muchas maneras equivocadas de realizar la conversión.

El riesgo de incendios y explosiones puede ser el factor más complicado en la selección de montacargas, pero sin lugar a dudas no es el único factor. Las operaciones, el abastecimiento de combustible, los dispositivos de protección, la capacitación de los conductores y el mantenimiento (temas comentados en la siguiente sección), son mucho más importantes que la valoración de los riesgos de incendio del diseño del montacargas.

Operaciones

Uno de los primeros rubros de interés para el administrador de seguridad y salud debe ser el área de reabastecimiento de combustible o recarga de los montacargas. Está prohibido fumar en estas áreas y en términos históricos, esta falla se ha encontrado con más frecuencia que cualquier otra. Sin embargo, en el siglo veintiuno la progresiva evolución del lugar libre de humo ha eliminado en gran parte este problema en las estaciones de reabastecimiento de combustible de los montacargas. Otro problema es la recarga de los montacargas en un *área no designada*. Los riesgos en el área incluyen el derrame de ácido de las baterías, incendios, levantamiento de baterías pesadas, daño a equipo con los montacargas y gases o humo de las baterías. El administrador de seguridad y salud debe abordar de alguna manera todos estos riesgos.

Las normas federales estadounidenses prohíben verter agua en ácido cuando se cargan las baterías. Quizá un letrero en el área lograría que se cumpliera la regla; no obstante, una mejor manera de promover la seguridad sería incluir una explicación de la reacción violenta y exotérmica que ocurre cuando se vierte agua en un ácido fuerte concentrado en un programa de capacitación para los empleados.

Todos saben que con frecuencia, cuando se realizan conexiones de baterías, se producen arcos voltaicos y chispas. Lo que la mayoría no sabe, es que los gases liberados durante los procesos de recarga pueden alcanzar concentraciones inflamables. El fuego constituye poco o ningún riesgo cuando simplemente se conecta una batería a otra; sin embargo, un área de recarga de montacargas es un asunto diferente: se liberan grandes volúmenes de gases; por lo tanto, una ventilación adecuada es fundamental. Además de esto último, en el área de recarga de baterías se debe proporcionar equipo de protección personal e instalaciones para lavado de ojos y regadera de emergencia debido a la exposición potencial al ácido.

Con los riesgos de gases y ácidos en las áreas de recarga de baterías, la alternativa del motor de combustión interna parece atractiva. Sin embargo, cada una de las opciones de motores de combustión interna (diesel, gasolina y gas LP) emite otro gas peligroso: monóxido de carbono. Ya que por lo general los montacargas trabajan en interiores, los niveles de monóxido de carbono gaseoso pueden constituir un problema. El límite de exposición de tiempo promedio ponderado de 8 horas para el monóxido de carbono es 50 ppm.

Si el administrador de seguridad y salud determina que existe un problema con el monóxido de carbono en la planta y que los montacargas son los que lo causan, son posibles diversas alternativas. La más obvia es cambiar a montacargas eléctricos. Otra solución podría ser modificar el edificio o instalar sistemas de ventilación adecuados. Quizá la más económica de todas sería revisar los procedimientos y operaciones para determinar si las fuentes de emisión se pueden reducir o quizá eliminar por completo. Las preguntas clave son las siguientes:

1. ¿Los operadores están dejando funcionar los motores de manera innecesaria?
2. ¿Se puede modificar el arreglo de los almacenes o las instalaciones de la planta para reducir las concentraciones?
3. ¿Los montacargas defectuosos o deteriorados están creando más emisiones de lo necesario?

A pesar de que no existen requisitos mínimos de iluminación general, universales para las plantas industriales, en los casos en que se manejan camiones industriales, la seguridad demanda que éstos tengan luces direccionales si el área de la planta es demasiado oscura, es decir, menor a 2 lúmenes por pie cuadrado. Éste es en realidad un nivel bastante bajo de luz, ya que un bulbo ordinario incandescente de 100 vatios puede producir 1700 lúmenes. Incluso en un espacio completamente oscuro con paredes no reflectoras, un bulbo de 100 vatios podría producir más de 2 lúmenes por pie cuadrado en un espacio de 8 por 12 por 16 pies. La pared u otros reflejos de la superficie ayudan a la situación general, así que no es difícil cumplir el requisito de 2 lúmenes por pie cuadrado. Un consultor de iluminación puede ayudar en este tema.

Capacitación de los conductores de montacargas

La norma estadounidense de consenso original adoptada por OSHA enfatizaba la selección adecuada y clasificación de los riesgos de los montacargas, así como los procedimientos relativos a su operación y mantenimiento. Sin embargo, la manera en que éstos se conducen es mucho más importante para la seguridad de los operadores y los trabajadores que se encuentran a su alrededor. Resultaba irónico que sólo un pequeño párrafo general en las normas requería la capacitación del operador de los montacargas. Los patrones podían demostrar el cumplimiento de este requisito tan general con tan sólo exhibir una cinta de video a los nuevos conductores de montacargas. El resultado era un método fortuito para la capacitación de los conductores y una alta incidencia continua de decesos.

Al reconocer la gravedad del problema, OSHA promulgó un cambio importante a la norma de Camiones Industriales Motorizados en 1999. Para los administradores de seguridad y salud en la industria en general, la parte más importante de dicha norma fue el impresionante cambio que se produjo en las disposiciones sobre la capacitación de los operadores. La responsabilidad se depositó en el patrón, para garantizar que los conductores de los montacargas fueran competentes. La capacitación debe incluir instrucción formal, que puede consistir en instrucción en aulas o con videocintas, pero esto es sólo parte del requisito. También debe incluir aplicación práctica, que incluya demostraciones de conducción y quizá lo más importante de todo: evaluación del desempeño del operador en el lugar de trabajo.

En la norma se describe el contenido específico de la instrucción formal y se relaciona tanto con el propio equipo como con los riesgos particulares del lugar de trabajo en el que se usará el equipo. Por lo tanto, no es suficiente sólo utilizar un programa estándar de capacitación provisto por el fabricante del equipo, el instructor también debe estar calificado y apto para capacitar a los operadores que manejen los riesgos específicos a los que se exponen en realidad; por ejemplo, las rampas que pueden causar accidentes por volcaduras, las áreas de tránsito de peatones dentro de la planta, o los pasillos estrechos y lugares en los que se restrinja dar vueltas y conducir. Éstos son aspectos que no se incluirían en un manual general de operaciones del equipo.

La norma establece la evaluación de la experiencia real de conducción del operador en el trabajo y si ocurren accidentes o fallas que pudieran resultar peligrosos, el conductor debe recibir capacitación de repaso. Es posible que también se requiera instrucción adicional si las condiciones para conducir cambian dentro de la planta, como las que surgen por la remodelación de las áreas de trabajo o de tránsito.

El requisito final con el que se resuelve de manera contundente el requisito de capacitación del operador de montacargas es la certificación. El patrón, o su representante, deben certificar y documentar la capacitación, la evaluación, las fechas de éstas, y la responsabilidad de su aprovechamiento.

No existe duda de que OSHA ha endurecido los requisitos de capacitación para los conductores de montacargas y los ha hecho más específicos. Tampoco existen dudas de que OSHA continuará poniendo mucha atención en este tema. El problema es serio y resolverlo requerirá de años. En 2002 —más de 3 años después de la nueva norma sobre capacitación para operadores— OSHA reaccionó a nuevos informes de tasas elevadas de decesos causados por montacargas: en una región de cuatro estados, se informó de 86 decesos en un periodo de cuatro años (OSHA Commits to Reducing Accidents in the Southeast, 2002).

¿Por qué los montacargas son tan peligrosos? Se puede obtener información introspectiva de este riesgo si se consideran los peligros particulares asociados con la estabilidad de los montacargas y la falta de conocimiento de esta característica por parte de los conductores.

Muchos trabajadores piensan que ya que saben cómo manejar un automóvil, por ende sabrán cómo operar un montacargas. Por desgracia, muchos patrones se inclinan por tomarles la palabra. Sin embargo, la operación de un montacargas conlleva mucha más habilidad. En comparación con un automóvil, un montacargas tiene una base rodante más corta y cuando se levanta la carga, el centro de gravedad es muy alto. Esto crea problemas de estabilidad a los que el operador puede no estar acostumbrado. Dichos problemas de estabilidad se complican a causa de las ruedas de diámetro pequeño que tienen los montacargas, lo que los hace más peligrosos sobre baches y obstrucciones. Cuando se encuentra cargado, el centro de gravedad del montacargas se puede recorrer peligrosamente hacia delante. Recoger y depositar cargas requiere habilidad para manipularlas de manera precisa y para colocarlas con seguridad. Una carga descentrada presenta un riesgo especial en el que se puede ladear durante el tránsito, aunque el propio montacargas se encuentre en una posición estable.

La figura 14.1 representa el centro de gravedad de un montacargas. Dicho centro se recorre hacia delante cuando se sube la carga. Si ésta es demasiado grande, el centro de gravedad se mueve hacia delante de la línea BC y el montacargas se inclina en la misma dirección, con la posibilidad de desplomar la carga y volcarse. Para contrarrestar las fuerzas de inclinación hacia delante se agregan contrapesos en la parte posterior del montacargas, pero si se agrega demasiado contrapeso, el montacargas se vuelve inestable cuando no está cargado. Debido al esquema de suspensión de tres puntos, el montacargas se puede volver inestable de forma lateral al momento de viajar sin carga y ladearse, en particular al recorrer un terreno disparejo. El reconocimiento de estos factores físicos facilita la comprensión de los riesgos particulares de la conducción de un montacargas y la necesidad de la capacitación especificada por OSHA.

Además de los problemas de estabilidad, la visibilidad puede constituir un problema en los montacargas. Conducir en pasillos por los que transitan trabajadores presenta problemas de tránsito, en particular en las esquinas en las que la visibilidad es limitada. A pesar de que los

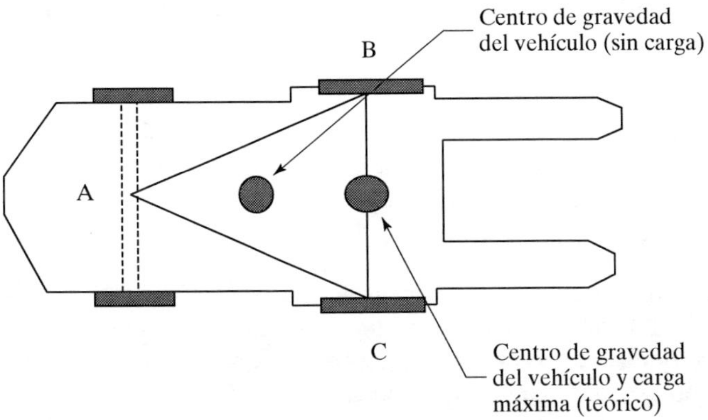

FIGURA 14.1

Vista superior de un montacargas, que ilustra las ubicaciones del centro de gravedad cuando no tiene carga y cuando se carga a su máxima capacidad (*fuente*: Norma de OSHA 1910.178, Apéndice A).

montacargas no son silenciosos, su sonido puede minimizarse en el ambiente ruidoso de una fábrica. Esto aumenta el riesgo para los peatones y la necesidad de una mayor visibilidad para los operadores.

Uno de los mayores riesgos con los montacargas y otros camiones industriales es la transición entre el puerto y el vehículo de carga. En la figura 14.2 se muestran las precauciones que deben observarse. Aunque en la figura se muestra un camión de transporte por carretera, el riesgo también existe para los carros ferroviarios de carga.

PASAJEROS

En un montacargas, los pasajeros pueden constituir un riesgo en más de una forma. Existe una razón por la que con frecuencia los montacargas están equipados sólo con un asiento para el conductor, ya que no existe un lugar seguro para que suba otro pasajero. Los que piden "autoestop" también pueden distraer al conductor, cuya atención es incluso más importante

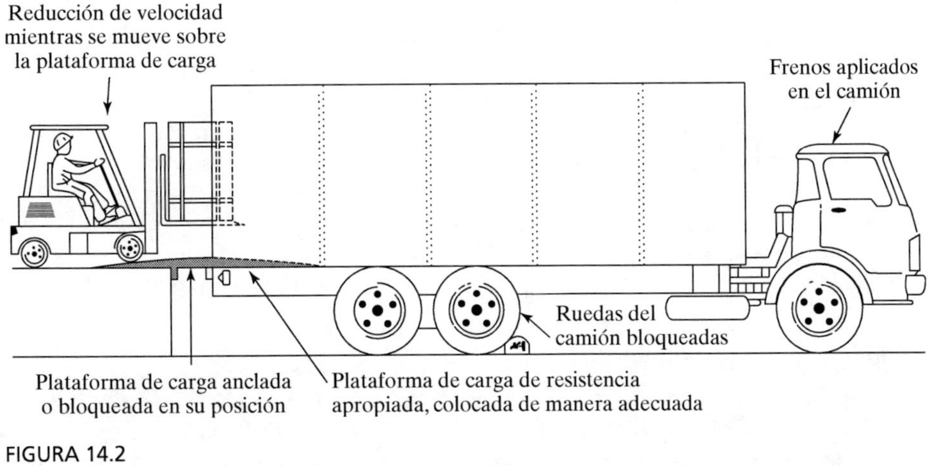

FIGURA 14.2

Prevención de riesgos de montacargas: transición del puerto al vehículo de carga.

en un montacargas que en un automóvil. Una práctica que en particular ha sido desaprobada es subirse a las *horquillas* de levantamiento. La tentación de usar un montacargas como elevador personal es grande. En realidad, esta práctica puede ser segura *si* se tienen todas las siguientes condiciones:

1. Una plataforma de seguridad está firmemente sujeta a la horquilla de levantamiento.
2. La persona en la plataforma puede apagar el montacargas.
3. Se cuenta con protección contra objetos que caigan, si es necesaria.

Por lo general, una tarima de madera ordinaria no se considera una plataforma de seguridad, a pesar de que con frecuencia se usa para levantar personal.

Algunos lectores pueden considerar que no es razonable la regla de que la persona sobre la plataforma pueda apagar el montacargas. Dicha regla también se aplica para el uso de una tarima ordinaria como plataforma de levantamiento. Es posible que los trabajadores también se resistan a aplicarla, por lo que el administrador de seguridad y salud necesita estar en posición de contrarrestar dicha resistencia con programas de capacitación que expliquen con eficacia las razones pertinentes para ello. Como fundamento de la regla pida a los trabajadores que consideren el riesgo provocado por obstrucciones inesperadas. Una pequeña obstrucción podría provocar una o todas las consecuencias siguientes:

1. Dañar la plataforma.
2. Inclinar la plataforma, haciendo que el trabajador pierda el equilibrio.
3. Lesionar al trabajador en la plataforma.
4. Desequilibrar al trabajador.

En realidad, el conductor del montacargas está en una posición desventajosa (debido a la distancia o al ángulo) para ver todas las obstrucciones y valorar su distancia desde la plataforma elevada. Se podría argumentar que el levantamiento podría estar totalmente libre de cualquier obstrucción, pero esas situaciones son poco comunes. En general, no existe ninguna razón para que se levante a los empleados, a menos que ello se realice junto a un equipo, pilas de material, o la estructura del edificio. Cualquiera de estos elementos puede presentar riesgos de obstrucción.

Una variación del *jinete de montacargas* es el *jinete de lanza de alfombras*. En los almacenes de alfombras, el montacargas está equipado con una sola lanza, que se guía dentro del carrete de un rollo de alfombra para levantar el rollo y transportarlo por la planta. Se sabe que los trabajadores montan dichas lanzas al estilo rodeo para llegar a la parte superior de una pila de rollos dé alfombras. Por lo general, no debe existir ninguna razón para que un trabajador "monte" la lanza, porque el conductor puede elevarla y guiarla a su posición sin ayuda.

Cuando se manipulan las cargas, es frecuente que el montacargas esté operando cerca de observadores, supervisores, o asistentes que dan instrucciones al operador. Un lugar peligroso dónde colocarse es detrás de la horquilla elevada, ya sea que esté cargada o no. Otra posición peligrosa es entre un montacargas que se aproxima y un objeto fijo o banca.

Estacionamiento y mantenimiento

Un aspecto que debe revisarse son los montacargas estacionados. Lo primero que se debe hacer es determinar si el montacargas en realidad está desatendido. Incluso si el operador puede verlo, pero se encuentra a más de 25 pies de distancia, el montacargas está desatendido. Si es así, el motor debe estar apagado. Aun si el operador *está* cerca, pero está *desmontado*, la horquilla debe estar totalmente abajo y los controles neutralizados. El siguiente aspecto a verificar es si el freno está accionado y si el camión está en una pendiente, independientemente de que las ruedas estén bloqueadas o no. Por último, se debe probar la bocina.

Las normas federales estadounidenses toman con mucha seriedad la cuestión del mantenimiento, la inspección y el servicio de los montacargas industriales. No existe flexibilidad en relación con los montacargas industriales defectuosos, por lo que se evita operarlos hasta la siguiente revisión regular. Cualquier condición en un montacargas, como una bocina que no funcione, un freno defectuoso, o una luz delantera rota, constituye una causa para retirarlo de uso hasta que se haya reparado.

La mayoría de las personas se sorprenden al saber que las normas federales requieren que los montacargas industriales deban inspeccionarse *a diario* por seguridad. Compare esta regla con los procedimientos de inspecciones vehiculares de seguridad, que en la mayoría de los estados de Estados Unidos se requieren *cada año*. Si el montacargas industrial se usa las 24 horas del día, se requieren inspecciones de seguridad *después de cada turno*. Sería sabio que el administrador de seguridad y salud estableciera algún tipo de procedimiento o registro para garantizar que se realice dicha inspección y que la comprobación del desempeño se mantenga en los archivos.

Una nota final sobre el tema de los montacargas industriales es la disposición de una guarda superior que proteja al operador contra la caída de objetos de la carga elevada. Cada vez hay más montacargas que se equipan con dichas guardas de protección contra objetos como paquetes pequeños, cajas y material en bolsas. Sin embargo, no están diseñados para proteger contra el impacto de una carga grande. Estas guardas superiores no deben confundirse con las estructuras de protección contra volcaduras (ROPS, Rollover Protective Structures) más sólidas (que se describen en el capítulo 18), a pesar de que la misma estructura se puede utilizar para ambos propósitos si se construye de manera adecuada. Algunas cargas se unifican, asegurando los objetos que la constituyen para que no caigan sobre el operador. Para dichas aplicaciones desaparece el riesgo de la caída de objetos y la guarda superior se vuelve innecesaria.

GRÚAS

Un montacargas industrial es conveniente para el manejo general de materiales en cargas paletizadas. Sin embargo, ciertos trabajos de manejo de materiales no se pueden realizar mediante un montacargas industrial. Las cargas más grandes, más pesadas, y más delicadas requieren la versatilidad de una grúa, en particular si la trayectoria de recorrido es complicada.

Una grúa es un dispositivo de construcción industrial que por lo común se usa para el levantamiento de pesadas vigas de acero a lugares elevados. Aunque esta imagen es precisa, está incompleta. Las grúas también se utilizan bastante en la industria en general, aunque es común que adquieran una forma diferente. Por lo general, el recorrido de las grúas en las plantas industriales se limita por medio de un carril o de una estructura elevada de recorrido, tipificada por la *grúa viajera elevada* que se muestra en la figura 14.3. Es común que los trabajadores que las usan las conozcan como *grúas elevadas tipo puente* o simplemente *grúas puente*. Algunos modelos (como los que se muestran en la figura 14.3) se accionan desde una cabina montada en la propia grúa. Otras se accionan desde el piso por medio de un control de cordón colgante conocido como *colgante*, o desde una estación fija remota conocida como *plataforma de control*. Las grúas *pórtico* tienen patas que soportan el puente sobre rieles. Las grúas pórtico *en voladizo* tienen extensiones en uno o ambos extremos del puente; dichas extensiones aumentan el alcance de la grúa fuera del área entre los rieles sobre los que avanza. Una característica común de todas las grúas pórtico y elevadas es que el carro, que carga el mecanismo de elevación, se monta *en la parte*

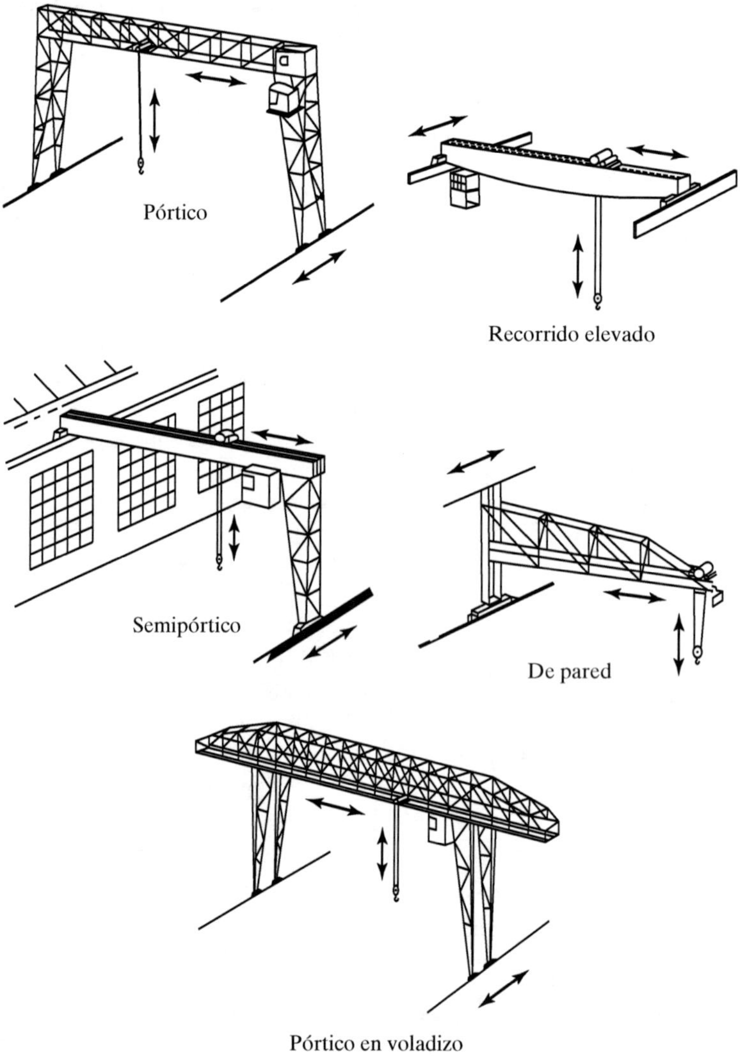

FIGURA 14.3

Diversas configuraciones de grúas elevadas (*fuente*: Norma ANSI B30.2.0-1976, reimpresa con permiso de ANSI y ASME).

superior del riel sobre el que avanza. Las grúas elevadas cuyos carros no están montados así, se conocen como *grúas suspendidas* o *monorrieles*, dependiendo del tipo o aplicación. Las normas de seguridad de las grúas elevadas o pórtico son diferentes a las normas de monorrieles.

La preocupación principal del administrador de seguridad y salud con respecto a las grúas elevadas debe ser que los trabajadores la sobrecarguen. La carga nominal se debe marcar con claridad a cada lado de la grúa, y si ésta tiene más de una unidad de elevación, cada polipasto

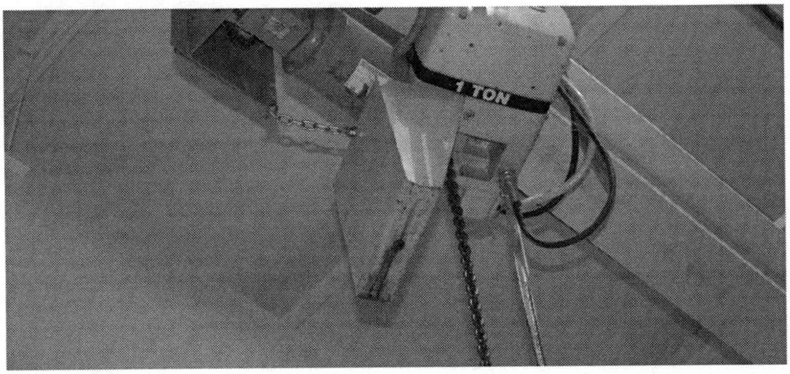

FIGURA 14.4

Identificación nominal de carga en un polipasto de grúa elevada (*cortesía*: Pratt & Whitney).

debe tener su carga nominal identificada con claridad. En los casos en los que los diversos componentes (es decir, cable, polipasto y pórtico) tengan diferentes capacidades de carga, la capacidad mínima es la que se debe establecer para la grúa. La grúa sólo puede levantar el equivalente a su componente nominal mínimo. En la figura 14.4 se pueden ver las marcas de identificación de la capacidad de carga de una grúa: son tan fáciles de reconocer que su ausencia sería notoria.

Incluso si la marca de la carga nominal *está* en la grúa, en ocasiones los trabajadores se ven tentados a excederla. Es sabido que los ingenieros proporcionan un factor de seguridad en sus diseños, por lo que teóricamente cada grúa soporta más que su carga nominal, sin que le cause daño. Sin embargo, las incertidumbres sobre el peso real de la carga, las cargas dinámicas durante el transporte, las cargas de impacto durante el levantamiento, las variaciones en los componentes de las grúas y la inevitable variabilidad en los diseños se podrían combinar para generar una situación muy peligrosa (incluso cuando las capacidades de carga se exceden "ligeramente" o sólo "de manera ocasional"). Igual que cuando se ignora una señal roja (alto) de tránsito, un conductor alerta casi siempre evitará un accidente, pero es posible que quizá alguna vez otro conductor se aproxime a la intersección a alta velocidad, se obstruya la visibilidad, o el conductor que ignoró la señal de alto sea autocomplaciente o se distraiga y ocurra un grave accidente. Es muy difícil que el administrador de seguridad y salud o alguien más en la planta vigile en todo momento el uso apropiado de las grúas dentro de sus límites nominales de carga. Es aquí en donde la capacitación adquiere importancia para que los trabajadores comprendan los riesgos y consecuencias de sus acciones. Al recordar los principios establecidos en los capítulos 2 y 3, otra manera de controlar este tipo de problemas es tomarse el tiempo suficiente para mostrar como ejemplo cualquier accidente (o probable accidente) que haya ocurrido a consecuencia de la sobrecarga de una grúa, incluso si no se presentan lesiones.

Muchas grúas elevadas operan en el exterior, donde el viento puede ser un riesgo. Por lo general, el viento por sí solo no es peligroso, pero combinado con una carga de trabajo puede causar un daño estructural peligroso a la grúa. En las grúas puente para almacenamiento en exteriores se requieren abrazaderas de rieles. El propósito de dichas abrazaderas es anclar el puente en los rieles si el viento excede cierta velocidad. Esto es útil, ya que protege contra los tipos de riesgos causados por el viento que se acaban de describir y también protege al puente contra el rodamiento involuntario y sin control debido a una ráfaga o una falla de los frenos. Sin embargo, igual que algunos otros dispositivos, el de seguridad conlleva su propio riesgo. Piénselo por un momento: ¿en qué modo de operación de una grúa es más probable que el dispositivo de disparo active la abrazadera automática del riel? La respuesta es cuando el puente se halla en un recorrido *a máxima velocidad* contra el viento. Es probable entonces que la activación repentina de la abrazadera del riel lesione al operador en la cabina, deslice peligrosamente la carga, dañe la grúa u ocurran los tres casos. Por lo tanto, la grúa necesita una alarma visible o audible, o ambas, para alertar al operador del puente *antes* de que se active la abrazadera del riel.

Si el operador de la grúa viaja en una cabina montada en el puente o en el carro, debe tener alguna manera de acceso a su estación. Una imagen que viene a la mente es utilizar una escalera, pero no es una buena idea. Ya que el puente avanza, el operador, la cabina, el carro y el puente mismo pueden desplazarse, alejándose del punto en el que el operador subió. La escalera que quedó inactiva lejos del punto de acceso sería una invitación a que alguien la quitara para darle otro uso, o quizá sólo para que no estorbe. La escalera que se use para tener acceso a la cabina de la grúa o al puente debe ser del tipo fijo. Además de escaleras fijas se puede utilizar una plataforma, o ambas, pero se requiere que no haya escalones en un claro que exceda 12 pulgadas.

En ocasiones, las grúas elevadas diseñadas o construidas dentro de las propias plantas no cumplen con los principios aceptados para el diseño de grúas y pasan por alto algunas de las características necesarias de seguridad dadas por las normas en vigor. Además del acceso a la cabina existen especificaciones para andadores para el mantenimiento seguro del carro y el puente. Dichos andadores necesitan guardas de pie y pasamanos, como se describe en el capítulo 7.

Lo ideal es que los andadores tengan por lo menos 78 pulgadas de espacio superior. Sin embargo, en ocasiones esto no es práctico, ya que la grúa puede estar cerca del techo del edificio. Las normas reconocen esta dificultad y permiten menos de 78 pulgadas de espacio superior. Sin embargo, sería bastante ridículo que un andador tuviera un espacio superior menor a 48 pulgadas: quizá sería mejor llamarlo andador para *manos y rodillas*. En estas situaciones, se deben omitir los andadores e instalar una plataforma estacionaria o un estrado de descanso para los trabajadores de mantenimiento de la grúa.

Un riesgo crítico para el cable de una grúa o polipasto surge al llevar demasiado lejos el gancho de carga o el bloque del gancho (hasta el punto en el que el bloque de carga haga contacto con el punto del aguilón de la grúa u otro ensamble mecánico para rebobinar el cable). A este evento se le conoce como *doble bloqueo*, término que se deriva del contacto físico de dos bloques en el sistema de enrollado. En caso de que se presente el doble bloqueo, el avance ininterrumpido del bloque de carga provoca un esfuerzo de tensión severo que se transmite de inmediato al cable y dicho esfuerzo generalmente estira o rompe el cable. Los bloques también se pueden dañar.

El doble bloqueo es un riesgo muy grave que ha producido muchas catástrofes. El rompimiento repentino de un cable que soporta una carga constituye un riesgo evidente, en particular si el personal está debajo, o la grúa está elevando a dicho personal. Desde el punto de vista de la ergonomía, se puede demostrar que es muy difícil que un operador de grúa pueda estar lo suficientemente alerta para evitar un peligroso roce ocasional con el doble bloqueo, en particular con las grúas de construcción. Han ocurrido tantos decesos debido al doble bloqueo, que en la actualidad las normas de construcción de las grúas consideran este riesgo y ya existen dispositivos en el mercado para evitarlo, así como el daño que pueda generar. Es común denominar a estos mecanismos —por lo general electromecánicos— *dispositivos contra el doble bloqueo*.

Un riesgo evidentemente serio, asociado con la operación de una grúa elevada tipo puente, es el recorrido excesivo. Los dispositivos para controlar éste último incluyen topes para el carro, parachoques y parachoques para el puente. Los parachoques y topes son diferentes, porque los primeros absorben energía y reducen el impacto y los segundos simplemente detienen el avance. El tope es más sencillo y puede constar sólo de un dispositivo rígido que bloquea el paso de la rueda. Por seguridad, debe tener una altura cuando menos equivalente a la del eje de la rueda. Los parachoques suavizan el impacto por absorción de energía, pero no son tan positivos como un verdadero tope. Por ejemplo, los parachoques de puentes sólo necesitan tener capacidad para detener el puente si éste avanza a 40% o menos de la velocidad de carga nominal. Si la grúa sólo avanza a velocidades bajas, las cargas de impacto no son importantes y no son necesarios los parachoques del puente ni los parachoques del carro. Pueden existir otras circunstancias de operación, como la restricción de avance de la grúa, que eliminen la necesidad de los parachoques del puente o los del carro.

Relacionados con los parachoques o topes, podemos mencionar a los barredores de rieles. Si una herramienta o alguna parte del equipo llega a obstruir uno de los rieles sobre los que se mueve el puente, puede ocurrir un accidente catastrófico. Por lo tanto, las grúas puente están equipadas con barredores de rieles, que se proyectan hacia el frente de las ruedas para eliminar este riesgo. No existe nada mágico respecto al término *barredor*; incluso parte del marco de la propia grúa puente puede servir como barredor.

Una obstrucción con la que se puede encontrar una grúa elevada es otra grúa elevada funcionando al lado de la primera, con rieles laterales paralelos. Se debe dejar el espacio libre adecuado entre las dos estructuras puente adyacentes. Por desgracia, dicho espacio libre puede hacer que sea imposible que una grúa transfiera su carga al dominio de la grúa adyacente. Algunas fábricas resuelven este problema usando brazos retráctiles de extensión en la grúa. El problema es que el operador puede dejarlos extendidos sin advertirlo y generar una colisión entre las dos grúas adyacentes.

Las grúas elevadas pueden tener problemas con las descargas eléctricas en dos áreas principales:

- Descarga por la exposición a partes portadoras de corriente del sistema de fuente de alimentación de potencia de la grúa.
- Descarga de alguna conexión acortada en una caja colgante de control (ver figura 14.5).

Una tercera área de preocupación con respecto a las descargas eléctricas es el contacto accidental de las líneas aéreas vivas de transmisión de alto voltaje. Éste es un riesgo para las grúas móviles con aguilones (que se comentan en el capítulo 18) debido a su amplio uso en la industria de la construcción. Por lo general, las partes vivas expuestas en el sistema de fuente de alimentación de potencia de la grúa están protegidas por su lejanía o "protegidas por ubicación". Algunos modelos más obsoletos pueden presentar riesgos y requieren modificación.

Un riesgo aún mayor es la posibilidad de descarga de un control colgante. Los conductores eléctricos se pueden fatigar si son los únicos medios de soporte del colgante. Las estaciones de control se deben soportar de alguna manera satisfactoria para protegerlas contra dicha fatiga. Si se presenta una falla, es probable que ocurra en la conexión dentro de la caja. Esto genera la posibilidad de un peligroso corto a tierra a través del cuerpo del operador. Se abusa mucho de los controles colgantes, por lo que deben ser de construcción durable.

Aunque no se relaciona con la descarga eléctrica sino con el tema de los colgantes de control, existe el requisito de marcar las cajas claramente para identificar sus funciones. Algunas grúas de modelo obsoleto o caseras pueden tener colgantes de control sin marcas de la función. Sin incurrir en muchos problemas o gastos, el administrador de seguridad y salud puede verificar que las grúas internas de la planta cumplan con este requisito y hacer que se marquen las funciones en los controles colgantes.

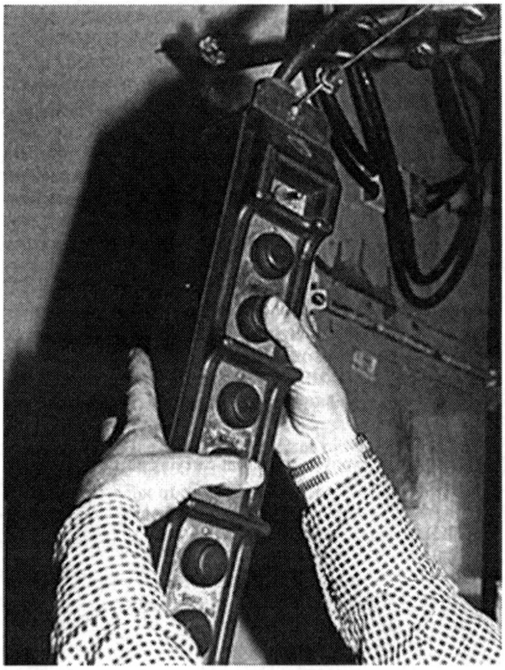

FIGURA 14.5

Control colgante manual para grúa elevada.

Un riesgo en el cual se debe pensar en relación con las grúas elevadas es qué sucedería si ocurriera una falla temporal de energía. Suponga que la grúa estuviera en proceso de levantar una carga pesada por medio de su mecanismo de elevación. Es evidente que nadie querría que soltara su carga al fallar la electricidad, pero el riesgo no termina ahí. Suponga que el puente de la grúa está avanzando en dirección horizontal, con carga o sin ella. Al fallar la electricidad, el puente se detendría, lo cual no sería peligroso. Sin embargo, al momento en que se *restaurara* la electricidad, podría ocurrir un peligroso tambaleo. De hecho, en caso de falla eléctrica, incluso el operador podría salir de la cabina de la grúa.

Existen diversas alternativas de diseño que pueden proteger contra estos riesgos. Una solución es equipar la consola de mando con controladores de retorno por resorte. Las cajas de los colgantes se pueden construir con botones de resorte en lugar de interruptores de volquete. Un dispositivo de desconexión puede neutralizar todos los motores y no permitir que se reconecten hasta que se realice algún tipo de acción de "reestablecimiento" positivo. Incluso si la energía permanece activa, puede ser un riesgo accionar una palanca en el momento equivocado sin advertirlo. Las muescas, seguros o frenos en posición de "apagado" pueden evitar dichas acciones inadvertidas.

Es evidente la importancia de los frenos para operar con seguridad una grúa, aunque una gran cantidad de operadores no los utilizan, sino que confían en una práctica que en la industria se le llama "tapado". El operador sólo invierte el control y aplica energía en la dirección opuesta, deteniendo así la carga. Aunque ninguna norma de OSHA prohíbe la práctica del *tapado*, cabe señalar que no es tan eficaz como la aplicación de un freno en condiciones extremas (como sería detener una carga grande moviéndose con rapidez). Bajo ninguna circunstancia el operador de una grúa debe depender por completo del tapado cuando el freno no funciona. De hecho, el tapado sería completamente inútil en caso de falla del motor de la grúa.

Una grúa tiene un gran número de partes móviles, muchas de las cuales se localizan lejos de la consola del operador en la cabina o del operador de piso que sostiene un colgante. Mover las partes de una máquina es peligroso y la característica de la lejanía aumenta el riesgo. Dichos movimientos no sólo son peligrosos para el personal, también pueden serlo para la propia grúa, lo que a su vez puede ser peligroso de manera indirecta para el personal. Por ejemplo, es posible que en algunas configuraciones de la grúa y en algunas posiciones del puente y del carro, los cables de elevación corran muy cerca de otras partes. El resultado puede ser que el cable se desgaste o se dañe. Si la configuración del equipo permite que ocurra esta situación, se deben instalar guardas para evitarlo. Es necesario revisar las partes móviles como engranes, tornillos de fijación, chavetas de proyección, cadenas, ruedas dentadas y partes componentes reciprocantes para determinar si representan algún riesgo y, de ser así, deben mantenerse vigiladas.

Como con los transportadores y otros equipos de manejo de materiales, con frecuencia las grúas elevadas son equipos grandes y ampliamente distribuidos. La electricidad se suministra a largas distancias, en ocasiones mediante rieles conductores abiertos. En la figura 14.6, se puede ver un ejemplo de dichos rieles. Las partes pueden estar tan lejos que no sean visibles desde el lugar del interruptor de suministro eléctrico. Imagine la inseguridad de un trabajador de mantenimiento que está obligado a reparar una grúa y está en contacto directo con un riel conductor de 600 voltios (sin energía), pero el interruptor de fuente de alimentación de energía está tan lejos que queda fuera de su vista. Por lo tanto, dichos interruptores se deben arreglar de tal manera que se *bloqueen* en posición abierta o "apagada". Éste es un ejemplo de un requisito de *bloqueo y marcado* que ya se encontraba en vigor antes que OSHA promulgara la norma de bloqueo y marcado en 1989. La norma general de bloqueo y marcado se analizará con mayor detalle en el capítulo 15.

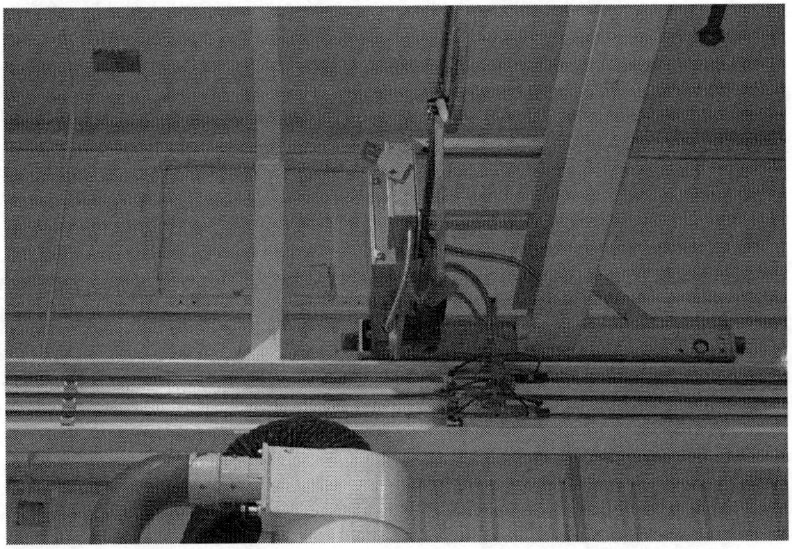

FIGURA 14.6

Rieles conductores abiertos en una grúa elevada (*cortesía*: Pratt & Whitney).

Cables y poleas

Las normas de seguridad relacionadas con la resistencia de los cables metálicos indican que "la carga nominal dividida entre el número de partes de cuerda no debe exceder 20% de la resistencia nominal a la rotura del cable". El término *nominal* implica que se ha aplicado un factor de seguridad, que es equivalente en términos numéricos a 5, como se puede derivar de la norma del siguiente modo:

$$\frac{\text{Carga nominal (incluyendo bloque de carga)}}{\text{Número de partes de recuerda}} \leq 20\% \times (\text{resistencia nominal a la rotura}) \tag{14.1}$$

Más adelante se explicará que el "número de partes de cuerda" es un factor multiplicador que permite que un polipasto con un ensamble de múltiples poleas levante una carga mayor que la que levanta el cable. Por lo tanto

$$\text{Carga del cable} = \frac{\text{carga nominal (incluyendo bloque de carga)}}{\text{número de partes de cuerda}} \tag{14.2}$$

De las ecuaciones (14.1) y (14.2)

$$\text{carga del cable} \leq 20\% \times (\text{resistencia nominal a la rotura}) \tag{14.3}$$

Al multiplicar por 5 cada lado de la desigualdad, tenemos

$$5 \times (\text{carga del cable}) \leq 100\% \times (\text{resistencia nominal a la rotura}) \tag{14.4}$$

Reacomodando para generar una relación

$$\frac{\text{Resistencia nominal a la rotura}}{\text{Carga del cable}} \geq 5 \tag{14.5}$$

Puesto que la razón de la resistencia a la carga es por lo menos 5, el *factor de seguridad es 5.*

El término *partes de cuerda* se refiere a la ventaja mecánica proporcionada por el ensamble de los polipastos. Las *partes de cuerda* se calculan contando el número de líneas que soportan el bloque de carga. Por su puesto, todas las líneas constituyen una línea continua que se enrolla a través de diversas poleas para lograr la ventaja mecánica. El concepto se explica mejor con una fotografía; en la figura 14.7 se muestran cinco diferentes combinaciones de enrollado. Observe que la ventaja mecánica es numéricamente equivalente al número de partes de la línea.

Debe considerarse una precaución adicional al determinar la carga máxima apropiada que se debe aplicar a un determinado arreglo de enrollado: se debe agregar el peso de la polea que soporta la carga al peso de la carga a levantar para obtener la carga total de la línea. No se puede ignorar el peso del bloque de carga, como demuestra el masivo bloque de carga que aparece en la figura 14.8. Ahora se utilizará el estudio de caso 14.1 para ilustrar los cálculos empleados para determinar la seguridad de la aplicación de enrollado de un cable.

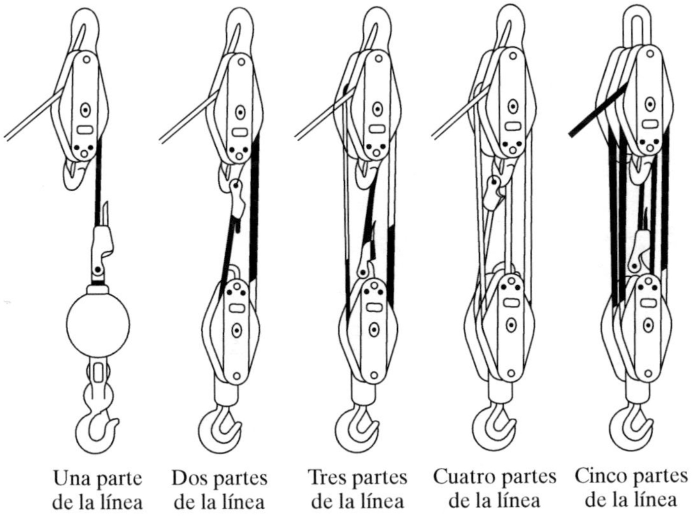

FIGURA 14.7

Cinco diferentes combinaciones de enrollado. La ventaja mecánica es igual al número de "partes de línea" que soportan el bloque de la carga.

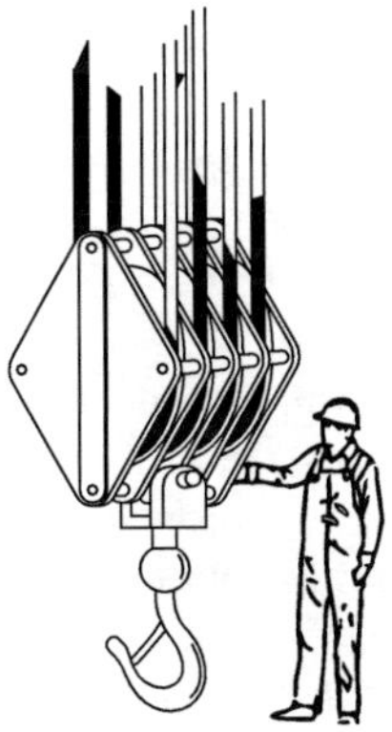

FIGURA 14.8

Bloque masivo de carga. El bloque de carga se vuelve parte de la carga total en la línea.

ESTUDIO DE CASO 14.1

FACTOR DE SEGURIDAD DE UN ENSAMBLE DE POLIPASTO

El bloque inferior de un ensamble de polipasto tiene tres poleas, por lo que está soportado por seis partes de línea (ya que el cable está enrollado alrededor de las poleas), más una séptima parte (ya que el cable está sujeto al bloque inferior). El cable tiene una resistencia nominal de rotura de 4000 libras. El bloque inferior (el bloque de carga) pesa 80 libras. Calcule cuál es la carga útil que este polipasto puede levantar de forma segura.

Solución:

$$\frac{\text{Carga nominal (incluyendo bloque de carga)}}{\text{Número de partes del cable}} < 20\% \times (\text{resistencia nominal de rotura})$$

$$\frac{\text{Carga nominal (incluyendo bloque de carga)}}{7} < 20\% \times 4000 \text{ lb}$$

$$\text{Carga nominal (incluyendo bloque de carga)} < 7 \times 20\% \times 4000 \text{ lb}$$

$$< 5600 \text{ lb}$$

$$\text{Máxima carga útil} = \text{carga nominal} - \text{peso del bloque de carga}$$

$$= 5600 \text{ lb} - 80 \text{ lb} = 5520 \text{ lb}$$

Una manera de evitar la sobrecarga del cable y de la propia grúa es instalar un motor de elevación que pueda desarrollar un torque insuficiente para sobrecargar el cable. La combinación de dicho motor de elevación y el enrollado correcto para el diseño de la grúa no genera sobrecarga. Conforme a este arreglo, la grúa simplemente no estará en condiciones de levantar cualquier carga que pudiera dañarla o exceder su factor de seguridad. Hoy en día, la mayoría de las grúas elevadas están diseñadas de esta manera. ¡Qué afortunado sería si la espalda humana tuviera esta característica de diseño!

Cada vez que se enrolla un cable en un tambor, la abrazadera de anclaje del extremo del cable soporta muy poca carga cuando el tambor ha dado varias vueltas. La fricción del cable sobre el tambor sostiene la carga. Sin embargo, si el tambor se desenrolla antes de dar dos vueltas, la peligrosa carga sobre la abrazadera de anclaje puede provocar una falla (que el cable se suelte del tambor). Por lo general, la grúa elevada se configura de modo que, incluso si el bloque de carga yace en el piso, el tambor del polipasto conserve varias vueltas del cable. Sin embargo, quizá el piso no sea la posición inferior extrema de la grúa. El administrador de seguridad y salud debe buscar fosos o aberturas en el piso en los que la grúa elevada pudiera operar y que pudieran hacer que el tambor del polipasto se desenrolle.

"No ensille un caballo muerto" es una conocida frase de seguridad que hace referencia al montaje inapropiado de los sujetadores de cables que utilizan pernos en U. El ensamble de dichos pernos se asemeja a una silla de montar y el perno en U representa el cincho. El perno en U aplica más esfuerzo sobre el cable metálico y tiene menos capacidad de retención que el sujetador. Por lo tanto, no se debe colocar sobre la parte viva del cable cuando se forma un bucle. El extremo "muerto" del cable tiene el perno en U y el "caballo vivo" tiene el sujetador. En la figura 14.9 se ilustran los métodos correcto e incorrecto. Por desgracia, algunos trabajadores en el campo, dudosos del método correcto, colocan los sujetadores en *ambos lados* de modo alterno, pensando que lo "están haciendo de manera segura". Dicho arreglo puede ser incluso más inseguro que "ensillar caballos muertos" con cada sujetador.

Antes de dejar el tema del cable se debe hacer énfasis en el riesgo de la acción de latigueo. El "cable" parece tan pesado e inflexible que no parece natural que se comporte como un látigo o cualquier cuerda de fibra. Es difícil que alguien visualice las tremendas fuerzas de tensión a que se somete un cable cuando se usa en la operación de manejo de materiales, hasta que se rompe. La mayoría de los trabajadores nunca han visto lo que sucede cuando un cable se rompe; quizá esto explica la razón por la que tantos trabajadores permanecen demasiado cerca cuando

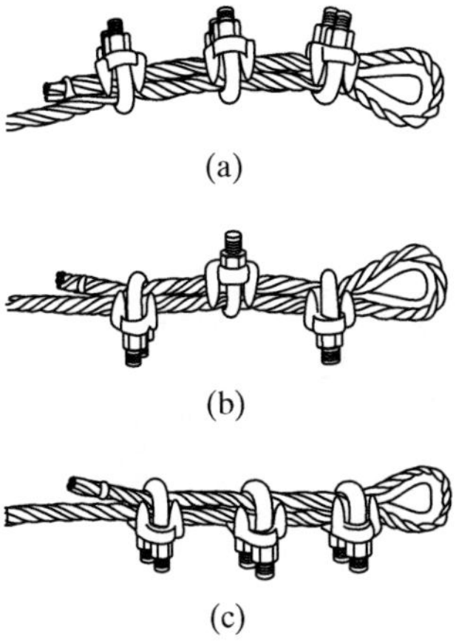

FIGURA 14.9

"No ensille un caballo muerto." Maneras correcta e incorrecta de asegurar los bucles de cable usando sujetadores de pernos en U. (a) incorrecto: la "silla" está en el extremo muerto del cable; (b) incorrecto: los sujetadores se colocan de manera alternada; (c) correcto: todos los sujetadores se colocan con el ensamble de la silla en la parte viva del cable y el perno en U en el extremo muerto.

el cable se tensa por la carga. El riesgo es muy serio y es muy probable que un accidente que involucre lesiones se convierta en un deceso.

Inspección de grúas

Casi todos conocen acerca de las extensas —quizá tediosas— listas de control de inspección de una aeronave cada vez que vuela. Uno de éstos aparatos no puede sufrir ninguna falla catastrófica durante su operación, lo que justifica las inspecciones constantes, incluso repetitivas, aunque no se descubra algún defecto durante su ejecución. De cierta manera, una grúa es como una nave aérea: tampoco debe fallar.

En relación con las inspecciones de las grúas, en las normas se utilizan los términos *frecuentes* o *periódicas* para especificar cuándo se deben verificar diversas partes de la grúa. El objetivo del uso de dichos términos es tratar de evitar ser demasiado específico y decir al patrón *qué* debe hacer y *con qué frecuencia*. En la figura 14.10 se ilustran algunos amplios lineamientos que describen el significado de estos términos. Observe que existe cierto traslape, ya que las inspecciones mensuales se pueden considerar frecuentes o periódicas.

El fabricante de grúas es una buena fuente para obtener una guía detallada sobre qué debe buscarse en las inspecciones frecuentes. El operador de la grúa es quien lleva a cabo este tipo de inspección, igual que un piloto inspecciona su aeronave antes de un vuelo. Esta analogía

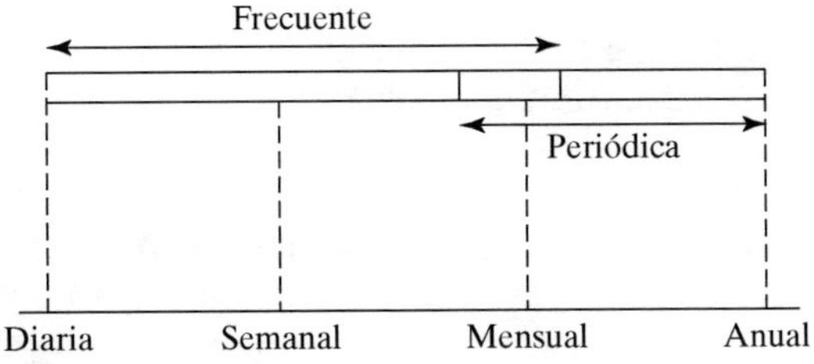

FIGURA 14.10

Intervalos de inspección de las grúas elevadas.

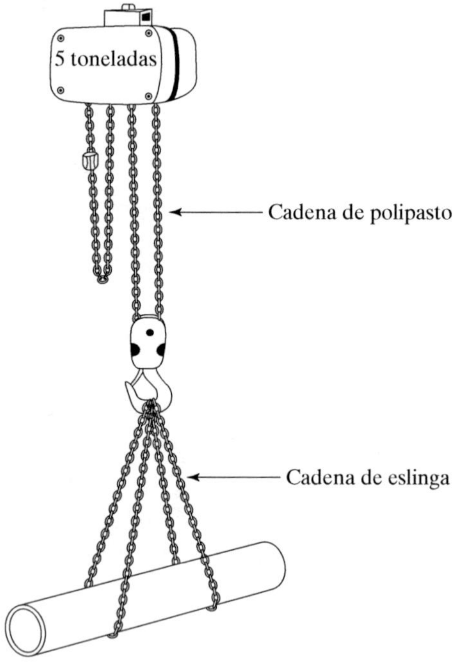

FIGURA 14.11

Polipasto con eslinga. No se debe confundir la cadena de un polipasto con la cadena de una eslinga.

entre una aeronave y las grúas puede ser un punto de partida para un tema de seguridad en un programa de capacitación para operadores de grúas.

La rutina de inspección frecuente debe incluir una inspección visual diaria de las cadenas de los polipastos, más una inspección mensual con un informe firmado. En el campo, el término *cadenas de polipastos* se ha malinterpretado en gran medida para incluir las *eslingas* de cadenas para el manejo de la carga. Existe una norma independiente para eslingas. En la figura 14.11 se identifica qué cadena es de polipasto y cuál es eslinga.

Generalmente se abusa de los ganchos de las grúas y esto es crítico para la operación segura de la misma. A pesar de que normalmente se diseñan con márgenes considerables de seguridad, las averías y el desgaste pueden reducir dichos márgenes. En la figura 14.12 se ilustran indicios de un gancho maltratado y peligroso.

Se requiere una inspección más completa de los componentes de una grúa por intervalos "periódicos". Considerando que la inspección diaria de los ganchos es sólo visual, una inspección periódica demanda un método más científico, como el uso de técnicas de partículas magnéticas para la detección de fisuras. También resulta apropiado hacer verificaciones más costosas en relación con el desgaste, como el uso de calibradores en las poleas de cable y ruedas dentadas.

Los laboratorios independientes de pruebas, como Underwriters' o Factory Mutual, realizan de forma rutinaria pruebas de seguridad para la mayoría de los tipos de equipos de las plantas. Sin embargo, en parte, la seguridad de una grúa elevada es una función del método de instalación y los ajustes apropiados en el sitio de trabajo. Por lo tanto, antes de utilizar una grúa por primera vez es necesario realizar una prueba de carga nominal para confirmar su capacidad. Esta prueba es delicada, porque la grúa se puede averiar si se somete a una carga demasiado pesada; pero si no se prueba con una carga lo suficientemente pesada no tiene caso realizar

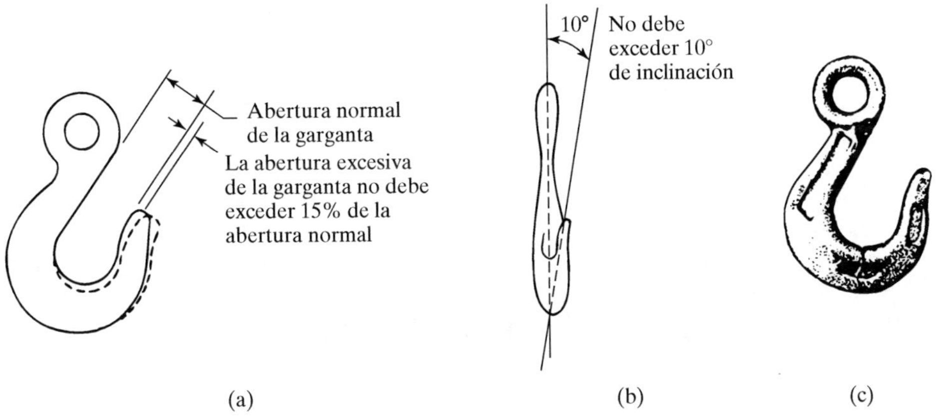

FIGURA 14.12

Ganchos defectuosos de grúa: (a) gancho doblado; (b) gancho torcido; (c) gancho agrietado.

dicha prueba. Las normas especifican que la carga máxima durante la prueba debe ser 25% superior a la capacidad de carga de la grúa. Esto garantiza de algún modo que resistirá su carga nominal; sin embargo, al usarla normalmente la grúa no debe cargar más de su carga nominal. Si se sometiera a una reparación o modificación considerable, puede ser necesario realizarle a una nueva prueba.

Desgaste del cable

Las dos partes móviles principales de una grúa elevada son el cable y el tambor, y las poleas sobre las que se mueven. Además, también se mueven las ruedas para el puente y el carro, así como algunas otras partes. Siempre que exista movimiento y contacto entre partes, éstas se desgastan. Con el tiempo, el desgaste en el puente y las ruedas del carro puede crear problemas, aunque es poco probable que eso cause falla en la grúa. El desgaste en el tambor y las poleas es más peligroso debido al daño que pueden causar al cable. Sin embargo, por lo general, las poleas y el tambor desgastados no constituyen *por sí mismos* causa *directa* de falla de la grúa. El cable es la parte móvil más crítica. Eventualmente, con el uso continuo, todos los cables se desgastan y fallan, riesgo que por lo general no es tolerable. Tiene que definirse alguna manera de predecir la falla del cable y dejar de usarlo antes de que ocurra una catástrofe.

No es fácil determinar cuándo es necesario reemplazar un cable, ya que tiene muchos alambres metálicos individuales que se cortan o rompen con facilidad. Casi todos han visto los alambres metálicos rotos de un cable viejo, lo que hace preguntarse, "¿es peligroso un cable así?" Los administradores de seguridad y salud no sobreviven mucho tiempo en sus compañías si ordenan con frecuencia el reemplazo de cables cada vez que ven uno roto; y si sobreviven, sus compañías no correrían con la misma suerte. Antes de ir a fondo en este asunto es necesario examinar algunos puntos básicos sobre los cables.

En realidad, los cables se deben considerar como una máquina, porque los alambres metálicos individuales se mueven entre sí cuando el cable se dobla, lo que genera fricción y desgaste. Además, a menos que los hilos individuales se muevan apropiadamente durante la flexión, podrían aplicarse esfuerzos tremendos de tensión en algunos de los alambres, provocando su rotura. La oxidación, pliegues y otros tipos de excesos pueden interferir con el movimiento de los alambres y conducir a tensiones que también provoquen que se rompan. Cuando esto sucede, los esfuerzos de tensión aumentan en los otros alambres, lo que conlleva a su rompimiento también. Eventualmente, la fuerza de la carga de la grúa es suficiente para superar el esfuerzo de tensión de todos los alambres combinados y el cable metálico falla.

Incluso un cable metálico con buen mantenimiento está sujeto a desgaste de los alambres individuales, en particular los alambres exteriores. Dado que el desgaste hace que se adelgace el diámetro del alambre, la fuerza de tensión aumenta el esfuerzo en dicho alambre debido a su reducida área transversal. Por lo tanto, el alambre desgastado también se puede romper por la concentración de esfuerzos, aun si no existen pliegues u oxidación e incluso si los alambres individuales se mueven de forma adecuada para distribuir la carga entre todos ellos.

Para efectos obvios, un cable metálico tiene un margen de seguridad y soporta más que su carga nominal. De la misma manera, es evidente que con el tiempo todos los cables metálicos llegan a tener alambres rotos debido al uso continuo. Se permite el uso de alambres individuales rotos hasta cierto grado, pero más allá de dicho punto, el cable se vuelve peligroso. Es complicado y difícil establecer un medio de evaluación del *grado* de deterioro del cable metálico, sin embargo es *necesario* para evitar fallas catastróficas.

La norma ANSI recomienda[1] un procedimiento para contar los alambres rotos. En la figura 14.13 se presenta un diagrama de los componentes de un cable metálico, definiendo los términos *hilo* y *trenzado*. Si existen más de 12 alambres rotos, distribuidos en forma aleatoria en un solo hilo de un mismo trenzado, eso constituye una razón para cuestionar el uso continuo del cable. Un buen lugar para buscar alambres rotos es alrededor de los conectores de los extremos. En ocasiones, después de una inspección, el experto puede evaluar el esfuerzo restante en un cable deteriorado. En la norma ANSI se reconoce esta posibilidad, favoreciendo el uso de un juicio razonable.

Otra medida de la condición del cable es la cantidad de reducción de su diámetro con respecto al diámetro nominal. En la figura 14.14 se muestra que al calibrar un cable metálico, el calibrador se puede colocar en un diámetro pequeño o en un diámetro más grande. La conven-

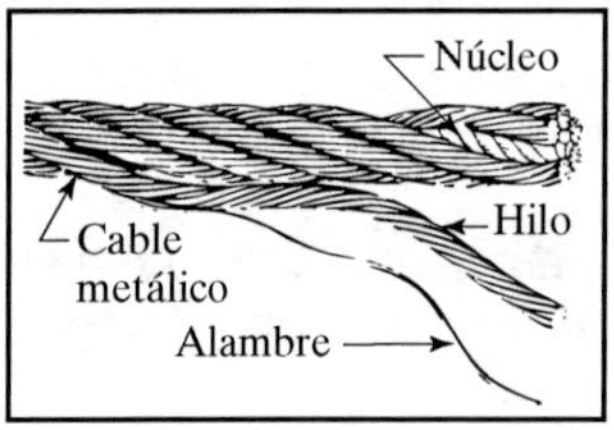

(a)

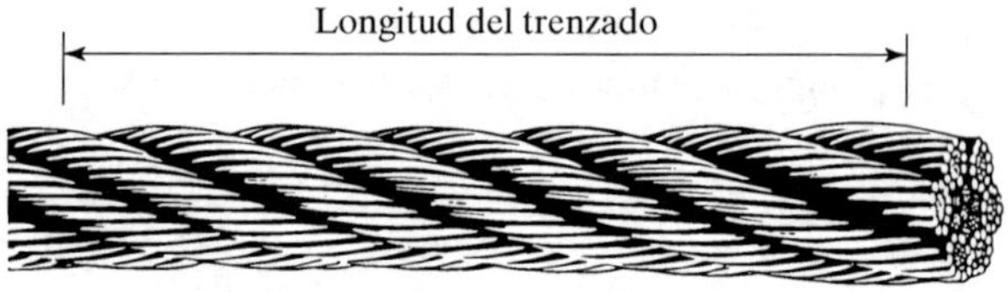

(b)

FIGURA 14.13

Componentes de los cables metálicos. (a) Este cable metálico tiene seis hilos más un núcleo interno. No confunda los *hilos* con los *alambres*. (b) Trenzado de cable metálico. El *trenzado* es una vuelta completa de un solo hilo alrededor del cable. Puesto que este cable tiene seis hilos, la longitud del trenzado se mide de la primera saliente a la séptima saliente, como se muestra en el diagrama (*fuente*: Cortesía de la Construction Safety Association of Ontario, Rigging Manual, 1975).

[1]ANSI B30.2–2.4.2.

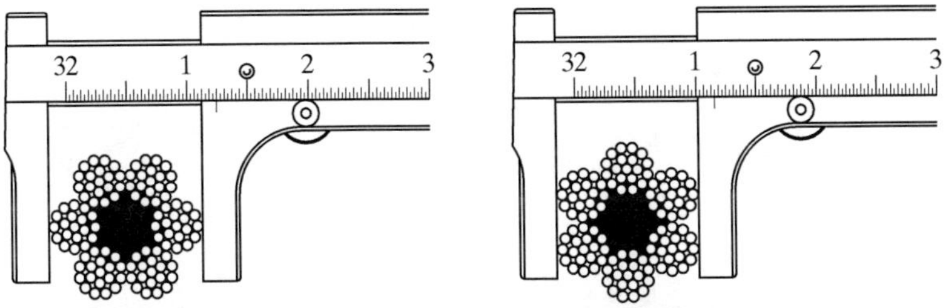

Manera correcta.
Da el diámetro correcto.

Manera incorrecta.
NO da el diámetro correcto.

FIGURA 14.14

Calibrado del cable metálico (gire el cable para seleccionar el diámetro más grande) (*fuente*: Cortesía de la Construction Safety Association of Ontario, Rigging Manual, 1975).

ción para la terminología del cable metálico es utilizar el diámetro más grande y considerarlo como diámetro nominal del cable. La mayoría de las personas ponen poca atención al cable metálico, pero éste no es algo trivial, considerando que se vende un cuarto de millón de toneladas de cable metálico al año.

Operaciones

El manejo y movimiento reales de la carga por medio de la grúa es una función de la destreza, conocimiento y desempeño del operador de la grúa y los trabajadores que sujetan y aseguran la eslinga o el dispositivo de levantamiento. Como es el caso con los vehículos de motor, el *operador* de la grúa es quizá el factor más importante en la prevención de accidentes.

Se requiere una buena dosis de destreza para sujetar la carga de manera segura, en particular si se utiliza una eslinga. Las eslingas se tratarán en la siguiente sección. El cable de los polipastos no tiene como objetivo envolver la carga, ya que este tipo de exceso puede dañarlo, al mismo tiempo que constituye un soporte inadecuado para la carga. La sujeción incorrecta, descentrada de la línea del centro de gravedad, puede provocar balanceos peligrosos al levantar la carga. Una vez que la carga se baja al piso o al nivel deseado, existe la tendencia de sentirse liberado y pensar que los riesgos terminaron; sin embargo, desenganchar la carga también puede provocar movimientos peligrosos en el material que pueden lesionar al trabajador inexperto o incauto.

ESLINGAS

Las eslingas se utilizan para sujetar la carga a la grúa, helicóptero, u otro medio de levantamiento. Existen diversas variedades de eslingas y son muy importantes en la seguridad de las operaciones de manejo de materiales. Con frecuencia, durante el levantamiento los componentes del ensamble de las eslingas se someten a fuerzas mucho mayores que aquellas a las que se somete el cable del polipasto u otro equipo de manejo de materiales. Dado que la destreza del usuario es tan importante en la aplicación adecuada de las eslingas, es frecuente que éstas se utilicen de manera incorrecta, lo que les genera mucho mayor abuso y daño que a los componentes de la grúa.

El punto más importante que se debe recordar para utilizar con seguridad todas las eslingas es que la tensión en ésta depende en gran medida de la manera en que se sujete a la carga. En la figura 14.15 se muestran dos diferentes maneras de aplicar una eslinga para recoger cargas

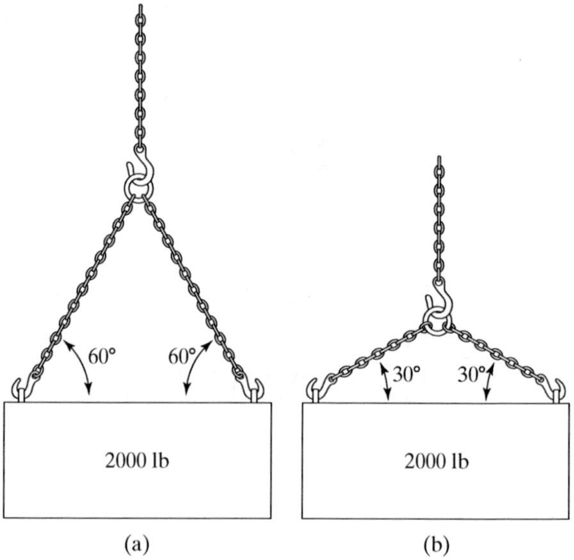

FIGURA 14.15

Comparación de las fuerzas de tensión en las eslingas para dos diferentes métodos de levantamiento de cargas idénticas: (a) la fuerza de tracción en la eslinga es aproximadamente 1150 libras; (b) la fuerza de tracción en esta eslinga es aproximadamente 2000 libras.

idénticas. Si el ángulo de los ramales de soporte de una eslinga es muy cerrado, como se muestra en la figura 14.15b, se puede perder la ventaja de los ramales múltiples. Usar una eslinga demasiado corta es la causa más común de esta condición. La "capacidad nominal" de una eslinga es el límite de carga de operación en condiciones *ideales*; si la eslinga se aplica a ángulos diferentes a los especificados para los ramales en la tabla de capacidad nominal, la capacidad se puede reducir de forma radical debido a la física de las fuerzas aplicadas. Por lo tanto, la *capacidad nominal* es un término incompleto sin el ángulo acompañante de los ramales.

Observe la siguiente progresión en las capacidades de cadena de acero aleado de 1/2 pulgada conforme aumenta el número de ramales:

Simple (en vertical)	11,250 libras
Doble (a 60º de la horizontal)	19,500 libras
Triple (a 60° de la horizontal)	29,000 libras
Cuádruple (a 60° de la horizontal)	29,000 libras

Se puede asumir que la capacidad de la eslinga aumenta conforme se incrementa el número de ramales o miembros de soporte. Sin embargo, observe que al pasar de tres a cuatro ramales no se muestra aumento alguno en la capacidad. La razón de esto es que, igual que con una silla de cuatro patas, en realidad tres patas son las que soportan la carga. En ocasiones, la distribución del peso puede ser equivalente entre los ramales de la eslinga, pero en general el equilibrio no es tan perfecto. Cuando la carga se pone en movimiento, es muy posible que se afloje uno de los cuatro ramales y que los otros tres soporten el total de la carga.

La cadena de acero aleado, además de ser muy fuerte, es muy durable y tiene la capacidad de soportar el exceso físico al que comúnmente se someten las eslingas industriales. La cadena ordinaria de acero al carbón que es común encontrar en las ferreterías no se debe usar para eslingas. Las eslingas de cable metálico pueden ser tan fuertes como las eslingas de cadena de acero, pero el cable metálico está sujeto a un mayor desgaste. Los alambres individuales de un cable metálico se rompen con más facilidad, inutilizando eventualmente la eslinga.

Las eslingas de cable metálico también tienen una especificación para el número permitido de alambres rotos; la regla es que no debe haber más de 10 alambres rotos distribuidos al azar en un trenzado de cable, o cinco alambres rotos en un hilo de cable. Observe que este requisito es un poco más estricto que el del cable metálico para grúas elevadas, que se mencionó en párrafos anteriores.

La selección de la eslinga adecuada para una aplicación determinada puede considerar diversos factores además de la carga nominal. Se debe considerar la naturaleza del elemento a levantar, el acabado de su superficie, la temperatura, el costo de la eslinga y los factores ambientales. Por lo general, el administrador de seguridad y salud no es la persona que toma esta decisión, pero existe una razón creciente para que tenga voz en lo que se hace en esta área. Muchos superintendentes de fábricas, supervisores y trabajadores relacionados con el manejo de materiales no están conscientes de las diversas normas federales (estadounidenses) que confrontan los criterios de selección de las eslingas. De hecho, gran parte de este personal incluso no comprende con claridad los mecanismos inherentes de riesgo en torno a las eslingas industriales. Por lo tanto, se recomienda que el administrador de seguridad y salud proporcione consultoría y asesoría en la selección y uso de eslingas industriales para beneficio de la seguridad del trabajador.

En el caso de algunos criterios, como las marcas de carga, los procedimientos de reparación, las pruebas de comprobación y las temperaturas de operación, los requisitos de los diversos tipos de eslingas no son idénticos e incluso varían de maneras curiosas. Algunas de estas variaciones se deben a las diferencias físicas en los tipos de eslinga y algunas debido a los diversos orígenes y fundamentos de los requisitos de las diversas eslingas. La tabla 14.3 tiene como objetivo resumir algunas de las diferencias más curiosas entre los requisitos para los diversos tipos de eslingas, pero de ninguna manera es minuciosa. Por ejemplo, en presencia de ácidos o vapores fenólicos, no se permiten las eslingas de redes de nailon. En el caso de vapores cáusticos, no se permiten eslingas con redes de poliéster o polipropileno, o con aditamentos de aluminio. El administrador de seguridad y salud puede utilizar la tabla 14.3 como primera verificación en una inspección interna o decisión de compra; después se deben verificar más detalles en las normas.

Sin embargo, debe enfatizarse que la destreza y capacitación del trabajador que utiliza la eslinga para sujetar la carga es más importante que todas las especificaciones detalladas y las normas de eslingas combinadas. Éste es un buen momento para que el lector reflexione acerca de la catástrofe descrita en el estudio de caso 14.2.

ESTUDIO DE CASO 14.2

Dos trabajadores inexpertos tenían la asignación de elevar un atado de 40 pies de un canal de acero. La cuestión era dónde sujetar los ganchos del polipasto a la carga. La solución que eligieron se basó en su experiencia en el levantamiento de las cargas con las que estaban familiarizados (cargas levantadas con las manos). Para estos trabajadores, las pesadas cintas de acero utilizadas para asegurar el atado parecían ser un punto natural de sujeción. Sin embargo, el objetivo de estas cintas no era que se utilizaran como sustitutos de una eslinga. Su resistencia era insuficiente y el ángulo de sujeción era muy cerrado, lo que siempre sucede cuando se utilizan cintas de atados de esta manera, porque para realizar su trabajo, dichas cintas deben estar apretadas. Cuando la carga se levantó, una de las cintas se soltó y uno de los trabajadores murió.

TABLA 14.3 Comparación de algunos requisitos para eslingas

Tipo de eslinga	¿Se requieren *marcas* de capacidad nominal?	¿Se permiten reparaciones?	¿Se requiere que el patrón mantenga *registros* de inspección periódica?	¿Se requiere que el patrón mantenga *certificados* de pruebas de comprobación?	Temperatura de operación con seguridad		¿Se requiere prueba de comprobación de la *eslinga*?	¿Se requieren registros de reparación?[a]
					Máxima	Mínima		
Cadena de acero aleado	Sí	Sí	Sí	Sí	1000[b]	No se especifica	Sí	No, excepto por soldadura o tratamiento térmico
Cable metálico								
Con núcleo de fibra	No	Sí	No	Sí, para sujeción en extremos soldados	200	No se especifica	Sí, para sujeción en extremos soldados	No
Sin núcleo de fibra	No	Sí	No		400[c]	−60[c]		No
Malla metálica	Sí	Sí	No	No	550[d]	20[d]	Sí	Sí
Cable de fibra natural	No	No	No	No	180	20	No	N/A
Cable de fibra de nailon	No	No	No	No	180	20	No	N/A
Cable de fibra de poliéster	No	No	No	No	180	20	No	N/A
Cable de fibra de polipropileno	No	No	No	No	180	20	No	N/A
Red de nailon	Sí	Sí	No	Sí, para eslingas reparadas	180	No se especifica	Sí, para eslingas reparadas	Sí
Red de poliéster	Sí	Sí	No	Sí, para eslingas reparadas	180	No se especifica	Sí, para eslingas reparadas	Sí
Red de polipropileno	Sí	Sí	No	Sí, para eslingas reparadas	200	No se especifica	Sí, para eslingas reparadas	Sí

[a]N/A No se aplica.
[b]Sí se trabaja con cadenas de acero aleado en temperaturas que exceden 600 °F, se reducen los límites de carga.
[c]Busque las recomendaciones del fabricante para uso fuera del intervalo de temperatura.
[d]Las eslingas de malla metálica impregnadas tienen requisitos más restringidos de temperatura.

TRANSPORTADORES

Los riesgos con los transportadores pueden ser bastante serios y los trabajadores parecen detectar este tipo de riesgos más que con algunos otros tipos de máquinas. Parece que de alguna manera a todos se nos hubiera implantado en nuestra imaginación la visión de estar atado a un transportador en un aserradero, a punto de ser cortado por la mitad. La verdad es que en ocasiones los trabajadores *quedan* atrapados en los transportadores industriales y no sólo mueren, sino también quedan desmembrados e incluso pulverizados hasta quedar irreconocibles. El horror de esta verdad inspira en la mayoría de los trabajadores un saludable respeto por los transportadores industriales.

En contraste, algunos de los peores riesgos de los transportadores tienen una apariencia inocente. Los puntos de atrapamiento durante la operación, que por sí mismos no lastimarían seriamente una mano o un brazo, pueden iniciar un proceso irreversible una vez que el empleado queda atrapado, provocando que el cuerpo completo del mismo sea atraído dentro de una máquina. En particular, la ropa suelta se puede atorar y provocar que el empleado quede condenado, incluso antes de lesionarse de la mínima manera.

Transportadores de banda

En un transportador de banda los puntos de atrapamiento durante la operación parecen estar presentes en todos lados. Se requieren poleas para accionar, cambiar la dirección, soportar y sujetar las bandas. Los costados de todas las poleas constituyen siempre un punto de atrapamiento. Por lo general, la defensa contra este riesgo consiste en uno de tres medios: aislar los puntos de atrapamiento, instalar guardas o instalar dispositivos de disparo de emergencia.

El mejor método de protección es aislar el punto de atrapamiento durante la operación, de manera que los empleados no puedan siquiera entrar al área peligrosa. Si el aislamiento es poco práctico, en ocasiones se puede instalar una guarda que mantenga alejado el cuerpo o las extremidades del trabajador. El diseño de la guarda debe variar con la aplicación y en ocasiones es difícil hacer una guarda práctica, porque ésta puede interferir con la operación del transportador. Debido a la geometría del cuerpo, la distancia de la zona de peligro es un factor de diseño en la construcción de la guarda, un principio que se analiza de manera más detallada en el capítulo 15.

Si resulta imposible o poco factible aplicar el aislamiento o las guardas, se puede proteger a los trabajadores mediante algún mecanismo de disparo de emergencia. Por ejemplo, colocar un alambre o un cable a lo largo del transportador, de manera que si un trabajador cae en un transportador pueda sujetar el alambre de disparo y detener la máquina. Por desgracia, este método de protección requiere de la acción explícita de un trabajador o compañero alerta.

Transportadores aéreos

En muchas ocasiones se utilizan transportadores aéreos para manejar grandes piezas de aparatos electrodomésticos o ensambles de vehículos. Se utilizan ganchos sujetos a una cadena móvil para soportar cada elemento conforme avanza. Este tipo de transportador es particularmente adecuado para productos que tienen superficies delicadas o terminadas, ya que en realidad sólo una pequeña parte del transportador hace contacto con el producto. Por la misma razón, los transportadores aéreos son muy útiles para operaciones de atomización de pintura o terminado.

Los transportadores aéreos evitan muchos de los riesgos de los transportadores de banda, ya que eliminan muchos de los puntos de atrapamiento durante la operación e impiden el acceso del trabajador a las partes móviles. Sin embargo, este tipo de transportadores presentan sus propios riesgos, como la caída de los materiales transportados al piso de la planta o en las estaciones de trabajo. Las pantallas o guardas pueden proteger contra este riesgo, pero no totalmente, porque en las estaciones de trabajo debe tenerse acceso a las partes móviles para procesarlas.

Una regla adecuada es colocar pantallas o escudos debajo del transportador en todos los puntos en los que pase sobre un pasillo u otra área en la que sea factible que se reúna el personal. Otro buen lugar para las pantallas es donde la cadena del transportador sube o baja una pendiente. Estos movimientos hacen que las cargas se muevan en sus colgantes y que aumente la posibilidad de que caigan.

En la figura 14.16 se muestran tres diferentes orientaciones de los colgantes o ganchos que soportan el trabajo sostenido por un transportador aéreo. Observe que es mucho más segura la orientación en la que el trabajo se sostiene enfrente del gancho. Si el trabajo encuentra una obstrucción, es mucho más probable sujetar y detener el transportador si el trabajo está enfrente del gancho. Si el trabajo va en la parte trasera del gancho, la obstrucción puede levantar y sacar la carga del gancho.

Transportadores de tornillo

Los transportadores de tornillo pueden ser muy peligrosos. El mismo principio de su operación es un punto de atrapamiento de entrada. Este riesgo se complica por el hecho de que para operar a la capacidad total, la toma se debe sumergir por completo en el material a transportar. Por lo general, *sumergir* también significa ocultar, por lo que en la toma existe un riesgo grave que no puede ser visto. Por último, es posible que para muchas aplicaciones sea necesario que el trabajador se acerque mucho al transportador de tornillo con el fin de traspalear o distribuir el material sobre la toma.

Una manera sencilla y con frecuencia eficaz de proteger a los trabajadores de los riesgos de la toma del tornillo, es confinar el área de toma en una pequeña envolvente que permita el paso del material, pero que mantenga fuera dedos, manos y pies. Si incluso una malla burda es demasiado fina para permitir el paso del material, es posible que sea necesaria una envolvente con aberturas más grandes, quizá lo suficientemente grandes como para permitir el paso de un dedo o una mano. Este tipo de envolvente también puede ser segura si se hace que tenga un tamaño suficientemente grande como para que el *alcance* del trabajador no permita la entrada de las manos o de los dedos en la zona de peligro. Esto sigue los principios de las guardas de las máquinas, que se tratan con más detalle en el capítulo 15.

LEVANTAMIENTO

Antes de cerrar este capítulo sobre el manejo de los materiales, regresemos al tema del levantamiento. Al principio se indicó que las lesiones de espalda, en su mayoría debidas al levantamiento, son una de las categorías más grandes de lesiones compensables. Las lesiones por levantamiento son muy complejas y difíciles de controlar. Naturalmente, la cantidad de peso levantado es importante, pero hay muchos otros factores que determinan si ocurre una lesión. Incluso un levantamiento de un peso ligero de 5 a 10 libras puede provocar graves lesiones en la espalda si las condiciones son justo las correctas (más bien las incorrectas). También es importante la condición física de la persona que realiza el levantamiento.

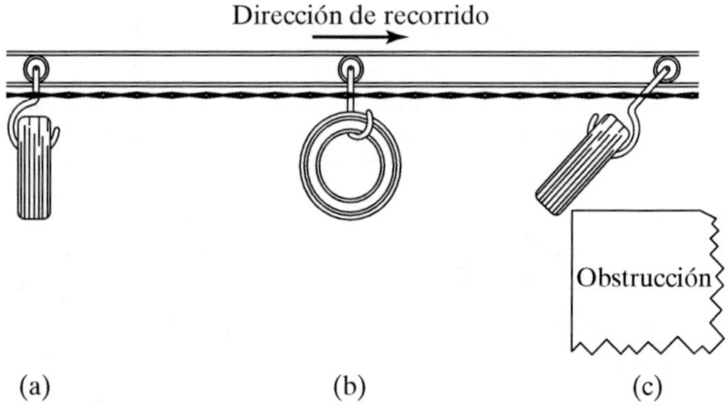

FIGURA 14.16

Tres diferentes orientaciones para los ganchos del transportador:
(a) el gancho va detrás de la carga; (b) orientación lateral; (c) la carga va detrás del gancho (peligroso).

Se ha hecho mucho énfasis en la técnica, con el dicho que se escucha con mayor frecuencia "Levante con las piernas, no con la espalda". Por desgracia, esto es bastante difícil de seguir, porque casi todos pueden levantar un peso mayor con la espalda que con las piernas. El levantamiento con las piernas requiere ponerse en cuclillas y después levantar la carga y el cuerpo del levantador. Esto requiere una gran cantidad de fuerza en las piernas para levantamientos pesados y es difícil en particular cuando el trabajador no está acostumbrado a levantar con las piernas. La capacitación y el ejercicio con las cargas ligeras puede ayudar a desarrollar la técnica, pero existen otras desventajas del levantamiento con las piernas. Chaffin y Park (Chaffin and Park, 1974) han demostrado que si la forma de la carga es tal que se deba elevar frente a las rodillas, el levantamiento con las piernas *aumenta* la fuerza de compresión en la espalda. Además, algo que se pasa por alto en esta regla tan frecuentemente señalada es el hecho de que el levantamiento con las piernas requiere 50% más de energía que el levantamiento con la espalda, en particular si la carga es ligera y la frecuencia de levantamiento es mayor.

La capacidad de levantamiento varía en gran medida con la posición horizontal de la carga, determinada principalmente por la forma del objeto que se levanta. NIOSH ha analizado diversos estudios independientes de esta relación, generando una especificación propuesta de peso máximo levantado contra la distancia horizontal de la carga al centro de gravedad del cuerpo. Esta especificación se resume en la figura 14.17, pero cabe recordar que el gráfico sólo representa una recomendación de NIOSH, no una norma establecida.

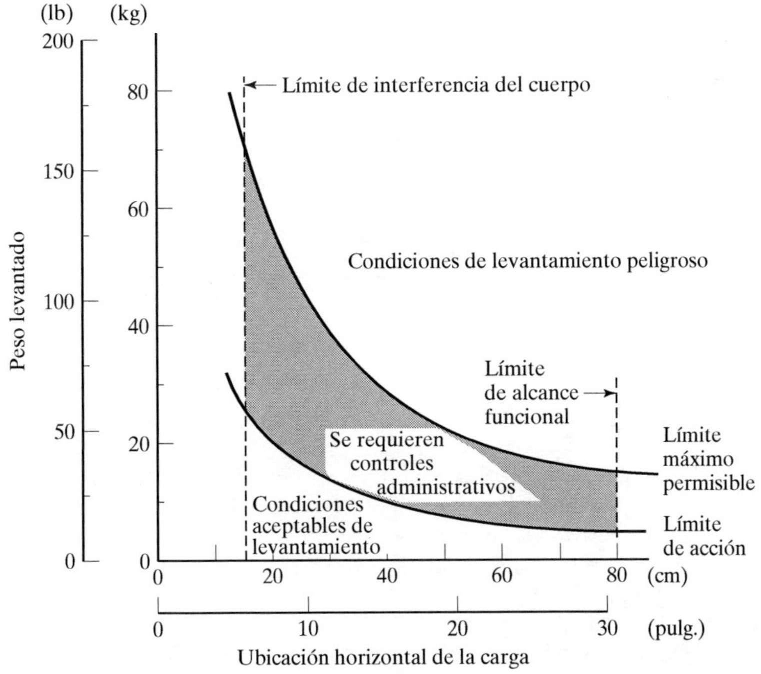

FIGURA 14.17

Especificación recomendada por NIOSH para pesos máximos de levantamiento a diversas distancias horizontales para levantamientos poco frecuentes del piso a la altura de la coyuntura (*fuente*: NIOSH).

RESUMEN

En este capítulo se reconoce el hecho de que el manejo de materiales en la planta manufacturera puede ser tan peligroso como el propio proceso industrial. Se examinó la naturaleza básica de los riesgos del manejo de materiales y después se comentaron los riesgos de máquinas y equipos específicos.

El administrador de seguridad y salud necesita saber no sólo de las características apropiadas de seguridad a considerar en un equipo nuevo, sino también de la inspección, servicio y mantenimiento del equipo que ya existe en la planta. Sin embargo, en el caso de los montacargas industriales, las grúas, las eslingas y quizá *todo* el equipo de manejo de materiales, la destreza, actitud y conciencia del operador sobre los riesgos son quizá más importantes para la seguridad del propio trabajador que las características de seguridad del propio equipo.

EJERCICIOS Y PREGUNTAS

14.1 ¿Por qué la capacidad de las eslingas de cuatro ramales no es mayor a la de las eslingas de tres ramales?

14.2 Un eslogan de seguridad que se escucha con frecuencia es "No ensille un caballo muerto". ¿Qué significa esta frase?

14.3 ¿Qué característica de diseño de *seguridad* tienen las grúas elevadas más modernas, que por desgracia no es característico de la espalda humana?

14.4 Nombre una parte de la planta a la que el administrador de seguridad y salud debe poner atención especial cuando crecen la producción y las ventas.

14.5 En los siguientes diagramas ¿qué orientación de la carga de 4000 libras someterá a menor esfuerzo la eslinga que la maneja? Explíque.

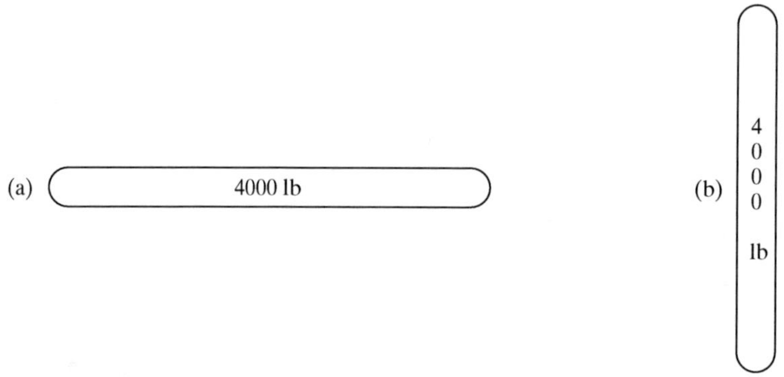

14.6 Suponga que una compañía podía ahorrar cierta cantidad de dinero al negociar el cambio de su montacargas tipo LPS por uno tipo DY. ¿Esto representaría algunos problemas de seguridad? ¿Qué pasaría si la negociación fuera de DY a LPS?

14.7 ¿Por qué los botones accionados por resorte podrían ser un mejor control para una grúa que los interruptores de volquete?

14.8 En la figura 14.18, ¿cuál es la ventaja mecánica? Si la resistencia nominal a la rotura del cable es de 5000 libras y el bloque de carga pesa 200 libras, calcule la carga útil nominal máxima del polipasto (sin incluir el bloque de carga).

14.9 ¿Qué es un barredor de rieles y por qué se necesita?

14.10 Nombre en orden de preferencia tres métodos de protección de riesgos de puntos de atrapamiento durante la operación en las bandas de los transportadores.

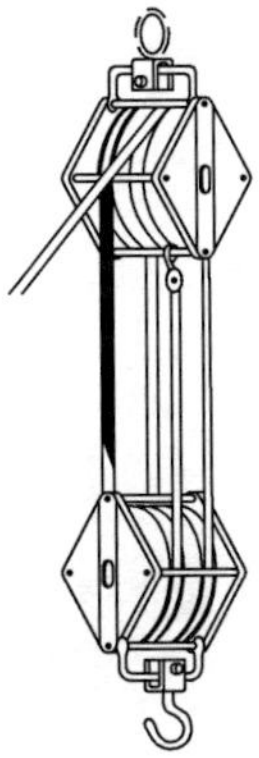

FIGURA 14.18

Bloques y poleas del ejercicio 14.8.

14.11 ¿Por qué se especifica que las escaleras de acceso a las grúas elevadas sean del tipo fijo?

14.12 Debido al aumento de los costos de la gasolina, una compañía desea convertir sus montacargas existentes al uso con gas LP. ¿Qué implicaciones tendría dicha decisión?

14.13 Identifique una norma de desempeño en las normas de manejo de materiales. Explique por qué se trata de una norma de tipo de desempeño.

14.14 Explique los siguientes términos aplicables a las grúas industriales: *puente, carro, colgante, plataforma de control, pórtico* y *pórtico en voladizo*.

14.15 Nombre por lo menos cuatro características de los montacargas que requieran de mayor destreza para operarlos con seguridad que la requerida para la operación de un automóvil.

14.16 Nombre y explique por lo menos cuatro características generales del manejo de materiales que contribuyen a su potencial intrínseco de riesgo.

14.17 Un ensamble de polipasto de una grúa soporta una carga útil de 2000 libras, como se muestra en la figura 14.19. Además de la carga útil, la polea que soporta la carga pesa 100 libras. Calcule la carga aproximada en el cable metálico. ¿Cuántas partes de cuerda se usan en el enrollado, como se muestra en la figura 14.19?

14.18 ¿Qué resistencia mínima nominal a la rotura especifican las normas de seguridad como adecuada para la aplicación que se describe en el ejercicio 14.17?

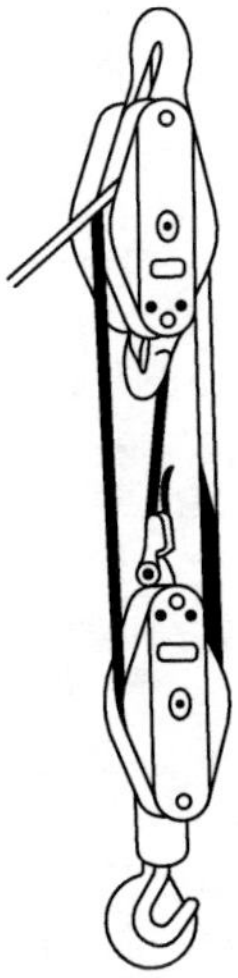

FIGURA 14.19

Bloques y poleas del ejercicio 14.17.

14.19 Suponga que el cable metálico en uso en el arreglo mostrado en la figura 14.18 tiene una capacidad nominal de 2000 libras y el bloque que soporta la carga pesa 150 libras. El objetivo es levantar una carga que pesa 3000 libras. ¿El ensamble en la forma en que se describe cumple las normas de seguridad?

14.20 ¿Qué capacidad de carga útil máxima asignaría al ensamble de polipasto descrito en el ejercicio 14.19? ¿Cuál es la resistencia nominal a la rotura del cable metálico?

14.21 Se utiliza una eslinga con tres ramales para recoger una carga de 1000 libras. La carga se distribuye de manera equitativa entre los tres. Al recoger la carga, cada ramal forma un ángulo de 30° con el plano horizontal. Calcule la fuerza de tensión en cada ramal.

14.22 Una eslinga de tres ramales distribuye su carga de manera equitativa entre los tres. Cuando la carga se levanta, cada ramal forma un ángulo de 60° con el plano horizontal. La carga nominal de la cadena utilizada en la eslinga es de 6 toneladas. Calcule la carga total máxima que esta eslinga puede recoger nominalmente.

14.23 Desde el punto de vista de las normas de seguridad, ¿cuál es la importancia de que el carro de una grúa se monte sobre la parte superior del riel o que cuelgue de una brida inferior?

14.24 Explique el término *tapado* aplicado a la operación de una grúa elevada tipo puente. ¿Las normas de OSHA prohíben el tapado?

14.25 Explique la diferencia entre una eslinga y un polipasto.

14.26 Explique la relación del ángulo de los ramales con la tensión que se aplica a una eslinga.

14.27 ¿Cuál es el principal riesgo de usar una eslinga demasiado corta?

14.28 Explique la razón por la que a menudo es peligroso recoger una carga por medio de sus cintas de amarre.

14.29 Explique dos factores que compliquen y eleven el riesgo del punto de atrapamiento durante la operación a la entrada de un transportador de tornillo.

14.30 Explique cómo realizar un diseño que evite el riesgo generado por la exposición a un punto de atrapamiento durante la operación a la entrada de un transportador de tornillo.

14.31 Explique por qué la existencia de fosas en el piso de una fábrica en la que se utiliza una grúa elevada puede constituir un problema.

14.32 Compare las reglas para determinar cuándo reemplazar un cable metálico. ¿Las reglas para las eslingas son diferentes a las reglas para el cable de grúa? De ser así, ¿para cuál de ellas es más estricta la regla? En su caso, explique los fundamentos de las diferencias entre las reglas.

14.33 La carga nominal es el factor más evidente, pero no el único, en la selección de una eslinga para una tarea específica de levantamiento. Identifique por lo menos otros cuatro factores importantes.

14.34 Haga referencia a la tabla de este capítulo en la que se comparan los requisitos de diversos tipos de eslingas. La columna de la derecha de esta tabla indica los requisitos para mantener registros de las reparaciones. Para cuatro de los tipos de eslingas la columna muestra "n/a". ¿Por qué "no se aplican" los registros de reparación para estos tipos específicos de eslingas?

14.35 En el diseño de los transportadores de banda, identifique los tres métodos básicos para proteger al trabajador de los puntos de atrapamiento durante la operación. ¿Cuál de los tres es mejor? ¿Cuál es el que se prefiere menos? ¿Por qué?

14.36 ¿Qué característica de los transportadores aéreos los hace una elección atractiva para operaciones de pintado con aerosol?

14.37 ¿Por qué los transportadores aéreos tienen pantallas o guardas para atrapar cargas que caen a lo largo de algunas secciones del recorrido, pero no en otras? ¿En particular, qué secciones a lo largo del recorrido necesitan de dicha protección? ¿Por qué? ¿Por qué no simplemente colocar guardas a lo largo de toda la ruta de recorrido del transportador?

14.38 **Estudio de caso de diseño.** El objetivo es diseñar un polipasto de carro para una grúa elevada tipo puente, con cable metálico que tiene una resistencia nominal a la rotura de 30,000 libras. Especifique el arreglo de enrollado, incluyendo el número de poleas en el bloque de carga y en el bloque superior. Incluya una estimación razonable del peso del bloque de carga. Dibuje el arreglo de enrollado que muestre la relación entre los bloques y el número de partes del cable.

14.39 **Estudio de caso de diseño.** Usted forma parte del equipo de diseño para construir una grúa elevada tipo puente para uso interno en una compañía. El equipo de diseño está considerando una propuesta para colocar una caja de interruptores en la pared, con interruptores de encendido/apagado tipo volquete para el control del puente, carro y polipasto, respectivamente. ¿Cuál sería su recomendación de diseño a este comité? Explique los fundamentos de sus recomendaciones.

EJERCICIO DE INVESTIGACIÓN

14.40 Busque herramientas de simulación disponibles en la actualidad que permitan a un diseñador utilizar la realidad virtual para probar diversos diseños de lugares de trabajo para determinar si el operador humano en una estación de trabajo propuesta excede los límites de levantamiento recomendados por NIOSH.

CAPÍTULO 15

Guardas para máquinas

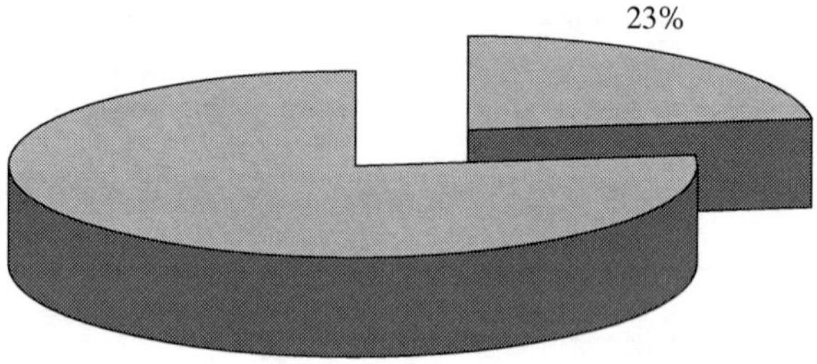

Porcentaje de emplazamientos de OSHA para la industria general que abordan este tema

Cuando se menciona *seguridad industrial*, la mayor parte de la gente piensa en guardas para máquinas y existe una buena razón para ello. Se han dedicado más esfuerzos y recursos a las guardas para máquinas que para cualquier otro empeño en la seguridad y salud industrial. Por lo general, modificar o colocar una guarda a una sola máquina no es un proyecto importante si se compara con instalar un sistema de ventilación o un sistema de eliminación de ruido. Sin embargo, aunque es común que las modificaciones de las guardas de cada máquina sean pequeñas, el agregado se convierte en una tarea importante que comprende el mantenimiento de la planta, las operaciones, la compra, la programación y, desde luego, al administrador de seguridad y salud. Este último debe asumir el liderazgo en la implantación de las guardas para máquinas, enumerando las áreas con problemas, estableciendo prioridades, seleccionando las alternativas y asegurando el cumplimiento de las normas.

GUARDAS GENERALES PARA MÁQUINAS

Si los administradores de seguridad y salud son capaces de "enumerar las áreas con problemas" y "establecer prioridades", como se acaba de sugerir, necesitan saber qué es lo que hace peligrosa a una máquina. A pesar de las grandes diferencias entre las máquinas, parece que en general comparten algunos riesgos mecánicos, y son éstos los que se discutirán primero.

Riesgos mecánicos

A continuación se citan riesgos mecánicos generales de las máquinas, enumerados en orden aproximado de importancia:

1. Punto de operación.
2. Transmisión de potencia.
3. Puntos de atrapamiento durante la operación.
4. Partes rotativas o reciprocantes de máquinas.
5. Virutas, chispas o partes lanzadas al aire.

Además de los riesgos mecánicos señalados, existen otros, como los riesgos eléctricos, el ruido y los riesgos de quemaduras. No obstante, es común que se controlen mediante otros métodos y se tratan en otras partes de este libro. De forma predominante, los riesgos mecánicos son los que se controlan mediante guardas para máquinas, que es el tema de este capítulo.

Aunque, como se mencionó, el orden de prioridad en la lista anterior sólo es aproximado, no existe duda sobre cuál es el que debe encabezar dicha lista. Por mucho, el mayor número de lesiones en las máquinas ocurre en el punto de operación, donde la herramienta entra en contacto con el trabajador. Este riesgo de las máquinas es tan importante que se comenta posteriormente en una sección independiente en la que se detallan diversas estrategias y dispositivos de guarda para controlar el riesgo.

Los aparatos de transmisión de potencia de las máquinas —de forma característica las correas y poleas—, constituyen el segundo riesgo general más importante. Por lo general, es más fácil colocar guardas en las correas y en las poleas que en el punto de operación. Lo común es que sea necesario tener acceso a las correas y a las poleas sólo para mantenimiento de la máquina, en tanto que el punto de operación debe ser accesible, al menos en la pieza de trabajo, cada vez que se utiliza la máquina. Aunque es más sencillo colocar guardas en correas y poleas, también es más fácil que el administrador de seguridad y salud las ignore. Más adelante se dedica una sección a ellas, debido a su importancia global con respecto a la seguridad.

Las máquinas que se alimentan con un material continuo generan un riesgo donde el material móvil pasa junto a las partes de las máquinas o entra en contacto con ellas. A este riesgo se le llama *punto de atrapamiento durante la operación* o *punto de atrapamiento de entrada*. Incluso en las máquinas que no están equipadas con alimentación automática, los puntos de atrapamiento durante la operación se presentan donde las correas entran en contacto con las poleas y los engranes con otros engranes. En la figura 15.1 se muestran ejemplos de puntos de atrapamiento durante la operación. Estos puntos no sólo constituyen riesgos directos, sino que provocan lesiones de forma indirecta al atrapar ropa holgada y atraer al trabajador hacia la máquina.

Las partes móviles rotativas o reciprocantes pueden presentar riesgos similares a los de las correas y las poleas, y a los de los puntos de atrapamiento durante la operación, en realidad, estas categorías se traslapan. Sin embargo, las partes móviles rotativas o reciprocantes nos hacen recordar otras partes de la máquina que podrían requerir guardas. Las partes de la máquina que se mueven *de forma intermitente* resultan particularmente peligrosas. Durante la parte estática del ciclo los trabajadores pueden olvidar que la máquina se moverá posteriormente. En esta categoría se encuentran los aparatos de manejo de materiales, pinzas y posicionadores, igual que los robots y la maquinaria controlada por computadora. El movimiento más intermitente de todos es el movimiento *accidental*. Resulta beneficioso considerar qué pasaría en caso de una falla hidráulica, una chaveta rota, una tuerca floja, o algún otro incidente accidental. ¿Protegería

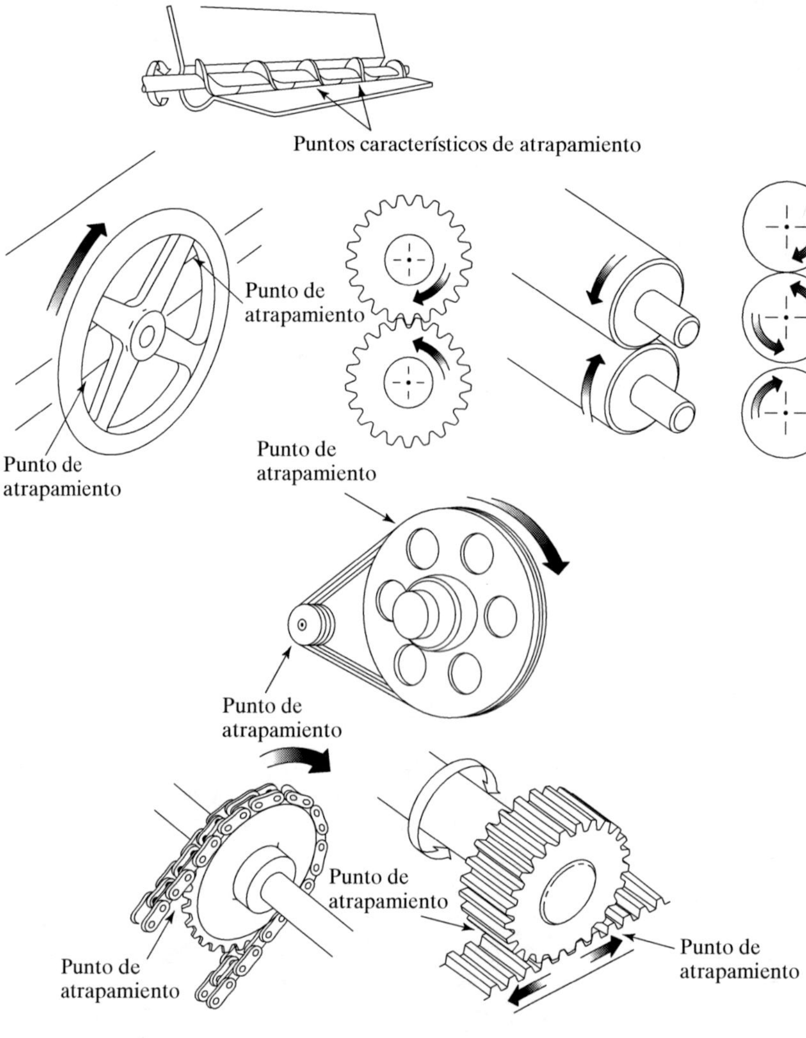

FIGURA 15.1

Puntos de atrapamiento durante la operación.

a los trabajadores la guarda de la máquina en estas circunstancias? ¿El riesgo de ocurrencia tiene la importancia suficiente como para demandar la instalación de una guarda?

El quinto elemento enumerado antes, las virutas, chispas, o partes lanzadas al aire, no son necesariamente el menos importante; simplemente se mantiene como una categoría de algún modo diferente. Es evidente que muchas máquinas lanzan virutas o chispas que se originan en el punto de operación. También deben incluirse los objetos arrojados al aire, porque algunas veces lo que en realidad se rompe es el producto que se está fabricando y es posible que las piezas se proyecten contra el operador. También puede suceder que se rompan algunas partes de la máquina y del mismo modo caigan o sean lanzadas hacia el operario. Un medio para proteger a los trabajadores de las virutas y chispas presentes en el aire es con equipo de protección personal. Sin embargo, esto no resulta tan eficaz como utilizar guardas en las máquinas para proteger al operador y a los otros trabajadores cercanos. Con frecuencia, se utiliza el término *cubierta*, o *guarda de cubierta* para describir a las que protegen al operador de virutas, chispas, o partes lanzadas al aire.

Resguardo por ubicación o distancia

La forma más sencilla e inteligente de colocar guardas a una máquina es no utilizar ninguna guarda, sino más bien diseñar la máquina o la operación de manera que las partes peligrosas se coloquen en donde nadie se vea expuesto al riesgo. Por lo común, esto pertenece al dominio del diseño de máquinas y cada vez se pone más atención a la seguridad en el diseño. Sin embargo, incluso sin alterar una máquina, ésta se puede girar y colocar contra una esquina para que sea imposible alcanzar sus correas, poleas o el motor impulsor durante la operación normal. Un buen ejemplo sería una mezcladora portátil para concreto. Habrá que admitir que dicha estrategia dificulta el acceso al motor y a la transmisión para darles mantenimiento, pero por otro lado, esto también sucede con las guardas atornilladas.

En la industria, al hecho de girar la máquina para alejar el riesgo de los operadores se le identifica como "guarda por ubicación". Puede ser muy eficaz, pero no es un medio positivo para evitar que el trabajador se introduzca en la zona de peligro. En Estados Unidos, si un trabajador resulta herido, ya sea por no seguir el procedimiento apropiado o por realizar una tarea necesaria, pero inusual, el patrón se encuentra en posición de defender el método frente a un oficial inspector de OSHA. Aunque esta agencia reconoce las guardas por ubicación, este tipo de defensa es difícil a la luz de la ocurrencia real de una lesión.

La guarda "por distancia" se refiere a la protección del operador contra la zona de peligro al establecer una secuencia de operación en la que no sea necesario que el operador se acerque al peligro. En el caso de algunas máquinas en las que es difícil colocar guardas —como en las prensas de cortina—, se permite expresamente el método de guarda por distancia del punto de ope-

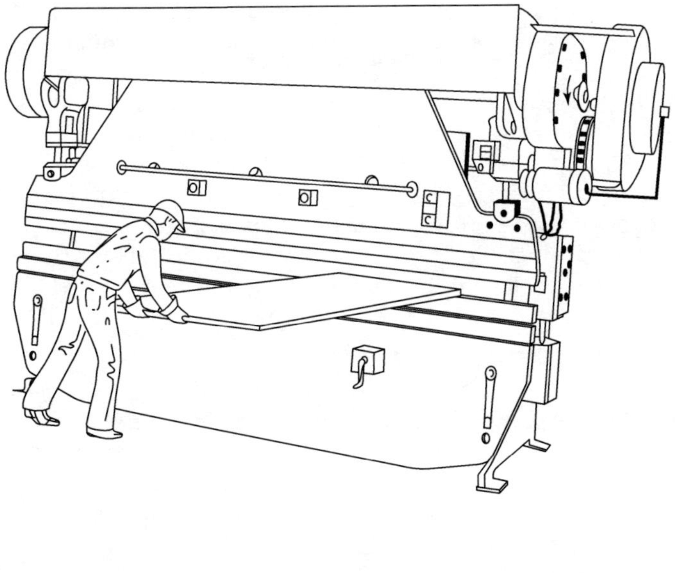

FIGURA 15.2

Prensa de cortina con guarda "por distancia".

ración (ver figura 15.2). Las prensas de cortina se utilizan para doblar hojas metálicas y sus largas camas dificultan resguardar sus puntos de operación. Cuando la pieza de trabajo es una larga hoja de metal, el operador se mantiene muy alejado del punto de operación (ya que no es necesario que se acerque), por lo que se encuentra resguardado por la "distancia". Aunque se reconoce que la guarda por distancia es un método aceptable para colocar guardas en algunas máquinas en las que esto es difícil, se recomienda al administrador de seguridad y salud no generalizar el concepto para otros tipos de máquinas. La guarda por distancia no constituye un control positivo para mantener al operador u otro personal fuera de la zona de peligro todo el tiempo.

Marcado y bloqueo

Un número sorprendente de accidentes con máquinas industriales no ocurre cuando la máquina se encuentra en operación, sino cuando está apagada para reparación o limpieza. A veces un trabajador simplemente enciende la máquina de nuevo, sin darse cuenta que está apagada para reparación y que un trabajador de mantenimiento aún está cerca de la máquina, o dentro de ella.

Estos accidentes parecen absurdos, pero esto se debe a que la mayoría de nosotros estamos más acostumbrados a las pequeñas máquinas domésticas, en las que sólo unas cuantas personas —por lo general miembros de la familia— están en el área circundante. Sin embargo, es posible que las máquinas de las fábricas sean grandes y que no sea evidente que están en reparación. Quizá sólo varias personas tengan acceso a la máquina y ocurra fácilmente una falla de comunicación entre los supervisores de operación y el personal de mantenimiento. En los estudios de caso 15.1 y 15.2 se ilustra lo que puede suceder cuando varios trabajadores trabajan de manera independiente en el mismo equipo. Hay seres humanos que han sido literalmente destrozados y digeridos por grandes máquinas industriales.

ESTUDIO DE CASO 15.1
MEZCLADOR DE HARINA

Algunas veces, los mezcladores de harina son tan grandes que ocupan varios pisos de un edificio. En este caso, un empleado que se encontraba en capacitación y estaba en el tercer piso, al entrar a limpiar el mezclador de harina, éste se encendió de forma repentina, atrayéndolo hacia las cuchillas que giraban a gran velocidad. El interruptor de arranque del mezclador estaba situado en el cuarto piso del edificio y se encontraba colocado junto a un interruptor de apariencia semejante, que controlaba el flujo de harina de un recipiente de almacenamiento a una báscula. Al mismo tiempo que la víctima se hallaba en el tercer piso, otro empleado estaba en el cuarto piso pesando las porciones de harina. Cuando el empleado del cuarto piso se acercó al interruptor para pesar una porción de harina, accidentalmente oprimió el interruptor de arranque del mezclador, lesionando de forma fatal al empleado del tercer piso. Existía un procedimiento no escrito en la compañía para marcar el equipo durante el mantenimiento, mismo que no se siguió (Preámbulo a la Norma de Bloqueo y Marcado de OSHA, 1989).

Dos procedimientos simples de seguridad para evitar accidentes de este tipo son el sistema de marcado y el sistema de bloqueo. En el primero, el trabajador de mantenimiento coloca una etiqueta en el interruptor de encendido/apagado o en la caja de control, con el fin de advertir a cualquiera que pudiera tener la oportunidad de encender la máquina de nuevo de que no la

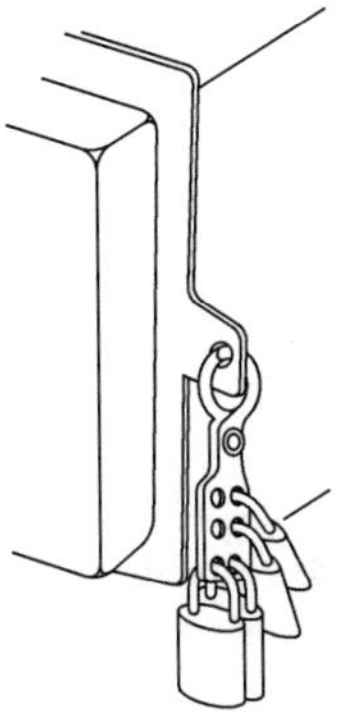

FIGURA 15.3

Sistema de bloqueo para protección de los trabajadores de mantenimiento mientras se repara la máquina.

toque. El sistema de bloqueo (ver figura 15.3) proporciona una protección positiva al trabajador de mantenimiento, porque él o ella es la única persona que tiene la llave del candado. Observe en la figura 15.3 que el bloqueo tiene varias posiciones —para los diversos candados— para cada trabajador de mantenimiento que se encuentra expuesto. Por lo tanto, cada trabajador de mantenimiento tiene un elemento de responsabilidad y control personal de su seguridad mientras se encuentre trabajando en la máquina.

El sistema de marcado es más sencillo, pero, en caso de que sea viable, se requiere el sistema de bloqueo. Parecería que no es necesario un candado, porque, después de todo, ¿quién encendería una máquina cuando un trabajador de mantenimiento ha colocado una etiqueta para advertir que no lo hagan? Sin embargo, las fábricas son manejadas por seres humanos y existen diversos errores que pueden provocar un accidente de marcado. Por ejemplo, el trabajador de mantenimiento puede olvidar retirar la etiqueta después de terminar el trabajo de reparación. El personal operativo puede pensar que el personal de mantenimiento olvidó retirar el aviso y lo ignora. Sin duda el lector podrá pensar en otros escenarios que provocarían un accidente debido al marcado, pero eso se evitaría con el bloqueo. Cuando el trabajador de mantenimiento tiene la única llave para el candado, no existe forma de que un operador encienda la máquina de nuevo, es decir, asumiendo que el trabajador de mantenimiento fue lo suficientemente cuidadoso como para utilizar en realidad el candado.

ESTUDIO DE CASO 15.2

RIESGO DE LAS CIZALLAS

Un empleado estaba limpiando desechos debajo de una cizalla grande cuando un compañero golpeó accidentalmente el botón de control que activaba la cuchilla. La cuchilla bajó y decapitó al empleado que limpiaba los desechos. (Preámbulo a la Norma de Bloqueo y Marcado de OSHA, 1989).

Algunos tipos de interruptores son adecuados para el arranque y paro normales de una máquina, pero son inadecuados para asegurar que ésta no se vuelva a encender de manera accidental. Por ejemplo, los interruptores con botones de presión y los interruptores selectores, no se consideran *dispositivos aislantes de energía*, ya que no se pueden bloquear con seguridad. Para que se consideren como bloqueo, debe desactivarse un interruptor de desconexión o un cortacircuitos para nulificar el efecto de un botón normal de presión o de un interruptor selector de arranque.

Las normas federales estadounidenses de bloqueo y de marcado se encuentran entre las más citadas. No habiendo sido adoptada inicialmente como una Norma de Consenso Nacional, la norma de bloqueo y marcado de OSHA se promulgó en 1989 y rápidamente ascendió cerca del primer lugar en la lista de normas citadas con mayor frecuencia a principios de la década de 1990. En la actualidad, aún tiene una alta prioridad para inspección. Quizá lo que sea más significativo sea la seriedad de los emplazamientos. Casi 80% de las supuestas violaciones en un mismo año se han clasificado como "serias". Las penas propuestas por OSHA por su violación han totalizado millones de dólares. La mayor parte de los emplazamientos de OSHA por bloqueo y marcado han sido por la falta de capacitación adecuada y documentación. Por tanto, con esta norma se ha visto una vez más que el problema fundamental del cumplimiento no es el control físico de los riesgos, sino la falta de capacitación a los empleados y de documentación para hacerlas cumplir.

Estado mecánico cero

Uno de los riesgos más insidiosos de las máquinas es que pueden conservar en silencio una peligrosa energía, incluso cuando están apagadas. Se pueden almacenar diversas formas de energía, como la presión neumática o la hidráulica, los capacitores eléctricamente cargados, la tensión o compresión en los resortes, o la energía cinética de un volante de inercia. Estos últimos son ruedas masivas que giran de manera continua para proveer una fuente de energía a una máquina en operación. Los volantes de inercia continúan girando debido a su propio momentum después de haber desconectado la energía, hasta que la energía de rotación se disipa de forma gradual debido a la fricción. Algunas veces, este momentum está disponible para accionar la máquina de forma parcial, incluso después de apagarla. Con frecuencia, la gran masa del volante de inercia vuelve impráctico frenar la rueda para detenerla de forma abrupta. Sin embargo, la energía almacenada en el volante de inercia giratorio sigue representando un riesgo para los trabajadores de mantenimiento. El estudio de caso 15.3 demuestra lo que puede hacer la tremenda energía de un volante de inercia giratorio desencadenado.

ESTUDIO DE CASO 15.3

ACCIDENTE CON UN VOLANTE DE INERCIA

Dos empleados estaban reparando una prensa mecánica. La potencia se había desactivado hacía sólo *10 minutos* y ellos colocaron una barra metálica en una muesca en la carcasa exterior del volante de inercia para poder girarlo con la mano. Sin embargo, éste *no se había detenido por completo*. Los hombres perdieron el control de la barra, que voló cruzando el lugar de trabajo y golpeó y mató a otro empleado que estaba observando la operación desde una escalera. (Preámbulo a la Norma de Bloqueo y Marcado de OSHA, 1989).

Los riesgos de la energía almacenada en las máquinas —aunque se hayan apagado— ha llevado al concepto de seguridad conocido como *estado mecánico cero*. Para reducir una máquina a dicho estado, deben relevarse o restringirse las fuentes residuales de energía presentes en la máquina después de haber sido apagada, de manera que se vuelva inofensiva. También debe relevarse la presión, liberar los resortes, bajar o bloquear los contrapesos y detener los volantes de inercia para que no puedan continuar accionando las partes móviles de la máquina. El estado mecánico cero va entonces más allá de sólo bloquear o marcar el interruptor de potencia.

En este momento, el lector debe reconocer que el estado mecánico cero se relaciona con el principio general de falla-seguridad estudiado en el capítulo 3. El hecho de que algunas máquinas puedan retener energía peligrosa en diversas formas después de haber sido apagadas, o después de haber perdido potencia de forma accidental, es un riesgo a considerar al diseñarlas.

Enclavamiento

En contraste con el bloqueo, existe un dispositivo de seguridad llamado *enclavamiento*. Los secadores de ropa modernos detienen su rotación en cuanto se abre la puerta, cumpliendo así con las normas industriales de seguridad para tambores, barriles y contenedores giratorios. Incluso si el tambor está cerrado, su rotación puede representar un riesgo, a menos que se encuentre resguardado por una envolvente. Se especifica un enclavamiento entre la envolvente y el mecanismo de la transmisión para evitar la rotación cuando la envolvente que funciona como guarda no se halla en su lugar.

Una pulidora es una máquina industrial común que utiliza un tambor giratorio para rotar partes metálicas en presencia de un medio pulidor abrasivo para mejorar sus características superficiales. Es posible que las pulidoras que se encuentran en la industria no tengan guardas de envolvente enclavadas y los administradores de seguridad y salud deben revisar estas deficiencias.

Barras de disparo

Con frecuencia, la disposición de la maquinaria grande dificulta la colocación de guardas, pero se pueden proveer barras de disparo que detengan la máquina si el operador cae dentro de la zona de peligro o la traspasa. La mano o el cuerpo del operador desvían la barra que dispara un interruptor. En la figura 15.4 se ilustra una barra de disparo de emergencia en un molino de hule, una máquina muy peligrosa.

En ocasiones no es práctico colocar una barra de disparo para que se active de forma automática cada vez que el trabajador invada la zona de peligro. En estas situaciones, una alternativa es proveer una varilla o un alambre de disparo para que el trabajador tire de ellos para apagar la máquina. En la figura 15.5 se muestran algunos ejemplos. Estos dispositivos merecen un estudio cuidadoso y experimentación para asegurar que los trabajadores pueden alcanzarlos si tienen problemas.

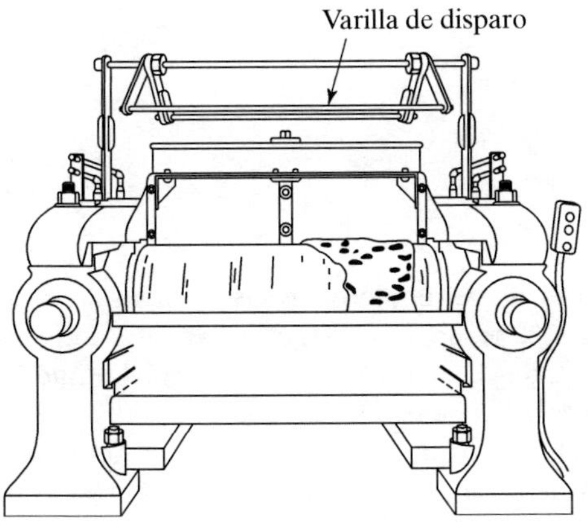

FIGURA 15.4

Barra para el cuerpo, sensible a la presión, en un molino de hule.

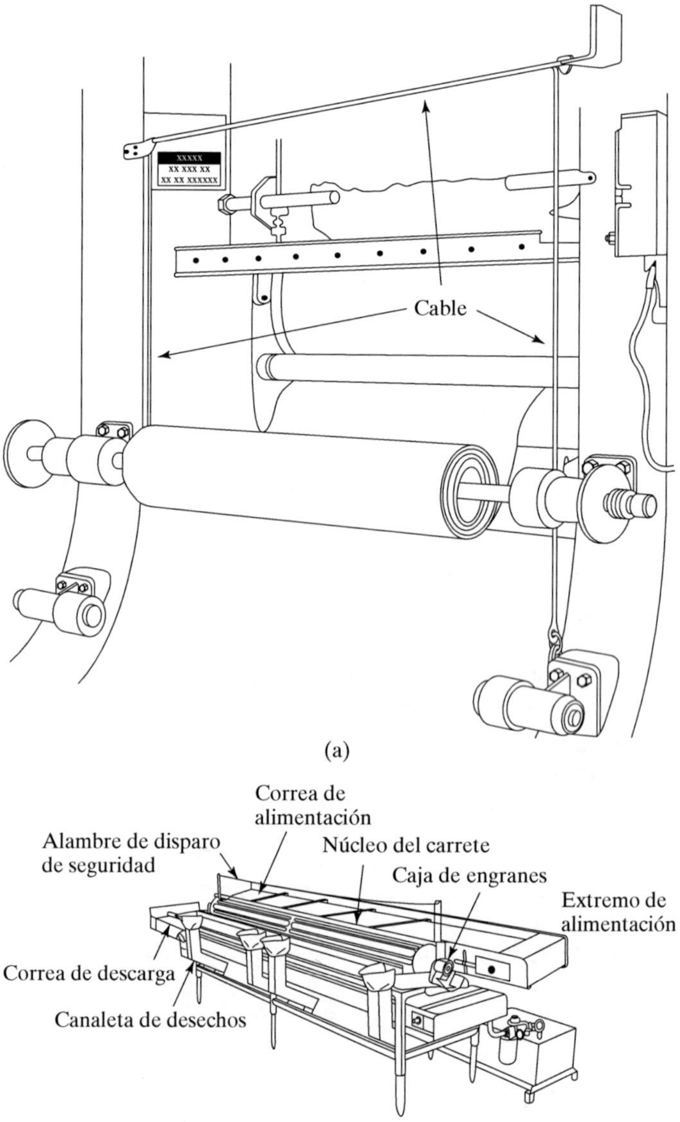

FIGURA 15.5

Varillas y alambres de disparo de seguridad.

Guardas para cuchillas de ventiladores

Una norma muy prominente de seguridad es la que requiere que las cuchillas de ventiladores tengan guardas cuyas aberturas no excedan 1/2 pulgada. Existen literalmente millones de ventiladores que se encuentran distribuidos en todas las industrias alrededor del mundo y muchos de ellos tienen guardas con aberturas mayores a 1/2 pulgada. En general, los diseños de los nuevos ventiladores se construyen de acuerdo con la norma más reciente, pero el problema principal es la readaptación de los viejos ventiladores para que cumplan la norma de la abertura de 1/2 pulgada.

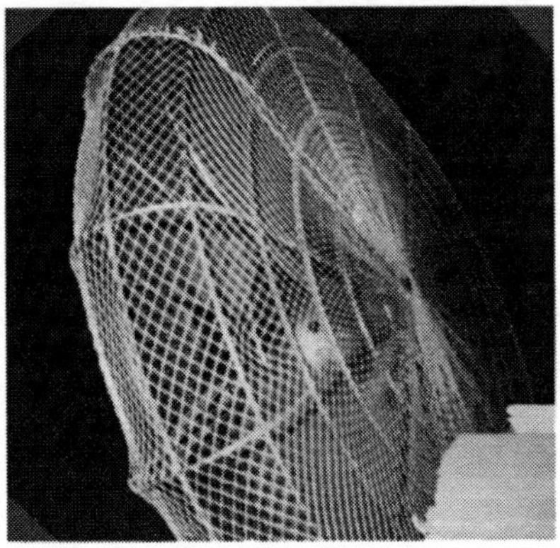

FIGURA 15.6

Guarda de malla de nailon para cuchillas de ventiladores.

Un fabricante emprendedor de equipo de seguridad tuvo la inteligente idea de vender una malla de nailon que podía enrollarse alrededor de la guarda existente —que no cumplía la norma— y después ajustarla con una cinta en la parte trasera (ver figura 15.6). La malla de nailon tenía una medida de 1/2 pulgada, y si se ajustaba bien, mantenía a los trabajadores alejados del peligro. Antes de salir corriendo a comprar estas económicas guardas de malla de nailon, el administrador de seguridad y salud debe darse cuenta de que no son una panacea. Primero que nada, la malla de nailon, o cualquier guarda de dicho material reduce la eficiencia del ventilador. Además, cualquier ventilador acumularía aceite y pelusa en la superficie de sus cuchillas y en la guarda. Parece que la malla de nailon es más susceptible a acumular aceite y pelusa que la guarda metálica, generando una molestia para mantenimiento, que debe mantener limpia la guarda, o produciendo un deterioro gradual de la eficacia del ventilador.

Para lidiar con el dilema de la guarda para las cuchillas de ventiladores, están comenzando a aparecer en el mercado muchas innovadoras guardas y diseños de cuchillas de ventilador. Algunas de ellas son removibles para facilitar su lavado y algunos ventiladores con cuchillas pequeñas de plástico no tienen guardas. Un ventilador de peso muy ligero con cuchillas de plástico, accionado por un motor pequeño no presenta riesgos para el personal. Sin algún tipo de guarda, el incremento de eficiencia puede tolerar muy bien la baja potencia del motor de este tipo de ventiladores.

Anclaje de máquinas

Otra norma sobre guardas para máquinas que genera problemas es la regla de anclar la maquinaria fija al piso para evitar que "camine", o se mueva. Este anclaje es un requisito para todas las máquinas *diseñadas para una ubicación fija*. Las máquinas que tienen movimientos reciprocantes, como las prensas, tienen la tendencia a "caminar", a menos que se anclen de forma segura. Por ejemplo, los taladros de banco y los esmeriles de banco pueden resultar peligrosos si no se anclan.

Una interpretación de la frase "diseñadas para una ubicación fija" es cualquier máquina que tenga orificios para montaje en las patas o en las bases de éstas. Es cierto que dichos orificios tienen el propósito de anclar las máquinas, pero su mera presencia no constituye una prueba de que la máquina deba anclarse. Los orificios de montaje podrían ser simplemente una característica conveniente para facilitar el embarque, o para permitir montar la máquina a discreción del usuario por cualquier razón, como para propósitos de asegurar la propiedad, en lugar de tener la función de cuidar la seguridad de los usuarios.

SALVAGUARDAR EL PUNTO DE OPERACIÓN

Las estadísticas sobre lesiones atestiguan el hecho de que en general el punto de operación es la parte más peligrosa de las máquinas. En algunas, el punto de operación es tan peligroso, que se requiere algún tipo de salvaguarda para cada configuración; las prensas mecánicas son un ejemplo de ello. Al guiarse con las reglas específicas para las prensas mecánicas, el administrador de seguridad y salud puede extender los principios a otras máquinas, porque la mayoría de los métodos de salvaguarda especificados también funcionan para otras máquinas.

A continuación se ofrece una clasificación general de los métodos de salvaguarda del punto de operación mediante guardas y dispositivos:

1. Guardas
  a) Protección de dados.
  b) Barreras fijas.
  c) Barreras enclavadas.
  d) Barreras ajustables.

2. Dispositivos
  a) Compuertas.
  b) Dispositivos detectores de presencia.
  c) Retiradores de manos.
  d) Barredores (ya no se aceptan para prensas mecánicas).
  e) Retenedores.
  f) Controles de dos manos.
  g) Disparos de dos manos.

El lector notará que en ningún lugar de esta lista aparecen herramientas de mano, como las pinzas. Las herramientas de mano (ver figura 15.7) son útiles para eliminar la *necesidad* de los operadores de meter las manos en la zona de peligro, pero debe enfatizarse que *no* tienen la cualidad de las guardas o de los dispositivos para resguardar el punto de operación.

Guardas

La función de una guarda evidentemente es mantener al trabajador fuera del área de peligro, pero muchas de ellas no tienen éxito en dicha función. Algunas sólo cubren parte del área de peligro alrededor del punto de operación, pero esto puede resultar riesgoso. Existen demasiados trabajadores que evitarán el propósito de la guarda pasando a través, por arriba, por abajo o alrededor de ella, exponiéndose quizá a un riesgo mayor que si la guarda no existiera. Desde luego, cada guarda tiene que ser removible entre cada trabajo para propósitos de mantenimiento o de configuración, pero incluso esto debe considerarse como inconveniente, o los operadores liberarán la guarda para quitarla de su camino. No deben utilizarse tuercas con orejas o dispositivos de liberación rápida para asegurar las guardas. Son mejores las tuercas y los pernos, pero incluso mejores que las tuercas y pernos ordinarios son los sujetadores de cabeza hueca, como los tornillos tipo Allen.

La mayoría de las guardas son metálicas y los diseños populares utilizan metal expandido, hojas metálicas, metal perforado, o malla de alambre como material de relleno. Se necesita un marco seguro para mantener la integridad estructural de la guarda. Cuando un tablero de guarda tiene más de 12 pies cuadrados, se pone en riesgo su rigidez y se necesitan componentes adicionales de soporte. Muchos tipos de malla ordinaria de alambre no son adecuados, porque

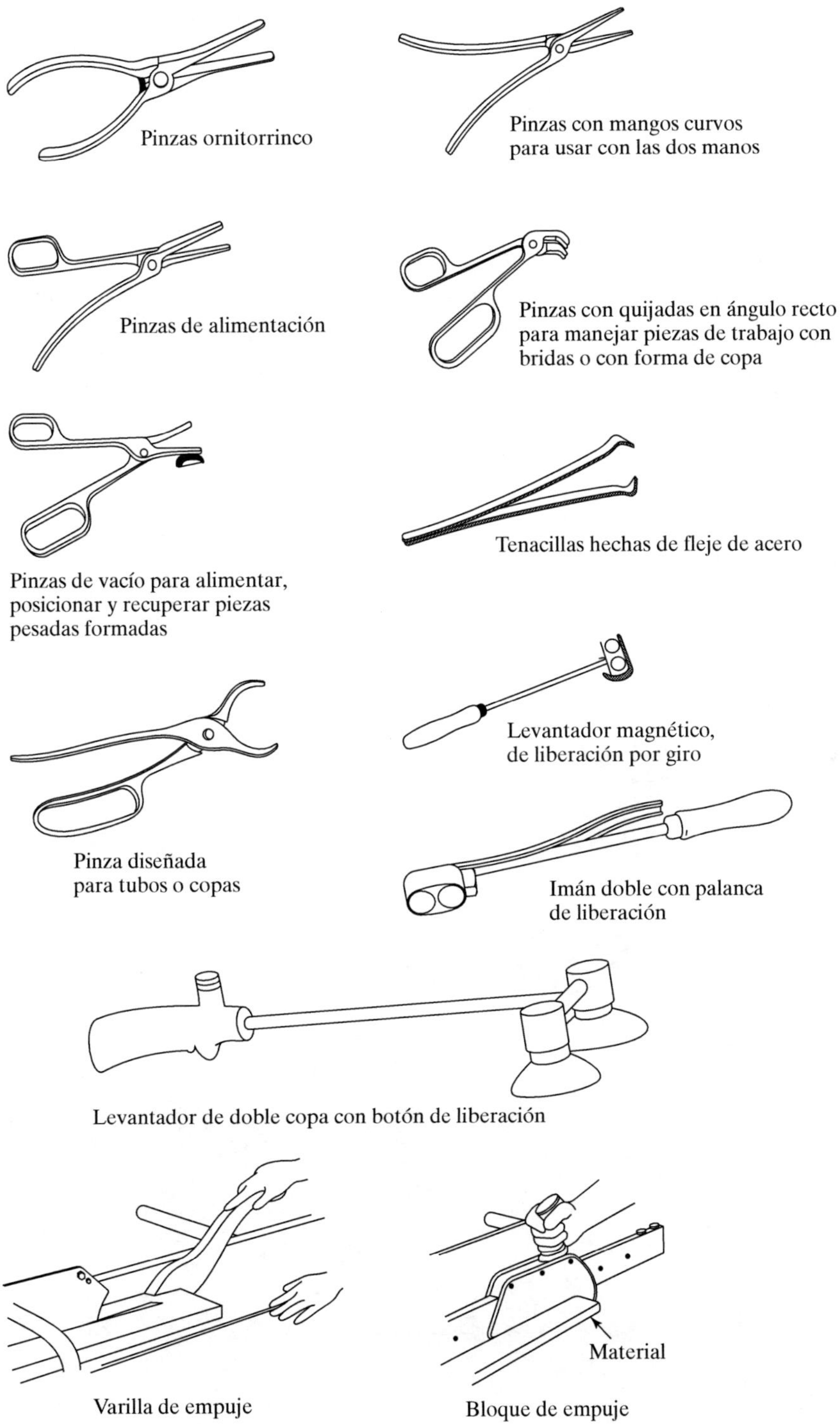

FIGURA 15.7

Las herramientas de mano ayudan, pero no sustituyen, la función de resguardar el punto de operación.

los alambres no son seguros en los puntos en que se cruzan. La malla ordinaria para ventanas se encuentra dentro de esta categoría, la malla galvanizada es mejor, como lo son algunos tipos que se encuentran soldados en los puntos de cruce.

Un principio de guardas para máquinas que se ha tomado prestado de la norma para las prensas mecánicas es el tamaño de la máxima abertura permisible. Si nos fijamos en la anatomía humana, llegamos a la conclusión de cuanto más nos alejemos de la zona de peligro, mayores pueden ser las aberturas en la guarda sin que generen algún problema. Si la guarda se encuentra a un brazo de distancia de la zona de peligro, podría no ser peligrosa una abertura de varias pulgadas; sin embargo, si se encuentra inmediatamente adyacente a la zona de peligro, ninguna abertura debería de ser lo suficientemente grande como para permitir que pase un dedo. En la tabla 15.1 se especifican los tamaños de las aberturas para guardas normales. La figura 15.8 ilustra el principio que rige las aberturas estándar. Algunas compañías han provisto un simple calibrador de guardas pasa/no pasa (ver figura 15.9): inserte el punto del calibrador en la guarda. Si el calibrador llega a la zona de peligro, la abertura de la guarda es muy grande.

TABLA 15.1 Especificaciones de OSHA para el máximo tamaño permisible de abertura en guardas contra la distancia desde el punto de operación

Distancia desde el riesgo del punto de operación hasta la abertura (pulg.)	Ancho máximo de la abertura (pulg.)
$\frac{1}{2} - 1\frac{1}{2}$	$\frac{1}{4}$
$1\frac{1}{2} - 2\frac{1}{2}$	$\frac{3}{8}$
$2\frac{1}{2} - 3\frac{1}{2}$	$\frac{1}{2}$
$3\frac{1}{2} - 5\frac{1}{2}$	$\frac{5}{8}$
$5\frac{1}{2} - 6\frac{1}{2}$	$\frac{3}{4}$
$6\frac{1}{2} - 7\frac{1}{2}$	$\frac{7}{8}$
$7\frac{1}{2} - 12\frac{1}{2}$	$1\frac{1}{4}$
$12\frac{1}{2} - 15\frac{1}{2}$	$1\frac{1}{2}$
$15\frac{1}{2} - 17\frac{1}{2}$	$1\frac{7}{8}$
$17\frac{1}{2} - 31\frac{1}{2}$	$2\frac{1}{8}$

Fuente: Norma OSHA 1910.217, Tabla 0-10.

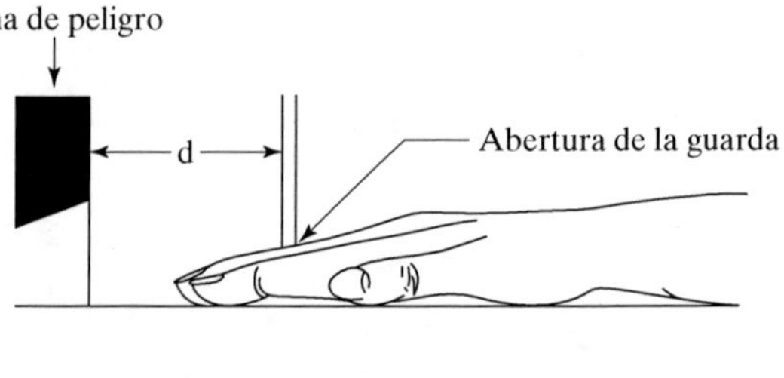

FIGURA 15.8

La abertura máxima permisible de la guarda debe depender de la distancia que haya a la zona de peligro.

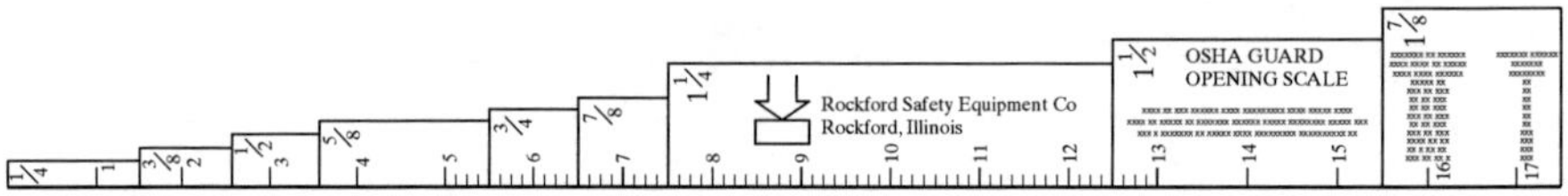

FIGURA 15.9

Calibrador del tamaño de la abertura de las guardas.

Algunas guardas tienen el problema de la visibilidad a través de ellas. Una vieja práctica era pintar de anaranjado todas las guardas. Sin embargo, el anaranjado brillante dificulta ver el punto de operación de la máquina a través de la guarda; el negro es un color más adecuado para guardas para punto de operación. Un material transparente sería incluso mejor que el color negro.

En la figura 15.10 se puede ver un ejemplo de este tipo de guarda para máquina. La guarda está compuesta de un tubular cuadrado, con una barrera plástica transparente. Dicha barrera permite plena visibilidad al operador, pero resguarda el punto de operación.

Protección de dados

Las prensas de troquelado y máquinas similares tienen parejas de dados que se cierran uno sobre otro para actuar como el punto de operación. El espacio entre el dado superior y el inferior es el área de peligro y la protección de dados está diseñada para confinar sólo esta pequeña área. La ventaja sobre los otros tipos de guardas es que la protección de dados es pequeña, pero aun así no es la más popular. Ya que los dados varían con amplitud en forma y tamaño, la guarda de protección de dados debe fabricarse fundamentalmente a la medida, para que se ajuste al

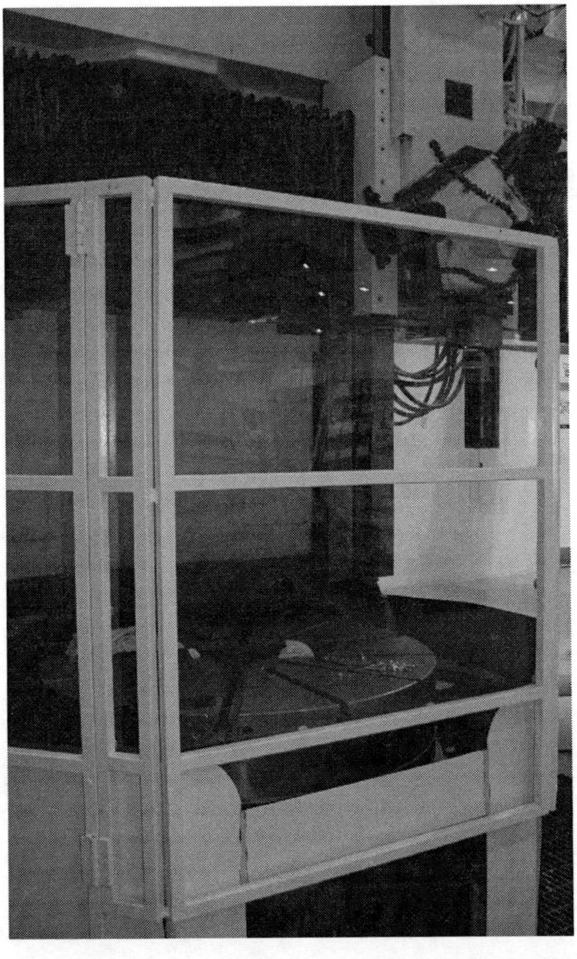

FIGURA 15.10

Guarda transparente para máquina (*cortesía:* Pratt & Whitney).

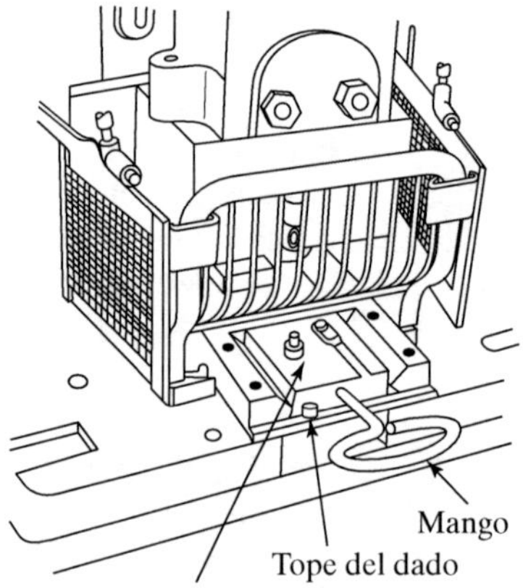

FIGURA 15.11

Guarda de protección de dado con corredera utilizada en la alimentación.

dado, o cuando menos, a la zapata del dado que actúa como base para sostenerlo. Otra desventaja es que la guarda de protección de dados se encuentra básicamente en el punto de operación, lo que no permite flexibilidad en el tamaño de la malla de la guarda o en el espaciamiento de la rejilla. El tamaño máximo permisible de la abertura en este punto es de 1/4 de pulgada, y esto tal vez limite la visibilidad. En la figura 15.11 se ilustra una guarda de protección de dados.

Barreras fijas

La *guarda de barrera fija* es un término general para una amplia variedad de guardas que se pueden sujetar al marco de la máquina. En la figura 15.12 se muestra un ejemplo de este tipo, pero recuerde que no existe un estilo o forma precisos para dichas guardas. Incluso la malla o el espaciamiento entre las barras es variable, dependiendo de la distancia de la guarda al punto de operación (ver tabla 15.1). Las guardas grandes de barrera fija pueden permitir grandes distancias entre la guarda y el punto de operación y una malla más abierta para resguardar el material.

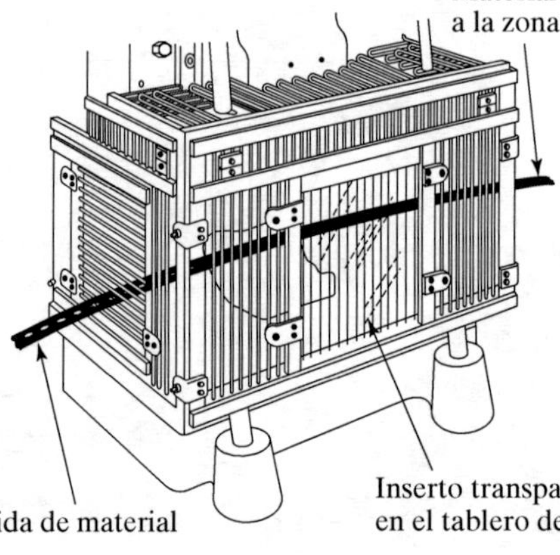

FIGURA 15.12

Guarda de barrera fija.

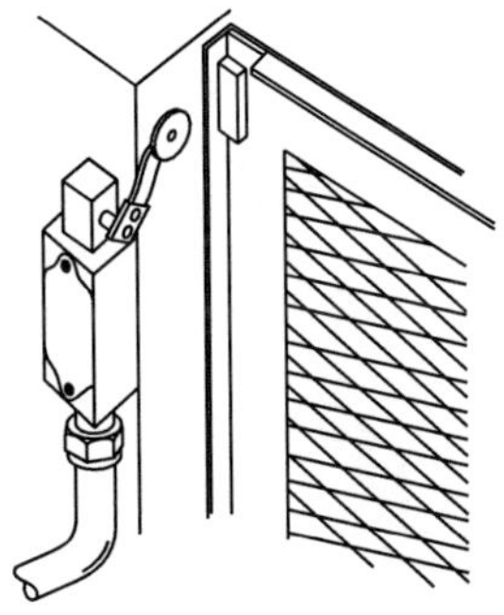

FIGURA 15.13
Guarda de barrera enclavada.

Barreras enclavadas

La guarda de barrera enclavada que se muestra en la figura 15.13 es más sofisticada. Un enclavamiento, por lo general eléctrico, incapacita al mecanismo actuador cada vez que se abre la guarda. Sin embargo, no se requiere el enclavamiento para detener la máquina si ésta ya se ha disparado y por lo general esto proporciona una protección inadecuada al operador que trata de alimentar manualmente la máquina. Si resulta tan fácil abrir y cerrar la barrera como para permitir que el operador la abra y entre en ella cuando la máquina está en movimiento, la barrera enclavada no está haciendo el trabajo para el cual se creó. En lugar de guarda, a dicho arreglo debería llamársele de forma más apropiada compuerta, un dispositivo que se discutirá más tarde.

Barreras ajustables

Los fabricantes de guardas han encontrado algunas formas inteligentes de ajustarlas para aplicaciones individuales durante la configuración. A diferencia de la guarda de barrera fija, el ajuste es temporal y posteriormente la misma guarda se puede modificar para una configuración diferente. El truco de las barreras ajustables es lograr que su ajuste sea muy sencillo para que sea práctico, pero no tan fácil como para tentar a una persona no autorizada a bloquearla o a tener acceso a través de ella. En la figura 15.14 se muestra un tipo de guarda de barrera ajustable.

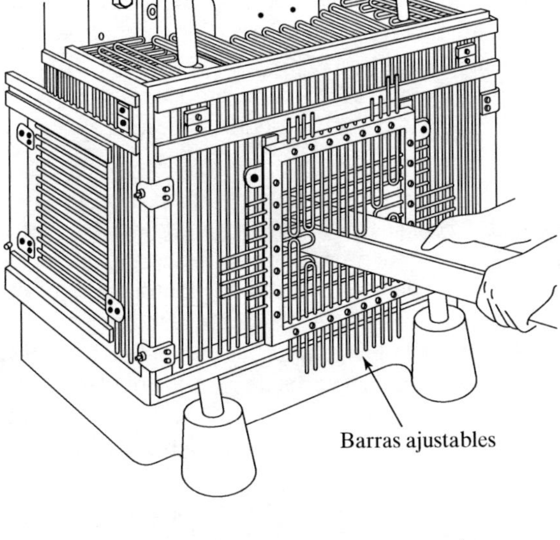

FIGURA 15.14
Guarda de barrera ajustable.

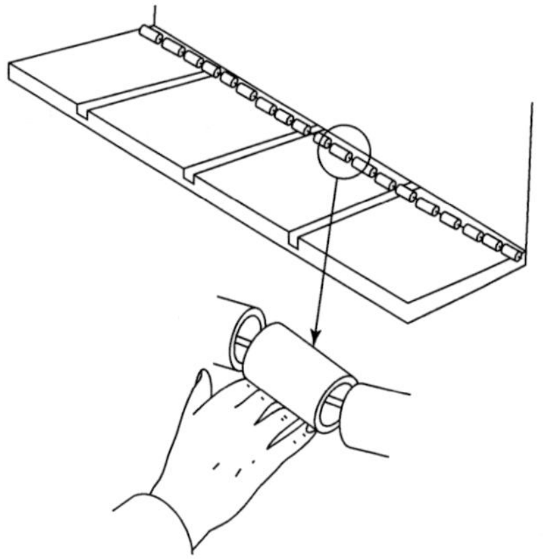

FIGURA 15.15

Barrera de advertencia instalada en una cizalla.

Barreras de advertencia

Algunas personas confunden el término *guarda de barrera ajustable* con el término *barrera de advertencia.* Una barrera de advertencia (figura 15.15) no se reconoce como guarda y no cumple los criterios de las guardas, de mantener las manos o los dedos del operador fuera de la zona de peligro. Aunque la barrera de advertencia no es propiamente una guarda, proporciona un recordatorio de que las manos se encuentran en peligro. En el estilo que se muestra en la figura, unos anillos o cilindros metálicos descansan sobre la mesa y se levantan cuando los dedos del operador están muy cerca del peligro. En este punto el operador podría adentrarse más en la máquina —lo que podría provocarle una lesión—, pero la capacitación y el buen juicio deberían inhibirlo de emprender dicha acción. El contacto con la barrera de advertencia debería de ser una indicación para retirar las manos de inmediato. La eficacia de las barreras de advertencia aún es dudosa, ya que algunos creen que una simple medida disuasiva no es suficiente para proteger al operador. Una complicación adicional es que la barrera de advertencia puede ocultar a la vista el verdadero riesgo. Muchos operadores creen que la visibilidad del punto real de operación no sólo es cuestión de conveniencia, sino también de seguridad.

Algunas veces, el término *barrera de advertencia* también se utiliza para describir una simple cuerda o cadena suspendida frente a la zona de peligro, quizá con un letrero colgante en ella para advertir al personal que se mantenga alejado. Un ejemplo es la parte posterior de una cizalla de metales, como se muestra en la figura 15.16. La cadena no asegura que el personal se mantendrá fuera del punto de operación o zona de peligro, pero advierte a los empleados del riesgo.

Guardas de plantilla de guía

El diseño de las guardas de plantilla de guía es parte de la ingeniería de la operación de manufactura. La guarda tiene la función de proteger al operador y de facilitar la operación para aumentar la productividad. No existe alguna norma para las guardas de plantilla, porque éstas están diseñadas para ajustarse a la pieza individual de trabajo y mantenerla en su posición mientras la máquina efectúa el corte u otra operación. Por lo general, las guardas de plantilla se mueven junto con el trabajo cuando se realiza la operación. La guarda de plantilla que aparece en la figura 15.17 se utiliza para producir muescas en los miembros transversales en la manufactura de tarimas de cuatro vías. Esta ingeniosa guarda mantiene cubierta todo el tiempo la hoja de la sierra circular de mesa, ya sea por la guarda entre cortes, o por la propia pieza de trabajo durante el corte.

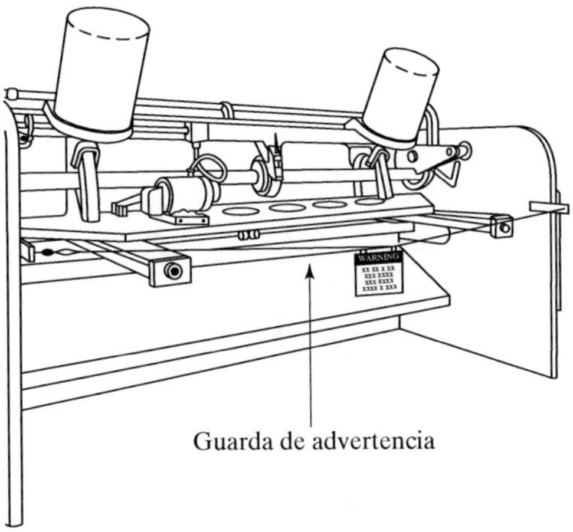

FIGURA 15.16

Vista posterior de una cizalla mecánica.

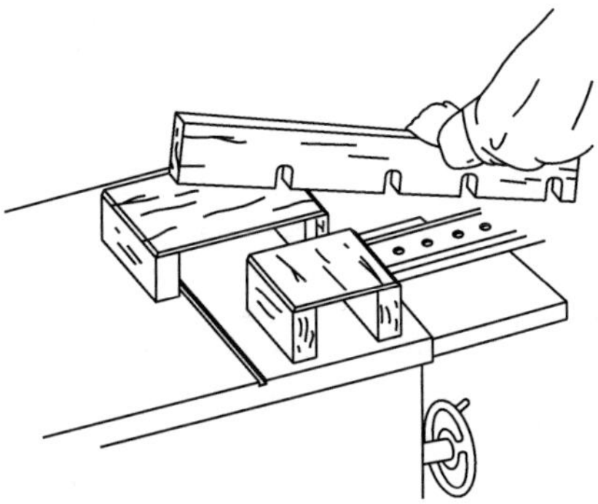

FIGURA 15.17

Guarda de plantilla de guía para hacer muescas en miembros transversales de una tarima de embarque de cuatro vías (Idea acreditada al Occupational Center of Central Kansas, Inc.).

Las guardas del punto de operación son excelentes cuando la máquina se puede alimentar con eficacia por medios automáticos o a través de una guarda de ventana sin que el operador tenga que entrar a la zona de peligro. Sin embargo, la única manera viable de alimentar algunas máquinas es con la mano, y algunas de éstas son muy peligrosas. El ejemplo de este tipo de máquinas es la prensa, que se comentará a continuación. La única forma de asegurar la protección del operador cuando alimenta con las manos estas peligrosas máquinas es utilizar algún tipo de *dispositivo* que mantenga las manos del operador fuera de la zona de peligro mientras la máquina realiza su ciclo y hace su trabajo. Se han desarrollado algunos dispositivos ingeniosos para este propósito, como se verá en la siguiente sección.

PRENSAS

Las prensas troqueladoras son, al mismo tiempo, una de las máquinas de producción inherentemente más peligrosas y más útiles en la industria. Las prensas son a las que se aplica de forma ideal el epítome de "máquinas de producción en masa" cuando se requieren grandes volúmenes de productos idénticos. La producción en masa depende de la manufactura intercambiable, que a su vez requiere de máquinas que produzcan partes de manera sucesiva y que sean fundamentalmente idénticas. Las prensas están más que calificadas para dicha tarea.

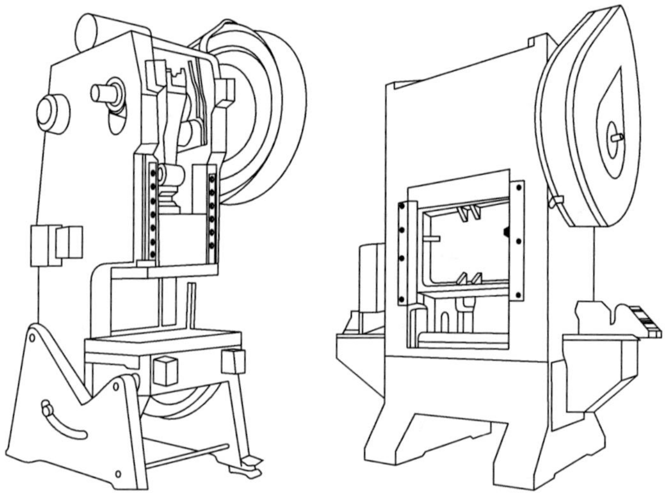

FIGURA 15.18

Prensas comunes: (a) modelo de parte trasera abierta basculante (OBI), (b) modelo de lados rectos.

En la figura 15.18 se ilustran dos modelos populares de prensas. El término *prensas* es en realidad un término general que comprende los modelos hidráulicos y las prensas de forja, además de las populares prensas troqueladoras mecánicas. La característica sobresaliente de una prensa es el juego de dados coincidentes que se cierran uno sobre otro para cortar, dar forma, o ensamblar materiales, o para realizar una combinación de estas operaciones en una o más carreras. Las características más sutiles de las prensas —como los métodos de transmisión de potencia o de control de la carrera— son determinantes importantes de las guardas permisibles. El objetivo de las normas más restrictivas para prensas son los modelos mecánicos, accionados por volantes de inercia.

Riesgos de las prensas

Existen, desde luego, razones por las que se asigna tanta importancia a salvaguardar el punto de operación de las prensas. El registro de lesiones por prensas no es bueno. Una estimación de Ryan en 1987 indicó que en Estados Unidos ocurrían aproximadamente 2000 amputaciones relacionadas con el trabajo en operadores de prensas cada año (Ryan, 1987). Cuando alimenta la prensa con la mano, el operador se acerca al peligro cada vez que los dados se cierran, y esto sucede miles y miles de veces durante la vida laboral de un operador de prensa. Por un descuido, en una fracción de segundo se amputaría un dedo o una mano. En la primera mitad del siglo veinte, estos accidentes eran muy comunes. Poco antes de la Segunda Guerra Mundial surgió la conciencia de que incluso un operador cuidadoso podría ser víctima de las prensas, por lo que se iniciaron esfuerzos para eliminar el riesgo.

Para entender la naturaleza e importancia del riesgo de las prensas es necesario estudiar la interacción entre el ser humano y la máquina. En una configuración de alimentación manual,

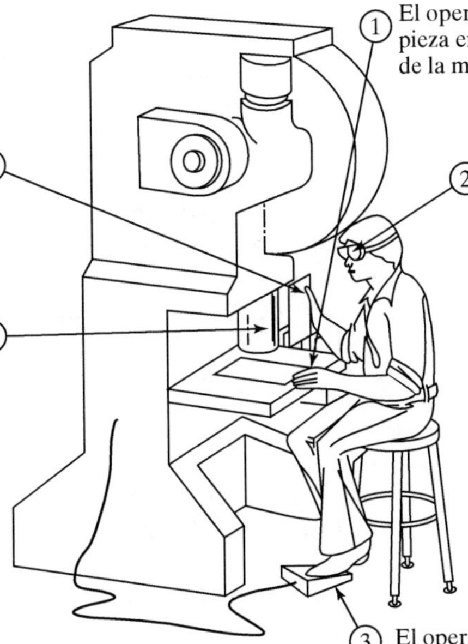

FIGURA 15.19

Secuencia de operaciones de un ciclo de una prensa (sin guardas).

la prensa y el operador alternan acciones a un ritmo que se repite cada pocos segundos, y algunas operaciones de prensas de banco pueden realizar un ciclo en una fracción de segundo. En la figura 15.19 se ilustra la secuencia de acciones en un ciclo característico de una prensa, empleando la alimentación manual sin guardas. Los incentivos de producción estimulan al operador para trabajar a mayor velocidad cada vez. El operador aprende a desarrollar su habilidad conforme el ritmo del movimiento de la prensa. El sonido del mecanismo de disparo de la prensa, los dados que se cierran y otros movimientos se pueden volver indicios para el operador para realizar movimientos con la mano o con el pie. El proceso comprende la coordinación ojo-mano-pie en cada ciclo. Es fácil visualizar los riesgos comprendidos en cientos de miles de ciclos repetitivos.

Una de las mayores causas de accidentes con las prensas es cuando el operador intenta reajustar una pieza de trabajo desalineada en el dado. La motivación es muy poderosa para dar marcha atrás y corregir el error, aunque ya se haya accionado el ariete. Si el operador permite que persista el error, la pieza desalineada puede causar estragos cuando se cierren los dados. Cuando menos, se arruinará la pieza de trabajo, sin embargo, lo más probable es que se rompan o dañen los costosos dados. Una pieza de trabajo desalineada puede causar un daño de varios miles de dólares a los dados o a la propia prensa. Sin embargo —incluso peor— la pieza desalineada o los dados se pueden fragmentar cuando se cierren éstos últimos, provocando lesiones al operador debido a las piezas metálicas lanzadas. Entonces, no hay duda de que el operador tiene una poderosa urgencia para dar marcha atrás y corregir una pieza de trabajo desalineada. El operador observará el error e introducirá la mano, aunque quizá para entonces ya haya oprimido el pedal con el pie para accionar la prensa.

La naturaleza —de alguna manera insidiosa— de los riesgos de las prensas motivó a los redactores de las normas para iniciar una política de "ninguna mano en los dados". La teoría era que podían utilizarse pinzas u otras herramientas y dispositivos para alimentar las piezas de trabajo, eliminando la necesidad de que el trabajador pusiera sus manos en la zona de peligro. Además, las guardas de prensas o los dispositivos de seguridad debían evitar que los operadores colocaran sus manos o dedos en la zona de peligro —aunque lo intentaran—, cuando se cerraran los dados.

La teoría funcionó para muchos puestos de trabajo pero algunas aplicaciones presentaban problemas específicos de alimentación que desafiaban la solución del método de "ninguna mano en los dados". Se hizo evidente que la industria del troquelado de metales no podría cumplir con una regla rígida de "manos fuera de las matrices" en todas las situaciones y el soporte de la teoría comenzó a derrumbarse. En su lugar, se establecieron nuevas reglas para asegurar la confiabilidad de los dispositivos de salvaguarda para proteger a los operadores en el punto de operación.

Diseños de las prensas

Para entender las reglas de salvaguarda de las prensas —de alguna manera complicadas—, es necesario examinar los fundamentos de la forma en que éstas trabajan. La mayoría de ellas son de accionamiento mecánico, aunque existe un gran número de modelos de accionamiento hidráulico, generalmente reconocibles por la presencia de un cilindro hidráulico grande sobre el ariete. Por lo común, el cilindro se parece a los grandes cilindros de levantamiento de las estaciones de servicio automotriz. Las prensas hidráulicas se han excluido de forma explícita de la cobertura de las normas para las prensas mecánicas, al igual que las prensas neumáticas, los aplicadores de fijación y las prensas que trabajan con metales calientes, *incluso si tienen accionamiento mecánico*. También se excluye la prensa de cortina, una prensa mecánica con una cama larga (ver de nuevo la figura 15.2) que se utiliza para doblar hojas metálicas. Las cizallas —debido a que emplean hojas en lugar de dados— no están consideradas dentro de la definición de prensas mecánicas.

La forma más sencilla de distinguir una prensa mecánica de otros tipos es por la presencia de un volante de inercia grande y pesado que, al girar, porta la energía que se imparte al ariete cuando se acciona la prensa. *Por lo general*, el volante de inercia se monta en un costado de la prensa, cerca de la parte superior, como se muestra en las prensas comunes de la figura 15.18.

Una de las características más importantes es si la prensa es del tipo de *revolución completa* o de *revolución parcial*. Esto se refiere al método de embrague o desembrague del volante de inercia para entregar la potencia al ariete. Los tipos de revolución completa tienen un embrague positivo que no se puede romper hasta que el cigüeñal y el volante de inercia dan una revolución completa de manera simultánea. Durante esta revolución el ariete de la prensa puede bajar, cerrar los dados y después reabrirlos, y el ariete regresa a su posición superior en espera de otro ciclo. Al final de la revolución, el volante de inercia se desembraga y gira con libertad al amparo de la potencia del motor.

De forma característica, la máquina de revolución parcial tiene un embrague de fricción que se puede desconectar en cualquier momento durante el ciclo de la prensa. Se utiliza aire comprimido para embragar o desconectar el embrague de forma instantánea, a discreción del operador. Al desactivar el embrague se aplica un freno que detiene el ariete de forma instantánea, o casi instantánea. Es fácil ver la ventaja de poder interrumpir la carrera de la prensa en cualquier punto durante el ciclo, pero las ventajas de la revolución parcial no paran ahí. El embrague instantáneo también es valioso porque hace que la prensa efectúe ciclos rápidos una vez embragada, dando menos tiempo para que el operador se meta en problemas al introducirse en el punto de operación en el último momento.

El administrador de seguridad y salud debe conocer cuáles prensas son de revolución completa y cuáles de revolución parcial, para saber cómo equipar la prensa con el equipo de seguridad apropiado. Se han gastado miles de dólares de manera absurda comprando equipo de seguridad equivocado para las prensas. Una forma de obtener una idea aproximada de si la prensa es de revolución completa o no, es la edad de la misma. La mayoría de las prensas —e invariablemente las más viejas— son de revolución completa, a menos que hayan sufrido un proceso de renovación. No es incidental que la edad promedio de las prensas mecánicas en Estados Unidos haya aumentado de forma creciente. Las estadísticas sugieren que aproximadamente la mitad de todas las prensas en dicho país tienen más de 20 años de edad.

Ya que las prensas de revolución parcial emplean un embrague de fricción, con frecuencia la carcasa del volante de inercia tiene un abultamiento para alojar el embrague, como se muestra en la figura 15.20. Dicho embrague se acciona de manera neumática y por lo general esto significa que se puede ver una línea extra en el exterior de la cubierta del volante de inercia que va al centro, como se muestra en la figura. Las máquinas de revolución completa también pueden tener una pequeña línea que va fuera de la carcasa del volante de inercia, pero se trata de una línea de aceite para propósitos de lubricación. Ninguno de estos criterios para distinguir máquinas es 100% confiable, por lo que sólo deben utilizarse como medio preliminar de selección de posibles puntos con problemas. Se puede consultar a los ingenieros de las prensas o al representante del fabricante del equipo para llegar a una determinación apropiada.

Salvaguarda del punto de operación

Una vez que se haya determinado si una prensa es una unidad de revolución completa o parcial, el administrador de seguridad y salud, o el ingeniero, puede proceder a determinar los medios más eficaces de salvaguardar su zona más peligrosa: el punto de operación. Existen al menos 10 métodos reconocidos de salvaguarda de las prensas mecánicas, pero la aceptabilidad de cada uno de ellos depende de la configuración de la prensa y del método de alimentación. Los diver-

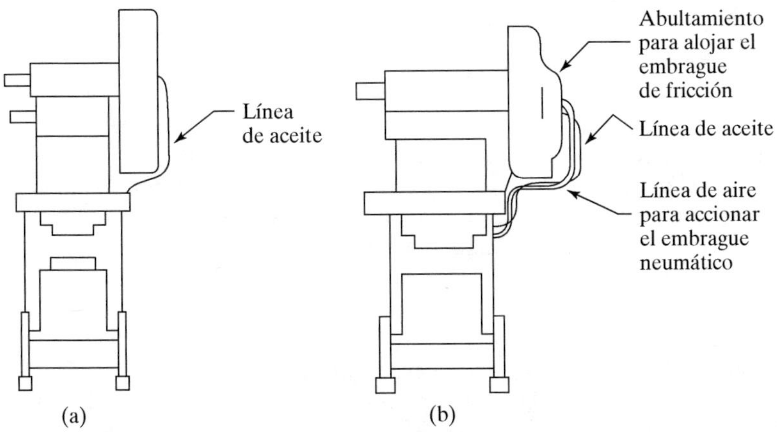

FIGURA 15.20

Máquinas de revolución completa y parcial: (a) revolución completa; (b) revolución parcial.

sos métodos de salvaguarda se pueden dividir en las siguientes cuatro categorías, clasificadas de acuerdo con el grado de seguridad:

1. Métodos que prohíben al operador entrar a la zona de peligro.
2. Métodos que prohíben al operador entrar a la zona de peligro cada vez que el ariete está en movimiento.
3. Métodos que prohíben al operador entrar a la zona de peligro cuando los dados se están cerrando.
4. Métodos que no prohíben al operador entrar a la zona de peligro, pero que detienen el ariete antes que éste pueda alcanzarlo.

Para las prensas de revolución completa sólo se puede confiar en las categorías 1 y 2. Se permiten algunos métodos de la categoría 3 para las prensas de revolución completa, pero con la categoría 3, existe la exposición al riesgo de que la prensa "repita". Hasta el momento no se ha encontrado algún mecanismo contra la repetición que asegure absolutamente que la prensa de revolución completa no repetirá una carrera adicional no deseada. Estas carreras de repetición constituyen una posibilidad aterradora, pero afortunadamente, en años recientes esa posibilidad se ha reducido de manera significativa. Si recordamos que es probable que aproximadamente la mitad de las prensas tengan más de 20 años de uso, la amenaza de repeticiones es algo que aún debe considerarse.

OSHA permite los métodos de la categoría 4 de salvaguarda sólo para las prensas de revolución parcial, y es en este punto en el que muchos administradores de seguridad y salud se equivocan. Debe ser evidente que cualquier método que dependa de detener el ariete para proteger al operador debe instalarse sólo en las prensas de revolución parcial. Por definición, las prensas de revolución completa no se pueden detener. No obstante, es sorprendente cuántos dispositivos de la categoría 4 se han visto en la industria instalados en prensas de revolución completa. Es verdad que dichos dispositivos pueden lograr alguna protección en las prensas de revolución completa, al bloquear el mecanismo de disparo cuando el operador se encuentra en la zona de peligro. Sin embargo, una vez que la prensa se ha disparado, estos dispositivos no pueden detener el ariete.

Guardas para prensas

En la sección anterior sobre guardas se describieron tipos de guardas para uso en las máquinas en general. Cuatro de estos tipos: protección de dados, barreras fijas, barreras enclavadas y barreras ajustables, son aceptables en las prensas mecánicas. Ciertamente, la guarda de protección de dados se utiliza casi exclusivamente en las prensas mecánicas, aunque no es tan popular como algunos de los otros tipos. La guarda de barrera fija es un método muy popular de salvaguardar prensas que emplean alimentación automática de bobinas de material en cinta y eyección automática de partes terminadas. La guarda de barrera enclavada para prensa no se permite para alimentación manual, pero se puede utilizar un *dispositivo* de compuerta (no una guarda). De hecho, *ninguno* de los cuatro tipos de guardas se permite en la alimentación manual de las prensas (poniendo las manos en las matrices) porque por definición, una guarda de prensa "debe evitar la entrada de las manos o los dedos en el punto de operación pasando a través, por arriba, por abajo o alrededor de la guarda".

Con una sola excepción, debe instalarse una guarda o algún tipo de dispositivo de salvaguarda para el punto de operación de *todas* las prensas mecánicas. Esta excepción es cuando la posición totalmente abierta del ariete produce una separación entre las matrices de menos de

1/4 de pulgada, demasiado pequeña para permitir la entrada de los dedos (ver tabla 15.1) y por tanto demasiado pequeña para constituir un riesgo. Sin embargo, en todas las demás prensas mecánicas, incluso los modelos de alimentación automática o las configuraciones para alimentación con robot, se requiere de guardas en el punto de operación. Incluso con la alimentación automática puede ocurrir un accidente si el trabajador que atiende la configuración automática intenta ajustar una pieza de trabajo durante la operación.

Ya hemos establecido que no se pueden utilizar las guardas en donde el operador alimenta la prensa colocando su mano sobre el dado. También hemos establecido que se requiere que virtualmente todas las prensas mecánicas tengan salvaguardas en el punto de operación. ¿Esto vuelve ilegal la alimentación manual? La respuesta es no, y la clave es la diferencia entre los términos *guarda* y *salvaguarda*. La *salvaguarda* es un término más general y comprende una variedad de dispositivos mecánicos y electromecánicos que protegen al operador cuando se utiliza la alimentación manual. Las normas son específicas acerca de qué dispositivos se pueden utilizar, con qué tipos de máquinas y configuraciones apropiadas. Ahora consideraremos cada una de dichas configuraciones para los dispositivos de las prensas mecánicas

Compuertas

Las compuertas lucen de alguna manera igual que una guarda (ver figura 15.21), pero son diferentes porque abren y cierran con cada ciclo de la máquina. En contraste con las guardas de barrera enclavada, las compuertas se *pueden* utilizar para alimentación manual. Las compuertas se utilizan de forma casi exclusiva en las prensas mecánicas.

Existen dos tipos de compuertas: las tipo A y las tipo B. La *compuerta tipo A* es la más segura de las dos, porque cierra antes de que se inicie la carrera del ariete y *permanece cerrada* hasta que ha cesado todo movimiento del ariete. Las *compuertas tipo B* son iguales, excepto que permanecen cerradas sólo lo suficiente para evitar que el operador se introduzca en ella durante la más peligrosa carrera hacia abajo del ariete. Aunque la carrera hacia arriba es menos peligrosa, aun existe el riesgo de repeticiones cuando el operador entra en la zona de peligro durante la carrera hacia arriba. Las compuertas tipo B no están prohibidas para las máquinas con embrague de revolución completa, pero la tendencia ocasional de estas máquinas a repetir es algo que se debe tener en cuenta, y las compuertas tipo B no se recomiendan para las prensas con embragues de revolución completa.

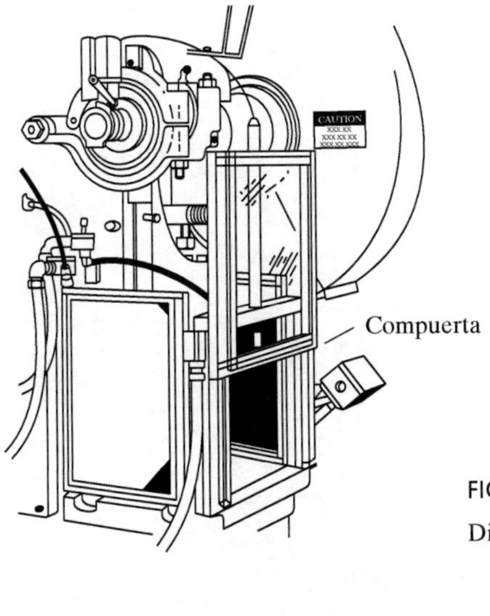

FIGURA 15.21

Dispositivos de compuerta

Sin embargo, en defensa de la compuerta tipo B, su eficiencia es superior a la compuerta tipo A. Se puede ahorrar un porcentaje sustancial del tiempo del ciclo de la prensa si el operador puede empezar la aproximación en cuanto el ariete comienza su carrera hacia arriba. Los ahorros pueden ser de sólo una fracción de segundo por ciclo, pero después de cientos de miles de ciclos, la diferencia puede ser significativa: se ahorran los costos de la mano de obra y los indirectos asociados con el tiempo del operador, y también se conservan la capacidad productiva de la prensa y el espacio de piso de la planta en el que se aloja. Es posible que estos costos conjuntos excedan los 100 dólares por hora, lo que representa un incentivo para modernizar el equipo de la prensa para que cuente con los sistemas más eficientes de salvaguarda.

Dispositivos detectores de presencia

Los modernos dispositivos electrónicos de detección se han posicionado en la industria de las guardas para máquinas y existen varios dispositivos de este tipo disponibles para protección del punto de operación. Un tipo utiliza un banco de celdas fotoeléctricas para establecer una pantalla de luz, cuya penetración detiene el ariete de inmediato. En la figura 15.22 se ilustra este tipo de dispositivo.

Para algunos trabajadores vencer este tipo de dispositivos se convierte en un juego, aun cuando el objetivo es su protección. Es evidente que si un trabajador puede pasar a través o alrededor de la pantalla de luz, la máquina no se detendrá. Deben colocarse guardas en los puntos alternos de entrada no cubiertos por el dispositivo detector para que el operador no pueda llegar al punto de operación sin disparar el dispositivo.

Otra forma de vencer un dispositivo fotoeléctrico es utilizar luz ambiente para mantener los detectores en la condición de energizados todo el tiempo, aunque la mano del trabajador haya roto el campo. Para compensar el problema de la luz ambiental, la mayoría de los dispositivos detectores de presencia funcionan en las frecuencias infrarrojas, más que en el espectro de la luz visible. Esto hace invisible la "pantalla de luz" y esta característica también puede tener ventajas.

Otra forma de engañar a una pantalla de luz es escurrirse de alguna manera entre los rayos. Si las fuentes y detectores se encuentran espaciados de forma estrecha, escurrirse entre

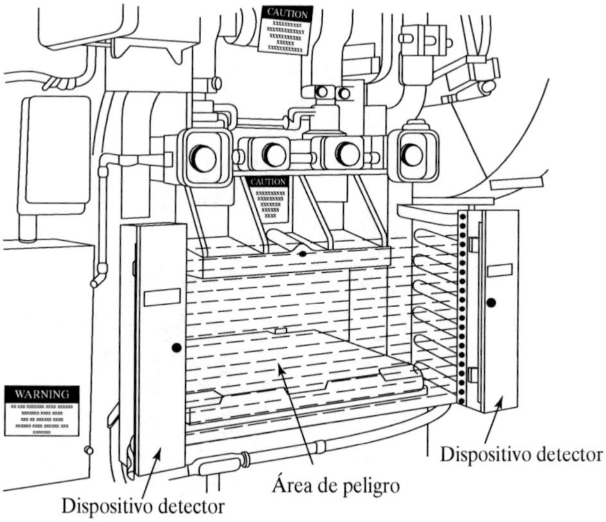

FIGURA 15.22
Pantalla fotoeléctrica de detección de presencia.

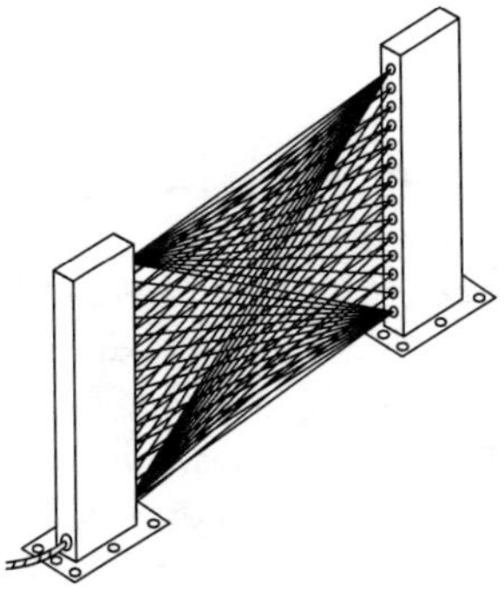

FIGURA 15.23

Exploración cruzada programada para detección de un plano.

los rayos se vuelve imposible para un cuerpo humano; sin embargo, el concepto se puede demostrar deslizando con cuidado un papel o una tarjeta de costado entre los rayos adyacentes. Muchas pantallas comercialmente disponibles tienen una exploración programada sofisticada que cruza el campo de manera muy complicada para evitar el engaño del dispositivo. Tal cruzamiento puede reducir el número de detectores requeridos para proteger un área dada. Este concepto se ilustra en la figura 15.23.

Otro tipo de dispositivo de detección de presencia utiliza un conductor para configurar un campo electromagnético a su alrededor. Hay muchas variables que afectan el umbral de disparo de estos dispositivos, a los que algunas veces se denomina *detectores de radio frecuencia*, lo que ha dañado su reputación. Por ejemplo, el cuerpo de una persona —debido a su masa o a sus características de conductividad— puede disparar el mecanismo a una distancia de 2 pies del punto de operación. Otra persona podría no disparar el dispositivo hasta que realmente entre a la zona de peligro. Si se utiliza este tipo de dispositivo, debe "afinarse" para que tenga la sensibilidad apropiada para un operador y configuración determinados. La figura 15.24 ilustra un dispositivo detector de presencia del tipo de campo electromagnético. Se ha encontrado que las versiones de los modelos más recientes de este dispositivo son muy eficaces.

Los dispositivos de detección de presencia son muy prácticos para la alimentación manual en conjunción con un interruptor de pie. Por tanto, si el operador se encuentra fuera de ritmo y el interruptor de pie se oprime demasiado pronto (cuando la mano del operador aun se encuentra en el campo de detección), la máquina no funciona. Incluso más importante, si el operador ve una pieza de trabajo desalineada e intenta alcanzarla después de que el ariete ha comenzado su movimiento hacia abajo, el campo de detección detectará esta acción y detendrá el ariete. Por

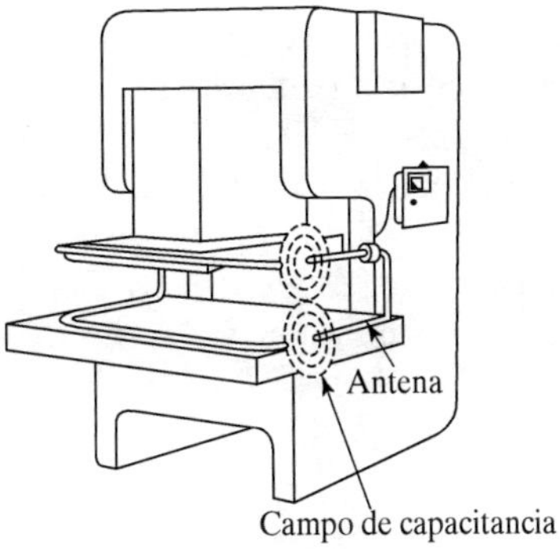

FIGURA 15.24

Dispositivo detector de presencia del tipo de campo electromagnético.

tanto, el dispositivo no sólo evita la lesión del operador, sino que también previene un costoso deterioro de los dados y el posible daño a la propia prensa.

A partir de lo que el lector ha aprendido hasta el momento, debe ser evidente que esta ventaja del dispositivo detector de presencia sólo es viable para las prensas de revolución parcial. Ciertamente, el uso de los dispositivos detectores de presencia para salvaguardar el punto de operación está prohibido en las prensas mecánicas de revolución completa.

Aunque el dispositivo de detección de presencia está diseñado para detener el ariete antes de que el operador pueda alcanzar la zona de peligro, el trabajador no debe desafiar a la máquina. Se sabe de un caso en el que un orgulloso trabajador mostraba a su familia una máquina nueva[1] equipada con un dispositivo detector de presencia durante una exhibición. El trabajador introdujo su mano varias veces en la máquina para demostrar que la celda fotoeléctrica era más rápida que su mano. Finalmente, tuvo éxito en vencer a la máquina y perdió los extremos de sus dedos. Este "accidente" sucedió en realidad.

Los dispositivos detectores de presencia son semejantes a las compuertas en que están sujetas, en el aspecto de cuándo devolver al operador el acceso al punto de operación. Ya que los dispositivos de detección de presencia sólo se permiten para las prensas de revolución parcial, parece razonable asignarles las mismas eficiencias de producción que a las compuertas tipo B. Por lo tanto, se permite desactivar el campo detector en la carrera hacia arriba. A este proceso de omitir el sistema de protección se le llama *silenciamiento*. En cuanto el ariete alcanza su posición de inicio, el sistema se restablece al modo de protección. El silenciamiento permite las mismas eficiencias de producción que la compuerta tipo B mantiene sobre la compuerta tipo A.

Ya que hablamos de eficiencia, ¿por qué no vamos un paso adelante y eliminamos el interruptor de pie? Sería viable restringir la prensa mediante el sistema de control, mientras la mano o el brazo del operador rompan el campo detector durante la alimentación manual. Después, en cuanto el operador retire la mano de la zona de peligro, la prensa realizaría su ciclo *automáticamente* sin que existiera señal del operador. ¿Viable? Sí. ¿Legal? No. En Estados Unidos se prohíbe utilizar el dispositivo detector de presencia como mecanismo de disparo de la prensa, aunque muchas fábricas europeas sí emplean este modo altamente productivo de operación de las prensas mecánicas.

Existe una manera en la que se *puede* utilizar un dispositivo detector de presencia para disparar la prensa: cuando dicho dispositivo se utiliza en conjunto con otro dispositivo de salvaguarda, como una compuerta. Por tanto, ésta última representa el dispositivo de seguridad y el campo de detección de presencia actúa como dispositivo de disparo. Éste sería un sistema complicado y costoso y debe considerarse como raro.

Los dispositivos detectores de presencia deben diseñarse para adherirse al principio general de falla-seguridad establecido en el capítulo 3. Por tanto, si falla el propio dispositivo detector de presencia, el sistema debe permanecer en modo de protección. Una falla en el dispositivo debe evitar que la prensa funcione por ciclos adicionales hasta que ésta se corrija. Sin embargo, dicha falla no debe desactivar los mecanismos del embrague y del freno, que son fundamentales para detener la prensa. Si una falla del dispositivo provoca una interrupción de la alimentación principal de potencia a la máquina, el embrague debe desembragarse de forma automática. Desde luego, el embrague y el sistema de freno deben tener esta característica, independientemente de la elección de los dispositivos de salvaguarda; el embrague y el freno son simples ejem-

[1]En este ejemplo, una prensa de impresión, no troqueladora.

plos adicionales de sistemas que deben diseñarse de acuerdo con el principio general de falla-seguridad.

Debe darse una nota final acerca de las fallas en el sistema de detección de presencia. No es suficiente que la falla inhiba la operación de la prensa; el sistema también debe indicar que ha ocurrido una falla. Por lo general, esto se efectúa con una luz en el tablero que indica el problema.

Retiradores

Un método muy popular de salvaguardar una prensa mecánica es por medio de cables unidos mecánicamente al recorrido del ariete. Dichos cables se sujetan a las muñecas que atraen las manos del operador, retirándolas del área de peligro conforme el ariete realiza su carrera hacia abajo. En la figura 15.25 se muestra un ejemplo de la configuración de los *retiradores de manos*.

Una razón de la popularidad de éstas es su versatilidad. Se pueden utilizar virtualmente con cualquier prensa, independientemente de la fuente de potencia o tipo de embrague. Sin embargo, también tienen sus desventajas.

El ajuste apropiado es muy importante para la efectividad de los retiradores, en particular con respecto al trabajo cercano realizado en las máquinas de modelos de banco. Incluso el método de sujeción a las muñecas es importante, porque las muñequeras ordinarias permiten demasiada variación en el alcance. La figura 15.26 es un acercamiento de un ensamble de muñequera que minimiza las variaciones en el alcance restringido del operador. Incluso con muñequeras diseñadas de forma apropiada, el ajuste adecuado es crítico. Las diferencias en el tamaño de las manos puede ser un factor, pero son mucho más importantes las variaciones de las configuraciones de los dados. Desde luego que un conjunto grande de dados tiene una zona de peligro que se acerca más al operador, requiriendo un ajuste en el límite del alcance del tirón.

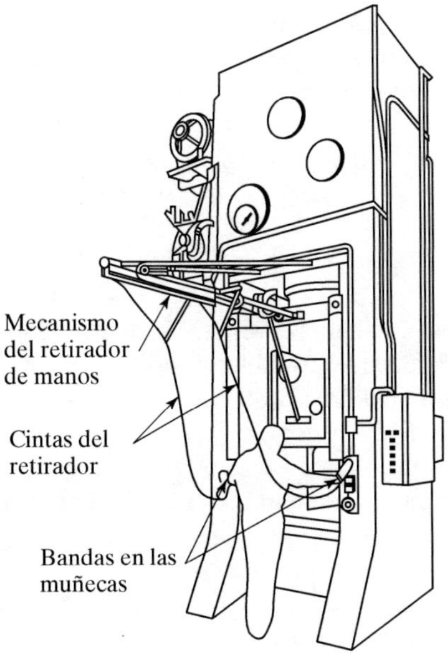

FIGURA 15.25

Dispositivos de retiradores de manos para salvaguardar el punto de operación.

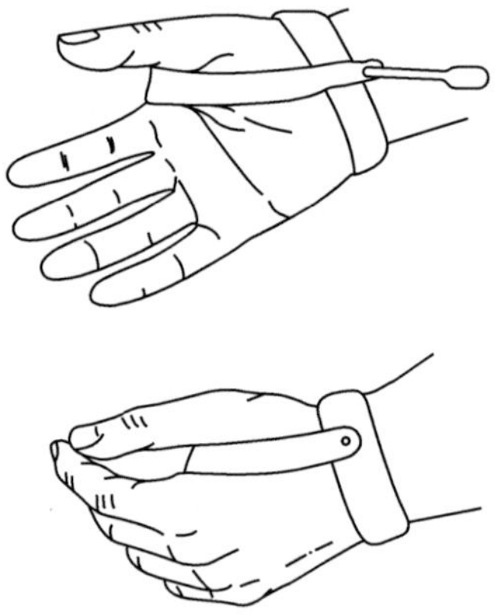

FIGURA 15.26

Acercamiento del ensamble de la muñequera para el dispositivo de retiradores de manos.

Al reconocer el riesgo del ajuste inapropiado de los retiradores, las normas de seguridad demandan una inspección del ajuste apropiado al inicio de cada turno del operador, a continuación de una nueva configuración de los dados y cuando se cambia el operador. Este requisito de inspección —y en particular la *frecuencia* de las inspecciones— definitivamente enfría el interés de los patrones en el uso de los dispositivos de retiradores. Si no fuera por este problema y el hecho de que a muchos trabajadores no les gusta usarlos, estos dispositivos serían muy populares. Independientemente de estas desventajas, se mantienen como uno de los más populares de salvaguarda para las prensas.

Por lo general, quien en realidad revisa el ajuste apropiado de los retiradores es el supervisor de operación o el trabajador que ajusta los dados. El interés del administrador de seguridad y salud debe ser que el trabajo se realice de manera eficaz y que se lleve un registro de las inspecciones. La simplicidad es la clave del sistema de registro de inspecciones para los dispositivos de retiradores. La simplicidad ayuda a asegurar que se realiza el trabajo y que también se minimiza el impacto en la eficiencia de la producción. Un método conveniente es utilizar una etiqueta sujeta al propio dispositivo del retirador, con líneas en blanco para indicar "fecha de inspección" e "iniciales" del responsable. En las operaciones de turnos múltiples, en las nuevas configuraciones de los dados, o en los cambios de operador, se puede escribir más de una línea en un día en la etiqueta, pero ésta puede diseñarse con facilidad para incorporar múltiples registros en el mismo día.

Barredores

Fueron muy populares en el pasado, y aún se ven en algunas prensas mecánicas. Son dispositivos que barren las manos o brazos del operador al cerrarse los dados. Estos dispositivos, ilustrados en la figura 15.27, han sido desfavorecidos como medio de protección para el operador. Incluso los operadores temen que el dispositivo de barrido los lesione al oscilar hacia abajo enfrente de la máquina. El dilema del diseño de estos dispositivos es que deben ser lo suficientemente poderosos como para poder inflingir una lesión, para que sean efectivos en retirar las manos del operador del punto de operación. Sin embargo, la razón primordial para su desuso es que el diseño y la construcción de los barredores son inherentemente inadecuados como dispositivo de salvaguarda de las prensas. A los barredores ya no se les reconoce como dispositivos adecuados de salvaguarda del punto de operación en las prensas mecánicas.

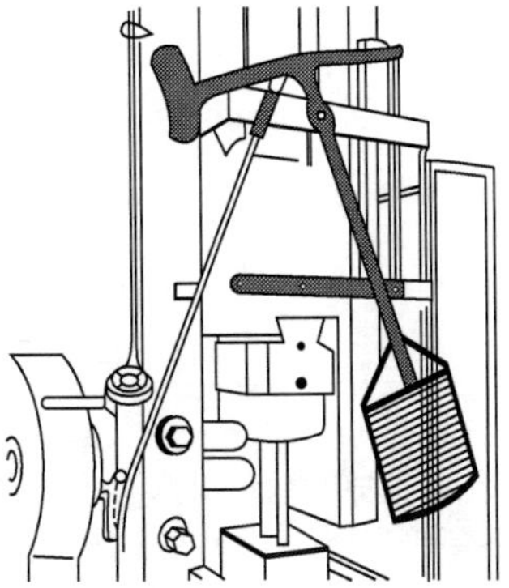

FIGURA 15.27

Dispositivo barredor. Ya no se considera como salvaguarda aceptable para las prensas mecánicas.

Retenedores

Una simplificación de los retiradores es el dispositivo de *retención* (algunas veces llamado *restricción*), que sólo es factible para configuraciones en las que es innecesario que el operador se introduzca en el área de peligro. En la figura 15.28 se muestra que los retenedores se ven casi exactamente igual que los retiradores, con la diferencia de que el alcance del retenedor es fijo y no permite que el operador alcance el área de peligro, incluso entre carreras de la máquina. Si se pueden utilizar pinzas, copas de succión, u otros dispositivos de sujeción para alimentar una máquina de forma manual, es viable utilizar retenedores en lugar de retiradores para proteger al operador. Incluso sin estos dispositivos de sujeción, las piezas de trabajo grandes se pueden alimentar a la máquina con las manos, sin necesidad de colocarlas realmente en la zona de peligro. Los retenedores son apropiados para estas aplicaciones. Sin embargo, si las manos del operador deben entrar en la zona entre los dados, éstos son inviables como dispositivos de salvaguarda.

Parecería que la protección para el operador sería innecesaria para aplicaciones en las que se utilizan pinzas u otros dispositivos de alimentación en lugar de la mano para alimentar la máquina. Sin embargo, esta idea no reconoce la fuerte inclinación del trabajador a entrar en la zona de riesgo cuando algo sale mal. Por lo tanto, aunque las herramientas de alimentación

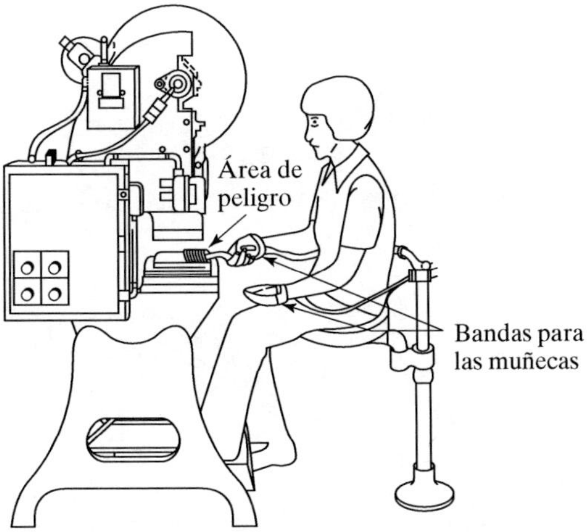

FIGURA 15.28

Retenciones o restricciones para evitar que las manos del operador se introduzcan en la zona de peligro todo el tiempo (compare con los retiradores de manos).

manual son de alguna manera útiles para promover la seguridad, no se reconocen como dispositivos de salvaguarda del punto de operación. Se debe utilizar otro medio para *garantizar* la seguridad y las retenciones son un buen método cuando se utilizan herramientas manuales.

Controles de dos manos

Ya que el humano sólo tiene dos manos, ninguna de ellas se lesionaría en el punto de operación si la máquina pudiera requerir que ambas operen los controles, o al menos eso dice la teoría. Esta teoría es buena, pero se requiere una mayor sofisticación para asegurar que el dispositivo logra su meta. Los trabajadores se enorgullecen de "vencer al sistema", o de engañar a la máquina para hacer que funcione sin utilizar los controles. Un truco es utilizar un tablero o una cuerda para oprimir un control para que el operador pueda accionar la máquina con una mano y alimentarla con la otra. Otro truco es que los trabajadores utilicen su cabeza, nariz —o incluso los dedos de los pies— para oprimir uno de los controles. Se sabe que los trabajadores intentan casi cualquier cosa para vencer las características de seguridad de una máquina con el fin de obtener un aumento de producción y recibir un pago mayor de incentivos. Esto apunta al poder del dinero sobre la seguridad del personal al momento de motivar a los trabajadores. También puede revelar algunas ineficiencias en los dispositivos de seguridad, en la forma en que se diseñan actualmente, mismas que comprometen de forma indebida la productividad en nombre de la seguridad. Como se indicó en el capítulo 3, los trabajadores y los administradores en la industria toleran alguna reducción de la operación a causa de la seguridad, pero no mucha.

En la figura 15.29 se ilustra un dispositivo de control de dos manos y algunas de las características que intentan evitar que el trabajador venza al dispositivo. Observe la superficie lisa, redondeada del botón de palma, que los hace convenientes para la palma, pero no para amarrarlo hacia abajo. Observe también las copas alrededor del botón. También se pueden utilizar circuitos de control para detectar trampas y detener la máquina si los botones no se oprimen de forma concurrente y se liberan entre ciclos.

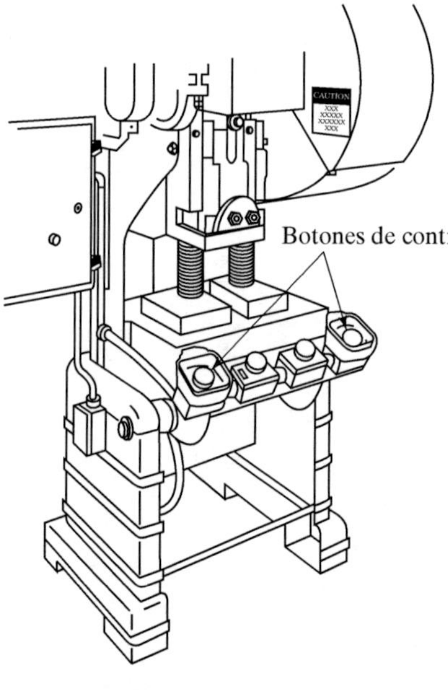

FIGURA 15.29

Control de dos manos.

Controles contra disparos

El término *control* implica un dispositivo más sofisticado que un mero *disparo* para accionar la máquina. Dentro del contexto de salvaguarda del punto de operación, un control de dos manos significa un dispositivo que no sólo requiere que ambas manos accionen la máquina de forma concurrente, sino que también la detenga interrumpiendo su ciclo si los controles se sueltan prematuramente. La naturaleza de algunas máquinas no permite tal grado de control sobre el ciclo de la máquina. Los controles de dos manos son inviables para este tipo de máquinas.

Para las prensas de revolución completa y otras máquinas que no se pueden detener una vez que han iniciado su ciclo, se utilizan disparos de dos manos en lugar de controles de dos manos. Los disparos de dos manos requieren de ambas manos para iniciar el ciclo de la máquina, pero una vez iniciado, no existe protección para el operador. Si el ciclo de la máquina es rápido y el operador se encuentra lo suficientemente lejos como para mantenerse a salvo del peligro, los disparos de dos manos protegen de forma eficaz al operador. Sin embargo, si la máquina es lenta o la estación de disparo se encuentra lo suficientemente cerca, el operador puede introducirse en la máquina *después* de haberla disparado. Esto nos adentra en el tema de las distancias de seguridad, cubiertas en la siguiente sección. Después de estudiar la sección de las distancias de seguridad, será fácil ver que los controles son superiores a los disparos.

Distancias de seguridad

Al revisar los dispositivos de salvaguarda para proteger a los operadores de los puntos de operación de las máquinas, vemos que la mayoría de ellos protegen al operador, imposibilitando que éste se introduzca en la zona de peligro después que se ha iniciado el ciclo de la máquina. Sin embargo, dos de estos dispositivos, el dispositivo detector de presencia y el control de dos manos, se basan en la capacidad de interrumpir una máquina a la *mitad de su ciclo*. Todas las máquinas mecánicas tienen inercia, por lo que debe transcurrir algún lapso entre la señal de paro y el cese total de movimiento de la máquina en el área del punto de operación. Si la inercia es grande, un operador podría ser capaz de introducirse con rapidez dentro de la zona de peligro antes de que el dispositivo de protección sea capaz de detener por completo la máquina. Por lo tanto, la estación del operador debe alejarse del punto de operación a una distancia suficiente para que sea imposible llegar a la zona de peligro antes que la máquina se detenga por completo.

Además del dispositivo detector de presencia y el control de dos manos, el dispositivo de disparo de dos manos también debe localizarse a una distancia suficiente, como se indicó antes. Aunque el disparo de dos manos no es capaz de detener la máquina, es posible lograr la protección si la distancia a la zona de peligro es lo suficientemente grande como para evitar que el operador se introduzca en ella después de liberar los botones para las palmas.

Para calcular una *distancia segura* para un dispositivo detector de presencia o un control de dos manos, primero es necesario calcular el tiempo de paro de la máquina. En la figura 15.30 se muestra un modelo de sistema de medición de tiempo de paro que conecta un detector a un botón de palma y el otro al movimiento de la máquina. A partir de la señal de que se ha oprimido el botón de palma, el sistema empieza a contar, en fracciones de segundo, hasta que cesa el movimiento de la máquina. Recuerde que estamos hablando de movimiento del ariete, dado, cortador, u otra parte de la máquina *en el punto de operación*, que pudiera causar una lesión. El movimiento del volante de inercia o la rotación del motor pueden continuar y ciertamente debido a su inercia, por lo general sería imposible detenerlos a tiempo para que pudiera obtenerse algún beneficio. Por lo general, el tiempo de paro resultante aparece en el instrumento

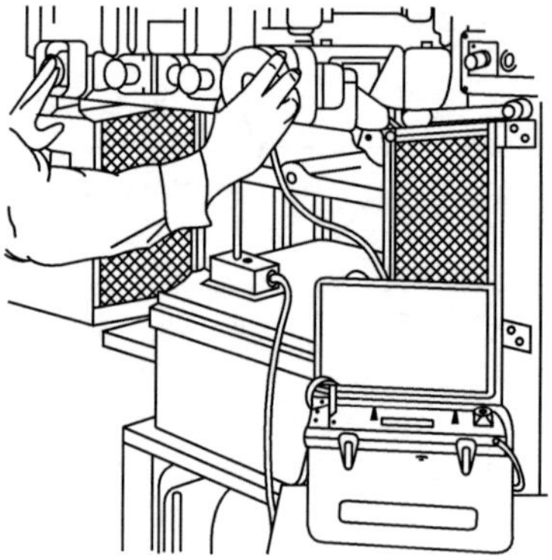

FIGURA 15.30
Dispositivo de medición del tiempo de paro por frenado.

portátil. El lector deberá tener cuidado de no confundir el dispositivo de tiempo de paro por frenado de la figura 15.30 con el *monitor de frenado* que se comentará más adelante.

Una vez que se ha determinado el tiempo de paro, debe multiplicarse por la máxima velocidad a la que se puede mover la mano hacia el punto de operación, como se hace en la siguiente fórmula:

$$\text{Distancia de seguridad} = (\text{tiempo de paro}) \times (\text{constante de velocidad de la mano}) \qquad (15.1)$$

OSHA utiliza una velocidad máxima de movimiento de la mano de 63 pulgadas por segundo, a la que algunas veces se denomina *constante de velocidad de la mano*; dicha constante se le acredita a L. Lobl de Suecia. Considere el siguiente caso.

Ejemplo 15.1

Una prensa mecánica se protege mediante un dispositivo detector de presencia del tipo de rayo de luz infrarroja. Se utiliza un sistema medidor del tiempo de paro para calcular el tiempo entre la interrupción del rayo y el paro del ariete de la prensa. Se encuentra que el tiempo de paro es de 0.294 segundos. Entonces, la distancia de seguridad se calcula como sigue:

$$\begin{aligned}\text{Distancia de seguridad} &= 0.294 \text{ segundos} \times 63 \text{ pulgadas/segundo} \\ &= 18.5 \text{ pulgadas}\end{aligned}$$

Por tanto, todos los puntos en el plano del campo de detección de los rayos infrarrojos deben estar cuando menos a $18\frac{1}{2}$ pulgadas del punto de operación de esta prensa mecánica.

El cálculo hubiera sido idéntico si el dispositivo del ejemplo hubiera sido un control de dos manos (pero no un disparo de dos manos). Los botones de palma del control de dos manos tendrían que haberse colocado a $18\frac{1}{2}$ pulgadas del punto de operación.

El cálculo de la distancia de seguridad para el *disparo* de dos manos utiliza una lógica enteramente diferente a la utilizada para el *control de dos manos*. Es cierto, se utiliza la misma constante de velocidad de la mano de 63 pulgadas por segundo, sin embargo, con los controles de dos manos, la idea es que la máquina termine la parte peligrosa de su ciclo antes de que el operador pueda alcanzar la zona de peligro, después de liberar los botones de palma. Por tanto, cuanto *más lenta* sea la máquina, más peligrosa es cuando se utilizan los disparos. Resulta paradójico que cuanto *más rápida* sea la máquina, más difícil sea detenerla y mayor deba ser la distancia de seguridad para los *controles de dos manos*, en tanto que para *los disparos* es exactamente lo contrario: cuanto *más lenta* sea la máquina, mayor debe ser la distancia de seguridad.

Con muchas máquinas, por ejemplo, las prensas hidráulicas, el comienzo del ciclo es virtualmente instantáneo al oprimir los botones de palma. Sin embargo, en el caso de las máquinas que comienzan el ciclo con el embrague mecánico de un volante de inercia, existe un retraso inevitable, ya que el mecanismo de embrague espera a su punto coincidente de embrague en el volante de inercia. El retraso puede ser considerable para una máquina con bajas revoluciones por minuto (rpm), en particular si tiene un solo lugar adecuado en el volante de inercia para realizar el embrague mecánico. El proceso se explica mejor mediante un diagrama como el de la figura 15.31. La parte (a) de la figura muestra un suceso muy desafortunado en la posición del volante de inercia, cuando su punto de embrague acaba de pasar el mecanismo de disparo en el momento en el que éste se acciona. Esto sigue el principio de que debe utilizarse el *peor estado* de la máquina para determinar cómo hacer segura la operación. Ya que la posición del volante de inercia al momento de disparo de la máquina es un caso totalmente aleatorio, es igualmente probable que el volante de inercia se encuentre en la afortunada posición indicada en la figura 15.31(b). Sin embargo, ya que no se puede contar con esta posición, la distancia de seguridad se calcula asumiendo que el volante de inercia se encuentra en la posición indicada en la figura 15.31(a).

Para la mayoría de las máquinas, la rotación completa del volante de inercia completa el ciclo de la máquina. La parte peligrosa de la carrera es la mitad de esta rotación del volante de inercia, el movimiento de cierre de la máquina. Por tanto, si se suma una revolución completa para el embrague, más media revolución para el movimiento de cierre, el periodo resultante de peligro es una y media revoluciones del volante de inercia, para una máquina cuyo volante de inercia tiene un solo punto de embrague. En el caso de las máquinas que tienen varios puntos de embrague espaciados de manera uniforme alrededor del volante de inercia, el periodo de peligro es más corto, dependiendo de cuántos puntos de embrague existan. Para ver esto, considere el ejemplo de una máquina con cuatro puntos de embrague. En el peor de los casos, lo más lejos que podría estar el punto de embrague del mecanismo de disparo al momento de éste sería de 90º, o un cuarto de revolución. Sume esto a la media revolución durante el cierre de la máquina y el periodo total de peligro se convierte en tres cuartos de revolución.

En la siguiente fórmula se resume el cálculo de las distancias de seguridad para los dispositivos de *disparo* de dos manos:

$$\text{Distancia de seguridad} = \frac{60}{\text{rpm}}\left(\frac{1}{2} + \frac{1}{N}\right) \times 63 \qquad (15.2)$$

donde rpm representa la velocidad del volante de inercia en revoluciones por minuto cuando está embragado y N es el número de puntos de embrague del volante de inercia.

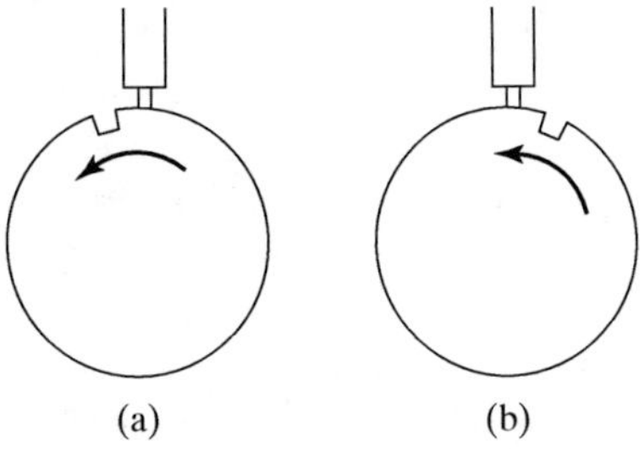

FIGURA 15.31

Dos posibles posiciones del volante de inercia cuando se dispara la máquina: (a) posición desafortunada: el punto de embrague acaba de pasar el mecanismo de disparo; (b) posición afortunada: el punto de embrague se está aproximando y está muy cerca del mecanismo de disparo.

En la ecuación (15.2), se utiliza el factor 60/rpm para determinar el tiempo en segundos, requerido para que el volante termine una revolución. El cálculo entre paréntesis es el número del peor caso de rotación del volante hasta el cierre y el factor 63 es la constante de velocidad de la mano en pulgadas por segundo. La distancia de seguridad calculada está dada en pulgadas.

Es importante recordar que la ecuación (15.2) debe utilizarse con *disparos* para dos manos, no con controles de dos manos. Desde el punto de vista de eficiencia de producción, normalmente, los controles de dos manos pueden colocarse mucho más cerca de la máquina, lo que facilita la alimentación manual. Los disparos para dos manos pueden ser más peligrosos, a menos que se alejen a una mayor distancia de seguridad, que a su vez deteriora la productividad.

En la figura 15.29 se indicó "control de dos manos", pero la figura también podría representar un disparo de dos manos. El dispositivo de la figura 15.29 podría haberse montado en un pedestal, de manera que pudiera acercarse o alejarse del punto de operación, dependiendo del cálculo de la fórmula para la configuración dada. Los dispositivos de dos manos también se pueden montar directamente sobre la máquina si la distancia de seguridad es lo suficientemente corta como para permitirlo.

Ni la ecuación (15.1) ni la (15.2) son constantes para una máquina dada; ambas dependen de una configuración dada debido a las variaciones en las dimensiones y peso de las matrices, que a su vez afectan la velocidad del volante de inercia, el tiempo de paro y las dimensiones de la zona de peligro en la máquina. El pedestal es móvil, pero sólo un supervisor o un ingeniero de seguridad pueden moverlo. Esto se logra asegurando el pedestal en su posición mediante una llave o atornillándolo al piso y prohibiendo a los operadores que lo desatornillen, o mediante algún otro medio de fijación de la posición. Si no se fija la posición, se genera la tentación para que el operador acerque el pedestal a la máquina para acelerar la producción.

Debido a la superioridad de los controles de dos manos sobre los disparos de dos manos, tanto en términos de seguridad como de productividad, muchas plantas industriales están convirtiendo sus viejas máquinas equipadas con disparos a los controles de dos manos, más modernos. Dicha conversión no sólo es un mero cambio en el dispositivo de dos manos, sino que por lo general también representa una modificación importante a la propia máquina y a su equipo de transmisión de potencia, de manera que la máquina se pueda clasificar como una de revolución parcial, en lugar de una de revolución completa. En las prensas de revolución parcial también se requiere supervisar los frenos, así como características de confiabilidad del control, las que se comentarán más adelante.

Monitoreo de los frenos

Con base en los comentarios precedentes se puede ver que el tiempo de paro es muy importante para calcular la distancia permisible de seguridad para las máquinas de revolución parcial. Sin embargo, el tiempo de paro depende del freno y, desafortunadamente, los frenos están sujetos a desgaste. El tiempo de paro también depende de la configuración de los dados, que pueden cambiar de lote a lote de producción. Por lo tanto, resulta inocente aplicar el principio de las distancias de seguridad y alejarse después y confiar en que la prensa siempre responderá de la misma manera que lo hizo el día que se sometió a la prueba para determinar las distancias de seguridad. Por ello, todas las prensas de revolución parcial cuyo dispositivo de salvaguarda depende del freno, requieren de un sistema de monitoreo de los frenos para supervisarlos en *cada carrera*. Observe las diferencias con el sistema de medición del tiempo de paro para los frenos de la figura 15.30, que se establecería sólo en ocasiones, para verificar o determinar las distancias de seguridad. Por el contrario, el monitoreo de los frenos es una instalación permanente de la prensa que supervisa el exceso de recorrido del ariete después del tope superior en cada carrera.

Ya que el sistema es mecánico, existirá algún recorrido excedente y debe establecerse una tolerancia que permita este recorrido excesivo. Los patrones pueden establecer esta tolerancia tan alto como deseen, pero establecer una muy elevada no les será beneficioso, porque un recorrido excedente mayor significa un tiempo más largo de paro, lo que a su vez significa una mayor distancia de seguridad, lo que a la vez reduce la eficiencia. No existe distancia de seguridad para las compuertas tipo B, pero al patrón se le permite establecer un "límite normal" de forma razonable para el recorrido excesivo del ariete.

El monitor de frenado se puede diseñar para medir el tiempo de paro o la distancia de recorrido excesivo. El estilo más popular es electromecánico, con un par de interruptores de límite accionados por una leva conectada al cigüeñal de la prensa. Por lo común, a este tipo de supervisor se le conoce como *paro superior* (ver figura 15.32). El primer interruptor indica la aplicación del freno y la segunda indica la carrera excesiva. La leva no debe accionar el interruptor de carrera excesiva hasta que se inicie un nuevo ciclo. Tarde o temprano, el freno se deteriora, y se acciona el interruptor de carrera excesiva, lo que significa que se ha excedido la tolerancia del tiempo de paro del freno. En ese momento, el monitor del sistema debe proporcionar una indicación para tal efecto.

Además del monitor de frenado, se requiere un sistema de control para asegurar que la prensa dejará de funcionar después de que ocurra una falla en el sistema de seguridad del punto de operación, *pero* el sistema de frenado *no* debe desactivarse debido a la falla del sistema. Este requisito es una aplicación directa del principio general de falla-seguridad establecido en el capítulo 3.

El lector debe recordar que no todas las prensas mecánicas requieren la supervisión del sistema de frenado y la confiabilidad de los controles. La lógica es que en muchas configuraciones de prensas, el monitor de frenado y el sistema de control tendrían un beneficio marginal, mientras que en otras, serían de importancia crítica debido a la selección de los métodos de salvaguarda, el modo de operación y la construcción de la propia prensa. En la tabla 15.2 se resumen las diversas opciones para colocar guardas y salvaguardar prensas, la necesidad de monitores de frenado y sistemas de control y configuraciones alternas permisibles.

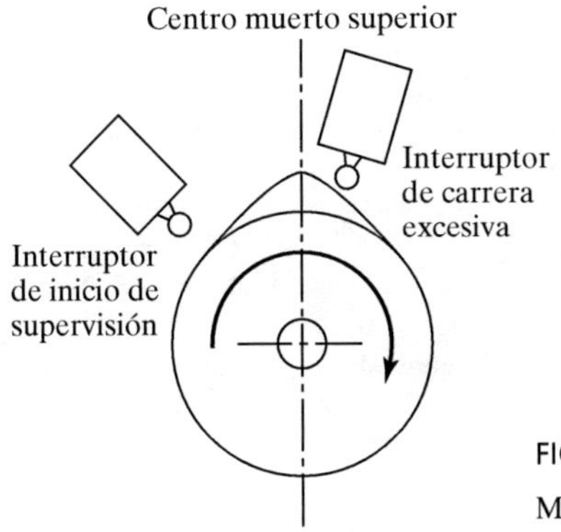

FIGURA 15.32

Monitor de frenado de paro superior.

TABLA 15.2 Resumen de salvaguardas de las prensas[a]

	Revolución completa		Revolución parcial	
Tipo de guarda o dispositivo	Manos dentro	Manos fuera	Manos dentro	Manos fuera
Guardas Guardas de barrera (fijas, ajustables, o de protección de dados)	Ilegal	Inspección semanal	Ilegal	Inspección semanal o Monitor de frenado y sistema de control
Guardas de barrera enclavada	Ilegal	Inspección semanal	Ilegal	Inspección semanal o Monitor de frenado y sistema de control
Compuerta tipo A	Inspección semanal	Inspección semanal	Inspección semanal o Monitor de frenado y sistema de control	Inspección semanal o Monitor de frenado y sistema de control
Compuerta tipo B	Inspección semanal	Inspección semanal	Monitor de frenado y sistema de control deben detectar la carrera excesiva del paro superior fuera de límites	Inspección semanal o Monitor de frenado y sistema de control
Dispositivos detectores de presencia	Ilegal	Ilegal	Distancia de seguridad y Monitor de frenado y sistema de control	Distancia de seguridad e Inspección semanal o Monitor de frenado y sistema de control
Retiradores de manos	Inspección: cada turno, cada configuración de dado, cada operador	Inspección: cada turno, cada configuración de dado, cada operador	Inspección: cada turno, cada configuración de dado, cada operador	Inspección: cada turno, cada configuración de dado, cada operador
Barredores	No se considera salvaguarda	No se considera salvaguarda	No se considera salvaguarda	No se considera salvaguarda
Retenedores (restricciones)	Ilegal	Inspección semanal	Ilegal	Inspección semanal o Monitor de frenado y sistema de control
Controles de dos manos	*Ver* disparos de dos manos	*Ver* disparos de dos manos	Distancia de seguridad y posición fija de control y Monitor de frenado y sistema de control	Distancia de seguridad y posición fija de control
Disparos de dos manos	Distancia de seguridad y posición fija de disparo e Inspección semanal	Distancia de seguridad y posición fija de disparo e Inspección semanal	Inspección semanal o Monitor de frenado y sistema de control	Inspección semanal o Monitor de frenado y sistema de control

[a]En este resumen se comparan los requisitos de inspección, los de monitoreo de frenado y sistemas de control, las distancias de seguridad y los arreglos legales e ilegales. En este resumen no se incluyen especificaciones detalladas, requisitos para operadores múltiples ni otros detalles demasiado numerosos para incluirse. Para detalles, vea la Norma OSHA 1910.217.

PROCESOS CALORÍFICOS

En este mismo capítulo se mencionaron los riesgos eléctricos, de ruido y de quemaduras, como posibles aspectos de seguridad de las máquinas, además de las guardas para el punto de operación. Ahora, también es necesario considerar las quemaduras como riesgo en el punto de operación. Los recientes avances en los plásticos y las películas están abriendo nuevas aplicaciones de manufactura en estas áreas, en particular para unir componentes y para sellar módulos. Dichas aplicaciones están ampliando el concepto de guardas del punto de operación que se tenía desde la perspectiva de los riesgos mecánicos tradicionales. Para hacer que estos procesos sean seguros, se pueden aplicar muchos de los mismos principios mecánicos de salvaguarda del punto de operación a los procesos donde se involucra el calor. Por ejemplo, se pueden hacer dispositivos detectores de presencia y guardas de barreras enclavadas que protejan con eficacia a los operadores de quemaduras provocadas por procesos caloríficos. Si el calor se vuelve más intenso, y se funde material para unir componentes, es posible que se requiera protección contra la radiación. Estos procesos se clasifican de manera más apropiada como procesos de soldadura y constituyen el tema del capítulo 16 de este libro.

MÁQUINAS ESMERILADORAS

Las máquinas esmeriladoras se encuentran en casi todas las plantas de manufactura: en la línea de producción, o en el cuarto de herramientas, o en el taller de mantenimiento.

Existen dos o tres elementos que crean la mayor parte de los problemas, como se indica a continuación (y como se muestra en la figura 15.33):

- No mantener el portapiezas con la cercanía adecuada (menos de 1/8 de pulgada) a la rueda en las máquinas esmeriladoras no manuales.
- No mantener la guarda de lengüeta ajustada a menos de 1/4 de pulgada.
- No colocar guardas suficientes para la rueda.

Estas reglas pueden parecer "quisquillosas", pero existe un grave riesgo con las esmeriladoras que la mayoría de la gente no conoce: la rotura de la rueda cuando está girando a alta velocidad.

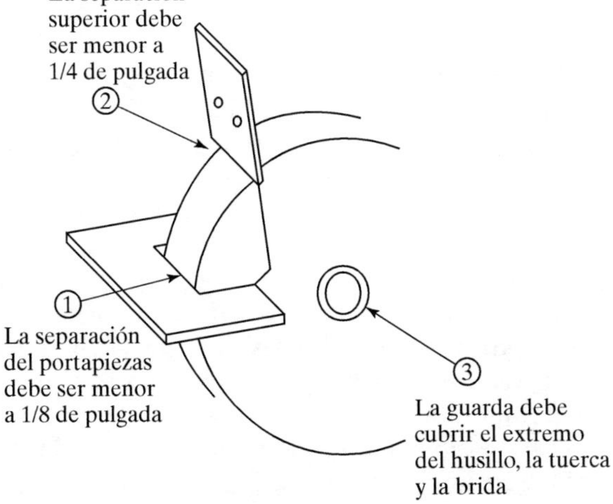

FIGURA 15.33

Los tres mayores problemas con las máquinas esmeriladoras ordinarias.

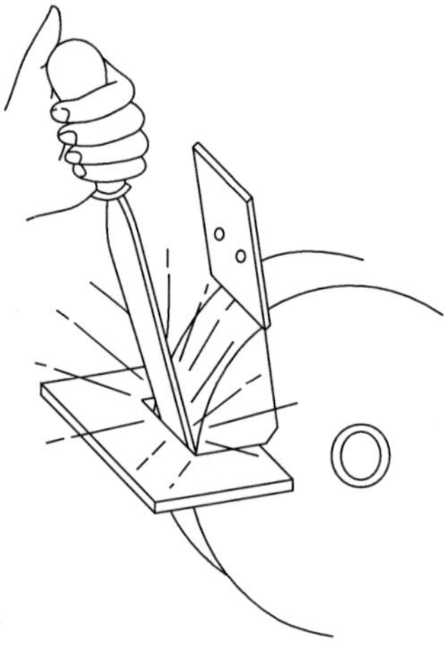

FIGURA 15.34

Severa acción de cuña debida a una separación grande entre el portapiezas y la rueda.

No sucede con frecuencia, pero de presentarse, las lesiones para el operador pueden ser fatales. El objetivo de los tres elementos que acaban de señalarse es evitar este riesgo, incluyendo el requisito del ajuste del portapiezas.

Si la pieza de trabajo se introduce como cuña entre el portapiezas y la rueda, se puede someter a ésta última a un esfuerzo severo. Una separación grande propicia que se atore la pieza de trabajo y que la rueda la arrastre hacia abajo, produciendo una severa acción de cuña, como se ilustra en la figura 15.34. Las fuerzas de dicha acción de cuña amenazan la integridad de la rueda abrasiva, haciendo posible que se rompa y lance fragmentos de piedra al operador a velocidades casi tangenciales. La única protección para el operador contra estos fragmentos voladores son una buena guarda para la rueda, una guarda de lengüeta ajustada de forma apropiada y cualquier ropa de protección personal que el operador pudiera usar.

Resulta muy simple para cualquiera verificar el ajuste de la separación del portapiezas de la esmeriladora, lo cual es fácil de hacer, pero no tan fácil como *mantenerla* ajustada. Ya que el desgaste de la rueda abrasiva hace que la separación aumente de forma gradual, se requiere supervisión constante para asegurar que la separación se mantenga en menos de 1/8 de pulgada. Existe poca tolerancia para compensar en exceso por el desgaste debido a que 1/8 de pulgada deja poco margen para ajustar el portapiezas más cercano de lo requerido. Ya que no existe una forma de evitar el ajuste frecuente, debe iniciarse algún medio conveniente para realizar los ajustes de forma rápida y eficiente. Para tal propósito se recomienda un calibrador del portapiezas, como se ilustra en la figura 15.35. La naturaleza pasa/no pasa de este calibrador ayuda a tomar decisiones rápidas y seguras sobre si debe ajustar el portapiezas cada vez que se verifica.

Otra verificación sencilla es la máxima velocidad del husillo; no debe excederse la máxima velocidad marcada directamente en la rueda. Accionar una rueda por arriba de su velocidad de diseño la somete a fuerzas centrífugas peligrosas que pueden provocar la rotura de la misma.

Algunas ocasiones la rueda abrasiva tiene imperfecciones de manufactura o sufre daño durante el transporte, lo que la vuelve peligrosa. Antes de montar la rueda debe inspeccionarse si tiene daños o imperfecciones. Algunas veces las imperfecciones invisibles se pueden detectar golpeando la rueda con suavidad con un implemento no metálico, como el mango de plástico de un destornillador o un mazo de madera. De forma característica, una rueda en buenas condiciones produce un sonido de campanillas, mientras que una rueda agrietada produce un sonido

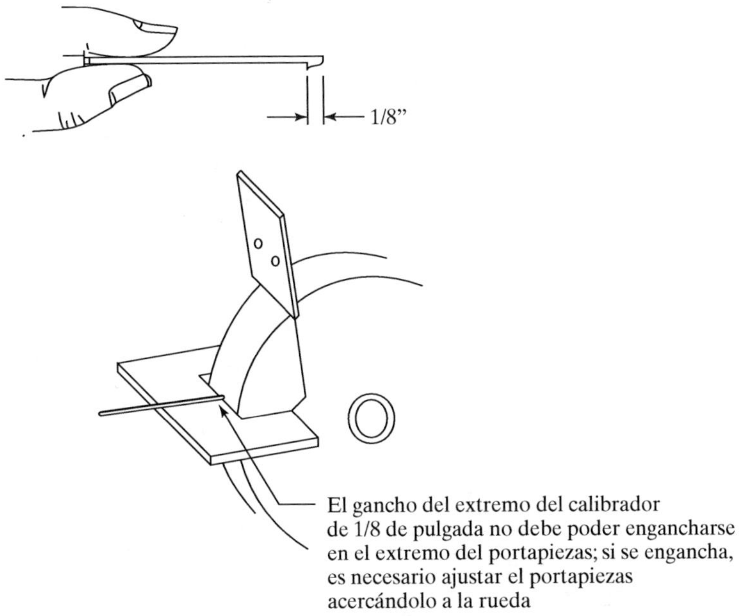

FIGURA 15.35

Calibrador de portapiezas de máquina esmeriladora.

sordo. La razón para utilizar objetos no metálicos para hacer la *prueba del tintineo* es que éstos podrían sonar como campanillas por sí mismos, dando la impresión de que una rueda defectuosa se encuentra en buenas condiciones.

SIERRAS

Las sierras tienen algunos riesgos evidentes y otros no tanto. Casi todo mundo respeta el peligro de una sierra mecánica, aunque siguen siendo causa de lesiones serias, por lo que necesitan considerarse medios para establecer guardas para los riesgos evidentes y para los sutiles.

Sierras radiales

Aun cuando el administrador de seguridad y salud no aprendiera acerca de alguna otra sierra, debe familiarizarse con ésta. Las sierras radiales, o sierras de brazo radial, pueden ser bastante peligrosas, además de que es difícil colocarle guardas. En la figura 15.36 se muestra una sierra común de brazo radial, pero aunque puede verse que la hoja se encuentra parcialmente resguardada en la mitad superior, la parte inferior de la hoja está expuesta. En la figura 15.37 se ilustra un tipo de guarda para la parte inferior de la hoja para las sierras de brazo radial. Las guardas son muy poco populares y con frecuencia los empleados las retiran.

Otro problema con las sierras radiales es el retorno a la posición inicial. La sierra debe montarse de manera que "el extremo frontal de la unidad esté ligeramente arriba del trasero, para hacer que la cabeza de corte regrese con suavidad a la posición de inicio cuando la libera el operador". Una sierra radial que se arrastra al funcionar constituye un riesgo evidente, pero una

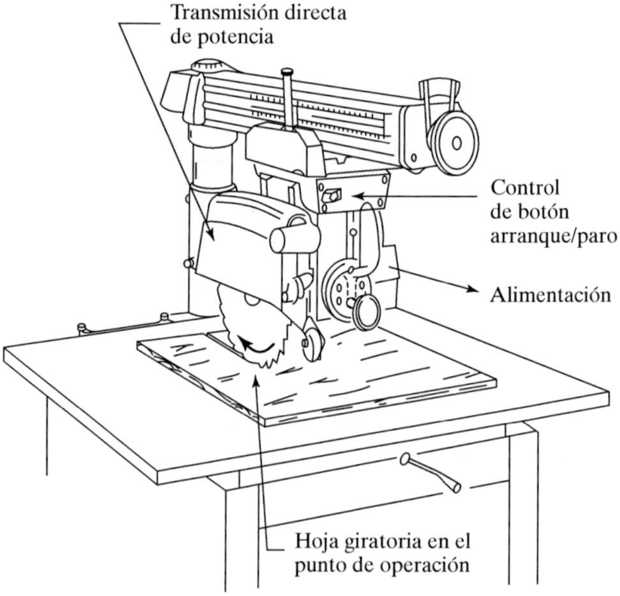

FIGURA 15.36

Sierra radial común, sin guarda apropiada y que viola la norma de OSHA (*fuente:* NIOSH, Machine Guarding: Assessment Of Need, 1975).

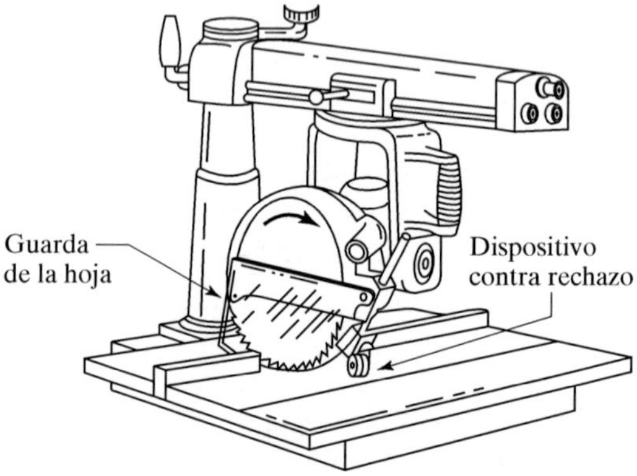

FIGURA 15.37

Sierra de brazo radial equipada con guarda inferior de hoja.

que se ajusta con un ángulo muy grande puede "rebotar" en el paro de posición inicial, lo que constituye otro riesgo. Una sierra radial también debe tener un mecanismo de paro que evite que el operador tire de la sierra fuera del brazo radial o más allá de la orilla de la mesa de la sierra. Este mecanismo debe ser ajustable para limitar el recorrido del cabezal de la sierra sólo hasta donde sea necesario.

Por lo general, una sierra radial se utiliza como sierra de corte y se monta como se muestra en la figura 15.36. No obstante, es posible reorientar 90º el cabezal de corte para que la hoja quede paralela a la mesa y entonces se convierte en una sierra de corte al hilo para piezas largas de material. En este modo de operación, el cabezal de la sierra se bloquea en su posición y el material se empuja sobre la sierra. Sin embargo, existe un riesgo si el material se alimenta sobre la sierra en la dirección incorrecta. Para que sea seguro, el material debe alimentarse contra la *rotación* de la hoja. Si el material se alimenta a *favor* de la rotación de la hoja —en particular si la velocidad de alimentación es rápida— es probable que los dientes de la sierra atraigan la pieza de trabajo hacia la máquina a altas velocidades, con la posibilidad de halar las manos del operador hacia la hoja junto con el material que se está cortando. Es común que una sierra radial que se alimente de esta forma incorrecta hale la pieza de trabajo a través de la máquina y la lance al otro lado del cuarto.

Sierras de mesa

La *sierra de mesa* es un término cotidiano para una sierra alimentada manualmente, con una sierra circular montada sobre una mesa. A diferencia de la sierra radial, el cabezal de la sierra de mesa se mantiene siempre estacionario durante el corte, mientras que el trabajo se alimenta a través de ella. En el caso de las sierras de mesa, las tres áreas con mayores problemas son las guardas de capucha, los separadores y los dedos antirrebote (ver figura 15.38). La protección antirrebote es más importante para las sierras de corte al hilo que para las sierras de corte transversal.

Las guardas de capucha presentan la mayor parte de los problemas porque la vista obstruida hace más difícil e incómodo el trabajo del operador de la sierra. Aunque la mayoría de las guardas de capucha en el campo son metálicas, la mayoría de las nuevas máquinas cuentan con guardas de plástico transparente. Sin embargo, la rápida rotación de la hoja puede generar una carga estática en la guarda de plástico no conductora, haciendo que se cubra con aserrín, lo que impide la vista de la hoja. Asimismo, la guarda de plástico se raya con facilidad, lo que reduce aún más la visibilidad a través de ella.

Es cierto que las guardas de capucha no evitan de manera total el contacto de las manos del operador con la hoja de la sierra. La guarda de capucha, con su acción de resorte, actúa más como una *barrera de advertencia*, como se comentó antes en la sección de salvaguarda del punto de operación en las máquinas generales. Sin embargo, existe otra razón para utilizar una guarda de capucha: proteger al operador de los objetos lanzados al aire. La hoja de la sierra gira a 3000 rpm, lo que produce grandes fuerzas centrífugas y altas velocidades tangenciales. Considere el siguiente cálculo para una marca popular de sierra de mesa:

Velocidad de la hoja	3450 rpm
Diámetro de la hoja	10 pulgadas

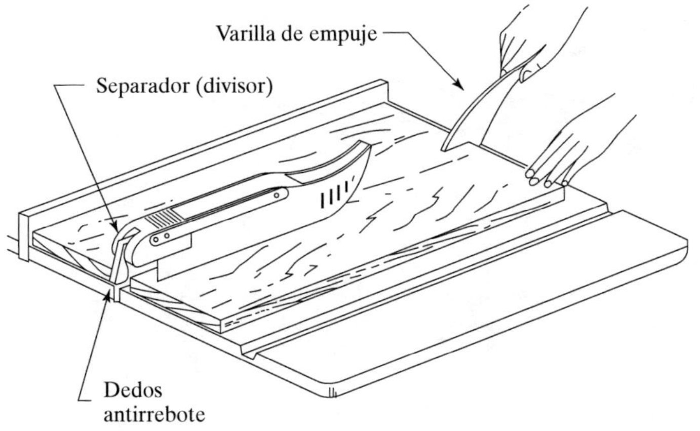

FIGURA 15.38

Guarda de capucha, divisor y dedos antirrebote en una sierra de mesa.

$$\begin{aligned} \text{Velocidad tangencial} &= (\text{rpm}) \times (\text{perímetro de la hoja}) \\ &= 3450 \text{ rpm} \times 10 \text{ pulgadas} \times \pi \\ &= 108.385 \text{ pulgadas/minuto} \\ &= 102.63 \text{ millas por hora} \end{aligned}$$

Esto significa que si un diente se separa de la sierra o si una pequeña viruta o bloque de madera lo hace, y la hoja lo transporta por casi una revolución completa —como en la figura 15.39—, será propulsada hacia la cara del operador a una velocidad de más de 100 millas por hora. Es indudable que la protección ocular se considera necesaria para accionar una sierra de mesa.

Rebote

Rebote es la palabra utilizada para describir la situación en la que la sierra atrapa toda la pieza de trabajo y la lanza contra el operador. La energía del rebote proviene de la propia hoja de sierra. La rotación de la hoja es hacia el operador. En el frente de ella, donde se encuentra con el trabajo, la dirección del movimiento de la hoja es hacia el operador y hacia *abajo*. Sin embargo, en la parte posterior de la sierra, la dirección del movimiento es hacia el operador y hacia *arriba*. Debido a que los dientes de la sierra son ligeramente más anchos que el espesor de la hoja, una pieza de trabajo alineada de manera correcta entrará en contacto con la hoja sólo en el punto en que ocurre el corte. Sin embargo, si la pieza de trabajo se mueve ligeramente, la parte que está saliendo del corte en la parte trasera de la hoja se desalinea, haciendo que el extremo del material adyacente al corte entre en contacto con la hoja conforme abandona la mesa. Este contacto

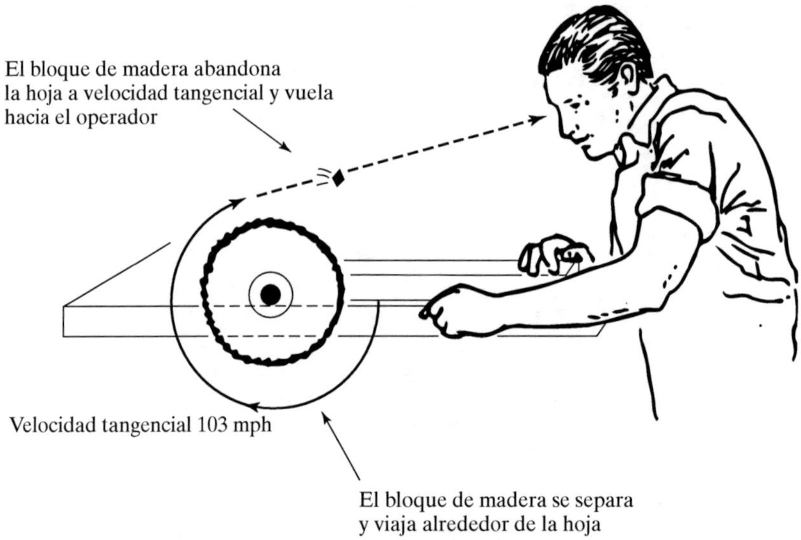

FIGURA 15.39

Los dientes rotos de la sierra o las astillas de madera constituyen un riesgo para el operador.

puede producir un súbito y poderoso impulso hacia arriba que hace que el material rompa el contacto con la superficie de la mesa. En este punto se vuelve casi inevitable una desalineación mayor y la hoja arrastra con firmeza la pieza de trabajo. Si esta última es extremadamente delgada o frágil, se rompe, con pequeñas partes o virutas que continúan con la hoja hacia abajo de la mesa. Sin embargo, un resultado más probable es que el material rígido no pueda seguir a la hoja y que salga disparado a velocidad tangencial directamente hacia el operador.

La intención del separador y de los dedos antirrebote es ayudar a evitarlo. El separador mantiene abierta la entalladura del corte, o totalmente separada la parte del corte para que el material no entre en contacto con la hoja. Los dedos antirrebote, o "perros", se diseñan para evitar el movimiento de rebote en caso que éste ocurra. La forma del *perro* facilita el movimiento en dirección de la alimentación. Sin embargo, un movimiento hacia atrás hace que el *perro* sujete el material y evite el rebote.

Sierras de correa

En la mayoría de las operaciones de las sierras de correa es básicamente imposible colocar guardas en el punto de operación. Sin embargo, existe la viabilidad de resguardar la parte de la hoja que permanece sin uso. Para ello se utiliza una guarda deslizante que se mueve hacia arriba o hacia abajo para alojar piezas de trabajo más grandes o más pequeñas, respectivamente. Esta guarda deslizante, junto con las guardas de la rueda, permiten resguardar toda la hoja, excepto la parte que está trabajando.

Sierras portátiles

Las sierras circulares portátiles están sujetas a una variante del riesgo del rechazo, excepto que lo que se rechaza es la *sierra*, en lugar del material. Una capacitación apropiada y el respeto del operador por la sierra son importantes, como lo son una hoja limpia y afilada, un control de "hombre muerto" y una guarda retráctil para la parte inferior de la hoja. Un control de "hombre muerto" es simplemente un interruptor accionado por un resorte (botón o gatillo) que corta la potencia de inmediato si el operador lo suelta.

La guarda retráctil de la parte inferior de la hoja en una sierra circular portátil es quizá análoga a la guarda inferior de la hoja de una sierra radial y a la guarda de capucha de la sierra de mesa. Sin embargo, en una sierra circular portátil la guarda retráctil es mucho más importante ya que si el operador la bloquea, dejándola abierta con una pequeña cuña —como a veces hacen los operadores—, la sierra se vuelve muy peligrosa antes y después del corte. La hoja está expuesta y si se deja caer la sierra, o se coloca sobre una superficie, se puede provocar un daño directo o una lesión.

Cortar aluminio con una sierra circular portátil puede constituir un problema serio. Este tipo de sierras se utilizan ampliamente para cortar extrusiones de aluminio a la medida para fabricar ventanas, puertas para tormenta, persianas y otros productos extruidos de aluminio para arquitectura. El problema es que la hoja de la sierra se calienta mucho, alcanzando el punto de fusión del aluminio aproximadamente a 1200 °F; en este punto empiezan a volar gotas de aluminio fundido fuera de la hoja, sobre la guarda, provocando un desorden. Después, el aluminio se solidifica haciendo que se pegue la guarda y que falle.

Un fabricante prominente de extrusiones de aluminio para arquitectura luchó con el problema por 5 años antes de cambiar a medios alternos de protección para el operador. Se instalaron frenos de polaridad invertida en las sierras, lo que hacía que la hoja se parara de inmediato cuando el operador soltaba el gatillo. Esto eliminó la mayor parte del riesgo, porque cuando la hoja reduce paulatinamente su velocidad —hasta detenerse después de usarla— es cuando la guarda inferior es más importante. Para aumentar la protección, a los trabajadores se les proporcionaron guantes protectores y almohadillas para las manos y las muñecas.

Sierras de cadena

Sin lugar a dudas, la sierra portátil más peligrosa es la sierra de cadena. El atoramiento de la hoja puede hacer que la sierra sea rechazada y provoque lesiones severas, tal vez fatales, al operador. Una cadena roma o lubricada de forma deficiente puede hacer que la sierra se sobrecaliente y se rompa, provocando una severa lesión al operador o a los otros trabajadores dentro del área. La Consumer Product Safety Commission (Comisión de Seguridad de los Productos al Consumidor) en Estados Unidos está guiando los esfuerzos para mejorar las guardas manuales y minimizar el rechazo.

Sierras de arco

Es difícil poner guardas a las sierras de arco, más que a sus primas, las sierras de correa horizontal. Es viable colocar guardas en éstas últimas, con una guarda ajustable a lo largo de porciones de la hoja, excepto en la parte que efectúa el corte. Sin embargo, debido a la acción reciprocante de las sierras de arco, se requeriría una guarda mucho más complicada que se ajustara hacia atrás y hacia delante *durante* cada carrera del corte. Las guardas, rieles de guardas, o las guardas por ubicación serían apropiadas para este riesgo. Algunas sierras de arco modernas están equipadas con envolventes que contienen todo el recorrido de la hoja reciprocante.

GUARDAS DIVERSAS PARA MÁQUINAS

Correas y poleas

Casi todas las industrias tienen una amplia variedad de correas y poleas y otros sistemas de transmisión de potencia de los motores a las máquinas. Los riesgos se conocen bien y la tecnología es simple. Las correas y las poleas representan una buena área objetivo para el administrador de seguridad y salud, ya que puede instituir un programa de bajo costo de mejora de la seguridad dentro de la planta.

Debe reconocerse que no todas las correas y poleas son peligrosas, y que las normas reconocen este hecho excluyendo algunas correas pequeñas de movimiento lento. Las exclusiones son intrincadas y se representan mejor mediante un diagrama de decisiones, como en la figura 15.40. Por lo general, se considera que una altura de menos de 7 pies a partir del piso o de la plataforma de trabajo es la zona de trabajo donde el personal requiere protección contra las correas y otros riesgos de las máquinas.

Los acoplamientos de ejes están relacionados con las correas y las poleas, ya que es común que se encuentren entre una bomba y el motor que las impulsa. El método preferido para eliminar los riesgos de estos acoplamientos es diseñarlos de manera que cualquier perno, tuerca, o tornillo de fijación se utilice de forma *paralela* al eje y que estén embutidos, como se muestra en la figura 15.41. Si estos sujetadores no sobresalen del extremo de la brida, como se muestra en la figura, es improbable que causen alguna lesión. El mayor riesgo de las cabezas expuestas de los tornillos es que atrapen partes de ropa floja y que después halen al trabajador hacia la máquina. Es común que los tornillos de fijación y otras proyecciones sean invisibles debido al rápido giro del eje o de la brida, aumentando el riesgo. La instalación de guardas tipo U en cualquier lugar en que se requieran en la planta, es un objetivo que debe establecer el administrador de seguridad y salud. Una vez consciente del riesgo, el personal de mantenimiento puede hacer recorridos

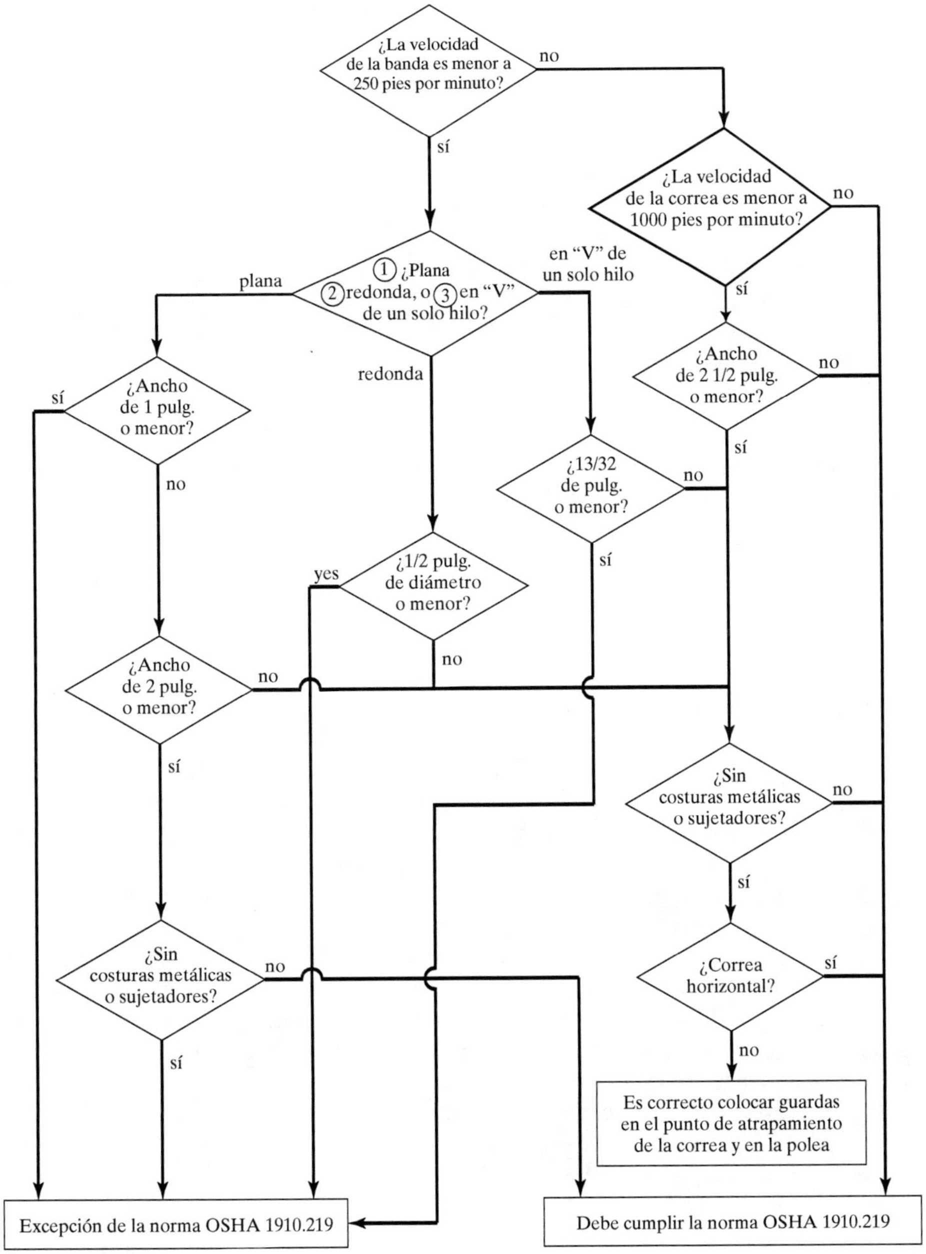

FIGURA 15.40

Diagrama de decisión para la norma de guardas para correas de OSHA.

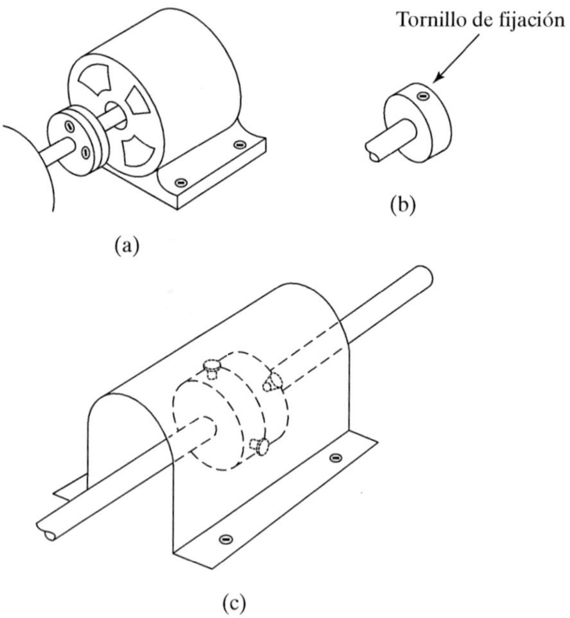

FIGURA 15.41

Seguridad con los acoplamientos para ejes: (a) Los tornillos o pernos se montan de forma paralela al eje y están embutidos; (b) el tornillo de fijación se monta en la periferia de la brida, pero está embutido y no sobresale de la brida; (c) los tornillos expuestos no representan riesgo porque el acoplamiento está cubierto con una guarda con forma de U.

sistemáticos tomando medidas, haciendo que se fabriquen guardas tipo U en el taller de hojas metálicas, e instalándolas después.

No debe pasarse por alto la posibilidad de salvaguardar las correas y las poleas por *ubicación*. Algunas de ellas se localizan en una parte de la máquina que se encuentra protegida de la exposición al trabajador. Muchas personas piensan que la ubicación es la respuesta para salvaguardar la correa y la polea de los motocompresores de aire que funcionan de forma intermitente. Sin embargo, ya que este equipo arranca de manera automática, salvaguardarlo por ubicación podría no ser suficiente para eliminar el riesgo.

Un método para salvaguardar grandes compresores de aire es colocarlos en un cuarto independiente. La puerta debe mantenerse con candado. Si los métodos de disipación de calor lo permiten, es mejor que el cuarto sea pequeño, para que no se utilice para almacenamiento u otros propósitos que podrían provocar la exposición del trabajador. No debe olvidarse la seguridad del personal de mantenimiento que debe entrar al cuarto para darle servicio al compresor. Se pueden utilizar procedimientos administrativos y capacitación para reducir los riesgos de este personal.

Aire comprimido

Es importante llamar la atención sobre los riesgos de las mangueras de aire comprimido utilizadas para limpieza. Con frecuencia, dichas mangueras se utilizan con boquillas para retirar las virutas de las áreas de las máquinas. Las normas de seguridad especifican que la presión del aire utilizado para dichos propósitos no debe exceder 30 libras por pulgada cuadrada (psi, per square inch). La mayoría de los sistemas industriales de aire comprimido funcionan a presiones de trabajo mayores a 30 psi. Por lo tanto, se utiliza un reductor en la boquilla (ver figura 15.42a) o una boquilla reductora para reducir la presión del aire a niveles dentro del máximo especificado de 30 psi. En la figura 15.42b se muestra un tipo de boquilla para este propósito.

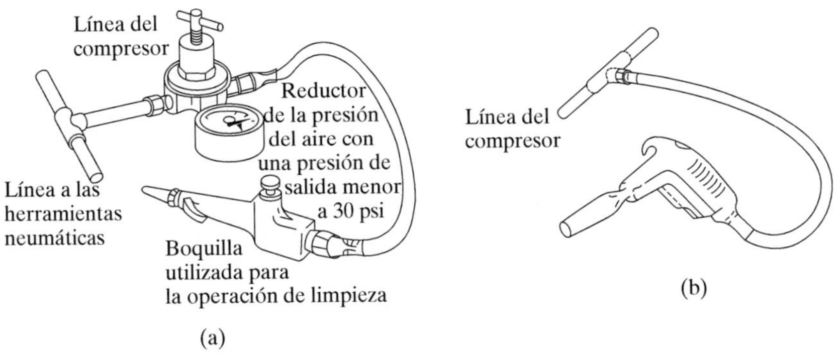

FIGURA 15.42

Dos formas de cumplir con el requisito de OSHA de reducir la presión del aire comprimido a menos de 30 psi para utilizarlo en operaciones de limpieza: (a) reductor de presión en la línea; (b) la boquilla especial con ventilación reduce la presión a menos de 30 psi.

La presión excesiva del aire en estas boquillas puede volver peligrosas las virutas lanzadas por el aire. Incluso con una presión apropiada del aire, se necesitan guardas contra las virutas y equipo de protección personal para proteger al trabajador. Si se pueden utilizar medios alternativos para retirar las virutas, por lo general en interés de la seguridad, debe descontinuarse el uso de las boquillas de aire. Por desgracia, las virutas metálicas son muy filosas y es difícil manejarlas, lo que hace que el proceso de limpieza constituya algún tipo de problema.

El riesgo de las virutas voladoras es muy obvio, pero la mayoría de la gente no se da cuenta de que las mangueras de aire comprimido utilizadas para limpieza también pueden presentar riesgos de *decesos*. Existen algunos casos registrados en los que el jugueteo no consideró los riesgos del aire comprimido. No existe forma de que el cuerpo humano pueda contener presiones internas excesivas, de incluso 30 psi, sin daños serios. Por desgracia, a los trabajadores raramente se les ha capacitado para respetar las presiones letales que se presentan en las ordinarias y aparentemente inofensivas boquillas de aire comprimido utilizadas para la limpieza.

MÁQUINAS Y PROCESOS VARIOS

Gatos

Un accidente frecuente de fin de semana es la conocida muerte que ocurre cuando un "mecánico doméstico" muere debajo de un automóvil que se cayó del gato que lo sostenía. Un gato es fundamental para levantar, pero la carga que soporta por lo general es mucho más estable si se transfiere a bloques seguros, retirando la carga del gato. Lo que resulta inseguro para el mecánico doméstico, también lo es para el trabajador industrial, en lo que se refiere a los gatos.

Igual que con una grúa o una cadena para polipasto, existe la tentación de utilizar un gato hasta que falle, pero eventualmente el resultado de esta política sería una falla catastrófica, una alternativa inaceptable para el fin de la vida de un gato. Por lo tanto, la única alternativa es inspeccionar el gato a ciertos intervalos a lo largo de su vida útil, para observar signos de que necesita reparación o de que se ha gastado hasta el punto de ser peligroso.

Fluidos para el trabajo de los metales

Los fluidos para el trabajo de los metales, como se comentó en el capítulo 12, tienen varios riesgos de los cuales el administrador de seguridad y salud debe tener conciencia. Estos factores son la toxicidad de los componentes, los riesgos de incendio y los problemas de la disposición (Metalworking Fluids: Safety and Health Best Practices Manual, 2001).

Además de la Cláusula del Deber General, existen dos límites a la exposición de contaminantes del aire. Estos límites de 8 horas (TWA) son 5 mg por m^3 para la niebla de aceite mineral y 15 mg por m^3 para todos los otros fluidos para el trabajo de los metales (Metalworking Fluids: Safety and Health Best Practices Manual, 2001). Deben tomarse acciones para asegurar que la exposición permanece por debajo de los PEL mediante el uso de controles ambientales, como se señaló en el capítulo 10. El PPE también es una solución adecuada para los riesgos respiratorios y de la piel, y el uso del PEE para reducir los riesgos cutáneos igualmente se consideró en el capítulo 12. Los fluidos para el trabajo de los metales también pueden contener carcinógenos, como "hidrocarburos aromáticos policíclicos (PAH, Polycyclic Aromatic Hydrocarbons), parafinas cloradas, alcanolaminas, nitritos y biocidas que liberan formaldehído" (Metalworking Fluids: Safety and Health Best Practices Manual, 2001).

Además de los niveles de contaminantes del aire, en los fluidos para el trabajo de los metales pueden crecer microorganismos que se pueden transmitir por el aire durante el proceso de maquinado. Dichos microorganismos pueden tener efectos adversos en la salud del empleado. Muchos fluidos para el trabajo de los metales tienen biocidas que pueden inhibir el crecimiento de los microorganismos. Un programa regular de reciclado y filtrado del fluido para el trabajo de los metales también puede reducir el crecimiento de los microorganismos (Metalworking Fluids: Safety and Health Best Practices Manual, 2001).

Como algunos fluidos para el trabajo de los metales tienen una alta concentración de aceite, también existe el riesgo de incendio, debido al calor generado en los procesos de maquinado. Debe existir un plan de eliminación de incendios en caso que ocurra alguno.

Remoción de virutas

La remoción y disposición de virutas puede ser una tarea peligrosa. Las virutas metálicas pueden estar afiladas como navajas y con frecuencia deben retirarse durante el propio proceso de maquinado. En la mayoría de los casos, la propia máquina puede retirarlas durante el proceso de corte. Deben colocarse barreras para asegurar que las virutas no se escapen del recipiente correspondiente durante la remoción. Vea la figura 15.43. Durante el proceso de limpieza es frecuente utilizar aire comprimido; sin embargo, hemos visto antes los peligros inherentes de este método.

ROBOTS INDUSTRIALES

Quizá la máquina de producción más interesante y versátil es el robot industrial. Con mucha frecuencia, éstos manejan partes de producción y las alimentan a otras máquinas comentadas en este capítulo, pero con frecuencia están equipados con cabezales para soldadura o para pintado por aerosol, de manera que realizan operaciones directas sobre las propias piezas de trabajo. Los robots se pueden emplear para hacer más seguro el lugar de trabajo colocando máquinas con forma de brazo para los trabajos calientes, sucios, ruidosos, repetitivos y peligrosos, reservando para los humanos los trabajos que son ergonómicamente más seguros y saludables. Sin embargo, el registro de seguridad de los robots industriales no es tan positivo. A los robots debe considerárseles como una solución de ingeniería al problema de la eliminación y control de riesgos. En

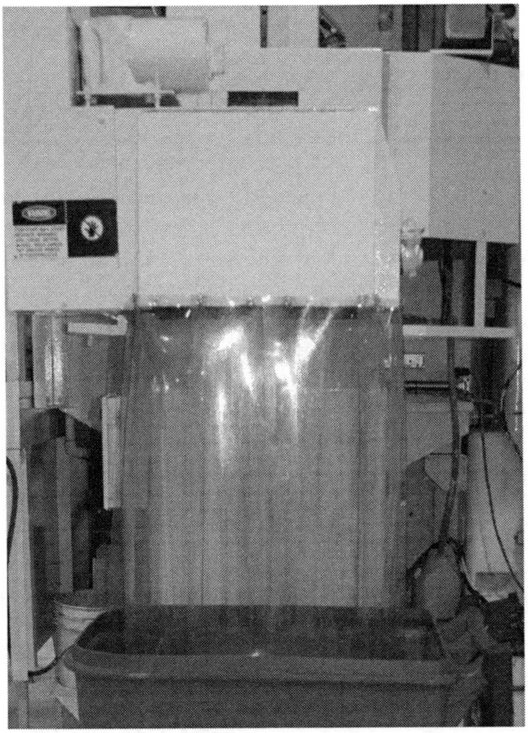

FIGURA 15.43

Barrera para virutas (*cortesía:* Pratt & Whitney).

el capítulo 3 aprendimos que las soluciones de ingeniería tienen sus desventajas y los robots no son la excepción a esta regla. Igual que con otras soluciones de ingeniería, los robots industriales introducen otros riesgos, algunos de los cuales pueden ser peores que los propios riesgos que eliminan. Para entender estos "otros" riesgos es necesario examinar las características de los robots y cómo éstas pueden afectar su seguridad.

La versatilidad del robot es un resultado directo de su capacidad característica de programación. Un robot se puede programar para moverse en una variedad de maneras infinita, y es ahí donde reside su principal riesgo de seguridad. Ya que se puede programar para moverse de formas inesperadas, con variación de la velocidad y de la posición, el robot puede golpear a un operador desprevenido, o a otros trabajadores en el área. Los accidentes con los robots industriales no son tan poco comunes y en ocasiones pueden incluso producir alguna muerte.

Cuando se contempla una decisión para emplear un robot industrial en una planta, el administrador de seguridad y salud ciertamente debe participar y se encuentra en una posición excelente para proporcionar información valiosa sobre la seguridad. Un aspecto a considerar es el sentimiento del público. Los robots son de alguna manera controversiales porque se ven como una amenaza por la percepción que se tiene de su función de retirar del trabajo a un trabajador humano. Una cosa es que el público acepte las posibles lesiones en el trabajo como un riesgo necesario de cualquier tarea, y otra aceptar la posibilidad de que un robot provoque una lesión de trabajo, después de haber "robado" el empleo a un trabajador. Algo que agrava aún más el problema es el conocido tema utilizado por la industria del entretenimiento que muestra a los robots como guerreros o instrumentos siniestros de la tecnología, utilizados por habitantes del espacio o las fuerzas del mal.

Una regla general de seguridad para los robots es mantener a los trabajadores humanos fuera de la envolvente de trabajo, el espacio geométrico dentro del cual el robot puede moverse. En la figura 15.44 se muestra un robot industrial equipado con una guarda de confinamiento de la envolvente de trabajo, completa con un enclavamiento para controlar el acceso a la zona de peligro. Durante la fase inicial de planeación, el administrador de seguridad y salud debe considerar qué guardas, enclavamientos, rutinas de alarma, desactivaciones de emergencia (EPO, Emergency Power-Offs) y otras medidas de seguridad pueden ser necesarias para hacer que la aplicación sea segura. La mayoría de dichas medidas se aplican a la fase de producción, después de haberse terminado toda la programación y prueba. Sin embargo, la fase de producción no es la etapa más peligrosa en el desarrollo de una aplicación para robot. Aunque la mayor parte del tiempo de la vida operativa de un robot se emplea en la fase de producción, la mayoría de los accidentes ocurren durante la programación, configuración y mantenimiento posteriores (Asfahl, 1992).

Durante la programación de un robot industrial, la mejor protección contra las lesiones es un técnico bien capacitado y la disponibilidad de las EPO. Mantener al personal fuera de la envolvente de trabajo es una regla adecuada, pero los autores tienen experiencia personal directa que atestigua la dificultad de hacer cumplir la regla de la envolvente de trabajo durante la programación del robot. Recordando la debilidad del método del cumplimiento comentada en el capítulo 3, una regla ignorada es peor que la falta de reglas. Durante la programación, sólo se debe permitir permanecer dentro de la envolvente de trabajo a la persona involucrada activamente en la programación y configuración de los robots. El programador del robot debe tener control inmediato de la potencia de movimiento de éste en todo momento mediante un "pendiente de enseñanza" manual mientras está programando.

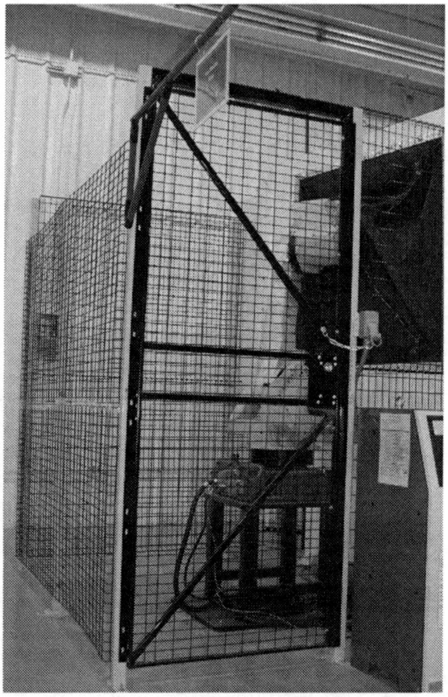

FIGURA 15.44

Barrera envolvente para el trabajo de un robot (*cortesía:* Pratt & Whitney).

Durante la fase de producción de la operación del robot, debe aplicarse la regla de la envolvente de trabajo, y es necesario algún tipo de método de salvaguarda para mantener la seguridad. Dos métodos populares de salvaguarda de las envolventes de trabajo de los robots son las guardas de barreras enclavadas y los dispositivos detectores de presencia comentados antes en este capítulo. También se pueden utilizar las guardas de barrera fija, pero tienen un elemento de riesgo para los trabajadores de mantenimiento que pueden retirar la barrera de manera periódica para dar el mantenimiento necesario. Es preferible tener un enclavamiento que interrumpa la potencia al brazo del robot cada vez que se retira la barrera. Las barreras de advertencia dejan mucho a juicio del trabajador y pueden llevar a accidentes a la luz de movimientos inesperados que puede realizar el brazo robot.

En ocasiones, un trabajador humano y un robot necesitan compartir una estación de trabajo en la que el robot realiza un segmento de la operación y el trabajador efectúa otro paso en el proceso. Un ejemplo podría ser el del trabajador que abre un empaque y coloca las partes a procesar en una plantilla de posicionamiento. Después el robot podría retirar las piezas de la plantilla y colocarlas en la estación de maquinado para procesamiento posterior. Una configuración como ésta tiene eficiencias: el trabajador humano puede realizar las operaciones de carga y descarga mientras que el robot está ocupado en su propio ciclo. Sin embargo, este arreglo introduce el riesgo de que el robot lesione al trabajador, ya que ambos comparten el mismo espacio. El problema se puede remediar mediante un mecanismo de alimentación deslizante, similar a la del dado deslizante mostrada en este capítulo para las guardas de protección de dados para las prensas.

En conclusión, los robots industriales ofrecen muchas ventajas de mejoras en la eficiencia de la producción y potencialmente pueden hacer una contribución positiva a la seguridad y salud de los trabajadores en cualquier operación. Para concretar en realidad estas ganancias sin introducir riesgos diferentes, y quizá peores, en el lugar de trabajo, el administrador de seguridad y salud necesitará estar consciente de los nuevos riesgos que el robot puede llevar a la estación de trabajo, en particular, el riesgo de la envolvente de trabajo del robot. Utilizando los principios de guardas de las máquinas cubiertos en este capítulo y reconociendo las fortalezas y debilidades de los métodos de ingeniería y de cumplimiento comentados en el capítulo 3, se puede alcanzar una solución satisfactoria y productiva.

RESUMEN

Las guardas para máquinas son un término casi sinónimo de la seguridad industrial y es un elemento de alta prioridad para los administradores de seguridad y salud. Aunque ignoradas por algunos profesionales de la salud y la seguridad como pasadas de moda y no técnicas, las guardas para máquinas constituyen en realidad una tarea desafiante con nuevas tecnologías para guardas muy avanzadas.

La parte más peligrosa de la mayoría de las máquinas es el punto de operación, donde la herramienta se encuentra con la pieza de trabajo. Por desgracia, en la mayoría de los casos también es la parte más difícil de resguardar en las máquinas. Cuando las guardas se vuelven imprácticas o inviables, se han producido dispositivos electromecánicos para proteger al trabajador del punto de operación. No deben olvidarse los riesgos indirectos en dicho punto, como las virutas o chispas que vuelan por el aire.

El aspecto que sigue en importancia al punto de operación son las correas, poleas y otros aparatos de transmisión de potencia. Aunque por lo general es más fácil colocar guardas para las correas, poleas, engranes, ejes y cadenas que para el punto de operación, las primeras deben recibir atención a lo largo de toda la planta. Con frecuencia, las guardas se pueden fabricar en la propia planta con la supervisión del administrador de seguridad y salud. Recuerde considerar la posibilidad de establecer guardas por ubicación. No se deben confundir las guardas por ubicación con las guardas por *distancia*. Éstas últimas tienen el objetivo de resguardar el punto de operación de las máquinas, como las prensas de cortina, que fabrican grandes piezas de trabajo.

Una de las máquinas de producción más importante y peligrosa son las prensas mecánicas. Los requisitos de seguridad para resguardar el punto de operación de este tipo de prensas pueden ser muy técnicos y complicados. Muchos de los métodos de guardas especificados para las prensas se pueden utilizar como principios para las guardas de las máquinas en general, incluyendo los procesos caloríficos.

Los riesgos de las sierras radiales son ejemplares de los de otros tipos de sierras. El rechazo es un riesgo de la mayoría de las sierras, para el que constituyen remedios viables diversos dispositivos mecánicos, además de la capacitación de los trabajadores en el mecanismo de rebote.

La norma de OSHA para la maquinaria con ruedas abrasivas es muy complicada, pero los principales problemas son breves y simples: colocar guardas en la rueda, tuerca y brida; ajustar el portapiezas de las máquinas esmeriladoras; y ajustar las guardas de lengüeta.

Además, existen muchos procesos diversos de los que debe estar consciente el administrador de seguridad y salud. Entre éstos se encuentran las herramientas manuales, el equipo de aire comprimido, los gatos, el fluido para el trabajo de los metales, la remoción de virutas y los robots industriales.

EJERCICIOS Y PREGUNTAS

15.1 Explique el término *punto de operación.*

15.2 Nombre varios tipos de riesgos mecánicos de las máquinas en general. ¿Cuál es el más importante desde el punto de vista de la seguridad?

15.3 Identifique varios ejemplos de puntos de atrapamiento durante la operación.

15.4 Nombre dos formas de salvaguardar una máquina que no requiere guarda física o dispositivo.

15.5 ¿Qué es un bloqueo? ¿Cuál es la diferencia con un enclavamiento?

15.6 ¿Cuáles son las desventajas de las guardas de malla de nailon para ventiladores?

15.7 Se ha medido el tiempo de paro del ariete en una prensa de revolución parcial y es de 0.333 segundos. ¿A qué distancia mínima de seguridad debe colocarse un dispositivo detector de presencia?

15.8 Una prensa mecánica popular tiene un embrague de revolución completa y 14 puntos de embrague en el volante de inercia, que gira a 90 rpm. ¿A qué distancia mínima del punto de operación de esta prensa debe colocarse un dispositivo de disparo de dos manos?

15.9 Nombre algunas razones por las que una máquina podría tener orificios para pernos en sus patas.

15.10 Nombre varios tipos de dispositivos de salvaguarda para el punto de operación.

15.11 ¿Cuál es la diferencia entre una guarda de barrera enclavada y una compuerta?

15.12 ¿Cuál es la diferencia entre los controles de dos manos y los disparos de dos manos?

15.13 ¿Cuál es la diferencia entre las compuertas tipo A y las compuertas tipo B?

15.14 ¿Cuál es la ventaja de los tornillos con cabeza tipo Allen sobre las tuercas con orejas para las guardas para máquinas?

15.15 Una guarda tiene un tamaño de abertura máxima de 3/4 de pulgada. Las aberturas de la guarda están a 6 pulgadas de la zona de peligro. ¿El tamaño de la abertura cumple los requisitos?

15.16 ¿Qué es una barrera de advertencia? ¿Qué es una guarda de plantilla de guía?

15.17 Explique los términos *revolución completa* y *revolución parcial* aplicados a los embragues de las prensas. ¿Cuál es más segura?

15.18 ¿Qué es el silenciamiento de los dispositivos de salvaguarda y cuándo se permite?

15.19 ¿Cuál es la principal razón por la que una malla de alambre galvanizado es un mejor material para construir guardas para máquinas que la malla ordinaria para ventanas? (*Sugerencia:* La respuesta no es evitar la oxidación).

15.20 ¿Cuál es la mayor desventaja de los retiradores de manos?

15.21 ¿Cuál es la diferencia entre los retiradores y los retenedores?

15.22 Una prensa con embrague de revolución parcial tiene un tiempo de paro por frenado de 0.37 segundos. ¿A qué distancia mínima deben colocarse controles de dos manos?

15.23 ¿Dónde debe colocarse un dispositivo detector de presencia en la prensa del ejercicio 15.22?

15.24 Si la prensa del ejercicio 15.22 hubiera sido una prensa de revolución completa funcionando a 60 rpm y que tuviera cuatro puntos de embrague, ¿a qué distancia debe colocarse un dispositivo de disparo de dos manos?

15.25 ¿Un control de dos manos ofrece alguna mejora en la prensa del ejercicio 15.24? ¿Y un dispositivo detector de presencia?

15.26 ¿Cuáles son los tres mayores problemas de las máquinas esmeriladoras? ¿Por qué son tan importantes desde el punto de vista de la seguridad?

15.27 ¿Qué única característica del punto de operación puede exceptuar a una prensa mecánica del requisito de guardas o salvaguardas?

15.28 Compare los riesgos de las sierras de mesa que se utilizan como sierras de corte al hilo contra las utilizadas como sierras de corte transversal.

15.29 ¿Cuál es la prueba del tintineo?

15.30 ¿Por qué puede ser peligroso el aire comprimido cuando se utiliza para limpieza? ¿En qué circunstancias se permite?

15.31 ¿Cuándo no necesitan guardas los acoplamientos de ejes?

15.32 La malla metálica expandida de una guarda para máquina tiene un tamaño de abertura de 3/8 de pulgada. ¿A qué mínima distancia del punto de operación se puede colocar de forma legal esta guarda?

15.33 Describa la naturaleza de los frecuentes emplazamientos de OSHA que comprenden bloqueo y marcado.

15.34 Explique cómo se puede modificar una máquina diseñada para arrancar y parar con interruptores de botón de encendido/apagado para que se considere como bloqueo.

15.35 ¿Cuál es el significado de guarda por ubicación? ¿En qué difiere de la guarda por distancia?

15.36 Explique el término *estado mecánico cero.*

15.37 Explique el término *dispositivo aislante de energía.*

15.38 ¿A qué tipo de riesgo de máquina se aplica el término guarda de cubierta?

15.39 ¿Cuál de los principios de falla-seguridad comentados en el capítulo 3 se aplica al término *estado mecánico cero*?

15.40 ¿Cuál es generalmente el mejor color para una guarda de punto de operación? Explique por qué.

15.41 Haga comentarios sobre la conveniencia de las herramientas manuales o pinzas para salvaguarda del punto de operación.

15.42 Nombre los tipos de guardas para máquinas que son inapropiados para la alimentación manual del punto de operación.

15.43 Comente las ventajas comparativas de las guardas de protección de dados contra las guardas de barrera fija.

15.44 Explique los posibles resultados cuando los dados de una prensa troqueladora se cierran sobre una pieza de trabajo desalineada.

15.45 Un método reconocido para salvaguardar el punto de operación se puede hacer seguro para la alimentación manual si se facilita con herramientas manuales o con pinzas. Mencione el nombre de este método de salvaguarda.

15.46 ¿Es legal utilizar la compuerta tipo B en una prensa de revolución completa? ¿Es recomendable? ¿Cuál es el riesgo potencial al utilizarla?

15.47 Comente al menos dos ventajas de una transmisión con embrague de fricción en una prensa troqueladora contra un embrague positivo de transmisión mecánica.

15.48 Haga una lista y describa todas las configuraciones de las prensas mecánicas para las que las normas requieren una supervisión del freno y un sistema de control.

15.49 Haga una lista y describa todas las configuraciones de las prensas mecánicas para las cuales es legal utilizar la alimentación manual.

15.50 **Estudio de caso de diseño.** Una prensa de revolución completa tiene un volante de inercia de rotación a 100 rpm. La prensa está equipada con botones para las palmas de dos manos montados en la máquina a una distancia de 20 pulgadas del punto de operación. ¿Cuántos puntos de embrague serían necesarios en el volante de inercia para que esta máquina fuera segura?

15.51 ¿Qué característica opcional de los dispositivos detectores de presencia es permisible para dar a estos dispositivos la misma ventaja de producción que la compuerta tipo B tiene sobre la compuerta tipo A? Explique la ventaja.

15.52 Explique la diferencia entre los términos "monitoreo de frenado" y "dispositivo de medición del tiempo de paro por frenado".

15.53 Relacione cuando menos dos ventajas del uso de los rayos infrarrojos en lugar de la luz visible como medio para los dispositivos detectores de presencia.

15.54 ¿Qué sucede cuando el interruptor de límite del recorrido excesivo del paro superior se dispara al final de un ciclo de la prensa?

15.55 El interruptor de límite del recorrido excesivo del paro superior en un supervisor de freno de una prensa mecánica es ajustable. ¿Cuál es la ventaja de ajustar el recorrido excesivo a un nivel elevado? ¿Cuál es la ventaja de ajustarlo a un nivel bajo?

15.56 ¿Qué característica de la sierra circular portátil hace que la guarda retráctil de la hoja sea incluso más importante que para las sierras de mesa o las sierras radiales?

15.57 Describa dos características requeridas de una sierra de mesa cuyo objetivo sea evitar el rebote. ¿Cuál evita que se inicie el rebote y cuál elimina el movimiento de rebote si éste empieza?

15.58 Explique por qué las guardas grandes de barrera fija permiten largas distancias entre la guarda y el punto de operación y una malla más gruesa para el material de la guarda.

15.59 ¿Cuál es la diferencia entre una sierra de arco y una sierra de correa? ¿En cuál es más difícil colocar guardas? ¿Por qué?

15.60 Explique los beneficios de utilizar un interruptor de pie para disparar una prensa en la que el punto de operación está protegido por una pantalla de luz infrarroja.

15.61 Describa las desventajas de las barreras de advertencia en lugar de las guardas para máquina.

15.62 ¿Qué características de diseño del sistema detector de presencia se permiten para mejorar la eficiencia del sistema, de la misma manera que las compuertas tipo B mejoran la eficiencia de la estación de trabajo sobre las compuertas tipo A?

15.63 Describa dos ventajas del uso de la luz infrarroja en lugar de la luz visible como medio para un dispositivo detector de presencia.

15.64 ¿Por qué los pedestales de control deben fijarse con rigidez al piso si se utilizan con prensas troqueladoras?

15.65 Haga comentarios sobre la relación entre la velocidad de una prensa troqueladora y su seguridad. Por lo general, ¿cuándo es mejor una máquina más lenta y cuándo es mejor una más rápida?

15.66 Identifique un punto de operación para el cual el riesgo no es mecánico. ¿Qué medios de salvaguarda del punto se pueden aplicar a un punto de operación que no es mecánico?

15.67 ¿Los robots industriales hacen más seguras o más peligrosas las operaciones? Explique su razonamiento.

15.68 ¿Cuál es el principal riesgo de los robots en el lugar de trabajo? ¿Cómo se pueden mitigar los riesgos?

15.69 ¿Por qué el público podría ser menos tolerante a las lesiones de trabajadores provocadas por los robots industriales que a las lesiones provocadas por otras máquinas industriales?

15.70 ¿Las normas de seguridad requieren que una máquina se atornille al piso si ésta tiene orificios en sus patas?

15.71 ¿Es legal que los operadores de prensas coloquen sus manos en los dados para alimentar a las prensas troqueladoras? ¿Por qué es tan peligroso alimentar una prensa con la mano? ¿Qué se puede (y se debe) hacer para lidiar con este riesgo?

15.72 **Estudio de caso de diseño.** Un proceso sucio en una estación caliente de trabajo requiere un pequeño ventilador para enfriar la cara del operador que está sentado cerca del punto de operación. El problema es que las hojas del ventilador y la guarda de malla de alambre alrededor de las hojas recolectan suciedad y pelusa, y deben retirarse y limpiarse con frecuencia. Utilizando los principios del diseño en la ingeniería de este capítulo y del capítulo 3, especifique un cambio de diseño para lidiar con mayor eficacia con este riesgo, protegiendo al operador y reduciendo los costos de mantenimiento de la producción.

15.73 **Estudio de caso de diseño.** Una prensa de revolución completa con dos puntos de embrague en el volante de inercia tiene botones de palma de dos manos instalados a una distancia de 16 pulgadas del punto de operación. Calcule la velocidad mínima del volante de inercia que permita que esta prensa cumpla las normas. Explique por qué una velocidad menor del volante de inercia sería más peligrosa.

15.74 **Estudio de caso de diseño.** Se está rediseñando una estación de trabajo para incrementar su tasa de producción con el fin de hacerla más competitiva en una industria que compite en el mercado global. La vieja estación de trabajo es una operación de troquelado que utiliza una prensa de volante de inercia de revolución completa que emplea una compuerta tipo A. Utilizando alimentación por robot, el estándar de producción para esta estación de trabajo es 600 unidades por hora. Describa tres diseños alternativos para esta estación de trabajo y explique por qué deben ser capaces de incrementar sustancialmente la tasa de producción sin violar las normas de seguridad. Califique cada alternativa con una descripción de las desventajas de cada método.

15.75 **Estudio de caso de diseño.** En el diseño de la prensa del ejercicio 15.50, suponga que el número máximo disponible de puntos de embrague en el volante de inercia es 14. ¿Qué modificación sería necesaria en la transmisión mecánica para hacer que fuera segura la configuración de la prensa descrita en el ejercicio 15.50?

PREGUNTAS DE INVESTIGACIÓN DE NORMAS

15.76 Revise las estadísticas de inspección de OSHA para determinar la frecuencia de emplazamientos por "guardas generales del punto de operación". ¿En qué lugar se encuentra la norma de OSHA para las guardas generales del punto de operación entre todas las normas OSHA, en términos de frecuencia de emplazamiento?

15.77 Revise las estadísticas de inspección de OSHA para determinar la frecuencia de emplazamiento por "guardas generales del punto de operación" en las prensas mecánicas.

15.78 Revise las estadísticas de inspección de OSHA para determinar las tres normas citadas con mayor frecuencia en la norma de maquinaria con ruedas abrasivas.

CAPÍTULO 16

Soldadura

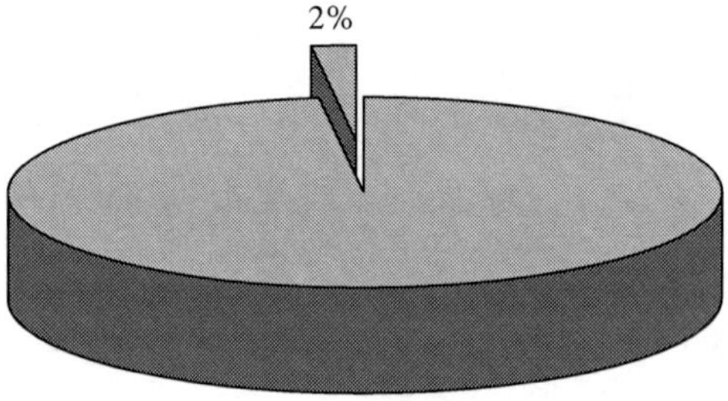

Porcentaje de emplazamientos emitidos por OSHA a la industria en general que abordan este tema

Después de abordar un tema tan amplio como son las guardas para máquinas, puede parecer ridículamente específico tratar un campo tan limitado como lo es la soldadura. Sin embargo, algunos se sorprenderán al saber que los procesos de soldadura representan algunos de los mayores riesgos tanto para la seguridad como para la salud. En términos de variedad de riesgos, este capítulo comprende incluso más que el capítulo sobre las guardas para máquinas, y en lo que al tema se refiere, más que cualquier otro capítulo de este libro.

El término *soldadura* debe tomarse en un sentido muy amplio, a fin de incluir la soldadura con gas, la soldadura por arco eléctrico, la soldadura por resistencia e incluso procesos relacionados, como son el soldeo y la soldadura fuerte, los cuales, técnicamente, no son procesos de soldadura. Los procesos de soldadura son tan diversos, que antes de abordar los riesgos correspondientes es necesario mencionarlos y proporcionar los antecedentes necesarios en la terminología de los procesos de soldadura.

TERMINOLOGÍA DE LOS PROCESOS

La clave para entender los riesgos que representa la soldadura es conocer cómo funciona el proceso, y a menos que los administradores de seguridad y salud posean este conocimiento, su credibilidad con sus contrapartes de fabricación y operación será mínima. Todos saben que la soldadura requiere que el material se derrita o funda para formar una unión rígida. La primera pregunta que se debe hacer para determinar el proceso es: "¿Qué material se funde?" Si el material fundido es el de las partes que se unirán o de un material de aporte parecido, el proceso se llama *soldadura*. Si el material es cualquier otro material con menor temperatura de fusión, el proceso se llama *soldadura fuerte* o *soldeo*. El límite entre la soldadura fuerte y el soldeo es 800 °F (427 °C); la soldadura fuerte por encima de los 800 °F y el soldeo por debajo de esta temperatura.

En virtud de que la soldadura requiere de la fusión de materiales, se necesita calor, por lo general aplicado de manera intensa, para cumplir los requisitos de los altos puntos de fusión de los materiales de soldadura. Por lo común, el proceso se identifica por medio del método de aplicación de este intenso calor. Si se excluyen los procesos inusuales y exóticos —como los procesos por aluminotermia y láser—, las tres categorías básicas de soldadura convencional son las siguientes:

- Soldadura con gas.
- Soldadura por arco eléctrico.
- Soldadura por resistencia.

La *soldadura con gas* se caracteriza por el conocido proceso del soplete de oxiacetileno, en el cual el gas acetileno que arde a una temperatura muy alta se quema a una temperatura aún mayor al agregar oxígeno puro a la flama. En el caso de materiales para soldadura con puntos más bajos de fusión es posible emplear gases alternos y más seguros, como el gas natural, el propano o el gas MAPP (un nombre comercial). Por lo general, estos gases alternos se emplean para soldadura fuerte y soldeo.

El administrador de seguridad y salud debe tener cuidado de no confundir la soldadura con gas con algunos tipos de soldadura por arco eléctrico que emplean un gas inerte para facilitar el proceso. De hecho, algunos de estos procesos tienen nombres como "soldadura por arco con gas metálico" o "soldadura por arco con gas de tungsteno"; sin embargo, no son soldadura con gas. La característica principal de la soldadura con gas es que éste debe usarse como combustible para el proceso, no como gas inerte.

Los diversos tipos de *soldadura por arco eléctrico* son incluso más diversos que los tipos de soldadura con gas. La soldadura por arco requiere de un pequeño espacio entre los electrodos, uno de los cuales es por lo general la propia pieza de trabajo. El intenso calor se obtiene del arco eléctrico que se forma entre los electrodos. El proceso que caracteriza al arco eléctrico es la *barra electrodo* o soldadura por arco metálico protegido (SMAW, Shielded Metal Arc Welding)[1], que se muestra en la figura 16.1. Esta operación altamente portátil y la más popular, se observa en la soldadura del acero estructural para los edificios, en la reparación de componentes de acero y en una amplia variedad de procesos de fabricación. La *barra* es una pieza de *varilla de soldadura* que se sujeta con unas pinzas y que se consume durante el proceso. La barra consiste en un metal de aporte rodeado de un *fundente*, término que se explicará más adelante. La *soldadura por arco con núcleo de fundente* (FCAW, Flux-Cored Arc Welding) es similar a la soldadura SMAW, pero el fundente se encuentra dentro de la varilla, como reminiscencia de la soldadura con núcleo de ácido o de resina. Algunas veces, el proceso de soldadura no consume al electrodo; un buen ejemplo es el proceso comúnmente denominado gas inerte de tungsteno (TIG, Tungsten Inert Gas) o soldadura por arco con gas de tungsteno (GTAW, Gas Tungsten Arc Welding), el cual se muestra en la figura 16.2. En un proceso relacionado, soldadura por arco con gas metálico (GMAW, Gas Metal Arc Welding), el arco eléctrico consume un electrodo *flexible* que se enrolla en un carrete y se alimenta de manera continua al arco durante la soldadura.

Los términos *fundente* y *gas inerte* se emplearon en los párrafos anteriores y requieren de explicación. Las temperaturas de fusión extremadamente altas del acero u otros metales, los hacen muy vulnerables a la oxidación, que es dañina para la soldadura. Por lo general, el fundente es un compuesto químico que se combina con impurezas y con oxígeno para evitar la oxidación dañina de los metales calientes. El fundente se combina con impurezas en estado de fusión y el líquido resultante recibe el nombre de *escoria*, que después se solidifica y debe retirarse de la soldadura terminada. En algunos procesos se emplea un gas inerte, como el argón o el

[1]Abreviatura recomendada por la Sociedad Estadounidense de Soldadura.

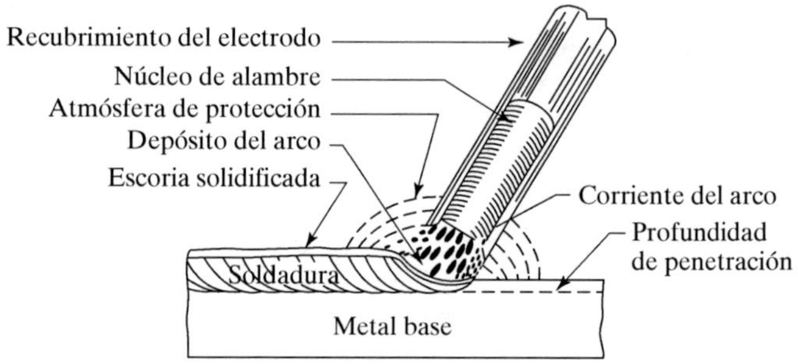

FIGURA 16.1

Barra de electrodo o SMAW (soldadura por arco metálico protegido).

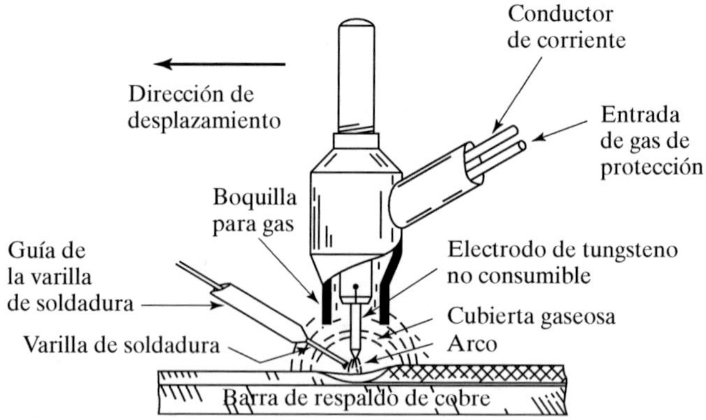

FIGURA 16.2

Soldadura TIG (gas inerte de tungsteno) o GTAW (soldadura por arco con gas de tungsteno).

helio, con el mismo propósito. El gas inerte desplaza al aire ambiente de la soldadura y mantiene el oxígeno dañino lejos de los metales calientes. Por desgracia, en algunas ocasiones este gas inerte también aleja el oxígeno del trabajador que realiza la soldadura, una característica obviamente indeseable que se abordará más adelante en la sección sobre los mecanismos de los riesgos.

En este punto debe mencionarse otro proceso por arco eléctrico: la *soldadura por arco sumergido* (SAW, Submerged Arc Welding). En este proceso, el fundente es granular y como se puede observar en la figura 16.3, el arco eléctrico está oculto debajo de la acumulación y relleno de fundente granular y fundido, respectivamente. Este proceso tiene grandes ventajas en materia de seguridad y salud y se ha vuelto cada vez más popular. Por lo general, las soldadoras automáticas se programan para aplicar el fundente de manera automática y mover el electrodo sobre un camino largo y recto en la fabricación de grandes vigas de acero estructural o trabes armadas. No obstante, en posiciones elevadas, la soldadura SAW es un problema, porque el fundente granular cae a consecuencia de la gravedad, en lugar de cubrir la soldadura.

La *soldadura por resistencia* (figura 16.4) es uno de los procesos de este tipo menos riesgosos. Se utiliza mucho para la producción en masa. Sin embargo, por lo general la resistencia se limita a láminas relativamente delgadas de material. El concepto de soldadura por resistencia se refiere a pasar corriente eléctrica *a través* del material a soldar, permitiendo que el calor generado lo funda. También se aplica presión física en el punto de soldadura. Lo atractivo de la *soldadura por resistencia* es que, por lo común, la fusión sólo ocurre donde se unen las superficies. Las superficies externas y adyacentes expuestas a contaminantes atmosféricos, dañinos para la soldadura, no llegan al punto de fusión y el daño al material es mínimo. Esto evita la necesidad de utilizar un fundente o gas inerte que complique tanto el proceso de producción como los aspectos de seguridad y salud.

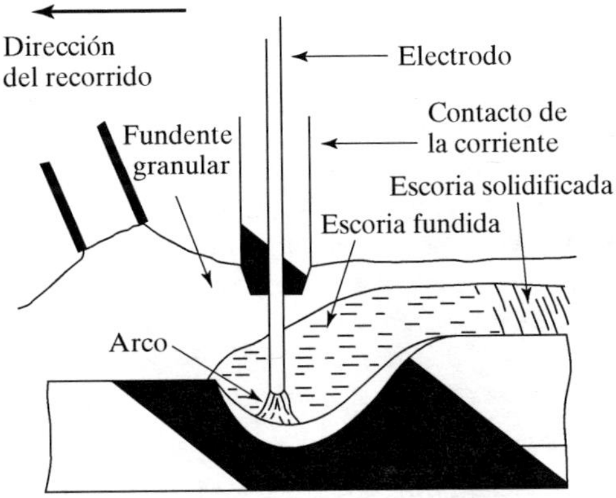

FIGURA 16.3

Soldadura por arco sumergido (SAW).

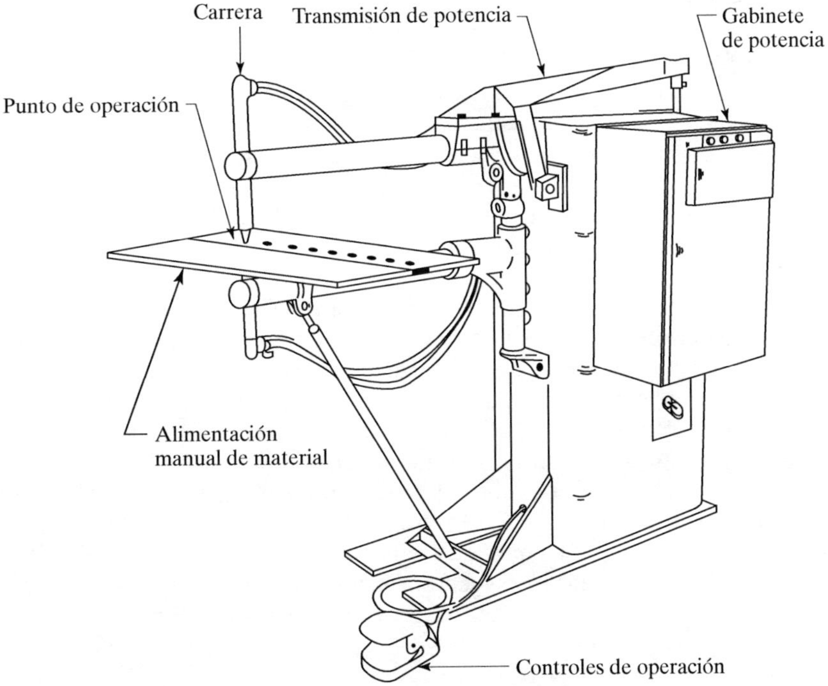

FIGURA 16.4

Soldadura de resistencia por puntos.

La *soldadura de resistencia por puntos* (RSW, Resistance Spot Welding) se emplea en gran medida para unir cubiertas de láminas metálicas, cajas, guardas y cubiertas en productos como calentadores y depósitos para granos. Otra industria importante en la que se emplea la soldadura por puntos es la automotriz. Por lo general se prefiere utilizar la soldadura de resistencia por costura (RSEW, Resistance Seam Welding) en lugar de la soldadura por puntos para los sellos herméticos, porque se aplica presión continua con un par de rodillos en tanto que una serie de impulsos eléctricos en realidad producen una costura de puntos traslapados de soldadura.

Deben mencionarse algunos de los procesos más inusuales y exóticos ya que, a pesar de que es poco común que un administrador de seguridad y salud los emplee o vea, la naturaleza de sus riesgos puede ser completamente distinta. El método de *soldadura por aluminotermia* (TW, Thermit method of Welding) utiliza una reacción química para producir el calor para la soldadura. Este tipo de soldadura es conveniente en aplicaciones difíciles de manejar o quizá en donde la soldadura se lleva a cabo lejos de una fuente conveniente de potencia eléctrica o gas. La *soldadura con rayo láser* (LBW, Laser Beam Welding) utiliza un rayo de luz láser concentrado para generar el calor para la soldadura. Los rayos láser fijan el punto de soldadura con tanta precisión que se emplean para casi todas las aplicaciones microscópicas en partes pequeñas.

RIESGOS DE LA SOLDADURA CON GAS

La infinidad de procesos de soldadura distintos debería dar una idea de por qué es tan grande la variedad de riesgos de este proceso. Ahora examinaremos estos riesgos, comenzando con la soldadura con gas, ya que es la que ha resultado más problemática para los administradores de seguridad y salud.

Riesgos del acetileno

Los tanques para soldadura con gas son tan comunes que es difícil no olvidar su poder destructivo. El acetileno, gas combustible que se utiliza para la mayoría de las soldaduras con gas, es tan inestable, que se prohíbe su presurización en múltiples a presiones mayores a 15 libras por pulgada cuadrada manométricas (psig) o 30 libras por pulgada cuadrada absolutas (30 psia). Compare esta baja presión con el tanque de oxígeno común, el de nitrógeno, o el de otro gas comprimido conocido, que contienen una presión superior a las 2000 psi.

Existen algunos trucos para evitar los riesgos de la inestabilidad del acetileno; el más popular es disolver el gas en un solvente adecuado, por lo general acetona. Entonces, la presión se puede incrementar a 200 psi aproximadamente. Conforme se extrae acetileno del tanque, la presión se reduce un poco permitiendo que salga una mayor cantidad de gas de la solución, lo que genera un equilibrio a una presión adecuada para la soldadura. De esta manera se puede almacenar una cantidad relativamente grande de acetileno en un tanque razonablemente portátil.

En la figura 16.5 se muestra el interior de un tanque de acetileno. La mayoría de la gente desconoce que el tanque contiene un material de relleno sólido absorbente para la solución acetona-acetileno. El contenido posee una proporción mayor de líquido que de gas, lo que genera un mecanismo de riesgo. Los tanques de acetileno deben mantenerse con la válvula hacia arriba cuando se almacenan o cuando se encuentran en uso. No existe riesgo alguno si se inclina un poco el tanque; de hecho, esto constituye una práctica común cuando se emplean carretillas para manejar los tanques conectados para su uso. Sin embargo, es recomendable no inclinar los tanques de acetileno más de 45º en relación con la posición vertical.

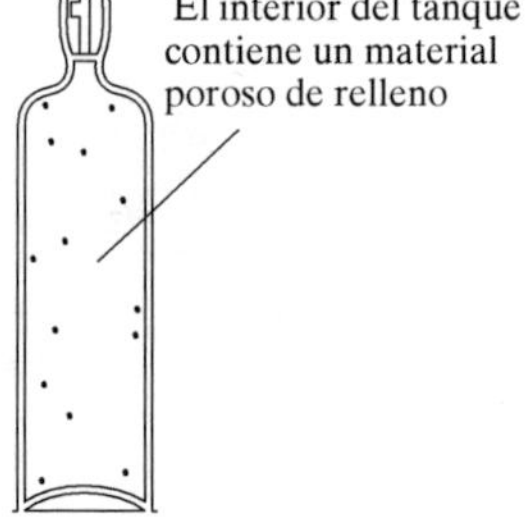

FIGURA 16.5

Tanque de acetileno.

Si los tanques se almacenan de manera horizontal o con la válvula hacia abajo, la acetona líquida podría entrar a los pasajes de la válvula, en lugar del gas acetileno. Posteriormente, cuando la válvula estuviera abierta, el soldador podría recibir un flujo inesperado de acetona líquida altamente inflamable en lugar de gas acetileno. Puesto que, por lo general, el propósito de abrir la válvula es encender el soplete con una fuente de ignición por chispa, es obvio que sería fácil que se encendiera la acetona líquida por accidente y un derrame de acetona en combustión es difícil de controlar y muy peligroso. Remítase al capítulo 11 para conocer las características de inflamabilidad de la acetona.

Otra forma de obtener acetona líquida a través de la válvula del tanque es usándolo cuando está casi vacío. Es fácil detectar la acetona que sale por la válvula o que se fuga por algún otro lado. El ingrediente activo principal del quitaesmalte para uñas es acetona, cuyo olor resulta familiar para casi todos.

Se sabe que los tanques de acetileno presentan fugas alrededor del vástago de la válvula, ocasionando lo que los soldadores llaman "fuegos de vástago". Otro lugar para detectar fugas es en el tapón del fondo del tanque. En un accidente, que afortunadamente no resultó de gravedad, un soldador estaba perplejo al escuchar ocasionalmente pequeñas explosiones, audibles pero inofensivas. El misterio se resolvió cuando se descubrió que las explosiones provenían de la pequeña área cóncava que se encuentra debajo del fondo del tanque. Las pequeñas explosiones no eran peligrosas; sin embargo, imagine el riesgo que esto hubiera representado si no se hubiera encendido y el tanque defectuoso hubiera liberado lentamente acetileno, por ejemplo durante su almacenamiento en la noche.

Es importante poder interrumpir con rapidez el flujo de combustible en caso de emergencia, en particular cuando se trata de acetileno. Algunas válvulas de los tanques de acetileno están diseñadas para aceptar una llave especial y por lo general los martillos y llaves comunes no sirven para abrirlas. La llave especial debe estar disponible para uso inmediato.

Una "lámpara de minero" de carburo enciende el acetileno dejando caer trozos de carburo de calcio en agua. La reacción química producida es la siguiente:

$$CaC_2 + 2H_2O \rightarrow Ca(OH)_2 + C_2H_2\uparrow$$

Entonces, el acetileno gaseoso burbujea lentamente hacia afuera de la solución de agua y enciende la lámpara. La misma reacción química se puede utilizar para generar gas acetileno para soldadura por medio de un generador de acetileno. No obstante, el proceso de almacenamiento de acetileno en los tanques se ha perfeccionado tanto, se ha comercializado a tal punto y se ha vuelto tan relativamente seguro, que ya rara vez se ven los generadores de acetileno. El proveedor de tanques cuenta en algún lugar con un gran generador de acetileno; sin embargo, éste no es un asunto que preocupe a la mayoría de los administradores de seguridad y salud.

Antes de concluir el tema de los riesgos del acetileno, debemos considerar los gases combustibles alternos. Si un administrador de seguridad y salud realmente desea obtener la aprobación de los altos ejecutivos, debe ofrecer una innovación en materia de producción que haga más seguro el lugar de trabajo, reduzca la vulnerabilidad legal de la compañía y los costos de producción. ¡*Todo al mismo tiempo*! Es difícil hacerlo, pero no imposible, y la selección del gas combustible para soldadura brinda una oportunidad para ello. Se requiere un "esfuerzo adicional" y un esmero particular para lograrlo, pero la recompensa para la compañía y para todos los involucrados puede ser muy grande.

El gas MAPP, el gas natural y el propano se mencionaron con anterioridad como posibles alternativas al acetileno. La primera objeción que escuchará el administrador de seguridad y salud con respecto a la idea de emplear estos gases es que no alcanzan una temperatura suficientemente elevada al quemarse. Es cierto que el acetileno es más conveniente cuando se requiere una flama muy caliente; no obstante, muchas aplicaciones industriales no necesitan temperaturas tan altas como lo desean los soldadores para *algunas* aplicaciones. Sin lugar a dudas, los gases alternos poseen la temperatura suficiente para la soldadura fuerte y el soldeo, así como para algunas aplicaciones de soldadura.

Uno de los motivos por los que los desanimados intentos por cambiar a gases alternos no dan resultado, es que los soldadores intentan hacerlo, pero utilizan las mismas puntas de los sopletes que emplean con el acetileno. El secreto para lograr el éxito respecto a esto puede ser el uso de puntas especiales para sopletes. También podría ser necesario que los soldadores aprendan a ajustar los sopletes para lograr una "flama natural" con las características de combustión adecuadas.

El estudio de caso 16.1 muestra cómo un administrador de seguridad y salud logró favorecer económicamente a su compañía al hacer una sugerencia que mejoró la seguridad a la vez que redujo los costos de producción.

ESTUDIO DE CASO 16.1

REDUCCIÓN DE UN RIESGO POR SUSTITUCIÓN

El administrador de seguridad y salud de una fábrica observó que se estaba empleando equipo para soldadura con gas convencional en una operación de producción para realizar una soldadura fuerte. La instalación convencional de soldadura con gas es un carro portátil con un soplete conectado a tanques de oxígeno y acetileno. Sin embargo, en una operación de producción en la que el proceso se realiza en un solo lugar dentro de la planta, no hay necesidad de que el equipo para soldadura se encuentre sobre un carro portátil y use gases combustibles provistos en costosos cilindros o tanques portátiles. Además, en virtud de que se trataba de una operación de soldadura fuerte, y no de soldadura, se requería una temperatura mucho menor para realizar el trabajo, lo que dio al administrador de seguridad y salud la idea de que quizá no era necesario utilizar gas acetileno, el cual es peligroso y costoso, con su característica flama caliente. Se sugirió la utilización del combustible alterno para soldadura más barato, el gas natural entubado en múltiples en la planta, como alternativa al acetileno. Desafortunadamente, el gas natural se abastece al público a una presión muy baja (4 onzas/pulgada cuadrada aproximadamente) y los soldadores se burlaron de la idea, argumentando que la presión del gas natural era demasiado baja para resultar eficaz en este proceso de producción. El administrador de seguridad y salud no se dio por vencido y negoció con el proveedor del producto para que abasteciera el gas natural a la planta a una presión mucho más alta que las que requieren otros consumidores. El resultado fue una operación de soldadura fuerte muy exitosa con el empleo de gas natural como combustible sustituto del acetileno, que es mucho más costoso. Al aferrarse a su idea, este administrador de seguridad y salud obtuvo gran reconocimiento por parte no sólo del gerente, sino de toda la planta, al demostrar que tenía la capacidad para resolver problemas con miras a reducir los costos de producción, y aumentar la eficiencia y la seguridad. Al mismo tiempo, tuvo éxito en reducir el número de emplazamientos que emitió OSHA para la planta relacionados con una de las normas que se violan con mayor frecuencia.

Tanques de oxígeno

Hemos analizado los riesgos que representa el acetileno altamente inestable, en comparación con el oxígeno, que es mucho más estable. De hecho, es casi totalmente seguro *si* se mantiene lejos de fuentes de combustible. No obstante, resulta irónico que los tanques de oxígeno sean más peligrosos que los tanques de acetileno. El motivo de ello es la presión extremadamente alta del tanque de oxígeno. La figura 16.6 muestra el tanque de oxígeno común. Observe su parecido con la forma de una bomba o un cohete. Es difícil entender la energía que se puede liberar por la ruptura repentina de la válvula de un tanque de oxígeno con una presión de 2000 psi. Han existido muchos casos de tanques que se elevan por el aire y se estrellan en alguna pared de ladrillo, derribándola. Si la válvula de un tanque se rompe mientras éste se encuentra en un cuarto relativamente pequeño, puede rebotar en las paredes hasta matar a alguien que, por desgracia, esté en el mismo cuarto al momento en que se rompe la válvula. Considere el riesgo de un tanque pesado que vuela sin control alrededor del cuarto como un globo que se desinfla con rapidez.

Con frecuencia, de manera poco inteligente, los trabadores dejan caer tanques de oxígeno al suelo o los hacen chocar entre sí con violencia. Es común ver tanques de oxígeno de pie sin soporte alguno. A pesar de que son muy pesados, sus pequeñas bases pueden ocasionar que caigan de lado, con el peligro de que la válvula se desprenda. En las sesiones de capacitación en materia de seguridad se aprende a vencer la tentación de dejar los tanques de pie y sin soporte.

Otra tentación con este tipo de tanques es que parecen rodillos perfectos que pueden utilizarse para sostener y mover artículos pesados. Sin importar que los tanques estén llenos o "vacíos" (incluso un tanque gastado no está completamente vacío), si se utilizan como rodillos o soporte se pueden dañar, al igual que la válvula. Además, los tanques grandes y pesados que se emplean como rodillos representan un problema de *control*. Una vez que una carga pesada comienza a rodar en una serie de tanques para soldadura, incluso puede *pasar por encima* de una víctima descuidada.

Un problema eterno es no perder de vista la tapa protectora de la válvula, la cual debe retirarse para utilizar el tanque, pero también debe colocarse de nuevo en su lugar cuando éste se encuentra en almacenamiento. Esta tapa protege a la válvula de algún daño, y si se mueve el tanque sin ella, existe el riesgo de que éste se caiga y que se desprenda la válvula, con resultados desastrosos.

Cuando un tanque de oxígeno se encuentra sujeto con una correa a un carro de ruedas o una carretilla junto con un tanque de acetileno y el ensamble del regulador está en su lugar para

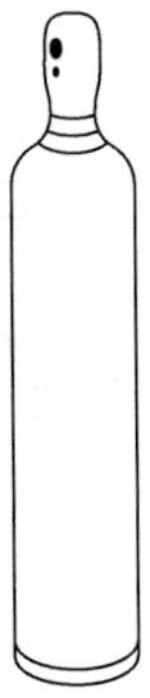

FIGURA 16.6

Tanque de oxígeno.

soldar, por lo general se considera que el tanque se encuentra en estado de operación, no de almacenamiento. Por lo tanto, de acuerdo con la práctica de la industria, las tapas protectoras de las válvulas no deben estar en su lugar en estas situaciones.

Si observa con detenimiento la tapa protectora de la válvula en la figura 16.6, podrá ver una ranura vertical de aspecto extraño; en realidad, son dos, pero una de ellas está oculta. Estas ranuras tienen un propósito de ingeniería definido, aunque éste no es el que la mayoría de la gente cree. Si la válvula se desprende mientras la tapa protectora se encuentra enroscada en su lugar, el gas que se escapa se impacta a alta velocidad en la parte superior cerrada de la tapa, contribuyendo a contrarrestar la fuerza del gas que sale por la válvula. Las partes ranuradas a los lados de la tapa permiten que el gas escape, pero en direcciones exactamente opuestas entre sí, equilibrando las fuerzas y dejando el tanque relativamente en reposo.

Por desgracia, la existencia de las ranuras en la tapa es una invitación a que el trabajador que intenta manejar el tanque haga mal uso de ellas. Los tanques son pesados y difíciles de manejar, en particular para el trabajador que tiene que manejar muchos en un día. Además, en clima frío, estos tanques tienden a adherirse al piso, a una loseta o incluso entre sí. El trabajador tendrá que hallar el modo de separarlos. La ranura de la tapa parece ser un lugar ideal para insertar una palanca para lograr cierto apalancamiento. Sin embargo, éste *no* es el objetivo de las ranuras, y el uso inadecuado puede hacer que una válvula se rompa o dañe.

Si los riesgos de presión extrema no fueran suficientes, el oxígeno representa riesgos adicionales debido a sus propiedades químicas. Como se señaló con anterioridad, es relativamente estable en ausencia de fuentes de combustible; no obstante, el riesgo de incendio del oxígeno puro bajo presión en presencia de una sustancia combustible es muy alto. Una sustancia tan inofensiva como la grasa ordinaria puede volverse de pronto explosivamente combustible en presencia de oxígeno puro bajo presión. Por lo general, un trabajador coloca su mano sobre la abertura de la válvula al abrirla por primera vez para probar el tanque. Si las manos o guantes están grasosos, puede ocurrir una combustión explosiva en la que el trabajador pierda la mano.

Ya analizamos los riesgos que representan, de manera independiente, el acetileno y el oxígeno; sin embargo, cuando los tanques de oxígeno y acetileno se almacenan juntos, los riesgos se multiplican. Siempre existe la posibilidad de que haya una fuga en uno o más tanques. El lector quizá recuerde la descripción que se hizo unos párrafos antes acerca de las pequeñas explosiones debidas a un tapón con fuga en el fondo de un tanque de acetileno. El acetileno es, de por sí, altamente inflamable, y la presencia de oxígeno puro vuelve a la situación unas cinco veces más grave. Una barrera no combustible de por lo menos 5 pies de altura debe separar los tanques de oxígeno y acetileno, o éstos deben estar separados por una distancia mínima de 20 pies.

Sopletes y aparatos

Debido a su vital importancia para la seguridad, por lo general los sopletes, múltiples, reguladores y aparatos relacionados con éstos deben recibir la aprobación de un laboratorio de prueba reconocido, como Underwriters o Factory Mutual.

El soplete común, que se muestra en la figura 16.7, es una pieza de ingeniería más sofisticada de lo que la mayoría de la gente piensa. Es común que se considere que el soplete es simplemente un montaje doble de tubo y válvula que resulta útil para enviar oxígeno y gas combustible a la flama para la soldadura; sin embargo, es más que eso. Observe en la figura que el soplete cuenta con una *cámara de mezclado*. El soplete está diseñado para que la mezcla ocurra en el momento adecuado y en el volumen *total* correcto. El soldador controla la *propor-*

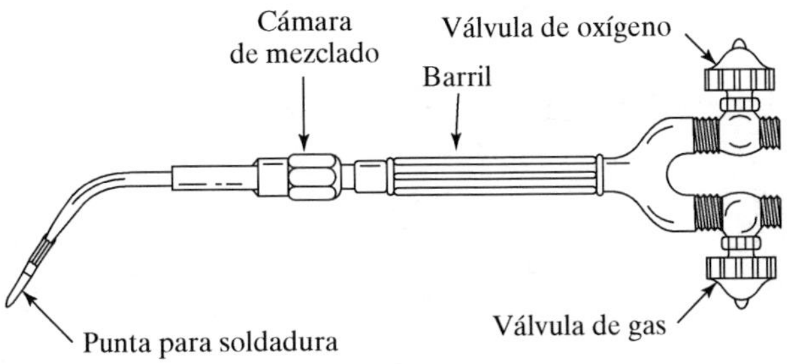

FIGURA 16.7
Soplete de oxiacetileno.

ción de volúmenes de la mezcla ajustando las válvulas del soplete para el oxígeno y el acetileno, con una flama oxidante rica en oxígeno y una flama reducida rica en combustible; sin embargo, el propio soplete determina el volumen total de la mezcla. La cámara de mezclado distribuye de manera uniforme dicha mezcla en las distintas aperturas correctas para las puntas del soplete aprobadas, que constituye un equilibrio importante. Si se altera el equilibrio, los flujos también se pueden alterar, y la flama puede comenzar a retroceder sobre la corriente de mezcla y empezar a arder ¡*dentro* del soplete! En realidad esto no es tan poco común; todos los soldadores conocen este fenómeno y comúnmente lo llaman *retroceso de la llama*. Un chasquido o crujido es señal de que está a punto de ocurrir este fenómeno. Una vez que comienza el retroceso de la llama se escucha un silbido muy particular. El calor que se genera dentro del soplete pronto lo arruina, lo que también representa un riesgo de seguridad. El peligro desaparece cerrando ambas válvulas con rapidez.

El retroceso de la llama puede ocurrir incluso cuando se cuenta con puntas y sopletes aprobados, debido al deterioro del equipo, en particular las puntas. Éstas se encuentran cerca del calor, por lo que es natural que se vuelvan quebradizas o se quemen y se quiebren, o las piezas pueden romperse. Si no se reemplaza la punta, es muy posible que ocurra el retroceso de la llama.

A pesar de la importancia y sofisticación del soplete y la punta, es frecuente ver que el soplete se usa ¡como martillo o como cincel! Esta tentación surge debido a la formación de escoria, un residuo del fundente que se mencionó con anterioridad. Por lo general, esta capa dura de escoria cubre la soldadura y se adhiere a ella. Para concluir el trabajo, el soldador o ayudante debe retirar la escoria quebradiza de la soldadura terminada. El soplete y la punta son tan prácticos para este propósito (observe la forma en la figura 16.7), que los soldadores con frecuencia emplean el soplete como cincel. Ésta es una buena forma de arruinar un aparato costoso y al mismo tiempo aumentar la posibilidad de retroceso de la llama a causa de una punta o un soplete dañado.

El ensamble de un soplete es costoso y el propio soldador puede ser el dueño de este aparato. Incluso cuando la compañía haya sido quien adquirió el soplete, el soldador a quien se le asignó puede, con justo derecho, considerarse su propietario debido a la importancia que tiene su cuidado. Esto puede causar otro problema de seguridad. Los soldadores pueden desear mantener sus sopletes dentro de su caja de herramientas, bajo llave; no obstante, el peligro aquí es que casi todas las cajas de herramientas contienen al menos algo de grasa o materiales con aceite. La grasa o el aceite son peligrosos en el soplete debido a los riesgos con respecto al oxígeno que se analizaron con anterioridad. El estudio de caso 16.2 muestra un riesgo similar por guardar sopletes para soldadura dentro de casilleros personales.

ESTUDIO DE CASO 16.2

SEGURIDAD EN LOS SOPLETES PARA SOLDADURA

Los sopletes para soldadura son equipos valiosos y los soldadores se muestran renuentes a dejarlos sin llave al final de una jornada laboral. A veces los casilleros personales para guardar pertenencias están diseñados para que los sopletes se puedan guardar bajo llave a pesar de seguir conectados a las mangueras que a su vez siguen conectadas a los tanques de oxígeno y combustible para soldadura que emplea el soldador. En el estado de Iowa, en una ocasión un soldador dejó su soplete dentro de su casillero personal de dicha forma. El soldador cerró las válvulas del soplete antes de retirarse del trabajo; sin embargo, no cerró las válvulas del tanque que se encontraban en el carro para soldadura. Una pequeña cantidad de acetileno y oxígeno se fugó de las válvulas del soplete, lo que durante la noche generó una mezcla explosiva en el espacio confinado dentro del casillero. A la mañana siguiente, el soldador abrió su casillero y al parecer estaba fumando un cigarrillo en ese momento. La mezcla de acetileno y oxígeno dentro del casillero ocasionó una poderosa explosión que decapitó al soldador.

El lector podría desear revisar en este momento el concepto de la teoría del queso suizo como método de causas de accidentes que se describió en el capítulo 3. En el estudio de caso 16.2, si las válvulas del soplete para soldadura no hubieran tenido fugas, o si el soldador hubiera estado capacitado para no dejar el soplete conectado dentro del espacio confinado del casillero, o de haber cerrado las válvulas del tanque, no sólo las del soplete, o de no haber estado fumando cuando abrió el casillero en la mañana, no habría perdido la vida. La teoría del queso suizo o el análisis del árbol de fallas pudieron haber indicado la posibilidad de la combinación de errores que dio como resultado el fatal accidente.

Después del soplete para soldadura, la siguiente pieza de aparatos para soldadura de la que más se abusa es la manguera para abastecer gas al soplete. Por motivos de practicidad, esta manguera debe ser flexible y, por lo tanto, es objeto de los riesgos físicos que conllevan el desgaste y deterioro al que por lo general están sujetos dichos materiales. Tener muchas mangueras facilita que éstas se enreden. Por ello, es común que los soldadores enreden una cinta adhesiva alrededor de las mangueras de acetileno y oxígeno para mantenerlas en orden; sin embargo, esta práctica puede ocultar defectos en la manguera. Una buena idea es mantener al menos 8 de cada 12 pulgadas sin cinta.

Los múltiples son las redes de tubería rígida que permiten que uno o más tanques abastezcan a uno o más sopletes. Es común encontrar configuraciones de múltiples cuando una operación de producción normal requiere del uso regular y a largo plazo de gas para soldadura. El principal propósito de los múltiples para soldadura es incrementar los volúmenes de soldadura con gas; sin embargo, la seguridad generalmente mejora con una configuración más permanente. El estudio de caso 16.1 muestra una configuración de múltiples.

Tubería de servicio

No debe confundirse a los múltiples, descritos en la sección anterior, con la *tubería de servicio*, un arreglo incluso más permanente. Algunas plantas emplean tanto gas para soldadura que resulta práctico enviarlo a través de una tubería hasta la estación de trabajo, lo cual puede generar algunos problemas. La tubería para acetileno debe ser de acero o de hierro forjado, ya que el cobre puede reaccionar con el acetileno y producir acetiluro de cobre, un explosivo peligroso. Un peligro existente con la tubería con oxígeno es de nuevo la posibilidad de contacto con aceite o grasa. Los accesorios y la tubería deben revisarse antes del montaje y, de ser necesario, limpiarse a conciencia. Para ello se sugiere emplear una solución de agua caliente y sosa cáustica o fosfato trisódico. Hoy en día algunos ingenieros recomiendan utilizar un solvente moderno como el clorotano (1,1,1-tricloroetileno). Los sistemas de tubería con oxígeno deben purgarse después del montaje mediante el soplado de nitrógeno sin aceite o bióxido de carbono sin aceite. Debe emplearse clorotano para asegurarse de que no haya quedado residuo alguno de aceite.

El retroceso de la llama también puede ocurrir en los sistemas de tubería de servicio, por lo que existen dispositivos de protección contra dicho retroceso, como las válvulas de retención colocadas en posiciones estratégicas. Uno de los diseños de dispositivos de protección contra el retroceso de la llama comprende un simple candado de agua. No obstante, si el agua se congela, el sistema no funciona, por lo que se requiere utilizar un anticongelante.

Existe una infinidad de cosas, algunas veces sutiles, que pueden salir mal con los sistemas de tubería de servicio para soldadura. Estos problemas incluyen el venteo incorrecto de emergencia, juntas inadecuadas, errores de instalación en los túneles y tantos más, que sería imposible mencionarlos en este capítulo. El propósito de este libro es alertar al administrador de seguridad y salud acerca de los posibles problemas que pueden surgir con estos sistemas, de modo que esté seguro que el personal obtenga y cumpla las normas adecuadas para la instalación de los mismos.

RIESGOS DE LA SOLDADURA POR ARCO

La soldadura por arco es un proceso más popular y, de muchas maneras, incluso más riesgoso que la soldadura con gas, a pesar de que la soldadura con gas posee un registro de seguridad más tempestuoso. Ésta es una de las ironías del tema. Los principales riesgos de la soldadura por arco son riesgos relacionados con la salud, incendios y explosiones, riesgos oculares (por radiación) y riesgos en espacios confinados; sin embargo, éstos también aparecen en menor grado en la soldadura con gas y otros tipos de soldadura. Por lo tanto, estos temas se abordarán en secciones posteriores. Como se vio en el caso de la soldadura con gas, la apreciación de los riesgos de la soldadura por arco requiere de la comprensión de los procesos de soldadura por arco eléctrico y del propio equipo.

Diseño del equipo

Los fabricantes de soldaduras industriales por arco hacen todo lo posible, por medio de normas federales que han ayudado a redactar, entre otros medios, por promover su equipo como mejor opción en comparación con modelos más pequeños y baratos. No obstante, existe una lógica en sus esfuerzos más allá de un motivo económico. Existen en el mercado modelos pequeños y relativamente baratos de soldadoras por arco que funcionan con una corriente ordinaria de uso doméstico de 110 voltios. Sin embargo, las soldaduras que utilizan una corriente ordinaria de uso doméstico poseen algunas desventajas físicas. El proceso de soldadura requiere de una gran cantidad de energía eléctrica en forma de circuitos de bajo voltaje y alto amperaje. En virtud de que los circuitos de uso doméstico cuentan con amperajes insuficientes para una soldadura eficaz, las pequeñas máquinas caseras compensan con voltaje lo que no logran con amperaje. Los riesgos por alto voltaje en estas pequeñas soldadoras son muy difíciles de entender, ya que el voltaje de las soldadoras industriales es mucho mayor: por lo general entre 240 y 480 voltios. La clave de esta paradoja es que las máquinas industriales reducen el alto voltaje a menos de 80 voltios a la vez que elevan el amperaje a niveles efectivos. En el capítulo 17 se abordará de nuevo el asunto del voltaje y amperaje y quizá se aclare un poco más el problema de las soldadoras.

Conexión a tierra

Incluso con máquinas que funcionan a voltajes adecuados, el soldador o demás personal puede recibir una descarga eléctrica al contacto con la máquina si algo sale mal. La protección correspondiente es asegurarse de que la estructura de la soldadora está conectada a tierra de manera adecuada. Así, si ocurre un corto circuito peligroso en la estructura de la máquina, se activa el mecanismo de protección contra corriente excesiva en el circuito, protegiendo al personal. La conexión a tierra de la soldadora debe ser fuerte, tanto física como eléctricamente, para cumplir las demandas de la corriente que podría aplicarse a ella. Ésta es una consideración importante, en particular para las máquinas portátiles.

Operación

En el caso del equipo para soldadura, la capacitación en materia de seguridad y salud rendirá frutos al lograr una mayor vida útil del equipo, un aspecto que en algunas ocasiones se pasa por alto. El cable para soldadura lleva tanta corriente eléctrica que puede sobrecalentarse y dañar el aislante. Enroscar el cable, a pesar de ser conveniente, contribuye a este riesgo. El cable debe desenroscarse antes de realizar la soldadura. No se permite que los cables tengan conexiones a menos de 10 pies del portaelectrodo. Estas conexiones deben aislarse de manera adecuada. Es necesario valorar si los cables para soldadura deben reemplazarse. Invariablemente, si algún daño ha provocado que algunos de los conductores tengan puntos sin aislante, los cables deben reemplazarse.

El soldador debe tener cuidado de evitar que un circuito para soldadura tenga elementos inadecuados, ya sea durante la operación o cuando los portaelectrodos no están en uso. El voltaje no resulta tan peligroso como el calor que producen los amperajes potencialmente altos. El circuito eléctrico no debe pasar por cilindros o tanques con gas comprimido, independientemente de la inflamabilidad de su contenido. El aumento de calor que causa una corriente de alto amperaje a través del tanque de metal conductor puede generar un incremento en la presión en el tanque que puede exceder sus límites de diseño.

Algunos tipos de soldadura por arco son más seguros que otros, por lo que están ganando popularidad. Esto es particularmente cierto con respecto a los riesgos de generación de humo y radiación, los cuales se analizarán más adelante.

RIESGOS DE LA SOLDADURA POR RESISTENCIA

La forma más limpia, saludable y quizá más segura de soldadura es la soldadura por resistencia. Sin duda existen riesgos de un corto circuito; sin embargo, son más importantes los riesgos mecánicos alrededor del punto de operación.

Riesgos de descarga

De igual manera que en la bobina de encendido de un automóvil, muchas soldadoras por resistencia intensifican la energía eléctrica en un banco de capacitores para liberarla de manera repentina al realizar la soldadura. El voltaje puede alcanzar cientos o incluso miles de voltios en su punto máximo. Estos voltajes no son la variedad vacía que se observa en las descargas de electricidad estática que se obtienen al caminar sobre una alfombra gruesa. Es posible que los voltajes tengan el mismo nivel; pero, los voltajes de la soldadora conllevan la capacidad de generar una corriente quemante. Los capacitores que almacenan esta energía eléctrica deben contar con puertas y paneles de acceso enclavados. El enclavamiento no sólo debe interrumpir la energía a la máquina, sino que también debe poner en corto circuito a todos los capacitores. Si los capacitores no se ponen en corto circuito, podrían enviar una descarga mortal incluso estando *desconectados*. Poner los capacitores de la soldadora en corto circuito cuando la máquina está apagada es un ejemplo del concepto de "estado mecánico cero", que se abordó en el capítulo 15, y del principio general de falla-seguridad, que se abordó en el capítulo 3.

Guardas

Las soldadoras por puntos y costura aplican presión a los materiales cuando se realiza la soldadura. En el caso de las soldadoras por puntos, esta presión vuelve a la máquina análoga a una prensa mecánica, y el operador puede resultar herido tan sólo por los riesgos mecánicos. Quizá el lector desee consultar de nuevo la figura 16.4 para estudiar la operación de la soldadura por puntos.

Las soldadoras por costura no son como las prensas mecánicas; sin embargo, también implican riesgos relacionados con el punto de operación. La naturaleza del riesgo para los soldadores por costura es que la rotación opuesta de los rodillos produce un par de puntos de atrapamiento durante la operación, por encima y por debajo del material que se está soldando. Los riesgos que corren los soldadores por costura no parecen ser tan grandes como los que corren los soldadores por puntos, ya que con mayor frecuencia la soldadura por costura es parte de una operación de producción automática o mecanizada y, por lo tanto, la exposición del operador no es tan grande.

INCENDIOS Y EXPLOSIONES

La soldadura es una de las principales causas de incendios industriales. Quizá el administrador de seguridad y salud pueda influir en mayor grado en este riesgo que en cualquier otro relacionado con la soldadura en particular, porque evitar incendios relacionados con la soldadura es más un asunto de procedimiento que otra cosa. Esto significa que la capacitación se vuelve un elemento muy importante en la estrategia de prevención de riesgos. Por fortuna para el administrador de seguridad y salud, existe una gran cantidad de material audiovisual, literatura y ejemplos sobre el tema de los incendios provocados por soldaduras.

Para dar un ejemplo, uno de los accidentes industriales más devastadores y trágicos en la historia de Estados Unidos ocurrió en Arkansas en la década de 1960. La chispa que generó un soldador inició un incendio en un silo de misiles y 53 trabajadores atrapados dentro del silo fallecieron. Este accidente muestra de manera dramática cómo la soldadura se suma a otros riesgos, como son los espacios de trabajo confinados, los materiales inflamables y combustibles, y la falta de ventilación. La soldadura en tuberías o tambores viejos con petróleo que alguna vez tuvieron en su interior asfalto u otro derivado del petróleo ha generado un gran número de explosiones y muertes absurdas.

La soldadura, una operación peligrosa, y los espacios confinados, que son sitios peligrosos, con frecuencia aparecen juntos. En el capítulo 12 abordamos principalmente los riesgos que representa para la salud trabajar en espacios confinados. Cuando el trabajo que se debe realizar en un espacio confinado es el de soldadura, se combinan los riesgos de salud y seguridad. El empleo de gas inerte para proteger la soldadura puede ocasionar falta de oxígeno en un espacio confinado. En otro escenario, la presencia de oxígeno y fuentes de ignición derivadas de los procesos de soldadura con gas puede agravar el problema de incendios y explosiones cuando la soldadura se realiza en un espacio confinado. Con frecuencia, la soldadura es una operación de reparación y, por desgracia, la reparación debe hacerse en un espacio confinado.

La gente no parece darse cuenta de los potenciales de ignición de las operaciones de soldadura. No es seguro observar directamente una operación de soldadura debido a los riesgos que ésta representa para los ojos. Por desgracia, excepto en el caso de los soldadores y sus ayudantes, poca gente se da cuenta del tipo de espectáculo de fuegos artificiales que en realidad está ocurriendo. Algunas películas cinematográficas industriales son un buen ejemplo de ello. Las chispas vuelan por todas partes, no sólo la variedad benigna que se ve volando desde una típica esmeriladora de banco, sino trozos y salpicaduras de metal fundido candente que pueden perforar por completo un tejido grueso, contenedores de plástico, y provocar grietas en los pisos. Es más probable que los soldadores conozcan el potencial de incendios que generan los arcos y chispas derivados del proceso de soldadura. Por lo tanto, se pensaría que el soldador dudaría en soldar en áreas en las que las chispas de la soldadura podrían causar un incendio; sin embargo, la sutileza radica en el hecho de que, con frecuencia, la soldadura es una breve operación de reparación, lo que tienta a asumir algunos riesgos debido a la corta duración de la operación. Con frecuencia, dicha tentación lleva al tipo de tragedia descrita en el estudio de caso 16.3.

ESTUDIO DE CASO 16.3

SOLDADURA EN UN ESPACIO CONFINADO

Un empleado de una compañía de servicio de carga ingresó a un tanque de carga de 8,500 galones para soldar una fuga en la pared interna del mismo. A pesar de la presencia de fuertes humos de diluyente (el material que había sido transportado antes en el carro tanque), el soldador decidió proceder con las reparaciones, a pesar de que la póliza de seguridad escrita de la compañía establecía el uso de un explosímetro en dicho punto. Cuando comenzó a soldar ocurrió una explosión. Sacaron al empleado del tanque y lo llevaron a un hospital cercano, en donde el médico que lo atendió lo declaró muerto. (Preámbulo de la norma de OSHA de bloqueo y marcado, 1989).

Permisos para trabajo en caliente

En el capítulo 12 se abordó un sistema de permisos para espacios confinados. Incluso antes que las normas federales establecieran la necesidad de contar con un permiso para ingresar a ciertos espacios confinados, se reconocieron las ventajas de un sistema de permisos para realizar operaciones de soldadura. En la sección anterior se abordó el potencial de incendios y explosiones relacionadas con las operaciones de soldadura. A pesar de que la soldadura es la actividad más riesgosa en lo que a incendios y explosiones se refiere, deben considerarse otras acciones para las que se debería contar con un sistema de permisos, como son la generación de chispas por operaciones de esmerilado de metales. La importancia y generalidad de estos riesgos ha llevado a crear un sistema de permisos, no sólo permisos para soldadura, sino los PERMISOS PARA TRABAJO EN CALIENTE, los cuales son más genéricos. En algunas ocasiones existe la tendencia a ignorar los riesgos a corto plazo que implican las operaciones de reparación de trabajos en caliente y soldadura y proceder a realizar el trabajo con rapidez. El administrador de seguridad y salud debe ser lo suficientemente inteligente para combatir esta tendencia natural mediante la instauración de un sistema que requiera la aprobación y permisos por escrito para realizar operaciones en caliente, incluso en el caso de reparaciones rápidas. Existe tal cantidad de precauciones particulares que deben tomarse, que es conveniente contar con una lista firmada de verificación. Por lo general, el responsable es el supervisor del área en la que se llevará a cabo el trabajo en caliente; sin embargo, en algunos casos, el operador puede realizar las verificaciones necesarias y firmar la forma. El administrador de seguridad y salud es responsable de establecer el sistema de permisos y asegurarse de que se ejecute de manera adecuada, revisando ocasionalmente los permisos si observa que se están realizando trabajos en caliente en áreas de riesgo potencial. Cualquier persona responsable le dará la atención requerida al caso antes de firmar un permiso para trabajos en caliente, en particular si el personal ha recibido capacitación en materia de seguridad que lo expone a riesgos devastadores de incendios, como el accidente de soldadura que causó la muerte de 53 trabajadores en Arkansas. Tal capacitación seguramente hará que el supervisor o el propio soldador lo piensen dos veces antes de firmar la forma.

Otro punto que debe tomarse en cuenta al solicitar un permiso para trabajos en caliente es si se requerirá un "guardia contra incendio", que es una persona adicional que observará la operación, quizá con un extintor en sus manos. El guardia contra incendio estará en mejor posición que el soldador, esmerilador o cualquier otro operador de trabajos en caliente, para observar una ignición y suspender de inmediato cualquier trabajo antes que el incendio se salga de control. Por lo general, el soldador u otro operador de trabajos en caliente se concentra en su trabajo y puede ser incapaz de ver qué otra cosa está sucediendo alrededor de la operación. La distancia especificada que se debe mantener en relación con cualquier operación de soldadura es de 35 pies (10.7 m). Si una cantidad apreciable de material combustible se encuentra a una distancia menor de 35 pies del punto de operación de soldadura, es necesario contar con un guardia contra incendio. Debe prestarse especial atención a los espacios ocultos en muros o pisos que pudieran contener material inflamable. En algunas ocasiones, los materiales combustibles del otro lado de un muro o división pueden encenderse por conducción o radiación procedente del proceso de trabajo en caliente, por lo que incluso podría ser necesario designar a un segundo guardia contra incendio para que observe las zonas fuera del área inmediata. Otra forma en la que se propagan los incendios por soldadura es a través de orificios en el suelo o en el techo. El propósito del sistema de permisos es garantizar que se preste la atención debida al incendio potencial generado por el trabajo en caliente. El potencial de riesgo no debe tomarse a la ligera.

Debe utilizarse el buen juicio para asegurarse de establecer un sistema de permisos que los soldadores y el personal de la planta consideren razonable. La clave para ello será establecer permisos colectivos o excepciones del sistema de permisos en aquellas áreas de la planta en las que los riesgos de incendio sean mínimos. Por ejemplo, el trabajo en caliente que se realiza dentro del taller de soldadura del propio soldador debería ser su responsabilidad y si el administrador de seguridad y salud trata de imponer un sistema de permisos para trabajos en caliente en el taller, es obvio que constituiría una interferencia poco inteligente. En algunos casos, toda la planta podría estar razonablemente segura en materia de incendios, por lo que podría no requerirse un sistema de permisos, excepto para los espacios confinados. A la larga, las investigaciones para identificación de riesgos y la planeación con respecto a cuándo y dónde exactamente se requiere el sistema de permisos sirve para establecer un sistema razonable.

PROTECCIÓN OCULAR

La protección ocular forma parte del tema del equipo de protección personal (capítulo 12); sin embargo, este tipo de protección para las operaciones de soldadura es tan importante, que este capítulo sobre soldadura no estaría completo sin una sección al respecto.

Observe la cuidadosa referencia que se hace en el párrafo anterior a las *operaciones* de soldadura, no a los *operadores* de soldadura. Desde luego que los propios soldadores necesitan protección; sin embargo, es fácil olvidarse de los ayudantes de los soldadores y demás personal en el área. Casi todos los soldadores han sufrido una quemadura ocular durante su carrera y

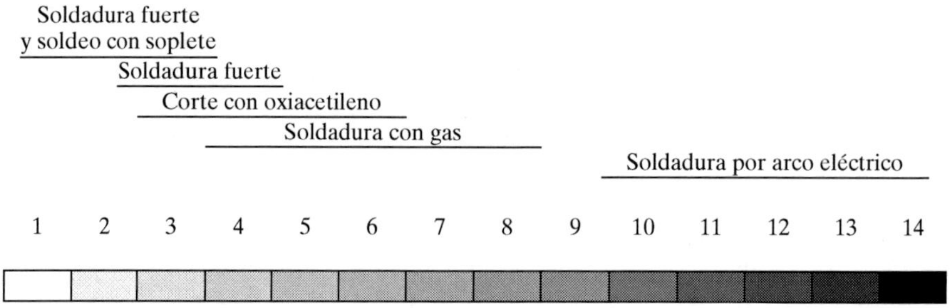

FIGURA 16.8

Resumen de números de sombra recomendados para diversas operaciones de soldadura, corte, soldadura fuerte y soldeo (adaptado de la Fracción I, Apéndice B de la norma 1910 de OSHA).

saben ser cuidadosos y usar la protección ocular necesaria para evitar dolor y molestias, así como heridas oculares de largo alcance. No obstante, el personal menos experimentado puede requerir mayor supervisión y controles administrativos para garantizar su protección.

En la figura 16.8 se muestra un resumen de los números de sombra necesarios para obtener la protección ocular mínima adecuada. Al seleccionar la protección ocular debe recordarse que las sombras más oscuras (los números de sombra más altos) proporcionan mayor protección que las sombras más claras (números de sombra más bajos). El aspecto a negociar es la visibilidad. Algunas sombras son tan oscuras, que el usuario apenas logra ver la pieza de trabajo hasta que se enciende el arco. Para obtener la máxima protección debe emplearse la sombra más oscura que proporcione una visibilidad adecuada. Los diversos métodos de soldadura por arco producen una radiación mucho más intensa y, por lo tanto, requieren de números de sombra mucho más altos que la soldadura con gas. La radiación resultante de la soldadura por arco es tan intensa —con excepción de los métodos por arco sumergido—, que es necesario utilizar un casco para proteger toda el área de la cara de quemaduras dolorosas. Por lo general, la soldadura con gas se realiza con gafas.

ROPA DE PROTECCIÓN

El uso de ropa adecuada es un asunto serio para el soldador profesional. Prácticamente todo soldador por arco experimentado, en algún momento de su carrera ha sufrido una "quemadura de sol" por los rayos ultravioleta que produce el arco para soldadura. Dicho soldador no necesita que le digan que use ropa de protección para cubrir todas las áreas de la piel, que de otra manera estarían expuestas a los rayos del arco. No obstante, las quemaduras con rayos ultravioleta son sólo uno de los muchos riesgos por los cuales se emplea ropa de protección. Es posible que caigan chispas calientes o pequeñas rebabas de metal fundido en las aberturas alrededor de los zapatos o entre las piezas de ropa. Incluso cuando la ropa no tiene costuras y las aberturas están bien protegidas, una pieza caliente de metal fundido puede quedar atrapada en un pliegue y provocar quemaduras al soldador.

El cuero es el material tradicional favorito para confeccionar guantes para soldadura, delantales y polainas debido a la alta protección térmica que ofrece. La lana también es muy durable; sin embargo, el Nomex y otros materiales sintéticos también se están volviendo muy populares entre la ropa de protección que usan los soldadores. La radiación ataca a la tela de algodón y la desintegra rápido, aunque no se queme con alguna chispa.

Los riesgos a los que está expuesto un soldador por la caída de chispas y material de soldadura aumentan de manera significativa cuando la soldadura se realiza en una parte elevada. El soldador prácticamente está tomando un baño de chispas de soldadura. Todas las aberturas en la ropa deben protegerse con cuidado e incluso debajo del casco la cabeza del soldador debe estar protegida para evitar desgracias como la caída de una chispa de soldadura en la oreja.

GASES Y HUMOS

Existen dos extremos en el grado de preocupación acerca de los riesgos que corre un soldador en lo que a respiración se refiere. Uno de los extremos, llamémosle posición A, por lo general lo asumen los propios soldadores, quienes con frecuencia no se preocupan en absoluto por una exposición crónica al "humo" de la soldadura. Algunos soldadores incluso disfrutan el olor del humo de la soldadura en el aire. El otro extremo, la posición B, es el higienista industrial, en ocasiones exageradamente estricto, que puede encontrar un riesgo en casi todas las situaciones que implican la presencia del humo de la soldadura. Ambos extremos son correctos sólo de manera parcial y pueden llevar a que se cometan errores peligrosos en las estrategias de seguridad y salud.

El principal error de la posición A es que las personas que asumen esta posición extrema por lo general pasan por alto los efectos a largo plazo de una exposición crónica. Estas personas tienden a creer que si los humos de la soldadura no les provocan náuseas, mareos o algún otro síntoma agudo, los humos son seguros. A partir de los principios que se analizaron en los capítulos 1 a 9, una exposición crónica en realidad puede ser la más peligrosa debido a sus efectos adversos en la salud del trabajador.

La posición B exagera los efectos de pequeñas exposiciones a contaminantes peligrosos. Es aterrador darse cuenta que algunas soldaduras liberan gas fosgeno, el mismo que se ha empleado en guerras químicas. No obstante, por lo general las exposiciones son muy bajas y pueden controlarse por medio de procedimientos adecuados. A final de cuentas, ningún estudio epidemiológico ha demostrado que la soldadura sea una ocupación extremadamente peligrosa. Desde el punto de vista de la salud, la expectativa de vida de los soldadores no es mucho menor que la de cualquier otro trabajador. Una vez considerada esta perspectiva, clasifiquemos los peligros de las atmósferas de soldadura y examinemos de manera racional lo que debe hacerse al respecto.

Categorías de contaminantes

En la figura 16.9 se muestra un diagrama con los principales tipos de contaminantes en atmósferas de soldadura: partículas y gases. Las primeras pueden ser partículas de polvo o incluso de humo más pequeñas. Los humos de metal en la atmósfera de soldadura son partículas pequeñas de metal que el arco ha vaporizado y que después se resolidifican en partículas cuando se enfrían. Los gases pueden estar presentes desde el inicio, como en el caso de los gases inertes de protección, o pueden ser producto de una reacción química del proceso.

El término *neumoconiosis* que aparece en la figura 16.9 se explicó en el capítulo 9; es meramente un término técnico que literalmente significa "reacciones al polvo en los pulmones". Los pulmones de todo ser humano deben lidiar, en mayor o menor medida, con el polvo, y la neumoconiosis de algunos soldadores no es más peligrosa que la que se originaría por barrer el piso. Sin embargo, algunos polvos de soldadura son más peligrosos porque causan *fibrosis*, la formación de tejido fibroso innecesario en los pulmones. Los polvos más dañinos son aquellos en los que las partículas microscópicas tienen forma de fibras en lugar de partículas más redondeadas. El asbesto y el sílice son ejemplos de dichos polvos.

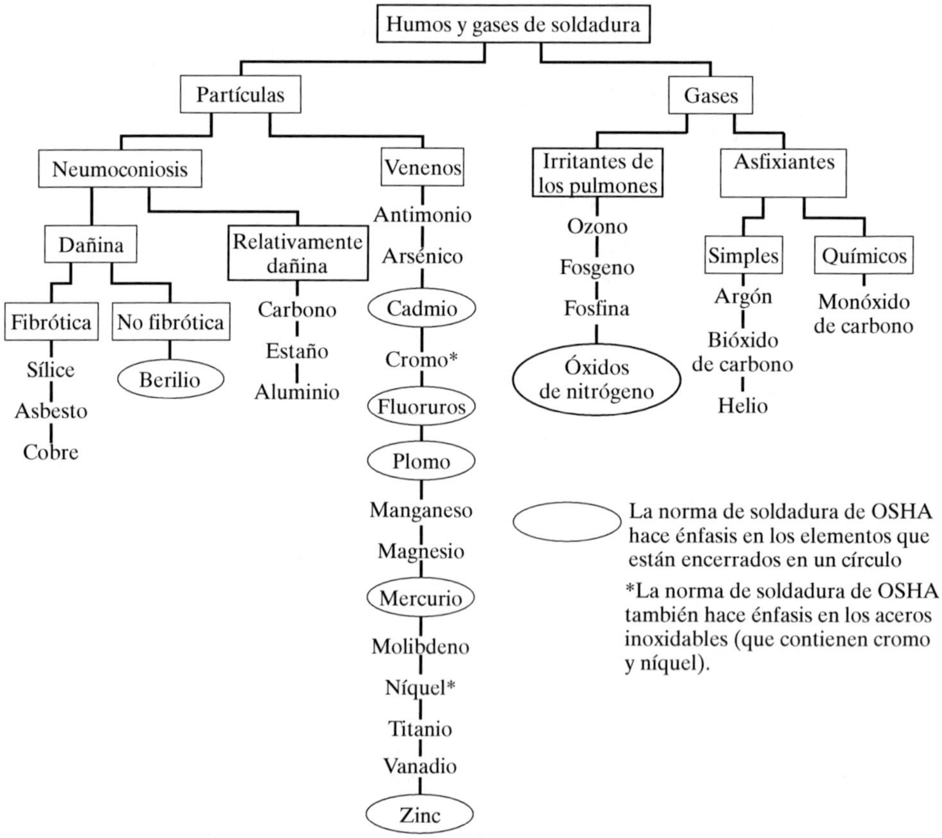

FIGURA 16.9

Clasificación de humos y gases de soldadura, por riesgo.

Los "irritantes pulmonares" son más sencillos en el sentido de que atacan directamente a los pulmones, ya sea que se trate de partículas o de gases. Sin embargo, los riesgos más insidiosos provienen de aquellas partículas o gases que no irritan los pulmones directamente, sino que a través de ellos llegan al resto del cuerpo, en donde actúan como venenos sistémicos.

Sería bueno contar con tablas en las que se cuantifiquen los niveles de contaminantes esperados para diversos constituyentes atmosféricos de distintos tipos de soldadura. Ha habido varios intentos experimentales al respecto (Fumes and Gases in the Welding Environment, 1979; The Welding Environment, 1973); no obstante, existen tantas variables por controlar, que es casi imposible obtener predicciones confiables del contenido de humo en las soldaduras. La mejor estrategia es tener conciencia de los posibles contaminantes riesgosos y saber bajo qué condiciones es más probable que se produzcan. Después, pueden usarse muestreos atmosféricos en situaciones sospechosas para establecer si los niveles de contaminantes en realidad son excesivos.

Potenciales de riesgo

El elemento que más contribuye a los contaminantes atmosféricos relacionados con la soldadura es el recubrimiento o la condición de las superficies que se van a unir. Es cierto que la soldadura en hierro limpio o acero de construcción ordinario produce concentraciones muy considerables de humo de óxido de hierro; sin embargo, por fortuna, la siderosis, es decir, la neumoconiosis derivada del óxido de hierro, en realidad no es una enfermedad muy peligrosa cuando se presenta sola. No obstante, si la superficie del metal posee un recubrimiento de material que contenga asbesto, este recubrimiento debe retirarse para evitar la contaminación del aire por asbesto.

Incluso el hecho de limpiar las superficies que se soldarán puede implicar riesgos secundarios. Si se emplean hidrocarburos clorados —como el tricloroetileno— para limpiar el metal, estos solventes también deben retirarse por completo antes de soldar. La energía del arco para soldadura puede causar la descomposición del solvente en gas fosgeno peligroso.

Galvanizado es un término que se refiere a un recubrimiento de zinc sobre el metal para evitar la corrosión. La soldadura en acero galvanizado requiere precauciones especiales y buena ventilación ya que el arco para soldadura puede producir humos de zinc u óxido de zinc. El zinc no es tan peligroso como su pariente, el plomo; sin embargo, puede causar una breve pero incómoda "fiebre de humo metálico". La exposición diaria genera cierto tipo de inmunidad; no obstante, ésta se pierde en unos cuantos días, incluso en un fin de semana en el que no haya exposición. El lunes siguiente por la mañana, la náusea y los escalofríos vuelven, por lo que la enfermedad se conoce como "enfermedad de lunes en la mañana", aunque en realidad hay otras cosas que hacen que con frecuencia los trabajadores se "enfermen" en lunes.

Por lo general, la soldadura de metales enchapados es mucho más peligrosa que la del hierro o el acero sobre el cual se emplea el enchapado. El cadmio es un metal de enchapado cuyos humos de soldadura se consideran muy peligrosos. Se sabe que este humo es mortal incluso en una sola exposición grave. Peor aún, las exposiciones graves al cadmio por lo general no causan síntoma alguno. Las exposiciones crónicas se han asociado con enfisema y daños en el riñón.

El acero inoxidable es uno de los materiales más peligrosos cuando se sueldan, debido a su alto contenido de cromo. El trióxido de cromo se forma por la oxidación que provoca el calor de la soldadura y reacciona con el agua para producir ácido crómico. La piel humana y las membranas mucosas constituyen grandes fuentes de agua, lo que causa la ulceración por ácido crómico de estas superficies. En el capítulo 12, en el cual se abordó el fenómeno de las úlceras por cromo, se analizaron otros riesgos que representa el ácido crómico.

La soldadura en espacios confinados complica el problema de la contaminación atmosférica. En espacios confinados, los riesgos de los gases aumentan de manera drástica. El nitrógeno y el argón son agentes inertizantes para la protección de la soldadura; sin embargo, también son asfixiantes simples para el soldador. Otro asfixiante simple en las atmósferas de soldadura es el bióxido de carbono. En contraste con los asfixiantes simples se encuentra el monóxido de carbono, que es un asfixiante químico, el cual también está presente en cierta medida en las atmósferas de soldadura, en particular en el caso de la soldadura con gas.

El nitrógeno no es tan inerte como el argón o el helio, que se mencionaron con anterioridad como agentes inertizantes, a pesar de que es cierto que el nitrógeno es un elemento relativamente estable. No obstante, el nitrógeno puede oxidarse, en particular cuando se presentan temperaturas de soldadura extremas, creando óxidos que pueden resultar dañinos. En virtud de que existen varios óxidos de nitrógeno que son de algún modo difíciles de aislar, los higienistas industriales con frecuencia se refieran a ellos como un grupo, llamándolos "NO_x". El óxido nitroso, N_2O, en ocasiones llamado "gas de la risa", alguna vez se consideró inofensivo e incluso se empleó como anestésico dental. Sus peligrosos "primos", el óxido nítrico (NO) y en particular, el bióxido de nitrógeno (NO_2), son mucho más dañinos. De acuerdo con Sax (Sax, 1975), el NO_x en concentraciones de 60 a 150 ppm puede causar un efecto retardado después de la irritación inicial de nariz y garganta. Después de respirar aire fresco, la irritación desaparece y la víctima se siente bien. Sin embargo, la siguiente cadena de síntomas puede iniciar entre 6 y 24 horas después: opresión y sensación de quemadura en el pecho, dificultad para respirar, intranquilidad, necesidad de aire, cianosis, pérdida de la conciencia y, por último, la muerte. Por lo general, las atmósferas de soldadura no tienen tales concentraciones; sin embargo, cabe señalar que 100 ppm representan sólo 0.01%.

El plomo y el mercurio son venenos sistémicos muy conocidos, y los humos transportados por el aire son las principales vías de acceso de estos venenos al cuerpo. La mayoría de las soldaduras no se realiza con estos dos metales. La soldadura fuerte se realiza en gran medida con aleaciones de plomo; sin embargo, las bajas temperaturas de este tipo de soldadura vuelven a los humos de plomo relativamente inofensivos.

El berilio es un metal de aleación muy útil que se emplea en acero, cobre y aluminio. Por desgracia, la presencia de la aleación de berilio en el material hace al metal muy peligroso para la soldadura. Puesto que los riesgos que representan los humos (partículas) de berilio son muy agudos y crónicos, la mayoría de los soldadores son cautelosos con el uso de este elemento.

El flúor y sus componentes, por lo general los fluoruros, ingresan a la atmósfera de soldadura a través de las cubiertas o fundentes para soldadura. El popular proceso de soldadura por arco metálico protegido (SMAW, Shielded Metal Arc Welding) está sujeto a riesgos derivados de los compuestos de flúor. El principal riesgo es una exposición crónica, no aguda, y las exposiciones a largo plazo causan deformidades en los huesos de la víctima. Otros compuestos de limpieza y fundentes también pueden ser peligrosos, y el personal debe revisar los ingredientes y seguir las instrucciones de los fabricantes.

Antes de concluir el tema de los gases y humos de soldadura, se debe hacer hincapié en un punto importante: ninguno de los materiales tóxicos ni de las condiciones peligrosas que se describen en esta sección representa un peligro tal como para prohibir la soldadura. Las atmósferas de soldadura pueden volverse seguras mediante una ventilación local o general, o mediante equipo de protección personal. La clave es reconocer las condiciones potencialmente peligrosas, realizar pruebas en las atmósferas para detectar niveles excesivos de contaminantes y tomar medidas correctivas, en caso de ser necesario.

RESUMEN

La soldadura representa un microcosmos para el estudio de todo el campo de la seguridad y salud ocupacionales. Comprende riesgos mecánicos, riesgos de incendio, riesgos de contaminación del aire, consideraciones acerca del equipo de protección personal, y casi todos los temas que se abordan en este libro. Los procesos de soldadura son muchos y muy variados, y la mayoría de los administradores de seguridad y salud saben poco acerca de los aspectos técnicos y la terminología. Sin embargo, un pequeño estudio de los elementos fundamentales de la soldadura puede brindar oportunidades de modificación o sustitución de procesos que puedan mejorar la salud y seguridad, y al mismo tiempo que aumenta la eficiencia y reduce los costos de producción. Ninguna otra área parece ofrecer tantas oportunidades a los administradores de seguridad y salud.

EJERCICIOS Y PREGUNTAS

16.1 ¿Cuáles son las tres categorías básicas de la soldadura convencional? ¿Cuál de las tres es más limpia y saludable?

16.2 ¿Qué distingue a la soldadura fuerte y el soldeo de la soldadura?

16.3 ¿Qué distingue a la soldadura fuerte del soldeo?

16.4 ¿Cuál es el nombre comúnmente empleado para el proceso de soldadura por arco más popular? ¿Cuál es la designación oficial de la Sociedad Estadounidense de Soldadura (AWS, American Welding Society) para este proceso?

16.5 Identifique los siguientes procesos de soldadura:

a) GTAW
b) GMAW
c) SAW
d) RSEW
e) RSW

16.6 ¿Por qué deben almacenarse los tanques de acetileno con la válvula hacia arriba?

16.7 ¿Por qué los tanques de oxígeno se cargan a presiones mucho más elevadas que los tanques de acetileno?

16.8 ¿De qué manera los guantes grasosos constituyen un riesgo particular para los soldadores de oxiacetileno?

16.9 Describa una manera en la que la soldadura con gas pueda modificarse en algunas ocasiones para reducir los costos de producción y al mismo tiempo evitar riesgos.

16.10 ¿Por qué son importantes las tapas protectoras de las válvulas para la seguridad? Explique el propósito de las ranuras en las tapas. ¿De qué manera es frecuente que se dé mal uso a las ranuras?

16.11 Explique el fenómeno de retroceso de la llama en las operaciones de soldadura.

16.12 ¿Cómo es que juntar las mangueras de soldadura con una cinta adhesiva para mantenerlas ordenadas puede resultar un riesgo?

16.13 ¿Cuál de los siguientes materiales se debe evitar en las tuberías que se emplean para abastecer acetileno a la estación de trabajo: acero, hierro forjado o cobre? Explique.

16.14 ¿Cómo es posible que las pequeñas soldadoras por arco que emplean corriente doméstica ordinaria sean más peligrosas que las soldadoras industriales?

16.15 ¿Por qué deben desenrollarse los cables para soldadura antes de usarlos?

16.16 ¿Cuál es el principal riesgo de permitir que los tanques de metal formen parte de un circuito de soldadura?

16.17 ¿Qué proceso de soldadura por arco está ganando popularidad por ser más saludable que otros? ¿Cuál es su gran desventaja?

16.18 ¿Cuál es el principal riesgo mecánico que corren los soldadores por puntos?

16.19 Dé al menos dos razones por las que la gente se inclina psicológicamente a correr el riesgo de que ocurra un incendio por soldadura.

16.20 ¿Cuál es el riesgo principal contra el que se emiten los permisos de soldadura?

16.21 ¿Cuál de las siguientes operaciones de soldadura requiere de mayor protección ocular: SMAW, SAW o RSEW? Explique.

16.22 ¿Cuál es el mejor material natural para la fabricación de delantales, guantes y polainas de protección para los soldadores?

16.23 Nombre la neumoconiosis resultante de la exposición al humo del óxido de hierro. ¿Representa un riesgo grave?

16.24 ¿Por qué es difícil proporcionar tablas exactas del contenido de los humos de soldadura?

16.25 ¿Qué distingue a los humos de soldadura de los gases tóxicos que produce el proceso de soldadura?

16.26 Describa algunas características del material del lugar de trabajo que, al estar presentes, vuelven los humos y gases de soldadura más peligrosos para los soldadores.

16.27 Considere las condiciones que se narran en el estudio de caso 16.4 (obviamente ficticias) y describa los mecanismos evidentes de riesgo junto con las posibles consecuencias.

ESTUDIO DE CASO 16.4

Un soldador ha construido un arreglo de múltiples para una variedad de tanques de oxígeno y acetileno, que se almacenan juntos tendidos sobre el suelo. El múltiple presuriza el acetileno y despresuriza el oxígeno a 50 psig para ambos. El cuarto tiene un fuerte olor a quitaesmalte. El soldador porta guantes grasosos y está retirando escoria de la soldadura con la punta de su soplete. El soplete para soldadura está conectado al múltiple por dos mangueras flexibles que se envolvieron con cinta para ductos, cubriendo las mangueras por completo.

16.28 El nitrógeno es un gas que se utiliza ampliamente en operaciones de soldadura, excepto en la soldadura con gas. Explique el motivo.

16.29 En partes por millón, calcule la concentración aproximada de nitrógeno en el aire normal respirable. ¿Cómo es que puede volverse peligroso el nitrógeno en el aire respirable?

16.30 El acetileno es un gas inestable. Describa los pasos que se siguen para hacer que su almacenamiento en grandes recipientes y su manejo sean seguros.

16.31 Mencione los principales riesgos relacionados con los tanques de oxígeno que se emplean para la soldadura.

16.32 Nombre algunos combustibles alternos para el acetileno en los procesos de soldadura. ¿De qué manera el acetileno es superior a estos combustibles?

16.33 Explique por qué algunas personas exageran los riesgos de las operaciones de soldadura. Explique también por qué algunas personas subestiman en exceso los riesgos de la soldadura.

16.34 Si los elementos por soldar se limpian con solvente antes de la soldadura, ¿qué gas peligroso puede generarse si el solvente no se retira por completo antes de iniciar la soldadura?

16.35 Describa la enfermedad de los soldadores llamada "enfermedad de lunes en la mañana". ¿Qué la causa?

16.36 ¿La exposición al fundente de la soldadura es un riesgo agudo o crónico? ¿Qué efecto adverso causa el fundente de soldadura en el cuerpo?

16.37 ¿Para qué tipo de trabajo es particularmente adecuada la soldadura con rayo láser?

16.38 Identifique al menos dos escenarios que justificarían el uso del proceso de soldadura por aluminotermia.

16.39 Un soldador comienza un proceso común de soldadura abriendo la válvula de un tanque de acetileno. Sin embargo, en lugar de liberar una pequeña cantidad de gas acetileno, el soldador observa que sale un líquido de la válvula. ¿Qué es este líquido? ¿Por qué se liberó? ¿Cuál es el peligro? ¿Cómo puede evitarse?

16.40 Por lo general, en la soldadura con acetileno se utilizan dos tanques: uno para oxígeno y otro para acetileno. ¿Cuál de los dos se encuentra a alta presión? ¿Cuál es el riesgo de aumentar la presión en el otro?

16.41 La tapa que se encuentra en la parte superior de un tanque de oxígeno cuenta con dos ranuras en los extremos opuestos. ¿Por qué se encuentran exactamente en lados opuestos entre sí?

16.42 Un soplete de soldadura con oxiacetileno que se encuentra en uso, de manera repentina comienza a hacer un chasquido y después un silbido. ¿Qué le sucede al soplete? ¿Cuál es el riesgo? ¿Cuál es la solución de largo alcance para este problema?

16.43 Narre la historia del soldador de Iowa que dejó su soplete dentro de su casillero al final de su turno. ¿Qué sucedió a la mañana siguiente? ¿Por qué? ¿Cómo se puede emplear la historia para evitar accidentes futuros? ¿Qué conceptos de prevención y control de riesgos abordados en el capítulo 3 de este libro se aplican en este caso?

16.44 ¿Qué es la "tubería de servicio" para la soldadura? ¿En qué difiere la tubería de servicio de los múltiples o una manguera flexible para la soldadura con gas? Identifique algunos problemas sutiles relacionados con el diseño de los sistemas de tubería de servicio.

16.45 ¿Cómo puede una soldadora por resistencia representar un riesgo de descarga eléctrica cuando está apagada? ¿Qué característica de diseño de la máquina mitiga el riesgo?

16.46 ¿Qué principios generales de guardas para máquinas son aplicables a los soldadores por puntos y costura? ¿Cuál de estos dos tipos de soldadoras presenta el mayor problema de exposición? ¿Por qué?

16.47 Describa las circunstancias en el accidente de soldadura ocurrido en la década de 1960 en Estados Unidos, por el que perdieron la vida 53 trabajadores.

16.48 ¿Por qué los riesgos de ignición de incendios por soldadura son mayores de lo que parecen?

16.49 ¿De qué manera el administrador de seguridad y salud debe tener particular cuidado y realizar una valoración al establecer el sistema de permisos de soldadura? ¿Cuáles son las consecuencias negativas de un error en esta área?

16.50 ¿Qué número de sombra protege más los ojos, la número 8 o la número 12? ¿Por qué no emplear en todo momento el número de sombra que ofrece mayor protección? ¿Cuántos números de sombras existen? ¿Por qué existen tantos?

16.51 Identifique los dos riesgos de soldadura principales por los que se requiere el uso de ropa de protección especial, como guantes, delantales y polainas.

16.52 ¿Por qué la tela de algodón ordinaria no es muy eficaz como material para la fabricación de ropa protectora para los soldadores?

16.53 Explique por qué los contaminantes del aire derivados de un proceso de soldadura que NO irritan los pulmones pueden ser más riesgosos que aquellos que sí lo hacen.

16.54 Nombre algunos recubrimientos de metal para productos de hierro y acero que pueden hacer que la soldadura de estos productos sea más peligrosa.

16.55 Identifique algunos síntomas adversos de exposición a los óxidos de nitrógeno. ¿A qué fracción del uno por ciento se vuelven peligrosas las concentraciones de estos óxidos?

16.56 ¿Qué es lo que hace que el tema de la soldadura sea tan importante para el administrador de seguridad y salud?

EJERCICIOS DE INVESTIGACIÓN

16.57 Examine los peligros relativos de los distintos óxidos de nitrógeno, genéricamente llamados NO_x. ¿Cuáles tienen efectos tanto agudos como crónicos?

16.58 Busque registros de desastres industriales relacionados con la soldadura.

16.59 Consulte la página de internet de la Sociedad Estadounidense de Soldadura (AWS, American Welding Society). ¿Qué fuentes de información posee que resulten valiosas para el administrador de seguridad y salud?

PREGUNTAS DE INVESTIGACIÓN DE NORMAS

16.60 Este capítulo da mucha importancia al hecho de separar los cilindros de oxígeno de los cilindros de acetileno durante su almacenamiento, ya sea guardando cierta distancia entre ellos o colocando una barrera no combustible de 5 pies de altura como mínimo. Consulte las normas de OSHA y busque una disposición relacionada con este problema. Consulte la base de datos de la página del Portal Companion para determinar si ésta es una norma a la que se hace referencia con frecuencia en los emplazamientos.

16.61 Suponga que su compañía está comparando procesos para decidir si emplea un proceso de soldadura por arco o un proceso de soldadura con gas. Investigue un poco en las normas de OSHA para comparar estos dos tipos de soldadura. ¿Cuáles son sus semejanzas con respecto a la actividad de emisión de emplazamientos por parte de OSHA?

16.62 En este capítulo se establece que el riesgo que representa el acetileno inflamable puede volverse "unas cinco veces más grave" en presencia de oxígeno puro. Justifique esta postura utilizando los principios y el conocimiento de otros capítulos de este libro.

CAPÍTULO 17

Riesgos eléctricos

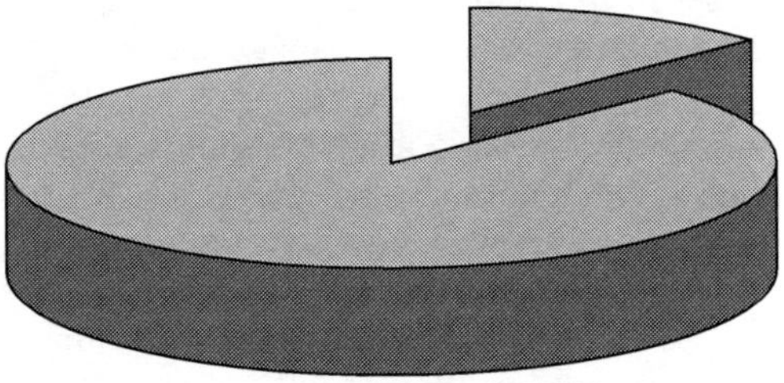

Porcentaje de emplazamientos emitidos por OSHA a la industria en general que abordan este tema

Todos sabemos que las descargas eléctricas pueden ser mortales, pero el mecanismo de este riesgo es un misterio para mucha gente. Dicho misterio se debe en gran parte al hecho de que la electricidad es invisible, cuyo uso doméstico ha llevado a cierto grado de complacencia, que constituye un factor en la mayoría de las electrocuciones. Además de la electrocución, existen otros riesgos con la electricidad, como el de incendio y el de quemaduras por encendido de un arco voltaico. En este capítulo abordaremos cada uno de estos riesgos, pero empezaremos con la electrocución, debido al misterio que rodea a este riesgo.

RIESGOS DE ELECTROCUCIÓN

El primer paso hacia la seguridad contra la electrocución es superar el mito de que "los circuitos ordinarios de 110 voltios son seguros". La verdad es que estos circuitos en realidad pueden provocar la muerte con facilidad; de hecho, mucha más gente muere a causa de ellos que a causa de los circuitos de 220 o 240 voltios, que casi todo mundo respeta. Sin embargo, este mito acerca de los 110 voltios persiste porque hay muchas personas que han sufrido una descarga eléctrica en casa o en el trabajo sin que hayan sufrido lesiones serias. Un accidente como éste lleva a las víctimas a la peligrosa conclusión de que, aunque una descarga de 110 voltios puede ser impactante, probablemente no sea mortal. Aunque saben que otros han muerto por dichas descargas, de algún modo se sienten resistentes o muy fuertes para sufrir una lesión seria.

Es verdad que algunas personas son más resistentes a los riesgos de la electrocución que otras, pero un factor más importante es el conjunto de condiciones que rodean al accidente. Se sabe que los lugares húmedos o mojados son riesgosos, pero incluso el sudor corporal puede proveer la humedad que haga que el contacto eléctrico sea mortal. Otra condición importante es el punto de contacto. Si la corriente entra al cuerpo a través de los dedos y sale a través de un punto en el codo, ningún órgano vital recibe la exposición directa. Sin embargo, si la corriente va de una mano por todo el cuerpo hacia los pies, afecta órganos vitales como el corazón, los músculos del pecho y el diafragma, con la posibilidad de terminar con resultados fatales. El contacto con el torso al cerrar un circuito también puede producir una exposición vital a la corriente eléctrica. Otro factor puede ser la presencia de heridas en la piel, que pueden producir un flujo mucho mayor de corriente si el contacto se realiza donde la piel está abierta.

Efectos fisiológicos

El sistema nervioso central de nuestro cuerpo es el conducto de las señales entre el cerebro y los músculos, incluyendo músculos de órganos vitales tales como el corazón y el diafragma. Estas señales son voltajes eléctricos minúsculos que le dicen a los músculos cuándo contraerse y cuándo relajarse. Una descarga eléctrica externa puede enviar corrientes a lo largo del cuerpo que pueden ser muchas veces más grandes que las minúsculas corrientes naturales dentro de nuestro sistema nervioso. Estas corrientes mayores pueden acalambrar o congelar los músculos mediante una contracción violenta, al punto de no permitir a la víctima soltar el objeto contactado, o detener la respiración o el corazón.

Es evidente que el corazón es nuestro músculo más importante. Su función es una rítmica contracción y relajación, sincronizada por pulsos eléctricos naturales. Este músculo es pues muy vulnerable a cualquier corriente eléctrica pulsante. El servicio eléctrico común provee corriente alterna con ciclos a una frecuencia de 60 hertzios. Es irónico que ésta sea una de las frecuencias más peligrosas a las que se puede exponer el corazón, ya que tiende a provocar que el corazón sufra convulsiones débiles e irregulares a un ritmo demasiado rápido para poder hacer algo, fenómeno al que se conoce como *fibrilación*. Una vez que comienza la fibrilación, la muerte se convierte en una amenaza real y ocurrirá con certeza a menos que se supere y se detenga, ya sea de forma natural o mediante descargas eléctricas controladas al músculo del corazón por medio de un dispositivo desfibrilador. Dichas descargas eléctricas controladas restablecen el ritmo natural del corazón. Por desgracia, rara vez se halla un dispositivo desfibrilador a la mano en el momento oportuno para salvar la vida de una víctima de una electrocución.

El paro de la respiración a causa de una descarga eléctrica se debe a los músculos responsables de la respiración, como el diafragma, y los que controlan la expansión de la caja torácica, que se acalambran. El remedio de primeros auxilios es la respiración artificial, que también se utiliza para salvar de un posible ahogamiento u otras crisis respiratorias.

¿Exactamente cuánta corriente eléctrica es mortal? No existe una respuesta definida para esta pregunta, pero en la figura 17.1 se resumen las opiniones de varios expertos. La escala horizontal es logarítmica y está dada en unidades de miliamperios o milésimas de amperio. Para poner en perspectiva los datos de la tabla, una lámpara ordinaria de mesa con un bulbo de 60 vatios consume una corriente de aproximadamente 500 miliamperios, mucho más de la necesaria para ser mortal. Un circuito doméstico ordinario de 20 o 30 amperios no dispara el interruptor hasta que existe un flujo de corriente de 20,000 a 30,000 miliamperios[1], respectivamente, aproximadamente 10 a 1000 veces más que una dosis letal.

Con tal potencial letal existente en un circuito doméstico ordinario de 110 voltios, parecería que casi nadie podría sobrevivir a una descarga eléctrica tal. Sin embargo, el cuerpo, y en

[1] 1 amperio = 1000 miliamperios.

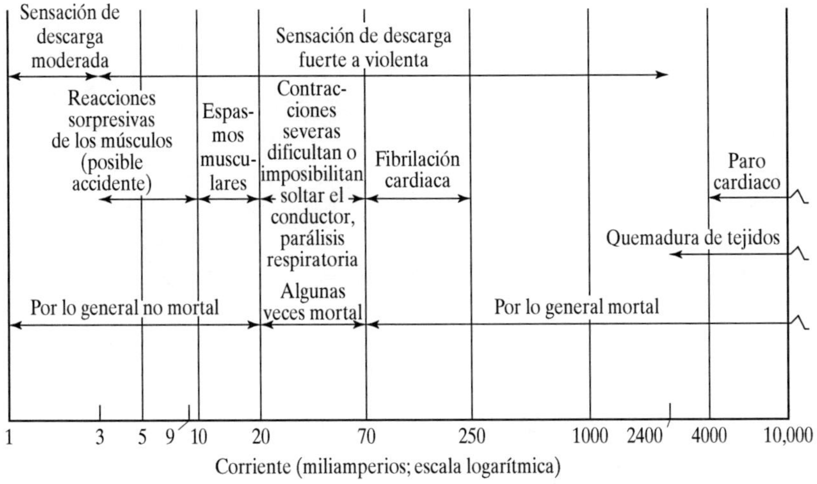

FIGURA 17.1

Efecto de la corriente eléctrica alterna en el cuerpo humano.

particular la piel, tienen una resistencia que limita el paso de la corriente eléctrica cuando se expone a un potencial de 110 voltios. Para entender esta resistencia, es necesario revisar algunos fundamentos de la electricidad.

Ley de Ohm

La ley básica de los circuitos eléctricos es la *ley de Ohm*, que se enuncia de la siguiente manera:

$$I = \frac{V}{R} \tag{17.1}$$

donde I = corriente en amperios
R = resistencia en ohmios
V = voltaje en voltios

Esta ley se puede escribir de la siguiente manera:

$$V = IR \text{ o } R = \frac{V}{I}$$

Los vatios son una medida de la potencia y se pueden calcular a partir de cantidades conocidas de corriente y voltaje o resistencia como sigue:

$$W = V \times I \text{ y } W = I^2R \tag{17.2}$$

donde *W* es la potencia en vatios.

Los circuitos de corriente alterna (ca) tienen gran importancia; constituyen el tipo predominante en el uso doméstico y el industrial. Los circuitos ca estándar realizan un ciclo 60 veces por segundo (en Estados Unidos y en Canadá), como se muestra en la figura 17.2. Las corrientes alternas son más convenientes para generación y distribución que las corrientes directas; sin

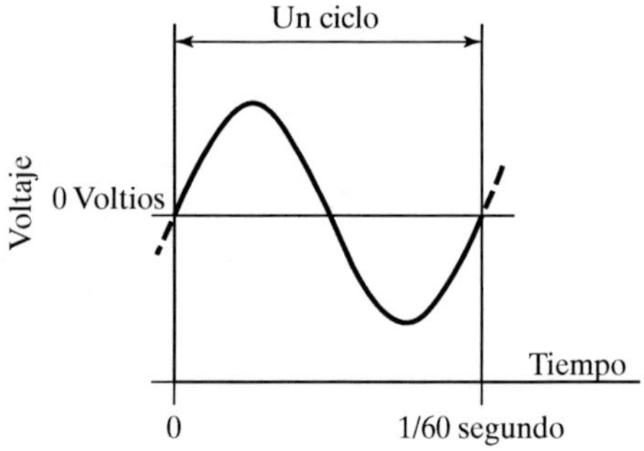

FIGURA 17.2

Voltaje de corriente alterna.

embargo, el cálculo de la corriente, resistencia y voltaje utilizando la ley de Ohm resulta complicado de alguna manera para los circuitos de corriente alterna porque el voltaje varía de cero a positivo, de regreso a cero, a negativo y de regreso a cero en cada ciclo. Por conveniencia, se calcula una corriente "efectiva" para los circuitos de corriente alterna, con un valor algo menor a las corrientes de pico. Se ha encontrado que una corriente directa que pasa a través de una carga dada genera tanto calor como una corriente alterna que tiene un pico 41.4% mayor que la corriente directa. Por tanto, la relación de corriente efectiva a corriente de pico se calcula de la siguiente manera:

$$\frac{\text{Corriente efectiva}}{\text{Corriente de pico}} = \frac{100\%}{100\% + 41.4\%} = 0.707 = 70.7\%$$

Los voltajes efectivos se calculan mediante las mismas relaciones que las de las corrientes efectivas, ya que se relacionan mediante la ley de Ohm. Entonces, un circuito ordinario de 110 voltios tiene un voltaje efectivo equivalente, aunque se presenten picos de voltaje de más de 150 voltios en cada ciclo.

La corriente que consume un bulbo de una lámpara ordinaria de 60 vatios se puede calcular arreglando la ecuación (17.2) como sigue:

$$I = \frac{W}{V} = \frac{60\ W}{110\ V} = 0.55\ A$$

Ya que el alambre y algunas otras partes del circuito consumen alguna potencia, una buena aproximación al flujo de corriente en la lámpara de mesa de 60 vatios es de $\frac{1}{2}$ amperio, o 500 miliamperios, como se indicó antes.

Regresando ahora a la pregunta de por qué mucha gente no muere por las descargas de los circuitos ordinarios de 110 voltios, podemos utilizar la ley de Ohm para determinar cuánto puede limitar la piel el flujo de la corriente eléctrica a través de nuestros cuerpos. Si la piel humana está lo suficientemente seca, es un buen aislante y puede tener una resistencia de 100,000 ohmios o más. Utilizando la ley de Ohm, una exposición a 110 voltios causaría entonces sólo una corriente minúscula:

$$I = \frac{V}{R} = \frac{110\ V}{100{,}000\ \text{ohms}} = 0.0011$$

$$= \text{aproximadamente } 1\ mA$$

En la figura 17.1 se puede ver que una corriente tan pequeña como ésta probablemente ni siquiera se note. Sin embargo, si se agrega el sudor y cualquier otra humedad a la piel, la resistencia se reduce de forma abrupta. Sólo a causa del sudor, la resistencia de la piel puede reducirse 200 veces, a un nivel de aproximadamente 500 ohmios, si se tiene un buen contacto con el conductor eléctrico. Una vez dentro del cuerpo, la resistencia eléctrica es muy baja y la corriente fluye casi sin impedimento. Si la resistencia total del circuito es de sólo 500 ohmios, la corriente se calcula como sigue:

$$I = \frac{V}{R} = \frac{110 \text{ V}}{500 \text{ ohms}} = 0.22 \text{ A}$$

$$= 220 \text{ mA}$$

En la figura 17.1 se puede ver que una corriente alterna de este nivel que pase a través del cuerpo, incluyendo el corazón, es muy probable que sea mortal. Por lo tanto, si alguna vez usted ha recibido una descarga eléctrica (y la mayoría de nosotros la hemos recibido), puede sentirse satisfecho de no haber estado húmedo por el sudor, o de que no haya tenido un buen contacto, o que la trayectoria de la corriente no pasó por el tronco de su cuerpo, o de que usted tenía una conexión débil a tierra, o de que alguna otra resistencia impidió el paso de la corriente. De no haber sido así, hubiese muerto por un circuito ordinario de 110 voltios, sin importar que usted pensara que era muy resistente a la descarga eléctrica. En los estudios de caso 17.1 y 17.2 se ilustran los principios y conceptos de los riesgos de electrocución por la corriente doméstica ordinaria.

ESTUDIO DE CASO 17.1

Un trabajador está usando una sierra circular de mano para cortar tiras de aluminio extruido para fabricar ventanas para protección contra tormentas. Sostiene con firmeza la pieza de trabajo con su mano izquierda y la sierra en la mano derecha. El aluminio es un excelente conductor de electricidad y la pieza de trabajo está haciendo un sólido contacto con el piso. En un accidente que sucede con frecuencia, el trabajador accidentalmente corta el cable en dos. ¿Cuáles son las probables consecuencias en los siguientes tres conjuntos de circunstancias?

- Caso A: La herramienta está conectada a tierra mediante la tercera terminal de la clavija eléctrica.
- Caso B: La herramienta tiene doble aislamiento.
- Caso C: La herramienta tiene una clavija de tres terminales que se encuentra conectada mediante un adaptador a una toma de corriente en la pared con dos orificios; la herramienta no está conectada a tierra.

Solución

Caso A. La corriente fluye por la carcasa metálica del mango de la sierra por dos trayectorias, una a través del circuito de tierra y la otra a través de la mano derecha del trabajador, a través de su cuerpo, cruzando su torso y a través de su mano izquierda a la pieza de trabajo bien conectada a tierra. Aunque la resistencia a través de cada una de estas trayectorias podría ser relativamente baja, la resistencia a través del conductor de la tercera terminal de aterrizaje debería ser la menor de las dos, del orden de 2 a 3 ohmios. Una resistencia tan baja como 3 ohmios dispararía de inmediato un interruptor de 15 a 20 amperios, uno del tipo que se esperaría encontrar en un circuito como éste, lo que se puede confirmar en el siguiente cálculo utilizando la ley de Ohm:

$$I = \frac{V}{R} = \frac{110\ \text{V}}{3\ \text{ohms}} = 36 + \text{A}$$

El flujo de corriente calculado de esta forma sería adicional a cualquier corriente que pudiera fluir a tierra a través del cuerpo del hombre y por otras trayectorias, incluyendo quizá algún flujo dentro de la propia herramienta antes que en el accidente pudiera cortar totalmente el cable. Por tanto, la corriente total dispararía con facilidad cualquier interruptor razonable e interrumpiría el flujo de corriente, protegiendo al trabajador.

Caso B. Una herramienta con doble aislamiento no tendría una carcasa conductora, lo que haría que no fluyera corriente a través del mango y del cuerpo del trabajador. Probablemente aún podría dispararse el interruptor ya que la hoja metálica haría contacto con el cable de corriente y con el neutro bien conectado a tierra. Además, si la hoja estuviera cortando la pieza de trabajo de aluminio al momento del accidente, otra excelente trayectoria a tierra sería a través de la hoja metálica y la pieza de trabajo conectada a tierra, provocando que la corriente excesiva disparara el interruptor.

Caso C. Sin el doble aislamiento que protegiera al trabajador y sin el conductor a tierra que disparara el interruptor, existirían condiciones para convertir un accidente común en una electrocución. La mano izquierda bien conectada a tierra del trabajador permitiría un flujo importante de corriente a través de la parte superior del torso, la zona de peligro para el corazón y los pulmones. Un valor razonable de la resistencia en una trayectoria bien conectada a tierra a través de la mano izquierda del trabajador y de la pieza de trabajo de aluminio sería 600 ohmios. La corriente en dicho circuito de aterrizaje se calcularía de la siguiente forma:

$$I = \frac{V}{R} = \frac{110\ \text{V}}{600\ \text{ohms}} = 0.183\ \text{A}$$

Esta corriente, apenas una pequeña fracción de un amperio, no tendría efecto en un interruptor normal de 15 a 20 amperios. Sin embargo, aunque una corriente de 183 miliamperios sería tan pequeña que podría no abrir el circuito, es una corriente muy grande y peligrosa para que fluya a través de la parte superior del cuerpo del trabajador. En la figura 17.1, se muestra que dicha corriente representa una descarga de fuerte a violenta, por lo general mortal, capaz de producir fibrilación cardiaca. La hoja metálica de la sierra podría proveer una buena trayectoria a tierra a través del neutro cortado o de la pieza de trabajo bien conectada a tierra, alojando una corriente que dispararía el interruptor y salvaría la vida del trabajador. Sin embargo, la conexión a tierra a través de la hoja metálica dependería de la suerte; sin dicha conexión, probablemente el accidente sería fatal.

ESTUDIO DE CASO 17.2

Un trabajador utiliza una lámpara suspendida del cofre de un automóvil mientras repara el motor. Se inclina sobre la defensa del automóvil para trabajar, por lo que su pecho hace un firme contacto con la defensa metálica, aunque dicho contacto tiene una minúscula resistencia de la camiseta que utiliza y por la ligera resistencia de la pintura de la defensa del automóvil. La lámpara, que ha tenido muchos años de uso severo, ha sufrido desgaste en la conexión en el punto en el que el cable flexible se conecta al receptáculo de la lámpara. Al ajustar la posición de la lámpara, se produce un contacto accidental entre el dedo índice del trabajador y el cable de corriente. La corriente pasa a través del dedo y del brazo del hombre, continúa a través de múltiples trayectorias en su torso, la mayoría de las cuales fluye a tierra a través de su pecho y la defensa del automóvil y parte de ella a través de sus pies y sus zapatos. El contacto entre el dedo del hombre y el cable de corriente es sólo parcial y la resistencia eléctrica de la piel en el dedo índice en el punto de contacto es de aproximadamente 800 ohmios. Si esta resistencia representa aproximadamente la mitad de la resistencia total efectiva en el corto circuito, ¿cuánta corriente fluiría a través del torso del hombre? ¿Se dispararía el interruptor, con una capacidad nominal de 15 amperios? ¿La descarga probablemente sería fatal?

Solución

En esta situación, la corriente fluiría por muchas trayectorias paralelas a través del cuerpo del hombre, pero con el fin de considerar el flujo total de corriente debido al corto circuito, se podría considerar que son equivalentes a una trayectoria efectiva con una resistencia de dos veces 800 ohmios, o 1600 ohmios. Utilizando la ley de Ohm, encontramos que:

$$I = \frac{V}{R} = \frac{110\ \text{V}}{1600\ \text{ohms}} = 0.069\ \text{A}$$

$$= 69\ \text{mA}$$

Este flujo de corriente es muy pequeño para disparar el interruptor de 15 amperios, incluso si se sumara al flujo de corriente a través de la lámpara de 60 vatios, que se calculó antes en este capítulo como de 0.55 amperios. Si todo el corto circuito de 69 miliamperios pasa a través de la parte central del cuerpo del hombre, éste se encuentra en un riesgo crítico de electrocución. La figura 17.1 nos muestra que 69 miliamperios se encuentran en la región "algunas veces mortal" y "parálisis respiratoria". La víctima puede sobrevivir si alguna persona que se encuentre a su alrededor tiene capacitación en resucitación cardiopulmonar y aplica respiración artificial, y si la víctima es lo suficientemente afortunada para evitar la fibrilación cardiaca.

Conexión a tierra

En el análisis anterior, se utilizó el término *conectado a tierra*. ¿Qué significa con exactitud este término? Un requisito para que fluya la corriente eléctrica es que su trayectoria recorra un lazo completo de la fuente de potencia a través del circuito y de regreso a la fuente de potencia. Entenderemos este lazo si conectamos un bulbo de una linterna a los postes de una batería,

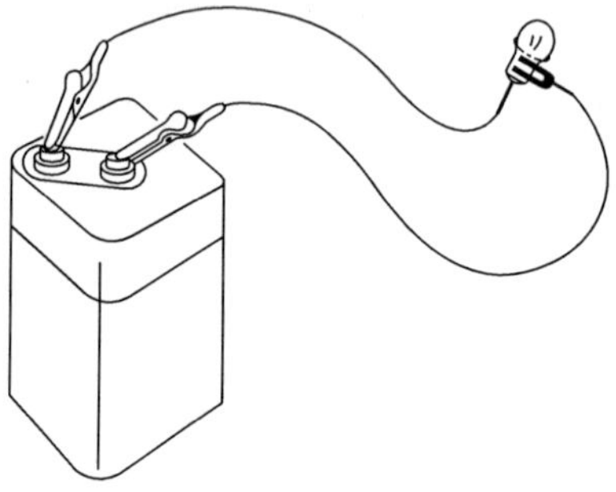

FIGURA 17.3

Un circuito eléctrico recorre un lazo completo.

como se muestra en la figura 17.3. Si se desconecta el circuito en cualquier punto a lo largo del lazo se interrumpe el flujo de corriente. Esto significa que siempre debe haber dos conductores: uno para llevar la corriente al dispositivo (al que comúnmente se le denomina "carga") que la utiliza y otro para llevar la corriente de la carga de regreso a la fuente eléctrica. Sin embargo, en la mayoría de las aplicaciones eléctricas, un truco hace que el largo viaje de regreso a la fuente eléctrica sea muy simple.

En su mayor parte, la tierra es un buen conductor de electricidad. Además, es tan masiva que resulta difícil que una fuente de electricidad fabricada por el hombre la afecte mucho de una u otra manera. Por tanto, no importa lo que hagamos en la superficie de la tierra, ésta mantiene un potencial, o carga, relativamente equilibrado. Esto significa que si introducimos dos estacas con firmeza en la tierra, incluso a gran distancia una de otra, podemos considerar que la resistencia entre ellas es nula. El flujo de corriente puede no pasar directamente de una a otra estaca debido a que existen millones de contactos eléctricos a la tierra en todo momento. Algunos de estos contactos son positivos y otros son negativos, pero el resultado es cero, o el potencial de tierra. Por tanto, cualquier conductor eléctrico que se introduzca en la tierra asume el potencial cero de referencia de la tierra de inmediato. Ésta es una característica muy conveniente de la tierra, porque nos permite usarla como un gran conductor común para regresar a la fuente de potencia. En la figura 17.4 se ilustra el uso de la tierra como un conductor de retorno.

Un cuidadoso examen de la figura 17.4 revela que la compañía del servicio eléctrico provee un conductor neutral separado para completar el circuito de regreso a la fuente. Existen condiciones que hacen que la dependencia del potencial común de la tierra sea de alguna manera poco confiable. Por ejemplo, una época muy seca del año, puede hacer que la superficie de la tierra pierda su conductividad. Esto representa un problema particular si el área alrededor de la estaca conductora a tierra clavada en el piso está seca. Entonces, el conductor neutral asegura que se completa el circuito independientemente de las condiciones.

El uso de una tierra en los circuitos eléctricos tiene tantas ventajas que se considera indispensable. Sin embargo, la gran conveniencia y proximidad de la tierra en cualquier lugar presenta un riesgo. Si una persona hace contacto con un conductor energizado y al mismo tiempo se encuentra en contacto con la tierra o con algún otro objeto que tiene una trayectoria conductiva a la tierra, esa persona completa el lazo del circuito eléctrico pasando la corriente a través de su cuerpo. Una parte importante del *National Electrical Code*®[2] (Código Eléctrico Nacional, en Estados Unidos) se dedica a la prevención de este riesgo.

---

[2]La National Fire Protection Association (Estados Unidos), 470 Atlantic Avenue, Boston, MA, 02201, publica con regularidad el *National Electric Code*®, comúnmente abreviado como NEC.

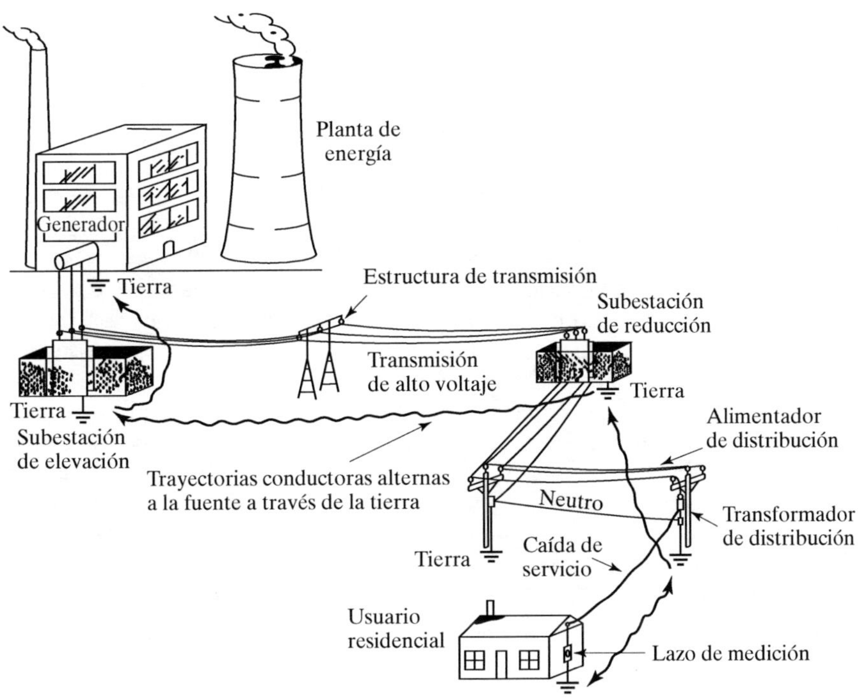

FIGURA 17.4

Trayectorias conductoras alternas a la fuente a través de la tierra.

La principal manera de proteger a las personas de convertirse en parte de la trayectoria a tierra es aislando los conductores. Además, a las superficies conductoras expuestas se les da una buena conexión a tierra, por lo común por medio del cable de tierra, de manera que la oportunidad de que el cuerpo de una persona se convierta en la trayectoria a tierra es mínima. Paradójicamente, en algunas raras instancias, el *National Electrical Code®* asume exactamente el método contrario. En algunos sistemas, tiene más sentido *aislar* de la tierra toda la estructura. Si se aísla la estructura, se protege a los trabajadores al no ponerlos en contacto con conductores que podrían conectarlos a tierra.

Cableado

Un circuito característico de 110 voltios tiene tres alambres: *vivo*, *neutro* y *tierra*. Algunas veces, al neutro se le llama conductor "aterrizado", en cuyo caso a la tierra se le denomina conductor "de aterrizaje". La finalidad del alambre vivo (por lo general un alambre negro aislado) es proporcionar el contacto entre la fuente de potencia y el dispositivo (carga) que la utiliza. El neutro (por lo general un alambre blanco aislado) completa el circuito al conectar la carga con la tierra. Normalmente, tanto el vivo como el neutro llevan la misma cantidad de corriente, pero el vivo se encuentra a un voltaje efectivo de 110 voltios con respecto a tierra, mientras que el neutro es un voltaje de casi cero con respecto a la tierra.

El tercer alambre es el alambre de tierra y por lo general es verde o simplemente un alambre desnudo. La finalidad del alambre de tierra es la seguridad. Si algo sale mal —de manera que el alambre vivo hace contacto con la carcasa del equipo o con alguna otra parte conductora del mismo—, al recorrer su trayectoria hacia la tierra la corriente puede desviarse de la carga y tomar un atajo, al que comúnmente se llama *corto*. Dado que la corriente no pasa por la carga, el corto es una trayectoria de muy baja resistencia a tierra y debido a la ley de Ohm conduce una corriente muy elevada. En un circuito protegido de manera adecuada, esta corriente elevada "funde" un fusible o "dispara" un interruptor casi de inmediato, dependiendo del tipo de protección contra corriente excesiva provisto en el circuito, y detiene todo el flujo de corriente a través de éste último.

Desde luego que es posible que exista un corto sin un alambre de tierra. El equipo puede conectarse a tierra de forma natural debido a su ubicación o instalación, o de alguna manera el alambre vivo puede entrar en contacto con el neutro. Algunas veces el corto a tierra es sólo parcial, porque existe una resistencia considerable en la trayectoria a tierra. Este tipo de corto puede ocurrir sin que sea detectado porque el flujo de la corriente es de un amperaje insuficiente para provocar que toda la carga del circuito dispare la protección contra corriente excesiva del circuito. En este caso, la corriente continuará fluyendo y las cargas del equipo continuarán funcionando en presencia de estos cortos, o *fallas de tierra*, como algunas veces se les llama a este tipo de corto. Estas fallas de tierra pueden ser particularmente peligrosas en los sitios en construcción. Este riesgo constituye la base para los dispositivos interruptores de circuito por falla de conexión a tierra (GFCI, Ground-Fault Circuit Interruptor) en los sitios en construcción. La protección GFCI es adicional a la protección por exceso de corriente, como los interruptores o fusibles.

En la figura 17.5 se explica cómo funciona un GFCI. Si el flujo de corriente en el neutro es menor que el flujo de corriente en el alambre vivo, indica una falla y un interruptor abre todo el circuito y detiene el flujo de corriente. Los códigos de construcción requieren la instalación de circuitos GFCI en los baños residenciales. Los receptáculos eléctricos GFCI tienen pequeños botones rojos de restablecimiento "RESET", como se muestra en la figura 17.6. Una dificultad con los GFCI es que algunas pequeñas fugas a tierra son casi imposibles de evitar, en particular cuando existen condiciones de humedad o los cables de extensión son muy largos. Esto hace que el GFCI se dispare aunque no existan riesgos, cuya condición se conoce en la industria de la construcción como *disparo intempestivo*. Una alternativa para los GFCI es que el patrón pruebe, inspeccione y mantenga registros de las condiciones de los conductores a tierra del equipo.

Una concepción equivocada acerca de los cortos es la idea de que un buen fusible o interruptor es suficiente para detener el flujo de un peligroso corto a través del cuerpo de una per-

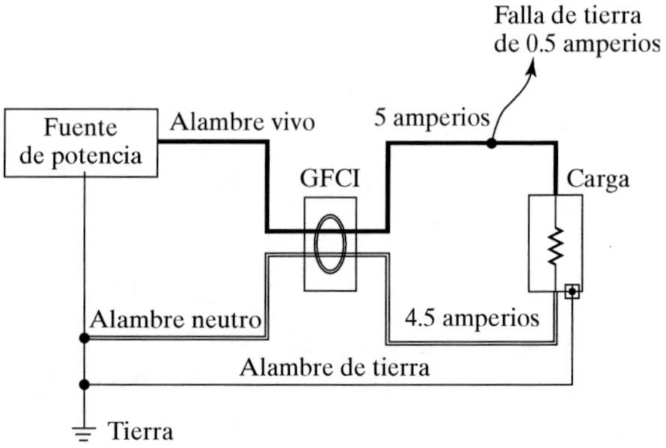

FIGURA 17.5

Interruptor de circuito por falla de conexión a tierra (GFCI). La falla a tierra de 0.5 amperios hace que se desequilibre el flujo de corriente entre el vivo y el neutro. Este desequilibrio dispara el GFCI para abrir el circuito.

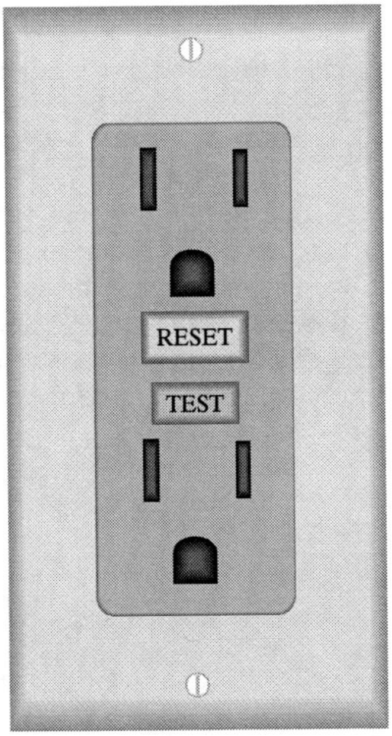

FIGURA 17.6

Receptáculo eléctrico equipado con un GFCI.

sona. Un nuevo examen de la figura 17.1 muestra que una persona casi seguramente morirá debido a la exposición a una corriente que no fundiría ni el más pequeño de los fusibles domésticos (es decir, fusibles de 15 a 20 amperios). Un fusible o interruptor con una capacidad nominal de 15 amperios admite hasta 15,000 miliamperios antes de fundirse, varias veces mayor que la corriente mortal mostrada en la figura 17.1. La ventaja del tercer alambre, o alambre de tierra, es que proporciona un corto de resistencia muy baja y corriente elevada a tierra, que dispara de inmediato el fusible o el interruptor, antes que *otras* trayectorias de corto a tierra (como a través del cuerpo de una persona) puedan causar daños.

Doble aislamiento

Por desgracia, menos de la mitad de las herramientas manuales eléctricas en uso en la actualidad se conectan a tierra de manera apropiada. Los estudios de los equipos regresados a la fábrica para reparación han demostrado que un gran número de unidades ha sido alterado, de manera que el sistema de tierra ya no se encuentra intacto. Una alteración común es cortar la tercera terminal de la clavija para que se pueda conectar en los viejos receptáculos de dos cables. Para contrarrestar esta práctica se permite el uso de herramientas con "doble aislamiento" en lugar de conectar a tierra el equipo. Una segunda cubierta de aislamiento da una medida adicional de protección al operador de las herramientas con doble aislamiento en caso de un corto a la carcasa del equipo.

La mayoría de las herramientas con doble aislamiento tienen un alojamiento plástico no conductor, pero esto no constituye una indicación totalmente confiable de que la herramienta tenga doble aislamiento. La segunda cubierta de aislamiento debe aplicarse de acuerdo con especificaciones precisas antes que la herramienta pueda recibir la denominación de "doble aislamiento". Las herramientas calificadas como tal tienen la marca del fabricante "doble aislamiento" o un cuadrado dentro de otro cuadrado ⧈ para indicar el doble aislamiento.

Peligros por cableado equivocado

Algunas veces, en los trabajos de cableado original, los electricistas cometen errores o aplican prácticas descuidadas que incrementan los riesgos. Una de estas prácticas es "puentear" (conectar) el alambre de tierra al neutro. En realidad, éste es un truco que funciona, y que por lo general nadie nota, pero la práctica en realidad causa riesgos. En la figura 17.7 se muestra cómo se conecta de forma correcta un circuito, que revela que tanto el alambre neutro como el de tierra se conectan directamente a tierra. Por tanto, en la figura 17.8, en la que se muestra que la tierra se conecta al neutro, el tercer alambre no se utiliza en el sistema de cableado.

El principal riesgo de conectar la tierra al neutro es que puede generar bajos voltajes en las partes expuestas del equipo. La carcasa o cubierta del equipo se conecta al alambre de tierra. Ya que normalmente no fluye corriente a través del cable de tierra, éste sirve como método

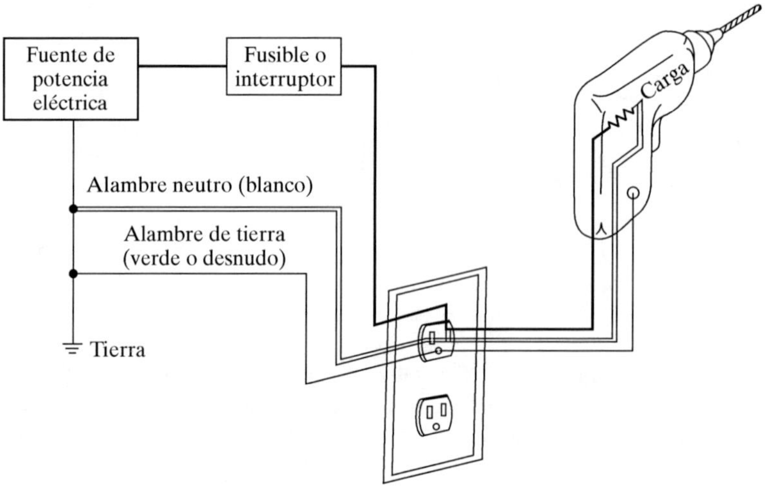

FIGURA 17.7

Circuito de 110 voltios cableado de forma correcta.

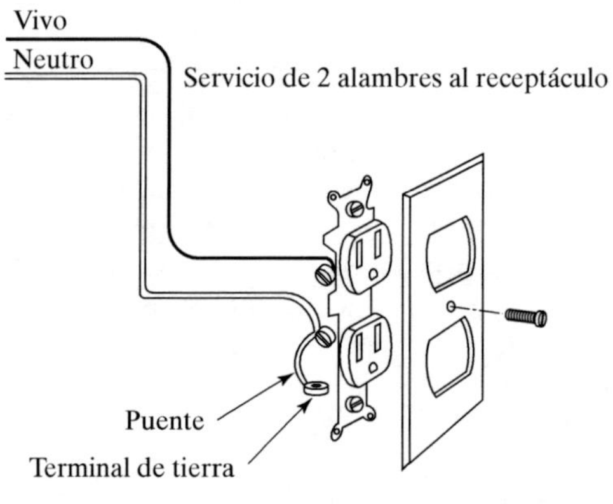

FIGURA 17.8

Tierra conectada al neutro.

excelente para mantener el voltaje de la carcasa del equipo cercano a cero, con respecto a tierra. Sin embargo, el neutro porta una corriente considerable. Si se utiliza la ley de Ohm, se puede determinar que esta corriente grande en el neutro puede hacer que tenga un bajo voltaje con respecto a tierra, en particular si el alambre neutro debe recorrer una larga distancia de regreso a tierra en el medidor. Si el circuito lleva una corriente de 20 amperios y la resistencia del alambre neutro es $\frac{1}{2}$ ohmio, el voltaje en la carcasa del equipo es el siguiente:

$$V = IR = 20 \times \tfrac{1}{2} = 10\ \text{V}$$

Éste es un voltaje bajo, pero teóricamente es capaz de producir una corriente mortal a través del cuerpo de una persona si las condiciones son las correctas (o más bien, incorrectas). No obstante, el riesgo real es que una conexión floja o corroída en algún punto en el circuito neutro aumente su resistencia, quizá a 4 o 5 ohmios, haciendo que el voltaje aumente varias veces.

Otro error común de cableado es la *polaridad inversa*, que sólo significa que están invertidos los alambres vivo y neutro. Éste es otro problema sutil, porque la mayoría del equipo funciona perfectamente con la polaridad invertida. Un riesgo de la polaridad invertida es que se invierten las terminales designadas (terminal negra, vivo; terminal blanca, neutro) y la confusión podría provocar un accidente a un técnico que no lo supiera. Otro riesgo es que un corto a tierra entre el interruptor y la carga podría hacer que el equipo funcionara de forma indefinida, independientemente de que el interruptor estuviera encendido o apagado (ver figura 17.9). Por último, los receptáculos de los bulbos se pueden volver peligrosos si se invierte la polaridad. En la figura 17.10(a), un receptáculo cableado correctamente muestra que la rosca es neutra. Sin embargo, en un receptáculo con polaridad invertida, como se muestra en la figura 17.10(b), la rosca expuesta del tornillo se vuelve viva, y el botón, que naturalmente se encuentra más protegido en el fondo del receptáculo, se vuelve neutro.

Quizá el error más común de todos los del cableado es no conectar la terminal de tierra al alambre de tierra, condición a la que se conoce como *tierra abierta*, o *tierra no continua*. Éste es otro error que puede pasar desapercibido fácilmente, porque el equipo conectado a estos circuitos cableados de esta forma incorrecta por lo general funciona con normalidad. Sin embargo, si ocurre un corto accidental al equipo, el trabajador se encuentra en riesgo de electrocución.

Los tres casos de cableado incorrecto comentados en este capítulo no son los únicos errores que se pueden cometer en el cableado de los circuitos eléctricos; tampoco son los más riesgosos. Sin embargo, debido a que permiten que los circuitos eléctricos "funcionen normalmente", permanecen ocultos para los usuarios de los equipos conectados a dichos circuitos. Ya

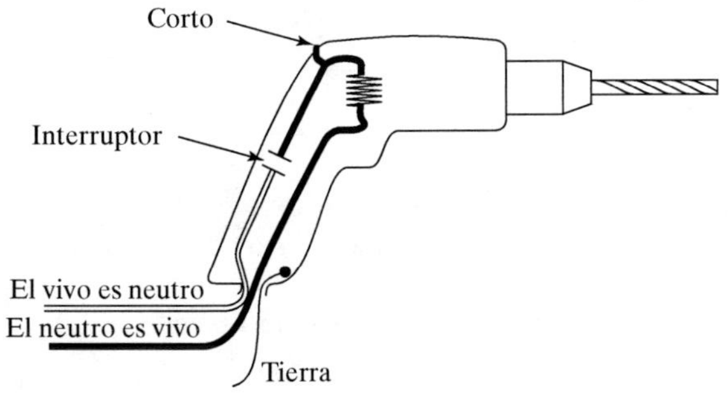

FIGURA 17.9

Polaridad invertida. Un corto en la posición indicada en el circuito para este taladro, hará que funcione de forma continua, independientemente del interruptor.

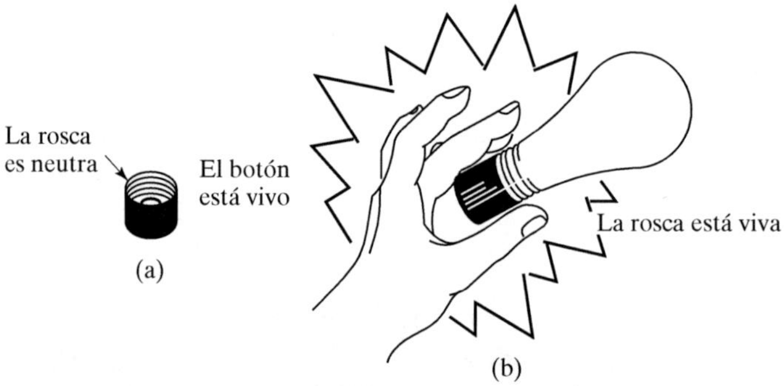

FIGURA 17.10

Riesgos de la polaridad invertida en un receptáculo de un bulbo: (a) receptáculo cableado de forma correcta; (b) receptáculo con polaridad invertida.

que los errores no deshabilitan la función de forma inmediata, éstos se cometen con frecuencia. Una simple verificación con probadores económicos puede revelar con facilidad el problema. Estos probadores se analizarán más adelante.

RIESGOS DE INCENDIO

Cuando la gente piensa en la seguridad eléctrica, generalmente se piensa en la electrocución, pero los códigos eléctricos tienen que lidiar con los riesgos de incendio de igual manera que con los de electrocución. Muchos sistemas, como los fusibles e interruptores, protegen contra el incendio y contra la electrocución, pero su función fundamental es la prevención de incendios.

Incendios por alambres

Una de las causas más comunes de los incendios eléctricos son los alambres que se sobrecalientan porque conducen demasiada corriente. Los diámetros (calibres) de los alambres se deben seleccionar de forma apropiada para manejar la carga esperada de corriente y la protección contra corriente excesiva (fusibles o interruptores) debe asegurar que no se exceden estas cargas. Sustituir fusibles con monedas de cobre es el método común para vencer la protección contra corriente excesiva para que el circuito maneje cargas mayores. Si no existe un fusible que se queme, el propio alambre puede actuar como el siguiente eslabón más débil. Si el alambre se calienta lo suficiente como para quemarse, es probable que cualquier contacto con algún material combustible a lo largo del recorrido del alambre produzca un incendio.

Arcos voltaicos y chispas

Siempre que dos conductores entren en contacto físico para completar un circuito, saltará un minúsculo (o no tan minúsculo) arco voltaico en el aire que los separa justo antes de hacer el contacto. Este arco puede ser tan pequeño que sea indetectable, pero por lo general es lo suficientemente caliente como para encender vapores o polvos explosivos cuando se encuentran en sus intervalos de concentración peligrosa.

Algunas veces, cuando el arco voltaico es una descarga instantánea de un objeto cargado estáticamente, se le llama *chispa*. Estas chispas son capaces de encender una mezcla explosiva, siendo la chispa de una bujía automotriz el testimonio más amplio. Las chispas se evitan conectando, "o uniendo" eléctricamente dos objetos que puedan tener carga estática diferente. Esto es particularmente importante al verter líquidos inflamables de un contenedor a otro

Es virtualmente imposible evitar el arco voltaico que ocurre cuando se completa un circuito eléctrico ordinario. Esto significa que los interruptores, luces, receptáculos, motores y casi cualquier dispositivo eléctrico, incluso los teléfonos, son una fuente de encendido para las concentraciones peligrosas de vapores o polvos explosivos. En el capítulo 11 se comentaron los intervalos de los vapores explosivos y se definieron los límites inferior y superior de explosividad (LEL y UEL, respectivamente). Ya que es imposible evitar el arco voltaico, deben utilizarse algunos medios para separarlo de las concentraciones peligrosas en el aire. Esto se hace utilizando alambre, tubería para conducción, o equipo que sea hermético a los vapores, o que sea lo suficientemente fuerte como para contener y evitar la propagación de una explosión dentro del conducto o del equipo. Ésta es una tarea costosa, y resulta tentador tomar atajos. El *National Electrical Code*® tiene un estricto código para el cableado y el equipo diseñado para las ubicaciones riesgosas. El administrador de seguridad y salud debe ser capaz de identificar las operaciones o ubicaciones riesgosas dentro de la planta que requieran de cableado y equipo eléctrico especial. En consecuencia, a continuación se comentará este esquema de identificación.

Ubicaciones riesgosas

Una de las tareas más difíciles en el campo de la seguridad industrial es la definición de las diversas ubicaciones industriales que requieren de cableado y equipo especial para evitar explosiones. Los procesos industriales son tan diversos que desafían una clasificación general. Además, los mecanismos de ignición son diferentes para diferentes materiales. Por ejemplo, el riesgo de acumulación calorífica en carcasas de equipo eléctrico y en rodamientos recubiertos con polvos inflamables es del todo diferente del riesgo del encendido por chispas de vapores explosivos, derivados de líquidos inflamables. Con todo lo difícil que es el problema, debe lidiarse con él, porque algunas ubicaciones industriales son muy riesgosas como para permitir la exposición a fuentes eléctricas de encendido.

El *National Electrical Code*® define con detalle diversas condiciones para clasificar las ubicaciones riesgosas en seis categorías. Dentro de estas clasificaciones existen diversos grupos que identifican el grupo de sustancias que provocan el riesgo.

La clasificación más importante se realiza por el tipo físico del material peligroso presente en el aire y se denomina *Clase*. A la siguiente clasificación se le denomina *División* y se relaciona con la medida del riesgo, considerando la frecuencia relativa con la que el proceso libera los materiales peligrosos al aire. Los criterios para la "División" son subjetivos, no cuantitativos, excepto alrededor de las áreas para pintado con aerosol. Esta subjetividad introduce áreas grises problemáticas.

La figura 17.11 es un diagrama de decisión, cuya intención es simplificar el complicado proceso de clasificación de las ubicaciones riesgosas. El diagrama sólo es aproximado, porque una definición estricta requeriría la enumeración de páginas de excepciones y condiciones, muchas de las cuales se traslaparían. Lo que se debe recordar es que la "Clase" es el material y la "División" es la medida del riesgo. Por tanto, uno puede determinar que las ubicaciones de la División 1 son más riesgosas que las de la División 2, pero no se puede establecer absolutamente que las ubicaciones de la Clase I son más riesgosas que las ubicaciones de las Clases II o III.

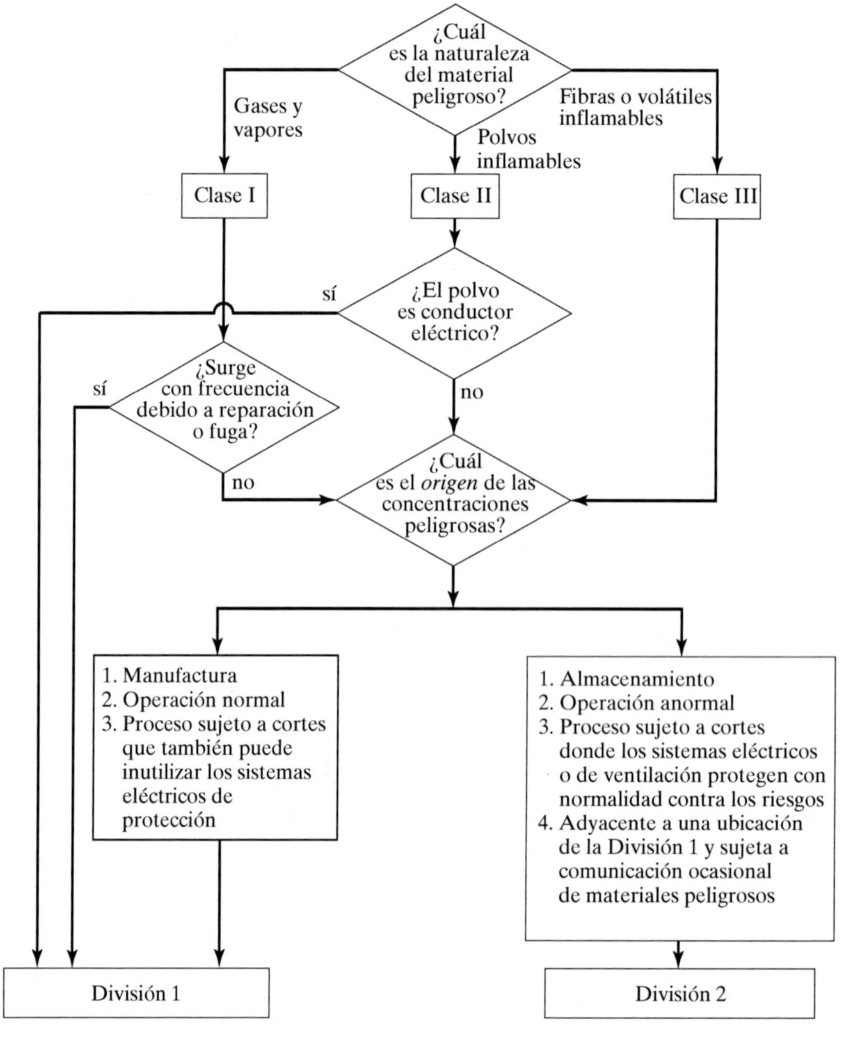

FIGURA 17.11

Diagrama de decisión para clasificación de ubicaciones riesgosas desde el punto de vista de la ignición de los materiales presentes en el aire.

Ya que la clasificación es tan compleja, con frecuencia la industria se basa en ejemplos comunes de otras similares para decidir si una ubicación es de la División 1 o 2, o si no existe suficiente riesgo como para clasificarla. En la tabla 17.1 se enumeran algunos ejemplos de riesgos comunes.

Por lo general, el equipo calificado para ubicaciones riesgosas, lo es para ambas Divisiones. Si se tienen dudas, la mayoría de las industrias desea instalar equipo aprobado para ambas Divisiones a fin de estar preparados para el peor caso. La mayor parte de las violaciones a los códigos no son por haber seleccionado equipo de la División 2 cuando debió haberse seleccionado

TABLA 17.1 Clasificación de riesgos comunes

Descripción	Clasificación
Áreas de pintura con aerosol (pintura inflamable)	Clase I, División 1
Áreas adyacentes a cabinas de pintura con aerosol, pero fuera de ellas	Clase I, División 2
Áreas de tanques o bateas abiertas de solventes volátiles inflamables	Clase I, División 2
Áreas de almacenamiento de líquidos inflamables	Clase I, División 2
Refrigeradores internos que contengan contenedores abiertos o de fácil ruptura de líquidos volátiles inflamables	Clase I, División 1
Cuartos de generación de gases	Clase I, División 1
Molinos o procesadores de granos	Clase II, División 1
Áreas de almacenamiento de granos	Clase II, División 2
Áreas de pulverización de carbón	Clase II, División 1
Molino de magnesio pulverizado	Clase II, División 1
Partes de ubicaciones de limpieza de algodón	Clase III, División 1
Áreas de almacenamiento de lana de madera	Clase III, División 2
Tubería cerrada para líquidos inflamables (tubería que no tiene válvulas, incluso de retenedor, medidores, o equipos similares)	No clasificada

equipo de la División 1; se deben al uso de tubos de pared delgada para cables y equipo eléctrico convencional en ubicaciones de la División 1 o 2.

La "aprobación" del equipo eléctrico para uso en ubicaciones riesgosas significa que el diseño del fabricante ha sido probado y aprobado por un laboratorio reconocido de pruebas, como Underwriters' o Factory Mutual. Si dicho equipo se va a utilizar en ubicaciones riesgosas, debe tener una etiqueta que indica su clasificación.

En la figura 17.12 se muestran varios ejemplos de *equipo a prueba de explosión*, aprobados para ubicaciones Clase I, División 1. La tubería para conductores a prueba de explosión parece más tubería normal de conducción de fluidos que un conducto convencional de pared delgada, que se parece más a la tubería para instrumentos. Las cajas de unión a prueba de explosión son fundidas, a diferencia de las convencionales fabricadas con hojas metálicas formadas. Las complicadas estructuras de los teléfonos e incluso de los interruptores para iluminación, evidencian el hecho de que el equipo a prueba de explosión cuesta varias veces más que el convencional.

En las ubicaciones de la División 1, se reconoce que no existe manera de asegurar que los vapores se mantendrán fuera del conducto y del equipo. Durante el mantenimiento, instalación u otros periodos abiertos, los vapores entrarán al sistema. Por lo tanto, el diseñador del equipo eléctrico asume esta realidad ineludible y diseña el equipo de la División 1 para soportar una explosión interna y enfriar los gases de la explosión cuando escapen, antes que puedan encender toda el área en una explosión devastadora.

Por el contrario, el equipo eléctrico de la División 1 goza de algún aislamiento de los vapores explosivos peligrosos la *mayor parte* del tiempo. Por lo tanto, si el equipo de la División 2 se puede sellar con empaquetaduras para hacerlo hermético a los vapores, será seguro. El equipo Clase I, División 2 se caracteriza por ser hermético a los vapores, mientras que el equipo Clase I, División 1 *no* es hermético a ellos, pero es a prueba de explosión. Desde luego, si el equipo se clasifica como Clase I, División 1 (a prueba de explosión), también es aceptable para uso en áreas de Clase I, División 2, aunque el equipo no sea hermético a los vapores.

La comparación anterior entre los equipos y ubicaciones de la División 1 y de la División 2 reconoce la generalización de que cualquier equipo aprobado para las ubicaciones de la División 1 también es aceptable para las ubicaciones de la División 2 *de la misma clasificación*. Sin embargo,

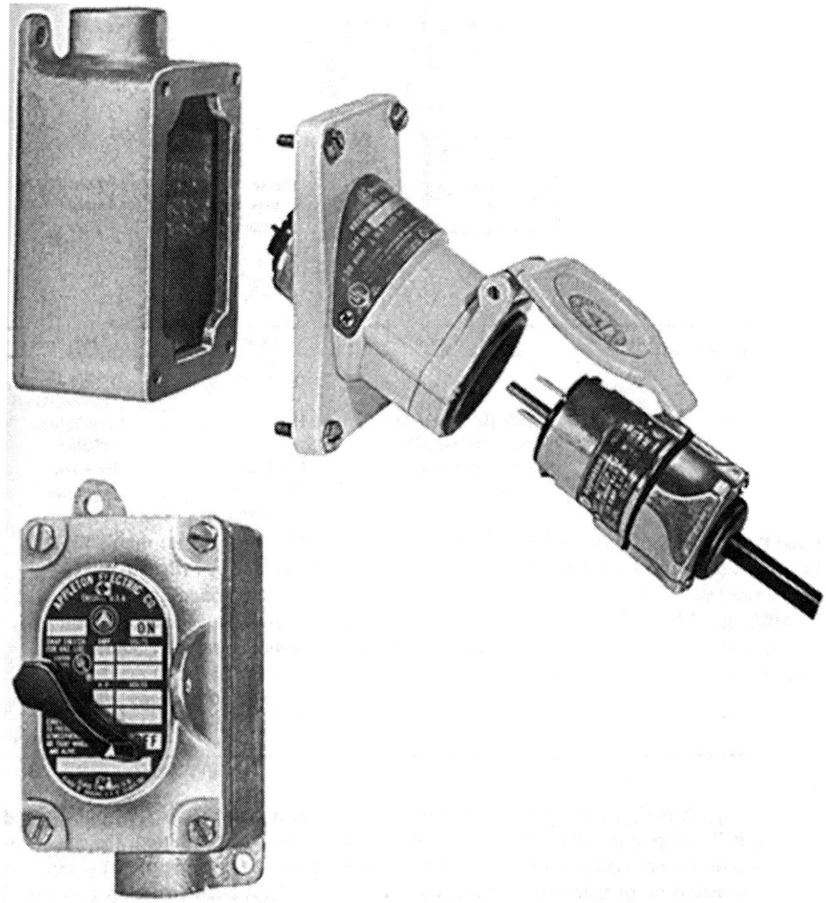

FIGURA 17.12

Equipo eléctrico a prueba de explosión aprobado para ubicaciones riesgosas Clase I, División 1. Observe que son de uso rudo, con componentes maquinados. (a) Clavija y receptáculo de toma eléctrica; (b) interruptores de pared (*fuente:* cortesía de Appleton Electric Co.)

debe hacerse notar que el equipo aprobado para las ubicaciones de Clase I no necesariamente está aprobado para las Clases II o III. Los mecanismos de riesgo de los polvos inflamables de la Clase II o para las fibras de la Clase III son de alguna manera diferentes a los riesgos de los vapores de la Clase I. Los polvos y fibras se pueden asentar sobre el equipo caliente, aislándolo de la disipación calorífica, necesaria durante la operación. Este aislamiento puede provocar una acumulación sustancial calorífica en el equipo, que puede producir una ignición del polvo y una explosión posterior.

Un error común al seleccionar receptáculos eléctricos para ubicaciones riesgosas es confundir salidas eléctricas a prueba del medio ambiente para uso en exteriores con el equipo aprobado. Las tomas ordinarias para uso en exteriores, como se muestra en la figura 17.13, no están aprobadas para algún tipo de ubicación riesgosa, ni en la División 1 ni en la 2. Las cubier-

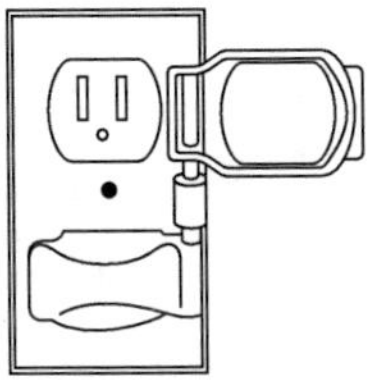

FIGURA 17.13

Tomas ordinarias para uso en exteriores, no aprobadas para ubicaciones riesgosas.

tas accionadas por resorte protegen al receptáculo del clima cuando éste no está en uso, pero cuando se inserta una clavija en el receptáculo, éste se expone de la misma forma que uno convencional.

El administrador de seguridad y salud puede quedar perplejo cuando, al leer las etiquetas del equipo, encuentre que éste se clasifica y etiqueta como Clase y *Grupo*, en lugar de Clase y *División*. De la misma forma que la denominación de Clase, la denominación de Grupo identifica el tipo de material presente en la atmósfera, pero la clasificación de Grupo es más detallada. Cuatro de los Grupos pertenecen a la Clase I y tres a la Clase II, y se resumen en la tabla 17.2.

Una etiqueta común de clasificación puede decir "aprobado para Clase I, Grupos A y B", omitiendo la designación de la "División". Cuando se omite la "División", la clasificación se acepta invariablemente para las ubicaciones de las Divisiones 1 y 2. Si el equipo sólo es hermético a los vapores y sólo está aprobado para la División 2, debe aparecer en la etiqueta la designación de la "División". Por lo general, el equipo de Clase I se aprueba para los Grupos C y D, o para los cuatro Grupos de la Clase I: A, B, C y D.

RELÁMPAGO DE ARCO VOLTAICO

Los tipos de riesgos eléctricos comentados hasta este punto de este capítulo son los minúsculos arcos voltaicos que provocan el encendido en atmósferas riesgosas cada que se conmuta o conecta un circuito eléctrico. Sin embargo, si el voltaje es lo suficientemente elevado, digamos 480 voltios o más, y existe suficiente potencia en el circuito para producir un flujo elevado de corriente, se puede producir una explosión, incluso en atmósferas normales no riesgosas. En el siglo veintiuno se ha incrementado la atención a estas descargas de alta energía, a las que comúnmente se denomina "relámpago de arco". Éste es tan intenso que se puede comparar con una detonación explosiva de TNT. El cálculo de la descarga de energía se realiza de forma directa mediante la aplicación de la ley de Ohm comentada antes en este capítulo.

TABLA 17.2 Grupos y clases

Clase	Grupo	Descripción	Ejemplos	Industrias
I	A		Acetileno	Generadores de combustible para soldadura
	B	Gases altamente inflamables y algunos líquidos	Hidrógeno	Productos químicos y plásticos
	C	Productos químicos altamente inflamables	Etil éter, ácido sulfhídrico	Hospitales, plantas químicas
	D	Combustibles inflamables, productos químicos	Gasolina	Refinerías, plantas químicas, áreas de pintura con aerosol
II	E	Polvos metálicos	Magnesio	Plantas químicas
	F	Carbono, coque, polvo de carbón	Negro de humo	Minas, molinos de acero, plantas de energía
	G	Polvos de granos	Harina, almidón	Molinos y elevadores de granos

Como ejemplo del cálculo de los poderosos efectos del relámpago de arco, consideremos una falla accidental en un circuito de 480 voltios, capaz de producir una corriente de 15,000 amperios. Recordando la fórmula para la potencia eléctrica:

$$\begin{aligned} \text{Potencia} &= \text{voltaje} \times \text{amperaje} \\ &= 480\text{ V} \times 15{,}000\text{ A} \\ &= 7{,}200{,}000\text{ VA} \\ &= 7{,}200{,}000\text{ W} \\ &= 7.2\text{ mW} \end{aligned}$$

Ésta es una gran cantidad de potencia. La cantidad de energía liberada depende de cuánto tiempo permanece la falla en el circuito, deseando que sólo sea una fracción de segundo. Si recordamos que un circuito común de suministro de energía funciona a una frecuencia de 60 Hz o 60 ciclos/segundo, suponga que la corriente de falla se mantiene por aproximadamente 20 ciclos. Esto significaría aproximadamente 1/3 de segundo. La energía eléctrica se mide en julios y se calcula como la potencia en vatios multiplicada por la duración de la producción de dicha potencia en segundos. Por lo tanto, en nuestro cálculo:

$$\begin{aligned} \text{Energía} &= \text{potencia} \times \text{duración} \\ &= 7.2\text{ mW} \times 20\text{ ciclos/60 ciclos/segundo} \\ &= 7.2\text{ mW} \times 1/3\text{ segundo} \\ &= 2.4\text{ mJ} \end{aligned}$$

Esta liberación de energía se puede comparar con una detonación de TNT, que libera 2175 julios de energía por g. Por lo tanto, en nuestro ejemplo:

$$\begin{aligned} \text{Energía} &= 2{,}400{,}000\text{ J/2175 J por g de TNT} \\ &= 1103\text{ g de TNT} \end{aligned}$$

Utilizando una conversión de peso de 454 g = 1 libra, podemos convertir nuestro ejemplo a libras de TNT:

$$\begin{aligned} \text{Energía} &= 1103\text{ g/454 g/libra de TNT} \\ &= 2.43\text{ libras de TNT} \end{aligned}$$

Por tanto, en nuestro ejemplo, un relámpago de arco de 1/3 de segundo puede generar la energía de casi 2.5 libras de TNT, una poderosa explosión que puede provocar grandes lesiones e incluso destruir equipo alrededor del relámpago del arco. Una explosión por relámpago de arco no es exactamente igual que la detonación de TNT, pero es semejante en muchos aspectos. El relámpago de arco puede provocar una sonora explosión y algún daño mecánico, pero en particular libera un calor y una radiación intensos, desde el infrarrojo hasta el ultravioleta.

La mejor defensa contra el relámpago de arco es no permitir que ocurra. Esto hace eco de los principios de la prevención y control de riesgos comentada antes en este libro. La mejor defensa es eliminar la posibilidad del relámpago de arco en el proceso mediante la selección apropiada del equipo y de diseño del proceso. Si dichas medidas son inviables y existe la posibilidad de exposición al relámpago de arco, el personal debe estar capacitado para entender y respetar la energía potencial de un evento como éste. Como último recurso, existe el equipo de protección personal para el personal que pudiera estar expuesto. Los trabajadores de servicio y de mantenimiento son la categoría de personal más expuesto a los riesgos del relámpago de arco.

El riesgo del relámpago de arco no es tan común en las exposiciones en una planta ordinaria como los riesgos de electrocución o incendio, pero constituye una posibilidad que debe considerarse. El administrador de seguridad y salud debe estar consciente de este riesgo y estar preparado para lidiar con él si surge la posibilidad de exposición en el lugar de trabajo. Habiendo considerado el espectro de riesgos eléctricos que podrían estar presentes en el lugar de trabajo, ahora nos enfocaremos en algunos aspectos sencillos del equipo.

EQUIPO DE PRUEBA

Para cumplir con la seguridad general en el aspecto eléctrico, existen algunos equipos económicos de prueba con los que debe contar el administrador de seguridad y salud para realizar inspecciones internas ocasionales. A continuación se describen brevemente.

Probador de circuitos

Un probador de circuitos (figura 17.14) sólo tiene dos alambres con terminales, conectados mediante una pequeña lámpara, por lo general de neón. Si una de las terminales toca un alambre vivo y la otra toca un conductor aterrizado para completar el circuito, la lámpara se enciende. El probador funciona para una gama dada de voltaje, pero la mayoría de ellos se puede utilizar en circuitos de 110 y 220 voltios. El probador de circuitos es, por sí mismo, un dispositivo de seguridad que permite a los trabajadores de mantenimiento asegurarse de que la potencia está apagada antes de tocar los cables vivos. El probador de circuitos también se puede utilizar para determinar si diversas partes de las máquinas o de los conductores están *vivas* o *energizadas*.

Probador de cableado de receptáculos

Uno de los dispositivos de prueba más sencillo y ampliamente utilizado es el probador de cableado de receptáculos, que se puede guardar en un bolsillo (ver figura 17.15). No se requiere batería o cable. El usuario simplemente inserta el dispositivo en cualquier toma normal de 110

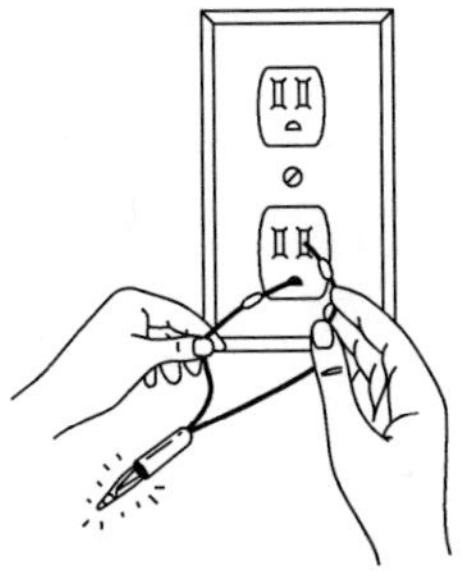

FIGURA 17.14

Probador de circuitos.

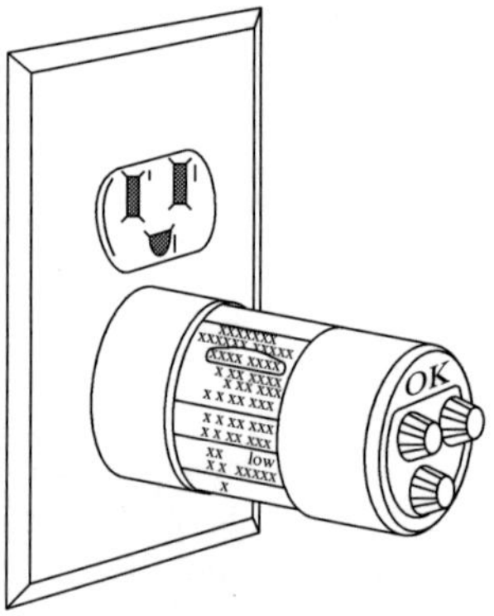

FIGURA 17.15

Probador de cableado de receptáculo.

voltios e interpreta el arreglo de las luces indicadoras para determinar si el receptáculo está cableado de forma inapropiada. Observe con cuidado el uso de la expresión *de forma inapropiada* en la frase anterior, en lugar de la expresión de forma apropiada. Sólo se detectan algunos errores y la indicación de "correcto" de las luces sólo significa que no se encontraron algunos de los errores. El receptáculo aún podría estar cableado de forma incorrecta.

La figura 17.16 revela que el probador de cableado de receptáculos no es otra cosa que tres probadores sencillos de circuito, combinados en un probador. La parte tabular de la figura muestra los tipos de errores de cableado que se pueden interpretar con base en las luces indicadoras. El probador muestra uno de los errores más comunes de cableado, "tierra puenteada a neutro", como si estuviera cableado de forma correcta.

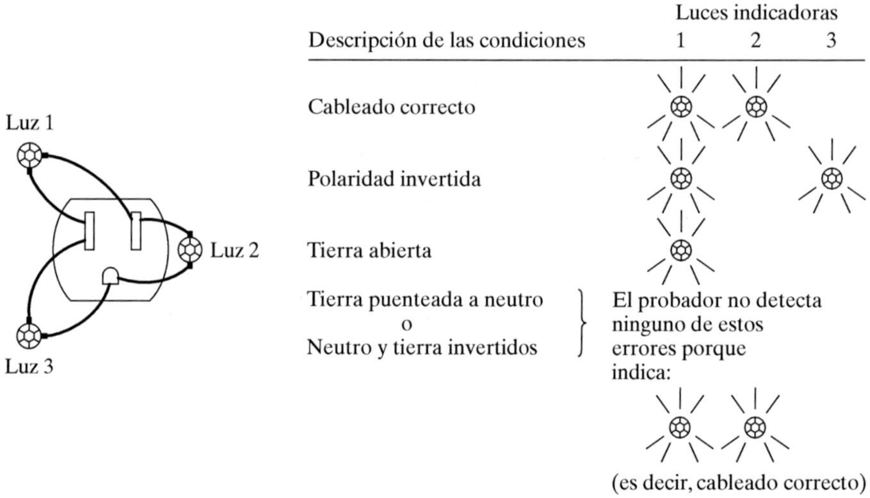

FIGURA 17.16

Diagrama esquemático de un probador de cableado de receptáculos.

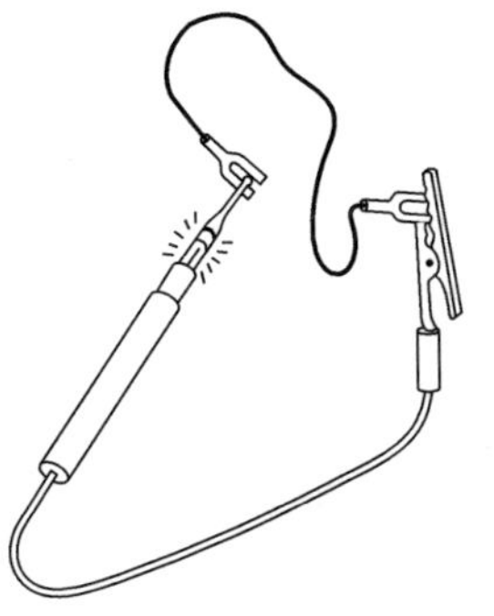

FIGURA 17.17
Probador de continuidad.

Probador de continuidad

Algunas veces resulta útil verificar un circuito desenergizado para ver si están completas todas las conexiones o si ha ocurrido alguna abertura en algún conductor. La figura 17.17 ilustra un probador sencillo de continuidad, que es semejante a un probador de circuitos, excepto porque incluye una pequeña batería para alimentar potencia a la lámpara. El probador de continuidad también tiene mucha menor resistencia eléctrica que el probador de circuitos porque sólo se utiliza en circuitos desenergizados. Si se utiliza en un circuito vivo de 110 voltios, inmediatamente fundiría un fusible o dispararía un interruptor en el circuito.

Una aplicación importante del probador de continuidad es verificar la trayectoria a tierra. Una terminal del probador se puede conectar a la cubierta expuesta de una máquina y la otra terminal a un objeto que se sabe que está conectado a tierra. Si la lámpara se enciende, ello indica que la máquina está conectada a tierra. Si la lámpara no se enciende, existe una abertura en algún lugar en la trayectoria a tierra.

VIOLACIONES FRECUENTES

Al haber sido informado de los principios de los riesgos eléctricos, el administrador de seguridad y salud debe saber qué buscar al realizar una inspección. Sin embargo, a manera de revisión, en lo que resta de este capítulo se describirán las violaciones al *National Electrical Code*® citadas con más frecuencia.

Conexión a tierra de equipos y aparatos de mano

No debe sorprender que la violación al código eléctrico citada con más frecuencia sea la de conexión a tierra. Ésta se refiere a la falta de conexión a tierra de taladros, lijadoras, sierras y otros equipos de mano con motor eléctrico. También debe conectarse a tierra el equipo no manual, como refrigeradores, congeladores y acondicionadores de aire. Debe darse atención especial al uso de herramientas de mano con motor eléctrico utilizadas en ubicaciones húmedas o mojadas y, desde luego, a las clavijas a las que se ha cortado el perno de tierra.

Partes vivas expuestas

Casi tan frecuente como la existencia de equipo de mano no conectado a tierra es la existencia de partes vivas expuestas. Si no se pueden aislar los conductores reales de los equipos, ni cubrir sus terminales, deben utilizarse cuartos cerrados para evitar la exposición de los trabajadores.

Una de las observaciones más frecuentes de las partes vivas expuestas son las instalaciones eléctricas descuidadas en las que las cubiertas de las cajas de conexión están fuera de su lugar o las placas que cubren los receptáculos no aparecen. Las cajas de conexión, los fusibles, o los interruptores que tienen la puerta abierta también constituyen "partes vivas expuestas".

Uso inapropiado de cables flexibles

Las instalaciones eléctricas provisionales o temporales están prohibidas, igual que la sustitución de cableado fijo por cables flexibles. Los ejemplos evidentes son los cables flexibles que pasan a través de orificios en las paredes, techos, pisos, puertas de salida o ventanas.

Marcado de desconexiones

Esto es algo que se corrige con facilidad. Debe identificarse la caja de desconexión o tablero de interruptores de los motores y aparatos para que se pueda desconectar el equipo de manera rápida y confiable. También deben etiquetarse los orígenes de los circuitos ramales, como en la caja de interruptores, para indicar su finalidad. Si la ubicación o disposición del equipo de desconexión evidencia las máquinas o circuitos que controla, no es necesario marcarlo. Muy pocas de las violaciones al marcado de desconexión se señalan como "serias".

Conexión de clavijas a cables

Éste es otro aspecto muy sencillo. Si se repara una clavija de un cable de extensión, un cable de algún aparato o cualquier otro cable flexible, asegúrese de hacer un nudo o haga algo para evitar que un tirón al cable se transmita directamente a las uniones o tornillos de las terminales. Éste es un principio básico del mantenimiento eléctrico.

RESUMEN

En este capítulo comenzamos con algunos pensamientos aleccionadores sobre lo que la electricidad puede hacer al cuerpo humano, aun en pequeñas cantidades. El mayor riesgo se presenta con los circuitos de 110 voltios, no con los de 220 voltios o más. Esto se debe a que los circuitos de 110 voltios son muy comunes y la gente que los utiliza queda satisfecha. Además de los riesgos de electrocución, la electricidad también puede presentar riesgos de incendio, sin hablar de las quemaduras y otros peligros a la exposición eléctrica.

Los probadores sencillos pueden demostrar con rapidez algunos de los errores frecuentes de cableado que de otra manera podrían pasar desapercibidos en operaciones normales. Sin embargo, algunos de estos probadores son demasiado simples y omiten algunos errores comunes, como el "puenteo de tierra a neutro".

El suministro de equipo eléctrico en los procesos industriales que producen vapores, polvos, o fibras inflamables es una tarea difícil y costosa. Las definiciones y los códigos para las ubicaciones riesgosas con atmósferas explosivas también son complicados y engañosos. Se sugiere al administrador de seguridad y salud buscar las marcas requeridas en el equipo eléctrico instalado en ubicaciones riesgosas, para asegurarse que el equipo ha sido aprobado para la "Clase" y "División" de la ubicación en la que se instaló.

Es frecuente que las violaciones a los códigos eléctricos se refieran a condiciones que se corrigen con facilidad. El único tema mayor a recordar es la conexión a tierra: la conexión a tierra del equipo de mano y del fijo, así como la de los circuitos que les dan servicio. De menor frecuencia, pero de mayor seriedad, son los emplazamientos de OSHA debidos a conducto y equipo eléctrico no aprobado, utilizado en atmósferas explosivas de vapores y polvos inflamables.

EJERCICIOS Y PREGUNTAS

17.1 ¿Cuáles son los dos riesgos principales de la electricidad?

17.2 Identifique cuando menos tres grupos de condiciones que pueden incrementar la probabilidad de electrocución.

17.3 Compare los riesgos de la electricidad de 110, 220 y 440 voltios.

17.4 ¿Aproximadamente a qué niveles de corriente a través del corazón y los pulmones se vuelve mortal un flujo sostenido de electricidad?

17.5 ¿Qué función tiene la conexión a tierra en un circuito eléctrico? ¿Por qué los reglamentos de seguridad requieren que se aterrice el equipo?

17.6 Compare las funciones de los alambres vivo, neutro y de tierra.

17.7 ¿Qué es un GFCI y dónde se utiliza?

17.8 Explique el término "doble aislamiento".

17.9 ¿Cuáles son los riesgos de la polaridad invertida?

17.10 Compare los "arcos voltaicos" y las "chispas" eléctricas.

17.11 Explique las diferencias entre las ubicaciones riesgosas Clase I, II y III.

17.12 ¿Qué significan los términos *División* y *Grupo* en la clasificación de las ubicaciones riesgosas?

17.13 Explique las diferencias entre un probador de continuidad y un probador de circuitos.

17.14 Nombre algunas de las violaciones más frecuentes del código eléctrico.

17.15 Una serie de luces para árbol de navidad tiene ocho bulbos, cada uno con un consumo nominal de 5 vatios. Si no existe falla en la conexión a tierra, ¿cuánta corriente fluye a través del alambre vivo en el receptáculo de la clavija? ¿Cuánta fluye a través del neutro?

17.16 En el ejercicio 17.15, si toda la corriente que fluye a través del alambre vivo pasara a través del músculo cardiaco de una persona, ¿la corriente sería mortal?

17.17 Un trabajador de mantenimiento conecta una lámpara eléctrica de 110 voltios sin desconectar el circuito. Sin carga energizada en el circuito, el trabajador toca accidentalmente el alambre vivo desnudo. ¿Qué podría pasar? ¿En qué condiciones sería probable que el trabajador muriera?

17.18 En el ejercicio 17.17, suponga que el alambre con el que entró en contacto era el cable neutro. ¿Qué podría pasar? ¿En qué condiciones sería probable que el trabajador muriera?

17.19 En el ejercicio 17.17, suponga que el alambre con el que entró en contacto era el de tierra. ¿Qué podría pasar?

17.20 Las lámparas de mano utilizadas en la reparación de automóviles se han visto envueltas en muchos accidentes. Explique los probables mecanismos de riesgo.

17.21 Explique la diferencia entre un GFCI y un interruptor ordinario.

17.22 Explique por qué es tan difícil detectar el defecto de cableado de "puenteo de tierra a neutro".

17.23 Un trabajador se electrocutó al taladrar una pared y la broca entró en contacto con un cable eléctrico dentro de la pared al cortar su aislamiento. El perno de tierra de la clavija eléctrica del taladro estaba cortado. Describa varias formas mediante las cuales podría haberse evitado este deceso.

17.24 En el caso del deceso descrito en el ejercicio 17.23, el perno cortado de conexión a tierra representaba una violación al código. ¿De qué manera contribuyó esto al riesgo? ¿Qué hubiera podido pasar si el perno de tierra estuviera intacto?

17.25 Con respecto a la electricidad, se puede decir que la "conexión a tierra" puede ser buena y mala. Explique lo "bueno" y lo "malo" de este tipo de conexión.

17.26 Explique la diferencia entre los términos "conductor aterrizado" y "conductor de aterrizaje".

17.27 Para cada una de las siguientes situaciones, explique la naturaleza del riesgo y describa los resultados probables:

a) Un trabajador roza la pierna de su pantalón con una tablilla de terminales a 120 voltios con terminales roscadas expuestas. Las roscas están vivas de manera alternada, una sí y la otra no, con roscas neutras entre ellas.

b) La bota de un trabajador hace contacto con una barra de transmisión de 440 voltios. Se produce una trayectoria a tierra a través del pie del trabajador y los clavos en la suela de la bota al piso de concreto. La resistencia de la trayectoria a tierra es de 10,000 ohmios.

c) Un trabajador conecta un circuito "vivo" de 220 voltios utilizando un destornillador con mango de madera. Al resbalarse el destornillador, la barra del mismo produce un corto directo a través de la terminal viva y el neutro adyacente.

d) Un trabajador cambia un receptáculo de pared de 120 voltios en un estacionamiento estando parado sobre un piso de concreto. El circuito se energiza, pero el trabajador tiene cuidado de no tocar el cable vivo y el neutro al mismo tiempo.

17.28 Un trabajador diestro está reparando un receptáculo de una lámpara de 120 voltios utilizando un destornillador con un mango aislado. Usa una camiseta de manga corta y su brazo derecho desnudo está apoyado sobre un tubo de agua. Un alambre vivo desnudo entra en contacto con la cubierta metálica del ensamble del receptáculo que sostiene en su mano, en tanto que utiliza el destornillador en la otra mano. Ocurre una trayectoria a tierra con una resistencia total de 600 ohmios. Calcule el flujo de corriente y describa su trayectoria probable. ¿Es probable que se dispare el interruptor? ¿Existe el riesgo de electrocución? De ser así, ¿qué factores contribuyen al riesgo?

17.29 Describa el fenómeno de fibrilación y su probable efecto.

17.30 ¿Qué característica del servicio público de electricidad agrava el riesgo de fibrilación?

17.31 Calcule el voltaje de pico de un voltaje efectivo de línea de 240 voltios ca.

17.32 Un circuito de ca tiene picos de voltaje de ± 80 voltios. Calcule el voltaje efectivo.

17.33 Un circuito de ca tiene picos de voltaje de ± 170 voltios. Calcule el flujo *efectivo* de corriente en este circuito si la carga total del mismo opera a 60 vatios de potencia. Calcule el flujo de corriente de pico.

17.34 Expliqué por qué es importante que la resistencia sea menor en la trayectoria del "tercer alambre" a tierra. (*Sugerencia:* "La electricidad sigue la trayectoria de la menor resistencia" no es la respuesta correcta a esta pregunta).

17.35 Explique cómo un "corto" puede hacer que una herramienta eléctrica continúe funcionando.

17.36 Explique por qué el defecto común de "tierra abierta" puede pasar desapercibido con facilidad.

17.37 ¿Es correcto utilizar equipo aprobado para la División 1 en ubicaciones riesgosas de la División 2? ¿Por qué? ¿Es correcto utilizar equipo aprobado para la Clase I en ubicaciones riesgosas de la Clase II? ¿Por qué?

17.38 ¿Constituye un riesgo sustituir un fusible de 30 amperios con uno de 20 amperios? Explique.

17.39 Explique por qué existen diferentes niveles de capacidades nominales para fusibles e interruptores. ¿Por qué constituye un riesgo sustituir un fusible por otro de mayor capacidad?

17.40 ¿Cuáles son los dos riesgos principales de la electricidad, cuya finalidad fundamental es la protección de los fusibles e interruptores? ¿Cuál es el otro riesgo principal? ¿Los fusibles e interruptores también ayudan a mitigar este riesgo? De ser así, ¿cómo?

17.41 ¿Cuál es el riesgo de sustituir un fusible o un interruptor con una moneda de cobre u otra conexión de baja resistencia eléctrica?

17.42 ¿Qué es una toma eléctrica para exteriores? ¿Está aprobada para ubicaciones Clase I, División 1? ¿Está aprobada para ubicaciones División 2? ¿Por qué?

17.43 ¿Qué sucede cuando se utiliza un probador de continuidad en lugar de un probador de circuitos?

17.44 Identifique dos errores de cableado de receptáculos que pasan desapercibidos para un probador de este tipo.

17.45 ¿Qué sencillo procedimiento de reparación de clavijas eléctricas evita una violación del código eléctrico comúnmente citada?

17.46 ¿Es correcto utilizar un cable de extensión para conectar un aparato en otro cuarto a través de un orificio en la pared?

17.47 Si a un receptáculo de una toma en la pared le falta la placa que lo cubre, ¿cuál es la violación al código eléctrico?

17.48 Calcule la energía liberada en un relámpago de arco a 480 voltios en el que la corriente de falla es de 800 amperios y la duración de la falla es de 5 ciclos en un circuito de 60 Hz.

17.49 **Estudio de caso de diseño.** En una historia de un caso real de una muerte por electrocución, la figura 17.18(a) ilustra la forma en la que la llave del broquero de un taladro eléctrico manual estaba sujeta —lo cual es conveniente— al cable de potencia para que siempre estuviera disponible para uso del operador al cambiar las brocas. El accidente ocurrió cuando el alambre torcido desgastó el aislamiento del cable después de su uso continuo. La figura 17.18(b) ilustra una forma mucho más segura de sujetar la llave del broquero. ¿Qué otros factores contribuyeron probablemente a este deceso y cómo se podrían haber evitado? Suponga que el perno de tierra había sido cortado en la clavija de este taladro. ¿Cómo pudo haber afectado a este deceso esta violación al código?

17.50 **Estudio de caso de diseño.** Una firma de diseño arquitectónico y de ingeniería busca consejo en relación con las normas federales de seguridad para cableado para un nuevo proceso que se está configurando para fabricar artículos para tinturas. El proceso utiliza clorobenceno y libera concentraciones inflamables alrededor del equipo de proceso. Especifique la clasificación apropiada de Clase, División y Grupo para el cableado y el equipo eléctrico localizado en esta área.

17.51 **Estudio de caso de diseño.** En el estudio de caso del ejercicio 17.49, suponga que un proveedor alterno de equipo de proceso propone un sistema totalmente cerrado en el cual sólo ocurren liberaciones durante la reparación o en caso de una fuga. Dichos eventos surgen con frecuencia debido a la necesidad de limpiar con regularidad la fuente de alimentación del mecanismo. ¿El sistema cerrado tendría impacto en la seguridad y en el sistema de cableado prescrito?

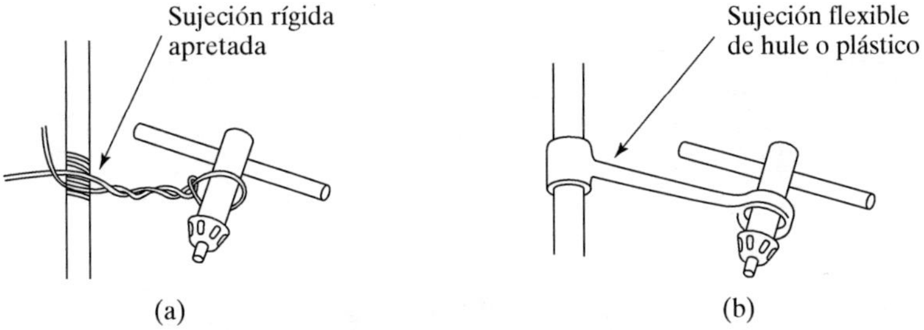

FIGURA 17.18

Causa de deceso por electrocución: la llave del broquero asegurada al cable mediante un amarre de alambre torcido, (a) Sujeción improvisada e insegura de la llave del broquero. El alambre o cinta eventualmente daña el aislamiento del cable. (b) Método más seguro de sujeción de la llave del broquero.

EJERCICIOS DE INVESTIGACIÓN

17.52 Utilice Internet para encontrar quién publica el *National Electrical Code*. ¿Qué otros materiales de apoyo para la seguridad eléctrica provee esta organización?

17.53 Revise las estadísticas recientes para determinar el número de electrocuciones anuales en Estados Unidos. ¿Qué porcentaje ocurre "en el trabajo"? ¿Está aumentando o disminuyendo el número de electrocuciones anuales?

17.54 Las frecuencias de emplazamientos de OSHA cambian de alguna manera año con año. Revise las estadísticas de inspecciones para determinar las cinco normas eléctricas citadas con mayor frecuencia. ¿Son las mismas que se identificaron en este capítulo?

PREGUNTAS DE INVESTIGACIÓN DE NORMAS

17.55 Este capítulo concluye lo relativo a las normas de la industria en general. Si el lector ha estudiado los capítulos de este libro de forma consecutiva, en este momento estará muy familiarizado con las normas de OSHA de la industria en general y con la herramienta de la base de datos del Portal Companion para analizar las estadísticas de inspección para dichas normas. En los capítulos anteriores se han hecho preguntas específicas en la sección "Preguntas de investigación de normas". Sin embargo, en este capítulo, más que abordar preguntas específicas para investigar en relación con las normas eléctricas, se sugiere al lector que "explore" las normas eléctricas de OSHA de la industria en general, utilizando el portal de la agencia. Intente relacionar las normas con los temas comentados en este capítulo. Identifique disposiciones particulares en la norma OSHA que piense que se citan con frecuencia. Verifique si sus teorías son correctas buscando en la base de datos del Portal Companion las disposiciones que haya seleccionado. Intente identificar normas que OSHA citaría como violaciones "serias" en muchos casos. Revise la base de datos del Portal Companion para determinar si su intuición sobre dichas normas era correcta.

CAPÍTULO 18

Construcción

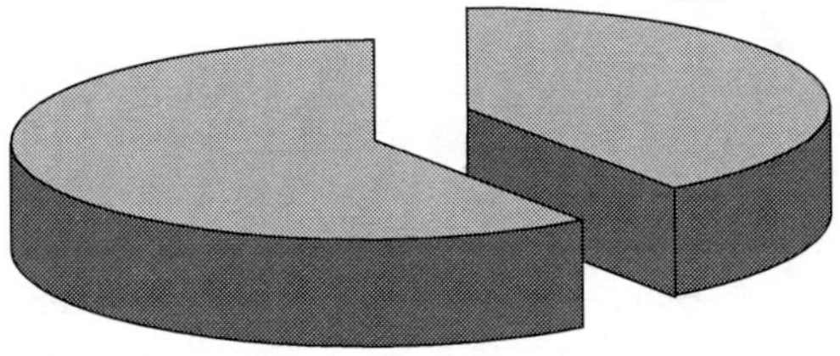

Porcentaje de emplazamientos de OSHA que abordan este tema

Este libro no estaría completo si no incluyera un capítulo acerca de la industria de la construcción y su relación con el campo de la seguridad y la salud. ¿Por qué se singulariza esta industria, cuando en el libro de algún modo se ha asumido un enfoque general sobre el tema? Existen dos razones principales. Una es que durante mucho tiempo se ha reconocido que la industria de la construcción conlleva más riesgos que la mayor parte de las industrias. Las instalaciones en el lugar de trabajo son temporales y la ergonomía dicta un método diferente para las mismas, como barandales y escaleras. La propia naturaleza del trabajo dicta los riesgos que se enfrentan, que no son necesarios en la industria en general. Este riesgo adicional por sí sólo propiciaría que OSHA mostrara un interés particular en la construcción, pero existe otra razón en el énfasis de la agencia que con probabilidad es más dominante. En Estados Unidos, la ley de Seguridad y Salud Ocupacional de 1970 fue precedida por la Ley de Seguridad para la Construcción, Ley Pública 91-54. El resultado de esta secuencia es que las normas federales de seguridad para la construcción ya estaban vigentes al momento de aprobación de la ley general de OSHA, que establecía la adopción de "normas federales ya existentes" como normas nacionales por consenso, eludiendo los prolongados procedimientos de promulgación. Es así como se ha mantenido un conjunto de normas bastante amplias en cuanto a la construcción (Parte 29 CFR 1926) independientes de las de la Industria General (Parte 29 CFR 1910). La norma de construcción es un ejemplo característico de las normas "verticales", en comparación con el método general de OSHA de adopción de normas "horizontales", como se comentó en el capítulo 4. El administrador de seguridad y salud de una compañía constructora debe considerar primero las normas verticales de la construcción, pero debe estar consciente de que si OSHA no puede encontrar una norma de construcción que comprenda un determinado riesgo, el inspector tiene la libertad de recurrir a las normas de la industria general para escribir un emplazamiento. Esto establece una nueva dimensión en el problema de incorporar la industria de la construcción al cumplimiento de las normas. En el capítulo 4, se vio una gráfica que revelaba que aproximadamente 7% de todos los emplazamientos de OSHA a la industria de la construcción tenían relación con la norma de la industria general, no con la norma de construcción.

Este capítulo está enfocado principalmente a los administradores de seguridad y salud de las compañías constructoras, pero incluso el administrador de seguridad y salud de la industria en general puede encontrar información útil en él, ya que casi toda industria tiene proyectos ocasionales de remodelación y ampliación. Incluso si la compañía contrata el proyecto de construcción, lo que se indica a continuación sigue siendo importante para la compañía, porque sus propios empleados se pueden exponer a riesgos creados por el personal de construcción del contratista. Dichos riesgos pueden ser físicos y legales.

INSTALACIONES GENERALES

Barandales y zonas de piso controlado

En el capítulo 7, los barandales se vieron como la solución a pisos o plataformas abiertos para la industria general. En construcción, la situación es un poco más compleja, ya que el piso o plataforma puede estar en proceso de construcción, así que quizá no sea práctico tener la misma solución para el problema del riesgo de caídas. La misma naturaleza de la construcción requiere que el personal se acerque al borde de un piso o plataforma abierta. Esto no quiere decir que no se deba proteger al trabajador de construcción; sin embargo, la estrategia para hacer que la exposición sea segura puede ser diferente.

El método más simple para proteger al trabajador durante la construcción es erigir un barandal temporal, con las mismas características de resistencia y diseño que los barandales de la industria general. Cuando los trabajadores utilizan postes para realizar sus trabajos —como en la instalación de láminas de yeso para paredes—, la altura requerida de los barandales para proteger a este personal aumenta con la altura de los postes. La norma de construcción requiere barandales para los trabajadores cuando la distancia de caída sea de 6 pies o más. Compare esta norma con el requisito de la industria general, en la que los barandales deben proteger a los empleados de caídas de 4 pies o más. La razón de esta diferencia se explica más adelante en este capítulo.

Durante la construcción de un nuevo piso es necesaria una solución diferente al problema. Las normas de OSHA han identificado áreas conocidas como *zonas de piso controlado* (CDZ, Controlled Decking Zones) para levantar nuevos pisos en el armado de acero. Se debe capacitar a los trabajadores de manera adecuada para trabajar en CDZ, de manera que puedan reconocer y prestar atención a los riesgos de trabajo cerca de bordes expuestos. Las normas también requieren que el área de CDZ se marque ostensiblemente con una demarcación perimetral mediante el uso de líneas de control que actúen en esencia como las barreras de advertencia presentadas en el capítulo 15. Las líneas de control deben ser fuertes y estar tensas; es decir, su resistencia mínima a la ruptura debe ser por lo menos de 200 libras y no deben colgar a menos de 39 pulgadas del piso. Al personal que no esté dedicado de manera directa al trabajo en el borde extremo de un piso en construcción se le debe prohibir el acceso a la CDZ. Las CDZ están limitadas a 3000 pies cuadrados (918.4 m^2) y no deben tener más de 90 pies (27.4 m) de ancho o 90 pies (27.4 m) de cualquier borde extremo. Aunque las normas para CDZ son obligatorias para el armado de acero, se pueden utilizar los conceptos de la construcción general para el armado de nuevos pisos con bordes expuestos.

Además de las orillas expuestas de los pisos nuevos, los sitios de construcción presentan los riesgos de agujeros en el piso e incluso en el techo, como los tragaluces, que son particularmente peligrosos debido a que generalmente se cubren con un material translúcido que podría parecer adecuado para caminar. Por desgracia, a menudo los empleados cometen el error de pisar un tragaluz, sólo para descubrir trágicamente tarde que su peso es demasiado para soportarlo y caen. Muchos trabajadores han muerto en dichos accidentes. En los proyectos de construcción los agujeros en el piso también podrían presentar riesgos al existir la posibilidad de que objetos o herramientas caigan a través de ellos sobre los trabajadores que se encuentren en la parte inferior. Ésta es otra razón por la que se requieren cascos rígidos en los sitios de construcción. Además, se requieren cubiertas para los agujeros, o implementar otros medios de protección contra este tipo de riesgo. Por último, se debe considerar el peligro de los tiros expuestos de los elevadores. Después de todo, el tiro de un elevador es un agujero con un borde expuesto. Muchos trabajadores u otras personas, han caído en el tiro de los elevadores al visitar los sitios de construcción.

Iluminación

Curiosamente, existen normas para iluminación adecuada en los sitios de construcción, que especifican las intensidades mínimas para diversas áreas, mientras que la industria general no cuenta con tal tabla general[1] de intensidades. Quizá la razón tiene que ver con riesgos de resbalones y errores (en el sentido literal de la palabra) comunes para los sitios de construcción, mismos que se intensifican con una iluminación deficiente. La norma de iluminación mínima de 5 pies-candela es en realidad bastante baja para la iluminación del área de construcción en general y se reduce aún más —a 3 pies-candela— para la colocación de concreto, áreas de excavación y desechos, vías de acceso, áreas activas de almacenamiento, plataformas de carga y áreas de reabastecimiento de combustible y de mantenimiento de campo. Los requisitos de iluminación son superiores para la mayoría de los talleres de construcción y áreas interiores.

Manejo de materiales y almacenamiento

La prueba estructural real para la mayoría de los edificios se realiza durante su propia construcción. Tal vez la carga más pesada que un piso pueda soportar son los materiales apilados que se emplean durante su propia construcción. La planeación es necesaria para evitar la sobrecarga y el posible colapso. Antes de apilar la madera usada, se le deben retirar todos los clavos.

Por desgracia, es frecuente que los aparejos para el manejo de materiales, como cadenas, cuerdas y cables, se utilicen hasta que fallen. Si la falla ocurre en un sitio de construcción, el administrador de seguridad y salud debe estar preparado para explicar la razón, ya que es obligatorio inspeccionar los aparejos antes de usarlos en *cada turno*.

La eliminación de los materiales de desecho requiere vigilancia en todas las fases de la construcción. Resulta difícil concentrarse en la eliminación de desechos y desperdicios cuando se trabaja en un proyecto con un programa de ejecución ajustado, pero la acumulación fortuita de desechos no sólo genera inseguridad, también hace más lento el avance. Se requiere colocar canaletas para tirar materiales a distancias mayores a 20 pies. Además, algunos materiales de desecho, como el asbesto, requieren de protección especial.

---

[1]A pesar de que OSHA no tiene una norma de iluminación general para determinar los niveles apropiados, existe de alguna manera una tabla general en la norma para Operaciones de Desechos Peligrosos y Respuesta a Emergencias, como se comentó en el capítulo 7.

EQUIPO DE PROTECCIÓN PERSONAL

Los requisitos de equipo de protección personal para la industria de la construcción son similares a los de la industria en general; la diferencia principal es el énfasis en éstos.

Cascos rígidos

Al principio de la lista, se encuentra la protección de la cabeza: de hecho, el casco es un símbolo de la industria de la construcción. Se hace tan evidente la falta de esta protección en un grupo de trabajo de la construcción, que la regla del casco puede ser una causa de vergüenza tanto para el trabajador como para el gerente. Sólo existen condiciones generales que describen *cuándo* se necesitan los cascos rígidos. Esto asigna la responsabilidad de la decisión al administrador de seguridad y salud. En el capítulo 12, se vio que para establecer una regla para el uso de cascos rígidos se recomienda discreción. El aspecto importante es estar seguro de que una vez que se establezca la regla, se va a respetar.

Protección auditiva

Es posible que algunos lectores se sorprendan de que la protección auditiva esté relacionada con la *construcción*, pero a menudo, el trabajo de este tipo comprende niveles perjudiciales de ruido. Considere, por ejemplo, los niveles y la duración de las exposiciones al "martillo neumático" de aire comprimido.

Protección ocular y de la cara

La mayor preocupación con respecto a los ojos de los trabajadores de la construcción está relacionada con las lesiones mecánicas, como las debidas al uso de remachadoras para acero estructural, esmeriladoras, herramientas de accionamiento por pólvora, herramientas de carpintería, boquillas para concreto y demás equipo generador de chispas y astillas. Es sorprendente que los trabajadores de la construcción se puedan exponer incluso al láser que se utiliza como herramienta para verificar la alineación de trabes de acero y la deflexión en puentes y construcciones. La construcción también requiere con frecuencia de soldadura eléctrica por arco para la que se necesita protección ocular y para la cara, así como ropa de protección.

Protección contra caídas

Con base en los decesos y las lesiones registrados, probablemente el mayor riesgo en la industria de la construcción sean las caídas. En los lugares en los que la industria en general tiene una pared permanente, es posible que la industria de la construcción sólo tenga un barandal o quizá ni siquiera una estructura de protección. En los sitios en los que la industria en general tiene una escalera permanente, quizá la industria de la construcción tenga sólo una escalera temporal. Las escaleras fijas de la industria en general pueden tener jaulas o dispositivos de seguridad; con frecuencia las escaleras de construcción no poseen dichos dispositivos.

Como ya se vio en capítulos anteriores, ante los riesgos de caídas se debe asignar la primera prioridad a las soluciones de ingeniería. Antes de recurrir al equipo de protección personal, quizá sea práctico instalar un barandal temporal. Sin embargo, resulta conveniente una advertencia —debe recordarse que el método de ingeniería implica un posible inconveniente—: en realidad el riesgo puede empeorar si el barandal engendra un falso sentido de seguridad. Si un trabajador confía en un barandal, imagine la tragedia que posiblemente ocurra si éste falla y cede al esfuerzo aplicado sobre el mismo. OSHA requiere que los barandales (temporales o permanentes) soporten una carga lateral de 200 libras aplicada a la parte superior de éstos. La figura 18.1 ilustra el tremendo esfuerzo aplicado a la base de un barandal temporal cuando la

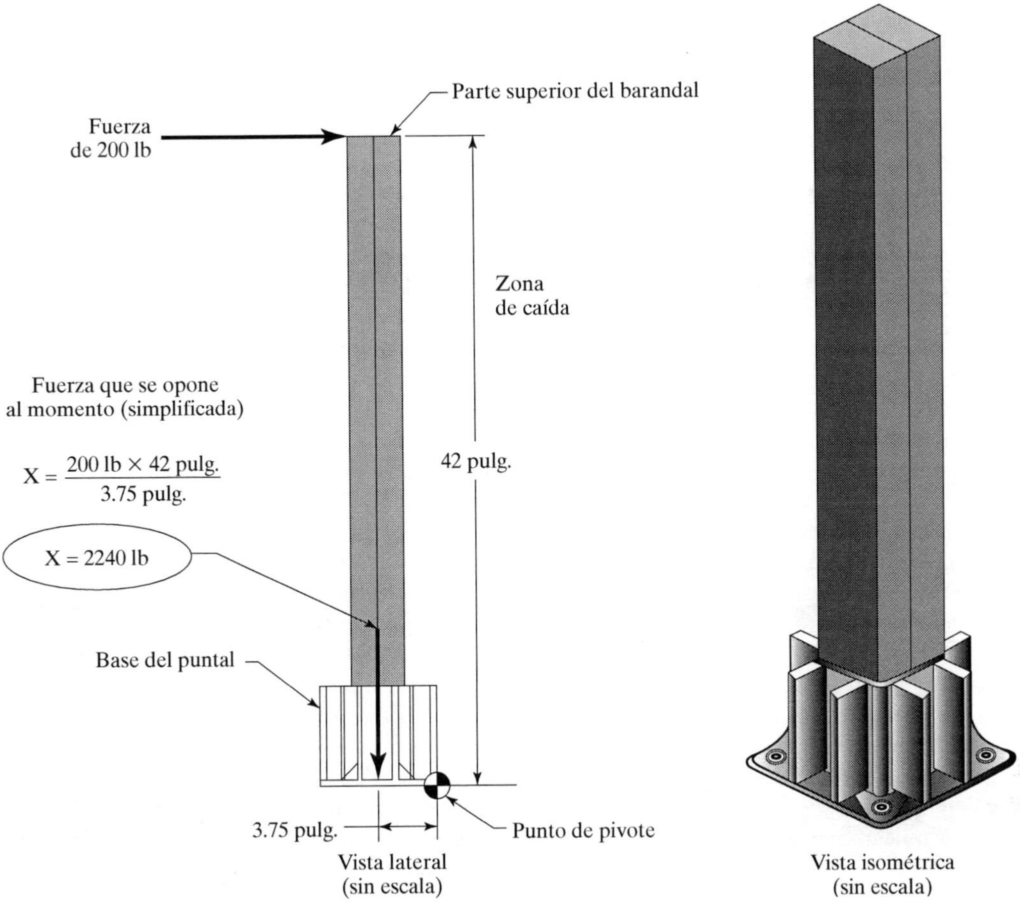

FIGURA 18.1

Análisis de la fuerza que se opone al momento de un barandal. (*Nota*: barandales construidos de madera de 2×4. Base provista por cortesía de Safety Boot, Incorporated. Dibujo proporcionado por Erica Asfahl).

parte superior se somete al límite especificado por OSHA. Si se instalan barandales temporales, el contratista debe tener la seguridad de que soportarán el límite de esfuerzo especificado por OSHA. Las bases de los puntales disponibles de forma comercial para los barandales deben contar con documentación de ingeniería para garantizar al comprador que la base soportará la carga prescrita.

El equipo de protección personal es la respuesta a muchos riesgos de caída en la industria de la construcción, simplemente porque podría ser complejo e incluso imposible por otros medios. Los arneses para el cuerpo y los cables de seguridad sujetos a líneas de vida son fundamentales para la seguridad de los trabajadores de la construcción sujetos a los riesgos de caídas.

Un error cometido en la selección del equipo de protección contra caídas es improvisar con cinturones de cuero y cables ordinarios, ya que no satisfacen la prueba de tensión especificada de 4000 libras del equipo de cinturón de protección contra caídas. Nadie pesa 4000 libras, pero lo que importa en una caída es la carga mecánica, que puede ser muchas veces mayor que el peso muerto ordinario. Por lo tanto, una persona de 200 libras que cae puede generar de $\frac{1}{2}$ a 1 tonelada de fuerza sobre el sistema de protección de caídas. Si se utiliza un factor de seguridad aproximado de 4, es fácil ver por qué la norma especifica un límite de carga de tensión de 4000 libras.

El cable de seguridad es la parte del sistema de protección contra caídas que se sujeta al arnés del cuerpo en uno de los extremos y a la línea de vida o estructura en el otro. El cable de seguridad debe tener una resistencia nominal a la ruptura de 5400 libras. La norma aplicable especifica "nailon de "$\frac{1}{2}$ pulgada o su equivalente". Tenga cuidado de sustituir con materiales de resistencia a la ruptura equivalente a la del nailon de $\frac{1}{2}$ pulgada. La resistencia a la tensión o ruptura no es la única consideración en la selección del cable de seguridad. Las cuerdas de fibra artificial tienen alguna resistencia o elasticidad que reduce la carga mecánica al detener una caída.

Un punto importante de los cables de seguridad es que no deben ser demasiado largos. La norma especifica "una longitud máxima que considere una caída no mayor a 6 pies". La razón es que no tiene sentido interrumpir una caída con el cable de seguridad si el trabajador ya cayó una distancia tal, que el impacto del cable resulte mortal. Sin embargo, es frecuente que la norma se malinterprete en este punto. Observe con cuidado que la redacción que se acaba de citar no limita a 6 pies la longitud del cable de seguridad. La figura 18.2 aclara este punto. A pesar de que la longitud del cable de seguridad varía de 6 pies en el diagrama (a) a 12 pies en el diagrama (b), la distancia real de caída es menor a 6 pies en ambos casos.

Así pues, el lector se podría hacer la siguiente pregunta: "¿Por qué 6 pies, si en el capítulo 7 la norma de barandales para construcciones es proteger contra caídas de 4 pies? ¿No es una incongruencia? Es verdad que las distancias de caída son diferentes, pero existe una razón para ello. En construcción, la dificultad de establecer longitudes para los cables de seguridad con el fin de proteger contra caídas de 4 pies en lugar de 6 pies, y restablecerlos cada vez que el trabajador de construcción cambia de posición en el trabajo, es mayor que para la colocación de barandales permanentes. Se trata de una aplicación directa de los métodos del análisis de costo y beneficio que se presentaron en el capítulo 3. El juicio sobre dónde y cuántas medidas de seguridad aplicar, depende de los beneficios a obtener y de los costos correspondientes. Es interesante destacar que existe una diferencia similar entre la norma para los barandales temporales

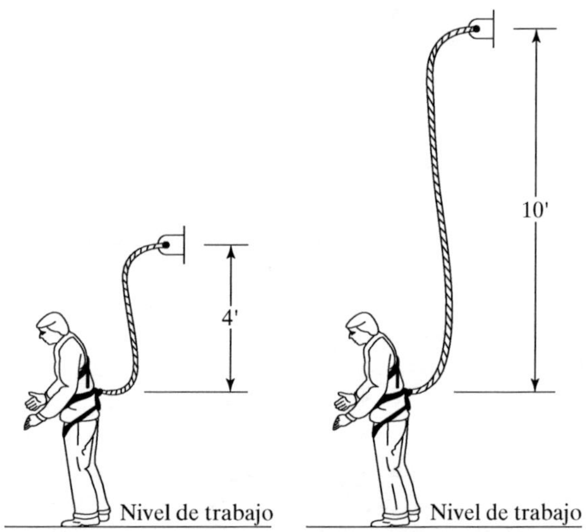

(a) La longitud del cable de seguridad es de 6 pies

(b) La longitud del cable de seguridad es de 12 pies

FIGURA 18.2

La longitud máxima del cable de seguridad debe permitir una caída no mayor a 6 pies.

para construcción y los barandales permanentes de la industria en general. Siempre existen ventajas y desventajas que también se pueden considerar para la redacción de las normas.

Una dificultad con el límite de longitud de los cables de seguridad es que restringen el movimiento del trabajador. Por lo tanto, como con otros sistemas diseñados para la protección del individuo, el trabajador encuentra una manera de evitar el sistema. Una práctica común en la industria de la construcción es utilizar "cables falsos", un tipo de "cable de extensión" adicional al cable de seguridad. El trabajador tiene una sensación de seguridad porque permanece sujeto a la línea de vida por medio de un cable de seguridad, más el falso cable. Sin embargo, esta sensación de seguridad es de alguna manera engañosa, debido a que una caída accidental podría ser de una distancia tan grande que produzca una carga mecánica mortal para el trabajador, aunque éste no se golpee contra el piso o contra el nivel inferior de la plataforma.

Existe una dificultad si se trata de sujetar un cable de seguridad a una línea de vida vertical, en particular cuando dicho cable se debe desplazar hacia arriba o hacia abajo en la línea de vida, como se utiliza en un andamio. Es necesario que el amarre se deslice con facilidad cuando se desea, pero debe bloquearse y mantenerse fijo si el trabajador cae. Existen dispositivos mecánicos, pero un nudo que se amarra con facilidad para este efecto es el nudo de triple vuelta que se muestra en la figura 18.3.

Por lo general, la protección contra caídas se considera desde el punto de vista de la altura, pero trabajar sobre o cerca del agua representa un riesgo diferente. Incluso los mejores nadadores tendrán dificultades si caen al agua vestidos por completo y quizá con la carga de herramientas, equipo o materiales como remaches o pernos. Si el agua es más bien fría, el peligro de hipotermia aumenta el riesgo de ahogamiento.

Los riesgos de ahogamiento se toman con mucha seriedad en las normas federales estadounidenses, que requieren:

1. Chalecos salvavidas o chalecos flotantes de trabajo,
2. Boyas salvavidas cada 200 pies *y*
3. Un bote salvavidas

cada vez que los empleados trabajan sobre o cerca del agua y existe el riesgo de ahogamiento.

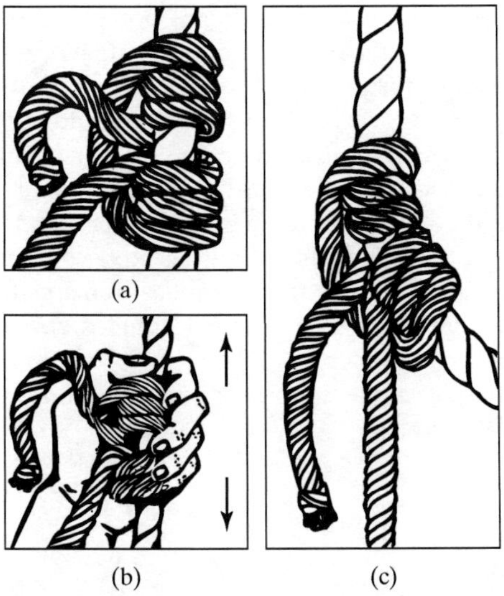

FIGURA 18.3

(a) Nudo de triple vuelta amarrado con el extremo libre del cable de seguridad; (b) deslizamiento hacia arriba y hacia abajo con facilidad sobre el cable o línea de vida; (c) cuando se tira y aprieta del cable de seguridad, como en una caída, el nudo de triple vuelta no se desliza sobre la línea de vida.

PROTECCIÓN CONTRA INCENDIOS

Desde el punto de vista de la pérdida de bienes, los incendios son más peligrosos después de concluir un edificio, pero para proteger a los trabajadores de construcción también se deben controlar los riesgos de incendio *durante* la construcción. Los sitios de construcción tienen de alguna manera una mayor tolerancia en la distribución de los extintores contra incendios que la industria en general. En los sitios de construcción incluso se puede utilizar una manguera ordinaria para jardín en lugar de extintores contra incendios. Sin embargo, existen tantas restricciones en el uso de una manguera de ese tipo, que la mayoría de los administradores de seguridad y salud lamentarán haber considerado esta alternativa.

El mayor problema en la prevención de incendios durante la construcción es el manejo de los líquidos inflamables. En el caso de líquidos inflamables ordinarios como la gasolina, las cantidades manejadas no deben ser mayores a 1 galón, a menos que se utilicen latas metálicas de seguridad aprobadas, que deben usarse incluso para cantidades de hasta 1 galón, a menos que se utilice el líquido inflamable en su recipiente *original*. Los contenedores deben mantenerse alejados de las escaleras y de salidas y pasillos.

HERRAMIENTAS

Se ha dado mucha publicidad a que las cabezas de hongo en cinceles, cuñas y otras herramientas de impacto provocan inseguridad. El riesgo es que se pueda desprender una astilla de metal y provocar severas lesiones oculares, incluso pérdida total de la vista. Otro problema con las herramientas manuales son los mangos defectuosos, en particular los mangos flojos de los martillos.

Los sitios de construcción pueden emplear herramientas neumáticas, como martillos neumáticos, engrapadoras o clavadoras. Las herramientas neumáticas necesitan estar aseguradas a la manguera con algunos medios positivos para evitar la desconexión accidental. Las mangueras de más de $\frac{1}{2}$ pulgada de diámetro interno necesitan un dispositivo reductor de presión para evitar la acción de latigueo en caso de falla de la manguera. La figura 18.4 es un diagrama de un dispositivo reductor de presión para dicho propósito. Se trata de un dispositivo simple en línea, por lo general colocado entre la manguera y el compresor. Por desgracia, el dispositivo reduce toda la capacidad del sistema. Al operar a su capacidad total, como con muchas herramientas que operan al mismo tiempo, la presión corriente abajo del dispositivo se reduce tanto que el dispositivo (una válvula accionada por resorte) comienza a cerrarse como si se hubiera roto la línea corriente abajo. Esto corta, o casi corta, el suministro de aire a las herramientas, inutilizando el sistema a esa capacidad. El resultado es que el trabajador retira el dispositivo de la línea y con mucha frecuencia lo pierde. Se trata de un punto delicado para muchos administradores de seguridad y salud de construcción. La capacitación y la educación —incluyendo videos de una peligrosa manguera neumática suelta a presión— ayudan a ilustrar a los trabajadores sobre la utilidad del dispositivo reductor de presión provisto para su protección.

Se han hallado algunas aplicaciones de las herramientas hidráulicas en la construcción, en particular en el campo de los servicios públicos. Las herramientas hidráulicas funcionan con base en el mismo principio que las herramientas neumáticas, pero utilizan líquidos en vez de aire como medio. Las presiones de los fluidos en estas herramientas alcanzan 3000 psi manométricas, aproximadamente 20 veces la máxima presión que se puede obtener con las herramientas neu-

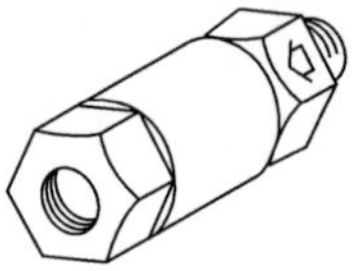

FIGURA 18.4

Dispositivo en línea que evita la acción de latigueo en caso de falla de la manguera neumática.

máticas. Estas tremendas presiones dan mucha mayor potencia a las herramientas hidráulicas que la de las herramientas neumáticas, pero puede existir un riesgo si se exceden los límites de la presión de operación del equipo. Sin embargo, conforme al criterio del ruido laboral, las herramientas hidráulicas tienen una ventaja de seguridad y salud sobre las herramientas neumáticas. La conductividad eléctrica y los incendios son riesgos adicionales de los fluidos hidráulicos. Dichos riesgos tienden a entrar en conflicto, porque los fluidos más resistentes a los incendios son conductores eléctricos. Cuando se trabaja en la construcción y modificación de los sistemas de transmisión y distribución de servicios eléctricos, el riesgo de la conductividad eléctrica es más serio que el de incendio. Se requiere que los fluidos hidráulicos utilizados en las secciones aisladas de camiones de cabria, elevadores aéreos y herramientas hidráulicas que se utilizan en líneas energizadas y en equipo para la transmisión y distribución de electricidad —o a su alrededor— sean del tipo aislante. Por otro lado, se requiere que los fluidos de herramientas hidráulicas utilizadas en otras aplicaciones sean resistentes al fuego.

Las herramientas accionadas por pólvora portan una carga explosiva que proporciona la fuerza de accionamiento. Las aplicaciones de estas herramientas están aumentando debido a que son rápidas y efectivas. Clavar sujetadores en concreto, mampostería o acero, demanda grandes fuerzas de impacto aplicadas de manera precisa. Las herramientas accionadas por pólvora están en condiciones de proporcionar estas fuerzas en forma conveniente, acelerando la producción en los proyectos de construcción. Sin embargo, junto con esta velocidad, fuerza y conveniencia, surgen los riesgos de seguridad.

Una herramienta accionada por pólvora se ve y funciona de manera muy semejante a un revólver, como se puede ver en la figura 18.5. Incluso los cartuchos de pólvora se asemejan a las balas de una pistola. Sin embargo, en las herramientas accionadas por pólvora el proyectil está separado del cartucho, como se muestra en la figura 18.5.

De alguna manera, las herramientas accionadas por pólvora son incluso más peligrosas que los revólveres, ya que tienen la capacidad de manejar una variedad de cartuchos con una amplia gama de clasificaciones de potencia. Una persona experta debe seleccionar estos cartuchos con cuidado. Si la potencia es insuficiente no se podrá realizar el trabajo, pero demasiada potencia podría hacer que el sujetador pasara a través del material y provocara la muerte de un compañero de trabajo que se encontrara en otra habitación. Esto en realidad ya ha ocurrido. Para proteger contra dichos riesgos y por conveniencia, los cartuchos tienen códigos de colores que facilitan su identificación. Existen cartuchos de casquillo metálico en una gama de 12 dife-

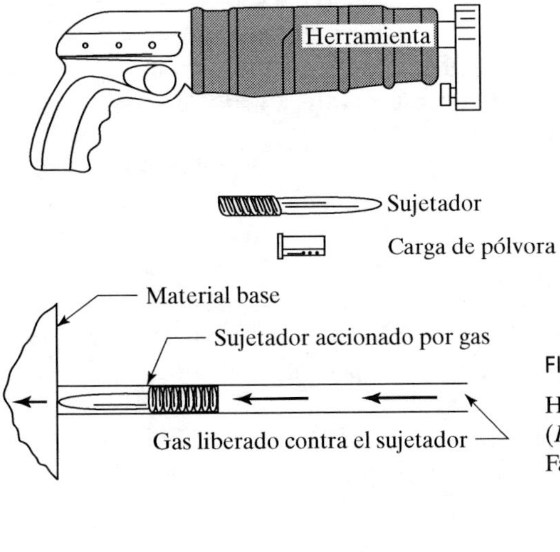

FIGURA 18.5

Herramienta de sujeción accionada por pólvora (*Fuente*: NIOSH 78-178A, Power Actuated Fastening Tools, 1978).

TABLA 18.1 Identificación de colores para cargas de potencia para herramientas accionadas por pólvora

Nivel de potencia	Color del casquillo	Color de la carga	
1	Latón	Gris	Más ligera
2	Latón	Café	↑
3	Latón	Verde	
4	Latón	Amarillo	
5	Latón	Rojo	
6	Latón	Violeta	
7	Níquel	Gris	
8	Níquel	Café	
9	Níquel	Verde	
10	Níquel	Amarillo	
11	Níquel	Rojo	↓
12	Níquel	Violeta	Más pesada

rentes clasificaciones de potencia, como se muestra en la tabla 18.1. Es posible que sea necesario respaldar el material con una sustancia que evite que el sujetador lo atraviese por completo.

También se requieren conocimiento y juicio para evitar materiales muy duros o muy frágiles, como el hierro fundido, losetas vidriadas, acero con superficies templadas, bloques de vidrio, roca viva, ladrillos o losetas huecas. Si el material se fragmenta o astilla por una operación de sujeción previa poco satisfactoria, el nuevo sujetador debe introducirse en cualquier otra parte. Los sujetadores introducidos muy cerca del borde del material pueden provocar un estallido explosivo del material en el borde. Es evidente que siempre es necesaria la protección ocular cuando se utilizan herramientas accionadas por pólvora.

ELECTRICIDAD

Con frecuencia, los trabajadores de la construcción están en contacto cercano con el piso y a menudo trabajan en lugares húmedos en condiciones adversas. Junto con las caídas, la electrocución se clasifica cerca de los primeros lugares de la lista de causas de muerte entre los trabajadores de la construcción.

Un requisito principal en los sitios de construcción es que todas las salidas eléctricas de 15 a 20 amperios tengan protección de interruptor de circuito por falla de conexión a tierra (GFCI, Ground-Fault Circuit-Interruptor) o un programa de aseguramiento de conexión a tierra del equipo, incluyendo inspección, pruebas y registros. El administrador de seguridad y salud en una compañía de construcción se enfrenta a la decisión entre las dos alternativas y los párrafos siguientes tienen como objetivo ayudar a tomar dicha decisión.

El objetivo y principio de operación del GFCI se trataron en el capítulo 17. Los riesgos de descarga eléctrica por fallas de la conexión a tierra son mayores en los sitios de construcción que en el lugar de trabajo de la industria en general. Debido a los cada vez mayores riesgos, el *National Electrical Code*® especificó GFCI para la construcción, pero no para la industria en general, aunque tendría algún valor en cualquier circuito eléctrico que se utilice para aparatos eléctricos o herramientas manuales. En el capítulo 17 se ilustró la manera en la que trabajan los GFCI y se mostró un receptáculo tipo residencial equipado con un GFCI.

Al parecer casi todo dispositivo de seguridad tiene sus desventajas y el GFCI no es la excepción, ya que supervisa estrechamente cualquier diferencia en el flujo de corriente entre el conductor de tierra y el neutro, con valores tan bajos como fracciones de miliamperios. Sin embargo, existen formas en las que se pueden desequilibrar estas corrientes aunque no exista riesgo. Debido a razones bastante inocentes, ocurren fugas de minúsculas cantidades de corriente a tierra. La humedad del suelo o un aislamiento debilitado pueden producir pequeñas corrientes en diversos lugares. Incluso un cable de extensión demasiado largo puede crear una condición de capacitancia entre el conductor y la conexión a tierra, lo que genera una pequeña fuga. Aunque ninguna de estas condiciones constituye por sí misma un riesgo significativo, el efecto acumulativo podría ser lo suficientemente grande como para disparar el GFCI, abriendo todo el circuito. A eso se le conoce como *disparo intempestivo* y ha hecho del GFCI un punto controversial en la industria de la construcción.

En el capítulo 17 se mencionó una alternativa permisible para el GFCI: el mantenimiento cuidadoso de los conductores de conexión a tierra del equipo eléctrico. Dicho mantenimiento incluye inspecciones y registros regulares de las mismas. La razón del "programa de aseguramiento de conexión a tierra del equipo" es que si una herramienta eléctrica produce un corto a la cubierta o al mango, el sistema de conexión a tierra del tercer conductor muerto derivará la corriente para disparar con rapidez el cortacircuitos. Por lo tanto, un buen conductor de conexión a tierra puede proporcionar una protección semejante a la del GFCI.

El programa de aseguramiento de conexión a tierra del equipo es atractivo para muchas compañías de construcción, ya que pueden evitar comprar el equipo del GFCI. También pueden evitar el disparo intempestivo de los GFCI comentado antes. Sin embargo, a pesar de que los costos son menos tangibles, también existen con la alternativa de aseguramiento de conexión a tierra. Se requiere el empleo de instrumentos y tiempo para probar los conductores de conexión a tierra y el negocio del registro siempre comprende costos intangibles. Se realizó un análisis del impacto económico de las dos alternativas, y se encontró un costo estimado de 87.5 millones de dólares por el cumplimiento de los requisitos por la compra, instalación y mantenimiento de GFCI durante el primer año. El estudio estimó para el programa alternativo del programa de aseguramiento de conexión a tierra del equipo un costo semejante de 36 a 43.8 millones de dólares. La inflación cambia los estimados absolutos de los costos anuales, pero la diferencia relativa entre los costos de las dos alternativas sugiere que el programa de aseguramiento de conexión a tierra del equipo es más económico.

La iluminación temporal constituye un problema eléctrico en los sitios de construcción más que en la industria en general. Con frecuencia se observan bulbos incandescentes ordinarios suspendidos de cables eléctricos. Los cables y luminarias que se suspenden de esta manera deben estar realmente *diseñados* para tal propósito; todos los cables eléctricos para iluminación temporal deben ser de uso rudo y el aislamiento debe mantenerse en condiciones de seguridad. Para evitar el contacto accidental deben protegerse los bulbos, a menos que la construcción del reflector sea tal que los bulbos se encuentren profundamente empotrados.

En un sitio de construcción abundan las condiciones temporales y los cables eléctricos o cables de extensión tendidos alrededor del área constituyen una vista común. Por desgracia, también visitan el área vehículos de carga pesada como equipo de excavación, camiones con carga muy pesada y camiones muy pesados de entrega de concreto. La situación es demasiado peligrosa para permitir que los cables eléctricos pasen a través de las áreas de trabajo, a menos que se cubran o eleven para evitar el peligro. No se permiten conexiones en los cables flexibles, a menos que estén moldeadas o vulcanizadas de manera adecuada.

ESCALERAS Y ANDAMIOS

Las disposiciones de "cuidado y uso" de escaleras son importantes para las escaleras de construcción, igual que para las escaleras empleadas en la industria en general, un tema que se comentó en el capítulo 7. Sin embargo, las escaleras de construcción tienen algunas diferencias que han provocado algunos problemas.

Escaleras fabricadas en el sitio de trabajo

A menudo, las compañías de construcción fabrican sus propias escaleras, que no son ilegales si se fabrican de manera adecuada. El primer requisito es determinar cuántas personas necesitarán la escalera. Si se anticipa un tránsito de doble paso simultáneo, una escalera convencional no funciona, y se debe usar una escalera de doble listón, como se muestra en la figura 18.6. De hecho, si la escalera es el único medio de acceso o salida de un área de trabajo para 25 o más empleados, la escalera de doble peldaño es *obligatoria*, a menos que se provean dos escaleras.

El mayor error cometido en la construcción de escaleras fabricadas en el sitio de trabajo, o domésticas, es no insertar los peldaños en los largueros laterales (ver figura 18.7). Es mucho más difícil insertar los peldaños, o utilizar bloques de relleno, que clavar simplemente los peldaños en su lugar, pero la seguridad y estabilidad de los peldaños aumentan muchas veces con este esfuerzo adicional para hacer más segura una escalera.

Andamios

El tema de los andamios se puede volver de alguna manera técnico y esos detalles técnicos pueden ser importantes. El administrador de seguridad y salud encontrará que resulta útil, y en algunos casos, imperativo, obtener los servicios de un ingeniero profesional registrado. Se trata de un área en la que las referencias, así como los conocimientos, pueden ser bastante útiles.

Uno de los aspectos técnicos de los andamios es el factor de seguridad. El factor de seguridad en el diseño de andamios y sus componentes es un factor de cuatro. Este factor aumenta a seis para los cables de suspensión que soportan el tipo de andamio suspendido. La aplicación de contrapesos, amarres, zapatas y la tolerancia por la carga del viento puede ser bastante técnica, por lo que se recomienda una evaluación de ingeniería.

El administrador de seguridad y salud se podría frustrar por los muchos nombres confusos de andamios en las normas aplicables de construcción. Sin embargo, la mayoría de los andamios con nombres poco familiares, como "andamios de palometa de ventana", "andamios de viga

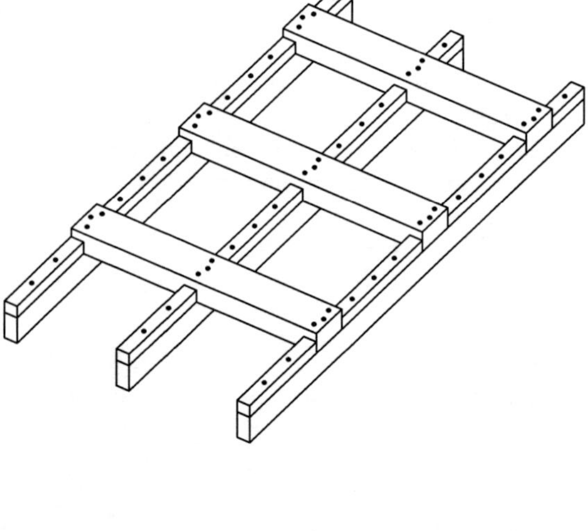

FIGURA 18.6

Escalera de doble peldaño para tránsito de doble paso simultáneo.

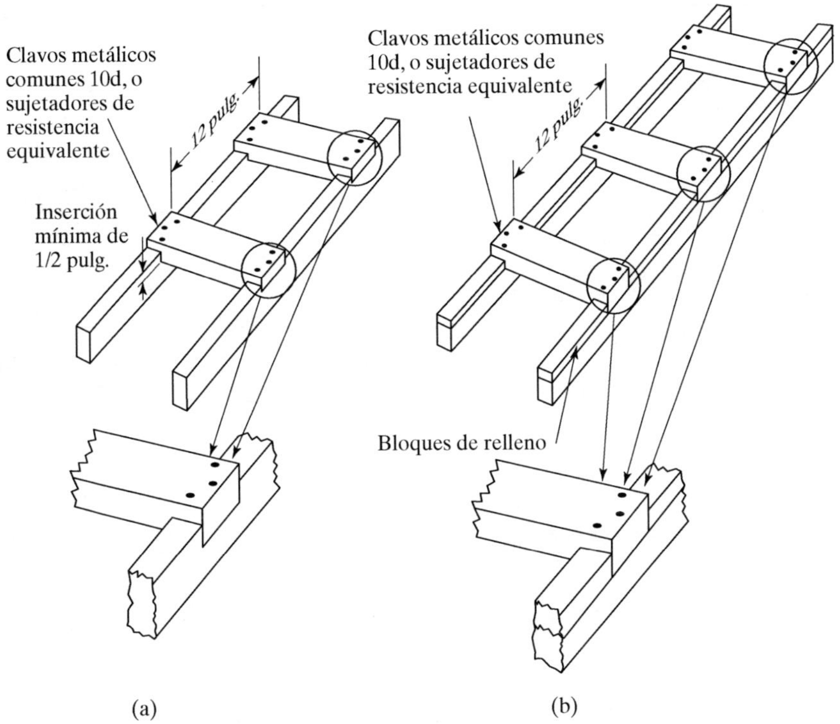

FIGURA 18.7

Dos maneras aceptables de instalar peldaños en escaleras fabricadas en el sitio de trabajo: (a) peldaños insertados en largueros laterales; (b) peldaños reforzados con bloques de relleno.

voladiza" y "tablón con peldaños" se ven rara vez. Los andamios más populares son los de los siguientes tipos:

- Andamios de bastidor soldado (o "de armadura").
- Andamios móviles impulsados manualmente (sobre ruedas).
- Andamios de suspensión doble (u "oscilantes").
- Andamios tubulares con acopladores.

Algunos andamios, como los tubulares con acopladores y los de bastidor soldado, se soportan por medio de una estructura sobre el piso y deben tener patas firmes. Si el piso está inclinado, pueden ser necesarios gatos para andamios, para asegurar que las patas estén niveladas. Puede ser aceptable cierto "encubado" diseñado, pero no se recomiendan los objetos inestables como barriles, cajas, ladrillos sueltos, o bloques de concreto. Los bloques de concreto constituyen un problema real porque la mayoría de las personas sienten que son muy fuertes y rígidos. Sin embargo, los andamios conducen cargas muy concentradas a sus relativamente pequeñas patas y dichas cargas pueden romper un bloque moldeado de concreto. Si el soporte de un andamio rompe el apoyo de sus patas, puede producir un movimiento importante en la parte superior y las consecuencias pueden ser extremadamente graves. Es más probable que dicho infortunio ocurra en el peor momento (como cuando el personal está en el andamio). En muchos casos, el peligro radica en la construcción y desarmado del andamio, como lo ilustra el estudio de caso 18.1.

ESTUDIO DE CASO 18.1

ACCIDENTE POR DESARMADO DE ANDAMIOS

El 3 de abril de 2006, en el centro de Boston, Massachusetts, un andamio de plataforma ascendente se volteó y dos trabajadores que se hallaban en él cayeron siete pisos sobre el tránsito. Además de la muerte de los trabajadores, un automovilista murió por el material que le cayó encima. El accidente ocurrió porque se quitaron los amarres de las paredes, utilizados para anclar el andamio al edificio. El procedimiento normal para desensamblar un andamio de plataforma ascendente es asegurarlo a una grúa u otro dispositivo de soporte antes de quitar los amarres de las paredes. Al contratista se le imputaron 8 violaciones y multas por un total de 119,000 dólares, incluyendo una imputación premeditada por la eliminación inadecuada de abrazaderas.

El accidente del estudio de caso 18.1 podía haberse evitado si se hubiese seguido el procedimiento normal. Los representantes de OSHA dijeron que "el hecho de no seguir los procedimientos adecuados de desmantelamiento fue lo que generó este accidente y los decesos y las lesiones resultantes".

En el caso de los andamios suspendidos desde arriba, como los andamios de suspensión doble (oscilatorios), la seguridad de la sujeción en el techo tiene una importancia evidente. Puesto que las azoteas varían en estructura y diseño, es conveniente que un ingeniero garantice un punto seguro de anclaje. Los ganchos para cornisa están diseñados para colgarse *sobre* ella, no *dentro* de ella. Además, se requieren contra amarres como medios secundarios de soporte. En ocasiones, no se tiene acceso a una estructura sólida en la azotea y la única solución es cruzar todo el techo y bajar hasta el suelo del otro lado del edificio. Amarrar un andamio a un tubo ordinario de venteo en el techo es generar un problema.

Los arneses de seguridad y las líneas de vida del personal en los andamios oscilantes suspendidos se deben amarrar al edificio, no al andamio. Así, si el andamio cae, todavía se puede salvar al personal. Para obtener una guía acerca de la sujeción del cable de seguridad a la línea de vida, refiérase nuevamente a lo comentado en relación con la protección contra caídas.

El piso de un andamio también es importante. Las planchas sueltas pueden ser peligrosas, en particular si la saliente sobre el soporte es insuficiente para efectos de seguridad. Sin embargo, una saliente excesiva también puede ser peligrosa, porque un trabajador podría pisar fuera del soporte y hacer que se voltee la plancha como un subibaja. La figura 18.8 ilustra los mínimos y máximos para la saliente de la plancha. La figura 18.9 ilustra el mínimo para traslape, a menos que las planchas se aseguren contra el movimiento.

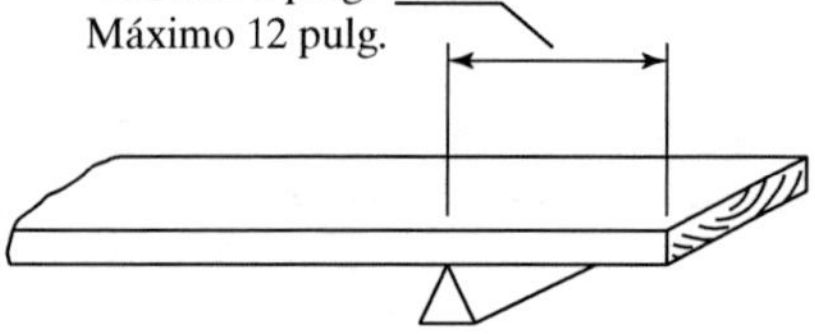

FIGURA 18.8

Especificaciones de planchas salientes para andamios.

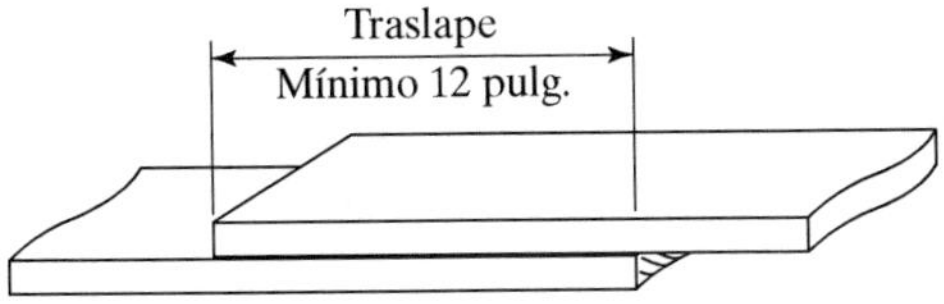

FIGURA 18.9

Especificaciones de planchas traslapadas para andamios.

PISOS Y ESCALERAS

Como en la industria en general, la norma para guardas de pisos y plataformas es una de las normas citadas con más frecuencia en construcción. No obstante, es curioso que en vez de establecer una distancia de caída vertical de 4 pies como en la industria en general, la especificación para la construcción sea de 6 *pies*. Por lo tanto, se requiere aplicar guardas a un piso o plataforma abierta que se encuentre 6 pies o más arriba del nivel del piso adyacente, por medio de barandales normales. A los pasadizos de 4 pies de altura o más se les deben colocar guardas.

Durante la construcción de edificios con escaleras, los empleados las utilizan durante las operaciones de acabado del edificio. Si las escaleras del edificio se diseñan de manera adecuada (ver capítulo 7), el administrador de seguridad y salud de la compañía de construcción no tiene de qué preocuparse.

Es necesario mencionar un error con respecto al tema del uso de las nuevas escaleras en los edificios durante la construcción. Hoy en día, muchas escaleras y descansos se construyen con acero, con escalones huecos tipo charola, que se rellenan en el sitio con concreto u otros materiales. A menudo los contratistas dejan hasta el final el trabajo de colado de los escalones. Mientras tanto, durante la construcción del edificio, los trabajadores caminan sobre los escalones sin rellenar y se encuentran sujetos al riesgo de resbalón creado por las salientes de acero a lo largo del borde principal del escalón. Por supuesto, la exposición al riesgo es inevitable durante la construcción real de la propia escalera. Sin embargo, después de instalarlas, se puede utilizar madera u otro material temporal para llenar el espacio vacío y eliminar el riesgo de resbalón durante la terminación del edificio.

GRÚAS Y POLIPASTOS

Las grúas, polipastos y demás equipo de manejo de materiales o de personal son herramientas fundamentales de la industria de la construcción. En el capítulo 14 se investigaron a detalle los riesgos de estas máquinas. Este capítulo trata el tema desde el punto de vista de la industria de la construcción, el usuario más importante de estas máquinas.

Uno de los riesgos abordados en el capítulo 14 fue el doble bloqueo. Aunque éste puede ser un riesgo con cualquier grúa o polipasto, la mayoría de las tragedias resultantes de este riesgo han ocurrido en la industria de la construcción. Una grúa puede tener un doble bloqueo de muchas maneras. Elevar la carga, extender el aguilón o incluso *bajar* el aguilón en una grúa con un malacate estacionario montado en la parte posterior de la bisagra puede conducir a doble bloqueo. Es difícil que el operador de la grúa evite todas las maneras en las que una grúa puede tener un doble bloqueo y como consecuencia, han ocurrido decesos incluso cuando existen operadores expertos de grúa en los controles. En 1973, la norma ANSI[2] para grúas hidráulicas

[2]ANSI B30.15–1973.

móviles incorporó el requisito para un "dispositivo para la prevención de daños por doble bloqueo" en las grúas telescópicas de aguilón con menos de 60 pies de aguilón extendido. Los administradores de seguridad y salud deben tener cuidado con la tentación de comprar equipo viejo que quizá no se haya fabricado para cumplir las normas de seguridad y, en el caso del equipo que ya se compró, se debe considerar la viabilidad de reequipamiento.

En los sitios de construcción, la ejecución simultánea de muchas partes del proyecto general significa que a menudo el personal se encuentra trabajando alrededor o cerca de una grúa en operación. El operador de la grúa debe evitar mover el cucharón u otra carga sobre el personal y deberá tratar de evitar que la cabina golpee al personal, pero es imposible que el operador de la grúa observe todas las partes móviles en todo momento. La parte posterior de la cabina es particularmente peligrosa, porque en muchos modelos se mueve fuera de la oruga u otra subestructura cuando la cabina y el aguilón giran, como se muestra en la figura 18.10. Este movimiento ocurre por lo general en cada ciclo de operación de una grúa y es una amenaza constante para el personal en el piso. El riesgo es muy serio y los accidentes tienen una alta probabilidad de muerte. Los empleados podrían ser golpeados o aplastados entre la cabina y algún otro objeto, como la pared de un edificio, una pila de materiales u otro vehículo.

Otro riesgo serio con las grúas de construcción es la posibilidad de contacto con las líneas aéreas vivas expuestas de los servicios eléctricos. El contacto del aguilón de la grúa con las líneas de transmisión de alto voltaje genera fallecimientos cada año. Cuanto mayor sea el voltaje, mayor debe ser el espacio entre la grúa y la línea de transmisión para evitar la formación de arcos. Las normas federales estadounidenses reconocen esta realidad física mediante el establecimiento de

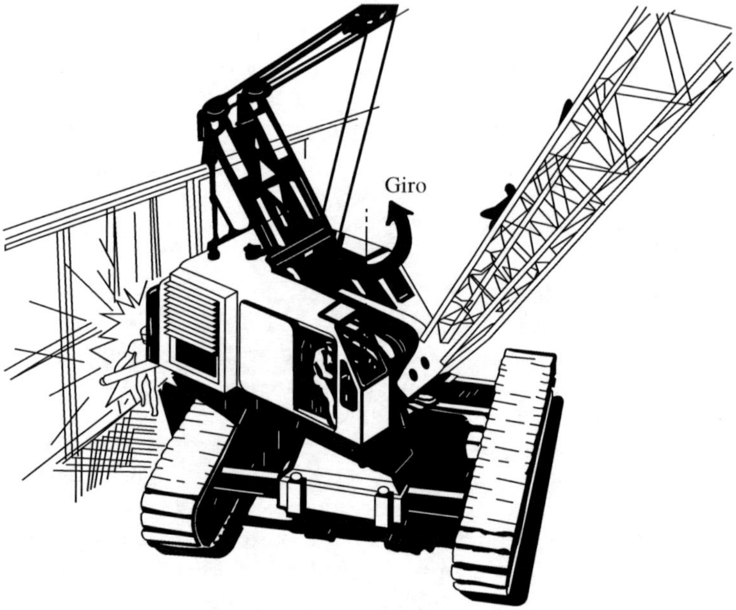

FIGURA 18.10

La parte posterior de la cabina de la grúa es un área peligrosa debido al radio de giro. El operador de la grúa no puede ver al trabajador detrás de la cabina, ya que gira el ensamble completo de la cabina (*fuente*: cortesía de Construction Safety Association of Ontario).

fórmulas para el cálculo del espacio mínimo requerido para diversos voltajes. Con el reconocimiento de que durante el tránsito podría ser más difícil mantener los espacios, las normas de OSHA son un poco más indulgentes con las grúas en tránsito. Para complicar el problema, los requisitos de las grúas de la industria en general son diferentes a los de la construcción, lo que genera un conjunto muy complicado de requisitos. Éstos se resumen en la figura 18.11.

Una práctica común de los trabajadores es "montar la bola de tensión". En la figura 18.12 se identifica ésta como el peso en forma de bola utilizado para mantener la tensión necesaria en el cable metálico cuando el gancho no tiene carga. Es posible que los trabajadores se paren en esta bola o la monten, utilizando la grúa como elevador, una práctica que por lo general horroriza a los transeúntes. El montado de la bola de tensión no se aborda de manera explícita en las normas de OSHA, pero por lo general se considera una práctica peligrosa. OSHA puede recurrir a la Cláusula del Deber General para citar prácticas peligrosas que probablemente causen la muerte o una lesión física seria. Además, la falta de protección contra caídas se puede citar en los casos en los que las personas montan la bola de tensión sin la protección contra caídas. La práctica es tan visible para el público desde la calle que éste puede detonar con facilidad una inspección de OSHA. Si se va a elevar a personas usando una grúa, la práctica recomendada es utilizar una jaula de elevación sujeta al gancho de la grúa.

Las grúas de martillo son estructuras grandes que aprovechan contrapesos en el extremo del brazo opuesto al trabajo (ver figura 18.13). Esta grúa se utiliza con frecuencia para la construcción de edificios grandes. En ocasiones, los trabajadores de la construcción tienen deberes *en* el brazo horizontal de una grúa de martillo. Esto presenta un riesgo mortal de caída y se

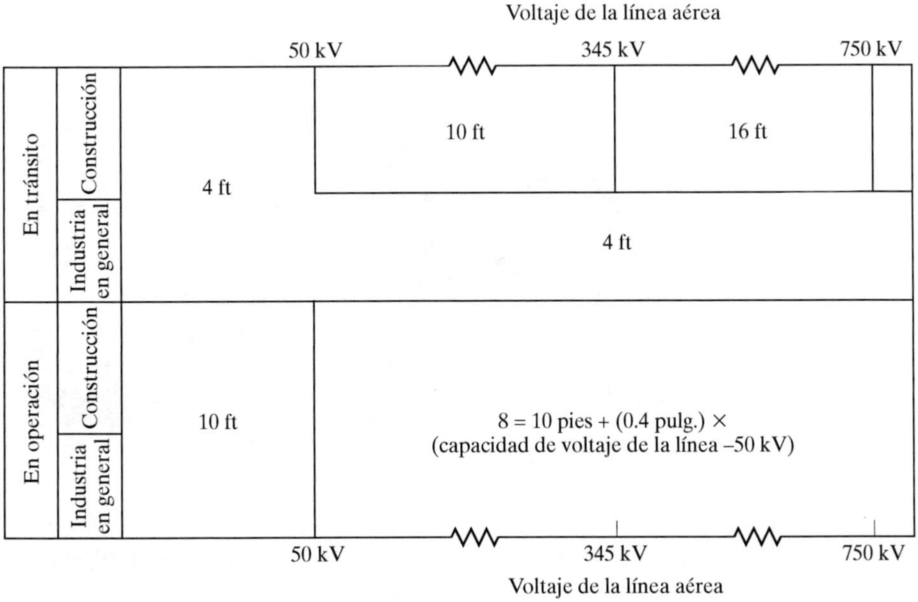

FIGURA 18.11

Distancia de las grúas a las líneas de transmisión.

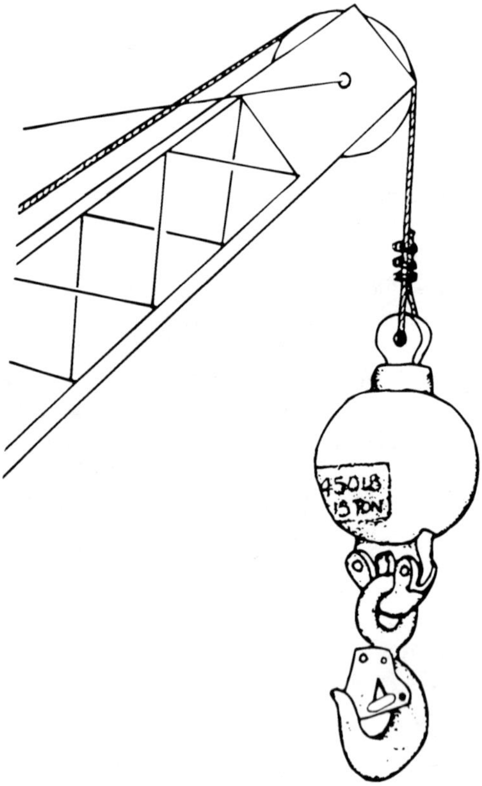

FIGURA 18.12

Bola de tensión. Estas bolas se clasifican por peso, de menos de 100 libras a 1 tonelada o más. El peso de la bola supera la fricción de las poleas del cable de operación de la grúa. No se debe confundir la bola de tensión con la bola de demolición, que es mucho más pesada.

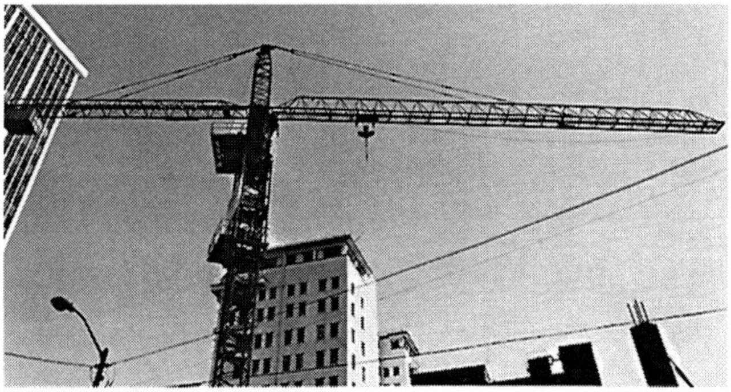

FIGURA 18.13

Grúa de martillo.

requieren barandales o arneses de seguridad, cables de seguridad y líneas de vida para proteger al trabajador.

El interés del público en los riesgos de las grúas de construcción se intensificó en 2008 con diversos accidentes de grúas de alto perfil en áreas céntricas en Estados Unidos, que se resumen de la siguiente manera:

Lugar	Fecha	Número de fallecimientos
Nueva York	15 de marzo de 2008	Siete
Miami	25 de marzo de 2008	Dos[a]
Nueva York	30 de mayo de 2008	Dos

[a]Una de las víctimas fue un consultor de seguridad.

Además, un colapso de concreto en enero de 2008, en la construcción de un proyecto de hotel y condominios de Donald Trump en Nueva York provocó que un trabajador cayera 42 pisos y muriera.

En ocasiones se utilizan helicópteros en la construcción para operaciones como la colocación de agujas. A pesar de que el uso de helicópteros en esta industria es poco común, la naturaleza de los riesgos de la operación es de alguna manera rara y por lo tanto, merece cierta atención. Las líneas ordinarias de marcado, utilizadas en todas las grúas para controlar la carga desde la parte inferior, pueden ser un riesgo para los helicópteros porque se pueden enredar en los rotores, provocando una tragedia; por lo tanto, éstas deben ser de una longitud que no permita que se enreden en los rotores.

Los ganchos de carga son otro problema con los helicópteros que se utilizan como grúas. Con las grúas ordinarias la única preocupación es que el gancho sostenga la carga y que no la libere en el momento incorrecto. Con los helicópteros existe esta preocupación y la preocupación adicional de que el gancho pudiera *no* liberarla en el momento correcto. Los ganchos de carga de los helicópteros grúa necesitan tener un control mecánico de emergencia para liberar la carga en caso de que falle la liberación eléctrica.

Otro efecto poco común que puede representar un riesgo es la generación de una carga eléctrica estática en la carga. Dicha carga se desarrolla por la fricción del aire sobre el rotor y otras partes móviles. Para lidiar con este riesgo se puede utilizar un dispositivo de conexión a tierra para disipar la carga eléctrica antes que el personal en tierra toque la carga o se pueden utilizar guantes de plástico de protección. Una vez que la carga desciende realmente, por lo general la carga estática se disipa a través de la propia carga directamente a tierra.

Un riesgo indirecto que se puede generar por el uso de helicópteros es el fuego en tierra. Las aspas giratorias generan tal viento en tierra que se considera poco seguro tener un fuego abierto en la trayectoria de un helicóptero de vuelo bajo.

Elevadores de materiales y de personal

A menudo se utilizan elevadores externos temporales en los sitios de construcción para transportar trabajadores y materiales, y se deben diseñar, mantener y utilizar de manera adecuada para evitar un riesgo serio. La gravedad de este riesgo es bastante personal para uno de los autores de este libro, porque su hermano se libró apenas de un trágico accidente en un elevador, cuando dos de cinco miembros de su sección de inspección de ingeniería murieron cuando el elevador de personal falló en una refinería de petróleo. Otros dos quedaron total y permanentemente discapacitados y el quinto, el hermano del autor, salió ileso debido a que se le pidió que ese catastrófico día permaneciera en la oficina a terminar un plano de ingeniería.

Los requisitos de diseño de los elevadores de personal y de materiales son diferentes y uno de los principales factores de seguridad es mantener la distinción entre los dos elevadores durante su uso. Los elevadores de materiales se deben marcar de manera evidente con letreros que digan “Se prohíben pasajeros”. Por otro lado, se permite transportar materiales en un elevador de personal, siempre que no se excedan las capacidades nominales.

Se requieren compuertas con seguros para resguardar el ancho total de la entrada de los puntos donde se detienen los elevadores de materiales y personal. En el caso de los elevadores de personal, un enclavamiento eléctrico no permite el movimiento del elevador si la puerta o la compuerta de salida están abiertas. Además, en los elevadores de personal las puertas o salidas de los accesos deben tener bloqueos mecánicos a los que tengan acceso sólo las personas dentro del elevador.

Levantamientos aéreos

Se necesita una alternativa para los andamios, escaleras y elevadores para lugares elevados y complejos en los sitios de construcción. El uso de plataformas de aguilón montadas en vehículos o "canastillas" aéreas es cada vez más popular. Por lo general, el aguilón es *articulado* (capaz de doblarse a la mitad) o es *hidráulicamente extensible* (telescópico), o ambas.

El mayor problema con los levantamientos aéreos no es su construcción sino la manera en que se utilizan. Cualquiera que se encuentre en una canastilla aérea necesita reconocer la diferencia entre su posición elevada y tierra firme. El piso de la canastilla es el único lugar para pararse (no sobre una escalera o una plancha sostenida en vuelo). Sentarse en el borde de la canastilla también es peligroso. Incluso si el trabajador *sí* se mantiene de manera adecuada en la canastilla, se necesita un arnés para el cuerpo con cable de seguridad amarrado al aguilón o a la canastilla para protegerlo contra un riesgo como un encuentro sorpresivo con una rama de un árbol o una depresión en el terreno que pueda lanzar al operador fuera de la canastilla.

VEHÍCULOS Y EQUIPOS PESADOS

Cerca de las caídas y las electrocuciones, los fallecimientos en la construcción que comprenden vehículos, tractores y equipo para el movimiento de tierra son más numerosos que en cualquier otra fuente de riesgo. El riesgo de fallecimiento existe tanto para los conductores del equipo como para sus compañeros de trabajo. Las *volcaduras* de los vehículos son la causa principal de fallecimientos de conductores, mientras que los *atropellamientos* con vehículos son el problema para los compañeros de trabajo. Sin embargo, no se debe excluir el significativo número de decesos debidos a la reparación de llantas de estos vehículos.

ROPS

El acrónimo ROPS representa el término *estructuras de protección contra volcaduras* (Rollover Protective Structures) y es un cambio importante que provocaron las normas de seguridad federales estadounidenses en el diseño de vehículos de construcción. El propósito de las ROPS, que se ilustra en la figura 18.14, es proteger al operador de lesiones serias o de muerte en caso que se vuelque el vehículo. Los siguientes tipos de equipo de construcción requieren ROPS:

- Escarificadoras autopropulsadas, con llantas de hule.
- Cargadores frontales, con llantas de hule.
- Topadoras con llantas de hule.
- Tractores agrícolas e industriales de ruedas.
- Tractores de orugas.
- Cargadores de orugas.
- Motoconformadoras.

Los tractores de tendido de tubería con pluma lateral están exentos. Para ser eficaz, el sistema ROPS debe poder soportar enormes cargas de impacto, que aumentan al incrementarse el peso del vehículo. Las normas son bastante específicas con respecto a las pruebas estructurales a las que deben someterse los sistemas ROPS para calificar. Para todos los tractores agrícolas e indus-

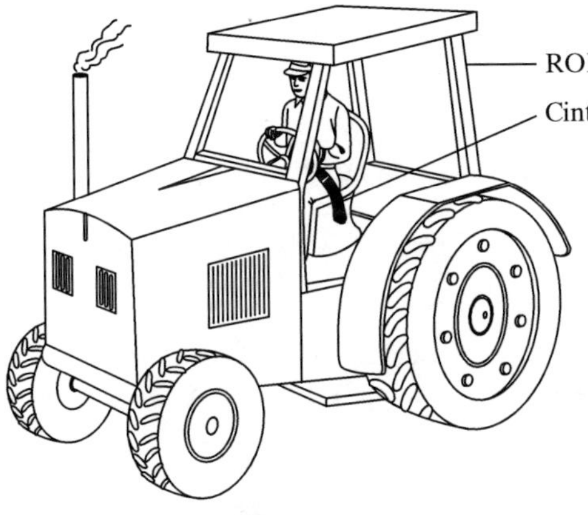

FIGURA 18.14

Las estructuras de protección contra volcaduras para vehículos de construcción evitan muertes cuando se usan con cinturones de seguridad.

triales de ruedas utilizados en la construcción, se requiere una prueba de laboratorio o de campo para determinar si se cumplen los requisitos de desempeño. La prueba de laboratorio puede ser estática o dinámica. En la primera se aplica carga gradual sobre el chasis del tractor estacionario mientras se mide la deformación por medio de instrumentos de deflexión. La energía aplicada necesaria es una función del peso del tractor, la que a su vez se requiere que sea una función de la potencia del tractor. En otras palabras, no se puede reducir el peso bruto del tractor por debajo de los límites nominales de potencia con el fin de cumplir con las pruebas de los ROPS.

La prueba dinámica, una alternativa a la prueba estática, utiliza un péndulo de 2 toneladas que aplica una carga de impacto en la parte posterior y al lado de las ROPS en pruebas sucesivas. La altura desde la cual se deja caer el péndulo depende del peso calculado del tractor con base en la potencia, como en la prueba estática que se acaba de describir. No se deben exceder los límites de deflexión.

Si se utiliza la prueba de campo, el tractor en realidad se vuelca —hacia la parte posterior y hacia los lados—, ya que ambos tipos de accidentes pueden ocurrir con facilidad. Si el peso real del tractor es menor que el especificado para su potencia, se debe adicionar lastre para las pruebas.

Para todas las pruebas de ROPS se recomienda quitar los cristales protectores y las cubiertas contra intemperie, que probablemente se destruyan durante la prueba. Si existiera alguna duda acerca de si las cubiertas pueden absorber parte de la energía, ayudando a las ROPS a pasar la prueba, se *deben* retirar las protecciones.

Con lo leído hasta ahora, se puede ver que reequipar un tractor viejo para que cumpla los requisitos actuales de las ROPS no es una tarea fácil. Se advierte al administrador de seguridad y salud sobre llevar el tractor a un soldador local y solicitar que le fabrique un sistema ROPS. A menos que en realidad el tractor se vaya a someter a la prueba estándar de ROPS, el marco debe ser de un diseño idéntico al de un marco probado en realidad para el modelo de tractor en cuestión. Es evidente que los tractores de modelos muy obsoletos o poco comunes son un problema. Si por alguna razón se retira un sistema calificado de ROPS, se debe volver a montar con pernos o soldadura de igual o de mejor calidad que los requeridos para el original. Las ROPS se deben identificar de manera permanente con el nombre y dirección del fabricante y marca, modelo o número de serie de la máquina para el que la estructura está diseñada. Este requisito de identificación es un criterio aleccionador para el soldador o fabricante a quien se le pide que reequipe un viejo tractor con un sistema de ROPS. Una vez dicho esto, es sencillo ver por qué la mayoría de las compañías se deshacen del equipo viejo en el mercado de equipo usado y gran parte se envía a países extranjeros que no requieren ROPS.

Después de que el administrador de seguridad y salud se ha asegurado que todo el equipo adecuado de construcción se haya incorporado en el sistema ROPS, la siguiente tarea es asegurar que se utilice de manera adecuada. Es fundamental para la eficacia del sistema ROPS que el operador use un cinturón de seguridad. Si éste sale expulsado del vehículo, las ROPS no proporcionan protección alguna y en realidad pueden contribuir a un fallecimiento. Los pasajeros constituyen otro riesgo, a menos que el vehículo esté equipado con cinturones de seguridad para pasajeros. Ofrecer "autoestop" con el equipo pesado en los sitios de construcción es una práctica peligrosa.

Protección contra atropellamientos

La mayor parte de los decesos con equipo pesado de construcción se debe a personal atropellado con el equipo. La confrontación de esta categoría principal de fallecimientos tiene dos impulsos básicos: la visibilidad del operador y la conciencia del transeúnte.

Para la mayor parte de la maquinaria para movimiento de tierra, es simplemente inviable que el operador tenga la misma visibilidad que se tiene en un automóvil común. No es de sorprender que los atropellamientos ocurran con frecuencia en los sitios de construcción. El operador necesita toda la ayuda disponible, pero irónicamente, algunas de las condiciones más deficientes de los parabrisas ocurren en el equipo de construcción. Por la mañana, el operador, el capataz y todos los involucrados, están ansiosos por poner a trabajar el equipo, pero si la mañana es fría, es fundamental desescarchar y desempañar el parabrisas. Con frecuencia el equipo para ello es ineficaz. Los parabrisas sucios o estrellados también son algo común en el rudo ambiente de trabajo de la construcción.

El segundo eslabón en la cadena de prevención de riesgos es la bocina utilizada por el operador para advertir al personal, cuando la visibilidad *es* lo suficientemente buena, para notar al trabajador en peligro en tierra. Por lo general, en un sitio de construcción el personal se encuentra distribuido por todas partes y el operador necesita una buena bocina en óptimas condiciones para alertarlo cuando se encuentra peligrosamente cerca.

Además de la bocina ordinaria, muchos vehículos de construcción también necesitan "alarmas de respaldo". El equipo de movimiento de tierra y los vehículos de construcción que tienen obstruida la visión hacia la parte posterior necesitan alarmas de respaldo al conducirse en reversa. El término *visión obstruida* puede no ser preciso, pero la mayoría de los profesionales de la seguridad y la salud están asumiendo la postura de que las máquinas para movimiento de tierra de todo tipo necesitan estas alarmas de respaldo. Hay demasiada gente que ha muerto a causa de máquinas que los atropellan al ir en reversa, como para tomar dicho requisito a la ligera. Esto es cierto, aunque se reconoce que el constante "bip-bip-bip" de las alarmas de respaldo puede ser muy monótono en un sitio de construcción y quizá incluso conduzca a cierta complacencia por parte del personal en peligro. Una alternativa a las alarmas sónicas es el uso de un observador que permanezca detrás de la máquina para alertar a otros cada vez que la máquina vaya en reversa. Sin embargo, esto es costoso y tiene la desventaja de ser un *control administrativo* o *de práctica laboral*, en vez del preferido *control de ingeniería* representado por la alarma de respaldo.

Camiones de volteo

Es necesario enfatizar otro riesgo adicional con los vehículos y equipos de construcción. Los camiones de volteo pueden provocar un terrible accidente si el cuerpo elevado de volteo cae mientras el conductor o algún otro trabajador trepa al área expuesta para realizar algún trabajo de mantenimiento o de inspección. En ocasiones, todo lo que sostiene el cuerpo de volteo en vilo es la presión en una línea hidráulica, que se puede perder de repente debido a cualquiera de una variedad de modos de falla. Por esta razón, la seguridad del trabajador de mantenimiento o inspección dentro del área expuesta demanda que el camión esté equipado con algunos medios positivos de soporte, permanentemente sujeto y capaz de bloquearse en su posición.

ZANJAS Y EXCAVACIONES

Una causa principal de fallecimientos en la construcción es el repentino colapso de la pared de una zanja o una excavación. Es difícil imaginar la tragedia de cavar para rescatar a un compañero de trabajo que queda literalmente enterrado vivo en dicho hundimiento. Antes de introducirse en el campo de la seguridad y la salud ocupacional, por coincidencia, uno de los autores de este libro fue testigo ocular de un drama como éste en Tempe, Arizona. La zanja se localizaba directamente debajo de un descanso en unas escaleras públicas, en el que se encontraba el autor, por lo que su posición estratégica estaba directamente sobre la escena del hundimiento. La impresión fue profunda y su recuerdo motivaría a cualquiera a intentar evitar dichos accidentes en el futuro, un punto que apoya los principios de prevención de riesgos establecidos en el capítulo 3. Al reconocer la seriedad de este riesgo OSHA ha emprendido diversos programas con un énfasis particular en los hundimientos de zanjas y excavaciones. A mediados de la década de 1990, Joseph Dear (Dear, 1995), citó un resultado dramático de dicho énfasis en el estado de Indiana, en el que las muertes en zanjas y excavaciones disminuyeron de seis al año a una al año después de llevar a cabo programas especiales de zanjado.

Todas las zanjas son excavaciones, pero no todas las excavaciones son zanjas. Las zanjas son excavaciones angostas y profundas; la profundidad es mayor que el ancho, pero el ancho no es mayor a 15 pies, de acuerdo con la definición estándar. Una zanja está más confinada y por lo general es más peligrosa que otras excavaciones, en particular porque ambas paredes se colapsan, atrapando al trabajador. Sin embargo, es más fácil apuntalar las paredes de una zanja que las paredes de una excavación. Ambas son peligrosas si tienen más de 5 pies de profundidad y sofocan con facilidad la vida de cualquiera que esté en la trayectoria de una pared que se colapsa. El riesgo no es tan sólo de sofocación. Un hundimiento, en general representa toneladas de tierra que caen, que pueden aplastar el cuerpo y pulmones del trabajador, incluso si la cara y los órganos de respiración quedan libres.

El *ángulo de reposo* se define como el máximo ángulo por encima del plano horizontal sobre el que yace el material sin deslizarse. Naturalmente, el ángulo varía con el material y en la figura 18.15 se muestran ángulos aproximados. La ciencia de los deslizamientos de tierra no es exacta y la incertidumbre frustra los intentos por controlar el riesgo. Es difícil decir si un tipo de tierra en particular es "característico" o "grava angular compactada", o algo entre estas dos definiciones. Las especificaciones de apuntalamiento de zanjas son más detalladas, como se puede ver en la tabla 18.2.

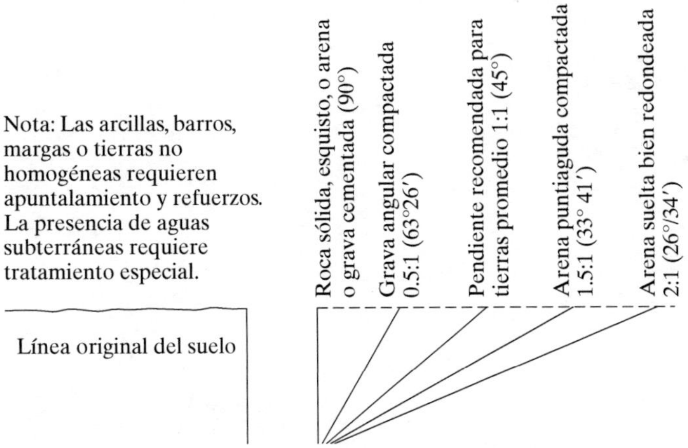

FIGURA 18.15

Ángulo aproximado de reposo para inclinación de los lados de las excavaciones.

TABLA 18.2 Apuntalamiento de zanjas. Requisitos mínimos

Profundidad de zanja (pies)	Clase o condición de tierra	Montantes		Travesaños		Soportes transversales[a] (pulgadas)						
						Ancho de zanja (pies)					Espaciamientomáximo (pies)	
		Dimensión mínima (pulgadas)	Espacio máximo (pies)	Dimensión máxima (pies)	Espacio máximo (pies)	Hasta 3	3–6	6–9	9–12	12–15	Vertical	Horizontal
5–10	Dura, compacta	3 × 4 o 2 × 6	6			2 × 6	4 × 4	4 × 6	6 × 6	6 × 8	4	6
	Probable que se agriete	3 × 4 o 2 × 6	3	4 × 6	4	2 × 6	4 × 4	4 × 6	6 × 6	6 × 8	4	6
	Suave, arenosa, o empastada	3 × 4 o 2 × 6	Laminado cerrado	4 × 6	4	4 × 4	4 × 6	6 × 6	6 × 8	8 × 8	4	6
	Presión hidrostática	3 × 4 o 2 × 6	Laminado cerrado	6 × 8	4	4 × 4	4 × 6	6 × 6	6 × 8	8 × 8	4	6
10–15	Dura	3 × 4 o 2 × 6	4	4 × 6	4	4 × 4	4 × 6	6 × 6	6 × 8	8 × 8	4	6
	Probable que se agriete	3 × 4 o 2 × 6	2	4 × 6	4	4 × 4	4 × 6	6 × 6	6 × 8	8 × 8		6
	Suave, arenosa, o empastada	3 × 4 o 2 × 6	Laminado cerrado	4 × 6	4	4 × 6	6 × 6	6 × 8	8 × 8	8 × 10	4	6
	Presión hidrostática	3 × 6	Laminado cerrado	8 × 10	4	4 × 6	6 × 6	6 × 8	8 × 8	8 × 10	4	6
15–20	Toda clase de condiciones	3 × 6	Laminado cerrado	4 × 12	4	4 × 12	6 × 8	8 × 8	8 × 10	10 × 10	4	6
Más de 20	Toda clase de condiciones	3 × 6	Laminado cerrado	6 × 8	4	4 × 12	8 × 8	8 × 10	10 × 10	10 × 12	4	6

[a]De forma alternativa se pueden utilizar gatos para zanjas o en combinación con puntales cruzados. El apuntalamiento no se requiere en roca sólida, esquisto sólido, ni escoria dura. En los casos convenientes, se puede sustituir la madera con apilado de láminas y soportes de acero de igual resistencia.

Fuente: Código de Normas Federales 29 CFR 1926.652

Además de la incertidumbre del riesgo de hundimiento existen algunos factores que lo incrementan, como los siguientes:

- Tormentas, que aflojan la tierra y propician deslizamientos.
- Vibraciones de equipo pesado o tránsito en calles cercanas.
- Perturbaciones previas en la tierra, como construcción previa u otras excavaciones.
- Congelamiento y descongelamiento alternado de la tierra.
- Cargas estáticas grandes, como las de cimientos de construcciones cercanas o material apilado.

Aunque se requiere del juicio para decidir si se emplea el apuntalamiento, el riesgo es tan serio que resulta sabio adoptar una política conservadora, bastante clara con respecto al área marginal en la que podría o no ocurrir un hundimiento. Una cosa es segura: *Después* de que *sí* ocurre el hundimiento y se produce una muerte, el funcionario de OSHA llegará a la escena y todos (incluyéndolo) concluirán que el apuntalamiento, o la protección para el hundimiento, era insuficiente.

En la figura 18.16, se muestra un sistema de apuntalamiento de zanjas. Los gatos para zanjas pueden ser tipo tornillo o hidráulicos. Es necesario asegurarlos para evitar que se caigan o deslicen si se aflojan cuando las paredes laterales se ajusten ligeramente. Se debe tener cuidado de nivelar los gatos y también de asegurar que estén debajo del plano de la superficie de la tierra circundante. Un gato para zanja que se coloque muy arriba puede verse sometido a esfuerzos de doblado, como se muestra en la figura 18.17. Esto puede dañar e incluso arruinar el gato. El

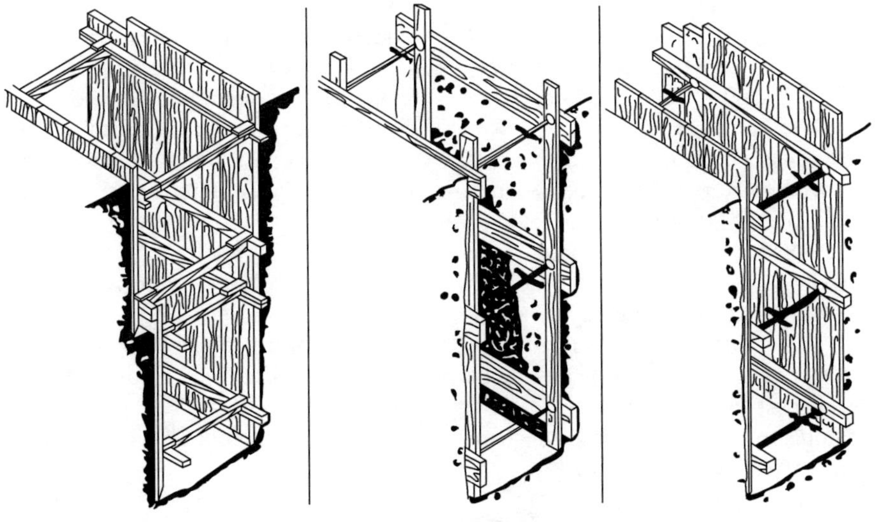

(a) (b) (c)

FIGURA 18.16

Sistema de apuntalamiento de zanjas: (a) soportes utilizados con dos tramos de pilotes de láminas; (b) soportes con gatos de tornillo, tierra dura; (c) gatos de tornillo utilizados con pilotes de láminas completos (*fuente*: cortesía del National Safety Council, Chicago; utilizado con permiso).

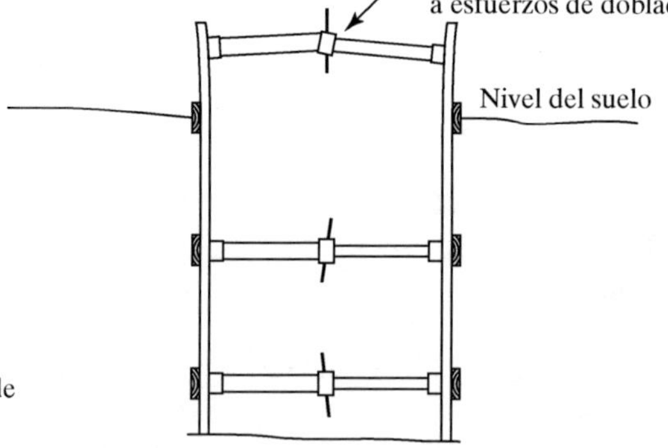

FIGURA 18.17

Gato para zanja colocado de manera inapropiada.

sistema de apuntalamiento se debe retirar despacio y con cuidado. En ocasiones, es necesario extraer los puntales o gatos por medio de cables desde arriba, después de que todos han abandonado la zanja.

Un hundimiento no es el único riesgo de trabajar en zanjas y excavaciones. Todos los trabajadores en las zanjas están sometidos a los riesgos de caída de rocas, herramientas, maderas o tubos. La protección para la cabeza es necesaria para los trabajadores que están abajo y es importante la limpieza a lo largo de los bordes de la excavación.

Incluso cuando el personal no se encuentra dentro de la excavación y las máquinas hacen todo el trabajo, se presenta otro riesgo. Con frecuencia, las líneas de servicios públicos se rompen, lo que genera riesgos de incendio, explosión o inhalación. Dichos accidentes no sólo son peligrosos, también son siempre costosos y requieren la coordinación adicional con la compañía de servicios públicos (que sería mejor manejar antes de la excavación). El administrador de seguridad y salud debe establecer un procedimiento que asegure que alguien se detenga y verifique con las compañías de servicios públicos antes de proceder "a ciegas" con un proyecto de excavación. Por lo general, los contratistas de excavaciones están familiarizados con el sistema de información para el marcado con tinta de los servicios subterráneos. A menudo, los letreros muestran advertencias: "NO EXCAVAR; SERVICIOS SUBTERRÁNEOS". En Estados Unidos, la mayoría de las comunidades tienen un número telefónico gratuito con acceso a un servicio de marcado con tinta de los servicios subterráneos para advertir a los contratistas de excavaciones antes de proceder.

Los indicios de un inminente hundimiento, la ruptura de una línea de servicios, las acumulaciones peligrosas de gases tóxicos en excavaciones profundas u otras posibles situaciones de emergencia, dictan la necesidad de una salida rápida y fácil. Se debe ubicar una escalera, escalones, o algún otro medio adecuado de salida, de manera que se requieran no más de 25 pies de recorrido lateral para escapar.

Al inicio de esta sección, se dijo que OSHA ha emprendido diversos programas de "énfasis particular" en el cumplimiento de las normas para evitar los riesgos de las zanjas y excavaciones. ¿Exactamente cuánto "énfasis particular" ejerce OSHA en este tipo de riesgo? En una emisión de noticias de 1997 (Fleming, 1997) se proporciona alguna reflexión al respecto, en la que OSHA indicó que en el periodo previo de 5 años, la agencia y las agencias estatales con competencia para hacer cumplir las normas, realizaron un total de 9400 inspecciones a zanjas. De éstas, casi 200 inspecciones fueron investigaciones de accidentes mortales. El zanjado y las excavaciones siguen siendo uno de los principales riesgos de la industria de la construcción y es probable que OSHA siga haciendo énfasis en ellos bien avanzado el siglo veintiuno.

TRABAJOS CON CONCRETO

Quizá el accidente industrial más trágico de la historia comprendió trabajos con concreto, como se describe en el estudio de caso 18.2.

ESTUDIO DE CASO 18.2

COLAPSO DE LA TORRE NUCLEAR DE WILLOW ISLAND

En 1978, en Willow Island, West Virginia, una enorme torre de enfriamiento para una planta de energía nuclear se hallaba en construcción. Las paredes de la estructura de concreto colado de manera continua soportaban andamios para trabajadores 170 pies por arriba del nivel de suelo. Al momento del accidente, la pared de concreto "verde" había curado de manera insuficiente para aceptar la carga. La pared falló y el andamio cedió; 51 trabajadores cayeron para encontrar la muerte.

La presión por mantener un proyecto de construcción dentro del programa es antagónica al curado cuidadoso del concreto. Sin embargo, las consecuencias de apresurar el trabajo son serias, incluso si no existen lesionados. El recuerdo del trágico accidente de Willow Island sirve para que los gerentes de proyecto de trabajos de concreto tengan en mente estas consecuencias. El tiempo de curado del concreto es una función tanto del tiempo como de la temperatura. La temperatura ideal es aproximadamente 70 °F y las temperaturas demasiado elevadas o demasiado bajas pueden retrasar el curado.

Incluso antes de colar el concreto, existen riesgos en la colocación de las *varillas* de acero de refuerzo. En el caso de las estructuras verticales, las varillas necesitan postes u otro soporte para evitar el colapso. Otro riesgo son los puntos protuberantes de las varillas verticales expuestas. Puede parecer inverosímil, pero en realidad los trabajadores han quedado *empalados* al caer en estas varillas. Los riesgos más serios son para los trabajadores en las escaleras cuando éstas se colocan sobre varillas salientes. Sin embargo, incluso a nivel del piso o de la tierra, un resbalón y caída sobre una varilla expuesta puede ser fatal. En un caso, un trabajador trastabilló a nivel del piso y cayó sobre una varilla expuesta, que empaló su cuello y le rompió la vena yugular. La vida del trabajador se salvó debido a la acción rápida de una persona capacitada en primeros auxilios. La respuesta al problema de las varillas expuestas es doblar los extremos, cubrirlos con madera laminada, o envolverlos con lona hasta que estén listos para el colado. Otra solución, diseñada por un inventor emprendedor, es un tapón de plástico que se puede adaptar en la parte superior del extremo expuesto de la varilla. El tapón, que está diseñado para utilizarse en varillas de varios diámetros, neutraliza de manera eficaz el riesgo de empalamiento. Los tapones se pueden extraer con facilidad y utilizar una y otra vez, diluyendo el costo en muchos proyectos de construcción. La figura 18.18 muestra dos modelos conocidos de tapones para varillas.

Las formas fabricadas con concreto requieren sistemas de apuntalamiento diseñados con cuidado para evitar su colapso, junto con riesgos que recuerdan los riesgos de hundimiento por excavaciones, que ya se trataron anteriormente. La presión hidrostática del concreto húmedo puede ser muy grande después del colado. Por tanto, cuando la tensión de las formas es mayor, a menudo se aplica equipo de vibración para garantizar una distribución equilibrada, que se

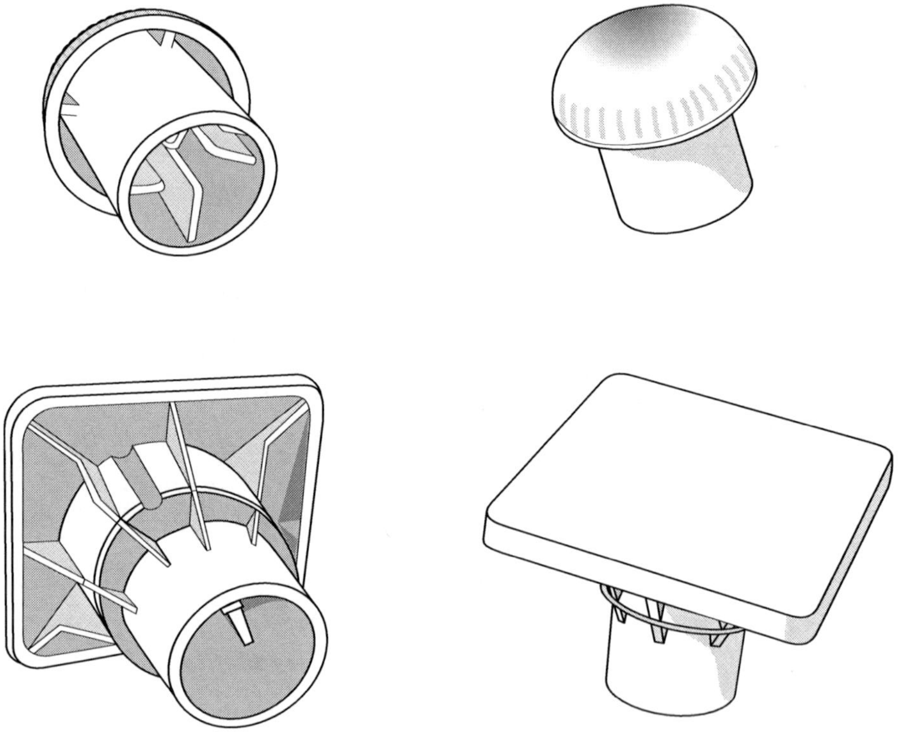

FIGURA 18.18

Dos modelos conocidos de tapones para varillas para concreto para mitigar los riesgos de empalamiento.

agrega a los esfuerzos en las formas. Se requiere un diseño con factores de seguridad para evitar el riesgo de "pateo" de las formas. El diseño apropiado de las formas de concreto es fundamental para garantizar la seguridad del personal. El estudio de caso 18.3 ilustra los peligros del apuntalamiento inadecuado.

ESTUDIO DE CASO 18.3

FALLA DEL APUNTALAMIENTO DE CONCRETO

El 5 de julio de 2007, el apuntalamiento en un piso de concreto colado de manera parcial se colapsó durante la construcción de un condominio en Denver, Colorado. El colapso vació concreto y trabajadores del piso 14 al 13. Trece personas se lesionaron, varias de ellas de gravedad. OSHA propuso multas de 166,000 dólares citando condiciones premeditadas e inseguras de trabajo (Concrete Collapse, 2008).

Con frecuencia, el concreto se cuela con recipientes que manejan las grúas. Por desgracia, los trabajadores que manejan los vibradores tienen que trabajar con el concreto recién colado, cerca del recipiente en movimiento. La estrategia de colado debe ser mantener a los trabajadores de los vibradores a distancia de la trayectoria aérea del recipiente. Está prohibido montar en el recipiente con concreto.

ARMADO DE ACERO

¿Quién no se ha admirado ante la osadía del trabajador del acero en las alturas "caminando sobre la viga" a cientos de pies arriba de la superestructura de acero de un nuevo edificio en construcción? Quizá este trabajo siempre resulte peligroso, pero el riesgo se ha mitigado de alguna manera, requiriendo que se instalen redes de seguridad siempre que la distancia de caída exceda dos pisos o 25 pies. Una alternativa es usar andamios o pisos temporales. El estudio de caso 18.4 es un ejemplo característico de los beneficios del uso de las redes de seguridad en el armado del acero.

ESTUDIO DE CASO 18.4

REDES DE SEGURIDAD EN EL PUENTE GOLDEN GATE

La construcción del puente Golden Gate en San Francisco, en la década de 1930, fue una dramática hazaña de ingeniería que se hizo aún más peligrosa con el viento, la lluvia y las mareas oceánicas. Muchos trabajadores perdieron la vida debido a caídas en las traicioneras aguas. Después de que la cifra de víctimas mortales llegó a 23, los trabajadores se negaron a continuar si no se incrementaba la seguridad. Aunque 10 trabajadores más cayeron del puente, todos ellos se salvaron gracias a las redes de seguridad (Avers, 1993).

Ahora se requieren barandales de seguridad alrededor del perímetro de los pisos temporales en los edificios y otras estructuras de pisos múltiples. Sin embargo, durante el armado de las estructuras de acero se permite el uso de cable metálico de $\frac{1}{2}$ pulgada, de aproximadamente 42 pulgadas de altura, como barandal de seguridad. Para que sea eficaz, debe verificarse constantemente el cable metálico con el fin de asegurar que se mantiene tenso.

Para mantener la integridad estructural conforme se asciende, los pisos permanentes deben seguir a las estructuras de acero conforme se avanza en la obra. La regla general es no más de ocho pisos entre el piso donde se está armando el acero y el piso permanente más elevado. Sólo se permiten cuatro pisos, o 48 pies, de atornillado o soldadura incompleta por encima de la cimentación o el piso superior asegurado de manera permanente.

Los sitios de armado de estructuras de acero están sujetos a riesgos constantes de caída de objetos. Existe la obligación de guardar los remaches, pernos y pasadores en recipientes seguros y, si todo lo demás falla, queda el casco rígido para proteger al trabajador de abajo. Sin embargo, en el caso de algunos objetos en el sitio de armado de acero, el casco rígido no es una protección. Uno de los autores de este libro estuvo en Chicago para una junta de seguridad en la década de 1980, cuando ocurrió un accidente asombroso durante el armado de acero de un elevado edificio de oficinas. Una viga de acero cayó a la calle y aplanó un automóvil estacionado, desde la luz posterior izquierda hasta el faro delantero derecho. El autor pasó caminando por la acera, de su hotel hacia la junta, por la mañana, antes de que ocurriera el accidente. Unas cuantas horas después, por la tarde, regresó al hotel por la misma acera y presenció el automóvil triturado, que fue una pérdida total. El accidente ocurrió durante la junta; por suerte, nadie resultó herido.

DEMOLICIÓN

Algunos dirían que el tema de la demolición no corresponde a este capítulo, pero en realidad, existe una estrecha relación entre la demolición y la construcción. Si el sitio de construcción no está despejado, la demolición de las estructuras anteriores podría ser el primer paso en la construcción de un nuevo edificio. Muchas de las herramientas y equipo, como grúas y máquinas excavadoras, son las mismas para ambos trabajos.

Las personas identifican la habilidad, conocimiento y la calidad, como importantes para los trabajos de construcción, pero la mayoría de las personas no piensa en que se requieran habilidad y conocimientos para la demolición. Sin embargo, a menudo la experiencia en ingeniería requerida para un trabajo de demolición excede la requerida para la construcción original. A menudo los edificios a demoler ya sufrieron daños anteriores por incendios o quizá fueron condenados por alguna razón seria, como daños estructurales. Para toda operación de demolición se requiere del informe escrito de un estudio de ingeniería realizado con anticipación.

Una operación de demolición comienza con operaciones manuales, como desarmado de partes para rescate y después se procede a derrumbar los materiales y tirarlos a nivel de la calle. Existen peligros en la operación de desecho de los escombros. El área inferior necesita protección si está fuera de las paredes de la estructura. Se necesitan canaletas bien diseñadas, capaces de soportar las cargas de impacto, junto con compuertas con la capacidad suficiente de descarga, para controlar el material que cae. Un riesgo es que el personal puede caer a la canaleta cuando tira los escombros. Se requiere un barandal importante de alrededor de 42 pulgadas de altura para protegerse contra este riesgo. Si se utilizan carretillas de mano, también se requiere una guarda de pie o parachoques, para evitar la pérdida de carretillas de mano por la canaleta.

Una vez concluidas las ligeras operaciones de desmantelamiento, se utiliza equipo de demolición más pesado, como grúas con bolas destructoras. La mayoría de las paredes son poco estables sin soporte lateral, así que no se debe permitir que permanezcan a alturas mayores a un piso. No se debe dejar ninguna pared inestable al final del turno.

Una técnica sensacional de demolición que está ganando popularidad es la demolición controlada con explosivos, que se ilustra en la figura 18.19. En este método, se detonan cargas explosivas diseñadas cuidadosamente para precipitar una falla catastrófica de la estructura del edificio, que genere un colapso inmediato y total. La operación se ha llevado a cabo con éxito en muchos edificios del centro de varias ciudades de Estados Unidos, por lo general efectuadas en horas tranquilas, en domingos por las mañanas, al amanecer. Aunque la operación es dramática y parece peligrosa, en realidad es bastante segura y evita muchos de los riesgos de un proceso lento de desmantelamiento.

EXPLOSIONES

La demolición es sólo una aplicación de las explosiones; la industria de la construcción tiene otras aplicaciones. Lo más importante de la preparación son los cortes de las calzadas. El problema principal con las explosiones en la construcción es el manejo, almacenamiento y transporte con seguridad de los propios explosivos. Quizá el lector quiera revisar algunos de los conceptos sobre el manejo de los explosivos, que se incluyen en el capítulo 11.

Muchos han presenciado la conocida advertencia de “apague su radio de dos vías” cuando se encuentran en un área de explosiones. La posibilidad es remota, pero un detonador de explosión de encendido electrónico se puede activar por medio de una pequeña corriente perdida inducida por un transmisor de radio. Los relámpagos constituyen un riesgo mayor, por lo que se deben detener todas las operaciones con explosivos cuando se aproxima una tormenta eléctrica. También las líneas de electricidad cercanas, de radar e incluso las tormentas de polvo, pueden ser fuentes de corrientes perdidas.

La buena visibilidad reduce muchos riesgos y los riesgos de las explosiones se encuentran en esta categoría. Las explosiones a nivel de superficie sólo se deben llevar a cabo a la luz del día. Las explosiones con pólvora negra han sido reemplazadas con métodos modernos más seguros y en la actualidad están prohibidas en la industria de la construcción.

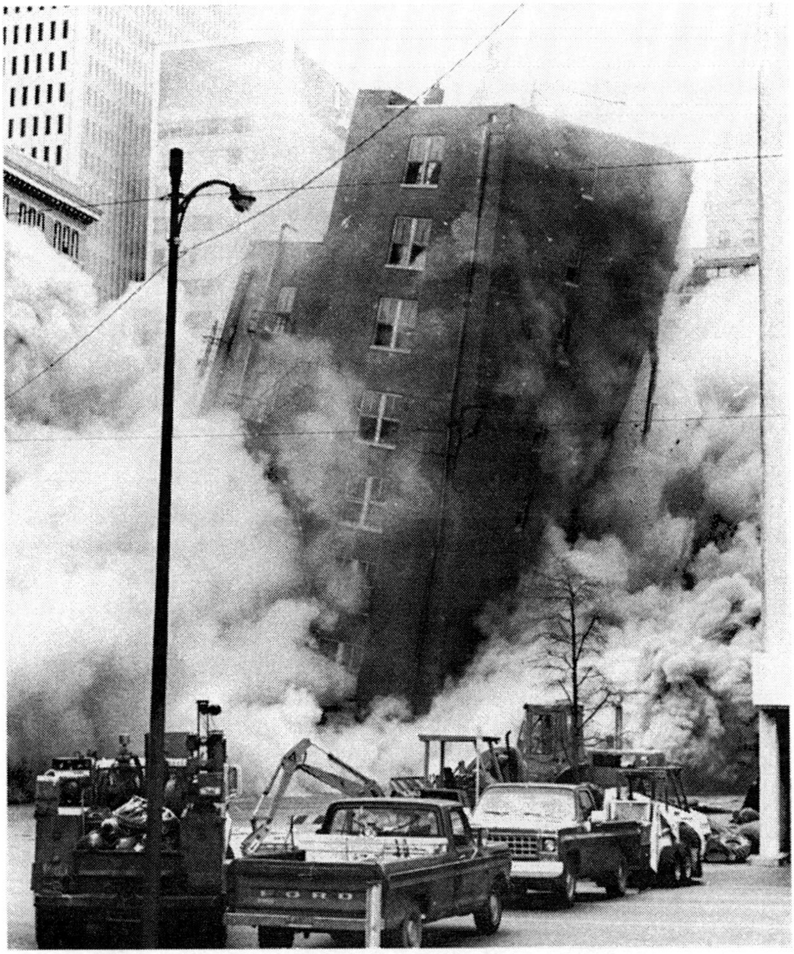

FIGURA 18.19

Colapso de un edificio por demolición controlada con explosivos (*fuente*: cortesía de Jim Wolfe, Foto, Tulsa, Oklahoma).

En Estados Unidos, el transporte de materiales explosivos se sujeta a las normas del Departamento de Transporte (DOT, Department of Transportation), que conocen los proveedores y la mayoría de los constructores que utilizan explosivos. Se requieren señales en las que se lea EXPLOSIVOS, con letras rojas grandes (de 4 pulgadas), en los cuatro costados del vehículo. Los detonadores para explosivos se deben transportar en un vehículo por separado al vehículo que transportará los explosivos y ambos se deben transportar separados de otras cargas.

Los vehículos para explosivos deben estar equipados con un buen extintor de incendios, por lo menos con clasificación 10-ABC. Sería temerario intentar controlar un incendio en el compartimento de carga de un vehículo que transporte explosivos; sin embargo, la mayoría de los incendios de vehículos se inician en el compartimento del motor, o en el exterior, pero junto al vehículo. En ocasiones se puede controlar estos incendios con un buen extintor, manejado con destreza por un operador capacitado, evitando así una catástrofe mayor con los explosivos.

INSTALACIONES ELÉCTRICAS

Un tipo especializado de construcción es erigir y modificar líneas y equipo de transmisión y distribución de energía eléctrica. Para transmitir de forma eficiente niveles utilizables de potencia eléctrica se necesitan voltajes muy elevados, cuyas reglas de manejo son bastante diferentes a las de voltajes caseros, industriales y comerciales ordinarios. Por ejemplo, con los voltajes ordinarios un peligro es el contacto con partes vivas expuestas. Con los voltajes elevados, puede ser peligroso incluso colocarse *cerca* de partes vivas, como se refleja en la tabla 18.3 con base en la norma de OSHA. Para voltajes en el rango de los kilovoltios, la atmósfera podría no ser un aislante eficaz y los arcos eléctricos se vuelven un riesgo. Por lo tanto, se deben mantener distancias de seguridad. Por supuesto, las distancias mostradas en la tabla 18.3 aplican factores de seguridad. Las distancias de formación de arcos físicos reales son mucho más pequeñas, pero existe un elemento de incertidumbre debido a factores como la humedad y la presión barométrica. Además, el instalador de servicios eléctricos podría no estar en condiciones de estimar con precisión su distancia a la línea o equipo de alto voltaje, lo que convierte a los factores de seguridad en fundamentales.

El equipo de protección personal para trabajos con alto voltaje asume una nueva dimensión, la del *grado* de protección. Los aisladores ordinarios en equipos, guantes de protección y demás equipo de aislamiento —que constituyen aisladores eficaces para aplicaciones ordinarias— podrían destruirse por completo si se exponen al alto voltaje. Todo el negocio de los trabajos con líneas energizadas de alto voltaje es un mundo extraño para los no iniciados (un mundo lleno de efectos físicos curiosos). La industria de los servicios eléctricos ofrece uno de los ejemplos principales de una industria en la que la capacitación para tener conciencia y comprender los riesgos es la clave para la seguridad del lugar de trabajo, haciendo eco de los principios establecidos en el capítulo 3.

TABLA 18.3 Distancias mínimas de separación para trabajos manuales expuestos a líneas vivas (corriente alterna) Minimum Clearance Distances for Live-Line Bare-Hand Work (Alternating Current)

	Distancia (pies y pulgadas) para el voltaje máximo	
Gama de voltajes (fase a fase) (kV)	Fase a tierra	Fase a fase
2.1–15	2–0	2–0
15.1–35	2–4	2–4
35.1–46	2–6	2–6
46.1–72.5	3–0	3–0
72.6–121	3–4	4–6
138–45	3–6	5–0
161–169	3–8	5–6
230–242	5–0	8–4
345–362	7–0[a]	13–4[a]
500–552	11–0[a]	20–0[a]
700–765	15–0[a]	31–0[a]

[a]En el caso de 345-362, 500-552 y 700-756 kV, la distancia mínima se puede reducir siempre que no sea menor a la distancia más corta entre la parte energizada y una superficie conectada a tierra.

Fuente: Código de Normas Federales 29 CFR 1926.955.

RESUMEN

La industria de la construcción amerita consideración especial porque es muy peligrosa y también porque OSHA ha observado a esta industria más de cerca que a la industria en general. El administrador de seguridad y salud en el área de la construcción debe recordar que la tarea principal es evitar *fallecimientos*. Las cinco principales categorías de fallecimientos en esta industria son:

- Fallas.
- Electrocuciones.
- Volcaduras vehiculares.
- Atropellamiento del personal por medio de vehículos.
- Hundimientos de excavaciones.

Recordar de manera constante estas categorías, ayudará al administrador de seguridad y salud a mantenerse en la perspectiva apropiada de los esfuerzos globales en el sitio de construcción.

Este capítulo es, en cierta medida, un resumen de todo el libro. La industria de la construcción muestra virtualmente todos los riesgos que se presentan en la industria en general, pero en la construcción, por lo común el riesgo es peor. Algo que agrava el problema es la naturaleza transitoria de los problemas que se encuentran. Resulta difícil tratar de establecer costosos procedimientos de salvaguarda, como el apuntalamiento de zanjas, cuando la exposición al riesgo se presenta por algunos cuantos días, o incluso horas. Los programas de construcción son siempre demandantes por varias razones: las inversiones de alto riesgo son comunes, a menudo se presentan interrupciones costosas a la operación de instalaciones y al tránsito en las calles, y siempre están surgiendo eventos fortuitos no planeados para garantizar que el gerente de proyectos de construcción siempre luche por mantenerse dentro del programa. En este ambiente siempre habrá cabida para mejoras al programa de seguridad y salud. Lo que es cierto para la construcción también es cierto para la industria en general, aunque quizá en menor grado. El lector debe reconocer el desafío que representa esta realidad.

Esperamos que este libro proporcione alguna luz sobre los desafíos que el administrador de seguridad y salud enfrenta en el ambiente industrial y normativo actual, así como algunas reflexiones para manejar dichos desafíos. Es seguro que se presenten otros nuevos en el campo, en los años por venir. Cada nuevo desafío conduce a nuevas oportunidades para que los administradores de seguridad y salud tengan un impacto en la vida de sus compañeros de trabajo y en la salud y bienestar financiero de sus compañías.

EJERCICIOS Y PREGUNTAS

18.1 ¿Cuál es el nivel mínimo de iluminación permitido para las áreas generales de construcción? ¿En qué áreas se puede reducir la iluminación a 3 pies-candela?

18.2 ¿Cómo se utiliza el láser en la construcción?

18.3 ¿Qué esfuerzo de tensión se especifica para los cinturones de seguridad? Dé dos razones por las que la especificación es muy superior al peso de cualquier ser humano.

18.4 ¿Qué es un cable de seguridad para un cinturón de seguridad? ¿Cuál es el esfuerzo nominal de ruptura especificado para los cables de seguridad?

18.5 ¿Qué es un nudo de triple vuelta?

18.6 Compare las herramientas hidráulicas contra las neumáticas desde el punto de vista de la seguridad y la salud.

18.7 ¿Por qué las grúas para la construcción son particularmente peligrosas para las personas que se encuentran en el piso?

18.8 ¿Por qué son más complicados los ganchos para helicópteros (para sujeción de carga) que los de las grúas ordinarias de construcción?

18.9 ¿Qué representa el acrónimo *ROPS*?

18.10 ¿Cuáles son las dos principales estrategias para evitar que el equipo de construcción atropelle al personal?

18.11 ¿Cuál es la diferencia entre una zanja y una excavación?

18.12 ¿Cómo se pueden dañar los gatos para zanjas debido a una colocación inadecuada?

18.13 ¿Qué es una varilla? ¿Por qué es peligrosa?

18.14 ¿Cuándo se debe proteger contra caídas a los trabajadores dedicados al armado de acero con redes de seguridad?

18.15 ¿Qué tipo de construcción de rieles de seguridad se permite durante el armado de acero?

18.16 ¿Por qué se requiere un estudio de ingeniería antes de la demolición de un edificio?

18.17 ¿Es una buena idea llevar un extintor de incendios a bordo de un camión que transporta explosivos? ¿Por qué?

18.18 Una grúa de construcción tipo oruga está operando junto a una línea de potencia de 550 kilovoltios. ¿Cuál es la distancia mínima a la que el aguilón se debe acercar a la línea?

18.19 La grúa de construcción tipo oruga mencionada en el ejercicio 18.18 termina su trabajo y avanza al siguiente, pasando por debajo de la misma línea de potencia de 550 kilovoltios en el punto dónde esta última cruza la calle de una ciudad en una ubicación diferente en el vecindario. ¿Cuál es la distancia mínima especificada para esta situación?

18.20 Suponga en el ejercicio 18.18 que la grúa de oruga se había utilizado en la industria en general y no en la de la construcción. ¿Qué distancia mínima se permitiría en la industria en general?

18.21 En el caso de la grúa del ejercicio 18.20, ¿cuál es la distancia mínima a la línea de potencia de 550 voltios si la grúa está en tránsito?

18.22 Un pintor está parado sobre una plataforma de trabajo que está 27 pies arriba del nivel del piso. Para la protección contra caídas, el arnés de seguridad se sujeta a una línea de seguridad de 12 pies, que sirve como cable de seguridad y que se encuentra sujeto firmemente a un punto 40 pies arriba del nivel de piso. ¿Este arreglo viola las normas correspondientes a la protección contra caídas? Explique.

18.23 Un punto de sujeción conveniente y seguro para líneas de protección contra caídas se localiza 35 pies por arriba del nivel del piso, en la pared exterior de un edificio. Se cuenta con una línea de seguridad de 20 pies, que se puede utilizar como cable de seguridad, para sujetarla al punto mencionado. ¿Cuál es el nivel superior e inferior en el que se puede colocar una plataforma de trabajo de manera segura para proteger a los trabajadores con el cable de seguridad de 20 pies sujeto a este punto? Señale cualquier suposición necesaria para la solución.

18.24 Explique el riesgo que representan las cabezas de hongo en los cinceles.

18.25 ¿Cuáles son las disposiciones especificadas en las normas federales estadounidenses para evitar que se ahoguen los trabajadores?

18.26 Explique el sistema de codificación para identificar el nivel de potencia de las cargas contenidas en casquillos para las herramientas accionadas por pólvora.

18.27 Para cumplir con las normas estadounidenses ¿con qué frecuencia se deben verificar los aparejos de manejo de materiales en un sitio de construcción?

18.28 ¿Cuál es el método normal de disposición de materiales de desecho para llevarlos de un nivel superior al piso durante la construcción? ¿Qué precaución particular se requiere cuando el material a desechar se encuentra a una altura superior a 20 pies?

18.29 ¿Cuál es el principal riesgo de incendio en los sitios de construcción?

18.30 ¿Qué riesgo para el personal surge cuando se utiliza una manguera de potencia neumática? ¿Qué dispositivo especifican las normas federales estadounidenses para manejar este riesgo? ¿Qué problemas se han encontrado en el campo con el uso de este dispositivo?

18.31 Describa diversas maneras en las que se puede maniobrar una grúa en una situación de doble bloqueo. Demuestre sus comentarios utilizando diagramas para aclarar sus razones.

18.32 ¿Qué riesgo tiene prioridad en la selección del tipo de fluido hidráulico a utilizar para las herramientas de construcción en general? ¿Cómo cambia esta prioridad cuando las herramientas hidráulicas se utilizan en la industria de los servicios públicos?

18.33 Compare los riesgos de los revólveres y las herramientas accionadas por pólvora.

18.34 Explique la controversia existente en la industria de la construcción en relación con el requisito de los GFCI.

18.35 ¿Qué es un gancho para cornisa? ¿Qué precauciones adicionales se necesitan cuando se utilizan este tipo de ganchos?

18.36 ¿Cuál es el riesgo principal de utilizar bloques de concreto para "encubado" en los andamios?

18.37 ¿Cuáles son los escalones tipo charola y qué riesgo representan? ¿Qué se puede hacer para atenuar este riesgo durante la construcción?

18.38 **Estudio de caso.** Una grúa de construcción está descansando sin carga y la bola de tensión está cerca, pero sin tocar, de la nariz del aguilón de la grúa, que está en una posición casi erecta. El cable de operación de la grúa está montado en un malacate a la parte posterior de la bisagra del aguilón. Cuando el operador está en proceso de bajar el aguilón, el cable metálico se rompe y el ensamble de la bola de tensión y el gancho caen al piso. Explique la causa más probable de este accidente. Utilice un diagrama que muestre cómo se desarrollaría el riesgo. ¿Qué precaución lo podría haber evitado?

18.39 ¿Cuántas vidas se perdieron debido a caídas durante la construcción del puente Golden Gate? ¿Cuántas caídas adicionales ocurrieron después de colocar redes de seguridad? ¿Cuántas de estas caídas adicionales se convirtieron en fallecimientos?

18.40 ¿En qué momento en la vida de un edificio es probable que el piso se someta a su carga más pesada?

18.41 ¿Qué es el "doble bloqueo" y en qué condiciones las normas ANSI requieren dos características de prevención contra daños por "doble bloqueo"?

18.42 ¿Con qué frecuencia se deben revisar los daños o el desgaste de los aparejos para el manejo de materiales de construcción?

18.43 ¿Qué característica de los cables de fibras artificiales, además de la resistencia y el peso, hacen que sean específicamente favorables para la selección como cables de seguridad?

18.44 ¿Qué es el "astillado" y qué tiene que ver con la necesidad de protección ocular?

18.45 ¿Es correcto conectar cables de extensión flexibles en los sitios de construcción? Explique.

18.46 ¿Qué es una "bola de tensión" y cuál es su propósito?

18.47 ¿Cuál es la ventaja principal de un grúa de martillo sobre una grúa convencional de oruga?

18.48 Los ganchos de carga para helicópteros utilizados en la construcción tienen un riesgo adicional que no se presenta en los ganchos de carga de grúas para construcción. ¿Cuál es este riesgo adicional?

18.49 ¿Es correcto utilizar un elevador para materiales para elevar personal? ¿Y el caso contrario? Explique.

18.50 Explique los términos *articulado* e *hidráulicamente extensible* con respecto a las plataformas de aguilones montadas sobre vehículos. ¿Se permite que el aguilón sea articulado y extensible?

18.51 Identifique un ejemplo de un "control de ingeniería" y un ejemplo de "control administrativo o de práctica de trabajo" para el riesgo de atropellamiento del personal por equipo pesado de construcción.

18.52 Explique el concepto de "ángulo de reposo" con respecto a los riesgos de construcción.

18.53 Identifique los dos tipos de tensión extraordinaria en las formas de concreto que generan la necesidad de incorporar factores de seguridad en el diseño para evitar "pateos".

18.54 Identifique los cinco principales riesgos de fallecimiento para los trabajadores de la construcción.

18.55 ¿Cuáles tienen más potencia, las herramientas hidráulicas o las neumáticas? ¿Qué ventaja adicional ofrece la opción de mayor potencia?

18.56 Los cables de extensión que yacen en el piso o en el suelo pueden sufrir daños, ya sea en la industria general o en la industria de la construcción. ¿Por qué los daños son más probables en la de la construcción?

18.57 ¿Qué alternativa para los GFCI se permite en los sitios de construcción? ¿Cuáles son sus ventajas y desventajas? ¿Cuál se ha descubierto que es más costoso, los GFCI o su alternativa?

18.58 ¿Es correcto suspender luminarias eléctricas incandescentes de cables flexibles en los sitios de construcción? Explique cualquier condición especial.

18.59 ¿Cuáles dos métodos comunes se especifican como medios alternativos para los peldaños de seguridad en las escaleras fabricadas en el trabajo?

18.60 ¿Qué factor de seguridad de diseño se especifica para los andamios de construcción? ¿El factor de seguridad es el mismo para los cables que soportan andamios suspendidos?

18.61 ¿Qué medida alternativa se puede utilizar para sustituir la cuidadosa y laboriosa tarea de supervisar los mínimos y máximos de las salientes de las planchas en los andamios?

18.62 ¿A qué altura necesitan guardas los pisos con costados abiertos? ¿Se aplica la misma regla en la industria de la construcción que en la industria en general? ¿Qué diferencias existen? Ofrezca una razón lógica para explicar cualquier diferencia.

18.63 ¿Qué factores hacen que la parte posterior de la cabina de una grúa sea particularmente peligrosa?

18.64 Explique cómo el aguilón de una grúa podría entrar en contacto con las líneas de transmisión de electricidad de alto voltaje, incluso cuando se mantienen a distancias seguras de acuerdo con las normas.

18.65 ¿Qué es una zona de piso controlado (CDZ)? ¿En qué se diferencia de una superficie general de paso y de trabajo?

EJERCICIOS DE INVESTIGACIÓN

18.66 La construcción y la agricultura comparten muchos riesgos comunes. Examine la información disponible sobre riesgos en la agricultura. En particular, intente identificar el accidente mortal más común en la agricultura. ¿Cuántas muertes se estima que ocurren cada año debido a esta causa?

18.67 Menos de 10 años después de la tragedia de Willow Island, que cobró la vida de 51 trabajadores de la construcción, ocurrió otro accidente del mismo tipo. Utilice Internet u otras fuentes para ver detalles de esta segunda tragedia del mismo tipo que produjo el máximo número de decesos en esta industria después de Willow Island.

18.68 **Estudio de caso para investigación.** En un accidente real[3], un trabajador de la construcción estaba instalando un canal de acero para el techo de un nuevo edificio. Utilizaba un sistema de protección contra caídas, con su cable de seguridad estándar de 6 pies sujeto a una línea que al final se conectaba a una estructura rígida. Sin embargo, la línea de sujeción eran 10 pies adicionales de línea enrollada entre el cable de seguridad y la sujeción rígida. Ya que la línea de 10 pies estaba enrollada, su tramo de operación era de la mitad: 5 pies. El trabajador estaba parado sobre una viga de 10 pulgadas, que estaba a 20 pies del piso de losa de concreto. Esta viga servía como sujeción rígida para el sistema de línea de vida del trabajador, pero éste perdió el equilibrio y cayó por accidente. ¿Qué altura cree que cayó? (Sugerencia: *La respuesta no es 11 pies.*)

[3]La fuente de la información en torno a este accidente se retuvo debido a petición específica.

A P É N D I C E   A

Límites de exposición permisible de OSHA

APÉNDICE A.1: TABLA GENERAL DE LÍMITES DE EXPOSICIÓN PERMISIBLE (PEL)

LÍMITES PARA CONTAMINANTES DEL AIRE

Los niveles de exposición permisible (PEL, Permissible Exposure Levels) son promedios ponderados de 8 horas (TWA, Time-Weighted Averages) a menos que se indique otra cosa; la denominación (C) indica un límite superior. Las concentraciones se determinan por medio de muestras de aire de la zona de respiración.

Sustancia	No. CAS.[a]	nivel de exposición permisible ppm[b]	mg/m[3c]	Piel
1,1,1,2-Tetracloro-2,2-difluoroetano	76-11-9	500	4170	
1,1,1-Tricloroetano; ver Metil cloroformo				
1,1,2-Tricloroetano	79-00-5	10	45	X
1,1,2,2-Tetracloroetano	79-34-5	5	35	X
1,1,2,2-Tetracloro-l,2-difluoroetano	76-12-0	500	4170	
1,1,2-Tricloro-l,2, 2-trifluoroetano	76-13-1	1000	7600	
1,1-Dicloroetano	75-34-3	100	400	
1,1-Dicloro-l-nitroetano	594-72-9	(C) 10	(C) 60	
1,1-Dimetilhidrazina	57-14-7	0.5	1	X
1,2,3-Tricloropropano	96-18-4	50	300	
1,2-Diaminoetano; ver Etilenediamina				
1,2-Dibromo-3-cloropropano (DBCP); ver 1910.1044	96-12-8	1 ppb (partes por billón)		
1,2-Dibromoetano; ver Etileno dibromuro				
1,2-Dicloroetano; ver Dicloruro de etileno				
1,2-Dicloroetileno	540-59-0	200	790	
1,2-Dicloropropano; ver bicloruro de propileno				
1,2-Epoxipropano; ver óxido de propileno				

Sustancia	No. CAS.[a]	nivel de exposición permisible ppm[b]	mg/m[3c]	Piel
1,3-Dicloro-5, 5-dimetil hidantoína	118-52-5		0.2	
1-Cloro-1-nitropropano	600-25-9	20	100	
1-Cloro-2,3-epoxipropano;				
ver Epiclorohidrina				
1-Nitropropano	108-03-2	25	90	
2,3-Epoxi-l-propanol; ver Glicidol				
2,4,6-Trinitrofenil;				
ver Ácido pícrico				
2,4,6-Trinitrofenilmetilnitramina, ver Tetril				
2,4,6-Trinitrotolueno (TNT)	118-96-7		1.5	X
2,4-D (Ácido oxiacético diclorofeno)	94-75-7		10	
2,6-Dimetil-4-heptanone;				
ver Diisobutil acetona				
2-Acetilaminoflúor; ver 1910.1014	53-96-3			
2-Aminoetanol; ver Etanolamina				
2-Aminopiridina 504-29-0 0.5 2 2-Butanona				
(metil etil acetona) 78-93-3 200 590				
2-Butoxietanol 111-76-2 50 240 X				
2-Cloro-1,3-butadieno;				
ver β,-Cloropreno				
2-Cloro-6	1929-82-4			
(tricloromentil) piridina				
En polvo	15			
Fracción respirable	5			
2-Cloroetanol;				
ver Etileno clorohidrina				
2-Dietilaminoetanol	100-37-8	10	50	X
2-Etoxietanol (cellosolve)	110-80-5	200	740	X
2-Etoxietil acetato	111-15-9	100	540	X
(cellosolve acetato)				
2-Hexanona (Metil *n*-butil acetona)	591-78-6	100	410	
2-Metoxietanol;	109-86-4	25	80	X
(metil cellosolve)				
2-Metoxietil acetato	110-49-6	25	120	X
(metil cellosolve acetato)				
2-Nitropropano	79-46-9	25	90	
2-Pentanona (Metil propil acetona)	107-87-9	200	700	
3,3′-Diclorobencidina;	91-94-1			
ver 1910.1007				
4,4′-Tiobis (6-*ter*, Butil-*m*-cresol)	96-69-5			
En polvo	15			
Fracción respirable	5			
4-Aminodifenil; ver 1910.1011	92-67-1			
4-Dimetilaminoazobenceno;	60-11-7			
ver 1910.1015				
4-Nitrobifenil; ver 1910.1003	92-93-3			
Aceite mineral, niebla	8012-95-1		5	
Acetaldehído	75-07-0	200	36	

Sustancia	No. CAS.[a]	nivel de exposición permisible ppm[b]	mg/m^3[c]	Piel
Acetona	67-64-1	1000	2400	
Acetonitrilo	75-05-8	40	70	
Ácido acético	64-19-7	10	25	
Ácido bromhídrico	10035-10-6	3	10	
Ácido cianhídrico	74-90-8	10	11	X
Ácido clorhídrico	7647-01-0	(C) 5	(C) 7	
Ácido crómico y cromatos [como CrO (III)]	varía con el compuesto	Ver apéndice A.2		
Ácido fluorhídrico (como F)	7664-39-3	Ver apéndice A.2		
Ácido fórmico	64-18-6	5	9	
Ácido fosfórico	7664-38-2		1	
Ácido nítrico	7697-37-2	2	5	
Ácido oxálico	144-62-7		1	
Ácido pícrico	88-89-1		0.1	X
Ácido selenhídrico (como Se)	7783-07-5	0.05	0.2	
Ácido sulfhídrico	7783-06-4	Ver apéndice A.2		
Ácido sulfúrico	7664-93-9		1	
Acrilamida	79-06-1		0.3	X
Acrilonitrilo; ver 1910.1045	107-13-1			
Acroleína	107-02-8	0.1	0.25	
Alcanfor, sintético	76-22-2		2	
Alcohol diacetona (4-Hidroxi-4-metil 2-pentanona)	123-42-2	50	240	
Aldrín	309-00-2		0.25	X
Algodón, polvo[e]; ver 1910.1043 en una limpiadora de algodón, ver 1910.1046			200-750 μg/m^3	
Alil alcohol	107-18-6	2	5	X
Alil cloruro	107-05-1	1	3	
Alil glicidil éter (AGE)	106-92-3	(C) 10	(C) 45	
Alil propil disulfuro	2179-59-1	2	12	
Almidón	9005-25-8			
En polvo	15			
Fracción respirable	5			
Aluminio metálico (como Al)	7429-90-5			
En polvo	15			
Fracción respirable	5			
Amoniaco	7664-41-7	50	35	
Anhídrido acético	108-24-7	5	20	
Anhídrido ftálico	85-44-9	2	12	
Anhídrido maleico	108-31-6	0.25	1	
Anilina y homólogos	62-53-3	5	19	X
Anisidina (*o*-,*p*-isómeros)	29191-52-4		0.5	X
Antimonio y compuestos (como Sb)	7440-36-0		0.5	
ANTU (α = naftiltiourea)	86-88-4		0.3	
Arsénico, compuestos orgánicos (como As)	7440-38-2		0.5	
Arsénico, inorgánico compuestos (como As); ver 1910.1018	7440-38-2		10 μg/m^3	

Sustancia	No. CAS.[a]	nivel de exposición permisible ppm[b]	mg/m^{3}[c]	Piel
Arsina	7784-42-1	0.05	0.2	
Asbesto; ver 1910,1001 para construcción, ver 1926.1101	varía con el compuesto			
Azinfos-metil	86-50-0		0.2	X
Bario, compuestos solubles (como Ba)	7440-39-3		0.5	
Benceno; ver 1910.1028	71-43-2			
Ver apéndice A.2 con los límites aplicables en las operaciones o sectores excluidos en la 1910.1028[d]				
Bencidina; ver 1910.1010	92-87-5			
Bencil cloruro	100-44-7	1	5	
Benomil	17804-35-2			
En polvo	15			
Fracción respirable	5			
Benzo (*a*) pirena; ver Volátiles de pez de alquitrán de hulla				
Benzoíl peróxido	94-36-0		5	
Berilio y compuestos de berilio (como Be)	7440-41-7	Ver apéndice A.2		
beta-Propriolactona; ver 1910.1013	57-57-8			
Bicloruro de acetileno; ver 1,2-Dicloroetileno				
Bifenilo; ver Difenilo				
Bifluoruro de oxígeno	7783-41-7	0.05	0.1	
Bióxido de azufre	7446-09-5	5	13	
Bióxido de carbono	124-38-9	5000	9000	
Bióxido de cloro	10049-04-4	0.1	0.3	
Bióxido de nitrógeno	10102-44-0	(C) 5	(C) 9	
Bióxido de titanio	13463-67-7			
En polvo	15			
Bis (Clorometil) éter; ver 1910.1008	542-88-1			
Bisulfuro de carbono	75-15-0	Ver apéndice A.2		
Blanco de parís	26499-65-0			
En polvo	15			
Fracción respirable	5			
Bromoformo	75-25-2	0.5	5	X
Bromuro	7726-95-6	0.1	0.7	
Bromuro de metilo	74-83-9	(C) 20	(C) 80	X
Butadieno (1,3-Butadieno) ver 1910.1051;1910.19	106-99-0	1-5 ppm STEL		
Butanetiol; ver Butil mercaptano				
Butil mercaptano	109-79-5	10	35	
Butilamina	109-73-9	(C) 5	(C) 15	X
Cadmio (como Cd); ver 1910.1027	7440-43-9			
Cal	1317-65-3			
En polvo	15			
Fracción respirable	5			

Sustancia	No. CAS.[a]	nivel de exposición permisible ppm[b]	mg/m[3c]	Piel
Camfeno clorado	8001-35-2		0.5	X
Caolín	1332-58-7			
En polvo	15			
Fracción respirable	5			
Carbaryl (Sevin)	63-25-2		5	
Carbonato de calcio	1317-65-3			
En polvo	15			
Fracción respirable	5			
Carbonilo de níquel (como Ni)	13463-39-3	0.001	0.007	
Carburo de silicio	409-21-2			
En polvo	15			
Fracción respirable	5			
Celulosa	9004-34-6			
En polvo	15			
Fracción respirable	5			
Cemento Pórtland	65997-15-1			
En polvo	15			
Fracción respirable	5			
Ceteno	463-51-4	0.5	0.9	
Cianuro de vinilo, ver Acrilonitrilo				
Cianuros (como CN)	varía con el compuesto	5		
Ciclohexano	110-82-7	300	1050	
Ciclohexanol	108-93-0	50	200	
Ciclohexanona	108-94-1	50	200	
Ciclohexeno	110-83-8	300	1015	
Ciclopentadieno	542-92-7	75	200	
Clopidol	2971-90-6			
En polvo	15			
Fracción respirable	5			
Clordano	57-74-9		0.5	X
Cloro	7782-50-5	(C) 1	(C) 3	
Cloroacetaldehído	107-20-0	(C) 1	(C) 3	
Clorobenceno	108-90-7	75	350	
Clorobromometano	74-97-5	200	1050	
Clorodifenilo (42% Cloro) (PCB)	53469-21-9		1	X
Clorodifenilo (54% cloro) (PCB)	11097-69-1		0.5	X
Cloroetileno; ver cloruro de vinilo				
Cloroformo (triclorometano)	67-66-3	(C) 50	(C) 240	
Clorometil metil éter; ver 1910.1006	107-30-2			
Cloropicrina	76-06-2	0.1	0.7	
Cloruro de etilideno; ver 1,1-dicloroetano				
Cloruro de etilo	75-00-3	1000	2600	
Cloruro de metileno	75-09-2	Ver apéndice A.2		
Cobalto metálico, polvo y humo (como Co)	7440-48-4		0.1	

Sustancia	No. CAS.[a]	nivel de exposición permisible ppm[b]	mg/m[3c]	Piel
Cobre	7440-50-8			
Humo (como Cu)	0.1			
Polvos y nieblas (como Cu)	1			
Compuestos de cromo (II) (como Cr)	7440-47-3		0.5	
Compuestos de cromo (III) (como Cr)	7440-47-3		0.5	
Coque, emisiones de horno; ver 1910.1029			150 ìg/m^3	
Crag herbicida (Sesone) (dicloral urea)	136-78-7			
En polvo	15			
Fracción respirable	5			
Cresol, todos los isómeros	1319-77-3	5	22	X
Criseno; ver Volátiles de pez de alquitrán de hulla				
Cromo metálico y sales insolubles (como Cr)	7440-47-3	1		
Crotonaldehído	123-73-9			
	4170-30-3	2	6	
Cumeno	98-82-8	50	245	X
Decaborano	17702-41-9	0.05	0.3	X
Demeton (Systox)	8065-48-3		0.1	X
Destilados de petróleo (nafta) (solvente de hule)		500	2000	
Diazometano	334-88-3	0.2	0.4	
Diborane	19287-45-7	0.1	0.1	
Dibutil fosfato	107-66-4	1	5	
Dibutil ftalato	84-74-2		5	
Diclorodifeniltricloroetano (DDT)	50-29-3		1	X
Diclorodifluorometano	75-71-8	1000	4950	
Dicloroetil éter	111-44-4	(C) 15	(C) 90	X
Diclorometano; ver Cloruro de metileno				
Dicloromonofluorometano	75-43-4	1000	4200	
Diclorotetrafluoroetano	76-14-2	1000	7000	
Dicloruro de etileno (l,2-Dicloroetano)	107-06-2	Ver apéndice A.2		
Dicloruro de propileno	78-87-5	75	350	
Diclorvos (DDVP)	62-73-7		1	X
Dieldrín	60-57-1		0.25	X
Dietil éter; ver Etil éter				
Dietilamina	109-89-7	25	75	
Difenil (bifenil)	92-52-4	0.2	1	
Difenilmetano diisocianato; ver bisfenil isocianato de metileno				
Difluorodibromometano	75-61-6	100	860	
Diglicidil éter (DGE)	2238-07-5	(C) 0.5	(C) 2.8	
Dihidroxibenceno; ver Hidroquinona				
Diisobutil acetona	108-83-8	50	290	

Sustancia	No. CAS.[a]	nivel de exposición permisible ppm[b]	mg/m[3c]	Piel
Diisopropilamina	108-18-9	5	20	X
Dimetil acetamida	127-19-5	10	35	X
Dimetil sulfato	77-78-1	1	5	X
Dimetilamina	124-40-3	10	18	
Dimetilaminobenceno; ver Xilidina				
Dimetilanilina (*N,N*-Dimetilanilina)	121-69-7	5	25	X
Dimetilbenceno; ver Xileno				
Dimetilformamida	68-12-2	10	30	X
Dimetilftalato	131-11-3		5	
Dimetil-l,2-dibromo-2, 2-dicloroetilfosfato	300-76-5		3	
Dimetoximetano; ver Metilal				
Dinitrobenceno (todos los isómeros)			1	X
Dinitro-*o*-cresol	534-52-1		0.2	X
Dinitrotolueno	25321-14-6		1.5	X
Dioxano (Bióxido de dietileno)	123-91-1	100	360	X
Dipropileno glicol metil éter	34590-94-8	100	600	X
Di-*sec* octil ftalato (Di-(2-etilhexil) ftalato)	117-81-7		5	
En polvo			15	
Endrín	72-20-8		0.1	X
Epiclorohidrina	106-89-8	5	19	X
EPN	2104-64-5		0.5	X
Esmeril	12415-34-8			
En polvo	15			
Fracción respirable	5			
Estaño, compuestos inorgánicos (excepto óxidos) (como Sn)	7440-31-5		2	
Estaño, compuestos orgánicos (como Sn)	7440-31-5		0.1	
Esteatita; ver Silicatos				
Estibamina	7803-52-3	0.1	0.5	
Estireno	100-42-5	Ver apéndice A.2		
Estricnina	57-24-9		0.15	
Etanolamina	141-43-5	3	6	
Etanotiol; ver Etil mercaptano				
Etil acrilato	140-88-5	25	100	X
Etil alcohol (etanol)	64-17-5	1000	1900	
Etil amil acetona (5-Metil-3-heptanona)	541-85-5	25	130	
Etil bromuro	74-96-4	200	890	
Etil butil acetona (3-heptanona)	106-35-4	50	230	
Etil éter	60-29-7	400	1200	
Etil formato	109-94-4	100	300	
Etil mercaptano	75-08-1	(C) 10	(C) 25	
Etil silicato	78-10-4	100	850	
Etilacetato	141-78-6	400	1400	
Etilamina	75-04-7	10	18	
Etilbenceno	100-41-4	100	435	

Sustancia	No. CAS.[a]	nivel de exposición permisible ppm[b]	mg/m[3c]	Piel
Etileno clorohidrina	107-07-3	5	16	X
Etileno dibromuro	106-93-4		Ver apéndice A.2	
Etileno glicol dinitrato	628-96-6	(C) 0.2	(C) 1	X
Etileno glicol metil acetato; ver Metil cellosolve acetato				
Etilenodiamina	107-15-3	10	25	
Etilenoimina, ver 1910.1012	151-56-4			
Fenil éter, vapor	101-84-8	1	7	
Fenil éter-bifenil, mezcla, vapor		1	7	
Fenil glicidil éter (PGE)	122-60-1	10	60	
Feniletileno; ver Estireno				
Fenilhidracina	100-63-0	5	22	X
Fenol	108-95-2	5	19	X
Ferbam	14484-64-1			
En polvo	15			
Ferrovanadio En polvo	12604-58-9		1	
Flúor	7782-41-4	0.1	0.2	
Fluoroacetato de sodio	62-74-8		0.05	X
Fluorotriclorometano (triclorofluorometano)	75-69-4	1000	5600	
Fluoruro de sulfurilo	2699-79-8	5	20	
Fluoruros (como F)		Ver apéndice A.2	2.5	
Formaldehído; ver 1910.1048	50-00-0	1		
Fosdrin (Mevinfos)	7786-34-7		0.1	X
Fosfito	7803-51-2	0.3	0.4	
Fósforo (amarillo)	7723-14-0		0.1	
Fósforo pentacloruro	10026-13-8		1	
Fósforo pentasulfuro	1314-80-3		1	
Fósforo tricloruro	7719-12-2	0.5	3	
Fosgeno (cloruro de carbonilo)	75-44-5	0.1	0.4	
Fracción respirable			5	
Furfural	98-01-1	5	20	X
Furfuril alcohol	98-00-0	50	200	
Glicerina (niebla)	56-81-5			
En polvo	15			
Fracción respirable	5			
Glicidol	556-52-5	50	150	
Glicol monoetil éter; ver 2-Etoxietanol				
GLP (Gas licuado de petróleo)	68476-85-7	1000	1800	
Grafito sintético				
En polvo	15			
Fracción respirable	5			
Grafito, polvo natural respirable	7782-42-5		Ver apéndice A.3	
Granos en polvo (avena, trigo, cebada)			10	
Guthion; ver Azinfos metil				
Hafnio	7440-58-6		0.5	
Heptaclor	76-44-8		0.5	X
Heptano (*n*-Heptano)	142-82-5	500	2000	

Sustancia	No. CAS.[a]	nivel de exposición permisible ppm[b]	mg/m^{3}[c]	Piel
Hexacloroetano	67-72-1	1	10	X
Hexacloronaftaleno	1335-87-1		0.2	X
Hexafluoruro de azufre	2551-62-4	1000	6000	
Hexafluoruro de telurio (como Te)	7783-80-4	0.02	0.2	
Hexona (Metil isobutil acetona)	108-10-1	100	410	
Hidracina	302-01-2	1	1.3	X
Hidroquinona	123-31-9		2	
Hidróxido de calcio	1305-62-0			
En polvo	15			
Fracción respirable	5			
Hidróxido de sodio	1310-73-2		2	
Hidruro de litio	7580-67-8		0.025	
Hierro diciclopentadienil	102-54-5			
En polvo	15			
Fracción respirable	5			
Isobutil acetato	110-19-0	150	700	
Isobutil alcohol	78-83-1	100	300	
Isoforona	78-59-1	25	140	
Isomil acetato	123-92-2	100	525	
Isomil alcohol (primario y secundario)	123-51-3	100	360	
Isopropil acetato	108-21-4	250	950	
Isopropil alcohol	67-63-0	400	980	
Isopropil éter	108-20-3	500	2100	
Isopropil glicidil éter (IGE)	4016-14-2	50	240	
Isopropilamina	75-31-0	5	12	
Itrio	7440-65-5		1	
Lindano	58-89-9		0.5	X
Magnesita	546-93-0			
En polvo	15			
Fracción respirable	5			
Malatión	121-75-5			
En polvo			15	X
Manganeso en compuestos (como Mn)	7439-96-5		(C) 5	
Manganeso en humo (como Mn)	7439-96-5		(C) 5	
Mármol	1317-65-3			
Mercurio (aril e inorgánico) (como Hg)	7439-97-6	Ver apéndice A.2		
Mercurio (órgano) compuestos alquilos (como Hg)	7439-97-6	Ver apéndice A.2		
Mercurio (vapor) (como Hg)	7439-97-6	Ver apéndice A.2		
Meta	99-65-0			
Metanotiol; ver Metil mercaptano				
Metil acetato	79-20-9	200	610	
Metil acetileno (propina)	74-99-7	1000	1650	
Metil acetileno propadieno en mezcla (MAPP)		1000	1800	
Metil acrilato	96-33-3	10	35	X
Metil alcohol	67-56-1	200	260	
Metil amil alcohol; ver Metil isobutil carbinol				

Sustancia	No. CAS.[a]	nivel de exposición permisible ppm[b]	mg/m^3[c]	Piel
Metil butil acetona; ver 2-Hexanona				
Metil cellosolve acetato; ver 2-Metoxietil acetato				
Metil cellosolve; ver 2-Metoxietanol				
Metil cloroformo (1,1,1- Tricloroetano)	71-55-6	350	1900	
Metil cloruro	74-87-3	Ver apéndice A.2		
Metil etil acetona (MEK); ver 2-Butanona				
Metil hidracina (monometil hidracina)	60-34-4	(C) 0.2	(C) 0.35	X
Metil isoamil acetona	110-12-3	100	475	
Metil isobutil acetona; ver Hexona				
Metil isobutil carbinol	108-11-2	25	100	X
Metil mercaptano	74-93-1	(C) 10	(C) 20	
Metil *n*-amil acetona	110-43-0	100	465	
Metil propil acetona; ver 2-Pentanona				
Metilal (dimetoximetano)	109-87-5	1000	3100	
Metilamina	74-89-5	10	12	
Metilciclohexano	108-87-2	500	2000	
Metilciclohexanol	25639-42-3	100	470	
Metileno bisfenilo isocianato (MDI)	101-68-8	(C) 0.02	(C) 0.2	
Metilformato	107-31-3	100	250	
Metilisocianato	624-83-9	0.02	0.05	X
Metilmetacrilato	80-62-6	100	410	
Metilyoduro	74-88-4		5 28	X
Metoxiclor	72-43-5			
En polvo	15			
Mica; ver Silicatos	99-08-1			
m-isómero				
Molibdeno (como Mo)	7439-98-7			
Compuestos solubles	5			
Compuestos insolubles				
En polvo	15			
Monocloruro de azufre	10025-67-9	1	6	
Monometil anilina	100-61-8	2	9	X
Monometil hidracina; ver Metil hidracina				
Monóxido de carbono	630-08-0	50	55	
Morfolina	110-91-8	20	70	X
N-Nitrosodimetilamina; ver 1910.1016				
Nafta (alquitrán de hulla)	8030-30-6	100	400	
n-Amil acetato	628-63-7	100	525	
Napftaleno	91-20-3	10	50	

Sustancia	No. CAS.[a]	nivel de exposición permisible ppm[b]	mg/m[3c]	Piel
n-Butil alcohol	71-36-3	100	300	
n-Butil glicidil éter (BGE)	2426-08-6	50	270	
n-Butil-acetato	123-86-4	150	710	
Negro de humo	1333-86-4		3.5	
N-Etilmorfolina	100-74-3	20	94	X
n-Hexano	110-54-3	500	1800	
Nicotina	54-11-5		0.5	X
Niebla de aceite vegetal				
En polvo	15			
Fracción respirable	5			
Níquel, compuestos metálicos e insolubles (como Ni)	7440-02-0		1	
Níquel, compuestos solubles (como Ni)	7440-02-0		1	
Nitrobenceno	98-95-3	1	5	X
Nitroetano	79-24-3	100	310	
Nitroglicerina	55-63-0	(C) 0.2	(C) 2	X
Nitrometano	75-52-5	100	250	
Nitrotolueno (todos los isómeros)		5	30	X
Nitrotriclorometano; ver Cloropicrin				
n-Propil acetato	109-60-4	200	840	
n-Propil alcohol	71-23-8	200	500	
n-Propil nitrato	627-13-4	25	110	
o-Clorobencilideno malononitrilo	2698-41-1	0.05	0.4	
Octacloronaftaleno	2234-13-1		0.1	X
Octano	111-65-9	500	2350	
o-Diclorobenceno	95-50-1	(C) 50	(C) 300	
o-isómero	88-72-2			
o-Metilciclohexanona	583-60-8	100	460	X
Orto	528-29-0			
o-Toluidina	95-53-4	5	22	X
Otras partículas no reguladas (PNOR)[f]				
En polvo	15			
Fracción respirable	5			
Óxido de boro	1303-86-2			
En polvo	15			
Óxido de calcio	1305-78-8		5	
Óxido de difenilo clorado	55720-99-5		0.5	
Óxido de etileno; ver 1910.1047	75-21-8	1		
Óxido de hierro, humo	1309-37-1		10	
Óxido de magnesio en humo	1309-48-4			
En partículas	15			
Óxido de mesitil	141-79-7	25	100	
Óxido de propileno	75-56-9	100	240	
Óxido nítrico	10102-43-9	25	30	
Ozono	10028-15-6	0.1	0.2	
Para	100-25-4			
Paraquat, polvo respirable	4685-14-7			
	1910-42-5			
	2074-50-2		0.5	X

Sustancia	No. CAS.[a]	nivel de exposición permisible ppm[b]	mg/m[3c]	Piel
Paratión	56-38-2		0.1	X
p-Benzoquinona; ver Quinona				
PCB; ver Clorodifenil				
(42% y 54% cloro)				
p-Diclorobenceno	106-46-7	75	450	
Pentaborano	19624-22-7	0.005	0.01	
Pentaclorofenol	87-86-5		0.5	X
Pentacloronaftaleno	1321-64-8		0.5	X
Pentaeritritol	115-77-5			
En polvo	15			
Fracción respirable	5			
Pentafluoruro de azufre	5714-22-7	0.025	0.25	
Pentano	109-66-0	1000	2950	
Percloril fluoruro	7616-94-6	3	13.5	
Percloroetileno (tetracloroetileno)	127-18-4	Ver apéndice A.2		
Perclorometilmercaptano	594-42-3	0.1	0.8	
Perlita	93763-70-3			
En polvo	15			
Fracción respirable	5			
Peróxido de hidrógeno	7722-84-1	1	1.4	
p-Fenileno diamina	106-50-3		0.1	X
Picloram	1918-02-1			
En polvo	15			
Fracción respirable	5			
Pindona (2-Pivalil-l,3-indandiona)	83-26-1		0.1	
Piretro	8003-34-7		5	
Piridina	110-86-1	5	15	
p-isómero	99-99-0			
Plata, metálica y compuestos solubles	7440-22-4		0.01	
(como Ag)				
Platino (como Pt)				
Metálico				
Sales solubles 7440-06-4 0.002				
Plomo inorgánico (como Pb);	7439-92-1	50 μg/m^3		
ver 1910.1025 (para la industria				
en general, o 1926.62 (para construcción)				
Plomo tetraetilo (como Pb) 78-00-2 0.075 X				
Plomo tetrametilo, (como Pb) 75-74-1 0.075 X				
p-Nitroanilina	100-01-6	1	6	X
p-Nitroclorobenceno	100-00-5		1	X
Polvo de carbón (igual a o mayor		Ver apéndice A.3		
de 5% de SiO_2),				
Fracción respirable				
Polvo de carbón (menos de 5% de SiO_2),				
Fracción respirable		Ver apéndice A.3		
Propano	74-98-6	1000	1800	
Propileno imina	75-55-8	2	5	X
Propina; ver Metil acetileno				
p-ter-Butiltolueno	98-51-1	10	60	
Quinona	106-51-4	0.1	0.4	
RDX: ver Ciclonita				

		nivel de exposición permisible		
Sustancia	No. CAS.[a]	ppm[b]	mg/m^3[c]	Piel
Rodio (como Rh), compuestos solubles	7440-16-6		0.001	
Rodio (como Rh), humo metálico y compuestos insolubles	7440-16-6		0.1	
Rojo de pulir				
En polvo	15			
Fracción respirable	5			
Ronnel	299-84-3		15	
Rotenona	83-79-4		5	
Sacarosa	57-50-1			
En polvo	15			
Fracción respirable	5			
sec-Amil acetato	626-38-0	125	650	
sec-Butil acetato	105-46-4	200	950	
sec-Butil alcohol	78-92-2	150	450	
sec-Hexil acetato	108-84-9	50	300	
Selenio, compuestos (como Se)	7782-49-2		0.2	
Selenio, hexafluoruro (como Se)	7783-79-1	0.05	0.4	
Silicato de calcio	1344-95-2			
En polvo	15			
Fracción respirable	5			
Silicatos (menos del 1% de sílice cristalina)				
Mica (polvo respirable)	12001-26-2		Ver apéndice A.3	
Esteatita, en polvo			Ver apéndice A.3	
Esteatita, polvo respirable			Ver apéndice A.3	
Talco (con contenido de asbesto): utilizar el límite de asbesto: ver 29 CFR 1910.1001			Ver apéndice A.3	
Talco (sin contenido de asbesto), polvo respirable	14807-96-6		Ver apéndice A.3	
Tremolita, asbestiforme; ver 1910.1001				
Sílice, amorfa, precipitada y gel	112926-00-8		Ver apéndice A.3	
Sílice, amorfa, tierra diatomácea, conteniendo menos de 1% de sílice cristalina	61790-53-2		Ver apéndice A.3	
Sílice, cristobalita cristalina, polvo respirable,	14464-46-1		Ver apéndice A.3	
Sílice, cuarzo cristalino, polvo respirable	14808-60-7		Ver apéndice A.3	
Sílice, fundida, polvo respirable	60676-86-0		Ver apéndice A.3	
Sílice, tridimita cristalina, polvo respirable	15468-32-3		Ver apéndice A.3	
Sílice, trípol cristalina (como cuarzo), polvo respirable	1317-95-9		Ver apéndice A.3	
Silicio	7440-21-3			
En polvo	15			
Fracción respirable	5			
Solvente Stoddard	8052-41-3	500	2900	
Sulfamato de amoniaco	7773-06-0			
En polvo	15			
Fracción respirable	5			
Sulfato de bario	7727-43-7			
En polvo	15			
Fracción respirable	5			

Sustancia	No. CAS.[a]	nivel de exposición permisible ppm[b]	mg/m^3[c]	Piel
Sulfato de calcio	7778-18-9			
En polvo	15			
Fracción respirable	5			
Systox; ver Demeton 2,4,5-T (2,4,5-ácido triclorofenoxiacético)	93-76-5		10	
Talco; ver Silicatos				
Talio, compuestos solubles (como TI)	7440-28-0		0.1	X
Tantalio, metálico y óxido en polvo	7440-25-7		5	
TEDP (Sulfotep)	3689-24-5		0.2	X
Telurio de bismuto				
No dopado	1304-82-1			
En polvo			15	
Fracción respirable			5	
Telurio y compuestos (como Te)	13494-80-9		0.1	
Temefos	3383-96-8			
En polvo	15			
Fracción respirable	5			
TEPP (Tetraetil pirofosfato)	107-49-3		0.05	X
ter-Butil alcohol	75-65-0	100	300	
ter-Butil cromato [como CrO3]	1189-85-1		(C) 0.1	X
ter-Butil-acetato	540-88-5	200	950	
Terpenilo	26140-60-3	(C) 1	(C) 9	
Tetrabromuro de acetileno	79-27-6	1	14	
Tetracloroetileno; ver Percloroetileno				
Tetraclorometano; ver Tetracloruro de carbono				
Tetracloronaftaleno	1335-88-2		2	X
Tetracloruro de carbono	56-23-5	Ver apéndice A.2		
Tetrahidrofurano	109-99-9	200	590	
Tetrametil succinonitrilo	3333-52-6	0.5	3	X
Tetranitrometano	509-14-8	1	8	
Tetril (2,4,6-Trinitro-fenilmetilnitramina)	479-45-8		1.5	X
Tetróxido de osmio (como Os)	20816-12-0		0.002	
Thiram	137-26-8		5	
Tolueno	108-88-3	Ver apéndice A.2		
Tolueno-2,4-diisocianato (TDI)	584-84-9	(C) 0.02	(C) 0.14	
Toxafeno; ver Camfeno clorado				
Tremolita; ver Silicatos				
Tributil fosfato	126-73-8		5	
Tricloroetileno	79-01-6	Ver apéndice A.2		
Triclorometano ver Cloroformo				
Tricloronaftaleno	1321-65-9		5	X
Trietilamina	121-44-8	25	100	
Trifenil fosfato	115-86-6		3	
Trifluorobromometano	75-63-8	1000	6100	
Trifluoruro de boro	7637-07-2	(C) 1	(C) 3	

Sustancia	No. CAS.[a]	nivel de exposición permisible ppm[b]	mg/m[3c]	Piel
Trifluoruro de cloro	7790-91-2	(C) 0.1	(C) 0.4	
Trifluoruro de nitrógeno	7783-54-2	10	29	
Triortocresil fosfato	78-30-8		0.1	
Turpentina	8006-64-2	100	560	
Uranio (como U)	7440-61-1			
Compuestos solubles			0.05	
Compuestos insolubles			0.05	
Vanadio	1314-62-1			
Polvo respirable (como V_2O_5)			(C) 0.5	
Humo (como V_2O_5)			(C) 0.1	
Vinil benceno; ver Estireno				
Vinil cloruro; ver 1910.1017	75-01-4			
Viniltolueno	25013-15-4	100	480	
Volátiles de pez de alquitrán de hulla (fracción soluble en benceno), antraceno, BaP, fenantreno, acridina, criseno, pireno	65966-93-2		0.2	
Warfarina	81-81-2		0.1	
Xilenos (*o*-, *m*-, *p*-isómeros)	1330-20-7	100	435	
Xilidina	1300-73-8	5	25	X
Yeso	13397-24-5			
En polvo	15			
Fracción respirable	5			
Yodo	7553-56-2	(C) 0.1	(C) 1	
Zinc, cloruro, humo	7646-85-7		1	
Zinc, estearato	557-05-1			
En polvo	15			
Fracción respirable	5			
Zinc, óxido	1314-13-2			
En polvo	15			
Fracción respirable	5			
Zinc, óxido, humo	1314-13-2			
Zirconio, compuestos (como Zr)	7440-67-7			
α-Alúmina	1344-28-1			
En polvo	15			
Fracción respirable	5			
α-Cloroacetofenona (cloruro de fenacil)	532-27-4	0.05	0.3	
α-Metil estireno	98-83-9	(C) 100	(C) 480	
α-Naftilamina; ver 1910.1004	134-32-7			
β-Cloropreno	126-99-8	25	90	X
β-Naftilamina; ver 1910.1009 91-59-8				

[a]El número CAS es sólo para información. Las obligaciones se basan en el nombre de la sustancia. En el caso de los registros que comprenden más de un compuesto metálico medido como metal, se da el número CAS del metal, no los números CAS de los compuestos individuales.

[b]Partes de vapor o de gas por partes por millón de volumen de aire contaminado a 25 °C y 760 torr.

[c]Miligramos de sustancia por metro cúbico de aire. Cuando el registro solamente se encuentra en esta columna, el valor es exacto, cuando se indica con la notación ppm, el valor es aproximado.

[d]La norma final del benceno en el 1910.1028 se aplica a todas las exposiciones laborales al benceno, excepto en algunas circunstancias de distribución y venta de combustibles, contenedores sellados y ductos, producción de coque, perforación y producción de petróleo y gas, procesamiento de gas natural y la exclusión de porcentaje para mezclas líquidas; para los segmentos exceptuados se aplican los límites del benceno del Apéndice A.2. Ver el 1910.1028 en caso de circunstancias específicas.

[e]Este TWA de 8 horas sólo se aplica al polvo respirable, medido por un probador vertical elutriador de polvo de algodón o un instrumento equivalente. El promedio ponderado por el tiempo se aplica a las operaciones de procesamiento de desperdicios de algodón del reciclado de desperdicios (selección, mezcla, limpieza y cardado) y deshilachado. Ver también el 1910.1043 para los límites de polvo de algodón aplicables a los otros sectores.

[f]Todos los polvos inertes o molestos, sean minerales, inorgánicos, u orgánicos, no indicados específicamente por el nombre de alguna sustancia, están comprendidos en el límite de "Otras partículas no reguladas" (PNOR), que es el mismo que el límite del polvo inerte o molesto del Apéndice A.3.

Fuente: Code of Federal Regulations 29 CFR 1910.1000. 54 FR 36767, 5 de septiembre de 1989; 54 FR 41244, 6 de octubre de 1989; 55 FR 3724, 5 de febrero de 1990; 55 FR 12819, 6 de abril de 1990; 55 FR 19259, 9 de mayo de 1990; 55 FR 46950, 8 de noviembre de 1990; 57 FR 29204, 1 de julio de 1992; 57 FR 42388, 14 de septiembre de 1992; 58 FR 35340, 30 de junio de 1993; 61 FR 56746, 4 de noviembre de 1996.

APÉNDICE A.2: PEL Y STEL PARA ALGUNOS MATERIALES ESPECIALIZADOS

			Pico máximo aceptable por encima de la concentración máxima aceptable para un turno de 8 horas	
Sustancia	Promedio de 8 horas ponderado por el tiempo	Concentración máxima aceptable	Concentración	Duración máxima
Ácido crómico y cromatos (Z37-7-1971)	1 mg/10 m^3			
Ácido fluorhídrico (Z37.28-1969)	3 ppm			
Ácido sulfhídrico (Z37.2-1966) una sola vez, si no ocurre otra exposición mensurable	20 ppm	50 ppm		10 minutos
Benceno[a] (Z37.40-1969)	10 ppm	25 ppm	50 ppm	10 minutos
Berilio y compuestos de berilio (Z37.29-1970)	2 μg/m^3	5 μg/m^3	25 μg/m^3	30 minutos
Bisulfuro de carbono (Z37.3-1968)	20 ppm	30 ppm	100 ppm	30 minutos
Cadmio, en polvo[b] (Z37.5-1970)	0.2 mg/m^3	0.6 mg/m^3		
Cadmio, humo[b] (Z37.5-1970)	0.1 mg/m3	0.3 mg/m3		5 minutos
Cloruro de metileno ver 1910.1052	25 ppm	125 ppm	200 ppm	15 minutos en 3 horas cualquiera
Cloruro de metilo (Z37.18-1969)	100 ppm	200 ppm	300 ppm	5 minutos en 3 horas cualquiera

Sustancia	Promedio de 8 horas ponderado por el tiempo	Concentración máxima aceptable	Pico máximo aceptable por encima de la concentración máxima aceptable para un turno de 8 horas	
			Concentración	Duración máxima
Dibromuro de etileno (Z37.31-1970)	20 ppm	30 ppm	50 ppm	5 minutos en 3 horas cualquiera.
Dicloruro de etileno (Z37.21-1969)	50 ppm	100 ppm	200 ppm	
Estireno (Z37.15-1969)	100 ppm	200 ppm	600 ppm	5 minutos en 3 horas cualquiera
Flúor como polvo (Z37.28-1969)	2.5 mg/m^3			
Formaldehído: ver 1910.1048	25 ppm		125 ppm	
Mercurio (Z37.8-1971)	1 mg/10 m^3			
Órgano (alquilo) mercurio (Z37.30-1969)	0.01 mg/m^3	0.04 mg/m^3		
Tetracloroetileno (Z37.22-1967)	100 ppm	200 ppm	300 ppm	5 minutos en 3 horas cualquiera
Tetracloruro de carbono (Z37.17-196.7)	10 ppm	25 ppm	200 ppm	5 minutos en 4 horas cualquiera
Tolueno (Z37.12-1967)	200 ppm	300 ppm	500 ppm	10 minutos
Tricloroetileno (Z37.19-1967)	100 ppm	200 ppm	300 ppm	5 minutos en 2 horas cualquiera

[a]Esta norma se aplica a los segmentos de la industria, excepto a partir del TWA de 1 ppm en 8 horas y el STEL de 5 ppm de la norma del benceno en la 1910.1028.

[b]Esta norma se aplica a cualquier operación o sector para los cuales se ha suspendido la norma 1910.1027 del cadmio o no se encuentra en efecto.

Fuente: Code of Federal Regulations 29 CFR 1910.1000. 57 FR 42388, 14 de septiembre de 1992; 58 FR 21781, 23 de abril de 1993; 58 FR 35340, 30 de junio de 1993; 62 FR 1493, 10 de enero de 1997.

APÉNDICE A.3: PEL PARA POLVOS MINERALES

Sustancia	mppcf[a]	mg/m^3
Sílice		
Cristalina		
Cuarzo (respirable)	$\frac{250^b}{\%SiO_2 + 5}$	$\frac{10\ mg/m^{3^d}}{\%SiO_2 + 2}$
Cuarzo (en polvo)		$\frac{80\ mg/m^3}{\%SiO_2 + 2}$
Cristobalita: Utilice $\frac{1}{2}$ del valor calculado a partir de las fórmulas de conteo o masa para el cuarzo		
Tridimita: Utilice $\frac{1}{2}$ del valor calculado a partir de las fórmulas para el cuarzo amorfo, incluyendo la tierra diatomacea natural	20	

Sustancia	mppcf[a]	mg/m^3
Silicatos (menos de 1% de sílice cristalino)		
Mica	20	
Esteatita	20	
Talco (sin contenido de asbesto)	20[c]	
Talco (con contenido de asbesto). Utilice el límite del asbesto		
Tremolita, asbestiforme (ver 29 CFR 1910.1001)		
Cemento Pórtland	50	
Grafito (natural)	15	
Polvo de carbón[e]		
Fracción respirable menor al 5% de SiO_2	$\frac{2.4\ mg/m^3}{\%SiO_2 + 2}$	
Fracción respirable mayor al 5% de SiO_2	$\frac{10\ mg/m^3}{\%SiO_2 + 2}$	
Polvo inerte o molesto[d]		
Fracción respirable	15	5 mg/m^3
En polvo	50	15 mg/m^3

Nota: Factores de conversión: mppcf × 35.3 = millones de partículas por metro cúbico = partículas por cc.

[a]Millones de partículas por pie cúbico de aire, con base en muestras de impacto contadas mediante técnicas de campo de luz.

[b]El porcentaje de sílice cristalina en la fórmula es la cantidad determinada en muestras de aire, excepto en aquellas instancias en las que se ha demostrado que han resultado aplicables otros métodos.

[c]Que contenga menos de 1% de cuarzo; si tiene 1% de cuarzo o más, utilice el límite del cuarzo.

[d]Todos los polvos inertes o molestos, sean minerales, inorgánicos, u orgánicos, no indicados específicamente por el nombre de alguna sustancia, están comprendidos en el límite de "Otras partículas no reguladas" (PNOR), que es el mismo que el límite del polvo inerte o molesto del apéndice A.1.

[e]Tanto la concentración como el porcentaje de cuarzo para la aplicación de este límite, deben determinarse a partir de la fracción que pasa un selector de tamaño con las siguientes características:

Diámetro aerodinámico (esfera de densidad unitaria)	Porcentaje que pasa el selector
2	90
2.5	75
3.5	50
5.0	25
10	0

Las medidas de esta nota se refieren al uso de un instrumento AEC (actualmente NRC). La fracción respirable del polvo de carbón se determina con un MRE: la cifra que corresponde a la de 2.4 mg/m^3 en la tabla para el polvo de carbón es 4.5 mg/m^3.

APÉNDICE B

Tratamiento médico

- Tratamiento de INFECCIÓN.
- Aplicación de ANTISÉPTICOS durante una segunda visita o una posterior al personal médico.
- Tratamiento de QUEMADURA(S) DE SEGUNDO O TERCER GRADO.
- Aplicación de SUTURAS (puntos).
- Remoción de CUERPOS EXTRAÑOS INTRODUCIDOS EN EL OJO.
- Remoción de CUERPOS EXTRAÑOS de las heridas si el procedimiento es COMPLICADO debido a la profundidad de la inserción, tamaño o ubicación.
- Uso de MEDICAMENTOS DE PRESCRIPCIÓN (excepto en una dosis única administrada en la primera visita para una lesión menor o molestia).
- Uso de TERAPIA DE EMPAPADO caliente o frío durante una segunda visita o una posterior al personal médico.
- Aplicación de COMPRESA(S) caliente(s) o fría(s) durante una segunda visita o una posterior al personal médico.
- CORTE Y RETIRO DE PIEL MUERTA (desbridación quirúrgica).
- Aplicación de TERAPIA DE CALOR durante una segunda visita o una posterior al personal médico.
- Uso de la TERAPIA DE HIDROMASAJE durante una segunda visita o una posterior al personal médico.
- DIAGNÓSIS DE RAYOS X POSITIVOS (fracturas, huesos rotos, etcétera).
- ADMISIÓN A UN HOSPITAL o instalación médica equivalente para tratamiento.

Fuente: Registros, 1978.

APÉNDICE C

Tratamiento de primeros auxilios

- Aplicación de ANTISÉPTICOS durante la primera visita al personal médico.
- Tratamiento de QUEMADURA(S) DE PRIMER GRADO.
- Aplicación de VENDAJE(S) durante la primera visita al personal médico.
- Aplicación de APÓSITO(S) ADHESIVO(S) TIPO MARIPOSA o SUTURA(S) ADHESIVA(S) en lugar de suturas quirúrgicas.[1]
- Uso de venda(s) elástica(s) durante la primera visita al personal médico.
- Remoción de CUERPOS EXTRAÑOS NO INTRODUCIDOS EN EL OJO si sólo se requiere irrigación.
- Remoción de CUERPOS EXTRAÑOS de las heridas si el procedimiento NO ES COMPLICADO y se realiza mediante pinzas u otra técnica simple.
- Uso de MEDICAMENTOS NO PRESCRITOS y administración de una dosis única de MEDICAMENTOS DE PRESCRIPCIÓN en la primera visita para una lesión menor o molestia.
- Uso de TERAPIA DE HUMEDECIMIENTO en una visita inicial al personal médico o remoción de vendas por HUMEDECIMIENTO.
- Aplicación de COMPRESA(S) caliente(s) o fría(s) durante la primera visita al personal médico.
- Aplicación de UNGÜENTOS en abrasiones para evitar resequedad y agrietamiento.
- Aplicación de TERAPIA DE CALOR durante la primera visita al personal médico.
- Uso de la TERAPIA DE HIDROMASAJE durante la primera visita al personal médico.
- DIAGNOSIS DE RAYOS X NEGATIVOS.
- OBSERVACIÓN de una lesión durante la visita al personal médico.
- Limpieza, lavado o humedecimiento de heridas en la superficie de la piel.

[1]Cambio normal en los registros de OSHA

- Uso de dispositivos de inmovilización temporal para el transporte de una víctima de accidente (tablillas, cabestrillos, cuellos ortopédicos, o camillas).
- Perforación de una uña de la mano o el pie para liberar presión o drenar fluidos de ampollas.
- Uso de parches oculares.

El siguiente procedimiento, por sí mismo, no se considera tratamiento médico:

- Administración de VACUNA(S) TETÁNICA(S) o REFUERZO(S). Sin embargo, es frecuente que se apliquen estas vacunas en los casos de las heridas más serias; por tanto, las lesiones que requieren vacunas tetánicas pueden ser registradas por otras razones.

Fuente: Registros, 1978.

APÉNDICE D

Clasificación del tratamiento médico

ENFERMEDADES O DESÓRDENES DERMATOLÓGICOS LABORALES

Ejemplos: Dermatitis por contacto, eczema, o sarpullido provocados por irritantes primarios y sensibilizantes o plantas venenosas, acné por aceite, úlceras por cromo, quemaduras químicas o inflamaciones, etcétera.

ENFERMEDADES PULMONARES POR POLVOS (NEUMOCONIOSIS)

Ejemplos: Silicosis, asbestosis y otras enfermedades relacionadas con asbesto, neumoconiosis por carbón, bisinosis y siderosis.

CONDICIONES RESPIRATORIAS DEBIDAS A AGENTES TÓXICOS

Ejemplos: Neumonitis, faringitis, rinitis o congestión aguda debida a productos químicos, polvos, gases o humos; alveolitis alérgica extrínseca, etcétera.

ENVENENAMIENTO (EFECTO SISTÉMICO DE MATERIALES TÓXICOS)

Ejemplos: Envenenamiento por plomo, mercurio, cadmio, arsénico u otros metales; envenenamiento por monóxido de carbono, ácido sulfhídrico u otros gases; envenenamiento por benzol, tetracloruro de carbono u otros solventes orgánicos; envenenamiento por rocío de insecticidas como paratión o arseniato de plomo; envenenamiento por otros productos químicos como formaldehído, plásticos o resinas, etcétera.

DESÓRDENES DEBIDOS A AGENTES FÍSICOS (DISTINTOS A LOS MATERIALES TÓXICOS)

Ejemplos: Golpe de calor, insolación, fatiga por calor y otros efectos del calor ambiental; congelamiento, y efectos de exposición a las bajas temperaturas; síndrome de descompresión; efectos de la radiación ionizante (isótopos, rayos X, radio); efectos de radiación no ionizante (destellos de soldadura, rayos ultravioleta, microondas, rayos solares), etcétera.

DESÓRDENES ASOCIADOS CON TRAUMA REPETIDO

Ejemplos: Pérdida de la audición inducida por el ruido, sinovitis, tenosinovitis y bursitis; fenómeno de Reynaud y otras condiciones debidas a movimiento repetido, vibración o presión.

TODAS LAS DEMÁS ENFERMEDADES LABORALES

Ejemplos: Ántrax, brucelosis, hepatitis infecciosa, tumores malignos y benignos, envenenamiento con alimentos, histoplasmosis, coccidiomicosis, etcétera.

A P É N D I C E E

Químicos altamente peligrosos, tóxicos y reactivos

Este apéndice contiene una lista de productos químicos tóxicos y reactivos, altamente peligrosos, que presentan un potencial de evento catastrófico cuando se encuentran en la cantidad de umbral, o superior a ella. La lista está actualizada al 1 de enero de 2009 (OSHA Norma 29 CFR 1910.119, APP.A).

Nombre químico	CAS[a]	TQ[b]
1,1-Dimetilhidracina	57-14-7	1000
1-Cloro-2,4-dinitrobenceno	97-00-7	5000
2,4-Dinitroanilina	97-02-9	5000
3-Bromopropina (también llamada bromuro de propargilo)	106-96-7	2500
Acetaldehído	75-07-0	1000
Ácido bromhídrico	10035-10-6	5000
Ácido cianhídrico, anhidro	74-90-8	1000
Ácido clorhídrico	7647-01-0	5000
Ácido fluorhídrico	7664-39-3	1000
Ácido hidroclórico, anhidro	7647-01-0	5000
Ácido hidrofluórico, anhidro	7664-39-3	1000
Ácido nítrico (94.5% en peso o mayor)	7697-37-2	500
Ácido peracético (concentración mayor a 60% de ácido acético; también llamado ácido peroxiacético)	79-21-0	1000
Ácido perclórico (concentración mayor a 60% en peso)	7601-90-3	5000
Ácido peroxiacético (concentración mayor a 60% ácido acético; también llamado ácido peracético)	79-21-0	1000
Ácido selenhídrico	7783-07-5	150
Ácido sulfhídrico	7783-06-4	1500
Acrilil cloruro	814-68-6	250
Acroleína (2-propenal)	107-02-8	150
Alil cloruro	107-05-1	1000
Alilamina	107-11-9	1000
Alquil aluminios	Varía	5000
Amoniaco, anhidro	7664-41-7	10,000
Amoniaco, soluciones (con más de 44% de amoniaco en peso)	7664-41-7	15,000

Nombre químico	CAS[a]	TQ[b]
Anhídrido sulfúrico (también llamado trióxido de azufre)	7446-11-9	1000
Arsina (también llamado hidruro de arsénico)	7784-42-1	100
Bióxido de azufre (líquido)	7446-09-5	1000
Bióxido de cloro	10049-04-4	1000
Bióxido de nitrógeno	10102-44-0	250
Bis (clorometil) éter	542-88-1	100
Bromo	7726-95-6	1500
Bromuro de metilo	74-83-9	2500
Bromuro de propargilo	106-96-7	100
Ceteno	463-51-4	100
Cianógeno	460-19-5	2500
Cloro	7782-50-5	1500
Clorodietilaluminio (también llamado cloruro de dietilaluminio)	96-10-6	5000
Cloroformato de metilo	79-22-1	500
Clorometil metil éter	107-30-2	500
Cloropicrina	76-06-2	500
Cloruro de bromo	13863-41-7	1500
Cloruro de carbonilo (ver Fosgeno)	75-44-5	100
Cloruro de cianógeno	506-77-4	500
Cloruro de fosforilo (también llamado oxicloruro de fósforo)	10025-87-3	1000
Cloruro de metacriloil	920-46-7	150
Cloruro de metilo	74-87-3	15,000
Cloruro de tionilo	7719-09-7	250
Diazometano	334-88-3	500
Diborano	19287-45-7	100
Dicloroacetileno	7572-29-4	250
Diclorosilano	4109-96-0	2500
Dietilzinc	557-20-0	10,000
Difluoruro de oxígeno (monóxido de flúor)	7783-41-7	100
Dimetilamina, anhidro	124-40-3	2500
Dimetildiclorosilano	75-78-5	1000
Estibamina (hidruro de antimonio)	7803-52-3	500
Etilamina	75-04-7	7500
Etileneimina	151-56-4	1000
Flúor	7782-41-4	1000
Fluoroacetato de metilo	453-18-9	100
Fluorohidrina de etileno	371-62-0	100
Fluorosulfato de metilo	421-20-5	100
Fluoruro cianúrico	675-14-9	100
Fluoruro de carbonilo	353-50-4	2500
Fluoruro de perclorilo	7616-94-6	5000
Formaldehído (formalín)	50-00-0	1000
Fosfito (ácido fosfhídrico)	7803-51-2	100
Fosgeno (también llamado cloruro de carbonilo)	75-44-5	100
Furano	110-00-9	500
Hexafluoruro de selenio	7783-79-1	1000
Hexafluoruro de telurio	7783-80-4	250
Hexafuoroacetona	684-16-2	5000
Hidroperóxido de butilo (terciario)	75-91-2	5000
Hidroperóxido de cumeno	80-15-9	5000
Hidroxilamina	7803-49-8	2500
Hierro, pentacarbonilo	13463-40-6	250

Nombre químico	CAS[a]	TQ
Isopropilamina	75-31-0	500
Metacril aldehído	78-85-3	100
Metacriloiloxietil isocianato	30674-80-7	10
Metil acrilonitrilo	126-98-7	25
Metil hidracina	60-34-4	10
Metil isocianato	624-83-9	25
Metil vinil acetona	79-84-4	10
Metilamina, anhidro	74-89-5	100
Metilmercaptano	74-93-1	500
Metiltriclorosilano	75-79-6	50
Mezcla de cloropicrina y bromuro de metilo	Ninguno	150
Mezcla de cloropicrina y cloruro de metilo	Ninguno	150
Níquelcarbonilo (tetracarbonilo de níquel)	13463-39-3	15
Nitrato de celulosa (concentración mayor a 12.6% de nitrógeno)	9004-70-0	250
Nitrato de propilo	627-3-4	250
Nitrito de etilo	109-95-5	500
Nitroanilina (paranitroanilina)	100-01-6	500
Nitrometano	75-52-5	250
Óleum (65 a 80% en peso; también llamado ácido sulfúrico fumante)	8014-94-7	100
Oxicloruro de fósforo (también llamado cloruro de fosforilo)	10025-87-3	100
Óxido de etileno	75-21-8	500
Óxido nítrico	10102-43-9	25
Óxidos de nitrógeno (NO; NO_2; $N2O_4$; $N2O_3$)	10544-73-7	25
Ozono	10028-15-6	10
Óxidos de nitrógeno	10102-44-0	25
Pentaborano	19624-22-7	10
Pentafluoruro de azufre	5714-22-7	25
Pentafluoruro de bromo	7789-30-2	250
Pentafluoruro de cloro	13637-63-3	100
Perbenzoato de butilo (terciario)	614-45-9	750
Perclorato de amonio	7790-98-9	7500
Perclorometilmercaptano	594-42-3	150
Permanganato de amonio	7787-36-2	7500
Peroxibicarbonato de diisopropilo	105-64-6	7500
Peróxido de diacetilo (concentración mayor a 70%)	110-22-5	5000
Peróxido de dibenzoílo	94-36-0	7500
Peróxido de dibutilo (terciario)	110-05-4	5000
Peróxido de dilauroílo	105-74-8	7500
Peróxido de etil metil acetona (también el peróxido de metil etil acetona con concentración mayor a 60%)	1338-23-4	5000
Peróxido de hidrógeno (52% en peso o mayor)	7722-84-1	7500
Peróxido de metil etil acetona (concentración mayor a 60%)	1338-23-4	5000
Sarín	107-44-8	100
Tetrafluoroetileno	116-14-3	5000
Tetrafluorohidracina	10036-47-2	5000
Tetrafluoruro de azufre	7783-60-0	250
Tetrametilo de plomo	75-74-1	1000
Tetróxido de nitrógeno (también llamado peróxido de nitrógeno)	10544-72-6	250
Tetróxido de osmio	20816-12-0	100
Tricloro (clorometil) silano	1558-25-4	100
Tricloro (diclorofenil) silano	27137-85-5	2500
Triclorosilano	10025-78-2	5000
Tricloruro de boro	10294-34-5	2500

Nombre químico	CAS[a]	TQ[b]
Tricloruro de fósforo	7719-12-2	1000
Trifluorocloroetileno	79-38-9	10,000
Trifluoruro de boro	7637-07-2	250
Trifluoruro de bromo	7787-71-5	15,000
Trifluoruro de cloro	7790-91-2	1000
Trifluoruro de nitrógeno	7783-54-2	5000
Trimetoxisilano	2487-90-3	1500
Trióxido de azufre (también llamado anhídrido sulfúrico)	7446-11-9	1000
Trióxido de nitrógeno	10544-73-7	250
Yoduro de metilo	74-88-4	7500

[a]Número de Chemical Abstracts Service.

[b]Cantidad umbral en libras (cantidad necesaria para que sea aplicable esta norma). Norma OSHA 1910.119, Apéndice A. 57 FR 7847, 4 de marzo de 1992.

APÉNDICE F

Código de clasificación industrial estándar (SIC, Standard Industrial Classification)

PRINCIPALES CATEGORÍAS DE MANUFACTURA

Código SIC	Descripción
20	Alimentos y productos relacionados
21	Fabricantes de tabaco
22	Productos de telares textiles
23	Accesorios y otros productos terminados fabricados con telas y otros materiales similares
24	Madera y productos de madera, excepto muebles
25	Muebles y accesorios
26	Papel y productos afines
27	Impresiones, publicaciones e industrias afines
28	Productos químicos y afines
29	Refinación de petróleo e industrias relacionadas
30	Hule y productos plásticos varios
31	Piel y sus productos
32	Productos de piedra, arcilla, vidrio y concreto
33	Industrias metálicas primarias
34	Productos metálicos, excepto maquinaria y equipo de transporte
35	Maquinaria, excepto eléctrica
36	Maquinaria eléctrica y electrónica
37	Equipo de transporte
38	Instrumentos de medición, análisis y control; artículos fotográficos, médicos y ópticos; relojes de pared y de pulsera
39	Industrias de manufacturas varias

INDUSTRIAS PARCIALMENTE EXENTAS

Los patrones clasificados en los siguientes códigos SIC no están obligados a mantener registros generales de OSHA para lesiones y enfermedades a menos que se los requiera OSHA, el Departamento de Estadísticas Laborales (BLS, Bureau of Labor Statistics) o un departamento estatal autorizado. Debe informarse sobre las muertes o incidentes de trabajo que se traduzcan en hospitalización de tres o más empleados.

Código SIC	Descripción de la industria	Código SIC	Descripción de la industria
525	Ferreterías	725	Reparación y limpieza de calzado
542	Mercados de carne y pescado	726	Servicios funerarios y crematorios
544	Tiendas de dulces, nueces y confites	729	Servicios personales diversos
545	Tiendas de productos lácteos	731	Servicios publicitarios
546	Pastelerías al detalle (menudeo)	732	Servicios de informes de crédito y cobro
549	Tiendas de alimentos varios	733	Servicios de correo, reproducción y estenografía
551	Venta de automóviles nuevos y usados	737	Servicios de computación y datos
552	Venta de automóviles usados	738	Servicios de negocios diversos
554	Estaciones de venta de gasolina	764	Retapizado y reparación de muebles
557	Venta de motocicletas	78	Películas cinematográficas
56	Tiendas de ropa y accesorios	791	Academias, escuelas y salones de danza
573	Tiendas de radio, televisión y computadoras	792	Productores, orquestas y artistas
58	Establecimientos de comida y bebidas	793	Centros de boliche
591	Farmacias y tiendas de marca	801	Consultorios y clínicas médicas
592	Tiendas de licores	802	Consultorios y clínicas dentales
594	Tiendas de artículos varios	803	Consultorios de médicos osteópatas
599	Otras tiendas al detalle (menudeo) no clasificadas	804	Consultorios de otras disciplinas de salud
60	Instituciones de depósitos (bancos e instituciones de ahorro)	807	Laboratorios médicos y dentales
61	Instituciones no depositarias (instituciones de crédito)	809	Servicios de salud y similares no clasificados
62	Agencias de seguridad y distribuidores	81	Servicios legales
63	Compañías de seguros	82	Servicios educativos (escuelas, colegios, bibliotecas universitarias)
64	Agentes, distribuidores y servicios de seguros	832	Servicios individuales y familiares
653	Agentes y gerentes inmobiliarios	835	Servicios de niñeras diurnas
654	Oficinas de investigación inmobiliaria	839	Servicios sociales no clasificados
67	Oficinas de cartera y otras inversiones	841	Museos y galerías de arte
772	Estudios fotográficos	86	Organizaciones y asociaciones
723	Salones de belleza	87	Investigación, gerencia y otros servicios de ingeniería y contabilidad
724	Barberías	899	Servicios no clasificados

APÉNDICE G

Entidades de Estados Unidos que tienen planes estatales aprobados[1] por la federación, para normas de seguridad ocupacional e higiene y su aplicación

Alaska
Arizona
California
Connecticut[2]
Hawaii
Indiana
Iowa
Kentucky
Maryland
Michigan
Minnesota
Nevada
Nueva Jersey[2]
Nuevo México
Nueva York[2]
Carolina del Norte
Oregon
Carolina del Sur
Tennessee
Utah
Vermont
Virginia
Washington
Wyoming
También Puerto Rico y las Islas Vírgenes

[1]Aprobados mediante autoridad de la Sección 18.b de la Ley Pública 91-596. La lista está actualizada a mayo de 2009. El cambio más reciente fue en 2001.

[2]Los planes de Connecticut, Nueva Jersey y Nueva York sólo cubren el sector público (sólo empleados estatales, de gobiernos locales y municipales). La agencia federal OSHA cubre las obligaciones para empleados del sector privado de estos tres estados.

Bibliografía

Accident Facts. Itasca IL: National Safety Council, 1993.

AFI 91-202. *The Air Force Mishap Prevention Program*. U.S. Air Force, 1991.

AFI 91-204. *Safety Investigations and Reports*. U.S. Air Force, 1995.

ANSI/IESNA RP-7-01 Standard. Illumination Engineering Society of North America, Nueva York, NY, 2001.

Applications Manual for the Revised NIOSH Lifting Equation. Cincinnati, OH: U.S. Department of Health and Human Services, enero de 1994.

Arc Welding and Gas Welding and Cutting: Safety and Health (NIOSH 78-138). Cincinnati, OH: U.S. Department of Health, Education, and Welfare (NIOSH), 1978.

Arkansas Assigned Risk Rates for 2002. National Council on Compensation Insurance, 2002.

Arkansas Workers' Compensation Laws and Rules of the Commission (ed. mod.). Little Rock, AR: Workers' Compensation Commission, enero de 1986.

Asfahl, C. Ray, *Robots and Manufacturing Automation* (2a. ed.). Nueva York: John Wiley & Sons, Inc. 1992.

Asfahl, C. Ray, ed., *OSHA Standards Digest, General Industry Edition*. Fayetteville, AR: New 1 Century Media, 2006.

Asfahl, C. Ray, ed., *OSHA Standards Digest, Construction Edition*. Fayetteville, AR: New Century Media, 2008.

Asfahl, C. Ray and Erica R. Asfahl, "Job-Made Guardrails: Are They Strong Enough?" *Occupational Health & Safety*, marzo de 2007, vol. 76, núm. 3.

Auto and Home Supply Stores: Health and Safety Guide. (NIOSH 76-113), Cincinnati, OH: U.S. Department of Health, Education, and Welfare (NIOSH), 1975.

Avers, Laura, "A Bridge Builder's Worst Nightmare". *Ohio Monitor*, julio-agosto de 1993, vol. 65, núm.3, p. 16.

"Back Belts", *NIOSH FACT*. www.cdc.gov/niosh/backfs.html, 31 de agosto de 2002.

Barciela, Susana, "Working Column". Miami Herald, 21 de marzo de 1994.

Barnett, Ralph L., "Foot Controls: Riding the Pedal", *Safety Brief*, julio de 1997, vol. 12, núm. 4.

Bischoff, Kenneth B. and Robert J. Lutz, "Pharmacokinetics and Risk Assessment", course description, *Continuing Education*, Nueva York: American Institute of Chemical Engineers, 1992, p. 45.

Bland, Jay, ed., *The Welding Environment*, Miami, FL: American Welding Society, 1973.

Bloodborne Pathogens Final Standard: Summary of Key Provisions, Fact Sheet OSHA 92-46, Washington, DC: U.S. Department of Labor, 5 de agosto de 1992.

Brace, Tony, and Anthony Vetri, "Ergonomic Investments: A Plant-Level Exploratory Analysis", *Professional Safety*, febrero de 2009, vol. 54, núm. 2.

"Brake Monitoring" *Manufacturing Engineering*, febrero de 1976.

Briscoe, G. J., *Risk Management Guide*, DOE 76-45, SSDC-11, revision 1. Idaho Falls, ID: EG&G Idaho, Inc., 1982.

Chaffin, D., and K. Park, "Biomechanical Evaluation of Tho Methods of Manual Load Lifting" *AIIE Transactions*, junio de 1974, vol. 6, núm. 2.

Chapnik, Elissa-Beth y Clifford M. Gross, "Evaluation, Office Improvements Can Reduce VDT Operator Problems" *Occupational Health and Safety*, julio de 1987, vol. 56, núm. 7.

Chemistry Laboratory Safety Library (5a. ed.), Boston: National Fire Protection Association, 1975.

Christensen, Herbert E., et al., eds., *Registry of Toxic Effects of Chemical Substances* (ed. 1975). Rockville, MD: U.S. Department of Health, Education, and Welfare (NIOSH), 1975.

Christensen, Herbert E., *et al.*, eds., *Suspected Carcinogens*. Rockville, MD: U.S. Department of Health, Education, and Welfare (NIOSH), 1975.

Claussen, Lauretta, "Religious Rights? Balancing worker safety and religious freedom", *Safety + Health*, noviembre de 2008, vol. 178, núm. 5.

"Cleaning up the environment", *U.S. News and World Report*, 25 de marzo de 1991, p. 45.

"Color Detector Thbes and Direct Reading Gas Detection Instruments", *SKC Bulletin 9206*, 1 de junio de 1992.

A Common Goal. Little Rock, AR: Arkansas Department of Labor, 1975.

"Computer Chips and Miscarriages", columna, *Occupational Hazards*, diciembre de 1992, vol. 54, núm. 12.

Concepts and Techniques of Machine Safeguarding (OSHA 3067). Washington, DC: U.S. Department of Labor, Occupational Safety and Health Administration, 1980.

Concrete Collapse, "U.S. Department of Labor's OSHA cites Denver concrete contractor following accident injuring 13 employees", OSHA 08-46-DEN, 9 de enero de 2008.

Concrete Products and Industry: Health and Safety Guide (NIOSH 75-163). Cincinnati, OH: U.S. Department of Health, Education, and Welfare (NIOSH), 1975.

Construction and Related Machinery Manufacturers: Health and Safety Guide (NIOSH 78-103) Cincinnati, OH: U.S. Department of Health, Education, and Welfare (NIOSH), 1977.

Construction Industry OSHA Safety and Health Standards (29 CFR 1926/1910: OSHA 2207) (mod.). Washington, DC: Department of Labor, Occupational Safety and Health Administration, 1979.

Construction vs. Manufacturing 1974-94, U.S. Department of Labor Washington, DC: Department of Labor, 1996.

Cost of Government Regulation Study. Chicago: Arthur Andersen, 1979.

Cote, Arthur E., "History of Fire Protection Engineering" *Fire Protection Engineering*, otoño de 2008.

Covan, John M., *Electric Hazards Control Manual*, Little Rock, AR: Arkansas Department of Labor, 1977.

Cranes: A Guide to Good Work Practices for Operators (NIOSH 78-192). Cincinnati, OH: U.S. Department of Health, Education, and Welfare (NIOSH), 1978.

Crites, Thomas R., "Reconsidering the Costs and Benefits of a Formal Safety Program" *Professional Safety*, diciembre de 1995, vol. 40, núm. 12, p. 28.

Cross, Rich, "EPA's Tank Rule: A Compliance Nightmare for Motor Carriers", *Commercial Carrier Journal*, noviembre de 1988.

Dear, Joseph A., "The Rate of Injuries and Illnesses in Construction". Speech to the Northwest Indiana Business Roundtable, 23 de marzo de 1995.

DeGroff, Lola, "Deadline to Submit Comments on OSHA Draft Guidelines on Night Retail Violence Extended Again" Release USDL: 96-437. Washington, DC: *U.S. Department of Labor News*, 17 de octubre de 1996.

Dickie, D. E., *Crane Handbook*. Toronto: Construction Safety Association of Ontario, 1975.

Douglass, Cynthia, "Indoor Air Quality Act of 1991", Congressional Testimony. Washington, DC: U.S. House of Representatives, Committee on Science, Space, and Technology, Subcommittee on Environment, 7 de febrero de 1992.

Draeger Tube Handbook. Pittsburgh, PA: National Draeger, 1992.

Drug Testing Monitor (folleto). Washington, DC: Traffic World, 1989.

Eckhardt, Robert, "The Safety Professional in the Corporate Social Structure", *Professional Safety*, mayo de 1993, vol. 38, núm. 5, p. 31.

Elements of Ergonomics Programs, Washington, DC: Department of Labor, Occupational Safety and Health Administration, marzo de 1997.

Employer payment for Personal Protective Equipment, Final Rule, U.S. Department of Labor, noviembre de 2007.

Engineering Control of Welding Fumes (NIOSH 75-115). Cincinnati, OH: U.S. Department of Health, Education, and Welfare (NIOSH), 1975.

"Everything You Wanted to Know about OSHA", Little Rock Area OSHA Office, Little Rock, AR. Presentado por David Trigg el 31 de enero de 2009.

Fabricated Structural Metal Products Industry: Health and Safety Guide (NIOSH 78-100). Cincinnati, OH: U.S. Department of Health, Education, and Welfare (NIOSH), 1977.

Fatal Facts, Núm.36. Washington, DC: U.S. Department of Labor, 1988.

Federal Register, Docket Number OSHA-2008-0031. "Clarification of Remedy for Violation of Requirements To Provide Personal Protective Equipment and Train Employees", 18 de septiembre de 2008.

Federal Register, OSHA Standard 29 CFR 1910.146, con preámbulo, 58 FR 4549, 14 de enero de 1993.

Feldman, Marye C., y James B. Bramson, "What Is the Cost of Compliance", *Journal of the American Dental Association*, junio de 1994, vol. 125, p. 682.

Felsenthal, Edward, "Out of Hand: Is It an Epidemic or Largely a Fad? The Debate Over Repetitive-Stress Injury Heats Up". Wall Street Journal, 18 de febrero de 1994, vol. 223, núm. 35.

Fiberglass Layup and Sprayup (NIOSH 76-158). Cincinnati, OH: U.S. Department of Health, Education, and Welfare (NIOSH), 1976.

Fire Protection Handbook (15a. ed.). Quincy, MA: National Fire Protection Agency, 1981.

Flammable and Combustible Liquids Fact Sheet, Oregon OSHA, Salem, OR, 08/19/2005.

Flashpoint Index of Trade Name Liquids (9a. ed.). Boston: National Fire Protection Association, 1978.

Fleming, Susan Hall, "Secretary of Labor Reich Announces Violence Prevention Guidelines for Health Care and Social Service Workers", Release USDL: 96-99, Washington, DC: *U.S. Department of Labor News*, 14 de marzo de 1996.

Fleming, Susan Hall, "Florida Excavation Firm Involved in Fatal Trench Collapse Faces $448,000 OSHA Penalty, Third Highest for Trenching", Release USDL: 97-147. Washington, DC: *U.S. Department of Labor News*, 30 de abril de 1997.

Foremanship and Accident Prevention in Industry. Boston, MA: American Mutual Liability Insurance Company, 1943.

Forms for Recording Work-Related Injuries and Illnesses, U.S. Department of Labor, Washington, DC, 1971.

Foulke, Edwin G., Jr., "Contested Cases Get a Fair Shake" *Safety and Health*, septiembre de 1992, vol. 148, núm. 3, p. 68.

Foundries: Health and Safety Guide (NIOSH 76-124). Cincinnati, OH: U.S. Department of Health, Education, and Welfare (NIOSH), 1976.

Fox, Stephen, "Manhole Cover Industry Hurt by Industry Imports" (entrevista de Associated Press con Jim Pinkerton, Pinkerton Foundry, Lodi, CA), *Northwest Arkansas Times*, 1981.

"Fraud: It doesn't pay to cheat", *BWC Focus Magazine*, otoño, 1997, vol. 1 núm. l.

Friend, Mark A., "What Can Responders Learn from Sept. 11?", *Responder Safety*, suplemento trimestral de *Occupational Hazards*, 2002, vol. 1, núm. l.

Fumes and Gases in the Welding Environment. Miami, FL: American Welding Society, 1979.

Garg, A., D. B. Chaffin, y G. D. Herrin, "Prediction of Metabolic Rates for Manual Materials Handling Jobs", *American Industrial Hygiene Association Journal*, 1978, vol. 39, pp. 661-674.

Geller, Elizabeth, Mg. Ed. *Dictionary of Scientific and Technical Terms*, (6a. ed.), Nueva York: McGraw-Hill Companies, Inc., 2003.

General Industry OSHA Safety and Health Standards (29 CFR 1910, OSHA 2206) (mod.). Washington, DC: U.S. Department of Labor, Occupational Safety and Health Administration, 1989.

GHS-OSHA HCS, Comparison of Hazard Communication Requirements, www.osha.gov/dsg/hazcom/GHSOSHAComparison.html, julio de 2008.

Glantz, Stanton A., "Health Hazards of Secondhand Smoke", *Juicio*, 1 de junio de 1991, vol. 29, núm. 6, p. 36.

Gonzales, Claire, "EEOC Sues Exxon for Disability Act Violation", U.S. Equal Employment Opportunity Commission News Release, 28 de junio de 1995.

Grain Mills: Health and Safety Guide (NIOSH 75-144). Cincinnati, OH: U.S. Department of Health, Education, and Welfare (NIOSH), 1975.

Greene, Wamer C., "AIDS and the Immune Systems", Scientific American, 1 de septiembre de 1993, vol. 269, núm. 3, p. 98.

Griffin, Mark F., "A Review of the Effectiveness of OSHA's Safety Enforcement Policy", Tesis para Masetría, University of Arkansas, Fayetteville, AR, 1993.

Grimaldi, John V., and Rollin H. Simonds, *Safety Management* (3a. ed.). Homewood, IL: Richard D. Irwin, 1975.

Hamilton, Robert W., "The Role of Nongovemmental Standards in the Development of Mandatory Federal Standards Affecting Safety or Health", *Texas Law Review*, noviembre de 1977, vol. 56, núm. 8.

Hammer, Willie, *Occupational Safety Management and Engineering* (2a. ed.). Englewood Cliffs, NJ: Prentice Hall, 1981.

Handbook of Organic Industrial Solvents, Technical Guide 6 (5a. ed.). Chicago: Alliance of American Insurers, 1980.

Hawley, Gessner G. (autor revisor), *The Condensed Chemical Dictionary* (9a. ed.). Nueva York: Van Nostrand Reinhold, 1975.

Hazard Communication Guidelines for Compliance (1910.1200 Appendix E), U.S. Department of Labor, Washington, D.C., 11/25/1983.

Hazard Communication Guidelines for Compliance (1910.1200 Appendix E), U.S. Department of Labor, Washington, D.C., 24 de agosto de 1987.

"Hazardous Employer Program" (Amended Rule 2) Little Rock, AR: Arkansas Workers' Compensation Commission, 1997.

Health and Safety Guide for Public Warehousing. Cincinnati, OH: U.S. Department of Health, Education, and Welfare (NIOSH), 1978.

Heinrich, H. W., *Industrial Accident Prevention* (4a ed.). Nueva York: McGraw-Hill, 1959.

Hotels and Motels: Health and Safety Guide (NIOSH 76-112). Cincinnati, OH: U.S. Department of Health, Education, and Welfare (NIOSH), 1975.

Houston Chronicle, 10 de enero de 1984.

"How to Lift and Carry Safely", Fact Sheet, National Safety Council, Itasca, IL, 2005.

Hyatt, E. C., et al., "Effect of Facial Hair on Worker Performance", American Industrial Hygiene Association Journal, abril de 1973.

Imre, John, disertación doctoral no publicada, Michigan State University, East Lansing, MI, 1974.

The Industrial Environment: It's Evaluation and Control. Cincinnati, OH: U.S. Department of Health, Education, and Welfare (NIOSH), 1973.

Industrial Noise Control Manual (NIOSH 79-117) (ed. modif.). Cincinnati, OH: U.S. Department of Health, Education, and Welfare (NIOSH), 1978.

Industrial Ventilation (15a. ed.). Lansing, MI: Comrnittee on Industrial Ventilation, American Conference of Govemmental Industrial Hygienists, 1978.

Injury Facts, 2002 Edition. Itasca, IL: National Safety Council, 2002.

Injury Facts, 2009 Edition. Itasca, IL: National Safety Council, 2009.

Kamp, John, *Job Candidate Profile Technical Manual* (2a. ed.). St. Paul, MN: St.Paul Fire and Marine Insurance Company, 1991.

Konz, Stephan, and Steven Johnson, *Work Design Industrial Ergonomics* (6a. ed.). Scottsdale, AZ: Holcomb Hathaway Publishers, junio de 2003.

Kroemer, Karl, Henrike Kroemer, y Katrin Kroemer-Elbert, *Ergonomics* (2a. ed.). Upper Saddle River, NJ: Prentice Hall, 2001.

LaBar, Gregg, "*Hamlet, NC: Home to a National Tragedy*", *Occupational Hazards*, septiembre de 1992, vol. 54, núm. 9, p. 29.

LaBar, Gregg, "Substituting Safer Materials", *Occupational Hazards*, noviembre de 1997, vol. 59, núm. 11, pp. 49-51.

LaBar, Gregg, "Testing the Limits of Industrial Hygiene", *Occupational Hazards*, mayo de 1993, vol. 55, núm. 5, p. 56.

Lapedes, Daniel N., ed. *Dictionary of Scientific and Technical Terms* (2a. ed.). Nueva York: McGraw-Hill, 1978.

Lastowka, James A., "OSHA's Process Safety Standard: Key Lessons from the First Five Years", *Occupational Hazards*, julio de 1997, vol. 59, núm. 7, p. 45.

Leading 20-minute Meetings that Matter (video). Richmond, Virginia: Briefings Publishing Group, 2008.

Lee, Cynthia, y Sheila Hall, "Region V: Partnership and Teamwork for Success", *Job Safety and Health Quarterly*, invierno 1995, vol. 6, núm. 2, p. 10.

"Les Posen's Fear of Flying Weblog", publicado por Les Posen, 19 de mayo de 2004. http://homepage.mac.com/lesposen/iblog/B80495344/C840540124/E1966059962/index.html.

Lithographic Printing Industry: Employee Health and Safety (NIOSH 77-223). Cincinnati, OH: U.S. Department of Health, Education, and Welfare (NIOSH), 1977.

Loewer, Otto J., Thomas C. Bridges, y Ray A. Bucklin, *On-farm Drying and Storage.* St. Joseph, MI: American Society of Agricultural Engineers, 1994.

Lorenzi, Neal, "From Research to Reality", *Professional Safety*, agosto de 1995, vol. 40, núm. 8, p. 16.

Lovett, John N., *Industrial Noise Control Manual*, Little Rock, AR: Arkansas Department of Labor, 1976.

Luttman, Alwin, Matthias Jäger, y Barbara Griefahn, "Preventing Musculoskeletal Disorders in the Workplace", Protecting Worker's Health Series Núm. 5, Organización Mundial de la Salud, 2003.

Machine Guarding: Assessment of Need (NIOSH 75-173). Cincinnati, OH: U.S. Department of Health, Education, and Welfare (NIOSH), 1975.

Main, Jeremy, "The Big Cleanup Gets It Wrong", Fortune, 20 de mayo de 1991, vol. 123, núm. 10, p. 95.

Management of Work-Related Musculoskeletal Disorders, proyecto de trabajo Z365 del ANSI Accredited Standards Committee. Itasca, IL: National Safety Council, 6 de agosto de 2002.

Manual of Respiratory Protection against Radioactive Materials (NUREG-0041). Washington, DC: U.S. Atomic Energy Commission, Directorate of Regulatory Standards, 1974.

Manufacturers of Paints and Allied Products: Health and Safety Guide (NIOSH 75-179). Cincinnati, OH: U.S. Department of Health, Education, and Welfare (NIOSH), 1975.

Martimo et al., "Effect of training and lift equipment for preventing back pain in lifting and handling: systematic review", British Medical Journal, enero de 2008.

McClay, Robert E., "Toward a More Universal Model of Loss Incident Causation", *Professional Safety*, enero de 1989, vol. 34, núm. l.

McElroy, Frank E., ed., "Administration and Programs", *Accident Prevention Manual for Industrial Operations* (10a. ed.). Chicago: National Safety Council, 1992.

McElroy, Frank E., ed., "Engineering and Technology" *Accident Prevention Manual for Industrial Operations* (10a. ed.). Chicago: National Safety Council, 1992.

Metal Stamping Operations, Health and Safety Guide (NIOSH 75-174). Cincinnati, OH: U.S. Department of Health, Education, and Welfare (NIOSH), 1975.

Metalworking Fluids: Safety and Health Best Practices Manual, U.S. Department of Labor, noviembre de 2001.

Method of Recording and Measuring Work Injury Experience (ANSI Z16.1-1967). Nueva York: American National Standards Institute, 1967.

Moore, Larry R., "Preventing Homicide and Acts of Violence in the Workplace", *Professional Safety*, julio de 1997, vol. 42, núm. 7, p. 20.

Most Frequently Asked Questions Concerning the Bloodborne Pathogens Standard, OSHA Administrative Memo Information Booklet, Washington, DC: U.S. Department of Labor, Occupational Safety and Health Administration, 1 de febrero de 1993.

Mukherjee, Sougata, "OSHA's Cost to Business Tops $33 Billion", *Baltimore Business Journal*, 1 de noviembre de 1996, vol. 14, núm. 24, p. 27.

National Electrical Code® (NEC). Boston: National Fire Protection Association, 1971 y 1981.

National Safety Council, Safety Training Institute program announcement, Itasca, IL: National Safety Council, octubre de 1995.

Nemeth, John C., "Risk: Dollars and Trust", *Environmental Spectrum*, 1991, vol. 8, núm. 1.

NFPA Inspection Manual (3a. ed.). Boston: National Fire Protection Association, 1970.

NIOSH Certified Equipment: Cumulative Supplement (NIOSH 77-195). Morgantown, WV: U.S. Department of Health, Education, and Welfare (NIOSH), 1977.

Nonfatal Occupational Injuries and Illnesses Requiring Days Away from Work 2007, Bureau of Labor Statistics, Washington, DC, noviembre de 2008.

Nonmandatory Compliance Guidelines for Hazard Assessment and Personal Protective Equipment Selection, Norma OSHA 29 CFR-1910, Subpart I, App. B.

Occupational Diseases: A Guide to Their Recognition. Cincinnati, OH: U.S. Department of Health, Education, and Welfare (NIOSH), 1951.

Occupational Exposure Sampling Manual (NIOSH 77-173). Cincinnati, OH: U.S. Department of Health, Education, and Welfare (NIOSH), 1977.

Occupational Injuries and Illnesses in the United States by Industry. Washington, DC: U.S. Department of Labor, Bureau of Labor Statistics, 1985.

Occupational Safety and Health Cases, vol. 1-9. Washington, DC: Bureau of National Affairs, 1974-1982.

Occupational Safety and Health Directory (NIOSH 80-124). Cincinnati, OH: U.S. Department of Health and Human Services (NIOSH), 1980.

Occupational Safety and Health Reporter (semanario), vol. 1-11. Washington, DC: Bureau of National Affairs, Inc., 1971-1982.

Occupational Safety and Health in Vocational Education (NIOSH 79-125). Cincinnati, OH: U.S. Department of Health and Human Services (NIOSH), 1979.

Olishifski, Julian B., y Frank E. McElroy, ed. *Fundamentals of Industrial Hygiene*, Chicago: National Safety Council, 1971.

"OSHA," columna, *Occupational Hazards*, diciembre de 1992, vol. 54, núm. 12, p. ll.

"OSHA," columna, *Occupational Hazards*, septiembre de 1993, vol. 55, núm. 9, p. 26.

"OSHA Commits to Reducing Forklift Accidents in the Southeast", Region 4 News Release, USDOL: 02-180, 10 de septiembre de 2002.

OSHA Consultation Service, Fact Sheet Núm. OSHA 97-04, Washington, DC: U.S. Department of Labor, 1 de enero de 1997.

"OSHA Proposes Fines for Ergonomics-Related Injuries", *Material Handling Engineering*, febrero de 1989, vol. 44, núm. 2, p. 42.

"OSHA Requests Comments On Proposed Improvements to Twenty-three Health Standards",·*OSHA Trade News Release*, Washington, DC: U.S. Department of Labor, 30 de octubre de 2002.

"OSHA's Role at the World Trade Center Emergency Project", *OSHA News Release*, Washington, DC: U.S. Department of Labor, 21 de septiembre de 2002.

Ott, Wayne R., y John W. Roberts, "Everyday Exposure to Toxic Pollutants", Scientific American, febrero de 1998, vol. 278, núm. 2, p. 86.

Overhead and Gantry Cranes (ANSI B.30.2.0-1976). Nueva York: American National Standards Institute, 1976.

Perl, Raphael, "The Department of Homeland Security: Background and Challenges". Washington DC: The National Academies Press, 2004.

Peterson, Donald R., y David B. Thomas, Fundamentals of Epidemiology. Lexington, MA: Lexington Books, 1978.

Plumbing, Heating and Air Conditioning Contractors: Health and Safety Guide (NIOSH 76-127) Cincinnati, OH: U.S. Department of Health, Education, and Welfare (NIOSH), 1975.

Powder Actuated Fastening Tools (NIOSH 78-178A). Cincinnati, OH: U.S. Department of Health, Education, and Welfare (NIOSH), 1978.

"Preamble to the OSHA Lockout/Tagout Standard", *Federal Register*, 1 de septiembre de 1989, vol. 54, núm. 169.

Pregnancy and Substance Abuse, National Women's Health Information Center, Department of Health and Human Services, Fairfax, Virginia www.nlm.nih.gov/medlineplus/pregnancyandsubstance-abuse.html con acceso el 13 de enero de 2009.

A Prescription for Battery Workers (NIOSH 76-153). Cincinnati, OH: U.S. Department of Health, Education, and Welfare (NIOSH), 1976.

"Privatized Workers' Comp Succeeding in West Virginia", Occupational Health & Safety, 10 de abril de 2008.

"Psychological Tests & Workplace Violence", *The Florida Bar Journal*, marzo de 1994.

Public Law 91-596 (Williams-Steiger Occupational Safety and Health Act of 1970), Congreso de Estados Unidos, 19 diciembre de 1970.

Public Law 101-336 (Americans with Disabilities Act of 1990), Congreso de Estados Unidos, 26 de julio de 1990.

Ramachandran, Kumar, "An Analysis Tool for Building Design Based on the Simulation Modeling of Human Behavior in Buildings During Emergencies/Fires", propuesta para disertación doctoral, Department of Industrial Engineering, University of Arkansas, Fayetteville, AR, agosto de 1997.

"Rapid Rater", Independent Insurance Agents of Arkansas, 1 de mayo de 1991.

Recordkeeping OSHA Fact Sheet, Washington, DC: Department of Labor, Occupational Safety and Health Administration, 2001.

Recordkeeping Réquirements under the Occupational Safety and HealthAct of 1970. Washington, DC: U.S. Department of Labor, Occupational Safety and Health Administration, 1978.

Registry of Toxic Effects of Chemical Substances. Cincinnati, OH: U.S. Department of Health, Education, and Welfare (NIOSH), 1976.

Rekus, John F., "OSHA's Lockout Tagout Standard Mandates Control of Energy Sources", *Occupational Health and Safety*, noviembre de 1990, vol. 59, núm. 11, p. 108.

Respiratory Protection: An Employer's Manual (NIOSH 78-193A). Cincinnati, OH: U.S. Department of Health, Education, and Welfare (NIOSH), 1978.

Respiratory Protection: A Guide for the Employee (NIOSH 78-193B). Cincinnati, OH: U.S, Department of Health, Education, and Welfare (NIOSH), 1978.

Rigging Manual. Toronto: Construction Safety Association of Ontario, 1975.

Ritzel, Dale O. y Rodney G. Allen, "Validity of the Basic Principle of Safety Management or Loss Control", *Professional Safety*, febrero de 1996, vol. 41, núm. 2, p. 24.

Roberts, Stacey, "Tyson: Guilty of Fatal Violation", Arkansas Democrat-Gazette, 7 de enero de 2009.

Ryan, Joseph P., "Power Press Safeguarding: A Human Factors Perspective", *Professional Safety*, agosto de 1987, vol. 32, núm. 8, pp. 23-26.

Safety Requirements for Woodworking Machinery (ANSI 01.1-1975). Nueva York: American National Standards Institute, 1975.

Safety Standard for Monorail Systems and Underhung Cranes (ANSI B30.11-1973). Nueva York: American National Standards Institute, 1973.

Sample Bloodborne Pathogens Exposure Control Plan. Philadelphia: OSHA Philadelphia Regional Office of Technical Support, 25 de marzo de 1992.

Saulter, Gilbert J., Regional Administrator, OSHA Region VI, en un discurso titulado "OSHA Update", Little Rock, AR, 27 de julio de 1988.

Sax, N. Irving, *Dangerous Properties of Industrial Materials* (5a. ed.). Nueva York: Van Nostrand Reinhold, 1975.

Scannell, Gerard F., "OSHA's Efforts to Protect Workers from Indoor Air Pollution", Testimonio ante el Congreso. Washington, DC: Committee on Energy and Commerce, Subcommittee on Environment, abril 10, 1991.

Schuster, Eric S., "Understanding the ADA", *Association Management*, 1 de abril de 1991, vol. 43, núm. 4, p. 51.

Sensidyne Product Literature, *The First Truly Simple Precision Gas Detector System.* Largo, FL: Sensidyne, 1984.

Sign and Advertising Display Manufacturers: Health and Safety Guide (NIOSH 76-126). Cincinnati, OH: U.S. Department of Health, Education, and Welfare (NIOSH), 1976.

Smith, Harry C., "BLEVE Can Blow You to Oblivion", Ohio Monitor, octubre de 1979, vol. 52, núm. 10, p. 16.

"Standard Code of Practise for Safety of Machinery," British Standard BS5304:1988.

Threshold Limit Values (folleto TLV). Cincinnati, OH: American Conference of Governmental Industrial Hygienists. Septiembre de 1993-1994.

Title III Fact Sheet. Washington, DC: U.S. Environmental Protection Agency, 1987. U.S. Government Printing Office Document 1987-718-872-1302/1280.

The Tobacco Settlement, Statements and Information. Washington, DC: The American Cancer Society, 20 de junio de 1997, Internet address: www.cancer.org/tobacco/tralertl.html.

Tyson, Pat, discurso en la 18th Annual Employment Law & Legislative Conference, patrocinada por la Society for Human Resource Management, Washington, DC, 2001.

Wallace, L. A., "Human Exposure to Environmental Pollutants: A Decade of Experience", *Clinical and Experimental Allergy*, 1995, vol. 25, núm. 1, pp. 4-9.

The Welding Environment. Miami, FL: American Welding Society, 1973.

Wells, A. Judson, "Deadly Smoke", *Occupational Health and Safety*, septiembre de 1989.

Work-Related Musculoskeletal Disorders (WMSD), proyecto de norma ANSI Z365, 6 de agosto de 2002.

Wilkinson, Bruce S., "Substance Abuse Programs", Procedimientos de la American Society of Safety Engineers Annual Professional Development Conference and Exposition, Baltimore, MD, 14-17 de junio de 1987.

Wooden Furniture Manufacturing: Health and Safety Guide (NIOSH 75-167). Cincinnati, OH: U.S. Department of Health, Education, and Welfare (NIOSH), 1975.

Worker Exposure to AIDS and Hepatitis B. Washington, DC: U.S. Department of Labor, Occupational Safety and Health Administration, 1987.

Work Injury and Illness Rates. Chicago: National Safety Council, 1981.

Work Practices Guide for Manual Lifting (NIOSH 81-122). Cincinnati, OH: U.S. Department of Health and Human Services (NIOSH), 1981.

"Workplace Smoking Rule Moves Too Slowly for ASH", Keller's Industrial Safety Report, mayo de 1997, vol. 7, núm. 5.

Zumar, Tony, "Worker's Comp Safety Division Update", presentation in Little Rock, AR, 16 de septiembre de 1993.

Glosario

ACGIH Conferencia Estadounidense de Higienistas Industriales Gubernamentales (American Conference of Governmental Industrial Hygenists).

ADA Ley para Estadounidenses con Discapacidades (American with Disabilities Act, de 1990).

AIHA American Industrial Hygiene Association.

AL Nivel de acción (Action Level).

amp Amperio.

Análisis de árbol de fallas Diagrama lógico utilizado para analizar las probabilidades asociadas con las diversas causas y sus efectos adversos.

ANSI Instituto Nacional Estadounidense de Normas (American National Standards Institute).

Aparejo Ensamble que consiste de bloques (por lo general dos) arrollados juntos para obtener una ventaja mecánica.

Asfixiantes Sustancias que evitan que el oxígeno llegue a las células del cuerpo.

ASH Organización de Estados Unidos contra el humo del tabaco (Action on Smoking and Health).

ASHRAE Sociedad Estadounidense de Ingenieros en Calefacción, Refrigeración y Acondicionamiento del Aire (American Society of Heating, Refrigerating, and Air-Conditioning Engineers).

AWS Sociedad Estadounidense de Soldadura (American Welding Society).

Barra de disparo Barra a la que el operador u otras personas en los alrededores pueden tener acceso rápido y conveniente para desactivar o desconectar una máquina en caso de emergencia. También se le llama varilla de disparo.

Barrido Método obsoleto (sin reconocimiento legal actual) para salvaguardar una prensa. Los barridos se conectan mecánicamente al mecanismo del ariete de la prensa y golpean y barren los brazos del operador u otros objetos en el área de entrada a la zona de peligro.

BLEVE Explosión de vapor expansivo de un líquido en ebullición (Boiling Liquid Expanding Vapor Explosion).

Bloque de carga Ensamble de poleas al que se sujeta la carga.

Bloque Ensamble mecánico que contiene una o más poleas de libre rotación.

Bloqueo doble Contacto accidental peligroso entre bloques de poleas que ocurre cuando el cable elevador se recoge demasiado. Esta condición puede romper rápidamente dicho cable, haciendo que caiga el bloque de carga y la carga (en su caso).

Bloqueo y purga *Ver* Doble bloqueo y purga.

Bloqueo Método para asegurar que las máquinas a las que se les está dando servicio no se enciendan de forma prematura. La persona de mantenimiento que realiza el servicio bloquea el interruptor de encendido o la caja de control. Sólo la persona de mantenimiento que realiza el servicio tiene la llave para el candado. Cada individuo del personal de mantenimiento tiene sus propios candados para que todos ellos se retiren antes de regresar la máquina a servicio. Se considera que el bloqueo es más confiable que el "rotulado".

BLS Oficina de Estadísticas del Trabajo (Bureau of Labor Statistics).

C Valor máximo; concentración máxima aceptable de exposición.

Cable de disparo Cable flexible del cual el operador u otras personas en los alrededores pueden tirar o al que pueden tener acceso rápido y conveniente de alguna manera para desactivar o desconectar una máquina en caso de emergencia.

Calificación de experiencia Calificación de seguros con base en el historial de reclamaciones de las compañías.

Cambio de carga Llenar un tanque con un material diferente al que contenía antes. Por lo general, el cambio de carga se refiere al cambio de combustibles inflamables y combustibles para transporte en un carro tanque.

Carcinógeno Sustancia que causa, o que se sospecha que causa cáncer.

Carga bruta La carga total que soporta un sistema, incluyendo la carga útil y el equipo utilizado para moverla. En el caso de un mecanismo de polipasto, la carga bruta equivale al peso de la carga útil más el peso del bloque de carga.

Carga útil Peso de la carga excluyendo el vehículo, dispositivo de manejo de materiales u otro equipo que se utilice para mover la carga.

CAS Número Chemical Abstracts Service (Servicio de compendio de productos químicos), lista de referencia para sustancias químicas.

Causa distal Causa secundaria o indirecta de un incidente de pérdida, como una política administrativa deficiente. Las causas distales crean y dan forma a las causas proximales.

Causa proximal Riesgo directo; causa fundamental e inmediata de un incidente de pérdida.

CDZ Zonas de piso controlado (Controlled Decking Zones). Al levantar nuevos pisos en el armado de acero, área de un nuevo piso que tiene extremos expuestos y que está sujeta a precauciones prescritas para los empleados que deben trabajar en estas áreas definidas.

CERCLA Ley de Responsabilidad, Compensación y Respuesta Ambiental Integral (Comprehensive Environmental Response, Compensation, and Liability Act) en Estados Unidos.

CIH Higienista industrial certificado (Certified Industrial Hygienist).

Código de evaluación de riesgos (RAC, Risk-Assessment Code) Sistema de clasificación de accidentes en la Fuerza Aérea Estadounidense que se basa en la severidad y la probabilidad de ocurrencia de los contratiempos.

Combustible Que tiene un punto de ignición mayor a 100 °F.

Compensación de los trabajadores Niveles de compensación reglamentarios que el patrón debe pagar por diversas lesiones en las que pueda incurrir el trabajador.

Compuerta En la terminología de las prensas, barrera temporal que se cierra para proteger al operador durante la parte peligrosa del ciclo de la máquina. El tipo A cierra al principio del ciclo y permanece cerrada durante todo el ciclo. El tipo B cierra al inicio del ciclo, después abre durante la parte menos peligrosa de la carrera (por ejemplo, cuando el ariete inicia y el retroceso y las matrices empiezan a abrirse.

Controles contra la fijación Medio para evitar que se fije un tablero de control y la máquina se vuelva insegura.

CPSC Comisión de Seguridad de los Productos al Consumidor (Consumer Product Safety Commission).

CSP Profesional certificado en seguridad (Certified Safety Professional).

CTD Desórdenes por trauma acumulado (Cumulative Trauma Disorders).

DAFWII Índice de casos de incapacidad por lesiones y enfermedades (Days Away From Work Injury and Illness); índice normal de seguridad y salud ocupacional para comparar registros industriales de seguridad. El **DAFWII** es comparable al DART, excepto que el DAFWII sólo considera casos que comprenden *días fuera* del trabajo.

DART Índice de días de incapacidad por restricción o transferencia (Days Away, Retricted or Transferred); índice normal de seguridad y salud ocupacional para comparar registros industriales de seguridad. La relación **DART** considera lesiones y enfermedades y no incluye fallecimientos; reemplazó al LWDI con medida de registro de seguridad de las compañías.

dB Decibelio(s).

dBA Decibelio, de la escala ponderada A.

De régimen Describe una especificación o dimensión a la cual ya se ha aplicado un factor de seguridad. (*Ver también* Nominal).

DEHP Bi-2-etilhexil ftalato, es un carcinógeno potencial.

Día de trabajo perdido De acuerdo con la definición de OSHA y la terminología común, un día de trabajo "perdido" incluye tanto los días que no se trabaja, como los días en los que se transfiere temporalmente al trabajador a otro trabajo dentro de la compañía debido a una lesión o enfermedad laboral.

Discapacidad Desventaja física o mental considerada en la Ley para Estadounidenses con Discapacidades (ADA, Americans with Disabilities Act) para proteger al trabajador de la discriminación en el empleo.

Dispositivo contra doble bloqueo Mecanismo para evitar que el bloque del gancho de una grúa se eleve hasta el punto en que entre en contacto con el punto de la pluma.

Dispositivo de aislamiento de energía Dispositivo para bloquear positivamente una fuente de energía a una máquina u otro equipo.

Doble bloqueo y purga Método de aislamiento positivo de fluidos en el que se cierran dos válvulas consecutivas y se abre una pequeña válvula de "purga" colocada entre las dos válvulas cerradas para relevar la presión que pudiera acumularse si una de las dos válvulas cerradas tuviera una fuga.

Dosímetro Instrumento empleado en una persona para recolectar una medida acumulativa de exposición a lo largo de un periodo específico; se utiliza en particular para los TWA. (*Ver también*, TWA).

EEOC Comisión de Igualdad de Oportunidades de Empleo (Equal Employement Opportunity Commission).

Enclavamiento Interruptor, por lo general eléctrico, que desconecta la energía de una máquina cada vez que se retira una guarda, se abre un compuerta o se desactiva algún otro dispositivo de seguridad.

EPA Agencia de Protección Ambiental (Environmental Protection Agency).

Epidemiología Estudio estadístico de poblaciones de víctimas de diversas enfermedades o trastornos.

EPO Desactivaciones de emergencia (Emergency Power-Offs) de energía.

Ergonomía Estudio de la capacidad humana en relación con el ambiente de trabajo.

Escoria En soldadura, residuo no metálico fundido, y después sólido, que consiste en fundente solidificado combinado con impurezas.

Esfera de control En el diagrama de causas de incidentes de pérdida, la región anterior al punto de irreversibilidad.

Eslinga En terminología de manejo de materiales, el cable, cadena, u otro conector (no confundir con el propio cable elevador) utilizado para sujetar una carga a una grúa, polipasto, helicóptero u otro dispositivo elevador.

Estado mecánico cero Estado de una máquina después de haber relevado o restringido cualquier fuente residual de energía para hacerla inocua, después de apagar la máquina.

Factor agravante En el estudio de las causas de incidentes de pérdidas, circunstancia que hace más severo el resultado de un incidente de pérdida.

Factor mitigante En el estudio de las causas de incidentes de pérdida, circunstancia que hace menos severo el resultado de un incidente de pérdida.

Farmacoquinética Estudio de la absorción, disposición, metabolismo y eliminación de los químicos en el cuerpo.

FCAW Soladura por arco con núcleo de fundente (Flux-Cored Arc Welding).

Fibrilación Convulsiones rápidas e irregulares del corazón; esta condición la induce una descarga eléctrica, en particular cuando la descarga es de corriente alterna.

FMEA Análisis de modos de falla y efectos (Failure Modes and Effects Analysis).

Fundente En soldeo y soldadura, material que se funde con el metal y que se utiliza para facilitar el proceso al combinarse con las impurezas y prevenir la oxidación.

Gas MAPP Gas comercial combustible para soldadura, utilizado de alguna manera como sustituto más seguro del acetileno cuando sólo se aceptan temperaturas menores para soldadura en un proceso.

GFCI Interruptor de circuito por falla de conexión a tierra (Ground-Fault Circuit-Interruptor).

GHS Sistema Global Armonizado de Clasificación y Etiquetado de Productos Químicos (Globally Harmonized System of Classification and Labeling of Chemicals).

GLP Gas licuado de petróleo.

GMAW Soldadura por arco con gas metálico (Gas Metal Arc Welding), también se conoce como *MIG*.

Grúa puente Grúa industrial que tiene acceso a la carga por medio de un puente que viaja sobre rieles elevados paralelos y por medio de un carro que viaja hacia delante y atrás en el puente.

GTAW Soldadura por arco con gas de tungsteno (Gas Tungsten Arc Welding), también conocida como TIG.

Guarda de barrera En la terminología de guardas de máquinas, división rígida de una máquina para evitar que alguna parte del cuerpo del operador o de cualquier otra persona entre en la zona de riesgo. (Compare con la Guarda de cubierta).

Guarda de cubierta En terminología de guardas de máquinas, barrera para proteger contra las virutas o chispas que saltan de una máquina (*Comparar con* Guarda de barrera).

Guarda de lengüeta Placa ajustable sujeta al extremo superior de la abertura que expone la rueda en una máquina de rueda abrasiva. El propósito es contener los fragmentos lanzados en caso de falla de la rueda.

HAZMAT Materiales peligrosos (Hazardous Materials).

HAZWOPER Norma para las operaciones con desechos peligrosos y respuesta de emergencia ("Hazardous Waste Operations and Emergency Response").

HCP Proveedor de servicios de salud (Health-Care Provider).

Hilo En terminología de cables, cualquiera de los varios haces de alambres que se tuercen alrededor del núcleo del cable.

Humo Partículas minúsculas de vapores resolidificados de sustancias que normalmente son sólidos. Con frecuencia, los humos metálicos se encuentran en las operaciones de soldadura.

Hz Hertzios (ciclos por segundo).

IAQ Calidad aceptable del aire interior (Indoor Air Quality).

IBP Punto inicial de ebullición (Initial Boiling Point).

ICHD Base de datos de riesgos de químicos industriales (Industrial Chemical Hazards Databases).

IDL Inmediatamente peligroso para la vida (Inmediately Dangerous to Life).

IDLH Inmediatamente peligroso para la vida o la salud (Inmediately Dangerous to Life or Health).

IES Sociedad de Ingeniería en Iluminación (Illuminating Engineering Society).

Índices de incidencia Índices de lesiones y enfermedades laborales, incluyendo los casos totales registrables, casos y número de días de trabajo perdidos, incidencia de lesiones, de enfermedades, de mortalidad, de riesgos específicos, días de incapacidad por restricción o transferencia, casos de incapacidad por lesiones y enfermedades.

Inflamable Que tiene un punto de ignición menor a 100 °F.

Irreversibilidad *Ver* Punto de irreversibilidad.

Irritantes Sustancias que inflaman la superficie de algunas partes del cuerpo debido a su acción corrosiva.

JCP Perfil del candidato al empleo (Job Candidate Profile); prueba de selección utilizada para colocación en el empleo.

LBW Soldadura por rayo láser (Laser Beam Welding).

LC Constante de carga (Load Constant).

LEL Límite explosivo inferior (Lower Explosive Limit) (para vapores inflamables); porcentaje de concentración en el aire debajo del cual la mezcla es muy débil para encenderse.

LFL Límite inflamable inferior (Lower Flammable Limit) (para vapores inflamables); la menor concentración de un material para que propague una flama. Por lo general, el LFL se expresa como un porcentaje en volumen del material en el aire. En ocasiones el término se utiliza como equivalente del LEL y se aplica para el control de incendios alrededor de tanques sumergidos.

LI Índice de levantamiento (Lifting Index).

LWDI Razón de incidencia de días de trabajo perdidos (Lost-WorkDay-cases Incidence); sólo para lesiones, excluye las enfermedades; índice normal de seguridad y salud ocupacional para comparar los registros de seguridad en la industria. Anteriormente, los inspectores de OSHA utilizaban el LWDI para determinar si una compañía debía recibir una inspección completa. Posteriormente, el LWDI se convirtió en un índice nacional (en Estados Unidos) para tomar decisiones para determinar las prioridades de inspección de la industria (SIC). (*Ver también* DART).

mA Miliamperio

MAC Límite aceptable máximo (Maximum Acceptable Ceiling).

Método del mapa de carretera Método que propone que los documentos requeridos se conserven en sus respectivos departamentos y que en un archivo central exista un "mapa" que identifique e indique con precisión en qué parte de la planta se encuentra la información que se requiera.

MIG Gas metálico inerte (Metal Inert Gas) (soldadura); también conocido como GMAW, soldadura por arco con gas metálico (Gas Metal Arc Welding).

Mordaza de riel En terminología de grúas industriales, dispositivo para sujetar una grúa puente al riel sobre el que viaja; la mordaza se utiliza para evitar la deriva del puente debida a la carga del viento.

MSD Trastorno musculoesquelético (Musculoskeletal Disorders).

MSDS Hojas de datos de seguridad de materiales (Material Safety Data Sheets).

MSHA Administración de Seguridad y Salud en Minas (Mine Safety and Health Administration).

Mutágenos Sustancias que afectan los cromosomas y que por tanto son peligrosas para las especies.

MWF Fluido para el trabajo de los metales (Metal Working Fluid).

NAICS Sistema estadounidense de clasificación industrial (North American Industry Classification System). *Ver también* SIC.

NEC *National Electric Code*® (Código Eléctrico Nacional, en Estados Unidos).

Neutro En terminología de cableado eléctrico, el conductor que porta corriente que se encuentra al potencial de tierra o cerca de él; algunas veces se le llama conductor aterrizado.

NFPA Asociación Nacional de Protección contra Incendios (National Fire Protection Association).

NIOSH Instituto Nacional para la Seguridad y Salud Ocupacional (National Institute for Occupational Safety and Health) de Estados Unidos.

Nomex Material sintético utilizado en ropa de protección personal para soldadores.

Nominal En general, especificación o dimensión antes de aplicar un factor de seguridad. (*Ver también*, De régimen).

NOx Óxidos de nitrógeno (por ejemplo, NO, NO_2, N_2O).

NSC Consejo Nacional de Seguridad (National Safety Council) en Estados Unidos.

Nuclear Regulatory Commision Comisión Reguladora Nuclear de Estados Unidos.

OBI Basculante con parte trasera abierta (Open-back inclinable), tipo de prensa mecánica utilizada en operaciones de troquelado de alta velocidad.

OSHA Agencia estadounidense cuya función es la Administración de la Seguridad y Salud Ocupacional (Occupational Safety and Health Administration).

PAH Hidrocarburos aromáticos policíclicos (Polycyclic Aromatic Hydrocarbons). Algunos PAH pueden ser carcinógenos, teratógenos, o mutagénicos. Los PAH pueden encontrarse en los fluidos para el trabajo de los metales.

Patógenos sanguíneos Término utilizado en las normas OSHA para referirse principalmente a los virus VIH y VHB.

Patrón de alto riesgo En algunos estados de Estados Unidos, designación de la Workers' Compensation Commission dada a algunos establecimientos en los que el índice de lesiones y enfermedades con días de incapacidad excede ciertos promedios definidos para la industria. La designación genera deberes adicionales para el patrón y consultas de seguimiento para determinar si la compañía cumple con dichos deberes.

PE Ingeniero profesional registrado (Professional Engineer) en Estados Unidos.

PEL Límite permisible de exposición (Permissible Exposure Limit).

Placa puente Superficie de soporte para la transición entre un puerto y un vehículo que se está cargando; plataforma de carga.

Plataforma de carga Superficie de soporte para la transición entre un puerto y un vehículo que se está cargando; placa puente.

Pluma Estructura larga giratoria o brazo de una grúa.

Polea Polea utilizada en un arreglo de polipasto, particularmente cuando se utilizan varias poleas para obtener una ventaja mecánica.

PPE Equipo de protección personal (Personal Protective Equipment).

Principios de falla-seguridad Principios del diseño en ingeniería que consideran las consecuencias de la falla de los componentes dentro del sistema.

Prueba hidrostática Prueba periódica realizada en los extintores de incendio para verificar la integridad de la coraza para contener las presiones adecuadas.

Punto de atrapamiento Posición en la que coinciden las partes móviles y que pueden atrapar la ropa o partes del cuerpo e introducirlas a una máquina. Los ejemplos son los puntos en los que los engranes conectan uno con otro, donde las cadenas se conectan con las ruedas dentadas, o donde las bandas entran en contacto con las poleas.

Punto de irreversibilidad En el estudio de causas de incidentes de pérdida, el punto en el diagrama causal que, si se alcanza, finalmente provocará un incidente de pérdida.

RAC Código de Evaluación de Riesgos (Risk-Assessment Code).

RCRA Ley de Conservación y Recuperación de Recursos (Resource Conservation and Recovery Act).

Rebobinado Enrollado de los cables en las poleas.

Rebote Contacto accidental entre el material y una herramienta rotativa que hace que el material sea lanzado al operador, o alternativamente, si el material se encuentra fijo, hace que se pierda el control de la herramienta, como un hoja de sierra circular manual.

REL Niveles recomendados de exposición (Recommended Exposure Levels); niveles recomendados por NIOSH.

Retiradores de manos Método para salvaguardar el punto de operación de una prensa mediante una conexión mecánica entre la acción del ariete de la prensa y un juego de muñequeras utilizadas por el operador. Al descender el ariete, la conexión retira las manos del operador y las aleja de la zona de peligro. En ocasiones, a los retiradores se les llama "extractores".

Retroceso de la llama En terminología de soldadura, fenómeno que ocurre cuando una llama de gas oxígeno/combustible comienza a propagarse hacia atrás dentro de la cámara de mezcla del soplete o del múltiple de gas de la soldadura.

Revolución completa En terminología de prensas, tipo de transmisión de prensa mecánica en el que el vástago se mueve por medio de un embrague positivo con el volante y no se puede desembragar a media carrera.

Revolución parcial En terminología de prensas, tipo de transmisión de prensa mecánica en la que el volante está equipado con un embrague de fricción y se puede desembragar a mitad de la carrera y aplicar un freno para detener el ariete.

Riel de potencia Conductor eléctrico fijo que alimenta potencia continua a un dispositivo móvil.

ROPS Estructuras de protección contra volcaduras (Rollover Protective Structures).

Rotulado Método para asegurar que las máquinas que se encuentran en servicio no se encienden de nuevo prematuramente. Un rótulo colocado en el interruptor de potencia advierte a los operadores y a otras personas que no enciendan la máquina hasta que la persona que está realizando el servicio retire el rótulo (*Ver también* Bloqueo).

RSEW Soldadura de resistencia por costura (Resistance Seam Welding).

RSW Soldadura de resistencia por puntos (Resistance Spot Welding).

RWL Límite recomendado de peso (Recommended Weight Limit).

SARA Ley de Reautorización y Enmiendas de Superfund (Superfund Amendments and Reauthorization Act).

SAW Soldadura por arco sumergido (Submerged Arc Welding).

SCBA Aparato autónomo de respiración (Self-Contained Breathing Apparatus).

Segmentos de cuerda Ventaja mecánica provista por los polipastos; número de líneas que soportan el bloque de carga.

Separación de lengüeta En una máquina de rueda abrasiva, el claro entre la guarda de la abertura superior (lengüeta) y la rueda abrasiva. El máximo claro legal es $\frac{1}{4}$ de pulgada.

Separador En terminología de las sierras mecánicas, dispositivo para mantener la separación entre las dos paredes a cortar para asegurar que la hoja de la sierra no entra en contacto nuevamente con el material ya cortado y produzca un rebote.

Sepultamiento Captura y hundimiento de una persona en un material sólido granular que tiene cualidades semejantes a los fluidos.

SHARP Programa de Reconocimiento de Logros en Seguridad y Salud (Safety and Health Achievement Recognition Program) de OSHA.

SIC Número de clasificación industrial estándar (Standard Industrial Classification). (*Ver también* NAICS, que está sustituyendo al sistema SIC).

SIDA Síndrome de inmunodeficiencia adquirida. Enfermedad terminal o condición resultante de la exposición al virus VIH. (*Ver también* VIH).

SLM Medidor del nivel de sonido (Sound Level Meter).

SMAW Soldadura por arco metálico protegido (Shielded Metal Arc Welding), también conocido como soldadura con barra de electrodo.

STEL Límite de exposición de corto plazo (Short-Term Exposure Limit).

Supervisor de freno Dispositivo que supervisa el tiempo de paro o el recorrido excesivo cada vez que el embrague se desconecta en una prensa mecánica de revolución parcial.

TAG Método de prueba más popular para determinar el punto de ignición, copa cerrada de Tagliabue o *Tag* (abreviatura del nombre francés *Tagliabue*).

Tapado Uso del torque inverso como freno para detener la travesía del aparejo de una grúa.

Teratógenos Sustancias que tienen efectos dañinos en los fetos.

Tierra Objeto o conductor que tiene un potencial cero de voltaje con respecto al potencial de tierra; en la terminología de cableado eléctrico, por lo general "tierra" se refiere al conductor que no porta corriente que se destinó a aterrizar el voltaje no deseado, algunas veces se le llama conductor de aterrizaje. En ocasiones, "tierra" se utiliza para referirse al conductor neutral que porta corriente; al que algunas veces se le llama conductor aterrizado.

TIG Gas inerte de tungsteno (Tungsten Inert Gas) o soldadura por arco con gas de tungsteno, también conocido como GTAW (Gas Tungsten Arc Welding).

TLV Valor límite de umbral (Threshold Limit Value).

TOSCA Ley de Control de Sustancias Tóxicas (Toxic Substances Control Act).

Toxicología Estudio de la naturaleza y efectos de los venenos.

TRC Casos totales registrables (Total-Recordable-Cases); índice normal de seguridad y salud ocupacional para comparar los registros de seguridad en la industria; el TRC cuenta todos los casos registrables por OSHA, que impliquen o no días de trabajo perdidos.

Trenzado En terminología de cables, la longitud, medida a lo largo del núcleo de un cable, requerida para que un hilo de una revolución completa (vuelta) alrededor del núcleo.

Tribología Estudio de los mecanismos y fenómenos de la fricción; en seguridad, se aplica en particular al estudio de tropezones y caídas.

Trole En terminología de grúas industriales, el ensamble que viaja hacia atrás y hacia delante en la parte superior del puente en una grúa puente. El trole porta el mecanismo de elevación.

Tubo detector Tubo pequeño (generalmente de vidrio) instalado en línea en un tubo flexible conectado a una bomba de muestreo de aire. El tubo contiene un material que cambia de color en capas cuantificables para proporcionar una medida de la concentración de un contaminante particular del aire que se está probando.

TW Soldadura por aluminotermia (Thermit method of Welding).

TWA Promedio ponderado por el tiempo (Time-Weighted Average).

UEL Límite explosivo superior (Upper Explosive Limit) (para vapores inflamables) porcentaje de concentración en el aire por arriba del cual la mezcla es muy rica para encender.

Vapores Gases de sustancias que normalmente son líquidas o sólidas, generalmente líquidas.

Ventaja mecánica Razón favorable de fuerza resultante con respecto a la fuerza necesaria aplicable para un mecanismo.

VHB Virus de la hepatitis B

VIH Virus de inmunodeficiencia humana.

Violación flagrante Violación notable o flagrante de seguridad que atrae penas elevadas por parte de OSHA.

Vivo En terminología de cableado eléctrico, el conductor que porta la corriente que tiene un potencial de voltaje significativo con respecto al potencial de tierra.

VOC Compuestos orgánicos volátiles (Volatile Organic Compounds).

VPP Programa de Protección Voluntaria (Voluntary Protection Program).

WMSD Trastornos musculoesqueléticos laborales (Workplace Musculoskeletal Disorders) o en el lugar de trabajo.

Índice